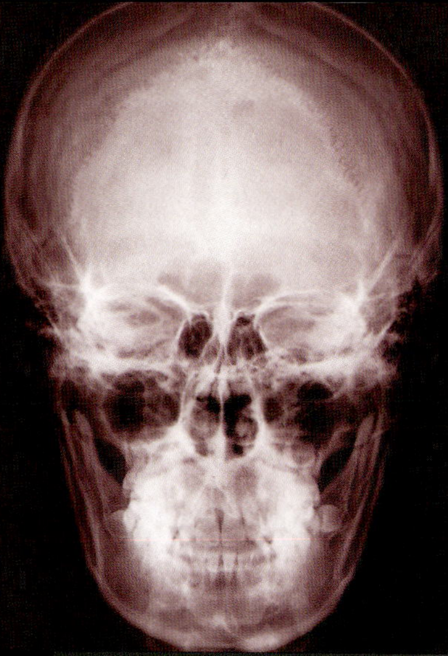

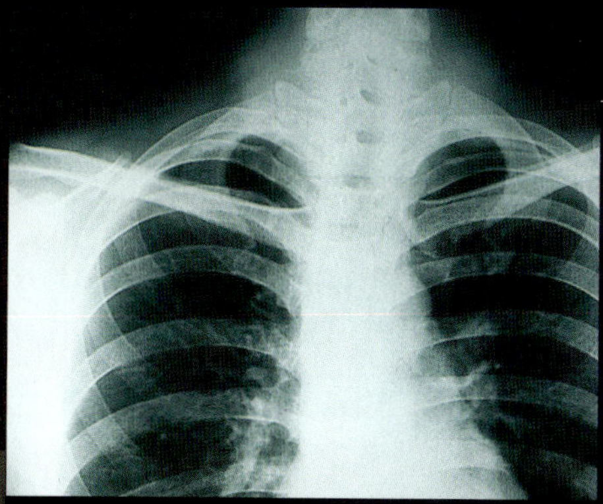

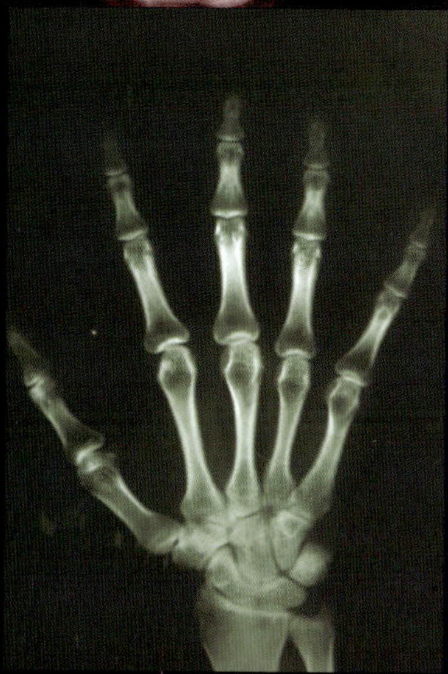

TEXTBOOK OF Radiographic Positioning AND Clinical Diagnosis

6th edition(volume I)

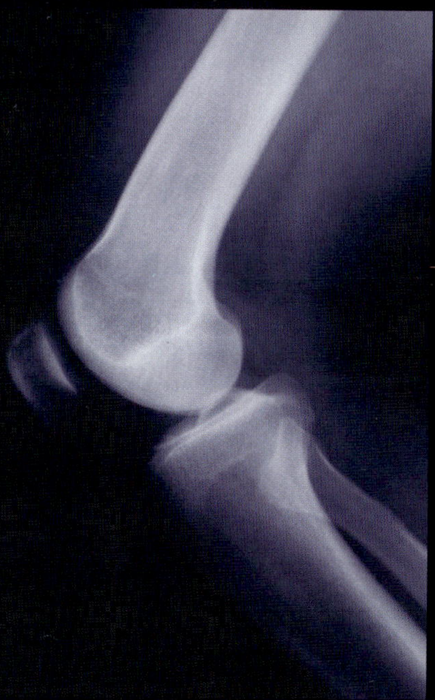

written by
The Korean Society of Medical Imaging Technology

CHUNG-KU Publisher

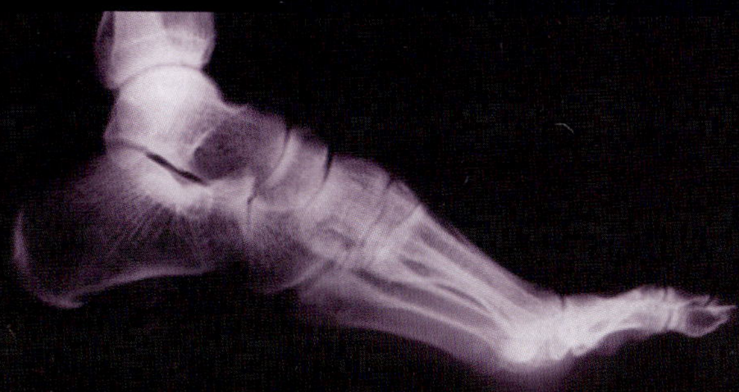

Preface

의료영상학 분야는 전자통신 및 반도체 기술의 발전에 힘입어 지속적으로 그리고 매우 빠른 속도로 발전하고 있다. 종전의 아날로그 의료환경에서 디지털 의료환경을 지나 인공지능(AI) 의료환경으로 변하고 있는 것이 그 좋은 예이다.

그동안 우리는 환자의 몸속 질병을 진단하고자 할 때 엑스선을 매체로 하는 진단수단에 의존해 온 것이 사실이다. 그러나 최근에는 엑스선만이 아닌, 초음파나 CT, 핵자기공명기술 뿐만 아니라 내시경상이나 열영상 등의 매체를 통해 몸속의 질병을 더욱더 정확하게 찾아내어 규명해 내고 있으며 2000년부터는 동위원소를 이용한 PET-CT가 본격적으로 영상의학에 활용됨으로써 해부학적인 영상을 보완하고 병소정보의 정확성을 높이고 있다.

이와 같은 추세에 따라 의료현장에서는 이제 단순히 엑스선 촬영만으로 진단하기 보다는 초음파나 CT 또는 MRI 및 PET-CT, PET-MRI 등으로 진단하기를 점차 선호하고 그 비중을 높이고 있다. 그러나 부인할 수 없는 사실은 그동안 많은 질병진단을 위해 기여해 왔던 일반촬영도 여전히 그 중요성이 매우 크고 임상에서의 활용도가 높다는 사실이다.

현재까지 의료영상기술 분야의 교재로는 촬영법에 따른 환자자세와 입사법을 주요 내용으로 한 촬영테크닉 중심의 교재가 사용되어 왔다. 또한 그 내용면에 있어서도 최근 임상에서 촬영되고 있는 촬영법 중심이 아니라 그동안 촬영법으로 개발된 모든 촬영법이 모두 수록되어 있어 내용이 매우 방대하고 복잡하여 비효율적이라는 문제가 제기되기도 하였다. 또한 오래된 영상과 질병을 배제한 내용구성에도 문제가 있었던 것도 사실이다.

이와 같은 문제점들을 개선하고 매번 새로운 내용이 출제되는 국가시험을 대비하고자 의료영상기술연구회에서는 다음과 같은 원칙을 정하여 신개념의 교재를 개발하게 되었다.

첫째, 임상에서 사용되고 있는 촬영법을 중심으로 내용을 구성하고 활용빈도가 낮은 촬영법을 배제하였다.

둘째, 주요 엑스선영상 해부도의 이해를 돕기 위해 평면 해부도와는 별도로 3D영상을 추가로 수록하였다.

셋째, routine 촬영에는 빠짐없이 엑스선 영상의 평가기준을 만들어 촬영된 영상의 진단가치 여부를 학생 스스로 체크할 수 있게 하였다.

넷째, 가장 많이 발생하거나 대표되는 질환을 실제 영상으로 제시하였고, 질병에 대한 기본지식을 익힐 수 있도록 해석하여 영상평가에 적용할 수 있게 하였으며, 각종 질환에 유용한 촬영방법과 이유 등을 자세하게 설명하였다.

다섯째, 모든 의학용어는 신용어(구용어, 영어)로 표기하여 신구용어가 혼용되고 있는 현실을 대비하고자 했다.

이와 같은 촬영원칙은 모든 촬영법에 동일하게 적용하였으며, 특히 임상에서 제시된 의료영상을 다른 진단매체를 통해 얻어진 CT나 초음파, MRI 등의 영상과 비교함으로써 영상 간의 특성을 이해할 수 있게 하였다. 또한 체외충격파쇄석술, 골밀도, 열진단법 등도 임상진단에서의 활용이 증가되고 있는 추세에 따라 별도의 장을 마련하여 추가하였다.

늘 더 좋은 교재를 개발하기 위하여 최선을 다하고 있지만 늘 부족한 마음이다. 앞으로도 최고의 교재가 될 수 있도록 여러 선배제현들의 조언과 지도편달을 받아 지속적으로 수정·보완해 나갈 것을 다짐하며 각별한 성원을 고대해 본다.

이 교재를 개발하는데 있어 많은 도움을 주신 일본방사선사협회와 의료과학사 측에 감사를 드린다. 일본의 「X선 촬영법」의 한국어판 발간을 흔쾌히 허락해 주었고, 교재발간에 많은 후원을 해 주었다.

늘 최고의 교재가 될 수 있도록 수고해 주시는 여러 교수님들의 노고에 감사를 드리며, 특별히 이번 개정판에 수록된 3D영상 작업과 대폭적인 내용수정에 전념하시느라 고생하신 여러분들의 희생과 헌신에 깊이 감사드리는 바이다. 아울러 양서출판의 일념으로 물심양면으로 지원을 아끼지 않으시는 청구문화사 이상태 사장님과 방대한 자료의 내용정리와 수정작업에 수고하신 임직원 여러분들께도 심심한 감사를 드린다.

2019년 봄

의료영상기술연구회 편집위원 일동

Contents

Introduction

제1장 팔(상지, Upper Limb)

제2장 팔이음부위 · 가슴우리뼈 (Shoulder girdle · Bony thoracic cage)

제3장 다리(하지, Lower Limb)

제5장 치아 · 턱뼈(치 · 악골, Teeth · Jaws)

제6장 척주 · 골반(Vertebral colume · Pelvis)

제7장 가슴 · 배(Chest · Abdomen)

Chapter 0

Introduction

Introduction

Ⅰ. 영상진단기술학과 관련된 용어

1. 몸안 및 뼈의 분할
2. 촬영에 이용되는 기준점, 선과 몸통뼈대간 높이
3. 인체해부학적 기준선 및 면
4. 신체 각 부위의 위치와 방향
5. 신체의 운동
6. 자세
7. 촬영방향
8. 촬영관련 용어의 이해

방사선 영상을 만들기 위하여 환자를 촬영할 때 정확한 검사부위, 촬영자세, 엑스선의 입사방향 및 입사중심의 설정 등은 방사선 영상정보 획득에 필요한 중요한 요소이다.

방사선 영상 획득과정에서 방사선사는 인체해부학, 생리학 및 병리학적인 폭넓은 지식을 갖고 있어야 한다. 환자 촬영의 최적의 촬영조건 설정과 장치의 정도 관리도 화질에 큰 영향을 미칠 수 있다. 획득 영상은 목적에 맞게 촬영되었는지, 진단가치가 있는 영상인지의 여부도 평가되어야 한다. 물론, 환자에 대한 피폭선량을 최소화하는 조치를 하였는지도 매우 중요한 요소이다.

모든 방사선사는 촬영 중 친절한 설명을 통해 환자에게 심리적인 안정감을 주어야 하며, 편안한 촬영환경을 만들어 환자가 능동적으로 촬영에 협조할 수 있도록 유도해야 하는 것도 중요하다.

1. 몸안 및 배의 분할

1) 몸안(체강 body cavity)의 구분

몸에는 주요 장기를 수용하는 빈 공간이 있는데 이것을 몸안(체강)이라고 하며, 몸의 뒷면은 등쪽 몸안(posterior(dosal) cavity), 앞면은 배쪽몸안(anterior(ventral) cavity)으로 구분된다.

등쪽몸안은 머리안(두개강 cranial cavity),과 척수안(척수강 spinal cavity), 배쪽몸안은 가슴안(흉강 thoracic cavity), 배안(복강 abdominal cavity) 및 골반안(골반강 pelvic cavity)으로 구분된다.

가슴안은 심장을 싸고 있는 심장막안(심막강 pericardial cavity)과 허파를 싸고 있는 가슴막안(흉막강 pleural cavity)으로 구분된다.

가슴안과 배안사이에는 가로막(횡격막 diaphragm)이 있다.

(1) 머리안(두개강 cranial cavity)

머리뼈 속의 공간이며 뇌가 들어있다.

(2) 척수안(척수강 spinal cavity)

척수안은 머리안의 연속이며 척수가 들어있다.

(3) 가슴안(흉강 thoracic cavity) (그림 1)

가슴막(흉막 pleural membrane)
허파(폐 lung)
기관(trachea)
식도(esophagus)
심장막(심막 pericardium)
심장, 대혈관(heart and great vessel)

(4) 배안(복강 abdominal cavity)

배막(복막 peritoneum)
간(liver)
쓸개(담낭 gallbladder)
이자(췌장 pancreas)
지라(비장 spleen)
위(stomach)
창자(장 intestinal)
콩팥(신장 kidney)
요관(ureter)
주요혈관(major blood vessel)
골반내 장기(pelvic portion)
: 곧창자(직장 rectum), 방광(urinary bladder), 생식기관(reproductive system)

(5) 골반안(골반강 pelvic cavity)

배안을 세분하여 골반안으로 나누는데, 방광(urinary bladder), 요도(urethra), 요관(ureters), 자궁(uterus), 질(vagina), 난소(ovaries)가 들어 있다.

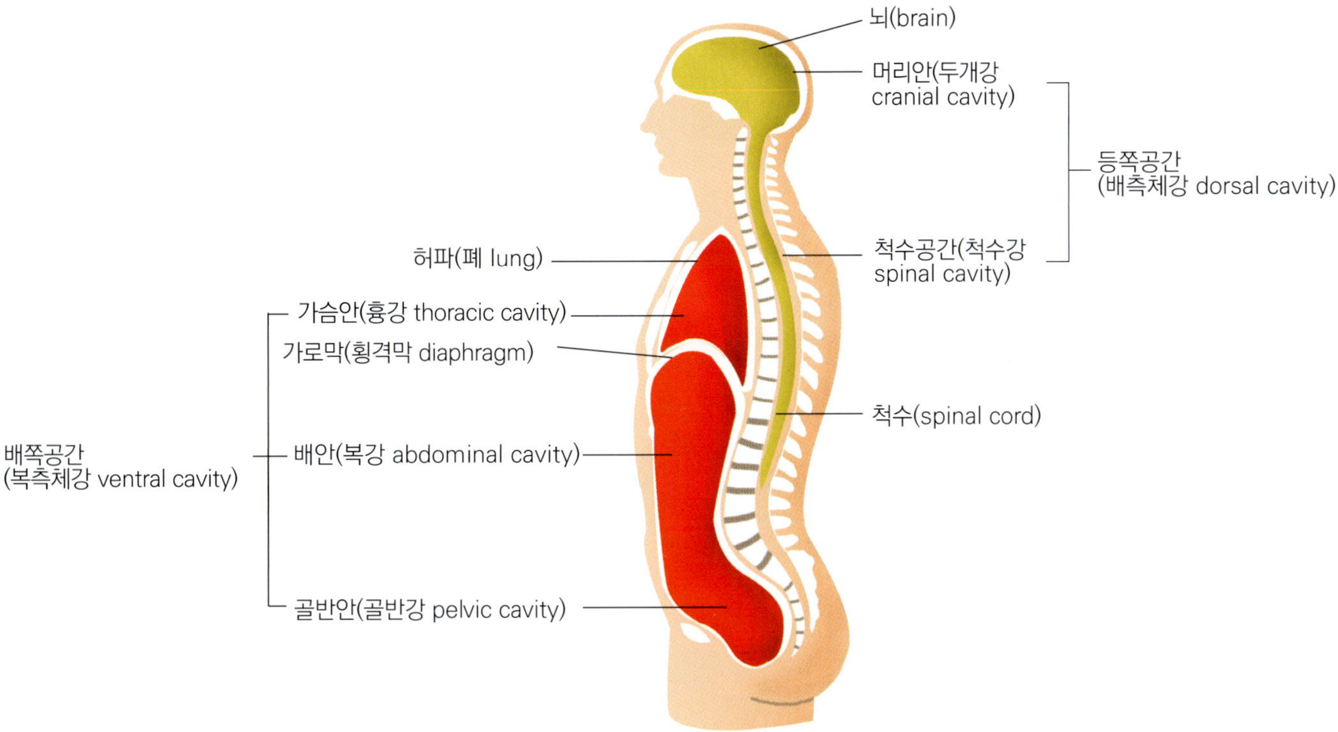

몸안의 시상면

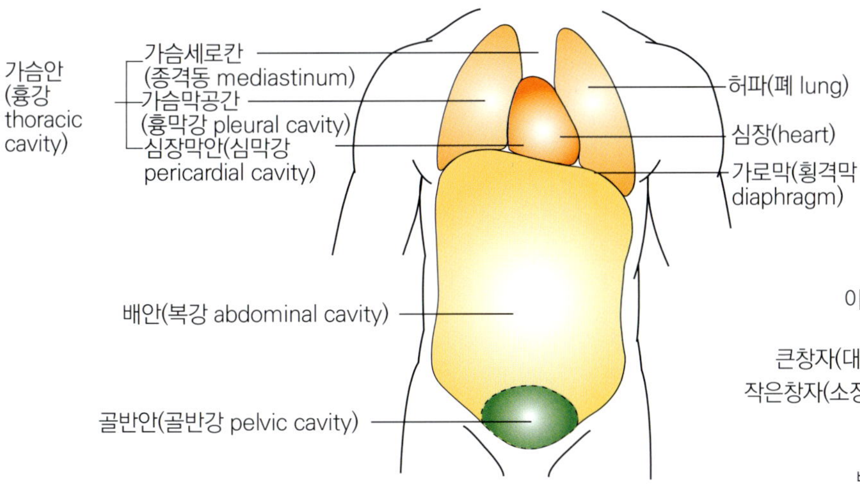

몸안의 관상면

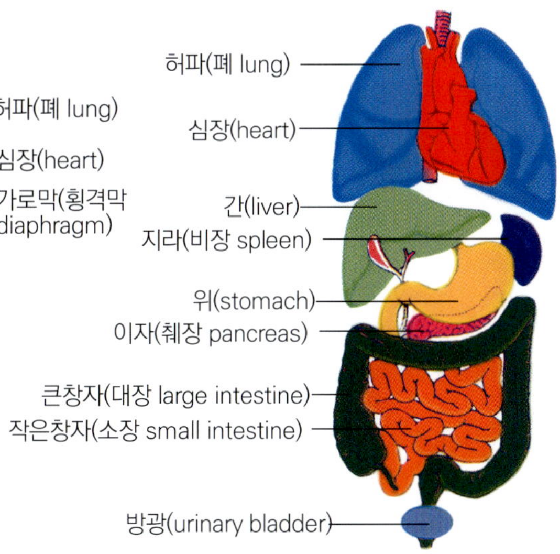

몸안의 주요장기

그림 1 몸안과 주요장기

2) 배(복부 abdomen)의 4분할

임상에서 방사선 검사를 하거나 기타 검진할 때 배를 4등분하여 촬영에 활용한다.

(1) 오른윗배부위(right upper quadrant, RUQ)

liver(right lobe), gallbladder, right kidney

(2) 오른아랫배부위(right lower quadrant, RLQ)

appendix, right ureter, right ovary and uterine tube

(3) 왼윗배부위(left upper quadrant, LUQ)

liver(left lobe), stomach, spleen, pancreas, left kidney

(4) 왼아랫배부위(left lower quadrant, LLQ)

left ureter, left ovary and uterine tube

* 작은창자, 큰창자는 창자의 일부가 4등분된 구역 모두에 일부가 포함됨

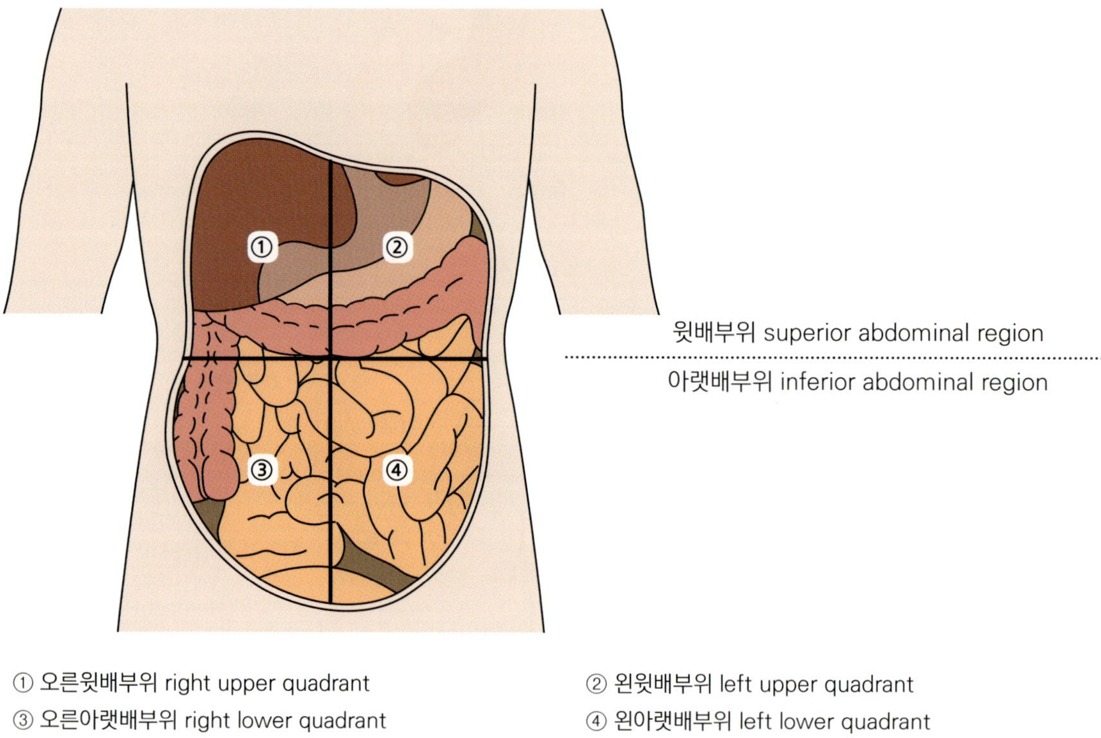

그림 2 배의 4분할

3) 배(복부 abdomen)의 9분할

(1) 윗배부위(superior abdominal region ; epigastrium)

- 명치부위(epigastric region) ; 칼돌기와 왼 · 오른쪽 갈비활사이의 부분이다.
- 왼 · 오른 갈비 아래부위(right and left hypochondriac region) ; 왼 · 오른쪽 젖가슴 아래 부위에서 갈비활 사이의 부위이다.

(2) 중간배부위(middle abdominal region ; mesogastrium)

- 배꼽부위(umbilical region)
  배꼽주변부이다.
- 왼 · 오른 옆구리부위(right and left abdominal region)
  배꼽 부위의 양쪽이다.

(3) 아랫배부위(inferior abdominal region ; hypogastrium)

- 두덩부위(pubic region)
  배꼽부위 아래에서 두덩결합까지의 부위이다.
- 왼 · 오른 샅고랑부위(right and left inguinal region)
  두덩부위 양쪽이며, 아래는 샅고랑 인대로 넓다리 부위와 경계짓는 곳

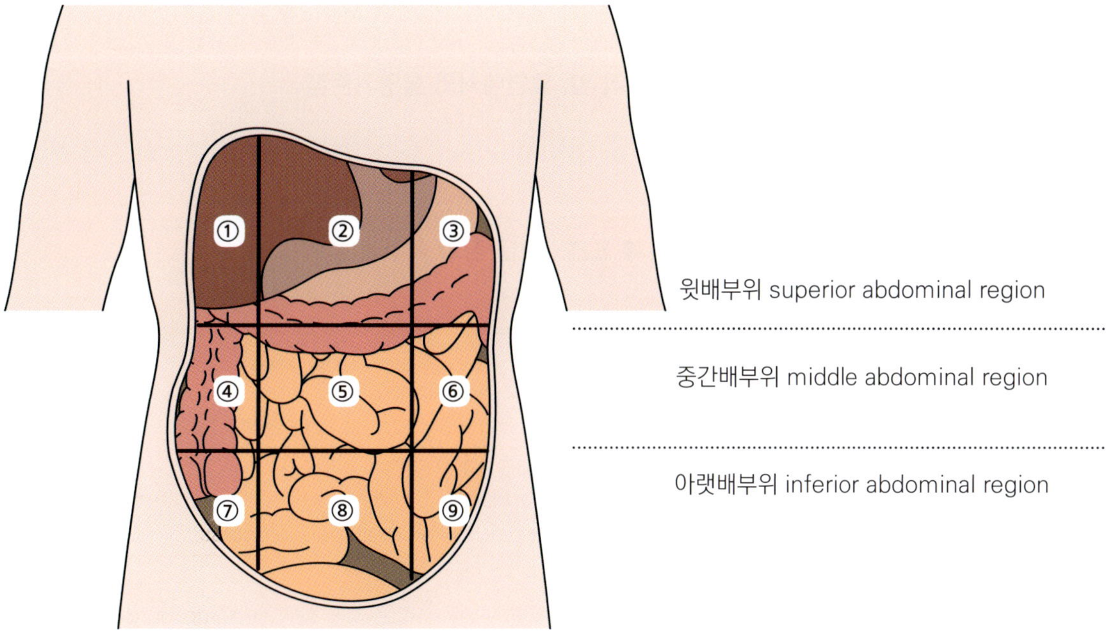

① 오른갈비아래부위 right hypochondriac region
② 명치부위 epigastric region
③ 왼아랫갈비부위 left hypochondriac region
④ 오른옆구리부위 right lat. abdominal region
⑤ 배꼽부위 umbilical region
⑥ 왼옆구리부위 left lat. abdominal region
⑦ 오른샅고랑부위 right inguinal region
⑧ 두덩부위 pubic region
⑨ 왼샅고랑부위 left inguinal region

그림 3 배의 9분할

2. 촬영 기준점

1) 머리

- 눈썹활사이(미간 glabella)
- 코뿌리점(비근점 nasion)
- 코끝점(비극점 acanthion)
- 턱끝점(하악점 mental point)
- 안쪽눈구석(내안각 inner canthus)
- 가쪽눈구석(외안각 outer canthus)
- 눈확아래(안와하연 infraorbital margin)
- 귀점(이점 auricular point)
- 바깥귀길(외이도 external auditary meatus)
- 바깥뒤통수융기(external occipital protuberance)
- 턱모서리점(하악각점 gonion)

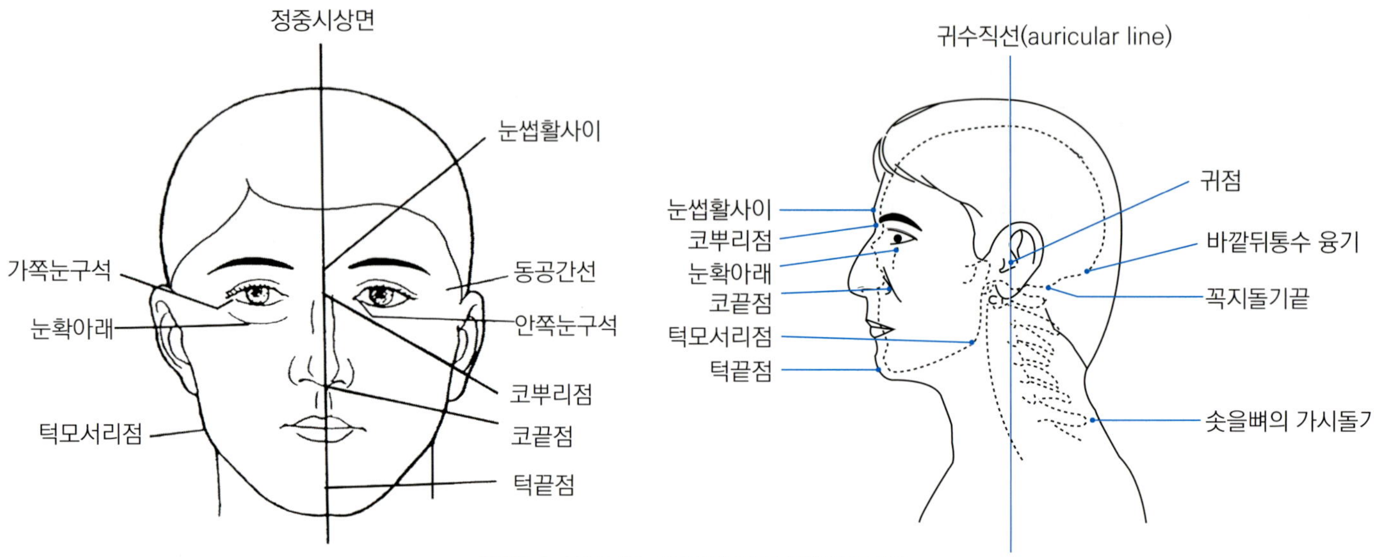

그림 4 머리 앞, 옆면에서의 촬영기준점

2) 인체표면의 기준점과 척추간 높이

표 1 인체 표면의 기준점과 척추간 높이

척추의 높이	인체 표면의 기준점
목뼈(경추 cervical spine)	
C_1	꼭지돌기끝(유양돌기첨 mastoid tip)
C_2~C_3	턱모서리점(악각점 gonion)
C_5	방패연골(갑상연골 thyroid cartilage(Adam's apple))
C_6	반지연골(윤상연골 cricoid cartilage)
C_7	솟을뼈의 가시돌기(융추 vertebra prominens spine process)
등뼈(흉추 thoracic spine)	
T_2~T_3	복장뼈위패임(흉골상절흔), 어깨뼈위모서리(견갑골 상연 superior border of scapula)의 높이
T_4~T_5	복장뼈각(흉골각 sternal angle)의 높이
T_7	어깨뼈아래각(견갑골하각 inferior angle of scapular)의 높이
T_9	칼돌기(검상돌기 xiphoid process), 가로막(횡격막 diaphragm) dome의 높이
허리뼈(요추 lumbar spine)	
L_3	갈비뼈아래모서리(늑골하연 subcostal border)
L_3~L_4	배꼽(제대 umbilicus)의 높이
L_4~L_5	엉덩뼈능선(장골능 iliac crest) 최상면의 높이
엉치뼈(천골 sacrum)	
S_1~S_2	앞위엉덩가시뼈(전상장골극 ASIS)의 높이
꼬리뼈(미골 coccyx)	두덩결합(치골결합), 큰돌기(대전자)의 높이

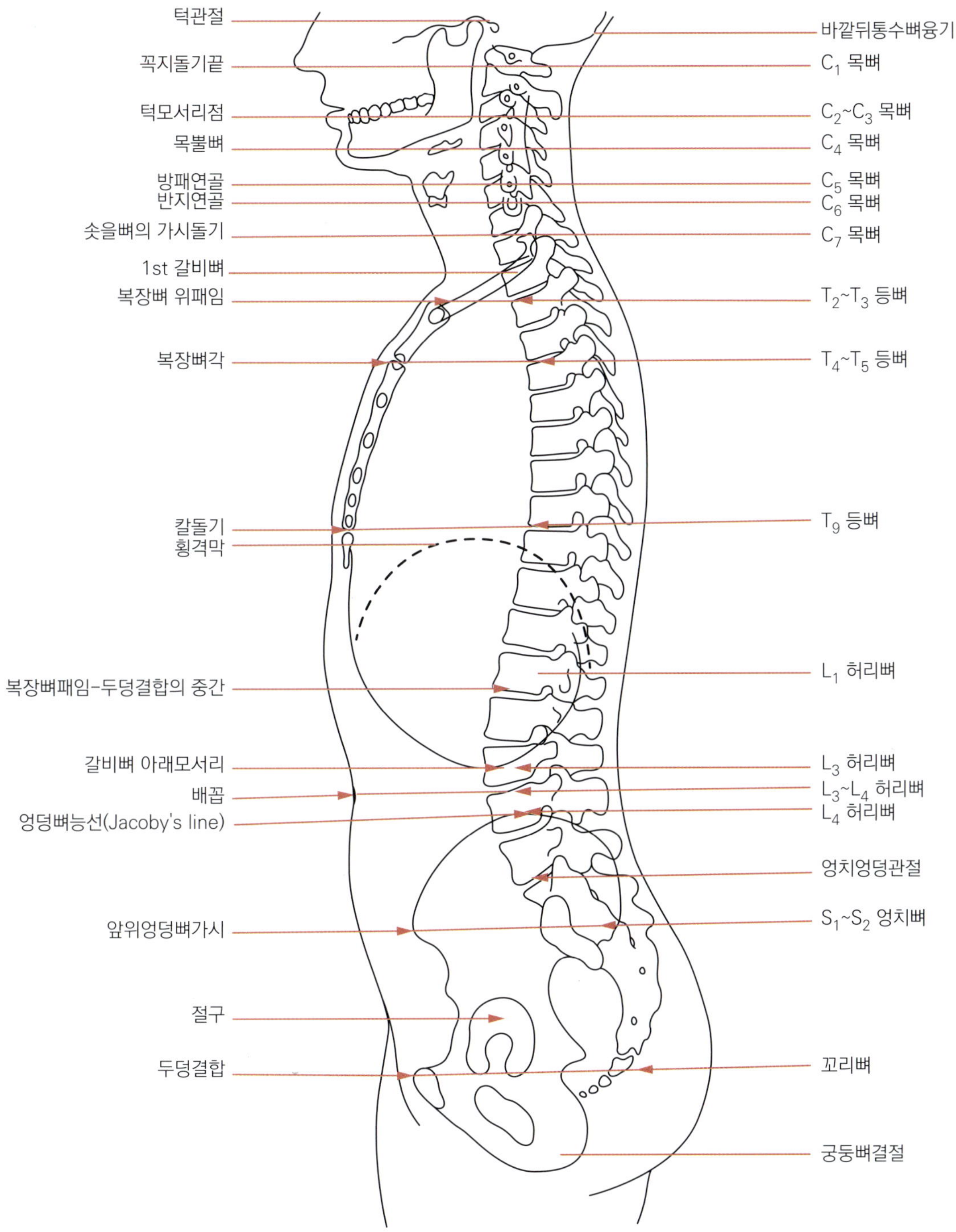

그림 5. **인체 표면의 기준점과 척추간 높이**

3. 인체 해부학적 기준선 및 면

1) 앞·뒤면(전·후면 anterior, posterior plane)

인체를 앞·뒤면으로 2등분하는 면이다(그림 6). 해부학적 자세에서 몸의 앞면과 뒤면을 말하며 이는 배쪽(ventral), 등쪽(dorsal)으로도 사용된다.

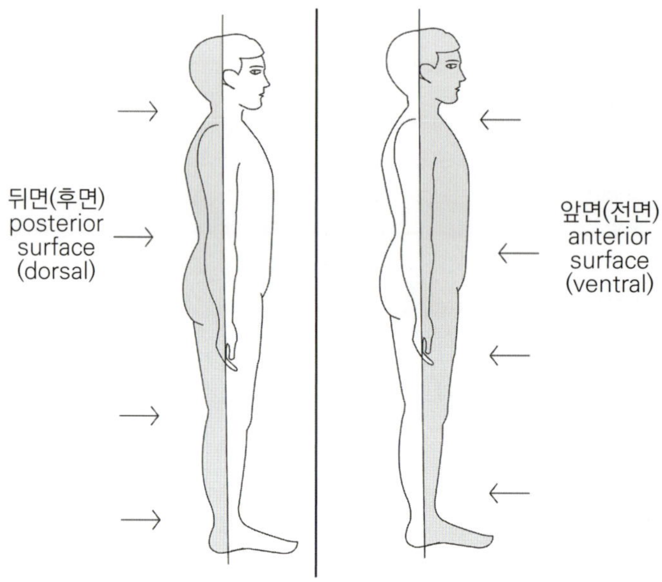

그림 6 **인체의 앞 · 뒤면(anterior, posterior plane)**

2) 정중선, 면(median line, plane)

신체 혹은 장기의 정준선을 지나는 면으로 인체를 좌·우 대칭으로 2등분하는 선이나 면이다(그림 7). 머리뼈의 시상봉합(sagittal suture)을 통과하는 면이므로 정중시상면(MSP)이라고도 한다.

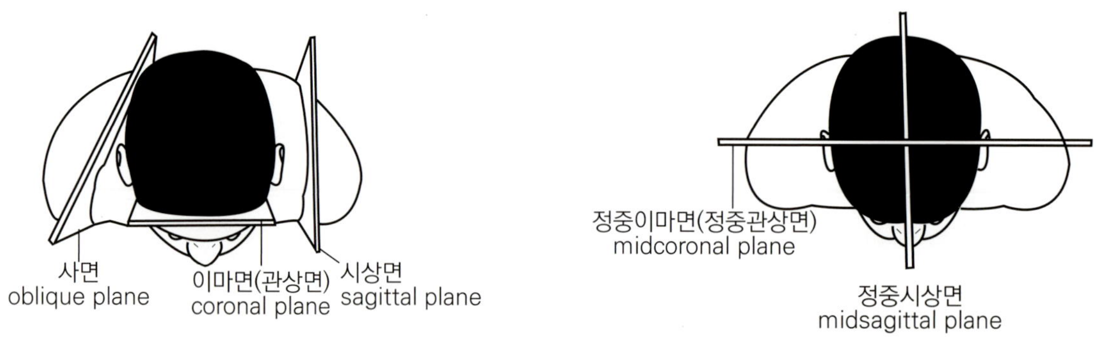

그림 7 **인체의 정중면, 이마면, 수평면(medial, coronal, transvers body plane)**

3) 시상선, 면(sagittal line, plane)

해부학적 자세에서 좌·우방향인 시상으로 절단하였을 때 생기는 정중선에 평행인 선, 또는 면을 의미하며 수평선과 수직교차한다.

4) 수평선, 면(transverse line, plane)

해부학적 자세에서 지면에 수평인 선, 또는 몸통에 대하여 수평으로 단층되어질 때를 수평면(transvers plane 또는 horizontal plnae)이라고 한다.

5) 이마선, 면(관상선, 면 coronal or frontal line, plane)

관상봉합(coronal suture)을 지나므로 관상면(coronal plnae)이라고도 한다. 시상면에 수직으로 교차하고, 인체를 앞·뒤(전·후)로 나누는 선이나 면이다.

6) 중간겨드랑선, 면(액와중앙선, 면 midaxillary line, plane)

겨드랑이의 중앙을 지나는 선을 말한다. 겨드랑이의 앞뒤 모서리를 따라가는 앞 · 뒤 겨드랑선(anterior, posterior axillary line)도 사용한다.

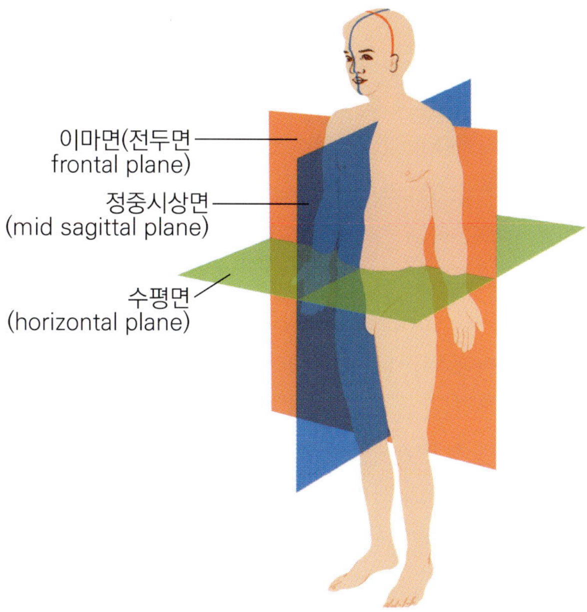

그림 8 인체의 선과 면

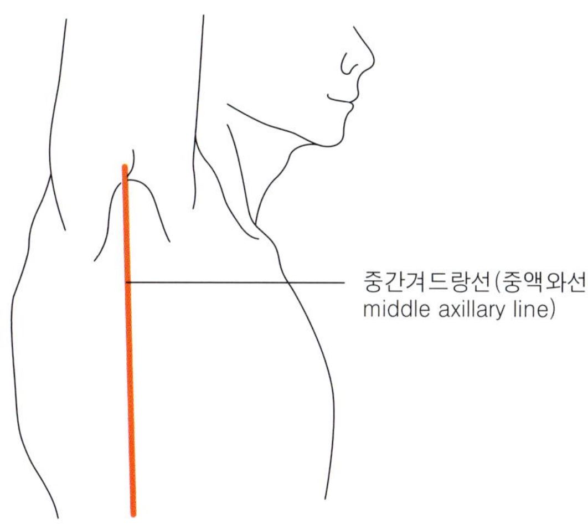

그림 9 중간 겨드랑선, 면

4. 신체 각 부위의 위치와 방향(그림 10, 11)

1) 안쪽(내측 medial, internal) : 몸통 중심에 가까운쪽, 또는 정중선에 가까운 쪽, 해부학적 자세에서 다섯째 손가락이 그 예이다(그림 10).
2) 가쪽(외측 lateral, external) : 몸통 중심으로부터 먼쪽 또는 정중선에서 먼쪽을 말한다. 해부학적 자세에서 엄지손가락이 그 예이다.
3) 오른쪽(우측 right) : 인체의 정중면에서 오른쪽을 말한다.
4) 왼쪽(좌측 left) : 인체의 정중면에서 왼쪽을 말한다.
5) 위쪽(superior, 머리쪽, cephalic) : 몸통에서 위쪽, 머릿쪽을 말한다.
6) 아래쪽(inferior, 다리쪽, caudal) : 몸통에서 아래쪽, 발쪽을 말한다.
7) 몸쪽(근위 proximal) : 몸통에 가까운 쪽이다.
8) 먼쪽(원위 distal) : 몸통에서 먼 쪽이다.
9) 깊은(심부성 deep) : 피부면에서 먼 안쪽
10) 얕은(표재성 superficial) : 피부표면에 가까운 부위

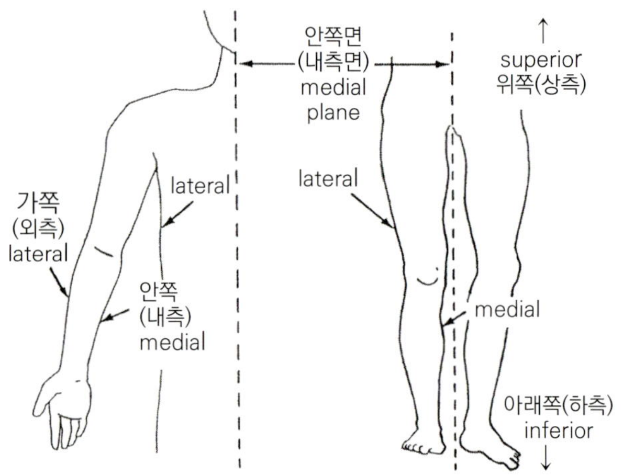

그림 10 가쪽과 안쪽(외측과 내측 lateral, medial)

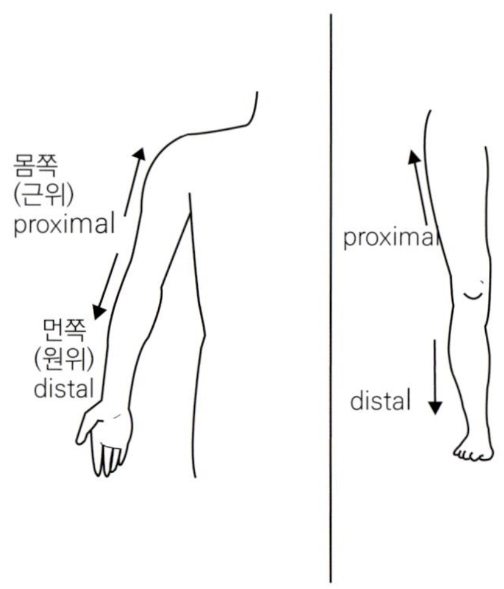

그림 11 몸쪽과 먼쪽(근위와 원위 proximal, distal)

11) 속(내측 interior) : 안쪽부위
12) 바깥(외측 exterior) : 바깥쪽 부위
13) 발바닥(족저 plantar) : 발바닥쪽
14) 발등(dorsum) : 발등쪽
15) 손바닥(palmar) : 손바닥쪽

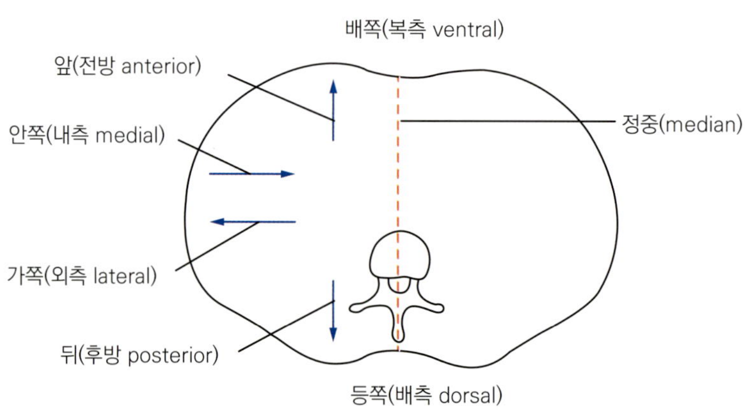

그림 12 인체의 방향

5. 신체의 운동(body movement)

1) 벌림(외전 abduction) : 몸통에서 팔·다리가 멀어지게 하는 운동이다(그림 13).
2) 모음(내전 adduction) : 몸통에 팔·다리를 근접시키는 운동이다.
3) 폄(신전 extension) : 굽힘의 반대로서, 관절부위를 똑바로 펴는 자세이다. hyperextension은 과대젖힘의 뜻으로 목 등을 과도하게 펴는 운동이다(그림 14).
4) 굽힘(굴곡 flexion) : 폄의 반대로서, 관절을 이루는 각도를 작게하는 운동이다. 머리나 척주에서는 전굴이라고도 표현한다.

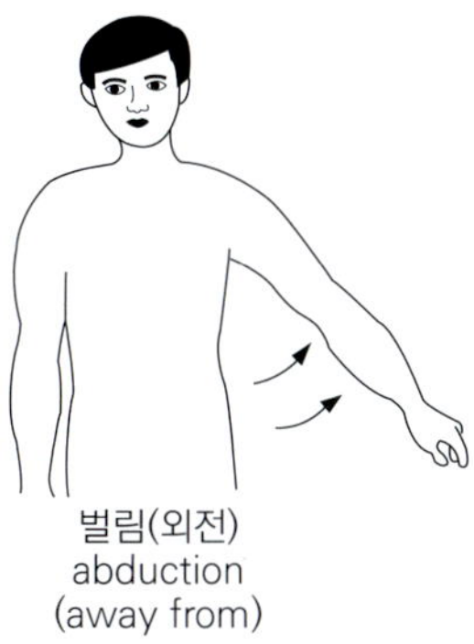

그림 13 **벌림과 모음(외전과 내전 abduction, adduction)**

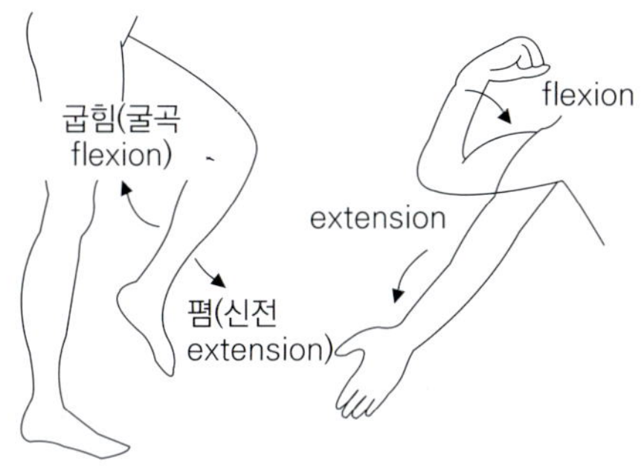

그림 14 **굽힘과 폄(굴곡과 신전 flexion, extension)**

5) 엎침(회내 pronation) : 손바닥이 아래나 뒤쪽으로 놓이도록 손을 안쪽으로 돌리는 운동이다(그림 15).
6) 뒤침(회외 supination) : 손바닥이 위나 앞쪽으로 놓이도록 손을 바깥쪽으로 돌리는 운동이다.
7) 가쪽번짐(외번 eversion) : 발을 바깥쪽으로 비틀어 돌려 뒤집는 운동이다(그림 16).
   발목관절(족관절 ankle joint)의 회전없이 발을 바깥쪽으로 힘을 가하여 구부리게 하는 운동이다.
8) 안쪽번짐(내번 inversion) : 발을 안쪽으로 비틀어 돌려 뒤집는 운동이다.
   발목관절(족관절 ankle joint)의 회전없이 발을 안쪽으로 힘을 가하여 구부리게 하는 운동이다.

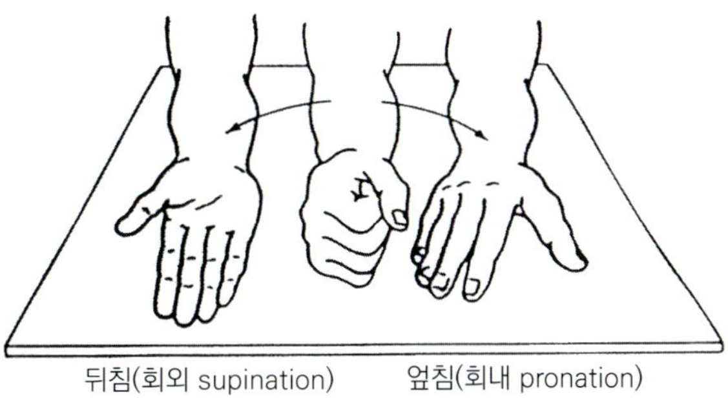

그림 15 **엎침과 뒤침(회외와 회내 pronation, supination)**

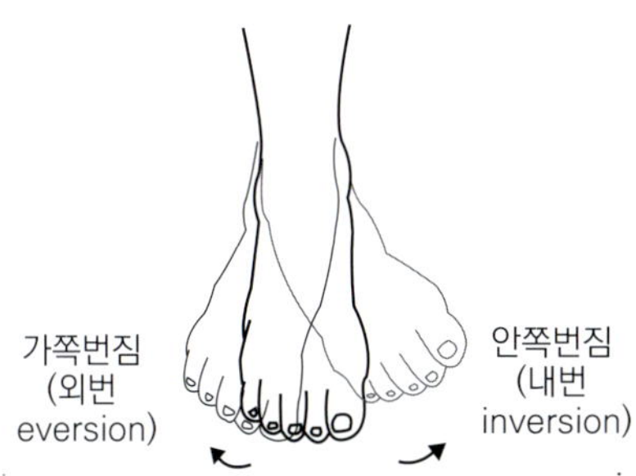

그림 16 **가쪽번짐과 안쪽번짐(외번과 내번 eversion, inversion)**

9) 바깥돌림(외회전 lateral rotation): 몸통에서 바깥쪽으로 돌리는 운동이다.

10) 안쪽돌림(내회전 medial rotation) : 몸통의 안쪽으로 돌리는 운동이다(그림 17).

11) 올림(거상 elevation) : 몸통에서 위쪽으로 올리는 운동이다.

12) 내림(하강 depression) : 몸통에서 아래쪽으로 내리는 운동이다(그림 18).

13) 자뼈굽힘(척골굴곡 ulnar flexion) : 팔의 움직임 없이 손목(요척)관절을 자뼈(척골)쪽으로 구부리는 운동이다(그림 19).

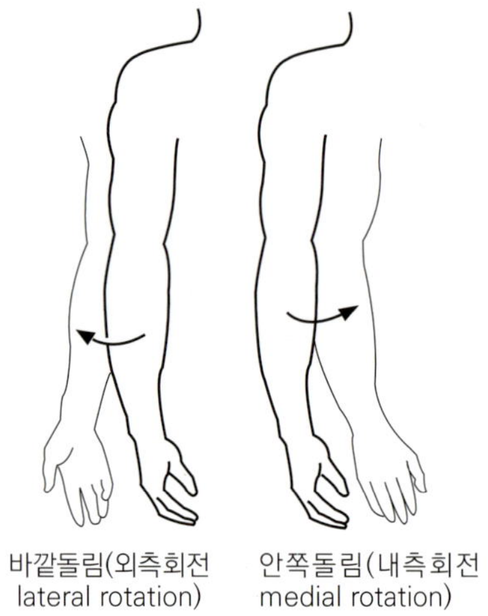

그림 17 안쪽 · 가쪽돌림(내외측 회전) (medial and lateral rotation)

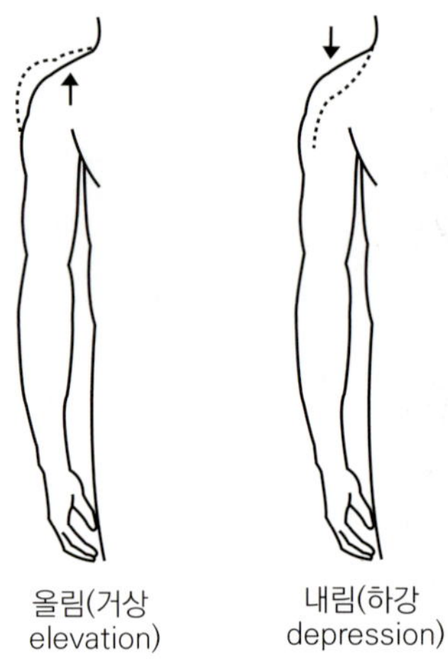

그림 18 올림과 내림(거상과 하강) (elevation, depression)

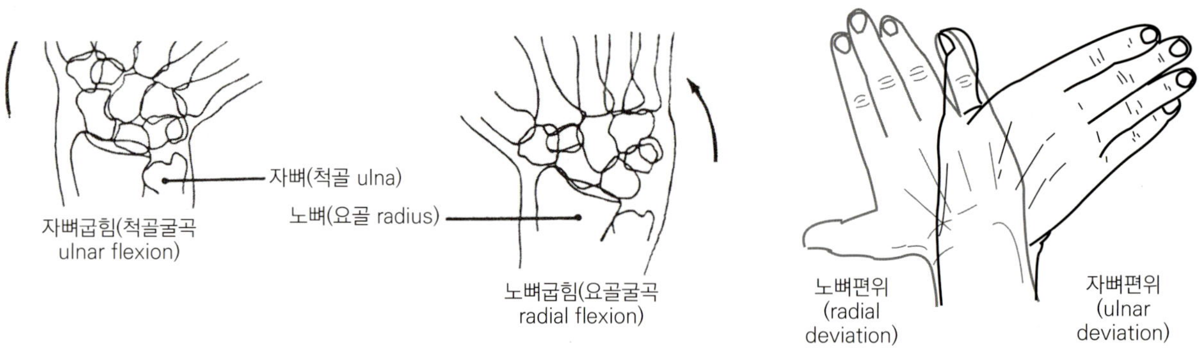

그림 19 노뼈 · 자뼈의 굴곡(ulna · radial flexion)

14) 노뼈굽힘(요골굴곡 radial flexion) : 팔의 움직임 없이 손목(요척)관절을 노뼈(요골)쪽으로 구부리는 운동이다.

15) 노뼈편위(radial deviation) : 손바닥을 편채로 노뼈쪽으로 기울이는 운동이다.

16) 자뼈편위(ulnar deviation) : 손바닥을 편채로 자뼈쪽으로 기울이는 운동이다.

17) 등쪽굽힘(배측굴곡 dorsi flexion) : 손등이나 발등쪽으로 구부리는 운동이다(그림 20).

18) 발바닥굽힘(족저굴곡 plantar flexion) : 발바닥쪽으로 구부리는 운동이다.

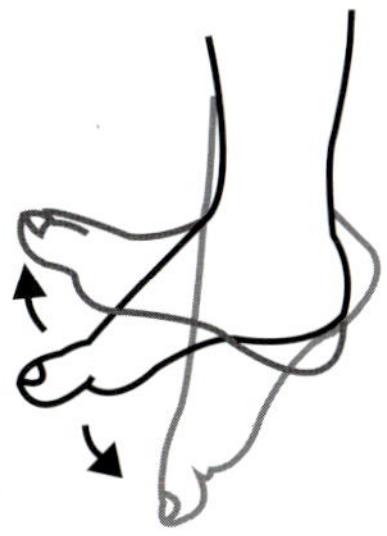

그림 20 등 · 발바닥 굽힘(배측 · 족저 굴곡(dorsi · plantar flexion)

6. 자세(body position)

1) 선자세(erect position)

① 자연 선자세(fundamental standing position) : 일반적으로 발을 평행으로 하여 약간 벌리고 선자세로 두 팔을 몸통의 양측에 놓고 손바닥은 몸통으로 향하여 똑바로 선다.

② 해부학적 선자세(anatomical standing position) : 팔꿈치를 펴고, 손바닥은 앞쪽으로 향하게 하여 선자세로 하고, 다리는 자연 선자세와 동일하다.

2) 앉은자세(sitting position)

3) 누운자세(recumbent position)

① 바로누운자세(supine position) : 천정을 보고 바로 누운자세(그림 21)

② 엎드린자세(prone position) : 바닥을 보고 엎드린자세(그림 22)

③ 옆으로 누운자세(lateral recumbent position)(그림 23)

④ 우측으로 누운자세(right lateral recumbent position)

⑤ 좌측으로 누운자세(left lateral recumbent position)

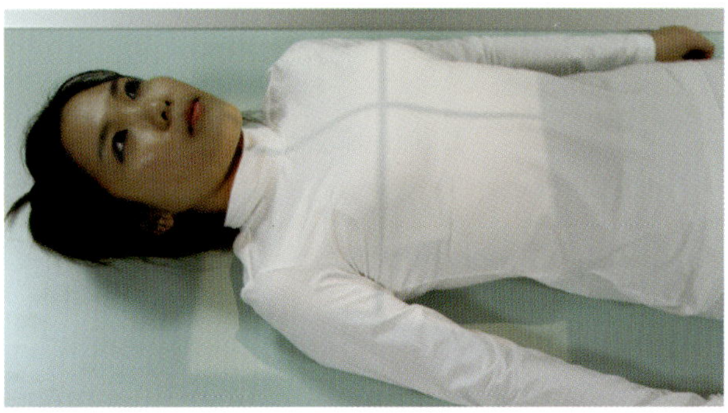

그림 21 바로누운자세(supine position)

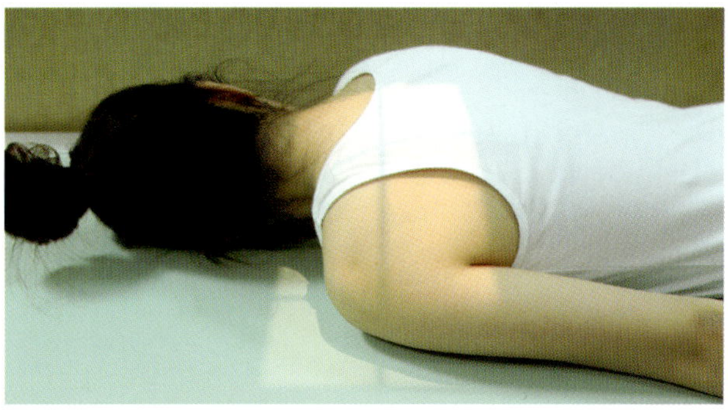

그림 22 엎드린자세(prone position)

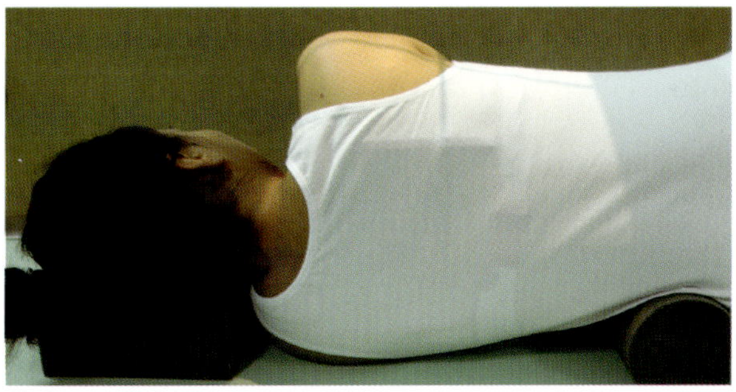

그림 23 옆으로 누운자세(lateral recumbent position)

4) 사방향(oblique position)

① RAO자세(right anterior oblique position)

: 몸통 오른쪽의 앞면을 IR면에 밀착시켜 45° 정도 기울여 놓은 자세이다.

② LAO자세(left anterior oblique position)

: 몸통 왼쪽의 앞면을 IR면에 밀착시켜 45° 정도 기울여 놓은 자세이다.

③ LPO자세(left posterior oblique position)

: 몸통 왼쪽의 뒤면을 IR면에 밀착시켜 45° 정도 기울여 놓은 자세이다.

④ RPO자세(right posterior oblique position)

: 몸통 오른쪽의 뒤면을 IR면에 밀착시켜 45° 정도 기울여 놓은 자세이다.

7. 촬영방향(projection)

1) 정면촬영(frontal projection)

① 전후방향 촬영(AP(anteroposterior) projection)

: 엑스선 중심선속이 인체의 전면으로 입사되어 후면으로 나아가는 촬영 방법이다(그림 24).

② 후전방향 촬영(PA(posteroanterior) projection)

: 엑스선 중심선속이 인체의 후면으로 입사되어 전면으로 나아가는 촬영 방법이다(그림 25).

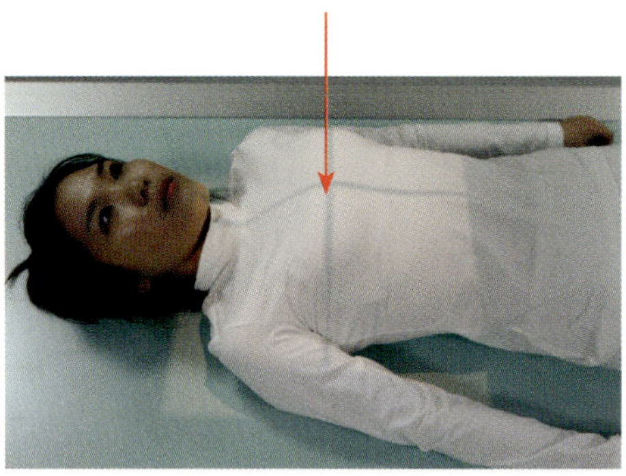

그림 24 전후방향 촬영(AP projection)

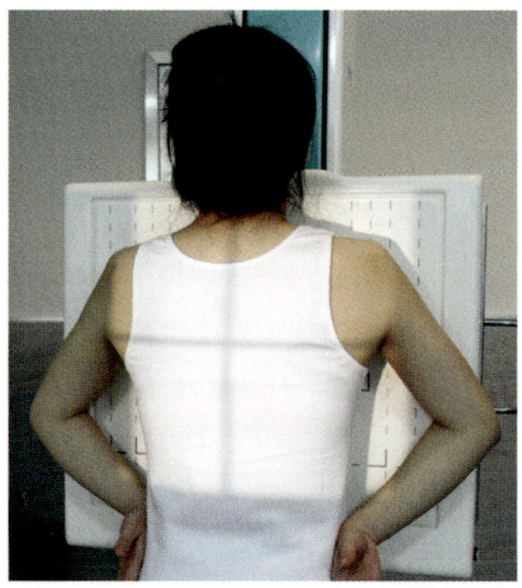

그림 25 후전방향 촬영(PA projection)

2) 측방향 촬영(lateral projection)

① 좌측방향 촬영(left lateral projection) : 인체의 왼쪽면이 IR면에 밀착되고, 엑스선 중심선속이 인체의 오른쪽에 입사되어 왼쪽으로 나아가는 촬영방법이다(그림 26).

② 우측방향 촬영(right laretal projection) : 인체의 오른쪽면이 IR면에 밀착되고, 엑스선 중심선속이 인체의 왼쪽에 입사되어 오른쪽으로 나아가는 촬영방법이다(그림 27).

3) Trendelenburg 자세 : 바로 누운자세에서 머리쪽보다 발쪽을 더 높게 하는 자세이다(그림 28).

4) Fowler 자세 : 바로 누운자세에서 머리쪽보다 발쪽을 더 낮게 하는 자세이다(그림 29).

5) 사방향 촬영(oblique projection)

① 우측 후전 사방향 촬영(right PA oblique projection) : 엑스선 중심선속이 몸통의 왼쪽 뒤에서 오른쪽 앞으로 45° 정도로 입사되며 환자는 RAO자세로 한다(그림 30).

② 좌측 후전 사방향 촬영(left PA oblique projection) : 엑스선 중심선속이 몸통의 오른쪽 뒤에서 왼쪽 앞으로 45° 정도로 입사되며 환자는 LAO자세로 한다(그림 31).

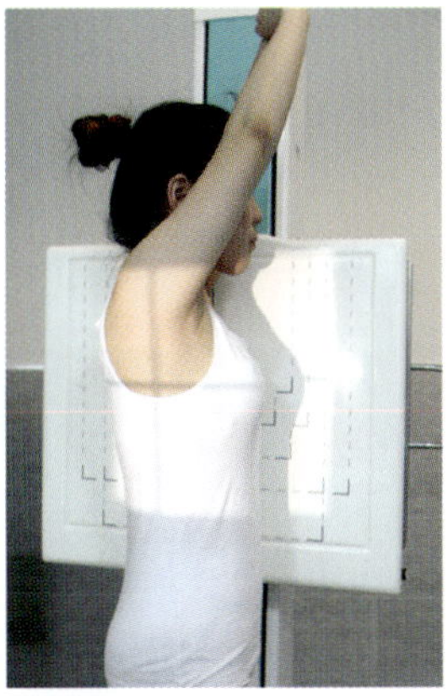

그림 26 좌측방향 촬영(left lateral projection)

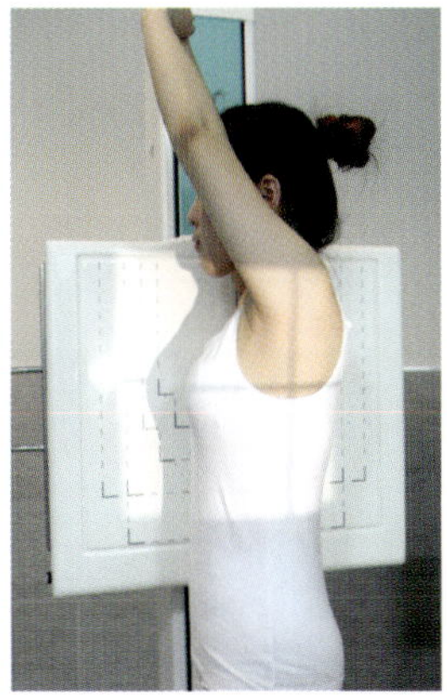

그림 27 우측방향 촬영(right lateral projection)

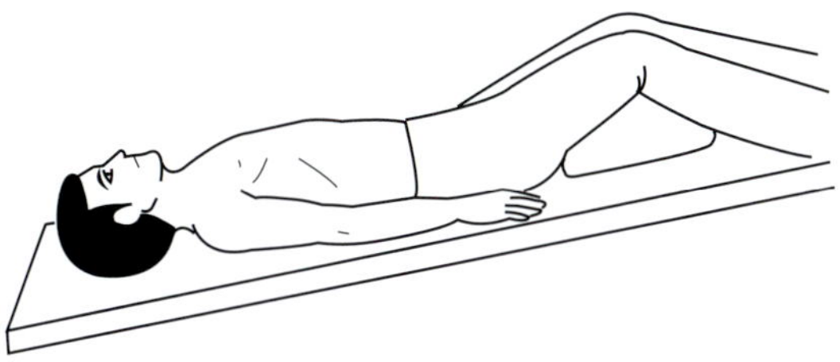

그림 28 Trendelenburg 자세(head down)

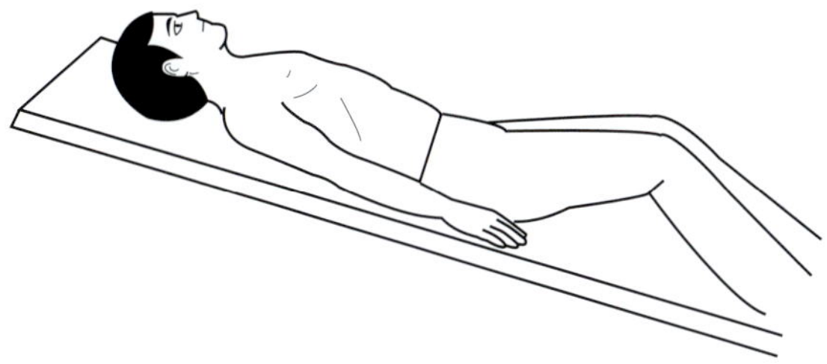

그림 29 Fowler 자세(head up)

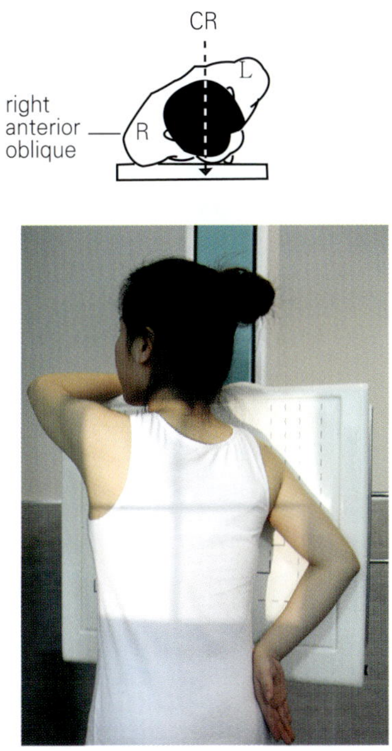

그림 30 우측 후전 사방향 촬영(RAO 자세)
(right PA oblique projection)

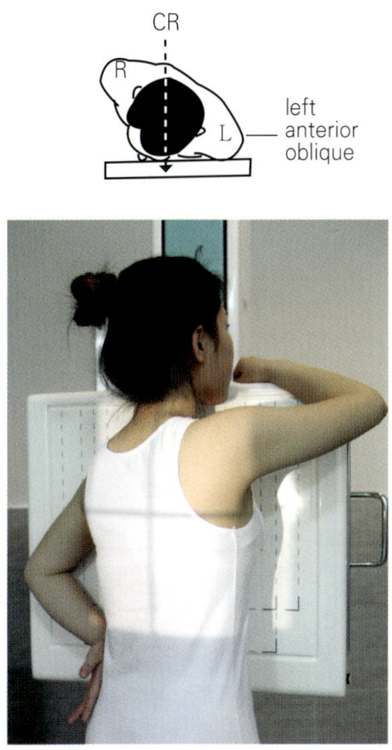

그림 31 좌측 후전 사방향 촬영(LAO 자세)
(left PA oblique projection)

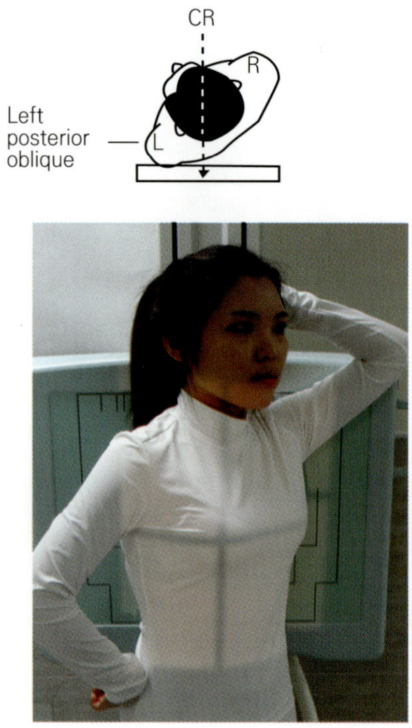

그림 32 좌측 전후 사방향 촬영(LPO 자세)
(left AP oblique projection)

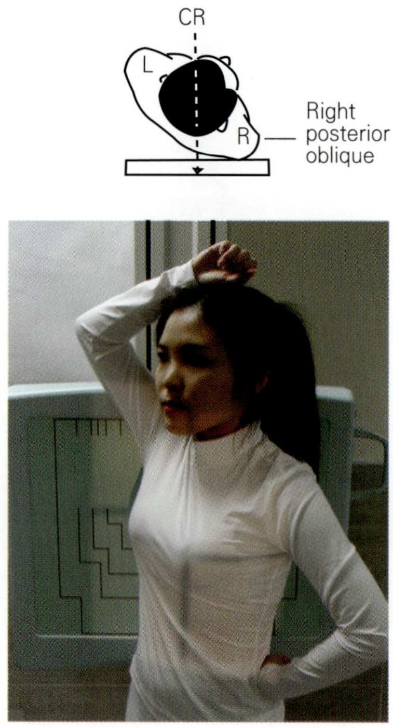

그림 33 우측 전후 사방향 촬영 (RPO 자세)
(right AP oblique projection)

③ 좌측 전후 사방향 촬영(left AP oblique projection) : 엑스선 중심선속이 몸통의 오른쪽 앞에서 왼쪽 뒤로 45° 정도로 입사되며 환자는 LPO자세로 한다(그림 32).

④ 우측 전후 사방향 촬영(right AP oblique projection) : 엑스선 중심선속이 몸통의 왼쪽 앞에서 오른쪽 뒤로 45° 정도로 입사되며 환자는 RPO자세로 한다(그림 33).

6) 수평방향 촬영(decubitus projection)

수평방향 촬영(decubitus projection)은 환자를 누운자세로 하고, 카세트를 수직으로 세워 놓고, 엑스선 중심선속을 수평입사(horizontal projection)하는 촬영방법이다.

① 옆으로 누운 수평방향 촬영(lateral decubitus projection) : 환자는 우측 옆으로 누운자세 또는 좌측 옆으로 누운자세로 하고, 그에 따라서 우측 옆으로 누운 수평방향 촬영(right lateral decubitus projection)과 좌측 옆으로 누운 수평방향 촬영(left lateral decubitus projection)으로 구분한다(그림 34).

② 바로 누운 수평방향 촬영(dorsal decubitus projection) : 환자는 바로 누운자세로 한다(그림 35).

③ 엎드린 수평방향 촬영(ventral decubitus projection) : 환자는 엎드린자세로 한다(그림 36).

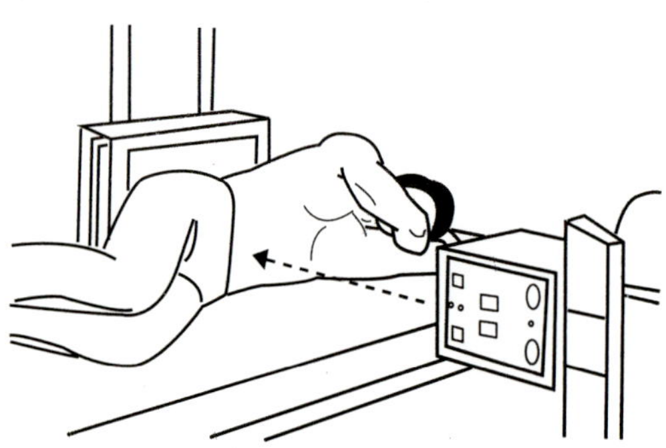

그림 34 좌측 옆으로 누운 수평방향 촬영
(left lateral decubitus projection)

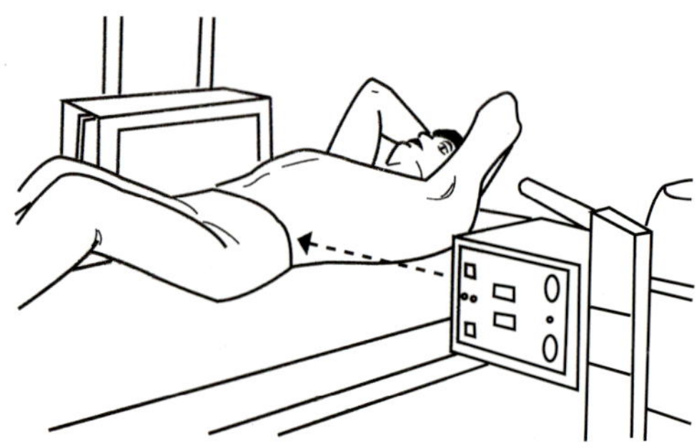

그림 35 바로 누운 수평방향 촬영
(dorsal decubitus projection)

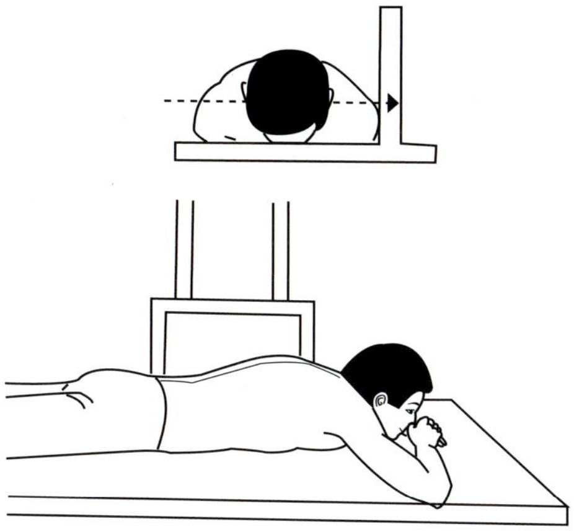

그림 36. 엎드린 수평방향 촬영(ventral decubitus projection)

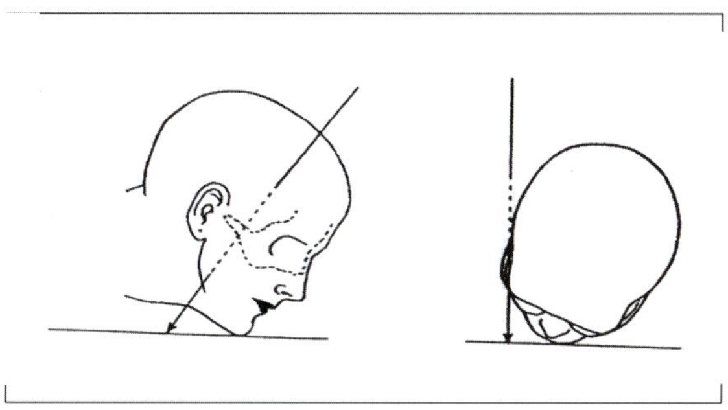

그림 37. 접선방향 촬영(tangential projection)

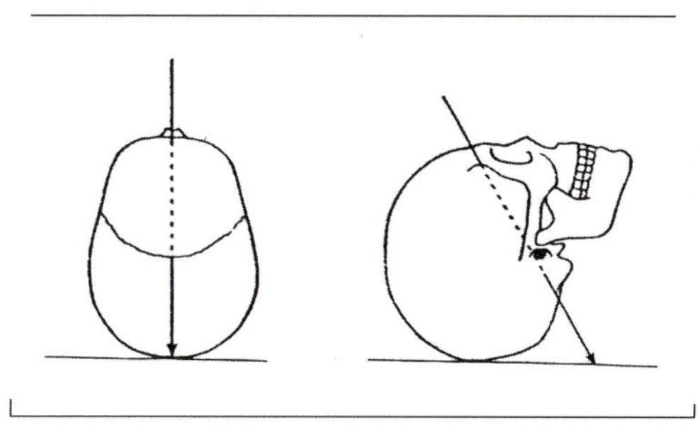

그림 38. 축방향 촬영(axial projection)

7) 접선방향 촬영(tangential projection)

접선방향 촬영은 특정한 뼈구조(bone structure)의 반측면상(semilateral image)을 얻기 위하여 엑스선 중심선을 신체 표면에 근접시켜 해부학적 구조 사이로 입사하여 겹침없는 엑스선 영상을 얻기 위한 촬영방법이다(그림 37).

8) 축방향 촬영(axial projection)

축방향 촬영에서는 엑스선 중심선속이 신체부위의 세로축을 따라서 머리쪽으로 또는 발쪽으로 경사지게 입사한다(그림 38).

① 상·하축방향 촬영(supero - inferior axial projection)

② 하·상축방향 촬영(infero - suprerior axial projection)

* 반축방향 촬영(semiaxial projection)

* 흉부 전후 축방향 촬영(chest AP axial projection) : 흉부 lordotic position을 말한다(그림 39).

9) 내·외방향 촬영

① 내·외방향 촬영(medio-lateral projection)

② 외·내방향 촬영(latero-medial projection)

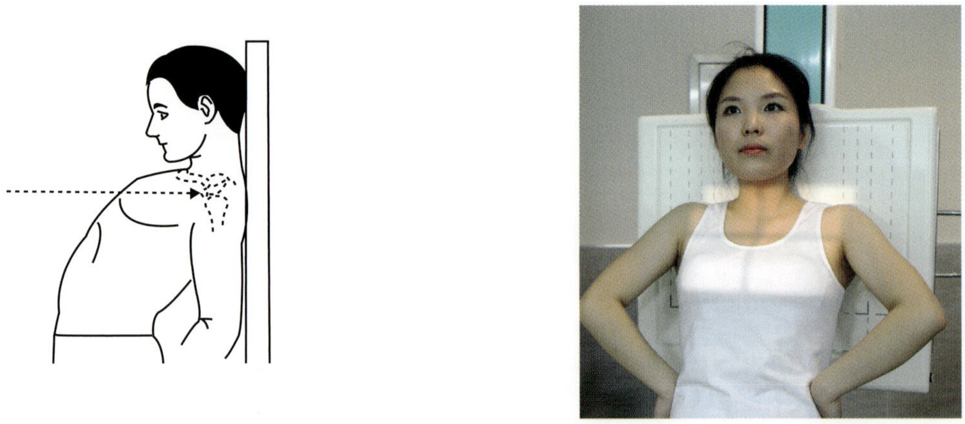

그림 39 흉부 전후 축방향 촬영 (chest AP axial projection, lordotic position)

8. 촬영관련 용어의 이해

1) projection과 view

얼굴에 상처가 있을 때 병원에 가면 의사는 먼저 얼굴을 마주보며 살피게 된다(view). 그러나 엑스선으로 머리뼈 외상을 살필 때는 다르다. 머리뼈 반대편인 뒤통수(occipital bone)에서 얼굴쪽으로 엑스선을 조사(projection)하여 IR면에 기록해서 본다(view).

엑스선 촬영은 언제나 상처 쪽을 IR면에 밀착시켜 촬영해야 확대되지 않고 선명하게 기록할 수 있다. 엑스선으로 머리뼈를 살피고자 할 때는 facial view라고 하지 않고 skull PA projection이라고 표기하고 있다. 이 용어의 관찰 주체는 PA중에서 A이며 머리의 앞쪽, 즉 facial(얼굴)임을 의미하고 있다.

간혹 의사들이 skull PA view라는 촬영의뢰서를 발급할 때가 있다. 이 의뢰서를 풀어서 쓰면 「머리뼈를 보고자하니 머리뼈를 촬영해 주십시오」라는 말이다.

Projection과 view의 본래의 개념은 그림 40, 41과 같이 쓰였다. 그 후 PA projection과 AP view를 같은 개념으로 쓰기도 하였다. 그러나 현재는 촬영(projection)으로만 표기하고 있다. 본 교재에서도 view란 용어는 쓰지않고 projection으로만 쓰기로 통일하였다.

① projection

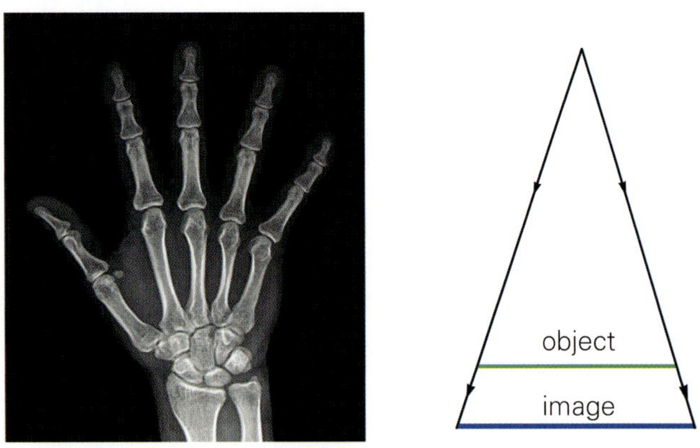

피사체(환자)에 엑스선을 조사하여 IR면에 영상으로 기록되어 나타나도록하는 과정으로 「촬영」이라고 표기한다.

예) PA projection(후전방향 촬영)

그림 40 projection

② view

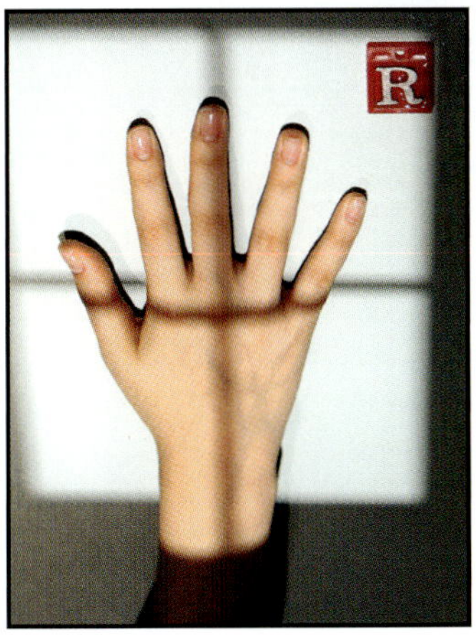

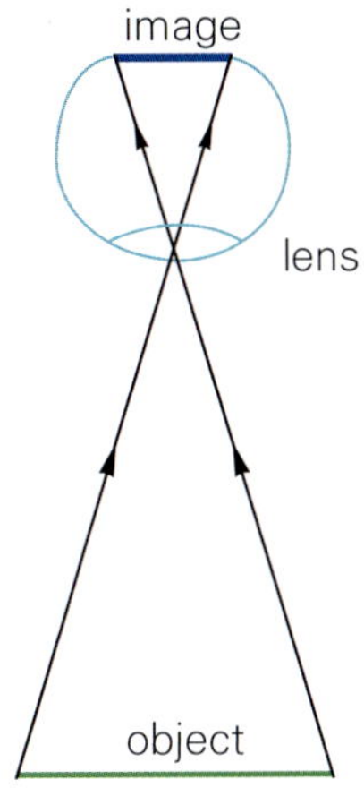

IR면 위에 피사체(환자)의 촬영자세를 취한 피사체의 겉모습
예) PA view

그림 41 view

2) projection과 method

정면, 측면, 축방향 및 표준(standard) 촬영 등에는 환자 자세 뒤에 projection을 적어 「○○방향 촬영」이라 표기하고 인명으로 고안한 촬영인 경우 고안자의 원어 이름 뒤에 method를 붙여 「○○법」으로 표기한다.
예) PA projection(후전방향촬영), Towne method(Towne법)

3) patient position과 part position

① patient position; 환자 자세
몸전체를 움직여 취하는 자세; 바로누운자세, 엎드린자세, 선자세, 앉은 자세
② part position; 세부 자세
신체의 일부분을 움직여 취하는 자세 ; 폄, 굽힘, 벌림, 모음
* 본 교재에서는 patient, part position을 구분하지 않고 촬영자세에 일괄적으로 기재하였다.

4) supine(recumbent) position과 decubitus position의 차이

엑스선 촬영은 주로 촬영테이블에서 이루어지고 있다. 테이블에 눕는 자세는 supine(바로누운자세)과 recumbent(누운자세) 모두 lying down(등을 아래로 눕다)이라는 patient position(환자 자세)이다. 그러나 옆으로 누울 때는 lateral과 함께 recumbent라는 용어를 반드시 붙여 lateral recumbent position으로 표현한다. 이 자세에서 중심선은 수직 또는 사방향으로 입사시킬 수 있다. 누운자세의 또 다른 용어인 decubitus position도 recumbent position과 동일한 자세이나, decubitus projection 일 때에는 중심선은 항상 수평으로 입사시켜야 한다. decubitus projection은 배(복부)나 소화기 촬영에서 장내 gas나 fluid level을 보기위해 촬영한다.

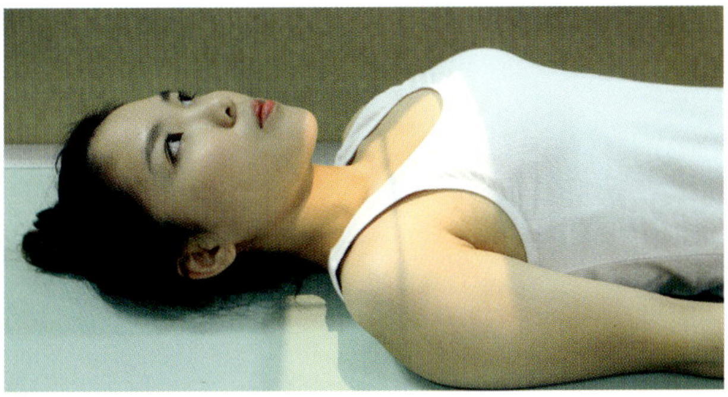

그림 42 바로 누운자세(supine position)

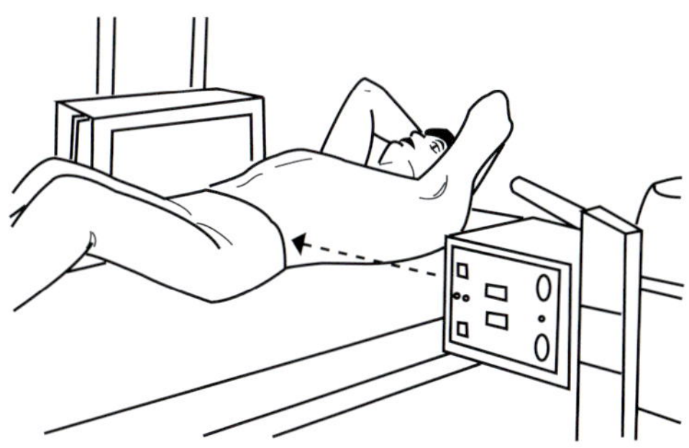

그림 43 바로 누운 수평방향 촬영 (dorsal decubitus projection)

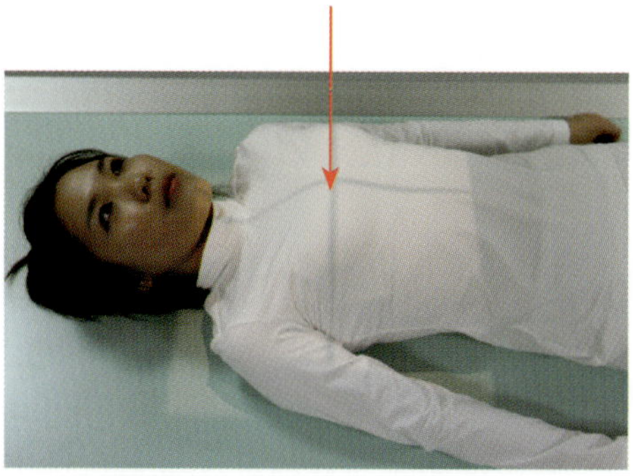

그림 44 전후방향 촬영(AP projection)

· vertical projection
· perpendicular
· right angle

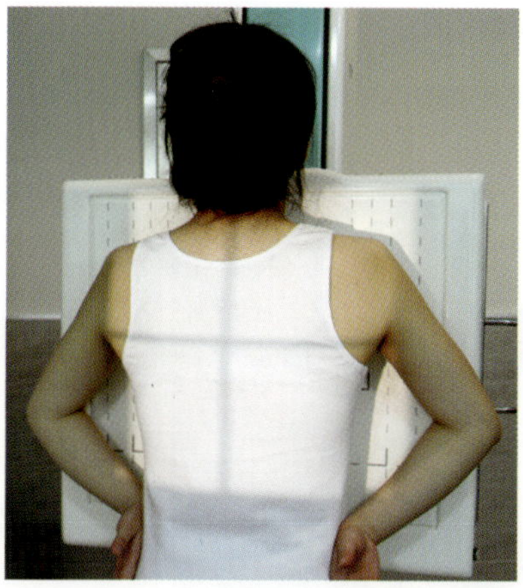

그림 45 후전방향 촬영(PA projection)

· horizontal, parallel
· perpendicular
· right angle

5) 수직 · 직각(perpendicular, vertical, right angle)으로 촬영한다는 용어의 의미

엑스선 촬영에서 자세(position)와 입사각도(중심선, CR)는 촬영성패의 중요한 요소이다. 그렇기 때문에 측방향촬영(lateral projection)이라면 촬영부위를 IR면에 측면자세(lateral position)를 취한 후 IR면 또는 촬영부위에 수직 또는 직각(vertical or perpendibular)으로 입사시켜 촬영한다는 의미다.

이때 측면자세의 속뜻은 정측면(true lateral)자세라는 의미이다.

측방향 촬영에서뿐 아니라 전후(후전)방향 촬영(AP(PA) projection) 역시 정전후(후전)방향 촬영(true AP(PA) projection)으로 촬영하라는 의미를 담고 있다.

이같이 우리몸을 정측면, 정전후(후전) 자세로 촬영해야하는 첫째 이유는 우리몸의 입체(3차원)구조가 IR면에 평면(2차원)구조로 기록되기 때문이며, 이로인한 영상의 왜곡을 줄이기 위해서이다.

또다른 이유는 우리몸이 정중시상면(MSP)을 중심으로 대칭 구조로 되어있기 때문에 측방향 촬영에서는 좌우가 완전히 겹쳐야하고 정면에서는 완전한 대칭을 이루어야 하기 때문이다.

본 교재에서는 vertical, perpendicular 또는 right angle 입사인 경우 「IR면에 대하여, 또는 ○○부위에 대하여 수직 또는 직각으로 입사한다」고 IR면과 ○○부위를 명시하고 있다.

6) part angulation method와 double angulation method

① part angulation method

환자를 촬영할 때 입사각도를 조절하기보다는 환자자세를 변형시켜 촬영하는 경우이다.

② double angulation method

이중 방향각 촬영은 튜브의 각도를 두번틀어 입사시키는 촬영으로 필요에 따라

ⓐ 환자와 튜브를 각각 한번씩 각도지게하거나

ⓑ 튜브를 수직으로 하고 환자가 두번 각도지게 하거나

ⓒ 환자를 고정시킨 후 튜브만 두번 각도지게 하는 방법을 말한다.

예) skull, Law법

7) patient position에서 선자세(erect position) 또는 바로누운자세(supine position)로 하고... 의 의미는?

대부분의 촬영은 한가지 자세로만 촬영하지 않고 복수의 자세로 촬영하는 경우가 대부분이다. 예를들어「선자세 또는 바로누운자세로 하고...」라고 할 때 선자세가 촬영의 우선이고 환자의 상태와 상황에 따라 바로누운자세로도 촬영할 수 있다는 의미이다.

본 교재에서는 우선인 촬영자세를 중심으로 구성하였다. 그러나 이경우 중심선과 관련해 주의해야 할 점이 있다.

즉 복수의 촬영자세로 촬영가능한 촬영법에서는 중심선의 입사 방향을 vertical이나 horizontal 입사라는 용어를 쓰지 않고, perpendicular나 right angle이란 용어를 사용하였다. 이같은 용어선정은 수직입사, 수평입사로 인한 혼동을 피하기 위해서이다.

8) routine 촬영의 의미

인체는 삼차원 입체 구조로 되어 있기 때문에 한쪽 방향에서 촬영한 영상만으로는 전체 구조와 형태를 파악할 수 없으므로 최소 두방향 이상에서 촬영할 것이 요구된다.

즉, 각종 질병과 관찰 목적에 따라 촬영 방향과 횟수를 정하고 촬영에 적용하고 있다.

routine 촬영은 기본촬영 또는 표준촬영으로 번역된다. routine은 부위에 따라 다르다(표 7).

ⓐ 손(hand) 촬영인 경우 PA와 oblique 촬영

ⓑ 팔굽(elbow) 촬영인 경우 AP와 lateral 촬영

Ⅱ. 방사선 촬영 중의 유의사항 및 영상평가

1. 방사선 촬영 과정에서 지켜야 할 유의사항
2. 촬영의뢰서와 영상에 기록되어야 할 사항
3. 영상수용체(IR; image receptor)
4. 환자의 촬영자세
5. 방사선 촬영과 도구
6. 피폭선량의 최소화
7. 영상평가
8. 기본 촬영법의 분류
9. 촬영관련분야 약어(initials)

방사선 촬영을 통해 영상을 얻기까지 많은 단계와 과정을 거치게 되며, 그 과정 하나하나는 매우 소중한 촬영인자 들이다.

환자를 촬영함에 앞서 환자정보 파악이나 촬영조건 설정 등도 중요하지만 환자를 촬영할 때 자세를 유지하고 효율적인 촬영을 하기 위해서는 촬영 전과정을 이해할 수 있도록 설명해주어야 하며 협력을 구할 수 있어야 한다.

촬영 전과정은 팀의료가 이루어져야 하며 환자에게는 친절과 세심한 배려가 필수적이다.

특히 보다 안전하고 신속하며 효율적인 촬영을 위해서는 촬영관련 보조기구들을 잘 활용하는 것도 필요하다.

이와같은 촬영 보조기구들을 효과적으로 활용하면 촬영시간을 단축할 수 있을 뿐 아니라 촬영의 정확도를 높일 수 있고 환자가 받게되는 피폭선량을 경감할 수 있다. 또한 촬영을 통해 얻어진 영상을 평가하여 진단가치 있는 영상인지의 여부를 결정할 수 있게 된다.

1. 방사선 촬영과정에서 지켜야 할 유의사항

1) 설명과 동의

patient care의 기본은 진단과 치료 전 과정이 충분히 설명되고 환자의 납득과 동의가 사전에 이루어져야 한다.

촬영 환자를 맞이하는 방사선사에게는 촬영수행에 앞서 최우선 적으로 이같은 patient care적 소양을 충분히 갖추고 있어야 한다.

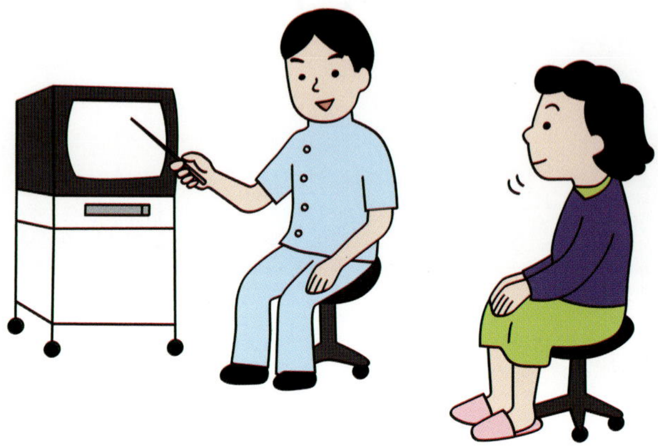

그림 1 설명과 동의의 과정

2) 의료 윤리의 실천

의료 윤리(medical ethics)란 의료인이 지켜야할 기본소양과 환자에 대한 도덕적 규범이라고 할 수 있다. 의료윤리의 범위는 매우 광범위하며 그 중에서도 방사선사가 갖추어야 할 윤리의 범위를 대한방사선사협회에서는 아래와 같이 정하고 실천할 수 있도록 권고하고 있다(표 1).

표 1 방사선사 윤리강령

-. 방사선사는 인간존중에 최우선하는 직업윤리를 실천해야 한다.

-. 방사선사는 심오한 학문적 연구와 발전적 기술향상을 위하여 평생교육에 힘써야 한다.

-. 방사선사는 방사선 관리의 적정을 기하여 환자에 대한 피폭선량 경감을 위하여 노력해야 한다.

-. 방사선사는 국민의료봉사를 행함에 있어 직업적 품위를 지키며 사회적 신뢰를 받기 위해 노력해야 한다.

-. 방사선사는 국민보건향상의 일익을 담당하는 전문직업인으로서 긍지를 갖는다.

3) 환자 심리의 이해

방사선사가 맞이하는 환자는 대부분 서로 다른 유형의 질환을 가지고 내원하는 경우이고, 질병의 정도 또한 제각각 다르다. 뿐만아니라 환자의 질병 이해도나 질병을 대하는 태도와 치료의지는 환자의 성격, 환경 및 상황 등에 따라 다를 수 있다. 방사선사가 성공적으로 촬영을 수행하기 위해서는 이같은 환자 특성과 심리를 파악한 후 촬영을 수행해야 한다.

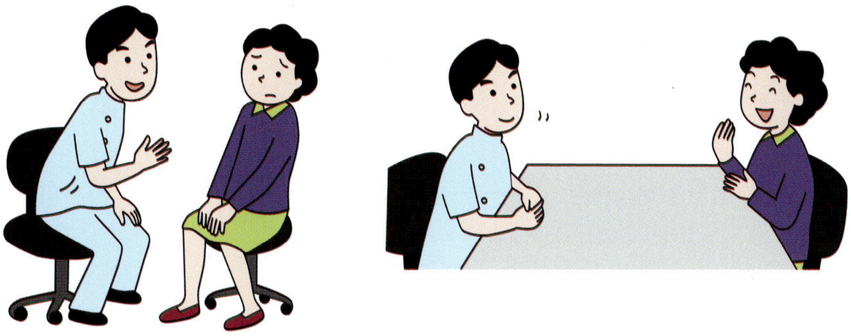

그림 2 환자 심리를 파악하고 성공적 촬영수행을 위한 협력수단으로서의 말하기와 듣기

4) 환자에 대한 자세

① 전문방사선사로서의 신뢰와 믿음은 물론, 구성원들은 팀의료가 될 수 있어야 한다(그림3).
② 촬영전 환자의 이름과 촬영부위 등을 반드시 확인한다.
③ 환자에게 적용할 최선의 서비스를 촬영 전에 결정한다.
④ 촬영에 소요되는 시간, 촬영 횟수 및 검사과정을 설명하고 환자가 무엇을 협력해 주어야 하는지에 관해 이해 시킨 후 협력을 구한다.
⑤ 환자에게 탈의 후 촬영복으로 갈아입어야 하는 이유에 관해 설명하고 탈의의 수준을 말해준다.
⑥ 환자 촬영에 보호자가 입회하거나 촬영을 보조해 주어야 할 경우에는 충분한 설명과 방어조치를 강구한다.
⑦ 환자의 촬영위치잡이 과정은 단계별 취할 자세의 설명과 요령을 방사선사와 함께 수행한다.
⑧ 촬영 전 · 후 전과정에서 환자가 궁금해 묻는 질문에 관해서는 환자가 쉽게 이해할 수 있도록 설명해 준다.
⑨ 촬영에 필요한 보조기구를 충분히 확보하여 환자위치 잡이에 적극적으로 활용한다.
⑩ 생명유지장치나 붕대 및 부목이 처치되어 있는 환자는 담당의사화 협의하여 촬영수준을 결정한다.
⑪ 소아, 응급환자 및 정신질환자 등의 환자인 경우 촬영 중 발생할 수 있는 돌발상황에 대처할 수 있는 조치가 사전에 강구되어야 한다.
⑫ 환자 및 보호자로부터 검사결과를 질문받았을 때는 담당의사와 상의하도록 유도한다.
⑬ 촬영 후 차후 이동경로와 위치를 안내한다.

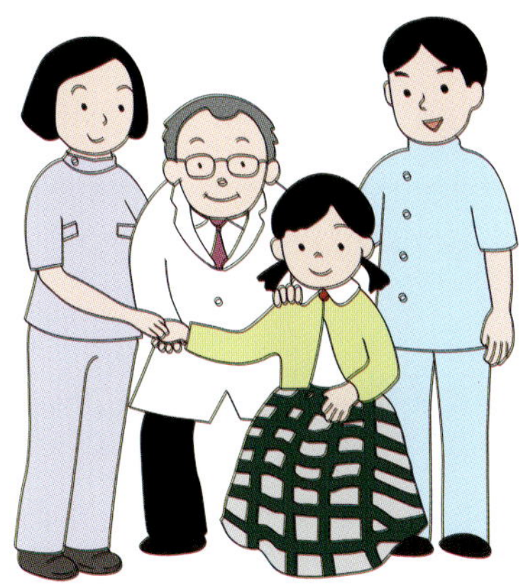

그림 3 환자 진단을 위한 팀 구성원

5) 감염관리와 촬영실의 청결

방사선과의 진료특성상 임상전부서 환자들이 거쳐가는 곳이므로 어느 진료부서보다도 감염가능성이 높으며 특히 IVR실에서의 감염요인이 크다.

가장 주의해야할 감염성 질환으로는 반코마이신내성장구균(VRE)과 HBV, HCV 질환 및 AIDS 그리고 비말과 공기에 의한 결핵 등을 들 수 있다.

표 2 감염예방과 촬영실 청결지침

① 감염예방을 위해 손씻기를 자주한다.
② 찰과상이 있을 때는 붕대나 반창고로 보호한다.
③ 카세트나 촬영보조기구는 철저히 소독한다.
④ 격리환자를 촬영할 때에는 촬영테이블을 흰천으로 덮고 카세트는 포장지로 덮어 사용한다.
⑤ 촬영장치나 기구에 묻은 환자의 혈액이나 배설물을 철저히 세척한다.
⑥ 주사바늘로 인한 자상이나 눈에 튄 오염물질 제거를 위한 메뉴얼이 지켜져야 한다.
⑦ 오염방지를 위한 준비물이 갖추어져 있어야 한다.
⑧ 오염예방을 위한 주기적 교육프로그램을 가지고 있어야 한다.

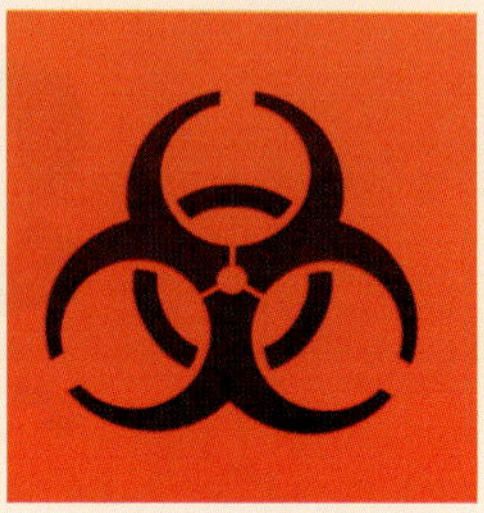

그림 4 감염성 물질표시

6) 촬영자세의 유지

환자의 촬영자세에는 몸전체를 움직여 취하는 patient position과 세부촬영부위를 움직여 취하는 part position이 있다. Part position은 펴고, 구부리고, 벌리거나 모으고, 엎치기나 뒤치는 등의 자세이다.

이 모든 자세를 촬영중 지속적으로 유지하는 것은 불편한 환자에게는 매우 힘든 일이다.

그러므로 환자자세 유지를 위해 고안된 고정용 틀이나 wedge 및 rectangle 등이 많이 있으며 이들 촬영용 보조기구들을 촬영에 적극적으로 활용하면 환자는 안정된 자세유지가 용이하고 방사선사에게는 원활한 환자 위치잡이와 촬영의 효율성을 높일 수 있다.

표 3 환자자세 유지를 위한 요소

① 촬영 중 자세유지의 중요성을 환자에게 설명하고 협조를 구한다.
② 환자고정과 자세유지를 위한 도구를 적극 활용한다.
- sand bag, clamp, 압박대, 고정용틀, positioning block(wedge, rectangles)
③ 호흡조절, 입운동 또는 발성법 등을 적용해 환자를 촬영한다.
④ 촬영에 협조가 어려운 응급 환자나 혼수상태 또는 어린이 환자는 특별히 제작된 전신고정용 틀을 이용하거나 보호자의 협조로 촬영할 수 있다.
⑤ 촬영시간을 단축하기 위해 고용량 엑스선 발생장치를 적용한다.

7) 촬영 조건 설정

촬영 조건(관전압, 관전류, 조사 시간, 초점 필름간 거리)은 환자의 정보 및 진단 목적에 따라 변화하므로 환자의 성별, 연령, 피사체 두께, 체격, 체중, 신장, 병력 또는 병의 증상, 이전의 검사 내용, 병리학적 변화 등이 촬영 조건에 중요한 요인이 되므로 촬영이 실시되기 전에 촬영 조건에 영향을 미치는 여러 가지 인자들에 대하여 검토하고 적합한 촬영 조건을 설정하여야 한다.

8) 중심선의 설정

중심선은 대부분 영상수용체의 중앙에 수직 또는 수평으로 입사시킨다. 특정한 구조나 주변장기와 겹치지 않게 촬영하고자 할 때는 고안된 다양한 자세와 각도에서 촬영할 수 있다.

9) 초점 영상수용체간 거리 설정

초점 영상수용체간 거리는 촬영 부위에 따라 결정되지만, 부위가 같더라도 여러 목적에 의해 FFD는 변화될 수 있다. 일반적으로 팔다리, 머리 부위 : 90~100 cm, 치아 : 20~40 cm, 배 : 90~100 cm, 복장뼈 : 50~75 cm, 유방 : 55~69 cm 거리에서 촬영하며, 가슴이나 목뼈는 원거리에서 촬영(180 cm)한다.

10) 엑스선속 조절과 산란선에 대한 대책

① 엑스선속을 조절하는 것은 조사야를 조절하는 것이며, 선속조절은 환자의 조사선량과 산란선 발생을 감소시켜 영상의 화질을 향상시킬 수 있다.

② 엑스선속 조절에는 collimator나 자동선속조절기 등이 사용된다.

③ 고관전압을 이용한 촬영이나 환자의 두께가 두꺼울 경우에는 grid나 air gap technique을 이용하여 필름에 도달되는 산란선을 제거하여 영상의 대조도를 증가시킨다(표 4).

표 4 격자 선택기준

Grid Type	Latitude position	Recommended to
8:1 ratio, criss-cross	Distance-fir, centering and leveling-slight.	120 kVp
15:1 ratio, linear	Very slight	120 kVp
6:1 ratio, criss-cross	Good	110 kVp
12:1 ratio, linear	Very slight	110 kVp(also suitable for higher kVp's)
10:1 ratio, linear	Slight	100 kVp
8:1 ratio, linear	Distance fair, centering and leveling-slight.	100 kVp
6:1 ratio, linear	Good	80 kVp

11) anode heel 효과의 적용

엑스선관에서 조사되는 선속분포에 따라 엑스선 강도가 다르다. 선속중앙을 기준으로 음극방향으로 강도가 증가하고 양극방향으로 강도가 저하되는 특성이 있으므로 이 특성을 인체 촬영에 적용하면 화질을 개선할 수 있다. 아래 표5는 anode heel 효과를 적용한 촬영부위와 촬영법들이다.

표 5 anode heel 효과 차트

projection	anode end	cathode end (thicker part)	projection	anode end	cathode end (thicker part)
1. thoracic spine - AP	head	feet	2. lumbar spine - lateral	head	feet
3. femur - AP and lateral	foot	pelvis	4. humerus - AP and lateral	elbow	shoulder
5. leg - AP and lateral	foot	knee	6. forearm - AP and lateral	wrist	elbow

12) 방사선 발생장치의 정도 관리(quality assurance)에 관한 사항

촬영에 사용되는 방사선 발생장치의 Q.A.가 안전 관리 규칙의 검사기준안에 준하고 있는가의 여부를 검토하고 항상 최적의 상태가 유지되도록 보수 관리하여 사용한다.

2. 촬영의뢰서와 영상에 기록되어 있어야 할 사항

1) 촬영의뢰서에는 환자 정보와 촬영목적이 기록되어 있다.

소견서(의뢰서)는 촬영하고자 하는 목적과 부위 또는 환자의 병력을 파악하는 중요한 정보이며, 소견서의 내용을 파악하고 이를 근거로 하여 촬영방법을 결정하게 된다(그림 5).

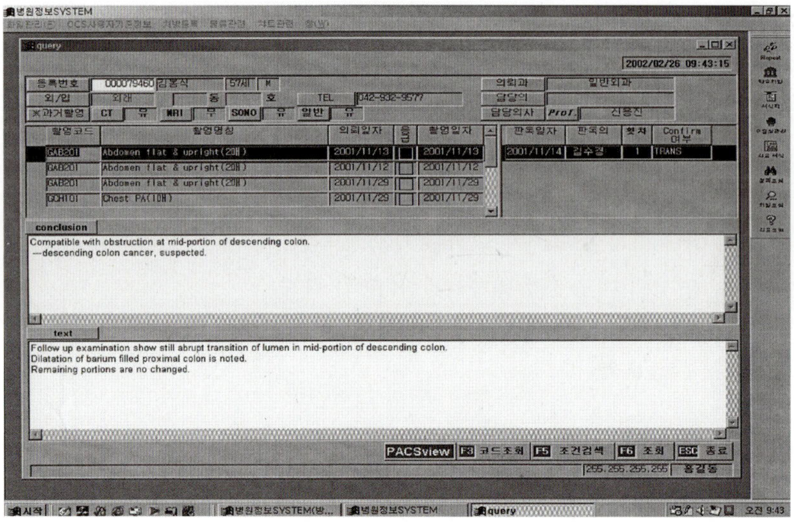

그림 5 H병원의 촬영의뢰서

2) 영상에 기록되어야 하는 내용

① 영상의 정확한 분류와 필름 식별을 위해 방사선사는 촬영 시 반드시 영상 내에 필요한 표시를 해야 한다.

② 영상의 좌, 우, 상단 모서리에는 환자의 성명, 연령, 성별, 등록 번호, 촬영 인자, 병원명 등이 기록되어 있어야 한다.

③ 조영 촬영에서는 조영제 주입 경과 시간을 필름 측면 모서리에 표시하고, 기타 필요한 내용을 추가할 수 있다.

④ 전후, 좌우의 표시가 필요할 때는 방향을 표시하는 side marker를 넣는다(그림 6).

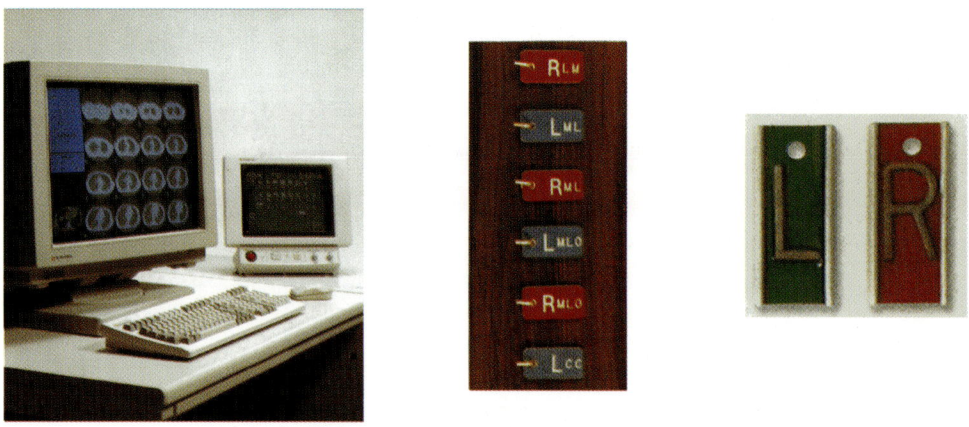

그림 6 모니터 영상과 필름 영상에 표시되어야 하는 marker

3. 영상수용체(IR; image receptor)

IR은 엑스선촬영에서 영상의 기록매체를 저장하거나 운반 및 보호하는 등의 역할을 한다.

IR에는 전통적인 필름·카세트(그림 7)가 있고, 간접 DR 방식에서는 CCD나 CR 카세트가 사용되고 있고, 직접 DR 방식인 경우 평판형검출기가 있다.

1) 필름·카세트

Cassette는 필름이 빛에 노광되는 것을 막아주는 역할과 증감지를 부착하여 사용할 수 있는 구조로 되어 있다. 용도나 형태에 따라 평면이나 곡면(curved) cassette, 격자를 부착시킨 grid cassette, 유방 전용 mammographic cassette, 넓은 부위를 촬영할 수 있게 제작된 deluxe cassette가 있다. 손발이나 연부조직을 촬영할 때 cardboard holder를 사용할 수 있지만 지금은 거의 사용하고 있지 않다.

Cassette는 대부분 원자번호가 낮은 경량 플라스틱으로 만들어져 있으며 cassette의 후면은 후방산란선을 차단할 수 있도록 설계되어 있다. Cassette는 여닫이가 쉬어야 하며, 전·후면의 밀착이 잘 되어야 하고, 외부충격에 변형되지 않아야 한다. 통상 cassette는 환자에 밀착시켜 촬영하고 Potter-Bucky에 장착해서 많이 촬영하고 있다. Cassette의 크기는 14×17인치, 14×14인치, 10×12인치 및 8×10인치를 가장 많이 사용하고 있다(그림 7).

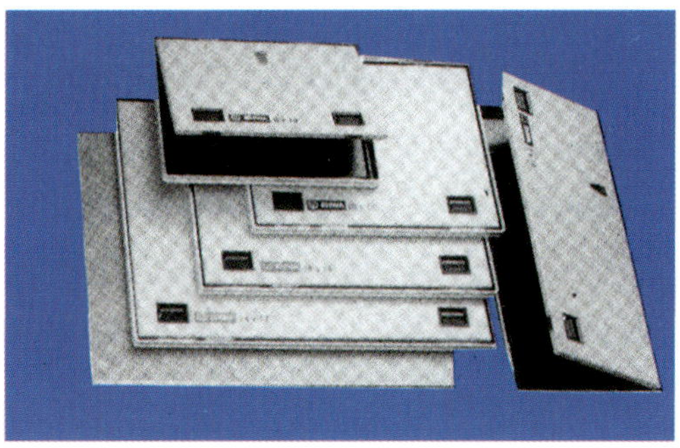

그림 7 엑스선 필름 카세트

2) 필름·증감지의 조화

필름과 증감지의 감도를 적절히 조화시켜야 진단가치있는 영상을 얻을 수 있다.

증감지는 회사마다 감도별, 촬영 부위별로 여러 다양한 종류가 개발 보급되고 있다.

증감지는 사용빈도와 사용상태에 따라 다르나 2~3년이 교환주기이다. 엑스선 필름 또한 제조회사별로 사용목적에 따라 다양한 감도로 개발되어 있다. 치아용과 occulusal film도 있다.

3) CR 카세트

CR은 엑스선 엑스선영상을 축적기록하는 IP, 영상을 읽어내는 영상해독기, 디지털 영상처리기 및 처리된 영상을 담아두는 영상기록기로 구성되어있다. IP는 detector 역할을 한다. CR 카세트는 가벼워야 하기 때문에 후면에 납판이 부착되어 있지 않아 일정한 간격 유지가 되지 않으면 후방산란선의 영향을 받을 수 있다(그림 8).

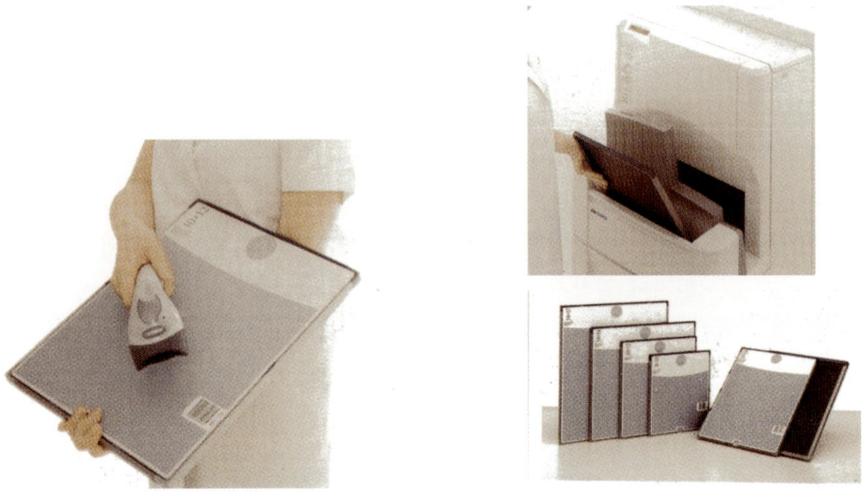

그림 8 CR카세트의 종류와 사용과정

4) 평판형검출기(flat panel detector)

TFT(thin film transister) 기술이향상됨에 따라 2차원 평면에서 미소면적의 픽셀을 독립적으로 구동하는 것이 가능해졌다.

이 방법은 적은 조사량으로 고화질의 DR영상을 얻을 수 있다.

이 detector는 큰면적의 영상검출기 제작이 용이하고 공간분해능과 계조분해능이 용이하다(그림 9).

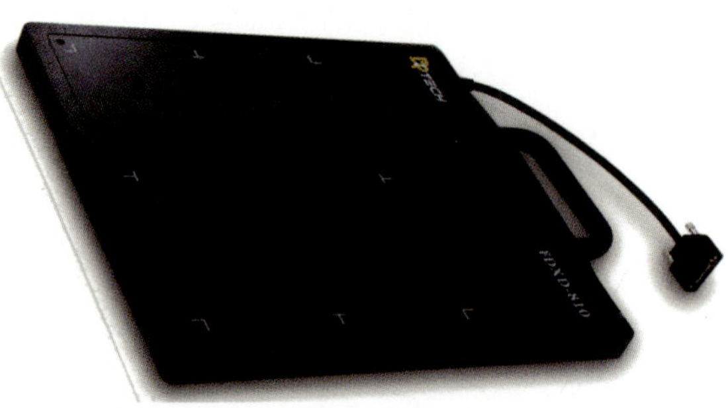

그림 9 평판형검출기의 외형

5) IR의 구획을 어떻게 나눌 것인가?

촬영부위에 따라 또는 촬영목적에 따라 IR의 분할 방법은 가로방향으로 2등분, 2회 조사하는 방법과 세로방향으로 2등분, 2회조사하는 경우로 나눌 수 있다(그림 10).

특히 표준촬영(routine exposure)인 경우 비교관찰에 매우 유익하다.

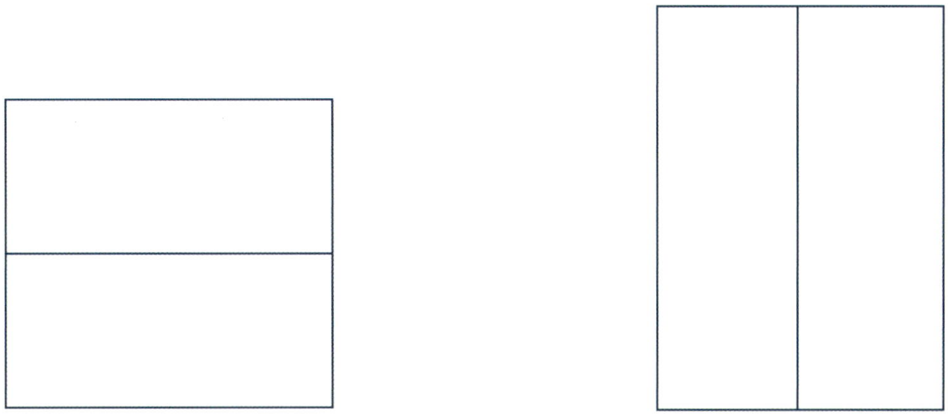

가로방향(crosswise)으로 2등분하여
2회 조사하기 위한 분할방법

세로방향(lengthwise)으로 2등분하여
2회 조사하기 위한 분할방법

그림 10 IR의 구획을 나누는 예

6) IR의 청결 및 감염예방

카세트는 film이나 IP를 넣고 보관하는 용기로 중요하기 때문에 관리나 사용에 주의가 필요하다. 카세트는 반복사용하는 특성과 상처(질환) 부위에 밀착시켜 촬영해야 하기 때문에 접촉으로 인한 감염이 우려되므로 청결이 최우선이다. 감염과 오염을 방지하기 위한 일회용 비닐 커버 사용이 권장되고 있다(그림 11).

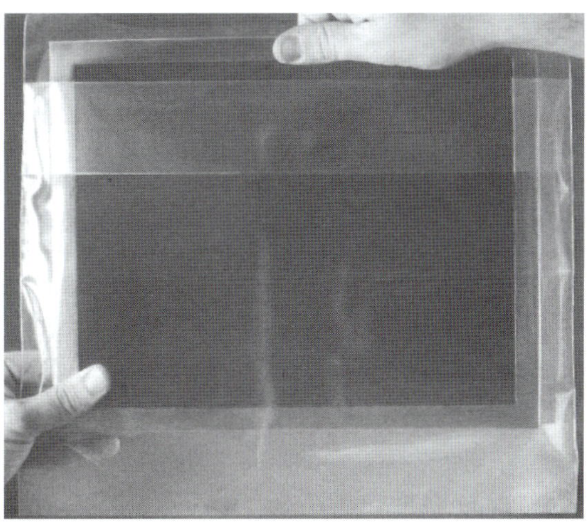

그림 11 오염방지용 cassette cover

7) 카세트, 증감지 및 필름 관리

·촬영 부위에 적합한 크기의 카세트가 선택되어야 한다.
·카세트의 방향이 촬영부위의 방향과 조화를 이루어야 한다.
·카세트 안에 흠이나 먼지가 없어야 한다.
·필름은 구김이 없어야 한다.
·카세트 내에 빛이 새들어서는 안된다.
·증감지의 흠이나 얼룩이 없어야 한다.
·카세트는 충격에 약하므로 충돌이나 떨어트리지 말아야 한다.
·카세트내의 밀착도가 높아야 한다.

4. 환자의 촬영자세

방사선 촬영은 환자의 촬영 협조여부가 최우선적으로 고려되어야 한다.

환자의 촬영실 접근에 있어서도 걸을 수 있는 환자, 부축이 필요한 환자, 휠체어 환자, stretcher 환자 및 병실촬영 환자 등이 있다.

일반적으로는 수평으로 놓인 Bucky table에 눕거나 엎드린자세에서 촬영하는 경우가 가장 많다. 물론 테이블모서리나 가쪽에 의자를 놓고 앉아 촬영하는 경우도 있다(그림 12).

응급환자, 의식이 낮은 환자, 다리·머리는 테이블 위에서 주로 촬영하고, 협조가 가능한 환자의 팔이나 일부 휠체어 환자는 테이블 모서리에 앉아 촬영 하기도 한다.

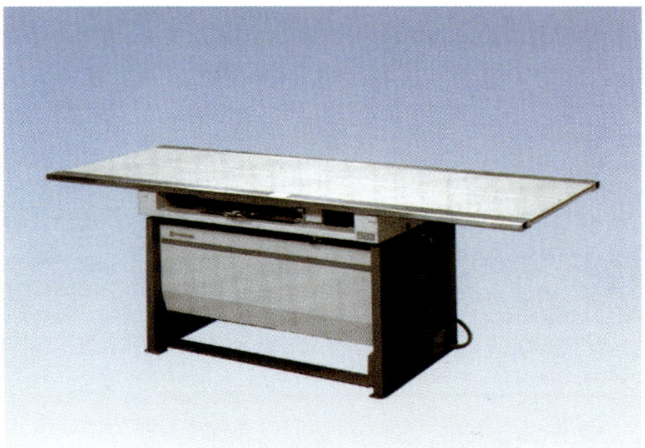

그림 12 수평 Bucky table

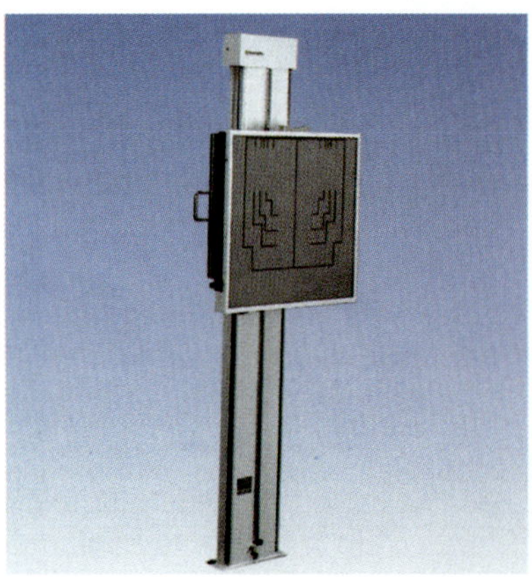

그림 13 수직 Bucky stand

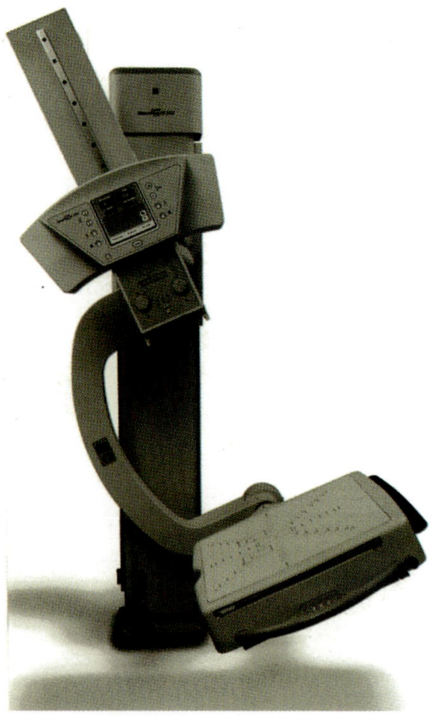

그림 14 개량화된 다용도 촬영장치

Bucky stand는 주로 가슴이나 배 및 일부 무릎 촬영에 이용된다(그림 13). 그림 14와 같이 엑스선관과 IR이 일체화된 촬영장치는 각도를 다양하게 주어야 하는 머리 촬영이나 팔, 특히 휠체어 환자에게 편리한 촬영장치이다.

5. 방사선 촬영과 도구

1) 방사선 촬영실에 갖추어야 할 도구

(1) 촬영 중에는 촬영용가운으로 갈아입어야 한다.

촬영을 하려면 최소한의 신체 노출이 필요하다. 촬영용 가운으로 갈아입는 것은 원활한 촬영과 위치잡이에 매우 중요하기 때문이다. 그러므로 방사선사는 탈의의 정도를 정확히 환자에게 전달해야 하며 동시에 촬영에 방해가되는 신체부착 악세사리를 제거하는 것도 잊어서는 않된다(그림 15).

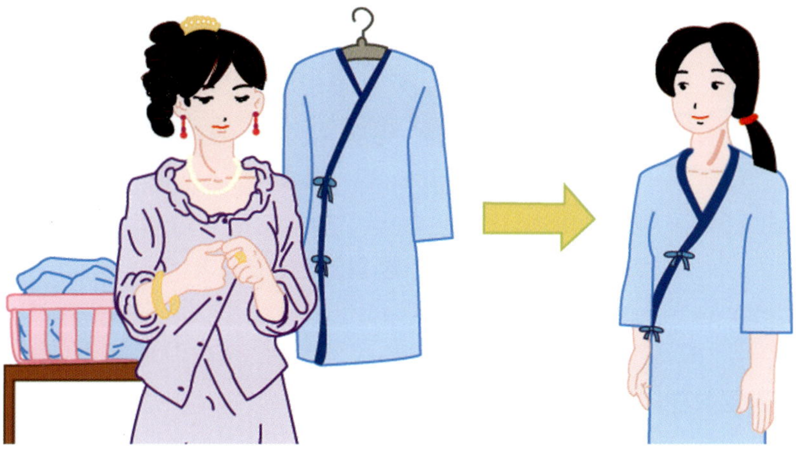

그림 15 탈의실에서 환자는 촬영용 가운으로 갈아입어야 한다.

(2) 방사선 방어 납 앞치마나 방호용구를 착용하여야 한다.

근무시간 내내 납 앞치마(apron)를 입고 있을 필요는 없다. 주로 IVR 시술중이거나, 노인 또는 어린아이의 자세를 보조할 때, 혼수상태나 의식이 없는 환자를 촬영할 때, 수술실 또는 병실 포터블 촬영일 때 착용하여야 한다. 보호자가 촬영자세를 보조할 때도 착용시켜야 하며, 환자의 조사야 이외부위나 특히 임산부 또는 생식소를 철저히 방호해 주어야 한다(그림 16).

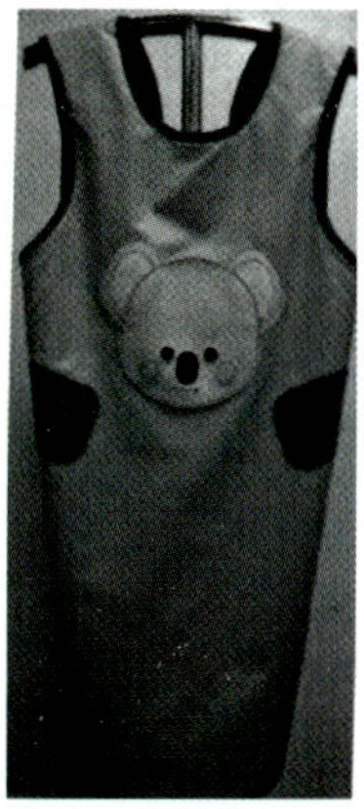

그림 16 납 앞치마

(3) 응급환자 발생 시 필요한 CPR 용구 및 제세동기가 준비되어 있어야 하고 사용법을 익혀야 한다.

촬영중 발생할 수 있는 응급상황을 예측할 수 없다. 조영제에 의한 부작용이나 생명유지 장치의 손상, 빈혈환자의 쓰러짐, 경련이나 발작 등 많은 경우 CPR 상황이 발생하게 되며 방사선사는 신속하게 대처할 수 있어야 한다(그림 17).

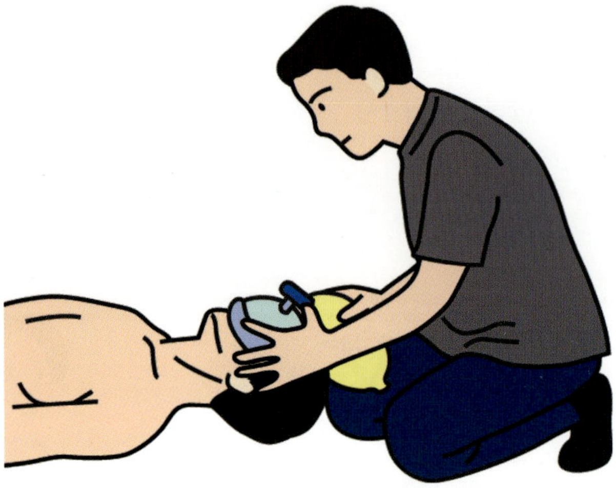

그림 17 기도유지를 위한 인공호흡기

2) 환자촬영 관련 도구가 갖춰져야 하고 촬영에 적용해야 한다.

① 환자 이동 기구

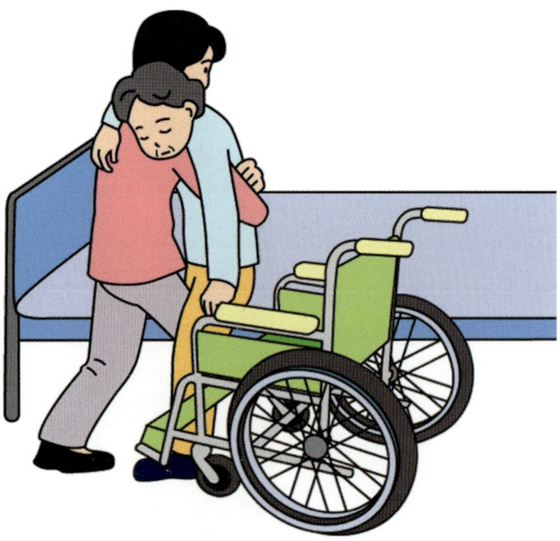

그림 18 환자 이동용 휠체어

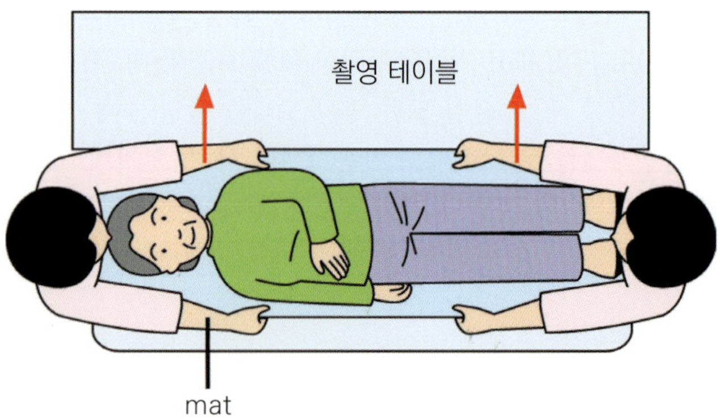

그림 19 stretcher로부터 촬영 table로 옮길 때 이용되는 mat(device)

촬영실을 방문하는 환자의 대부분은 휠체어나 stretcher와 같은 이동 기구를 이용한다. 촬영 테이블로 옮기는 일은 방사선사의 주 업무 중 하나이다(그림 18, 19).

촬영을 보조하는 도구는 매우 많으며 모든 촬영에 이 도구들을 적절히 적용하면 자세의 정확성, 환자 안정 및 신속한 촬영이 이루어지게 된다(그림 20).

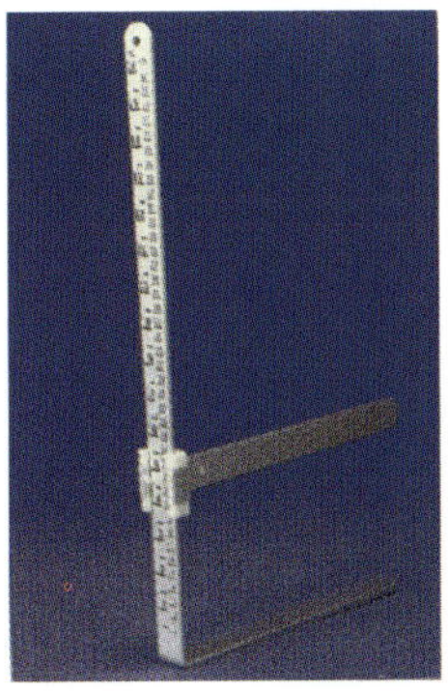

② 촬영부위 두께 측정용 자

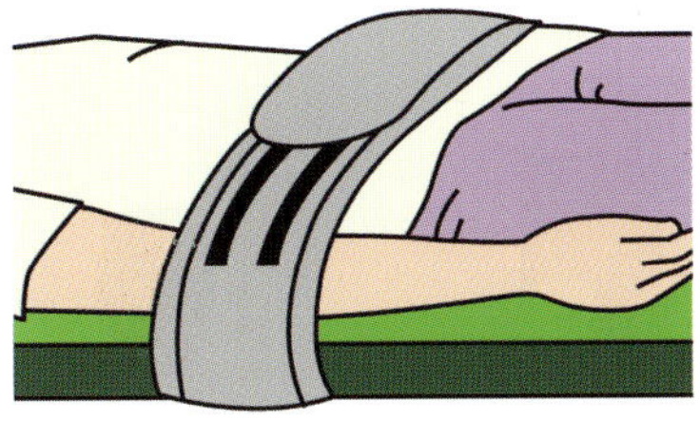

③ 환자 고정용 끈

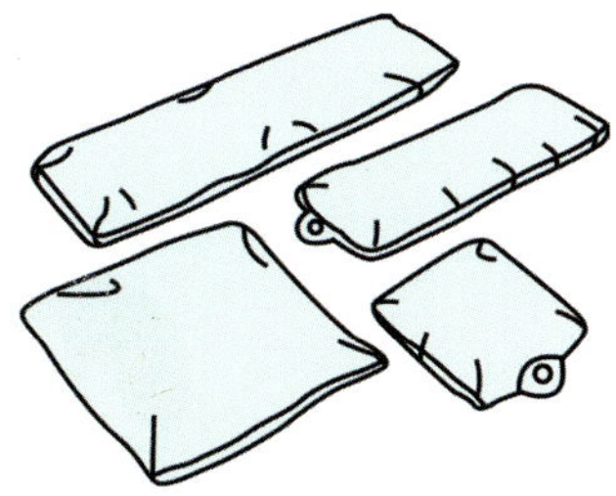

④ 환자 고정용 모래주머니

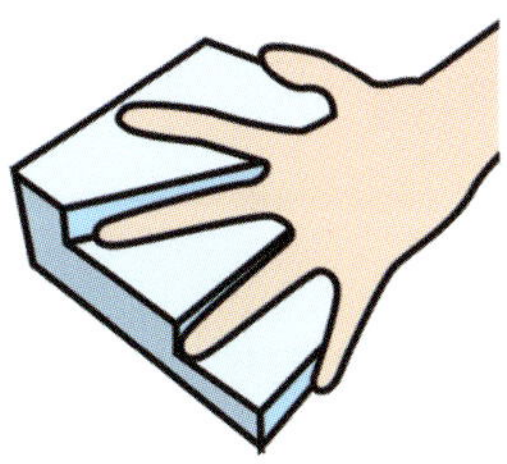

⑤ 손가락 측면자세 고정틀

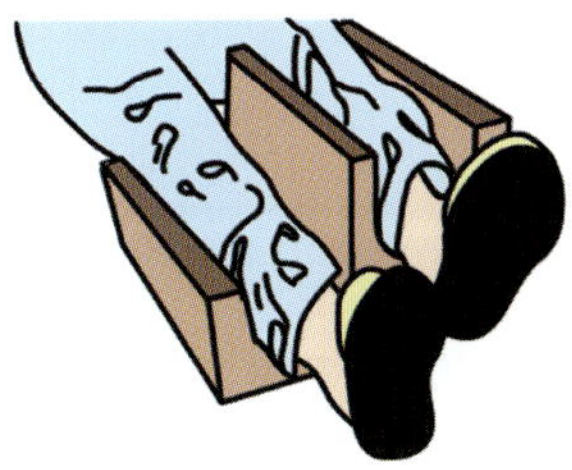

⑥ 다리 고정틀

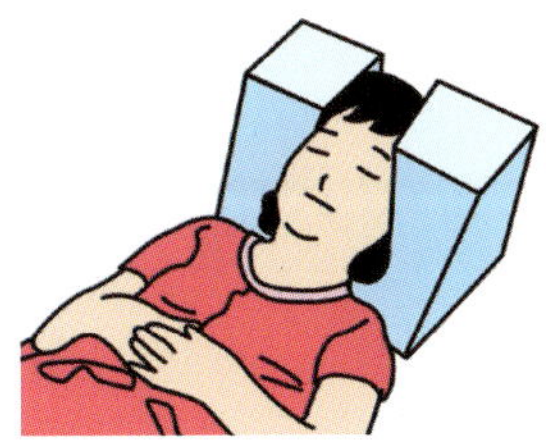

⑦ 머리 고정용 틀

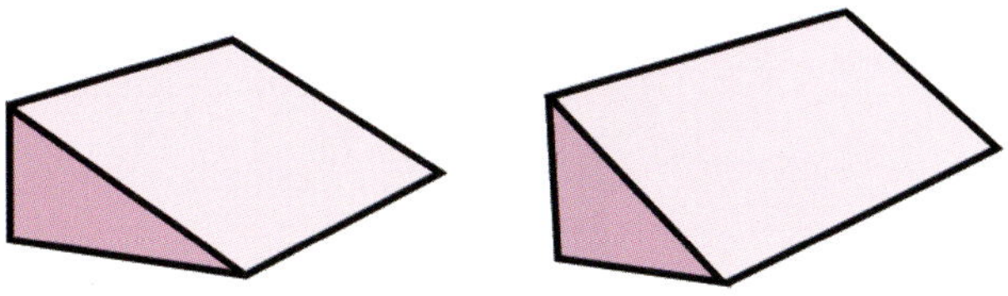

⑧ 환자 자세 보조 wedge

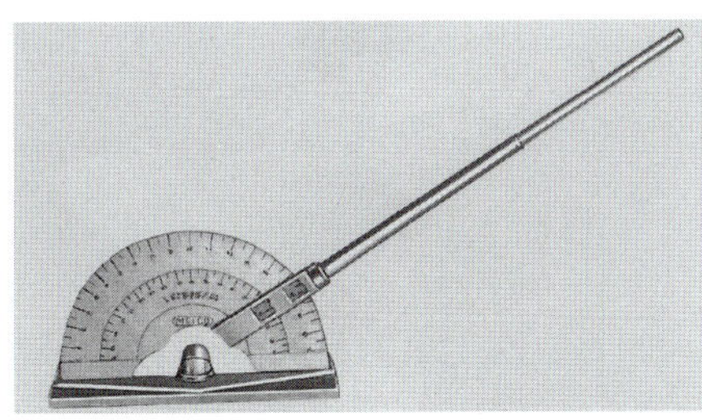

⑨ 머리촬영에 많이 이용하는 angular scale

그림 20 **환자 촬영 관련 도구의 예**

6. 피폭선량의 최소화

① 개인 피폭선량계를 항상 부착하고 관리한다(그림 21).

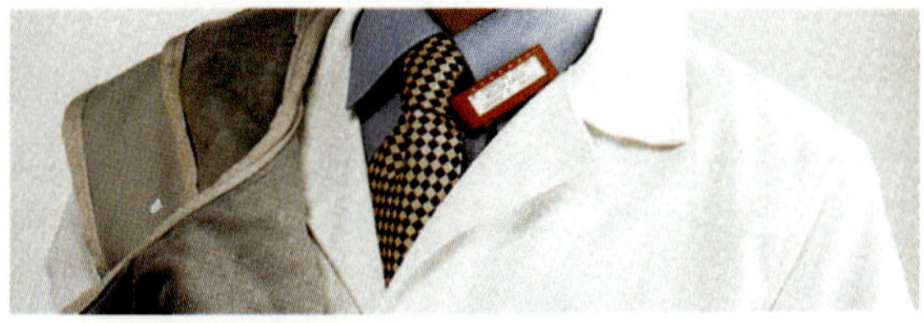

그림 21 개인 피폭선량계를 착용한 방사선사

② 재촬영율을 낮춘다.

③ 조사야를 최소화하고 생식소 피폭방어 대책을 세운다(그림 22).

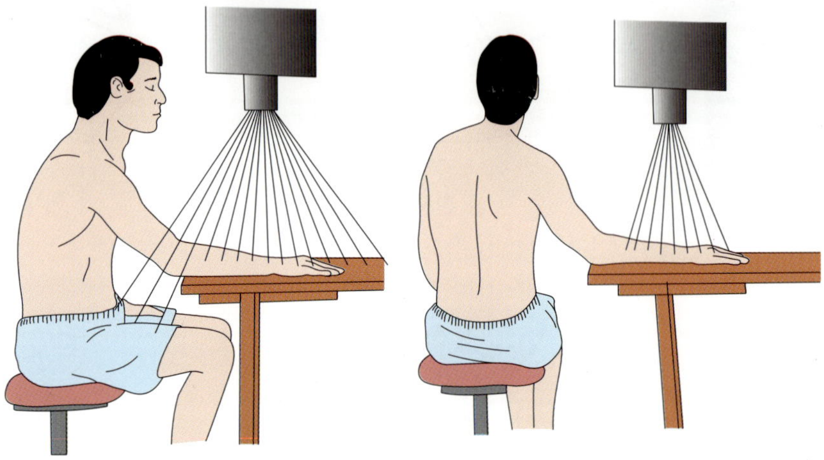

그림 22 생식소 방어와 조사야를 줄여 피폭을 최소화하도록 고안된 자세

⑤ 가림판이나 방어앞치마를 착용한다(그림 23).

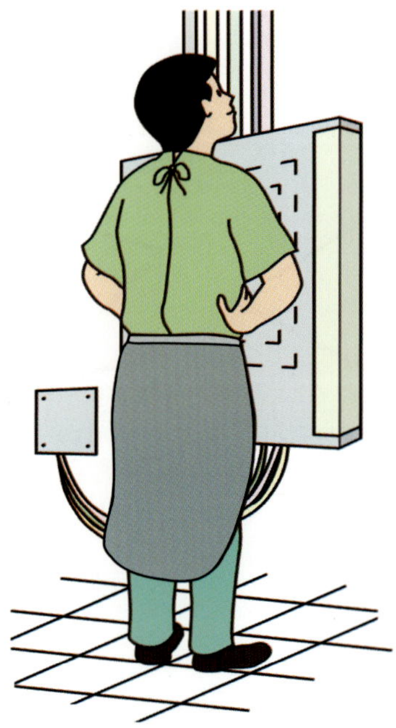

그림 23 가슴촬영할 때에는 허리아래를 납판으로 가린 후 촬영한다.

⑥ IAEA No. 115의 권고 가이드 라인을 지킨다.

표 6 방사선촬영 시 환자피폭 가이드라인 (성인환자)

검 사		입사면의 선량 mGy (1회 촬영당)
허리뼈	AP	10
	LAT	30
	LSJ	40
IVU, 쓸개	AP	10
골반	AP	10
엉덩관절	AP	10
가슴	PA	0.4
	LAT	1.5
등뼈	AP	7
	LAT	20
치과	이뿌리끝	7
머리	AP	5
	PA	5
	LAT	3
CT스캔	머리	50
	허리뼈	35
	복부	25
유방	격자없음	1
	격자있음	3
투시	통상	25mGy/분
	고준위	100mGy/분

(IAEA BSS No. 115에서 인용)

⑦ 가임 연령의 여성에게는「10일 규칙」을 지키고 촬영에 앞서 임신 여부를 확인하다(그림 24).
⑧ 환자별 촬영조건과 피폭선량을 기록한다.

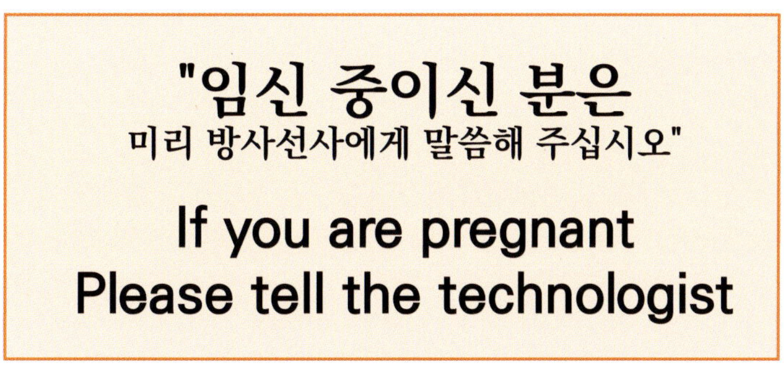

그림 24 임신 여부를 확인하기 위한 sign

7. 영상평가

1) 영상평가의 조건

진단을 목적으로 방사선 촬영을 하는 경우 방사선사는 최상의 촬영조건과 전문지식을 촬영에 적용하여야 한다.

방사선 촬영의 최상의 목표는 진단가치 있는 영상을 만들어 질병 진단에 기여하는데 있다. 이 목표를 이루기 위해서 구성원들은 팀의료가 이루어질 수 있도록 해야 하며, 최고의 화질요소가 충족될 수 있어야 한다.

촬영과 관련된 위의 요소가 충족되어 촬영된 획득영상을 평가할 때는 다음의 조건이 요구된다.

첫째 평가 대상영상의 관찰요소(환자자세, 입사각도 등)는 기준과 원칙에 의해 촬영된 영상만으로 평가되어야 한다.

둘째는 관찰자의 eye vision이 적절해야 한다.

관찰자 자신의 시력도 중요하며, 관찰자 자신의 자세나 관찰거리 뿐만 아니라 외부광선의 간섭장애 없이 관찰할 수 있는 조건이 갖추어져야 한다.

관찰자의 눈의 피로가 영상판단에 영향을 줄 수 있으며 관찰자의 심리상태 또한 영상관찰에 큰 영향을 줄 수 있기 때문이다.

셋째는 필름이나 모니터는 최상의 화질상태로 제공되어야 한다.

화질의 5대 요소인 농도, 대조도, 선예도, 해상력 및 입상성이 좋아야 한다. 물론 질병의 유형이나 관찰대상에 따라서 대조도가 낮더라도 진단가치가 큰 경우도 있긴 하나, 대체적으로 화질의 5대 요소는 최상의 상태이어야 한다.

2) 영상평가의 기준

① 진단가치 있는 영상으로 촬영되었으며 촬영 목적을 충족하고 있는가?

② 화질 요소인 선예도와 농도가 적절하여 병소 대조비가 높은가?

③ 뼈 촬영의 경우 골량의 방향, 연속 · 불연속, 골피질, 골막 및 골수를 식별할 수 있는가?

④ 피폭선량을 최소화하는 대책이 취해졌는가?

8. 각종 질병과 관찰 목적에 따라 촬영해야 하는 기본(routine) 촬영법의 분류

표 7 **신체부위별 촬영법의 분류**

Part	Injury, pathology or diagnostic procedure	Suggested procedure
Hand	Routine Fracture Bone age Foreign body	P.A. and oblique P.A., oblique and lateral P.A. P.A., oblique and lateral with non-screen technique
Forearm	Pathology(tumor, etc.)	P.A. and oblique
Elbow	Routine Radial head Olecranon process	A.P. and lateral Two view ; A.P., hand supination A.P., hand pronated A.P., acute flexion of elbow
Wrist	Routine Fracture Scaphoid Carpal canal	A.P. and lateral A.P., lateral and oblique A.P. in ulna deviation and lateral Distoproximal projection
Humerus	Routine	A.P. and lateral
Shoulder	Routine Fracture Tumor Subdeltoid bursa Coracoid process Glenoid fossa Acromioclavicular joints for dislocation	A.P. A.P. in stereo and axial or lateral A.P. in internal rotation A.P. in external rotation minus 4kVp. on each or use fixed coltage technique A.P. with central ray directed 15 to 20° cephalic A.P. with patient rotated toward offected side approximately 45° A.P. of both shoulders with patient in the erect position
Clavicle	Routine Fracture	A.P. or P.A. shoulder position A.P. stereo
Scapula	Routine	A.P. and P.A. oblique
Foot	Routine Fracture	A.P. and oblique A.P., oblique and lateral
Toes	Routine or fracture	A.P. and oblique
Sesamoids	Routine	Oblique of metatarsophalangeal joint
Ankle	Bone age Fracture External malleouls Tibiofibular articulation	Lateral A.P., oblique and lateral A.P. oblique A.P. oblique, medial
Calcaneus	Routine	Lateral and axial
Tibia-Fibula	Routine For veins	A.P. and lateral Lateral with reduction of kVp or venogram
Knee	Routine Femoral condyles Intercondyloid space	A.P. and lateral Posterior oblique Use curved cassette, flex knee at 60°, A.P. projection
Patella	Routine of fracture	P.A., lateral and axial with non-screen
Femur	Routine	A.P. and lateral. Use Bucky and medium pelvis exposure

9. 촬영 관련분야 약어(initials)

촬영학에서 사용되는 약어는 반복되는 용어를 간단히 기록하기 위한 수단으로 이용되고 있으며 편리하고 매우 효율적이므로 많이 사용하고 있다.

1) 일반 자세 및 해부학 관련 약어

MCP	mid-coronal palne
MSP	mid-sagittal plane
AP, PA	anteroposterior, posteroanterior projections
LAO, RAO	left and right anterior oblique projections
LPO, RPO	left and right posterior oblique projections
DP, PD	dorsoplantar or plantodorsal
SMV, VSM	submentovertex or verticosubmental proj.
SI Joints	sacroiliac joints
AC Joints	acromioclavicular joints
ASIS	anterior superior iliac spine
SC Joints	sternoclavicular joints

2) 촬영기법 관련분야 약어

AEC	automatic exposure controls
CR	central ray(for positioning centering)
CR	computed radiography - using image plates(IP)
DF	digital fluoroscopy
DR	(direct) digital radiography
IR	image receptor(film or digital)
OID	object image receptor distance
SID	source image receptor distance
CW	crosswise(IR orientation to patient)
LW	lengthwise(IR orientation to patient)
TT	table top(non-bucky)
FS	focal spot(large or small)
PBL	positive beam limitation(collimation)
IP	image plates(used with CR)

3) 팔 · 다리의 관절 관련 약어

CM	carpometacarpal(손목)
MCP	metacarpophalangeal(손)
MTP	metatarsophalangeal(발)
IP	interphalangeal(손과 발)
DIP	distal interphalangeal(손과 발)
PIP	proximal interphalangeal(손)
TM	tarsometatarsal(발)
ACL, PCL	anterior and posterior cruciate ligaments(무릎)
LCL, MCL	lateral and medial collateral ligaments(무릎)

4) 머리 촬영 관련 분야 약어

AML	acanthiomeatal line
EAM	external acoustic meatus
GAL	glabelloalveolar line
GML	glabellomeatal line
IOML	infraorbital meatal line
IPL	interpupillary line
LML	lips-meatal line(modified Waters법)
MML	mentomeatal line(Waters법)
OML	orbitomeatal line
SOG	supraorbital groove
TMJ	temporomandibular joints
TEA	top of ear attachment

Chapter 1

팔(상지, *Upper Limb*)

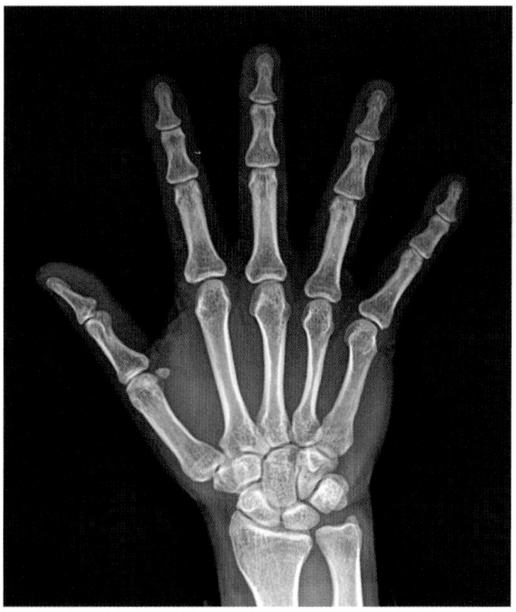

제1장 팔(상지) (Upper Limb)

1

팔은 긴뼈(장골 long bone), 짧은뼈(단골 short bone), 납작뼈(편평골 flat bone), 연골, 근육 및 각각의 관절 등으로 구성되어 있으므로 그것들의 해부학적 위치, 모양 등을 완벽하게 숙지하여 각각의 촬영부위가 진단목적에 일치되도록 정확하게 촬영되어야 한다. 팔뼈(상지골)의 엑스선 영상에 대한 진단에서 주로 다음 항목을 관찰한다.

1) 뼈의 형태 변화 - 내반주(cubitus varus) 및 외반주(cubitus valgus)
2) 뼈의 위치 변화 - 외상성 탈구
3) 뼈의 골밀도 구조 변화 - 염증 및 종양 등

1) 뼈의 형태 변화의 예로서 내반주, 외반주 2) 뼈의 위치 변화의 예로서 외상성 탈구 3) 뼈의 골밀도 구조변화의 예로서는 염증, 종양 등을 들 수 있다. 이 외에 관절에 대해서는 관절사이의 확대 · 협소화, 관절 상대면의 경화, 연화의 상태, 관절내에 유리된 골편 등을 관찰하고 있다. 이런 점에서 팔뼈의 촬영자세는 해부학적으로 바른 위치에서 촬영하는 것이 필요하며 더불어 골밀도와 연부조직을 관찰하기 쉽도록 높은 대조도의 영상이 요구된다.

팔의 촬영에 있어서 기본적으로는 위팔뼈(상완골 humerus)의 몸쪽(근위부)과 먼쪽(원위부)의 관절을 포함하는 촬영이 요구된다. 접시오목(관절와, 관절강 glenoid cavity)에 대한 촬영에서는 양측의 관절을 같은 위치로 촬영하여 비교할 필요가 있고, 초진 시에는 양측 촬영을 해야할 경우가 많다. 촬영에 있어서는 적절한 영상수용체 크기로 적정한 영상을 얻기 위한 촬영조건을 선택하고, 산란선을 적게하여 피사체 대조도를 좋게 하기 위한 적절한 조사면을 설정하여야 한다. 또한 피폭선량의 경감에도 노력해야 한다.

손가락뼈(지골) 촬영시는 저감도 증감지를 사용한 저관전압촬영이 필요하고, 골밀도가 선명하게 나타나도록 촬영해야 한다. 한편, 어깨관절(견관절), 위팔뼈(상완골)의 촬영시에는 고감도 증감지를 사용하고 호흡정지 등에 의한 움직임의 방지, 격자(grid) 사용에 의한 산란선의 제거 등을 시행할 필요가 있다. 또한 연부조직의 촬영에는 유방촬영용 증감지를 사용하면 좋다.

팔의 엑스선 영상의 진단 포인트는 위팔뼈(상완골)에서는 골절, 염증, 종양 등이다. 각각의 특징은 위팔뼈 몸쪽끝은 골연골종의 호발부위이며 피로골절은 자뼈(척골)중앙과 먼쪽끝의 순으로 많고 노뼈(요골)는 적다. Bennett골절(boxer's fracture)은 제1손허리뼈(중수골) 바닥쪽의 골절로 삼각형의 골편이 전위되지 않고 엄지전체가 노뼈측(요측)으로 탈구된 골절이다. 반달뼈(월상골)의 진행성골연화증(Kienbock disease)은 반달뼈에 단독으로 괴사연화를 일으키는 원인불명의 질환으로 젊은 사람에게 많고 골밀도 상실, 편평, 축소 등의 증상을 나타낸다.

관절에서는 염좌, 골절, 탈구, 관절염(이단성 골연골염 등), 변형성 관절증 등을 관찰한다. 어깨관절은 인체의 관절 중에서 가장 다방향성으로 움직이기 때문에 가장 탈구(dislocation)되기 쉬운 관절이며 대부분이 전방 탈구이다. 외상성 탈구에는 골절을 수반하는 탈구 골절이 있으므로 다방향의 접선방향 촬영과 하중부하 촬영이 필요하게 된다.

팔꿉관절(주관절 elbow joint) 주위의 골절유무와 골절정도는 말초골편의 경사각 상태파악을 위해서 Baumann's angle을 계측한다. 측면상에서는 위팔뼈 뼈몸통(골간 diaphysis)의 피질연장선(anterior humeral line)이 먼쪽뼈끝부위(원위골단부 distal epiphysis)의 중앙 1/3을 통과하는 것과, 갈고리돌기(구상돌기 coronoid process) 앞쪽위의 지방(anterior fat pad sign), 뒤쪽의 지방(posterior fat pad sign)등을 관찰한다. 인대부상이 의심되는 경우에는 하중부하촬영 등이 요구된다.

1. 해부

팔은 위팔뼈(상완골 humerus), 아래팔(전완 forearm) 및 손목뼈(수근골 carpal bone)와 손으로 구성되어 있다.

1) 위팔뼈 (상완골 humerus) (그림 1-1)

위팔뼈는 팔에서 가장 긴뼈이다. 위팔뼈는 상단, 뼈몸통(상완골간), 하단으로 구성되어 있다.

위팔뼈 상단은 위팔뼈머리(상완골두), 큰결절 및 작은결절로 되어 있다. 위팔뼈머리는 매끄러운 반구체 형태를 이루고 있고 분리연골로 덮여 있다. 큰결절은 위팔뼈 상단의 외측에 있고, 어깨뼈의 봉우리돌기(견봉돌기)보다도 외측에 위치하여 어깨의 둥근 부분을 형성하고 있다. 작은결절은 위팔뼈 앞면에서부터 위팔뼈머리의 아래에 위치한다.

뼈몸통(상완골간)은 거의 원주형이지만 먼쪽(원위부)은 폭넓게 편평하고 앞모서리, 안쪽모서리 및 가쪽모서리의 3가지 연으로 구성되어 있다. 앞모서리는 두갈래근(이두근) 가쪽모서리에서 시작되며, 서서히 윤곽이 불확실 해지면서 하단에서는 둥글게 된다. 안쪽모서리는 두갈래근(이두근) 안쪽모서리에서 시작되고, 가쪽모서리는 위쪽의 윤곽이 분명치 않지만, 아래쪽은 외측관절융기에 연결된다. 이 모서리의 중앙부에 비스듬히 횡단하는 오목한 부분이 있는데 여기에는 노뼈(요골)신경이 주행하고 있다.

위팔뼈 하단은 양측으로 펴진 형태를 하고 있고, 관절면과 비관절면이 있다. 관절면은 작은머리(소두) 및 도르래(활차)이며 비관절면은 안쪽 및 가쪽 위관절융기(상과)이다. 작은머리(소두)는 가쪽이 둥근면으로 노뼈머리(요골두)와 관절을 형성한다. 도르래(활차)는 작은머리보다 커서 팔꿉관절(주관절)의 일부분을 형성하고 있다. 안쪽위관절융기(내측상과)는 내측에 있는 돌기로, 쉽게 촉지할 수 있고, 부드러운 뒷면위를 자뼈(척골) 신경이 횡단하고 있다. 가쪽위관절융기(외측상과)는 안쪽위관절융기보다 작아 잘 만져지지 않는다.

2) 아래팔 (전완 forearm) (그림 1-2)

아래팔은 2개의 긴뼈, 즉 노뼈 및 자뼈로 구성된다. 몸쪽(근위부)에서는 노뼈와 자뼈는 몸쪽노자관절(상요척관절) 및 위팔뼈와 팔꿉관절을 형성하고, 먼쪽(원위부)에서는 먼쪽노자관절(하요척관절)을 형성한다.

1. 노뼈(요골 radius)

노뼈는 상단, 노뼈몸통(요골간), 하단으로 구성되며 하단이 상단보다 크다.

노뼈상단은 노뼈머리, 노뼈목(요골경) 및 노뼈거친면(요골조면)으로 이루어진다. 노뼈머리는 원판상으로 위쪽이 오목하고 팔꿉관절 가쪽에서 위팔뼈작은머리(상완골소두)와 관절한다. 노뼈목은 노뼈머리 바로 아래의 약간 가늘어진 부위이다. 노뼈거친면은 노뼈목의 하내측면에 있으며 뒤쪽에는 위팔두갈래근(상완이두근)의 건이 부착해 있다.

노뼈몸통(요골간)은 구부러져 외측이 볼록하며 거의 삼각형이고 안쪽모서리, 앞모서리, 뒤모서리로 구성되어 있다. 안쪽모서리(골간연)는 각이 완만한 긴 융선으로 되어 있고 노뼈와 자뼈는 전체길이의 3/4에 걸쳐서 결합하고 있다. 뒤모서리는 골간의 1/3 부분에 존재한다. 앞모서리는 노뼈거친면의 아래에서 비스듬히 사선으로 시작되고 가운데에서는 볼 수 없지만 하단의 외측에 다시 존재한다. 노뼈몸통(요골간) 중앙의 앞면에는 영양구멍이 있고 뼈내부는 혈액을 공급하는 위팔뼈 영양동맥이 들어있다.

노뼈하단은 노뼈 중에서 폭이 넓은 부분으로 사각형을 하고 있다. 4개의 면을 갖는 외측면은 노뼈붓돌기(요골경상돌기)가 있고 내측에는 자패임(척골절흔 ulnar notch)이 있으며 자뼈머리(척골두)와 접속하여 먼쪽노자관절(하요척관절)을 형성한다. 앞면은 몸쪽으로 부드럽게 패여 있고 엄지두덩(무지구 thenar eminence)보다 2.5㎝ 몸쪽에서 끝나며 뒤면에는 아래팔과 손을 결합하는 인대가 통하는 고랑(구) 및 융기선이 다수 있다.

2. 자뼈(척골 ulna)

자뼈는 상단, 자뼈몸통(척골간), 하단으로 구성되며 상단이 하단보다 크다. 상단은 팔꿈치머리(주두 olecranon)와 갈고리돌기(구상돌기 coronoid process) 및 관절의 도르래패임(활차절흔 trochlear notch)과 노패임(요골절흔 radial notch)으로 구성되어 있다. 팔꿈치머리는 상단에 작고 전상방으로 솟아 있는 갈고리돌기를 갖고있다. 이 위면은 도르래패임의 아래를 형성하고, 부드러운 관절면으로 되어 있다. 도르래패임은 반달형의 관절면으로 팔꿈치머리의 앞면과 갈고리돌기의 위면에 의해 형성되어 있다. 노패임은 갈고리돌기의 외측면에 있는 얕은 관절면이다.

자뼈몸통(척골간)은 아래 절반이 약간 안쪽으로 돌출한 형태로 만곡해 있다. 자뼈몸통은 삼각형으로 앞모서리(전연), 뒤모서리(후연) 및 뼈사이모서리(골간연)로 구성되어 있다. 앞모서리는 폭이 넓고 각이 둥글다. 갈고리돌기(구상돌기)의 아래에서 시작되어 붓돌기(경상돌기)까지 계속되고 뒤모서리는 팔꿈치머리(주두)의 뒤쪽에서 시작되며 자뼈몸통의 1/3부터 가장자리가 불명료하게 된다. 뼈사이모서리는 노뼈의 안쪽모서리에 접해 있다.

자뼈아래는 자뼈머리(척골두)와 자뼈붓돌기(척골경상돌기)로 구성되어 있다. 자뼈머리는 작고, 외측의 작은 부분이 노뼈와 먼쪽노자관절(하요척관절 distal radioulnar joint)을 형성한다. 자뼈붓돌기는 자뼈먼쪽(원위부)의 내측에서 외측방향으로 돌출한 작은 돌기이다.

3) 손 (hand) (그림 1-3,4)

손은 손목뼈(수근골), 손허리뼈(중수골) 및 손가락뼈(지골)로 구성되어 있다.

1. 손목뼈(수근골 carpal bone)

손목뼈는 외측에서 내측 방향으로 가까운쪽열이 손배뼈(주상골), 반달뼈(월상골), 세모뼈(삼각골), 콩알뼈(두상골)의 순으로, 먼쪽열은 큰마름뼈(대능형골), 작은마름뼈(소능형골), 알머리뼈(유두골), 갈고리뼈(유구골)의 순으로 8개의 모양이 다른 뼈들로 구성되어 있다.

손배뼈는 가까운쪽열 중에서는 가장 큰 뼈이며 배형태를 하고 있다. 가운데가 잘록해져 있어서 골절의 호발부위이다. 손배뼈는 큰마름뼈, 작은마름뼈, 알머리뼈, 반달뼈 및 노뼈와 관절하고 있다.

반달뼈는 반달모양(반월형)을 하고 있고 손배뼈, 알머리뼈, 갈고리뼈, 세모뼈 및 노뼈와 관절하고 있다.

세모뼈는 피라밋 모양을 하고 있으며 알머리뼈 및 손바닥면에서는 콩알뼈와 관절하고 있다.

콩알뼈는 본래 자뼈(척골)측 손목 인대의 종자뼈로 콩 모양을 하고 있다.

큰마름뼈는 안장모양으로 손바닥측에는 노뼈(요골)측 손목 인대로 되어 있고 제1, 제2손허리뼈, 작은마름뼈 및 손배뼈와 관절하고 있다.

작은마름뼈는 작고 불규칙한 모양을 하고 있으며 제2손허리뼈, 큰마름뼈, 알머리뼈 및 손배뼈와 관절하고 있다.

알머리뼈는 손목뼈 중 가장 큰 뼈이며 제2, 제3, 제4손허리뼈, 작은마름뼈, 손배뼈, 반달뼈 및 갈고리뼈와 관절하고 있다.

갈고리뼈는 쐐기모양을 하고 있고 손바닥면에 갈고리 돌기를 갖고 있다.

손목뼈의 나열에 의해 손바닥측이 활모양으로 오목하다. 이 오목한 모양은 콩알뼈, 갈고리뼈, 손배뼈결절(주상결절 tubercle of scaphoid) 및 큰마름뼈 결절에 의해 만들어진다.

2. 손허리뼈(중수골 metacarpal bone)

손허리뼈는 손바닥골격을 형성하고 있는 5개의 작은 뼈로서 외측에서 내측 방향으로 순서대로 제1에서 제5까지 손허리뼈로 불리고 있다. 손허리뼈머리(중수골두)는 첫마디뼈(기절골)와 손허리손가락관절(중수지절관절)을 형성하고 있다.

제1손허리뼈는 다른 손허리뼈 보다도 두껍고 짧다. 몸쪽뼈끝(근위골단)의 돌출은 작고 평탄하며, 폭이 넓어져 있다.

이것들의 몸쪽뼈끝은 손목뼈의 큰마름뼈와 안장관절(안관절 saddle joint)을 형성하고 있다. 제1손허리손가락관절의 손바닥측에는 2개의 종자뼈가 있다.

제2손허리뼈는 손허리뼈 중에서 제일 큰 뼈이며, 3개의 손목뼈(큰마름뼈, 작은마름뼈, 알머리뼈), 제1, 제2손허리뼈와 관절하고 있다.

제3손허리뼈는 알머리뼈와 관절하고, 외측 및 내측은 제2 및 제4손허리뼈의 몸쪽뼈끝과 관절하고 있다.

제4손허리뼈는 가늘고 짧으며, 몸쪽뼈끝은 갈고리뼈, 제3손허리뼈 및 제5손허리뼈와 관절하고 있다.

제5손허리뼈도 가늘고 짧으며, 몸쪽뼈끝은 갈고리뼈와 관절하고, 몸쪽뼈끝의 외측은 제4손허리뼈와 관절한다.

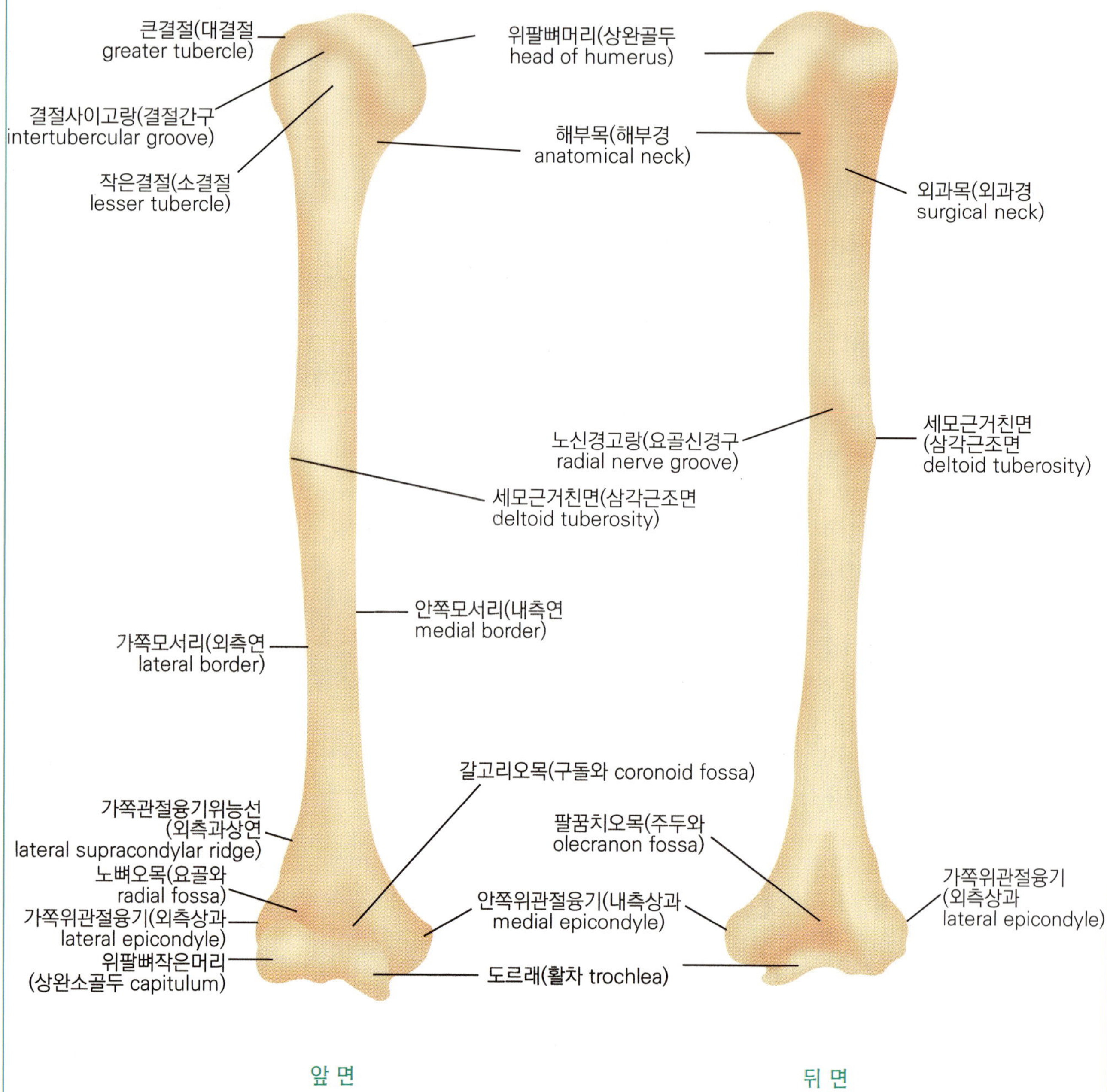

그림 1-1 위팔뼈 : 앞면 및 뒤면

3. 손가락뼈(지골 phalange)

제2부터 제5손가락은 각각 3개, 즉 첫마디뼈(기절골), 중간마디뼈(중절골), 끝마디뼈(지절골)의 손가락뼈로 구성되며, 엄지손가락(제1지)은 2개(첫마디뼈, 끝마디뼈)의 손가락뼈로 구성되어 있다. 각각의 손가락뼈는 몸쪽뼈끝, 뼈몸통 및 먼쪽뼈끝으로 나뉘어져 있다. 뼈몸통(골간)은 가늘고 손바닥측은 평탄하게 되어 있다.

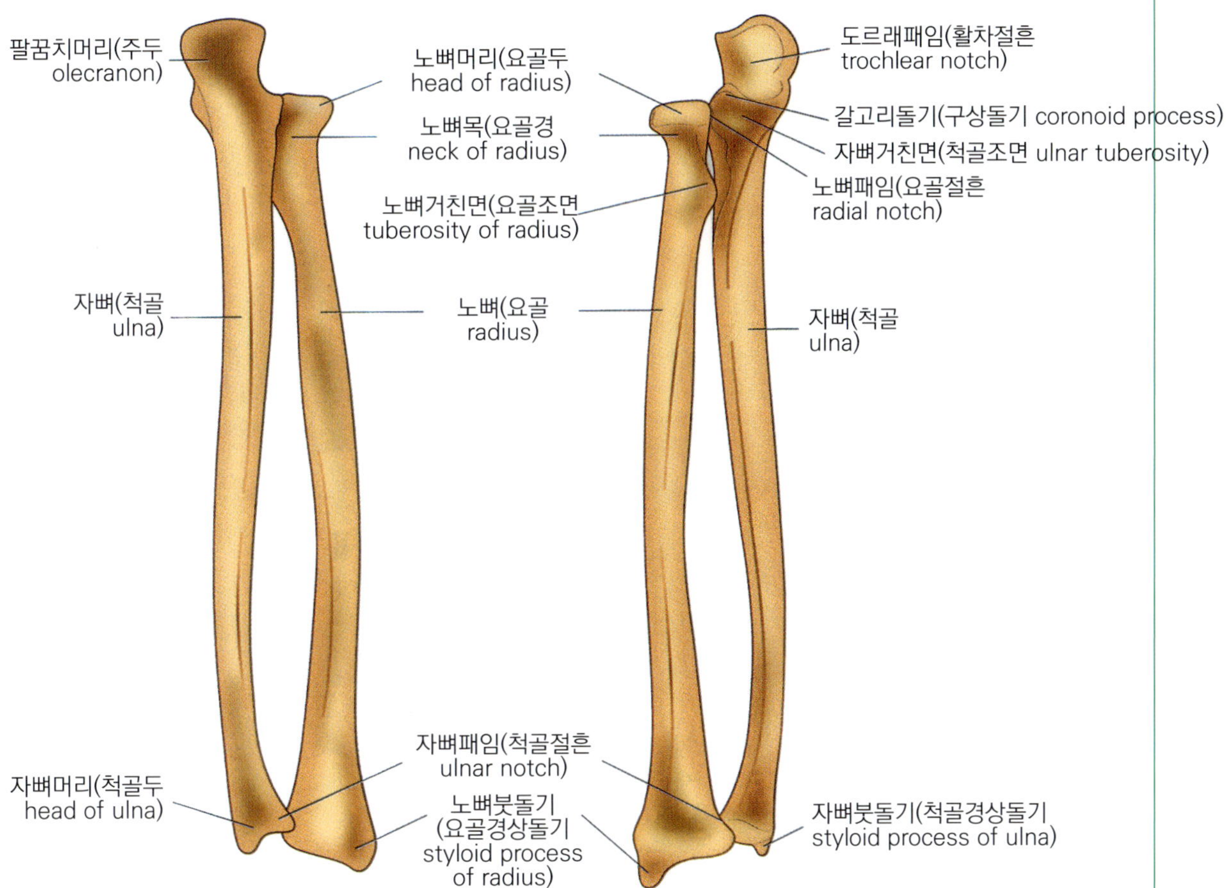

그림 1-2 자뼈와 노뼈 : 앞면 및 뒤면

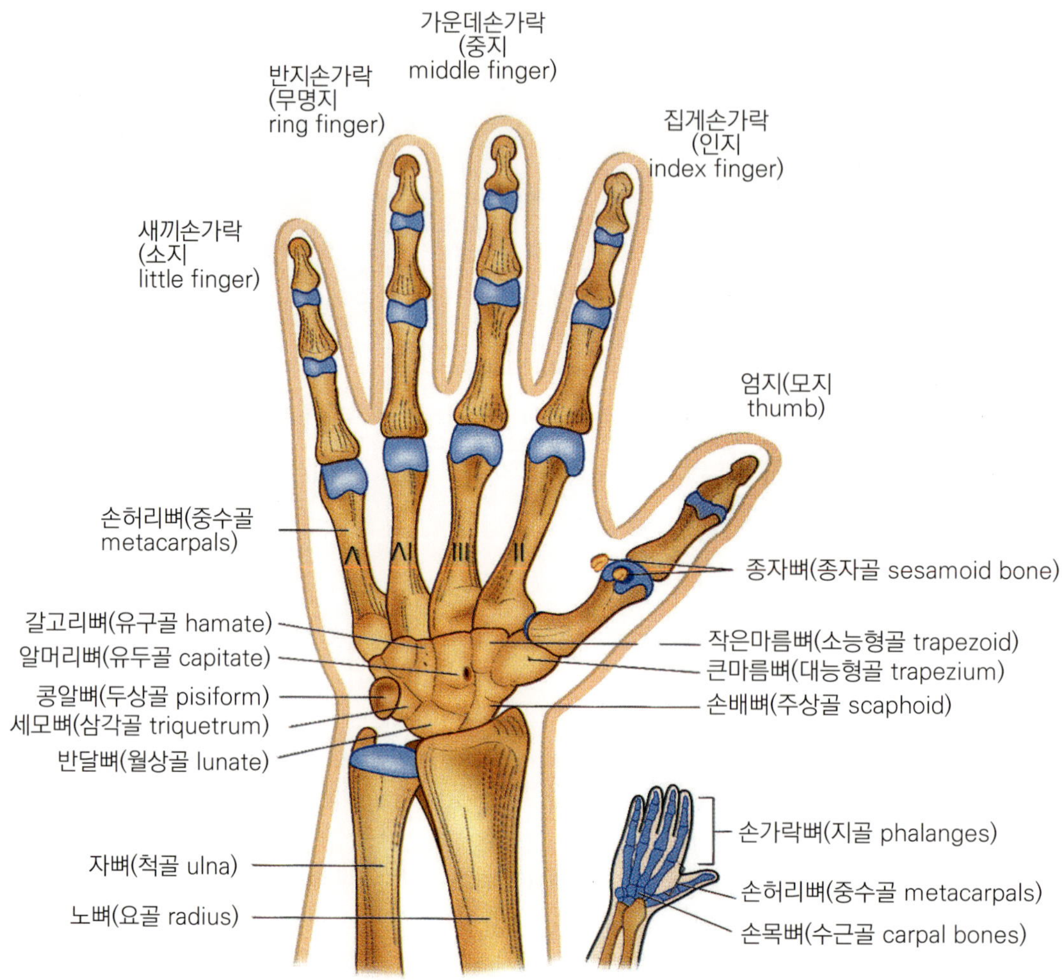
가운데손가락
(중지
middle finger)
반지손가락
(무명지
ring finger)
집게손가락
(인지
index finger)
새끼손가락
(소지
little finger)
엄지(모지
thumb)
손허리뼈(중수골
metacarpals)
V
IV
III
II
종자뼈(종자골 sesamoid bone)
갈고리뼈(유구골 hamate)
알머리뼈(유두골 capitate)
콩알뼈(두상골 pisiform)
세모뼈(삼각골 triquetrum)
반달뼈(월상골 lunate)
작은마름뼈(소능형골 trapezoid)
큰마름뼈(대능형골 trapezium)
손배뼈(주상골 scaphoid)
손가락뼈(지골 phalanges)
손허리뼈(중수골 metacarpals)
손목뼈(수근골 carpal bones)
자뼈(척골 ulna)
노뼈(요골 radius)

그림 1-3 **좌측 손(손등면)**

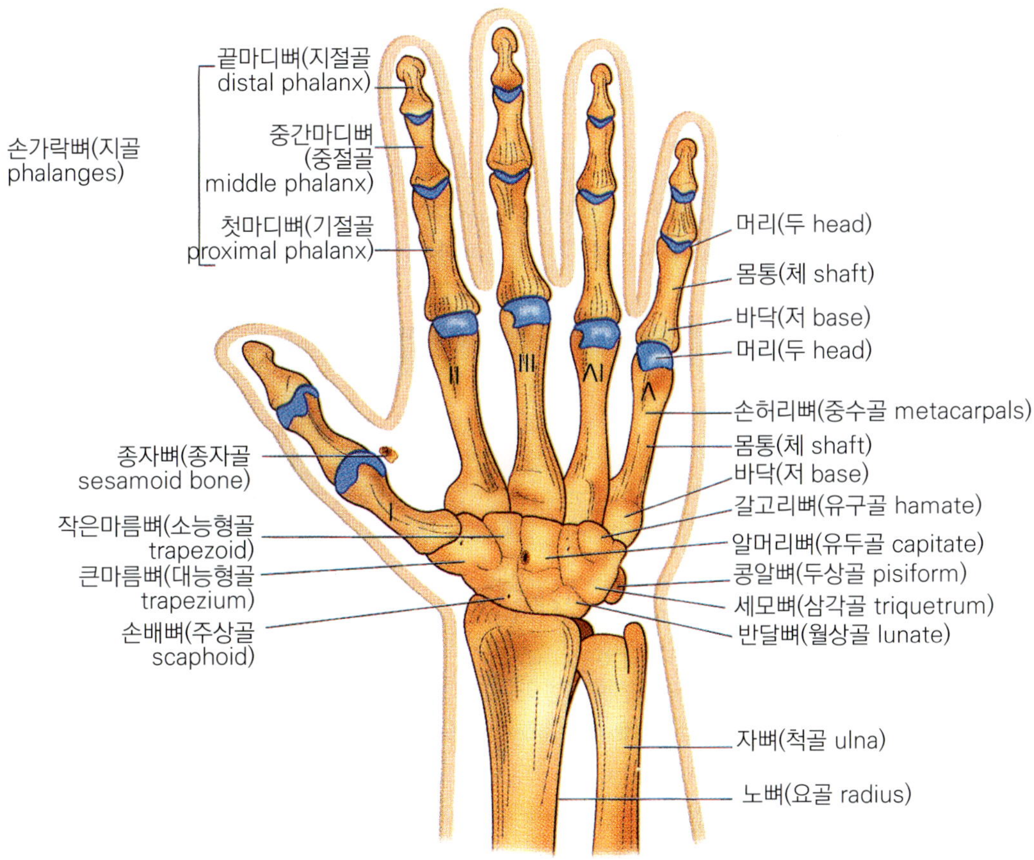

그림 1-4 좌측 손(손바닥면)

2. 손 (Hand)

1) 손 후전방향 촬영 (hand PA projection)

촬영목적 : 손목뼈(수근골)와 손가락뼈, 손허리뼈(중수골)의 골절과 골변형, 골절에 따르는 관절의 변위 등 병변의 유무를 관찰한다.

촬영자세 : 환자는 촬영대 옆에 편안한 자세로 앉도록 하고 팔꿉관절을 직각으로 굽혀 검사측의 손바닥면이 아래로 향하게 제3손허리손가락관절을 IR(영상수용체 image receptor)면 중심에 놓는다. 그리고 겹침을 방지하기 위하여 모든 손가락 사이 간격을 일정하게 벌려서 자세를 잡는다. 이때 IR면 장축과 손과 아래팔이 일치하도록 자세를 확인한다.

중 심 선 : 제3손허리손가락관절(제3중수지절관절)을 향해서 IR면에 수직으로 입사한다.

촬영 point : 손허리뼈(중수골)에서 끝마디뼈(지절골)까지 골밀도가 선명하게 나타나야 하며 엄지손가락은 사방향으로 나타나게 된다. 종자뼈는 엄지의 손허리손가락관절(중수지절관절 metacarpophalangeal joint)의 자뼈(척골)측에 2개가 보인다.

※ 환자가 손바닥을 충분히 펼 수 없을 때에는 전후방향자세로 촬영한다. 이 자세는 상처, 병리학적상태, dressing 등으로 손을 펼 수 없을 때 손허리뼈를 관찰하기 위해 이용된다.

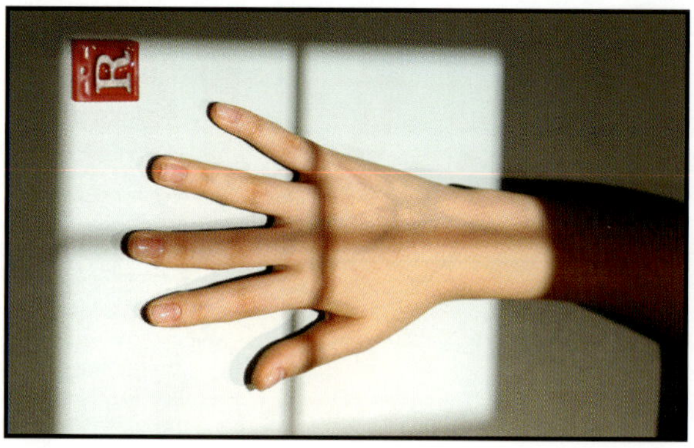

그림 1-5 손 후전방향 촬영자세

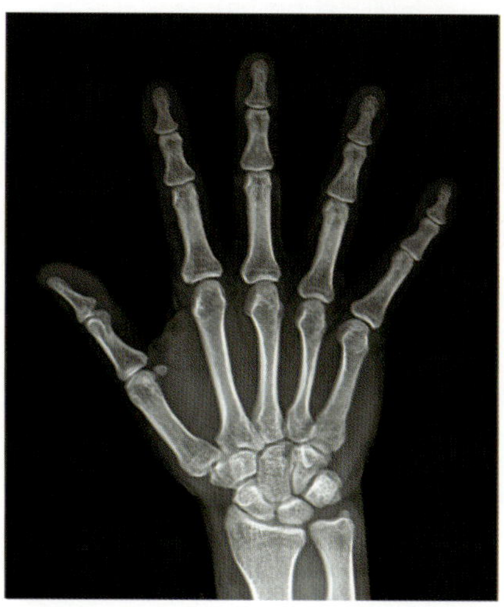

그림 1-6 손 후전방향 엑스선영상

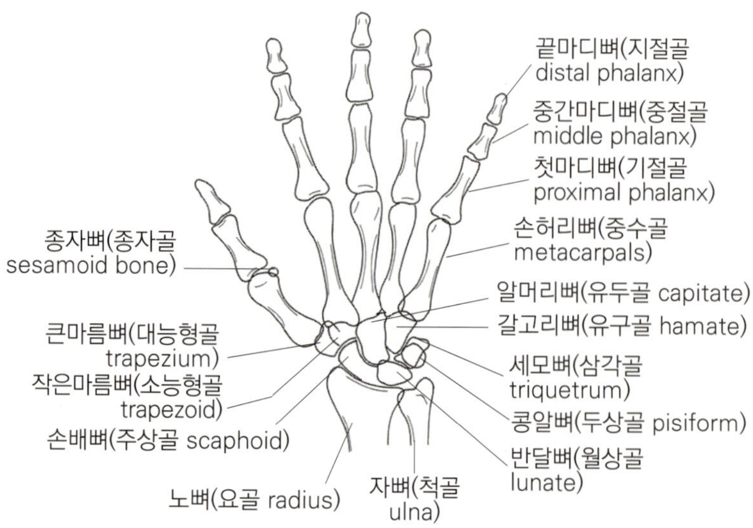

그림 1-7 손 후전방향 엑스선영상해부도

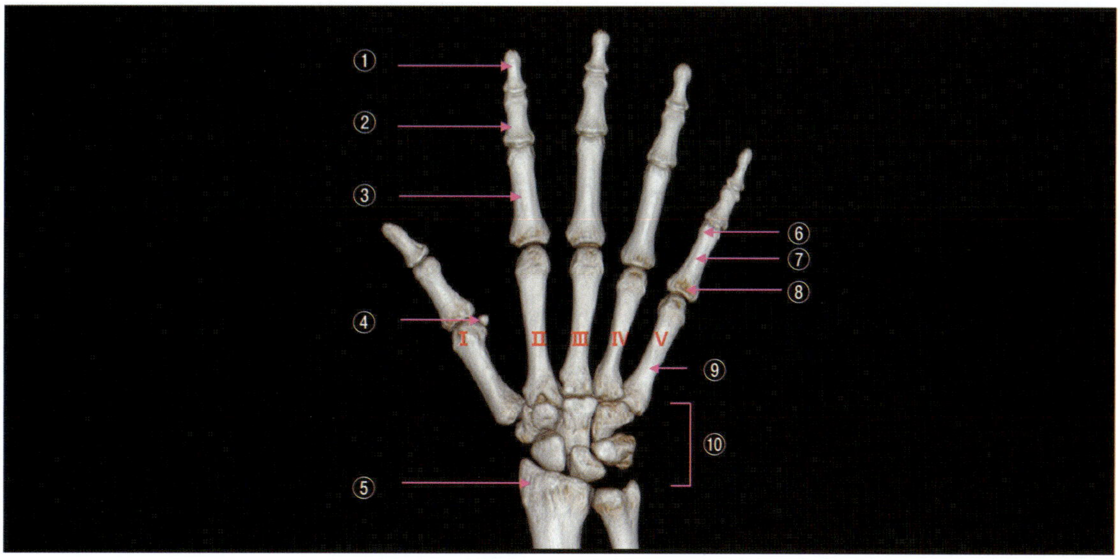

그림 1-8 손 후전방향자세(hand PA position) 3D 영상

① 손가락뼈(phalanges); (끝마디뼈, distal phalanx)
② 손가락뼈(phalanges); (중간마디뼈, middle phalanx)
③ 손가락뼈(phalanges); (첫마디뼈, proximal phalanx)
④ 종자뼈(sesamoid bone)
⑤ 노뼈(radius)
⑥ 머리(head)
⑦ 몸통(shaft)
⑧ 바닥(base)
⑨ 손허리뼈(metacarpal bone)
⑩ 손목뼈(carpal bone)

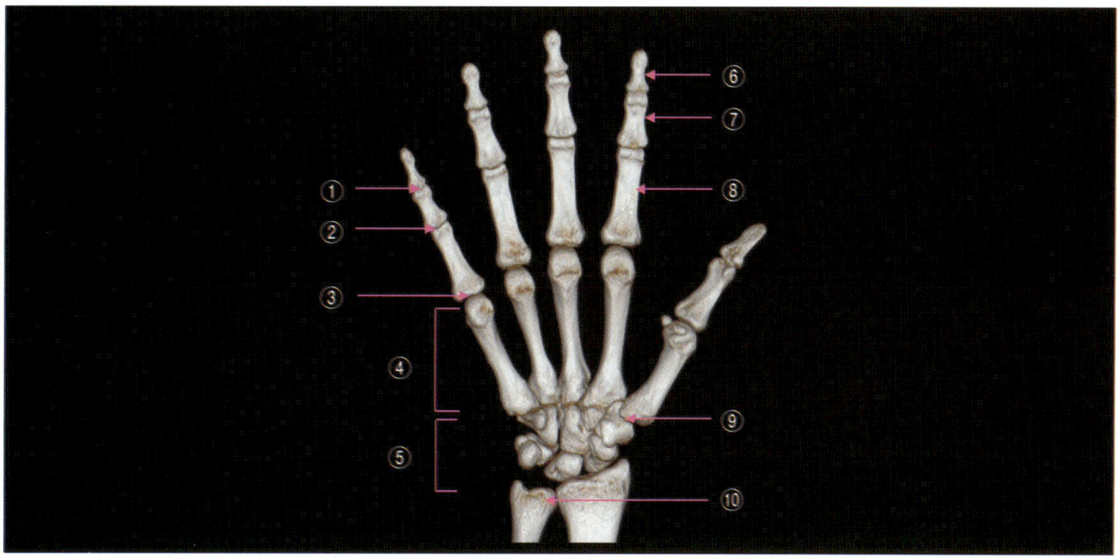

그림 1-9 손 전후방향 자세(hand AP position) 3D 영상

① 먼쪽손가락뼈사이관절(distal interphalangeal joint)
② 몸쪽손가락뼈사이관절(proximal interphalangeal joint)
③ 손허리손가락관절(metacarpophalangeal joint)
④ 손허리뼈(metacarpal bone)
⑤ 손목뼈(carpal bone)
⑥ 끝마디뼈(distal phalanx)
⑦ 중간마디뼈(middle phalanx)
⑧ 첫마디뼈(proximal phalanx)
⑨ 손목손허리관절(carpometacarpal joint)
⑩ 자뼈(ulna)

· 엑스선영상의 평가기준

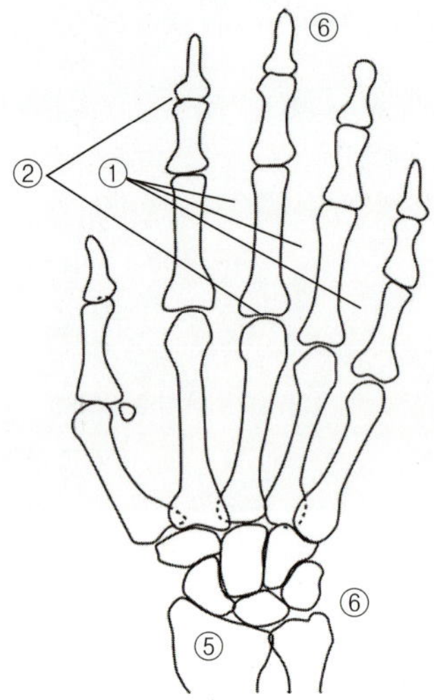

① 손가락뼈사이 간격이 일정하게 분리되어 있는가?
② 손허리손가락관절과 먼쪽손가락뼈사이관절이 벌어져 있는가?
③ 손허리뼈와 손가락뼈가 정후전 자세로 촬영되었는가?
④ 손가락뼈 14개와 손허리뼈 5개, 손목뼈 8개를 모두 관찰할 수 있는가?
⑤ 자뼈, 노뼈 먼쪽이 포함되었는가?
⑥ 끝마디뼈와 손목뼈의 농도는 적정한가?
⑦ 연부조직과 뼈의 주상구조를 관찰할 수 있는가?

병리학 예 1. 엄지손가락(무지) 다지증 (polydactylism of thumb)

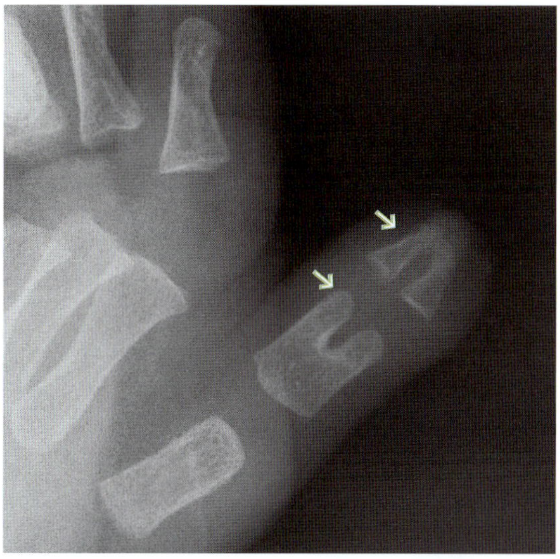

그림 1-10

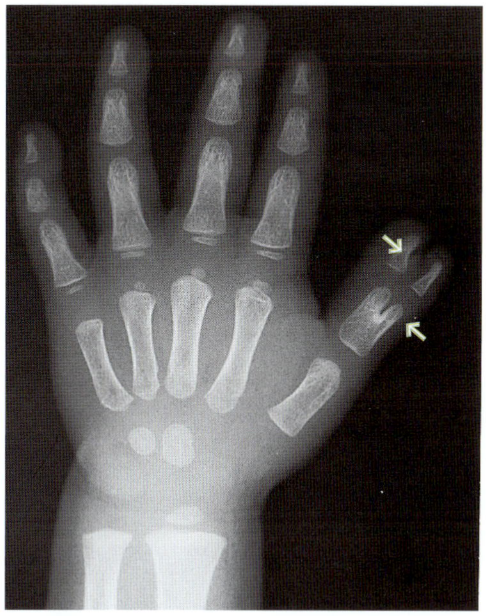

그림 1-11

그림 1-10 엄지 정면 엑스선영상(생 후 2일) (끝마디뼈, 첫마디뼈가 2분화되어 있다[⇒]).
그림 1-11 손 후전방향 엑스선영상(생 후 1년) (끝마디뼈는 완전히 분화되어 있다. 또, 첫마디뼈도 갈라져 있다[⇒]).

◆ 영상소견 ◆

엄지손가락 정면상(생후 2일)에서, 끝마디뼈(말절골), 첫마디뼈(기절골)에 갈라진 것이 보인다(그림 1-10).
손 정면상(생후 1년)에서 끝마디뼈는 완전히 두개로 나뉘고 첫마디뼈도 약 절반 정도 갈라져 있다(그림 1-11).

◆ 진단 및 경과 ◆

엄지손가락 다지증으로 진단하였으며, 생후 2년까지 갈라진 손가락의 성장과 경과를 지켜본 후 수술할 예정이다.

◆ 영상관찰 및 특징 ◆

본 증례는 중복에 의한 가장 흔한 기형으로 동양인에게는 전축성 다지(preaxial polydactylism)가 많고, 백인에게서는 새끼손가락이 중복되는 후축성 다지(postaxial polydactylism)가 많다. 집게손가락(인지)에서 새끼손가락(소지)까지 중복된 것을 중앙열 다지(central polydactylism)라 부른다. 원인은 태아기에 유전적 요인에 의한(내인자) 것과 환경요인(외인자)에 의한 것, 그리고 양자가 합쳐진 경우도 있다.

이 환자는 너무 어리므로 생후 2년 정도 지나서 수술 예정이다. 또한 수술은 과잉손가락을 절제하는 것만 아니라 남아 있는 엄지손가락의 미용적, 기능적 시술이 행해지며 정도에 따라 시기가 다르다.

2) 손 후전사방향 촬영 (hand PA oblique projection)

촬영목적 : 손가락뼈(수지골), 손허리뼈(중수골)의 골절과 골변형, 골절에 따른 관절의 변위 등 병변유무를 관찰한다.

촬영자세 : 환자는 촬영대 옆에 편안한 자세로 앉도록 하고 검사측 손의 자뼈(척골)쪽을 아래로 향하도록 자세를 취한 후 손허리손가락관절(중수지절관절)이 IR면과 약 45°를 이루도록 엎친(회내)다. 이 때 IR면 장축과 손과 아래팔의 장축이 일치하도록 자세를 취한다.

중 심 선 : 제3손허리손가락관절(중수지절관절)을 향해서 IR면에 수직으로 입사한다.

촬영 point : 손허리뼈에서 끝마디뼈(지절골)까지 골밀도가 선명하게 나타나야 한다. 방사선 투과성 지지 블록을 사용하면 사방향 자세를 유지하기가 쉬우며 움직임을 방지할 수 있다.

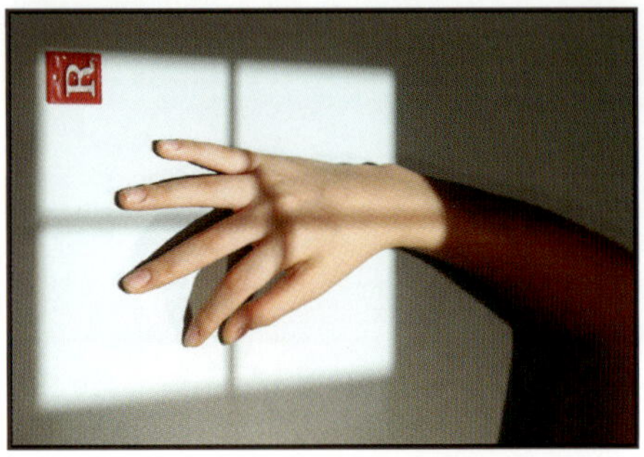

그림 1-12 손 후전사방향 촬영자세 (손가락뼈 잘보임)

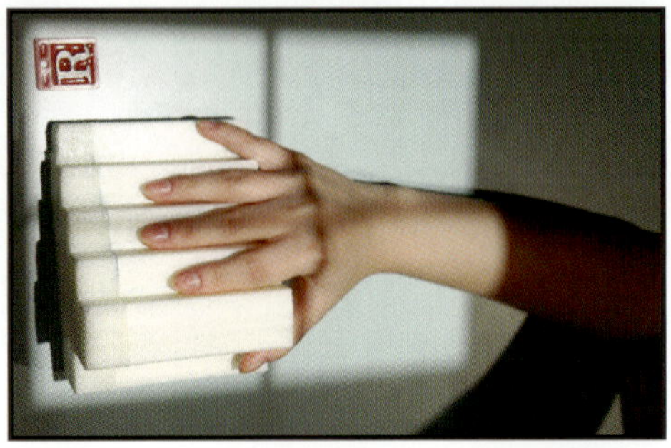

그림 1-13 손 후전사방향 촬영자세(블록사용) (손가락뼈 사이 관절 잘 보임)

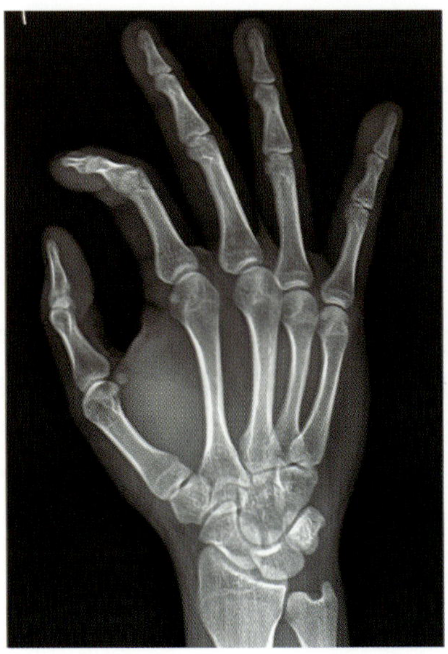

그림 1-14 손 후전사방향 엑스선영상

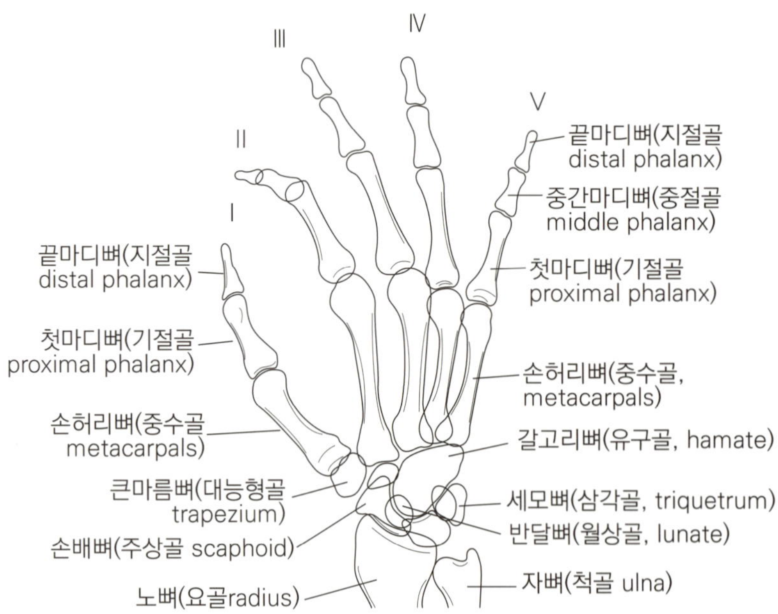

그림 1-15 손 후전사방향 엑스선영상해부도

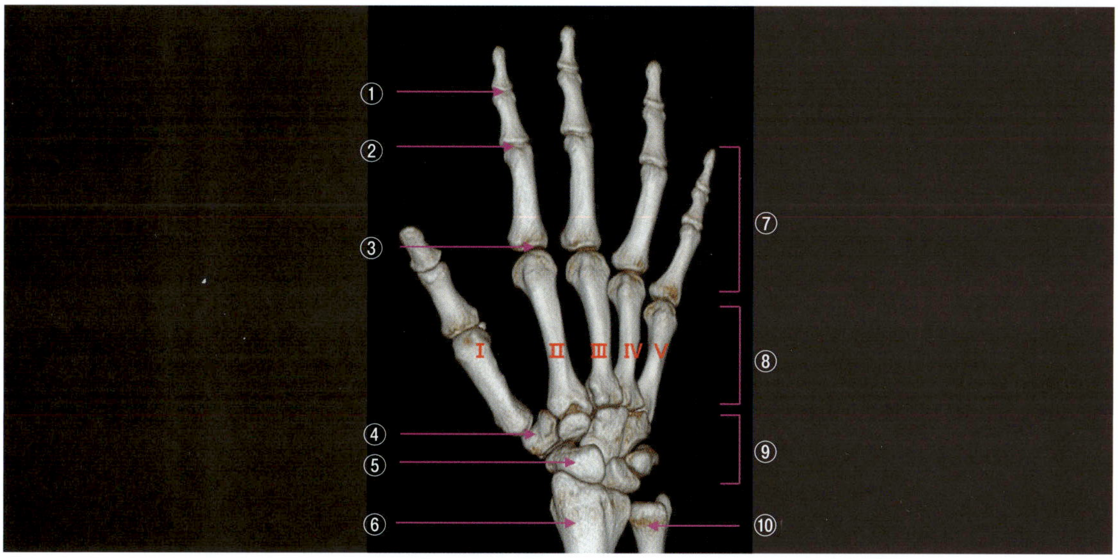

그림 1-16 손 후전사방향 자세(hand PA oblique position) 3D 영상

① 먼쪽손가락뼈사이관절(distal interphalangeal joint)
② 몸쪽손가락뼈사이관절(proximal interphalangeal joint)
③ 손허리손가락관절(metacarpophalangeal joint)
④ 큰마름뼈(trapezium)
⑤ 손배뼈(scaphoid)
⑥ 노뼈(radius)
⑦ 손가락뼈(phalanges)
⑧ 손허리뼈(metacarpal bone)
⑨ 손목뼈(carpal bone)
⑩ 자뼈(ulna)

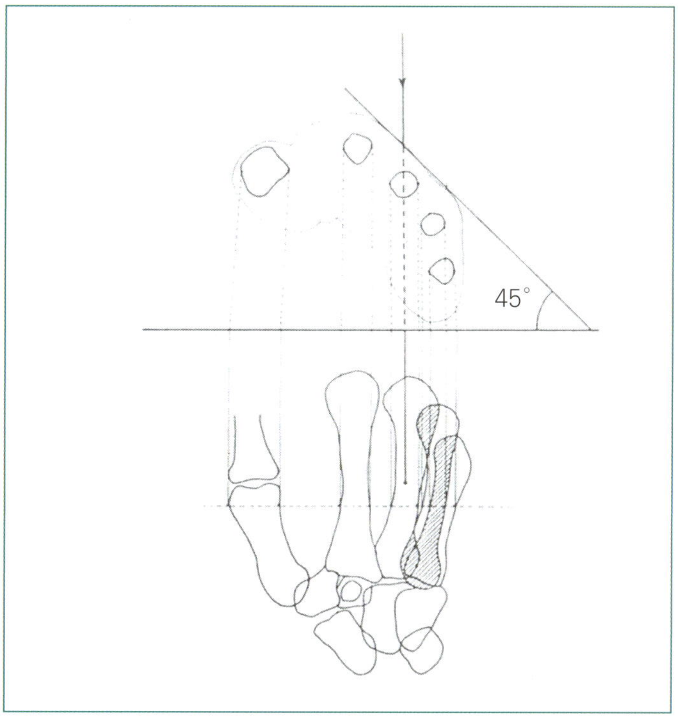

· 손 후전사방향 촬영상의 해부학적 관계

· **엑스선상의 평가기준**

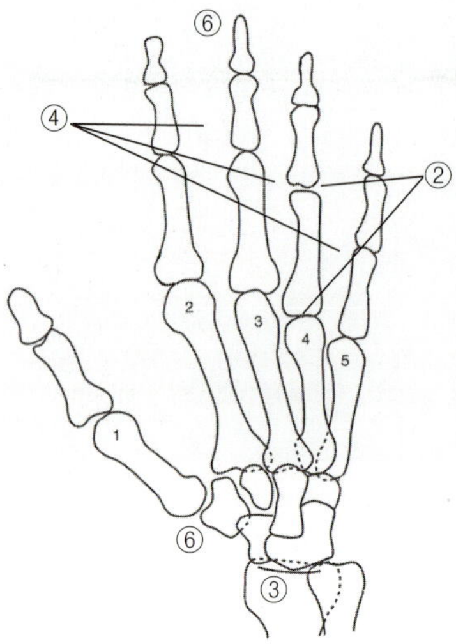

① 손은 적절한 각도로 촬영되었는가?
② 끝마디뼈사이관절(지절간관절)과 손허리손가락관절(중수지절관절)이 벌어져 촬영되었는가?
③ 노뼈, 자뼈 먼쪽이 포함되어 촬영되었는가?
④ 손가락뼈간 간격이 일정하게 벌어져 있는가?
⑤ 손가락뼈의 연부조직을 관찰할 수 있는가?
⑥ 끝마디뼈부터 손목뼈까지 모든뼈의 농도가 적절한가?

1

병리학 예 2. 내연골종 (enchondroma)

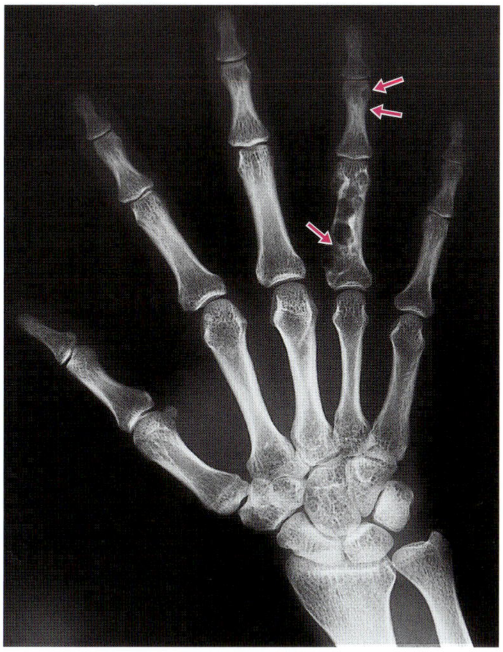

그림 1-17

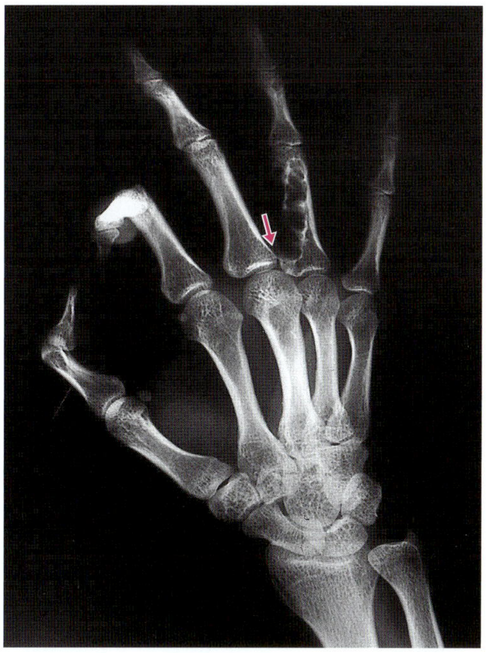

그림 1-18

그림 1-17 손 후전방향 엑스선영상 (반지손가락 끝마디뼈, 중간마디뼈, 첫마디뼈에 용골성 변화가 보인다[→]).
그림 1-18 손 사방향 엑스선영상 첫마디뼈 부근에 가벼운 평평한 융기가 보인다[→]).

◆ 영상소견 ◆

손 후전방향, 사방향 영상에서, 반지손가락(약지)의 끝마디뼈(지절골), 중간디뼈(중절골), 첫마디뼈(기절골)에 경계가 선명한 용골성 변화가 보이며 격벽이 있는 것으로 관찰되었다. 또, 첫마디뼈 부근에서 약한 팽융이 보인다(그림 1-17, 18).

◆ 진단 및 경과 ◆

내연골종으로 진단하였으며 수술로 종양적출 후에 골이식을 시행하였다. 병리조직 진단상에서도 내연골종으로 진단되었다.

◆ 영상관찰 및 특징 ◆

내연골종은 골수 내에 성숙한 초자성 연골을 형성하는 양성골 종양으로 골연골종 다음으로 많은 질환이다.

이 질환에는 단일증례와 다발성 증례가 있다.

단일증례는 30대에서 많이 나타나며, 다발성증례는 10세 미만 여성중 약 12%의 빈도로 나타난다. 이 질환은 손발의 작은 관절에서 주로 발생한다.

조직소견상에서 보면 작은 원형 또는 분엽상의 초자성 연골이 되어 연골강 내에 위치한다. 이 질환은 석회화, 골피질비박화 및 병적 골절을 초래한다. 또한 골절에 의해 우연히 발견되는 경우도 많다.

3) 양손 전후사방향 촬영 (both hand AP oblique projection) Norgaard법 (ball-catcher position)

촬영목적 : 임상병리검사에서 양성 반응을 나타내기 전에 류마티스성 관절염 초기를 진단하는 방사선학적 변화 및 병변의 유무를 관찰한다.

촬영자세 : 환자는 촬영대 옆에 편안한 자세로 앉도록 한다. 환자는 양 손을 펼쳐 양 손바닥이 위로 향하게 하고 양 손을 반뒤쳐(반회외) IR면 위에 놓는다. 또는 45° 블록 위에 양 손등을 놓아 고정하고 양 손으로 공을 잡는 것처럼 손가락을 가볍게 오므린다.

중 심 선 : 손허리뼈(중수골) 양 손사이의 중앙점을 향하여 IR면에 대해 수직으로 입사한다.

촬영 point : 양 손은 손목뼈(수근골)에서 손가락까지 포함되어야 하고 손가락은 펼쳐 놓고 엄지와 다른 손가락들이 겹치지 않았는지 자세를 확인한다. 필름을 이용할 경우 non-screen technique를 사용하면 높은 해상력의 영상을 얻을 수 있다.

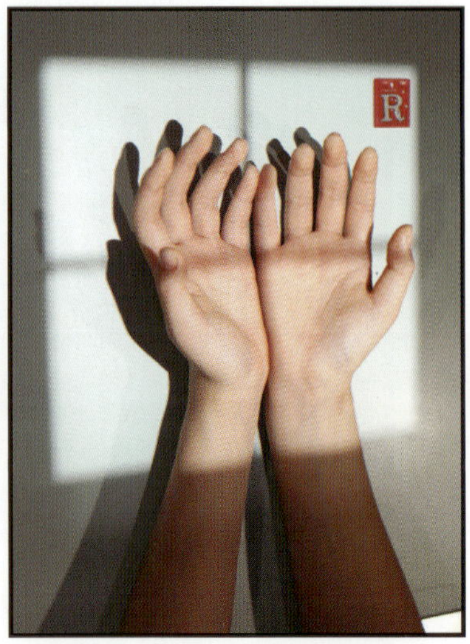

그림 1-19 양손 전후사방향 촬영자세(Norgaard법)

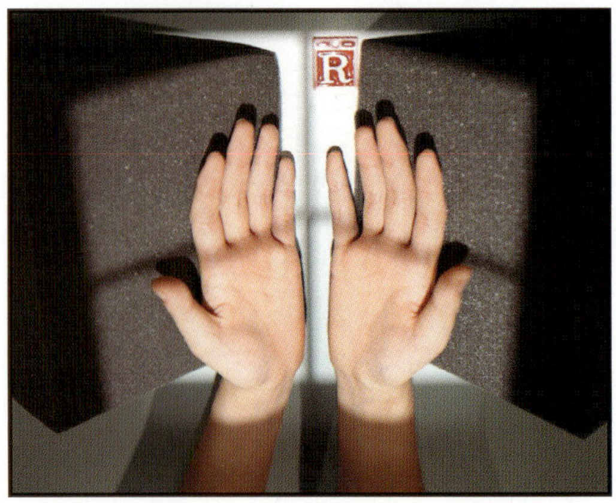

그림 1-20 양손 전후사방향 촬영자세 (사방향블록사용)

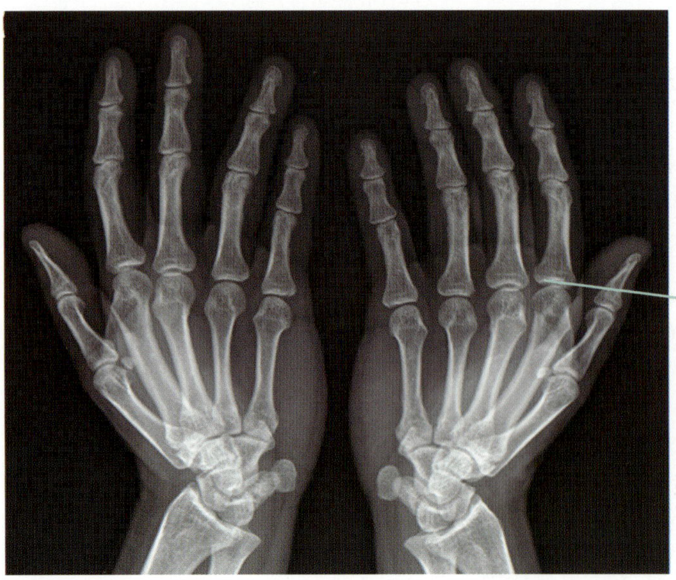

그림 1-21 Norgaard 엑스선영상

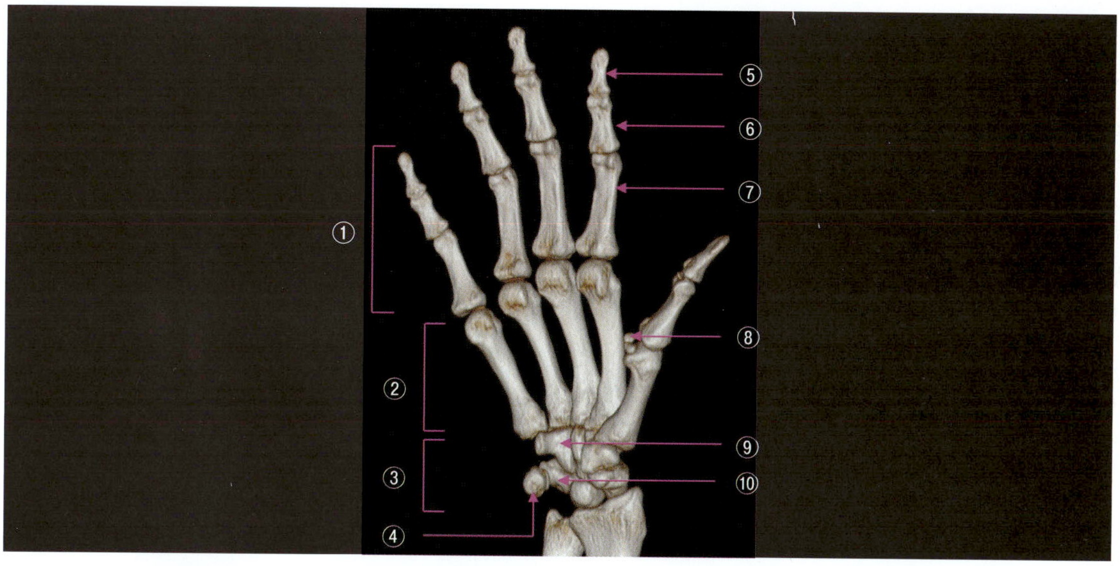

그림 1-22 손 전후사방향 자세(hand AP oblique position) 3D 영상

① 손가락뼈(phalanges)
② 손허리뼈(metacarpal bones)
③ 손목뼈(carpal bones)
④ 콩알뼈(pisiform)
⑤ 끝마디뼈(distal phalanx)
⑥ 중간마디뼈(middle phalanx)
⑦ 첫마디뼈(proximal phalanx)
⑧ 종자뼈(sesamoid bone)
⑨ 갈고리뼈(hamate)
⑩ 세모뼈(triquetrum)

병리학 예 3. 류마티스성 관절염(손관절) (rheumatoid arthritis of wrist)

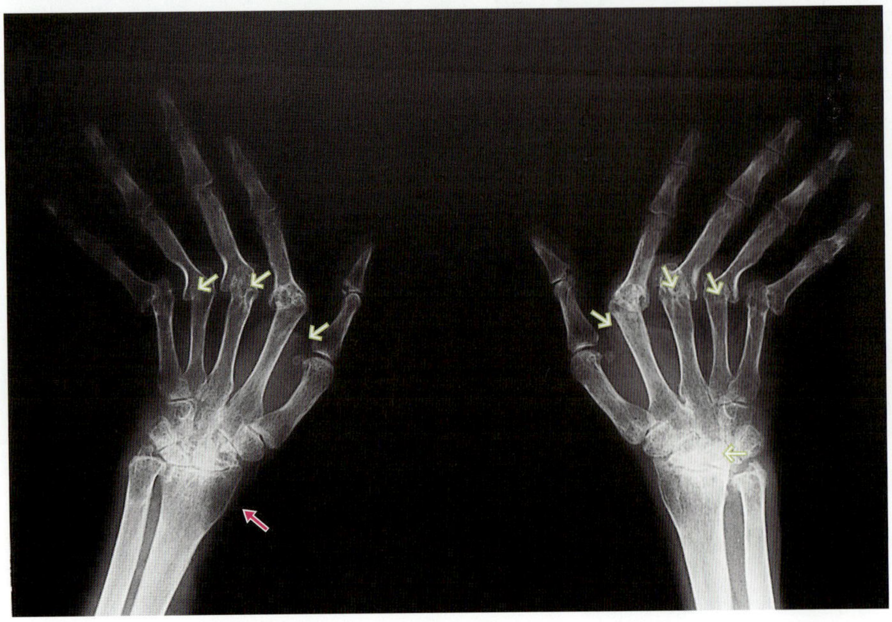

그림 1-23

그림 1-23 양손 정면 엑스선영상 MP관절의 자뼈측으로의 탈구가 보인다[⇒]. 손목관절에 골파괴가 보이고[→]), 일부 손목뼈, 손허리뼈에 골유합이 보인다[⇒]).

◆ 영상소견 ◆

양 손의 정면상 좌우 MP관절의 자뼈측 탈구와 관절면의 파괴상 및 뼈 융해상이 보인다. 또, 손목사이관절 및 손목관절에 골경화, 골융해에 의한 골파괴가 보인다. 일부 손가락, 손허리뼈는 한쪽만 고정되므로 제 5손허리뼈의 손목허리관절(CM관절)은 제 1손허리뼈의 CM관절에 이어 운동은 유합되어 있다.

◆ 진단 및 경과 ◆

영상소견에서 현재 손에 관하여는 stage Ⅳ로 진단됨. 현재 항류마티스성 관절염 약으로 보존적 치료 중이다.

◆ 영상관찰 및 특징 ◆

류마티스성 관절염은 콜라겐병(collagen disease)의 일종이다. 원인불명의 만성 관절염의 특징인 질환으로 남녀비는 1 : 4로 여성에게 많고 호발연령은 30~50세이다. 발병원인은 명확하지 않으나 여러가지 유전적 요소와 바이러스 감염이 주목되고 있다. 관절염은 모든 활막관절에서 일어나며 다발성, 대칭성의 특징이 있다. 주로 발생하는 부위는 손발 등의 말초관절, 특히 손허리손가락관절(MP), 몸쪽손가락뼈사이관절(PIP), 손목관절 등이다.

엑스선영상에서 류마티스성 관절염을 다음과 같이 분류한다. Steinbrocker의 분류에 의하면 stage Ⅰ은 뼈엉성증(골다공증), stage Ⅱ는 골미란, stage Ⅲ은 변형, stage Ⅳ는 강직성 변화이다. 본 증례는 손허리뼈와 손목뼈에 유합이 보이므로 stageⅣ로 진단되었다.

일반적으로 만성 류마티스성 관절염의 진단을 위해 손의 엑스선 영상을 이용하지만 조기에는 이 변화가 보이지 않는 등의 문제점이 있다. 류마티스성 관절염에서 뼈의 엑스선 투과성이 높은 경우가 많으므로 촬영조건에 주의가 필요하다.

4) 손 부채꼴 측방향 촬영 (hand fan lateral projection)

촬영목적 : 손가락뼈(지골), 손허리뼈(중수골), 손목뼈(수근골)의 골절과 골 변형, 골절에 따르는 관절의 변위 등 병변의 유무를 관찰한다.

촬영자세 : 환자는 촬영대 옆에 편안한 자세로 앉도록 하고 검사측의 팔꿉관절을 직각으로 굽혀 손과 아래팔(전완)의 자뼈쪽이 아래로 가게 손과 손목을 회전시켜 측방향이 되도록 한다. 엄지는 위로 향하게 한 다음 손가락과 엄지를 부채꼴의 형태로 펼치고 각각의 손가락은 투과성 계단 블록으로 지지한다.

중 심 선 : 제2손허리손가락관절(중수지절관절)을 향하여 IR면에 수직으로 입사한다.

촬영 point : 첫마디뼈(기절골)에서 끝마디뼈(지절골)까지 골밀도가 선명하게 나타나야 한다. 이 촬영법은 손의 측방향 촬영법에서 손가락뼈의 겹침을 방지하기 위한 촬영으로 모든 손가락과 엄지손가락이 IR면에 평행되게 하고 손허리뼈는 사방향이 아닌 측면자세로 하여야 하며 손 전체와 손목, 아래팔의 먼쪽(원위부)이 포함되도록 하여야 한다. 또한 IR의 중앙에 제2손허리손가락관절(중수지절관절)이 나타나도록 하고 손과 손목의 장축과 IR면 장축이 일치하도록 하여 촬영한다.

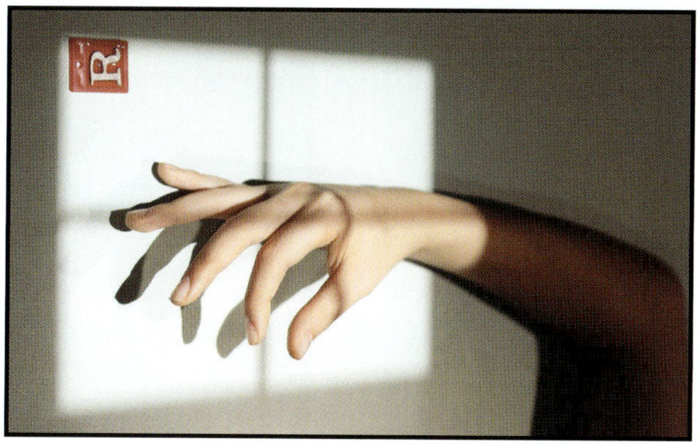

그림 1-24 손 부채꼴 측방향 촬영자세

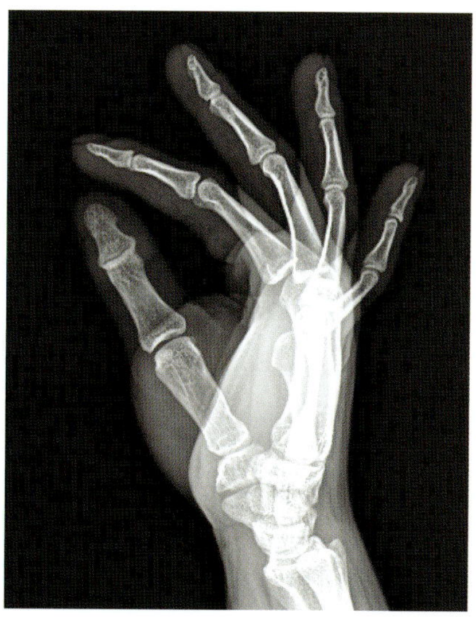

그림 1-25 손 부채꼴 측방향 엑스선영상

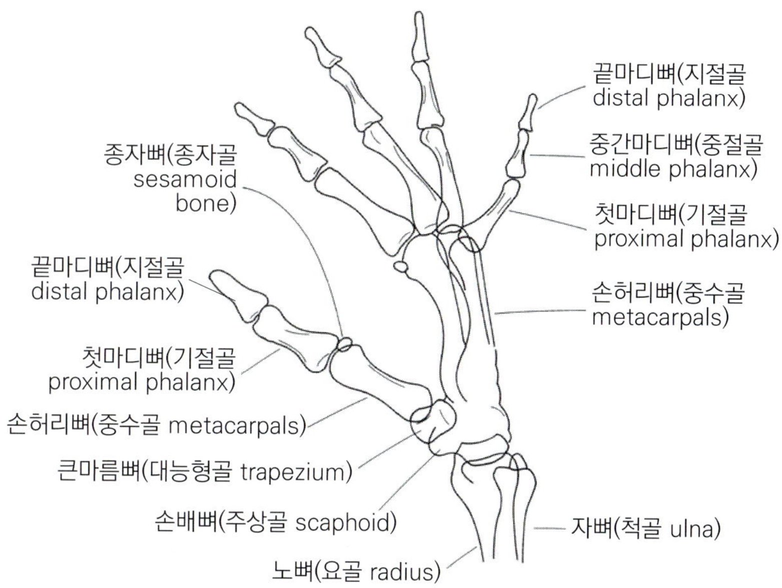

그림 1-26 손 부채꼴 측방향 엑스선영상해부도

5) 손 신전위·굴곡위자세 측방향 촬영 (hand lateral projection in extension and flexion)

촬영목적 : 뼈의 구조, 이물질 유무, 연부조직의 측면상, 골절의 변위 상태 등 병변의 유무를 관찰한다.

촬영자세 : 환자는 촬영대 옆에 편안한 자세로 앉도록 하고 팔꿉관절을 직각으로 굽혀 손과 아래팔을 IR면 위에 놓는다. 신전위(편자세) 측방향 촬영에서는 상태에 따라 자뼈(척골)측면 또는 노뼈(요골)측면을 아래로 하여 IR면과 손바닥이 직각이 되게 손가락을 완전히 편다. 굴곡위(굽힘자세) 측방향 촬영은 자뼈측면을 아래로 하여 손의 자연스런 굽힘상태가 유지되게 환자의 손가락을 편안하게 하여 손가락이 완전히 겹치도록 한다.

중 심 선 : 손허리손가락관절(중수지절관절)을 향해서 IR면에 대해 수직으로 입사한다.

촬영 point : 손은 정측면자세로 하여 손허리손가락관절을 IR면 중앙에 놓고 손과 아래팔이 IR면 장축과 평행하도록 조정한다. 자뼈 측면을 아래로 하는 편자세 측방향 촬영과 굽힘자세 측방향 촬영에서의 엄지손가락이 들려져 있으므로 IR면에 평행하도록 고정기구를 사용하여 엄지손가락을 받쳐준다.

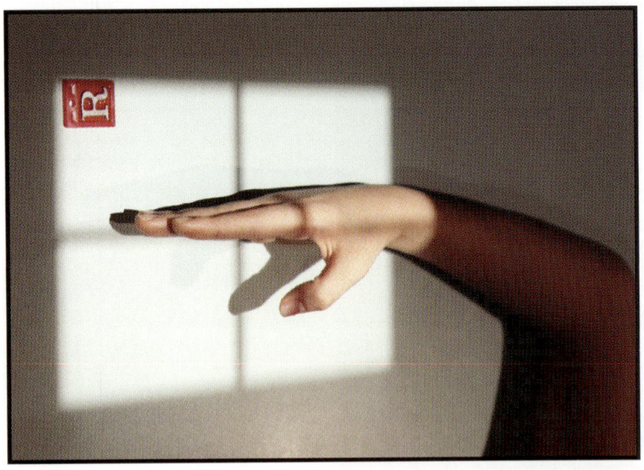

그림 1-27 손 신전위 측방향 촬영자세 (자뼈측면)

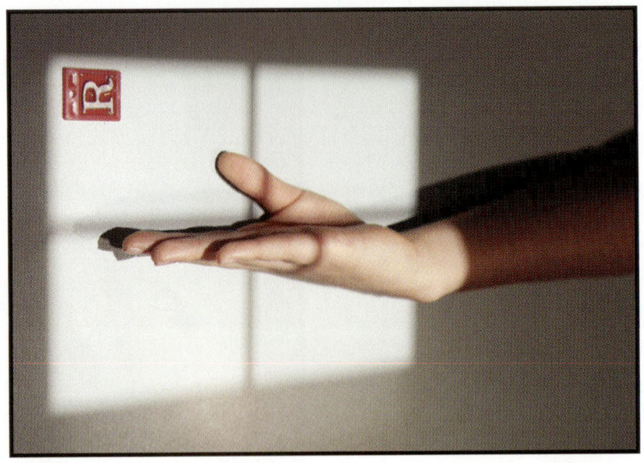

그림 1-28 손 신전위 측방향 촬영자세 (노뼈측면)

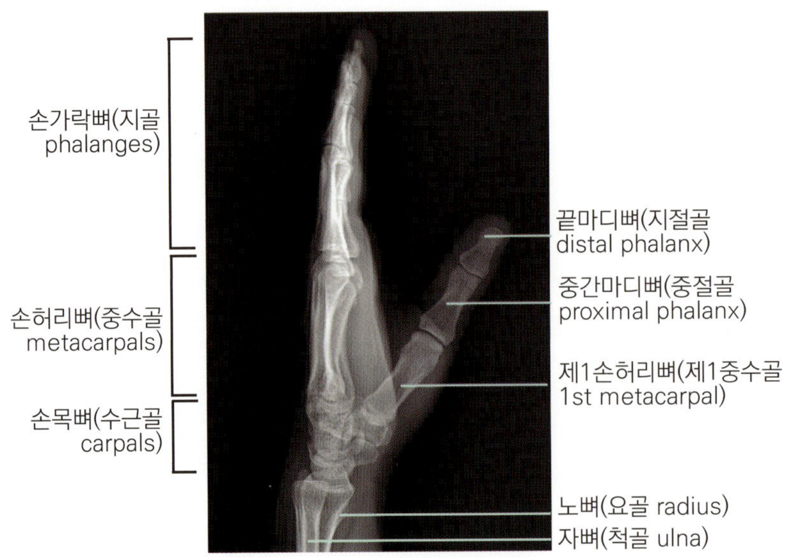

그림 1-29 손 신전위 측방향 엑스선영상

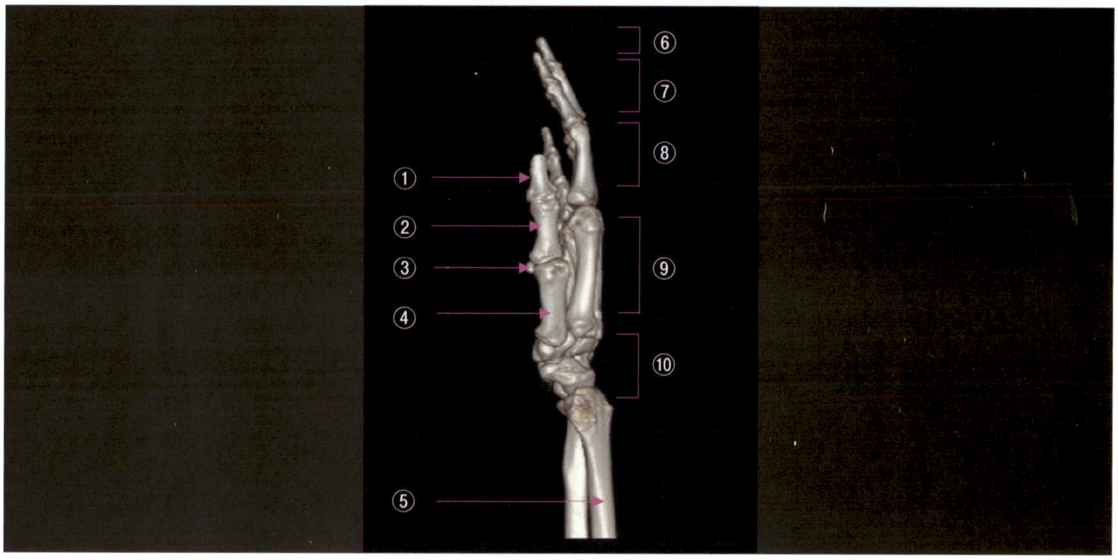

그림 1-30 손 측방향 자세(hand lateral position) 3D 영상

① 끝마디뼈(distal phalanx)
② 첫마디뼈(proximal phalanx)
③ 손허리손가락관절(metacarpophalangeal joint)
④ 손허리뼈(metacarpal bone)
⑤ 손목뼈(carpal bone)
⑥ 끝마디뼈(distal phalanx)
⑦ 중간마디뼈(middle phalanx)
⑧ 첫마디뼈(proximal phalanx)
⑨ 손목손허리관절(carpometacarpal joint)
⑩ 자뼈(ulna)

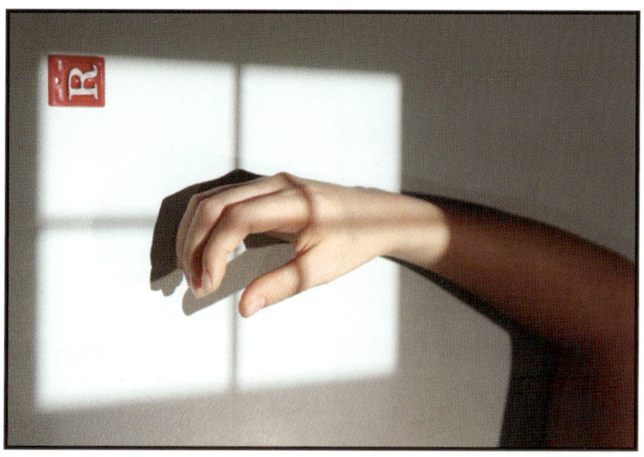

그림 1-31 손 굴곡위 측방향 촬영자세

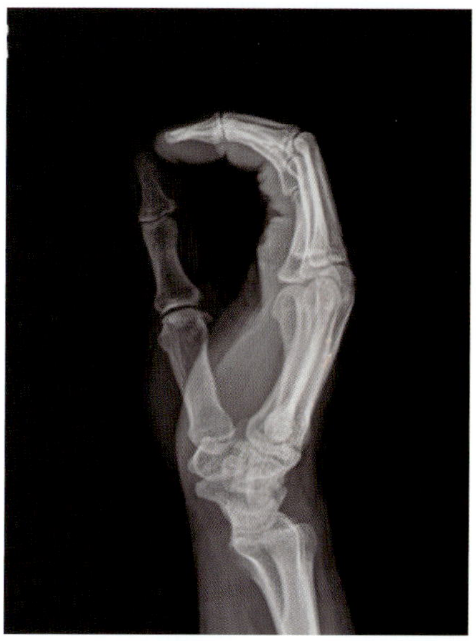

그림 1-32 손 굴곡위 측방향 엑스선영상

6) 둘째~다섯째 손가락 후전방향 촬영 (2nd~5th fingers PA projection)

촬영목적 : 손가락뼈(지골)의 골절, 탈구, 이물질 유무 등 병변의 유무를 관찰한다.
(손가락뼈의 관절에 질환이 의심되는 경우에는 전후방향 촬영을 한다.)

촬영자세 : 환자는 촬영대 옆에 편안한 자세로 앉도록 하고 팔꿉관절을 직각으로 굽혀 손과 아래팔을 IR면 위에 놓는다. 손바닥을 아래로 향하게 하여 검사측의 손가락을 편 다음 IR면 장축에 손가락 중심을 일치시키고 손가락 사이가 겹치지 않게 벌려 놓는다.

중 심 선 : 몸쪽(근위)손가락뼈사이관절을 향해서 IR면에 대해 수직으로 입사한다.

촬영 point : 목적으로 하는 손가락 촬영을 하고자 할때 옆에 있는 손가락뼈(수지골)를 조사 범위에 포함하는 것이 중요하다. 촬영하는 손가락은 후전자세로 하여 손가락의 먼쪽 손가락뼈, 몸쪽 손가락뼈, 손가락뼈사이관절(지절간관절)이 잘 나타날 수 있도록 하고 연부조직이 겹치지 않도록 손가락들을 약간 분리하여 촬영하는 자세가 요구된다.

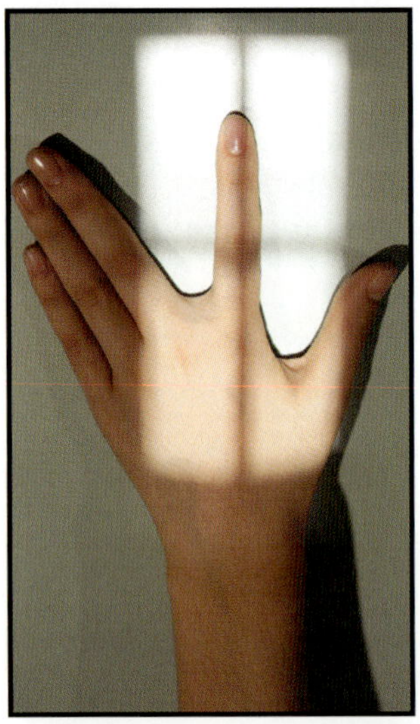

그림 1-33 둘째 손가락 후전방향 촬영자세

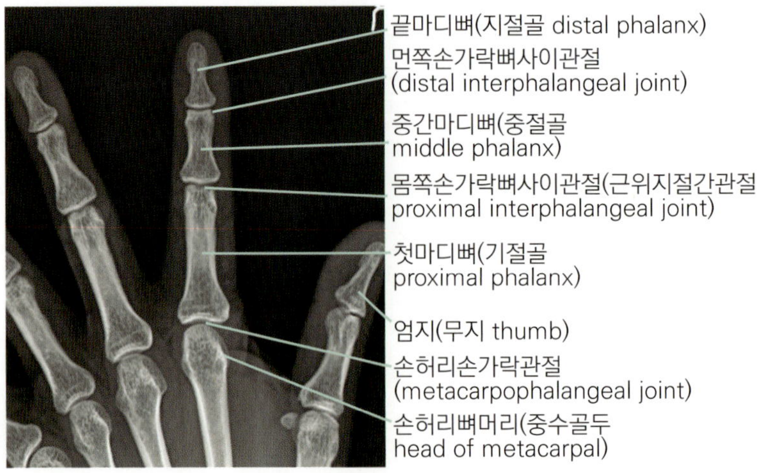

그림 1-34 둘째 손가락 후전방향 엑스선영상

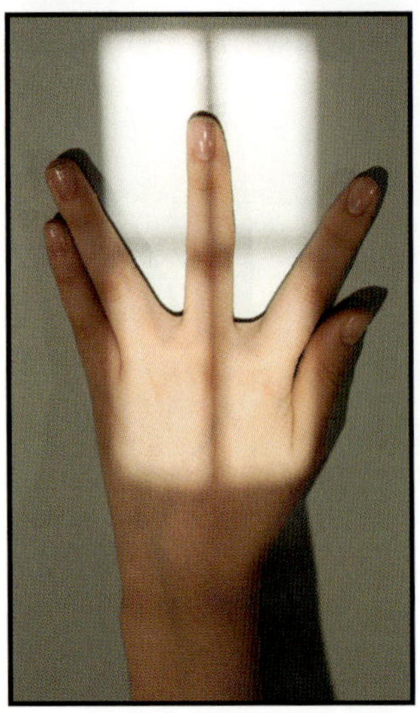

그림 1-35 셋째 손가락 후전방향 촬영자세

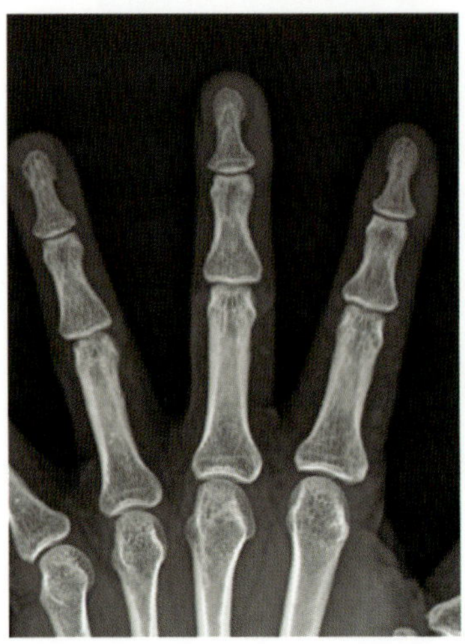

그림 1-36 셋째 손가락 후전방향 엑스선영상

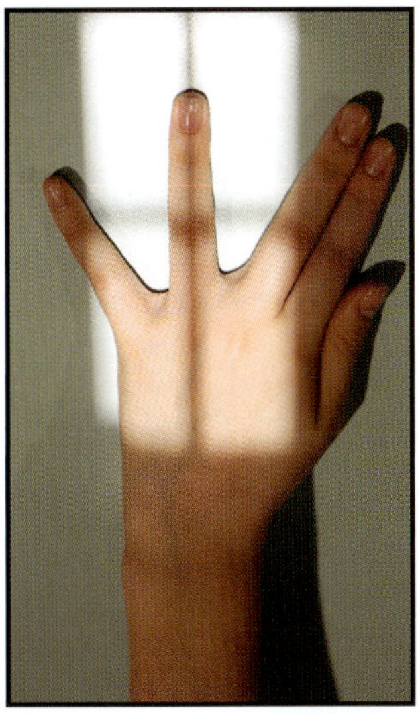

그림 1-37 넷째 손가락 후전방향 촬영자세

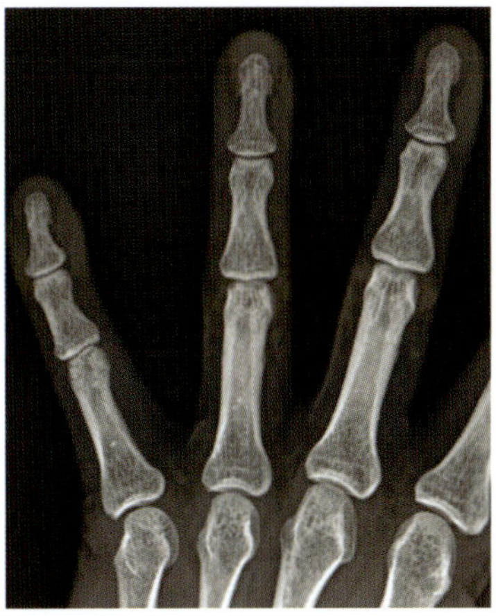

그림 1-38 넷째 손가락 후전방향 엑스선영상

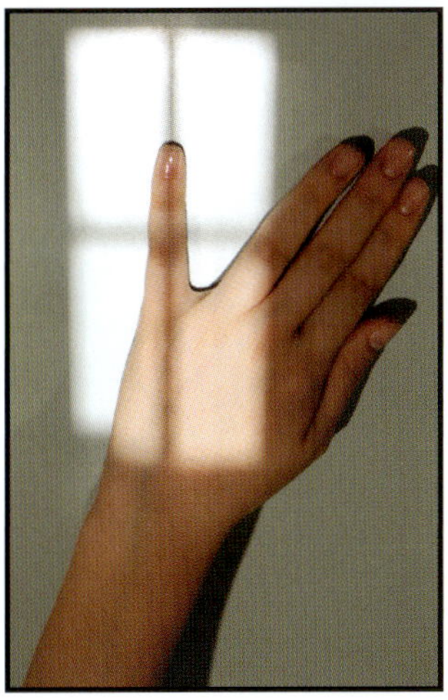

그림 1-39 다섯째 손가락 후전방향 촬영자세

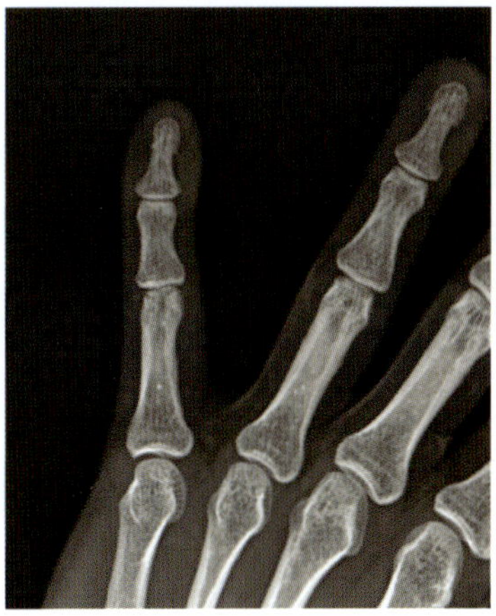

그림 1-40 다섯째 손가락 후전방향 엑스선영상

7) 둘째~다섯째 손가락 측방향 촬영 (2nd~5th fingers lateral projection)

촬영목적 : 손가락뼈(지골)의 골절, 탈구와 변형, 이물질 유무 등 병변의 유무를 관찰한다.

촬영자세 : 환자는 촬영대 옆에 편안한 자세로 앉도록 하고 팔꿉관절을 직각으로 굽혀 손과 아래팔을 IR면 위에 놓는다. 둘째, 셋째 손가락 측방향 촬영은 노뼈(요골)측면을 아래로 한 자세, 넷째와 다섯번째 손가락 측방향 촬영은 자뼈(척골)측면이 IR면에 놓이도록 자세를 취한다.

중 심 선 : 몸쪽손가락뼈사이관절(근위지절간관절)을 향해서 IR면에 대해 수직으로 입사한다.

촬영 point : 촬영하는 손가락은 바른측면자세로 최대한 펴야 하고 둘째, 다섯째손가락은 직접 IR면에 밀착시키며 셋째, 넷째 손가락은 IR면과 손가락 장축이 평행하게 놓이도록 들어올려야 한다. 또한 인접한 손가락이 첫마디뼈(기절골)와 손허리손가락관절(중수지절관절)을 가리지 않고 손가락을 지지하기 위하여 스펀지, 테이프, 설압자 등 다른 보조물을 이용하여 고정 후 촬영을 한다.

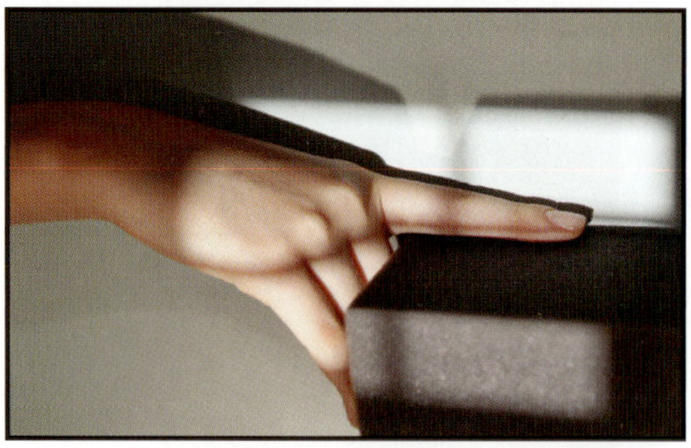

그림 1-41 둘째 손가락 측방향 촬영자세

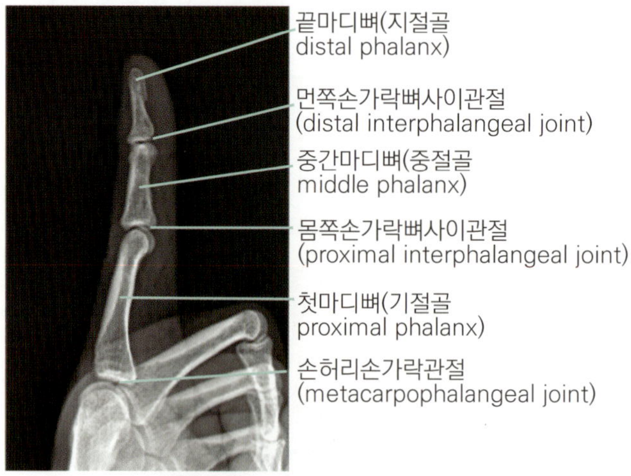

그림 1-42 둘째 손가락 측방향 엑스선영상

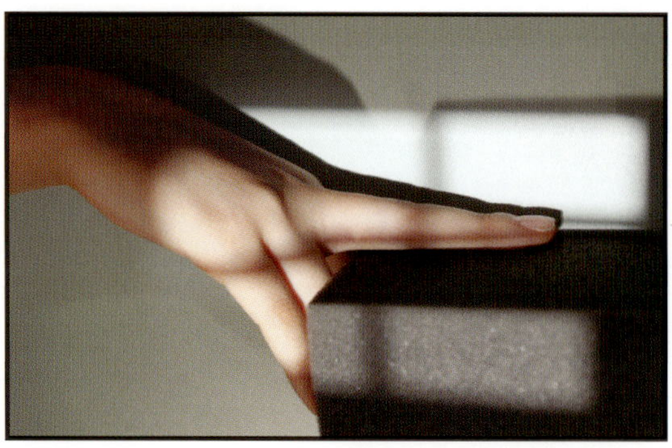

그림 1-43 셋째 손가락 측방향 촬영자세

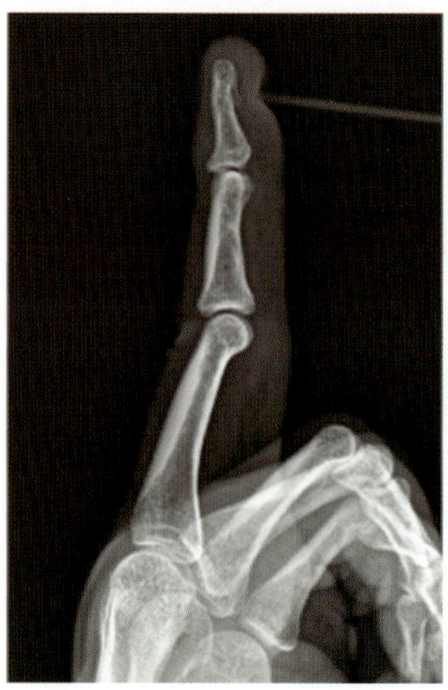

그림 1-44 셋째 손가락 측방향 엑스선영상

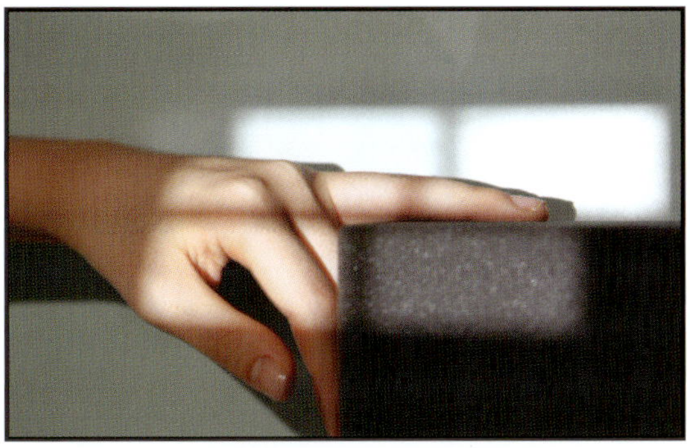

그림 1-45 넷째 손가락 측방향 촬영자세

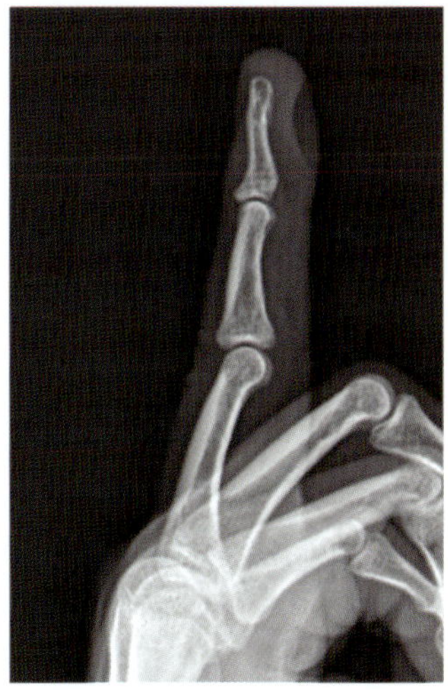

그림 1-46 넷째 손가락 측방향 엑스선영상

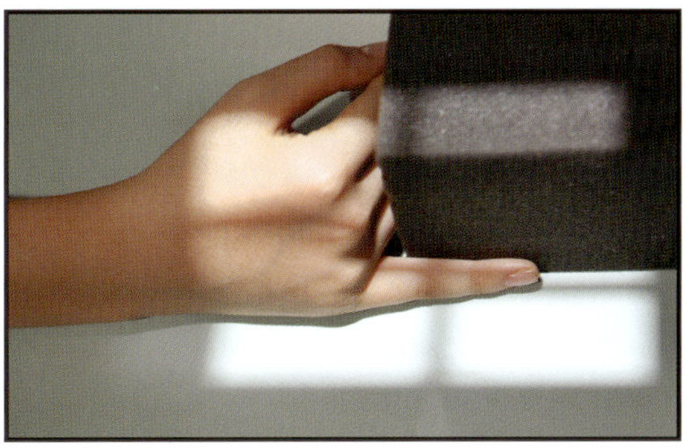

그림 1-47 다섯째 손가락 측방향 촬영자세

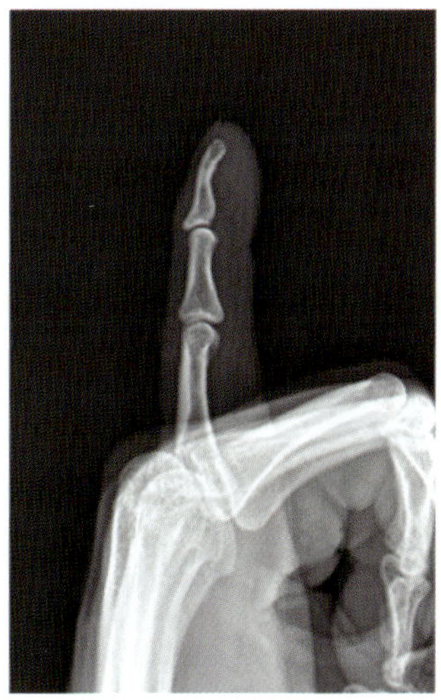

그림 1-48 다섯째 손가락 측방향 엑스선영상

8) 엄지 전후방향 촬영 (thumb AP projection)

촬영목적 : 골절, 탈구와 변형 등 병변의 유무를 관찰한다.

촬영자세 : 환자는 촬영대 옆에 편안한 자세로 앉도록 한다. 검사쪽 팔을 편자세에서 돌려 손바닥이 보이도록 뒤침하고 엄지를 전후자세로 놓이도록 한다. 엄지 뒤면이 IR면에 밀착하도록 하여 첫째 손허리손가락관절이 중심이 되도록 자세를 취한다.

중 심 선 : 첫째 손허리손가락관절(중수지절관절)을 향해서 IR면에 대해 수직으로 입사한다.

촬영 point : 큰마름뼈와 손허리뼈(중수골)에서 끝마디뼈(지절골)까지 골밀도가 선명하게 나타나야 한다. 환자가 전후방향 촬영이 어려운 경우에는 후전방향 촬영을 하도록 한다.

후전방향 촬영은 IR면과 피사체 사이가 떨어져 있기 때문에 엄지를 투과성 블록으로 받치고 IR면에 평행이 되었는지 자세를 확인한 후 촬영한다.

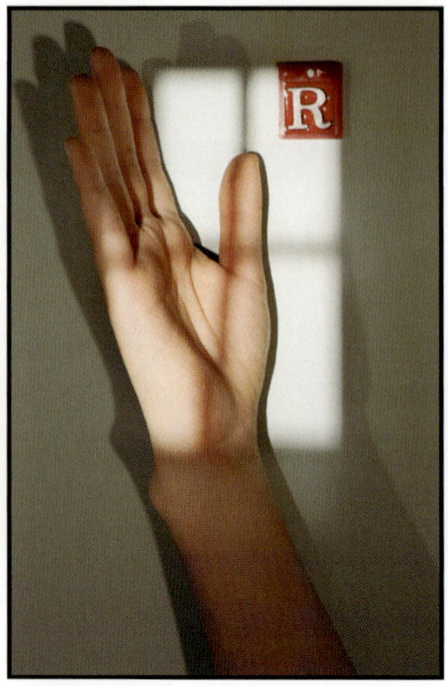

그림 1-49 엄지 전후방향 촬영자세

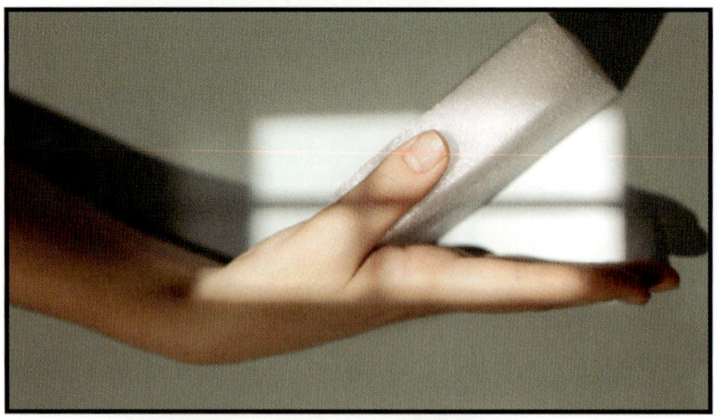

그림 1-50 엄지 후전방향 촬영자세

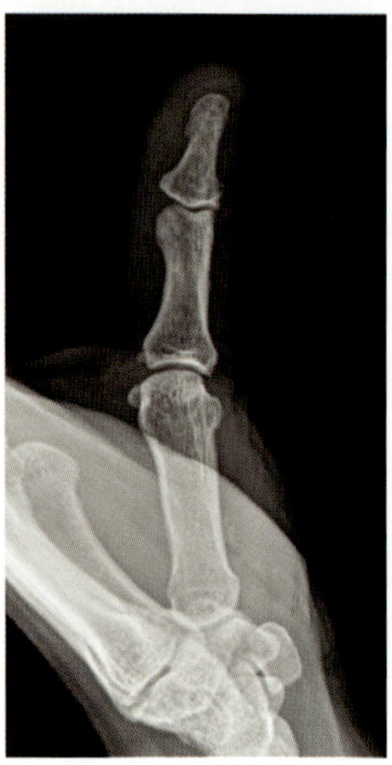

그림 1-51 엄지 전후방향 엑스선영상

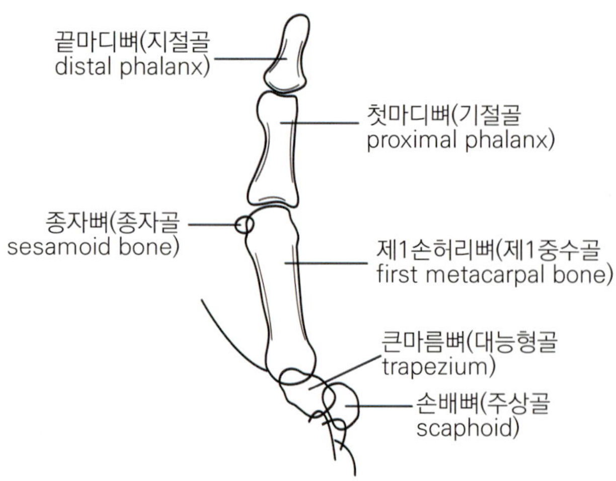

그림 1-52 엄지 전후방향 엑스선영상해부도

9) 엄지 측방향 촬영 (thumb lateral projection)

촬영목적 : 골절, 탈구와 변형 등 병변의 유무를 관찰한다.

촬영자세 : 환자는 촬영대 옆에 편안한 자세로 앉도록 한다. 검사쪽 손바닥은 엎치고, 제2~제5 손가락을 가볍게 구부린다. 이때 엄지가 IR면에 바른 측면자세가 되었는지 확인 한다.

중 심 선 : 첫째 손허리손가락관절(중수지절관절)을 향해, IR면에 대해 수직으로 입사한다.

촬영 point : 큰마름뼈와 손허리뼈(중수골)에서 끝마디뼈(지절골)까지 골밀도가 선명하게 나타나야 한다. 촬영 시 움직임을 방지하기 위해서는 제2~제5 손가락뼈 옆에 블록을 놓아 자세를 고정한다.

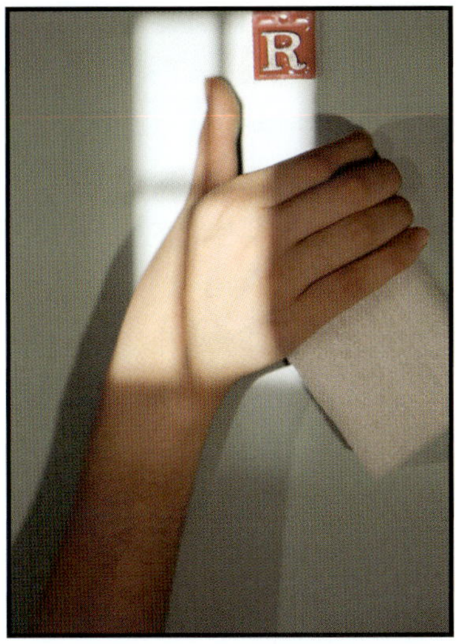

그림 1-53 엄지 측방향 촬영자세

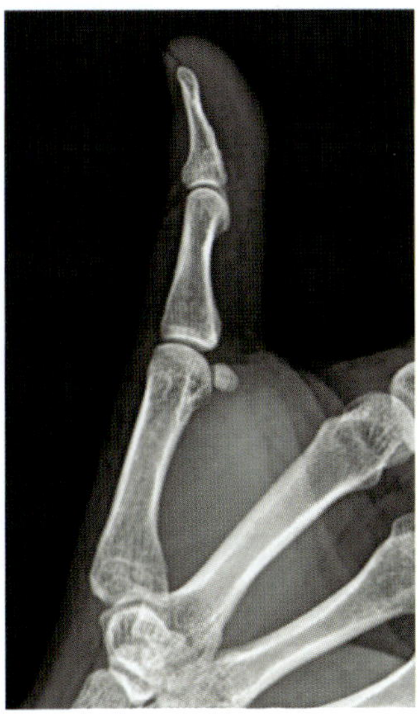

그림 1-54 엄지 측방향 엑스선영상

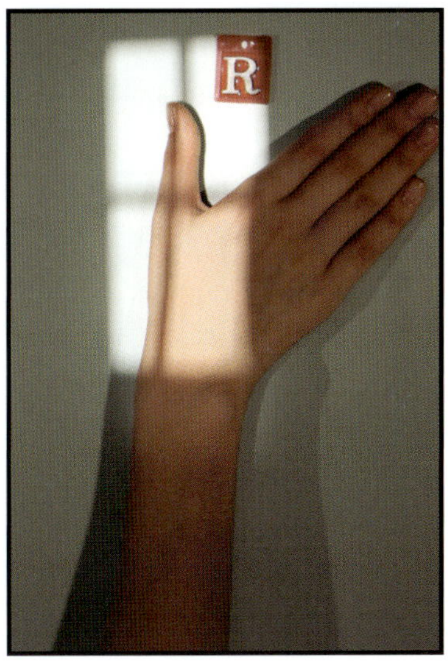

그림 1-55 엄지 측방향 촬영자세

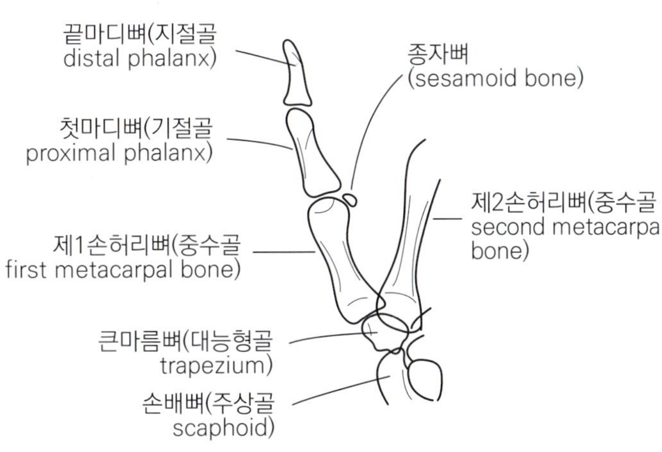

그림 1-56 엄지 측방향 엑스선영상해부도

10) 엄지 사방향 촬영 (thumb oblique projection)

촬영목적 : 골절, 탈구와 변형, 연부 조직 등 병변의 유무를 관찰한다.

촬영자세 : 환자는 촬영대 옆에 편안한 자세로 앉도록 하고 검사측 손을 촬영대 위에 올려 놓는다. 엄지를 약간 벌리고 IR면에 손바닥을 밀착시키면 자연적으로 엄지는 45°사방향 자세로 유지된다.

중 심 선 : 손허리손가락관절(중수지절관절)을 향해서 IR면에 대해서 수직으로 입사한다.

촬영 point : 큰마름뼈와 손허리뼈(중수골)에서 끝마디뼈(지절골)까지 골밀도가 선명하게 나타나야 한다. 촬영시 움직임을 방지하기 위해서는 제2~제5 손가락뼈 아래에 45° 블록을 놓아 자세를 고정한다.

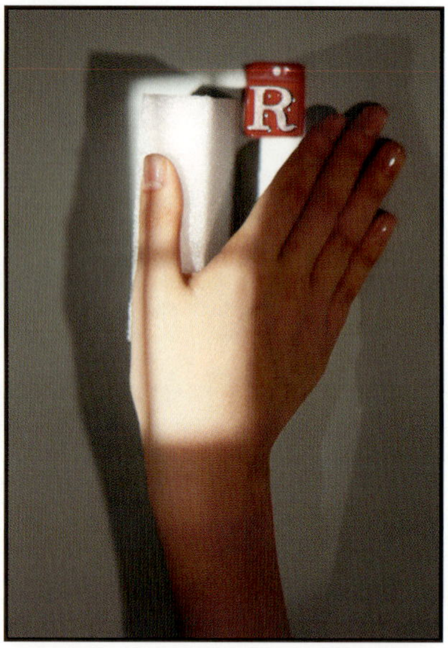

그림 1-57 엄지 사방향 촬영자세

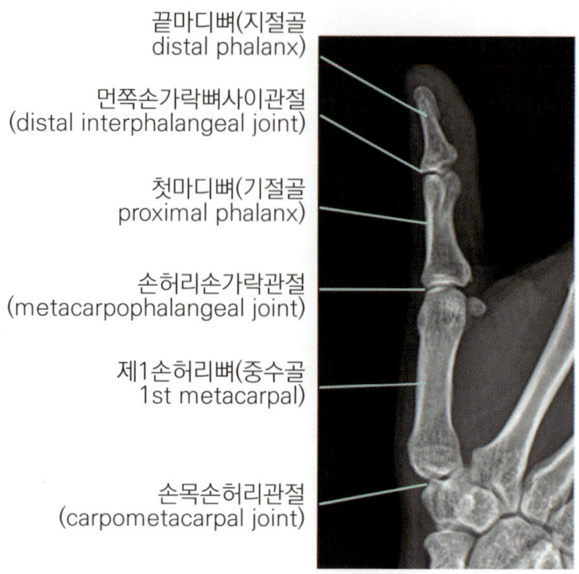

그림 1-58 엄지 사방향 엑스선영상

병리학 예 4. Bennett 골절 (Bennett's fracture)

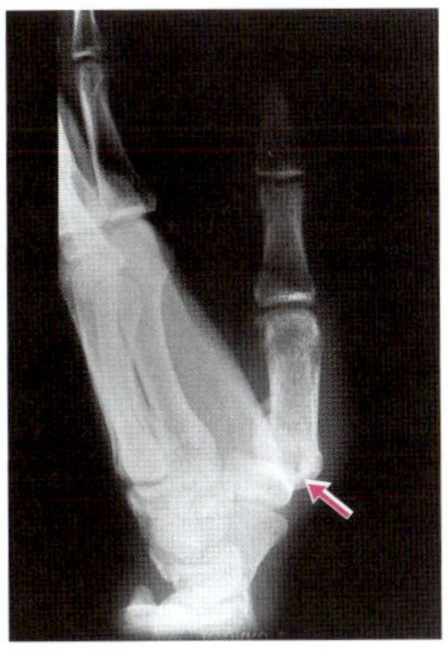

그림 1-59

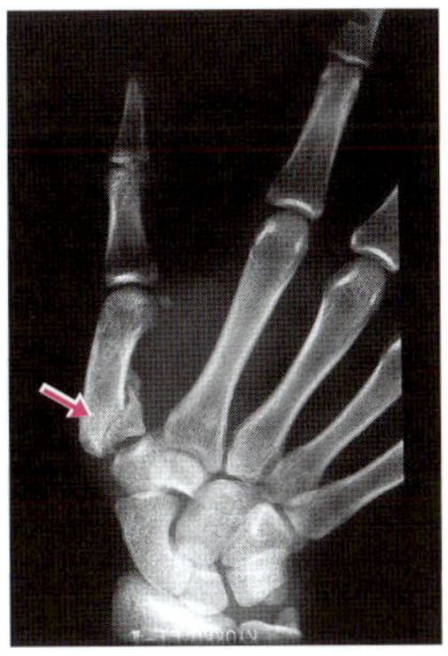

그림 1-60

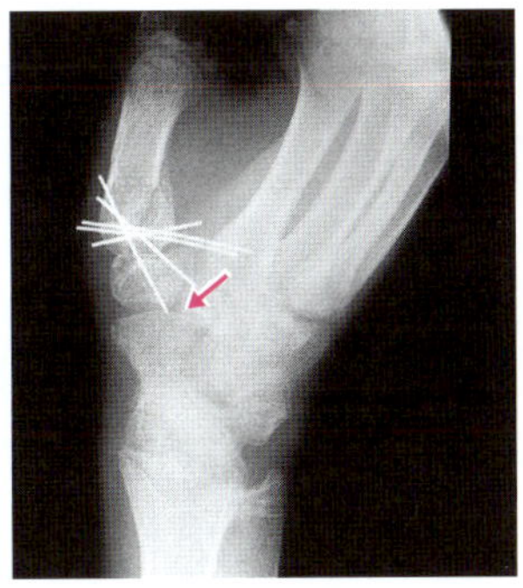

그림 1-61

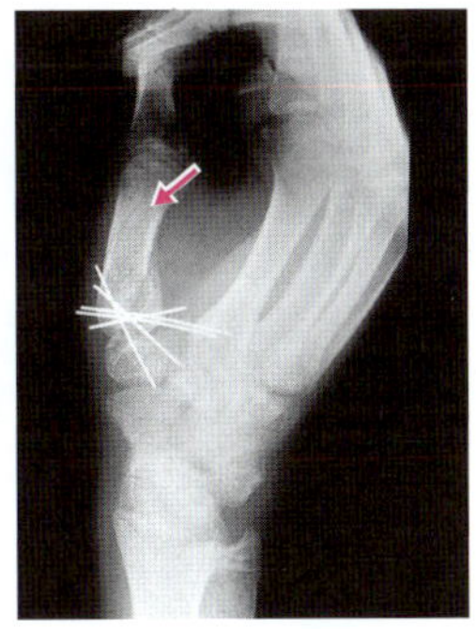

그림 1-62

그림 1-59 **엄지 정면 엑스선상** (제1손허리뼈 바닥에 골절선이 보인다[→]).

그림 1-60 **엄지 측면 엑스선상** (제1손허리뼈 바닥에 선명한 사방향골절선이 보인다[→]).

그림 1-61 **엄지 사위 엑스선상(수술 1개월 후)** (약간의 골절선이 보인다[→]).

그림 1-62 **엄지 측면 엑스선상(수술 1개월 후)** (가골이 형성되어 가고 있다[→]).

◆ 영상소견 ◆

엄지 정면상에서, 제 1손허리뼈 한쪽만 고정되므로, 제 5손허리뼈의 CM관절은 제 1손허리뼈의 CM골절에 이어 운동 기저부에 골절선이 보인다(그림 1-59).

엄지 측면상에서, 제 1손허리뼈 바닥의 관절면을 통과한 사방향(oblique)골절선이 선명하게 나타나 있고 손허리뼈는 엄지의 외전근 수축에 의해 뼈가 어긋나 있다.(그림 1-60).

엄지 사방향영상(수술 후)에서 사방향 골절선이 약간 보이고 가골형성이 관찰된다(그림 1-61, 62).

◆ 진단 및 경과 ◆

영상소견에서 베네트 골절로 진단되어 고정술을 시행하였다.

◆ 영상관찰 및 특징 ◆

제 1손허리뼈 바닥의 관절면을 지나는 사방향 골절을 베네트 골절이라 한다. 바닥의 앞 자뼈측의 삼각형 골절편은 큰마름뼈와의 관절 내에 머물지만 손허리뼈 자체는 그 기저부 노뼈측에 부착하여 엄지손가락 외전근의 수축에 의해 손등쪽으로 탈구되므로 기브스로 고정하기 보다는 수술로 고정하는 것이 필요하다. 보통은 정면상 · 측면상 및 사방향 영상에서 쉽게 진단된다. 또 같은 부위의 분쇄골절을 Roland 골절이라 한다.

본 증례는 엄지 측면상에서 손허리뼈 본체가 엄지 외전근의 수축에 의해 노뼈쪽으로 어긋나 있는 전형적인 베네트 골절이다.

11) 양쪽 엄지 후전방향 촬영 (both thumb PA projection) Folio method

촬영목적 : 양쪽 엄지의 손허리손가락관절(중수지절관절)의 곁인대(collateral ligament) 염좌나 파열에 의한 손허리손가락관절각(metacarpal phalangeal angles)이 커지는 것을 진단한다.

촬영자세 : 환자는 촬영대 옆에 편안한 자세로 앉도록 하고 양 손을 IR면 위에 나란히 놓아 45° 사방향 자세가 되게 한다. 이때 양쪽 엄지는 바른 후전자세를 취한다.
양쪽 첫째 손허리뼈 몸통 사이에 둥근 물건을 위치시키고 양쪽 엄지의 먼쪽에 고무줄을 단단히 두른다. 촬영을 시작하기 전에 환자가 고무줄을 단단하게 잡아당기고 있는지 확인한다.

중 심 선 : 양쪽 엄지 손허리손가락관절 중앙을 향해서 IR면에 대해 수직으로 입사한다.

촬영 point : 이 검사를 Skier's thumb이라고도 불린다. 환자에게 스트레스를 주어 촬영하기 때문에 빠르게 검사가 이루어져야 한다. 엄지는 회전이 없어야 하며 첫째 손허리뼈와 손허리손가락관절이 선명하게 나타나야 한다. 고무줄과 둥근 물건이 바른 위치에 놓여야 하고 전체 엄지가 포함되도록 촬영한다.

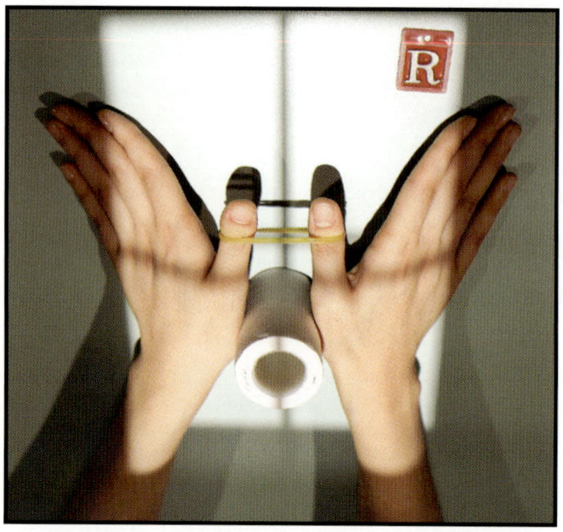

그림 1-63 양쪽 엄지 후전방향 촬영자세

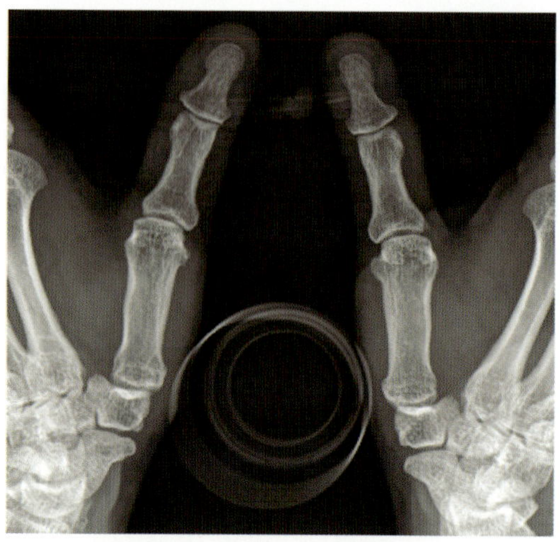

그림 1-64 양쪽 엄지 후전방향 엑스선영상

3. 손목관절 (수근관절 Wrist Joint)

1) 수근관절 후전방향 촬영 (wrist PA projection)

촬영목적 : 손목관절(수근관절)과 손목뼈(수근골)의 뼈끝선, 뼈변형, 뼈배열의 이상, 관절안(관절강)의 확대 등 병변의 유무를 관찰한다.

촬영자세 : 환자는 촬영대 옆에 편안한 자세로 앉도록 하고 팔꿉관절을 직각으로 굽혀 손목과 아래팔을 IR면 위에 놓는다. 이때 가능한 어깨관절, 팔꿉관절, 손목관절을 같은 수평면에 놓이도록 자세를 낮춘다. 손은 엎쳐 손목이 IR면에 밀착될 수 있도록 약간 손가락을 굽히고 손목과 아래팔이 IR면의 장축과 일치되도록 한다.

중 심 선 : 손목관절의 중앙을 향해 IR면에 수직으로 입사한다.

촬영 point : 손목뼈는 8개의 뼈로 되어 있고 손목관절에 입체적으로 연결되어 있다. 손목관절을 펴거나(신전) 또는 굽힘(굴곡)에 따라 손목뼈의 위치가 변하기 때문에 자연스런 자세로 촬영되어야 한다. 손목뼈의 골절, 탈구를 일으키는 빈도는 손배뼈(주상골)가 가장 많고 그 다음이 세모뼈(삼각골)이다.

※ 손목간 공간과 손목관절을 더 잘 보기 위하여 전후방향 촬영을 한다. 이때 중심선속을 평행으로 하기위해 적당한 블록 위에 손가락을 약간 들어 올려 손목을 촬영대에 밀착시킨다(그림 1-66, 67).

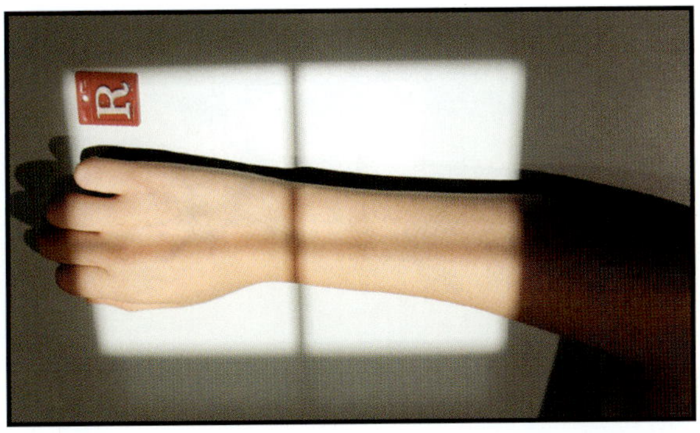

그림 1-65 수근관절 후전방향 촬영자세

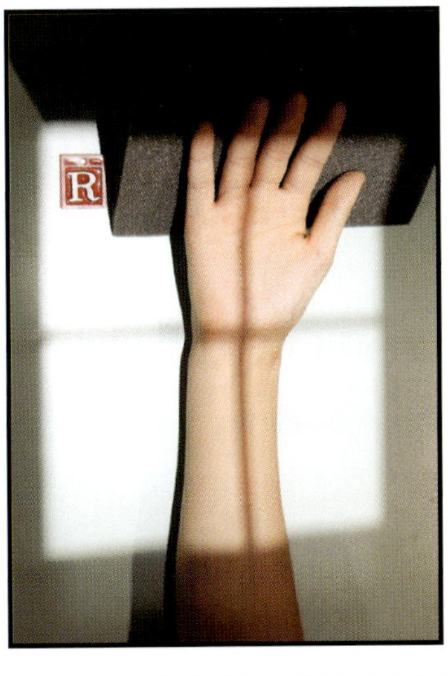

그림 1-66 수근관절 전후방향 촬영자세

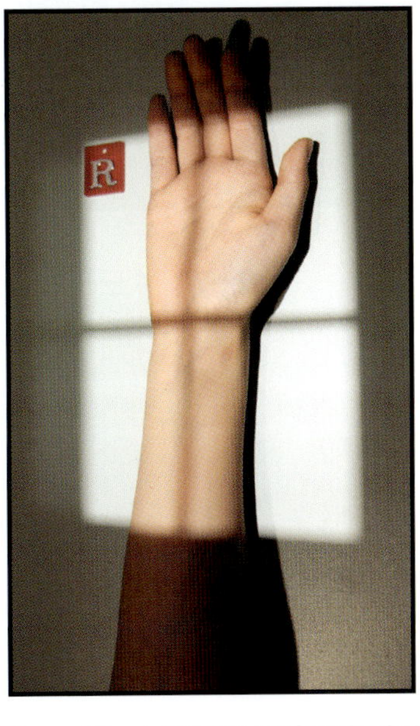

그림 1-67 수근관절 전후방향 촬영자세

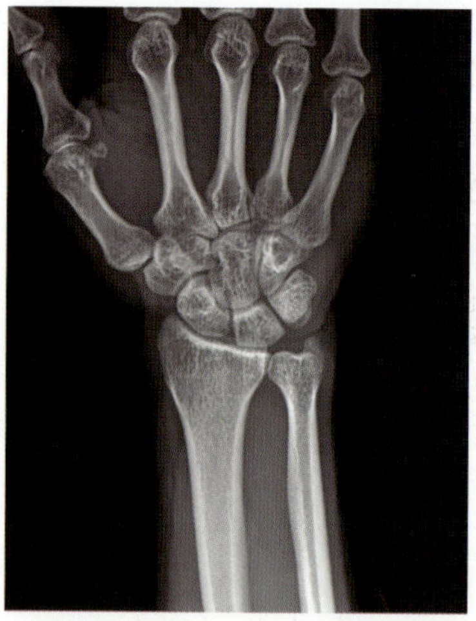

그림 1-68 수근관절 후전방향 엑스선영상

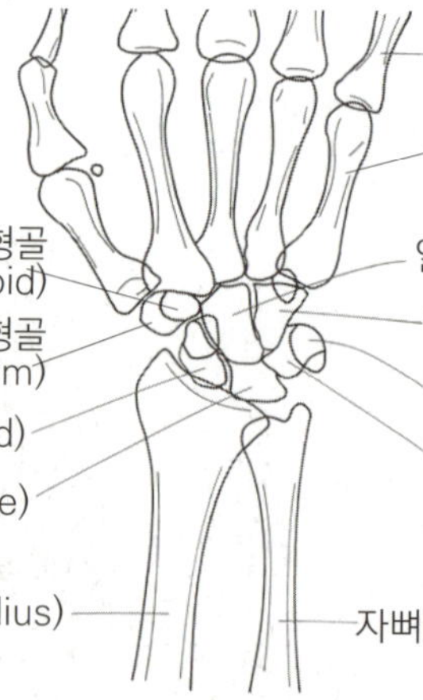

그림 1-69 수근관절 후전방향 엑스선영상해부도

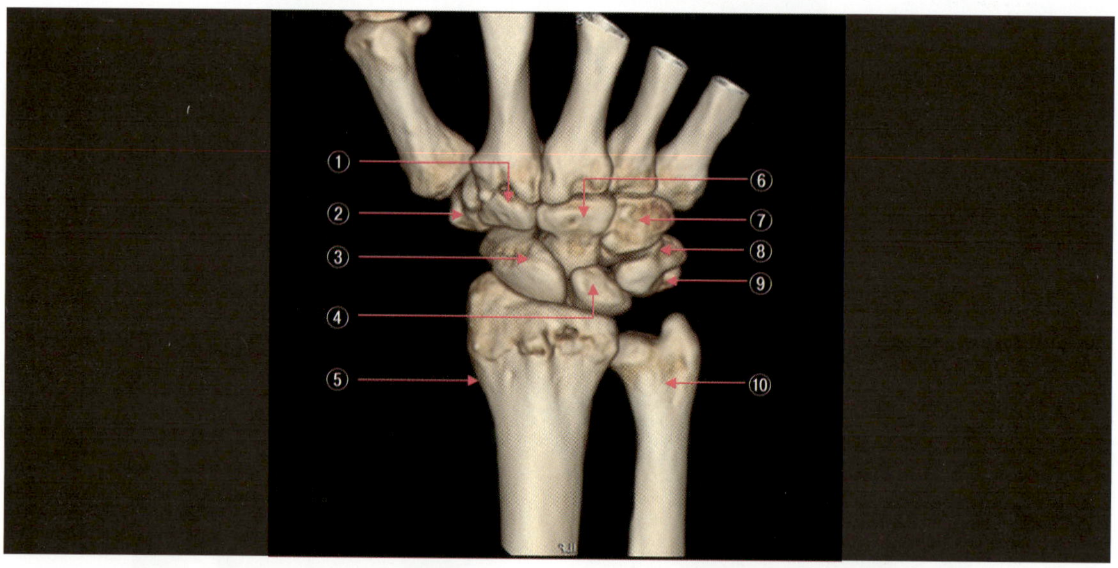

그림 1-70 수근관절 후전방향자세(wrist PA position) 3D 영상

① 작은마름뼈(trapezoid)
② 큰마름뼈(trapezium)
③ 손배뼈(scaphoid)
④ 반달뼈(lunate)
⑤ 노뼈(radius)
⑥ 알머리뼈(capitate)
⑦ 갈고리뼈(hamate)
⑧ 세모뼈(triquetrum)
⑨ 콩알뼈(pisiform)
⑩ 자뼈(ulna)

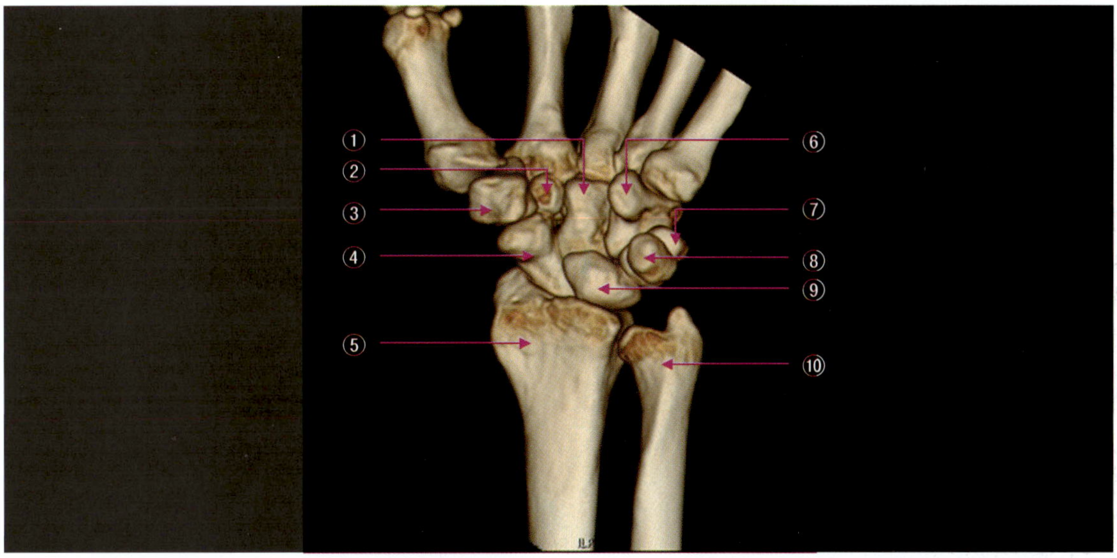

그림 1-71 수근관절 전후방향 자세(wrist AP position) 3D 영상

① 알머리뼈(capitate)
② 작은마름뼈(trapezoid)
③ 큰마름뼈(trapezium)
④ 손배뼈(scaphoid)
⑤ 노뼈(radius)
⑥ 갈고리뼈(hamate)
⑦ 세모뼈(triquetum)
⑧ 콩알뼈(pisiform)
⑨ 반달뼈(lunate)
⑩ 자뼈(ulna)

· 엑스선상의 평가기준 (후전방향)

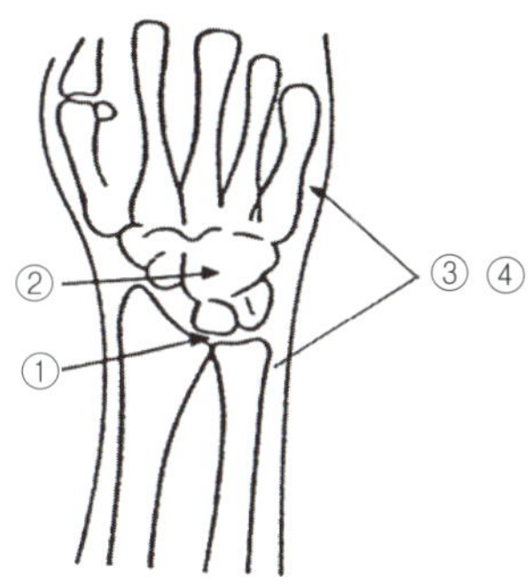

① 관절간격이 넓게 보이는가?
② 8개 손목뼈의 윤곽이 식별되는가?
③ 손목뼈, 손허리뼈, 노뼈 및 자뼈는 바른 자세로 촬영되었는가?
④ 노뼈, 자뼈의 먼쪽과 손허리뼈의 몸쪽이 영상에 나타났는가?

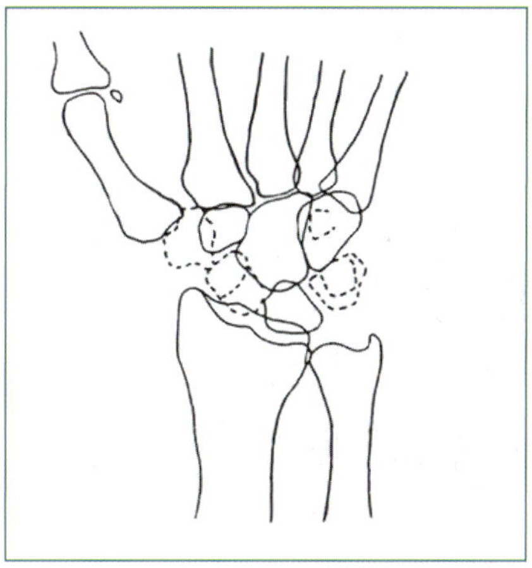

손을 폈을 때 손목뼈의 모습

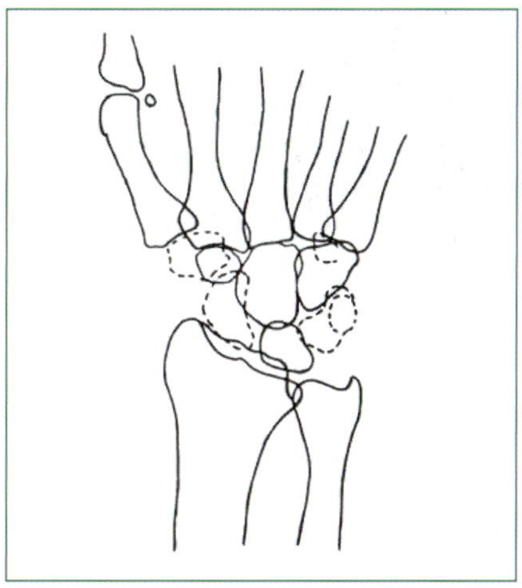

손을 약간 기울였을 때 손목뼈의 모습

· 손 자세에 따른 손목뼈의 위치가 이동된 모습

병리학 예 5. Kienbock병 (Kienbock disease)

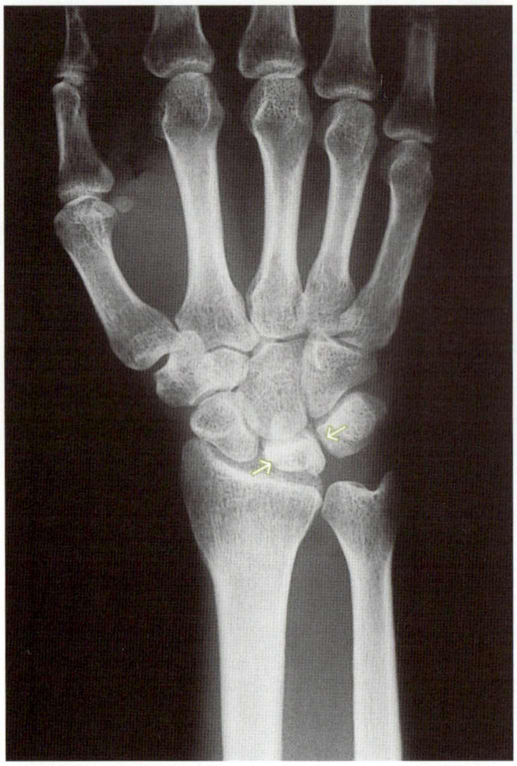

그림 1-72

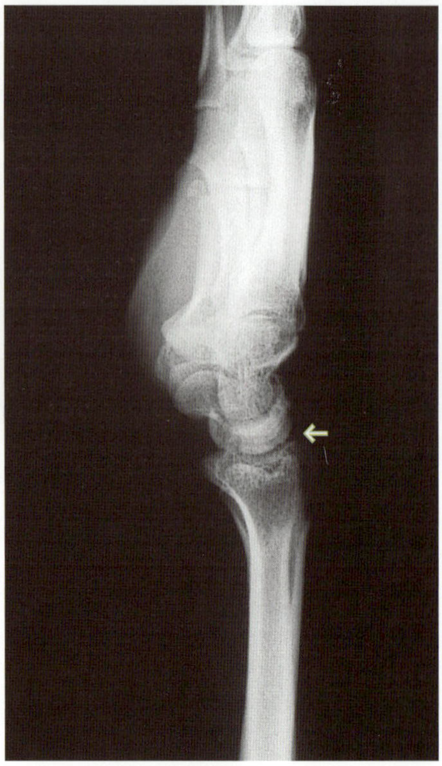

그림 1-73

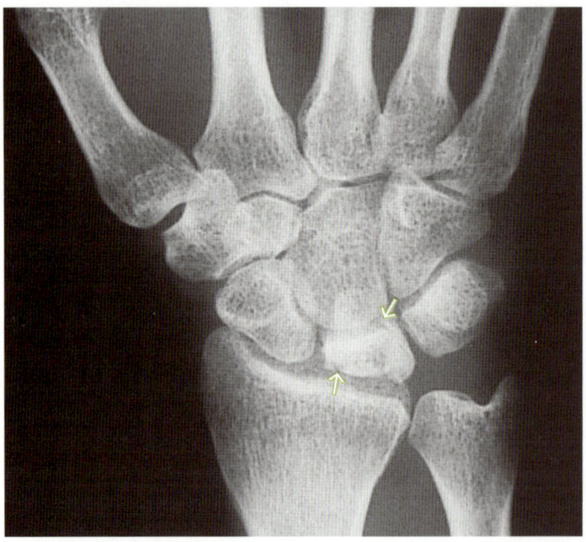

그림 1-74

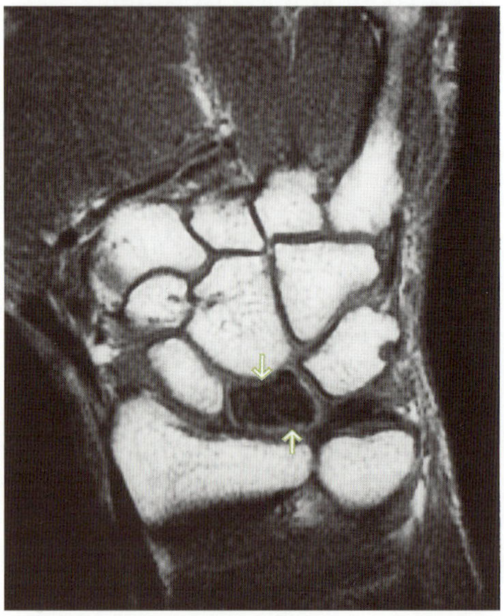

그림 1-75

그림 1-72 **수근관절 정면 엑스선영상** (반달뼈에 괴사로 여겨지는 고흡수 부위가 보인다[⇒]).

그림 1-73 **수근관절 측면 엑스선영상** (반달뼈에 고흡수 부위가 보인다[⇒]).

그림 1-74 **수근관절 정면 엑스선영상** (반달뼈가 약간 찌부러진 형태이다[⇒]).

그림 1-75 **수근관절 MR영상(T1 강조영상)** (반달뼈 전체에 저신호상이 보인다[⇒]).

◆ 영상소견 ◆

손목관절 엑스선영상 : 손목관절 정면상에서 반달뼈는 괴사로 생각되는 고흡수 부위가 보인다(그림 1-72).
손목관절 측면상에서 반달뼈에 고흡수 부위가 보인다(그림 1-73).
손목관절 정면상(확대상)에서 거의 찌부러진 형태의 반달뼈가 보인다(그림 1-74).
손목관절 MR영상 : T1 강조영상에서 반달뼈 전체에 저신호상이 보인다(그림 1-75).

◆ 진단 및 경과 ◆

영상소견에서 Kienbock병으로 진단되어 수술을 권유하였으나 본인이 거부하여 기브스로 고정하고 경과 관찰 중이다.

◆ 영상관찰 및 특징 ◆

Kienbock병의 원인이 밝혀지지는 않았으나 아마도 영양혈관에 생긴 혈전 때문에 혈행장애가 생겨 반달뼈에 단독으로 무패성 골괴사를 일으키는 질환으로 생각된다. 손목관절의 과도한 사용으로 지속적이고 반복적인 외력이 가해진 때문이라는 설이 많다. 젊은 남자에 많고 손목관절의 운동통과 약간의 기능장애를 초래한다. 손등에도 반달뼈와 일치하는 약간의 종창을 수반한 압통이 있다.

엑스선상에서는 처음에는 골량 상실, 영상의 균등화에 이어 편평해지고 축소되어 농염 교차상을 보인다. 질병상태에 따라 반달뼈의 괴사범위나 정도가 다르고 최종적으로는 반달뼈 전체가 괴사되며 골절이 생겨 분열된다.

치료법으로는 수술적 치료요법과 보존적 치료법이 있다. 수술적 치료법으로는 노뼈단축술이나 자뼈연장술, 혈관이식술이 대표적이다. 보존적 치료법으로는 손목뼈 몸쪽 고정법이나 기브스 고정법이 있으며 상태가 좋아지는 경우도 있다.

이 Kienbock병은 오스트리아의 방사선 전문의 Robart Kienbock(1871~1953)이 최초로 보고하였다.

본 증례도 주위의 골보다도 고흡수된 반달뼈가 보이는 특징적인 영상이 나타나 있다.

병리학 예 6. 먼쪽노뼈 생나무골절 (greenstick fracture of distal radius)

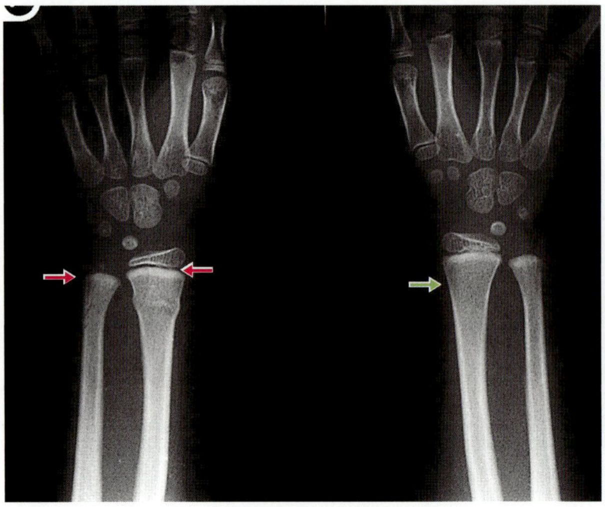

그림 1-76

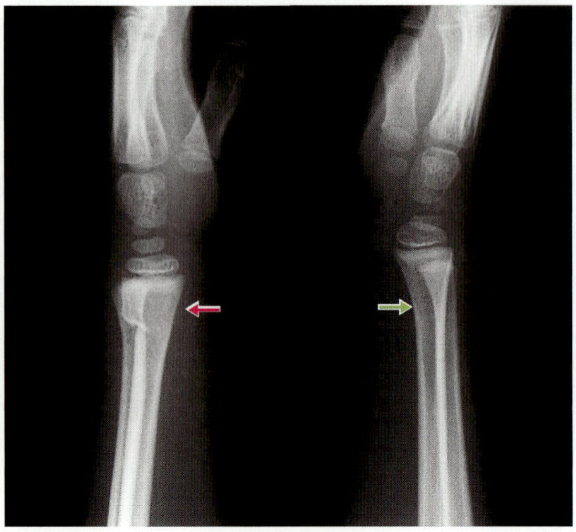

그림 1-77

그림 1-76 양쪽 손목관절 정면 엑스선영상 (오른쪽 먼쪽노뼈쪽에 골팽융이 보인다. 오른쪽 먼쪽자뼈쪽에 골절선 모양이 보인다[→]. 왼쪽 먼쪽노뼈쪽에는 이상소견이 없다[→]).

그림 1-77 양쪽 손목관절 측면 엑스선영상 (노뼈손등쪽은 쐐기모양의 부전골절이 보인다. 오른쪽자뼈는 노뼈와 겹쳐져 이상소견이 보이지 않는다[→]. 왼쪽노뼈에서의 이상소견은 없다[→]).

◆ 영상소견 ◆

양쪽 손목관절(수근관절)정면상 : 오른쪽 먼쪽노뼈에 골팽융, 오른쪽 자뼈(척골)에 골절선 모양의 형태가 보이나, 왼쪽손목뼈(좌수근골부)에는 이상소견이 없다(그림 1-76).

양쪽 손목관절측면상 : 오른쪽노뼈손등쪽(우요골배측부)은 함몰이 보이는 부전골절로 판명되며, 자뼈는 노뼈와 겹쳐져 이상소견이 나타나지 않는다(그림 1-77).

◆ 진단 및 경과 ◆

영상소견에서 오른쪽 먼쪽노뼈 골절과 오른쪽 먼쪽자뼈골절(생나무골절, 불완전굴곡골절)로 진단되었으며 어긋남이 적기 때문에 깁스로 고정하고 경과관찰하였다.

◆ 영상관찰 및 특징 ◆

생나무골절이란 뼈의 한쪽은 부러지고 또 다른 한쪽은 구부러진 불완전골절로 마치 어린 나뭇가지를 꺾을 때와 비슷한 골절을 말한다. 뼈의 생리적 만곡능력의 한계를 넘도록 굴곡외력이 작용하였을 때 일어나는 일종의 부전골절이다. 뼈에 외력이 가해진 결과 긴장측의 골피질이 절단되어 엑스선영상에서 분명한 골절을 보이나 안쪽의 골피질은 소성변형된다. 외측으로 엎치는 힘이 가해진 경우에는 손바닥쪽으로 돌출로 어긋나며 반대로 뒤치는 힘이 가해진 경우에는 손등쪽으로 돌출로 어긋난다.

본 증례에서는 손바닥측으로 돌출형 전이가 보이므로 외측으로의 엎치는 힘이 가해진 골절이다. 소아에게 특징적인 골절이기 때문에 촬영시에는 움직임 등에 주의해야 하고 형태의 변화를 관찰하기 위해서도 양쪽의 손목관절 2방향 촬영(정면, 측방향)이 필요하다.

2) 수근관절 측방향 촬영 (wrist lateral projection)

촬영목적 : 손목관절(수근관절)과 손목뼈(수근골)의 골절, 골변형, 탈구(반달뼈 주위탈구, 반달뼈 손바닥쪽 탈구) 등 병변의 유무를 관찰한다.

촬영자세 : 환자는 촬영대 옆에 편안한 자세로 앉도록 하고 팔꿉관절을 직각으로 굽혀 손목과 아래팔을 IR면 위에 측면자세로 놓는다. 이때 가능한 어깨관절, 팔꿉관절, 손목관절을 같은 수평면에 놓이도록 자세를 낮춘다. 검사쪽 손가락을 펴고 자뼈측면이 아래로 가게하여 바른 측면자세가 되도록 손목관절을 조정한다.

중 심 선 : 손목관절의 중앙을 향해 IR면에 수직으로 입사한다.

촬영 point : 자뼈(척골) 및 노뼈(요골)의 양쪽 붓돌기를 촉지한 후 IR면에 대하여 수직이 되도록 한다. 이렇게 하면 노뼈, 자뼈를 겹쳐 촬영할 수 있고 손배뼈(주상골), 반달뼈, 자뼈, 노뼈의 윤곽을 선명하게 나타나게 할 수 있다.

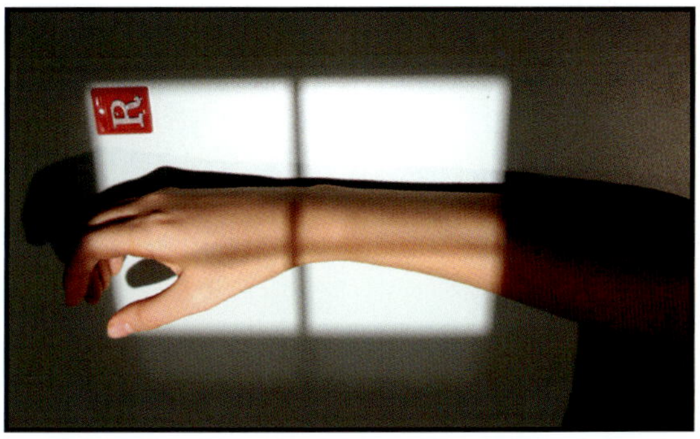

그림 1-78 수근관절 측방향 촬영자세

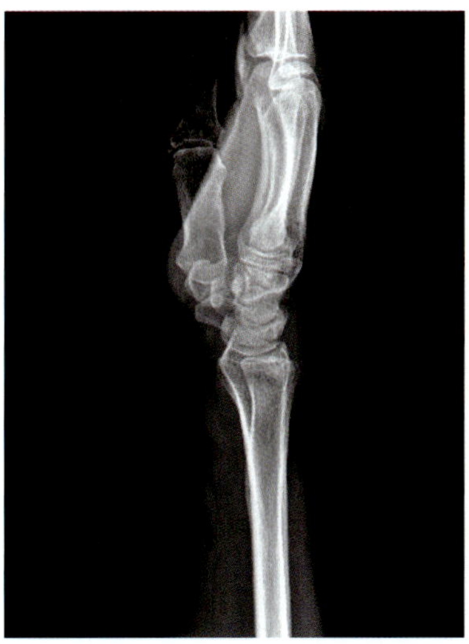

그림 1-79 수근관절 측방향 엑스선영상

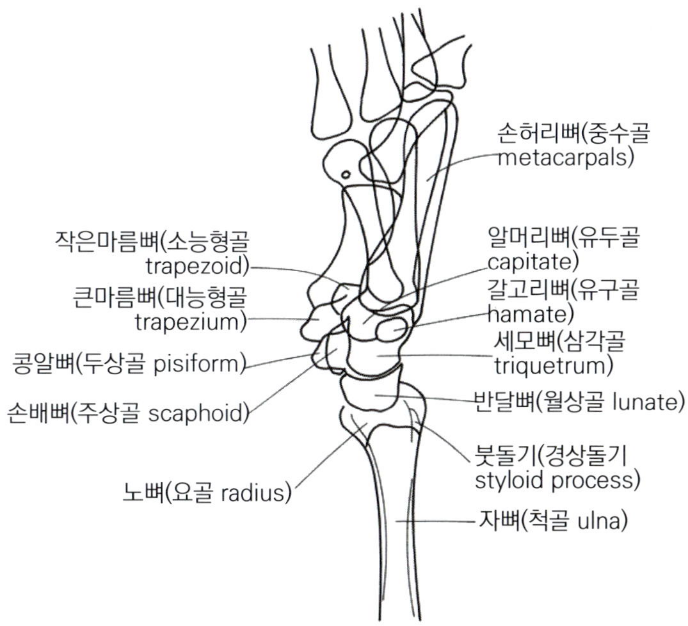

그림 1-80 수근관절 측방향 엑스선영상 해부도

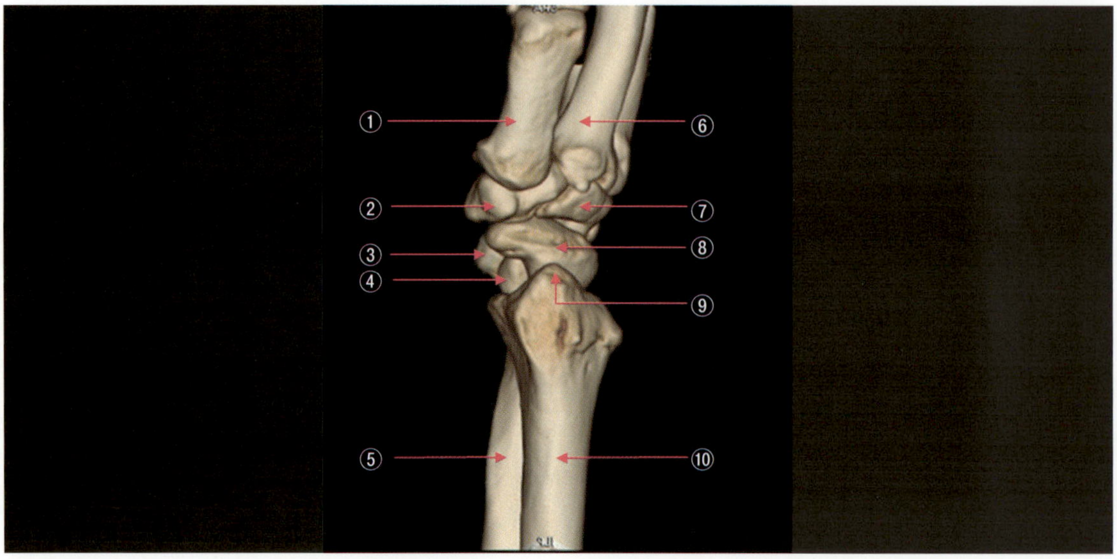

그림 1-81 수근관절 측방향 자세(wrist lateral position) 3D 영상

① 제1손허리뼈(1st metacarpal bone)
② 큰마름뼈(trapezium)
③ 콩알뼈(pisiform)
④ 반달뼈(lunate)
⑤ 자뼈(ulna)
⑥ 제2손허리뼈(2nd metacarpal bone)
⑦ 작은마름뼈(trapezoid)
⑧ 손배뼈(scaphoid)
⑨ 붓돌기(styloid process of radius)
⑩ 노뼈(radius)

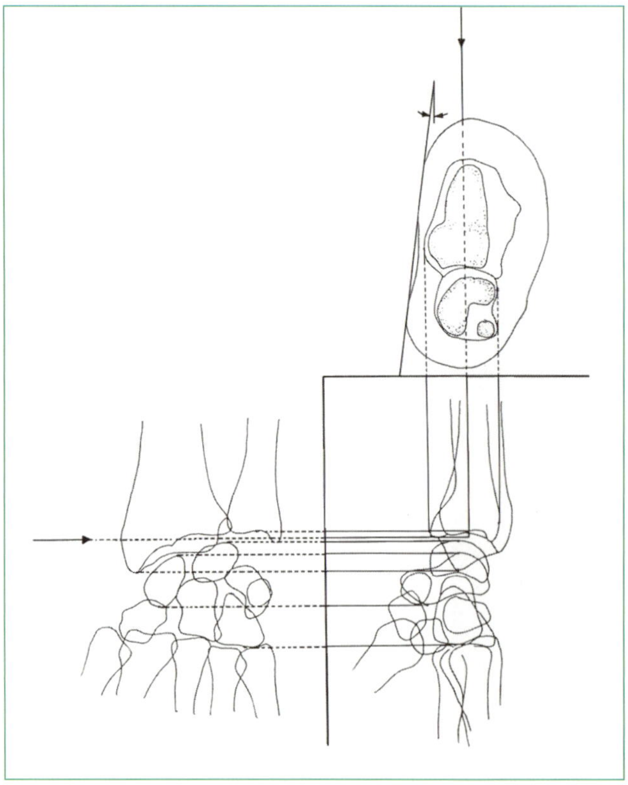

수근관절 측방향 촬영상의 해부학적 관계

· 엑스선상의 평가기준 (측방향)

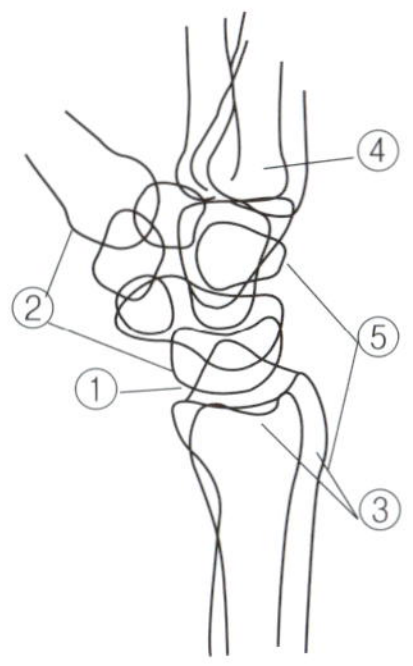

① 관절간격이 넓게 보이는가?
② 손목뼈의 윤곽이 식별되는가?
③ 노뼈와 자뼈의 먼쪽은 완전히 겹쳐졌는가?
④ 손허리뼈는 겹쳐졌는가?
⑤ 노뼈, 자뼈의 먼쪽과 손허리뼈의 몸쪽이 영상에 나타났는가?

병리학 예 7. 먼쪽노뼈 분쇄골절 (comminuted fracture of distal radius)

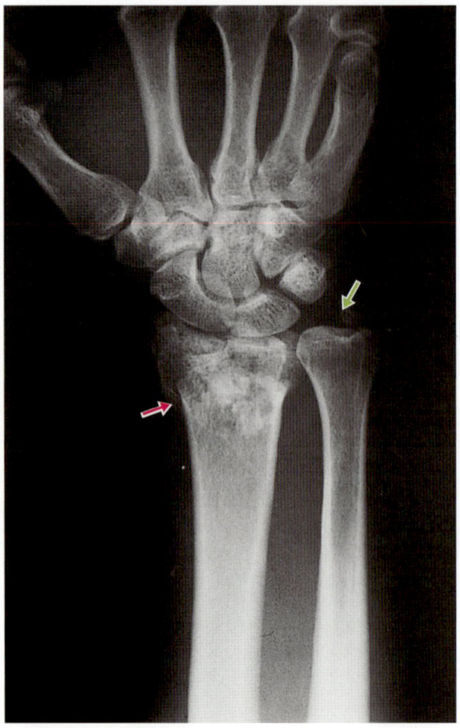

그림 1-82

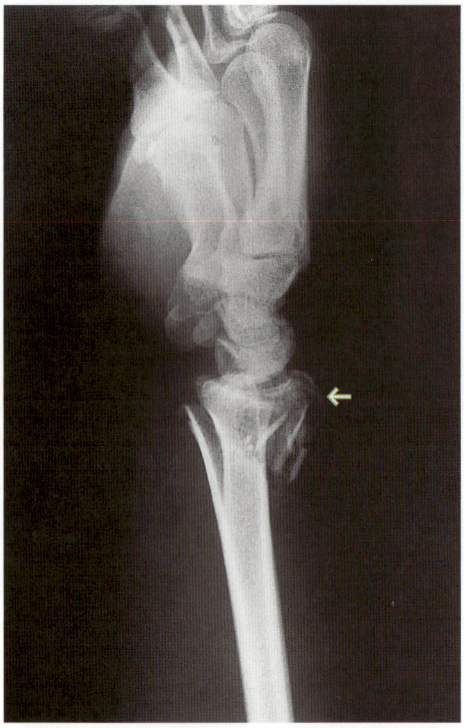

그림 1-83

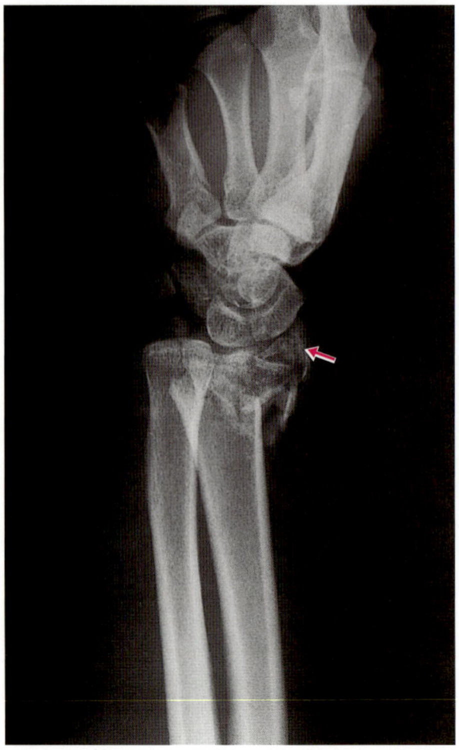

그림 1-84

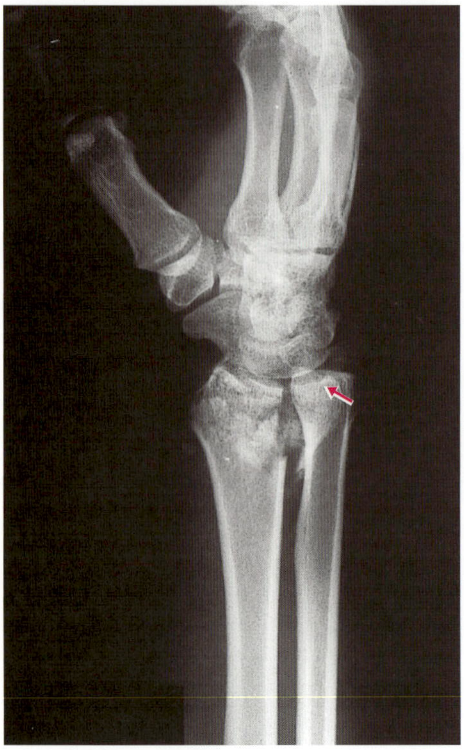

그림 1-85

그림 1-82 수근관절 정면 엑스선영상 (먼쪽노뼈의 단축을 동반한 골절[→]과 자뼈 붓돌기골절이 보인다[→]).
그림 1-83 수근관절 측면 엑스선영상 손바닥쪽으로 어긋나 보인다[⇒]).
그림 1-84 수근관절 전후사방향 엑스선영상 (노뼈가 어긋나 보이고 다수의 골편이 보인다[→]).
그림 1-85 수근관절 후전사방향 엑스선영상 (노뼈가 앞 · 뒤면으로 어긋난 골편이 보인다[→]).

1

◆ 영상소견 ◆

손목관절(수근관절) 정면상에서 먼쪽노뼈에 단축을 동반한 관절내에 이르는 골절과 자뼈붓돌기(척골경상돌기)골절이 보인다(그림 1-82).

손목관절 측면상에서 먼쪽노뼈의 바닥 뒤쪽이 어긋나 보인다(그림 1-83).

손목관절 전후사방향상에서 노뼈의 어긋난 것과 여러개의 골편이 보인다(그림 1-84).

손목관절 후전사방향상에서 노뼈의 앞 · 뒤로 어긋난 골편이 보인다(그림 1-85).

◆ 진단 및 경과 ◆

영상소견에서 왼쪽 먼쪽노뼈측에 발생한 분쇄골절로 진단하였으며 골편이 어긋나지 않도록 고정나사로 창상(lanceolate)외 고정술을 시행하고 20일 후 분쇄골절에 의한 관절면을 바르게 고정하기 위해 T자 plate를 사용하여 관혈적 골접합술을 시행하였다. 2개월 후 관절의 안정이 보이므로 고정나사를 제거하였으며, 5개월 후 골의 융합이 확인되어 T자 plate를 제거하였다.

◆ 영상관찰 및 특징 ◆

먼쪽노뼈 골절의 발생빈도는 전체 연령층에 걸쳐 높다. 분쇄골절은 전방으로 손바닥을 내민 채 넘어진 경우가 압도적으로 많고 넘어질 때 아래팔(전완)은 엎치기 때문에 손바닥으로의 외력은 손목뼈(수근골)를 지나 먼쪽노뼈로 펴며 엎치(회외)는 방향의 힘이 가해진다. 이 때, 강인한 장측 수근인대의 긴장에 의해 인대가 시작되는 곳의 노뼈장측면에 골절이 일어난다. 또, 노인성 골절의 특징인 분쇄골절(comminuted fracture)이 되기 쉽고 약한 외력에도 일어난다. 남 · 녀 모두 65세를 지나면 일단 골절을 일으킨 후 뼈융합에 시간이 걸리며 상상 이상으로 장기간의 고정이 필요하다. 이로 인해 기능장애 등의 2차적 합병증이 일어나기 쉽다.

분쇄골절의 골편은 보통 3개 이상이며 분쇄의 강도는 골절선이 관절 내에까지 이르는 경우도 있고 대부분이 먼쪽자뼈측 골절을 동반한다. 관절내 골절이 될 경우에는 손목뼈의 탈구를 동반하는 경우가 있다. 이들을 관찰하기 위해서는 손목관절 정면, 측면, 양사방향 촬영을 시행하는 것이 바람직하다.

본 증례는 떨어지면서 입은 부상으로 먼쪽노뼈의 분쇄골절과 자뼈붓돌기골절이 동반되었다.

3) 수근관절 후전사방향 촬영 (wrist PA oblique projection)

촬영목적 : 손배뼈(주상골), 큰마름뼈, 손목뼈(수근골)의 골절, 뼈변형 등 병변의 유무를 관찰한다.

촬영자세 : 환자는 촬영대 끝에 편안한 자세로 앉도록 하고 손과 손목을 촬영대 위에 놓는다. 손목은 자뼈쪽 아래로 한 측면자세에서 손바닥을 아래로 향하게 엎치게(회내)하여 IR면에 45° 되도록 자세를 취한다.

중 심 선 : 손배뼈를 향해 IR면에 수직으로 입사한다.

촬영 point : 손목관절이 가쪽에 있는 손목뼈(특히 손배뼈)가 잘 나타나야 한다. 노뼈와 자뼈의 먼쪽과 손허리뼈의 몸쪽 중간정도가 손목뼈와 함께 포함되어야 한다. 손목관절의 경사도는 손허리뼈사이가 약간 보이고, 노뼈와 자뼈는 먼쪽이 약간 겹칠 수 있는 촬영자세가 요구된다. 정확한 촬영자세를 고정시키기 위해 45° 블록 위에 손목을 올려 놓으면 안정된 사방향자세가 유지된다.

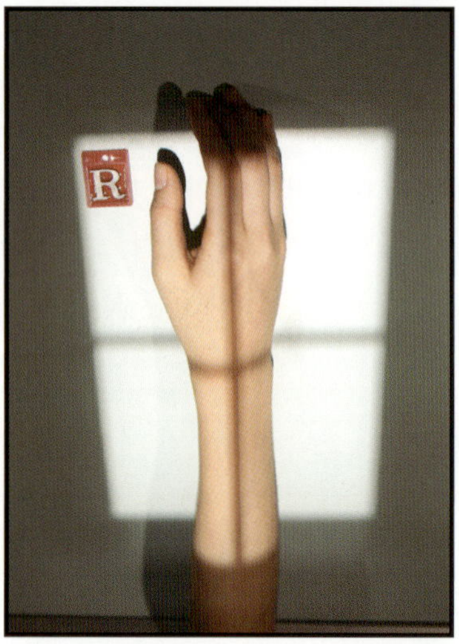

그림 1-86 수근관절 후전사방향 촬영자세

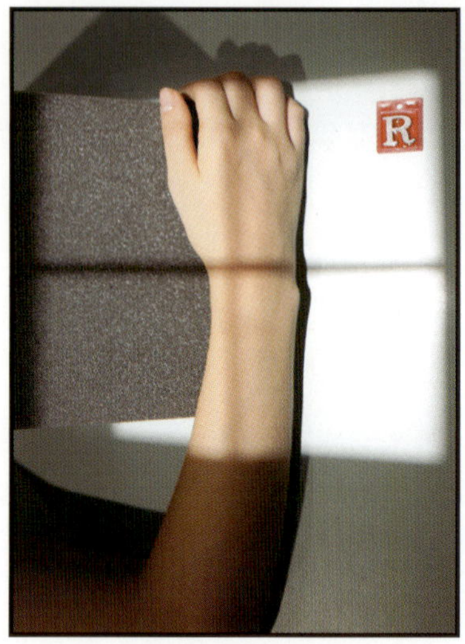

그림 1-87 수근관절 후전사방향 촬영자세 (45° 블럭사용)

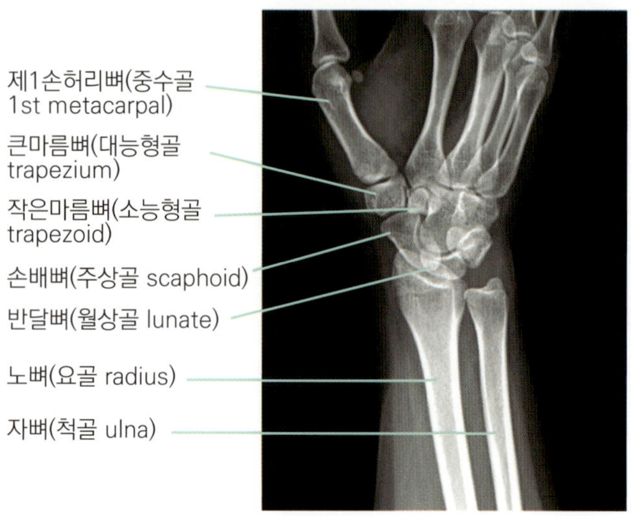

그림 1-88 수근관절 후전사방향 엑스선영상

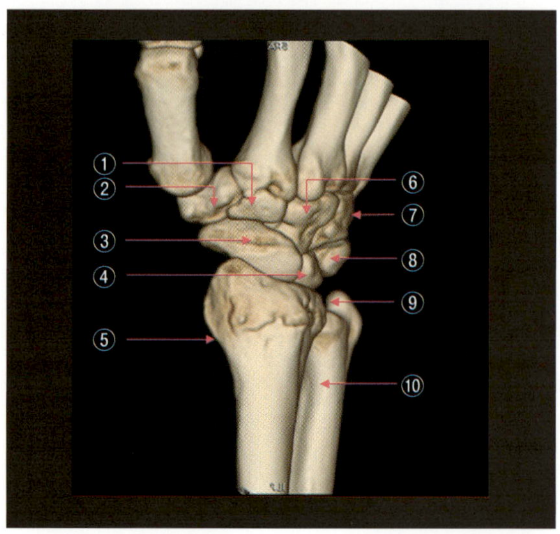

그림 1-89 수근관절 후전사방향 자세 3D 영상

① 큰마름뼈(trapezium)
② 작은마름뼈(trapezoid)
③ 손배뼈(scaphoid)
④ 반달뼈(lunate)
⑤ 노뼈(radius)
⑥ 알머리뼈(capitate)
⑦ 갈고리뼈(hamate)
⑧ 세모뼈(triquetum)
⑨ 붓돌기(styloid process)
⑩ 자뼈(ulna)

4) 수근관절 전후사방향 촬영 (wrist AP oblique projection)

촬영목적 : 손목뼈의 골절, 뼈변형, 탈구(콩알뼈, 세모뼈, 갈고리뼈) 등 병변의 유무를 관찰한다.

촬영자세 : 환자는 촬영대 끝에 편안한 자세로 앉도록 하고 손과 손목을 촬영대 위에 놓는다. 손목은 자뼈쪽을 아래로 한 측면 자세에서 손바닥을 위로 향하게 뒤치게(회외)하여 IR면에 45°가 되도록 한다.

중 심 선 : 손목관절의 중앙을 향해 IR면에 수직으로 입사한다.

촬영 point : 콩알뼈가 인접한 손목뼈로부터 분리되어 나타나며, 또 세모뼈와 갈고리뼈가 선명한 영상으로 나타나야 한다. 손목관절의 안쪽에 있는 손목뼈 중 콩알뼈, 세모뼈, 갈고리뼈는 겹침 없이 잘 보여야 한다.

정확한 촬영자세를 고정시키기 위해 45°블록 위에 손목을 올려놓으면 안정된 사방향자세가 유지된다.

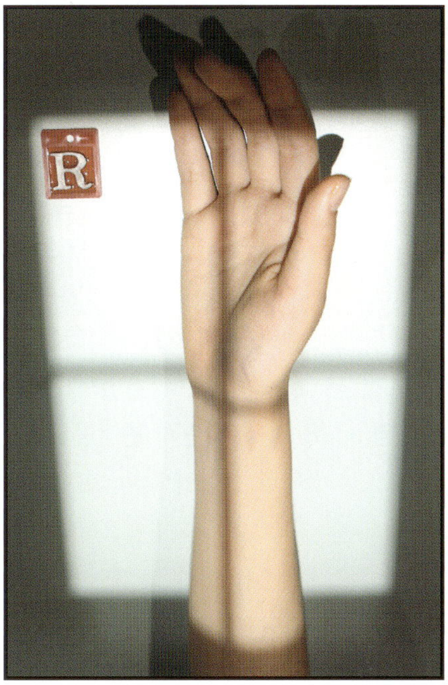

그림 1-90 수근관절 전후사방향 촬영자세

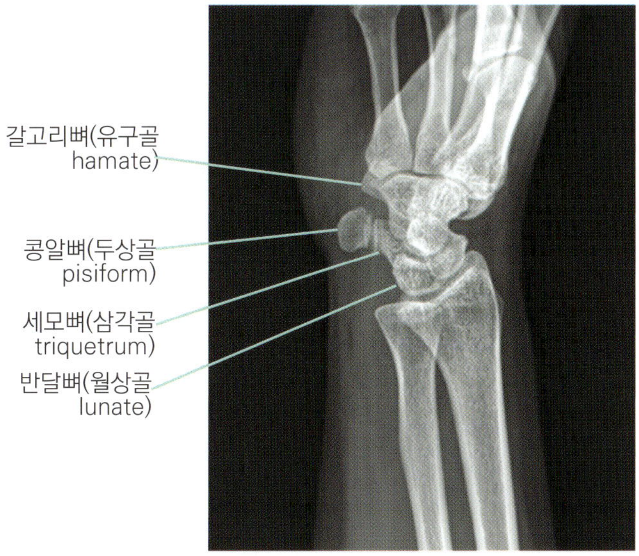

그림 1-91 수근관절 전후사방향 엑스선영상

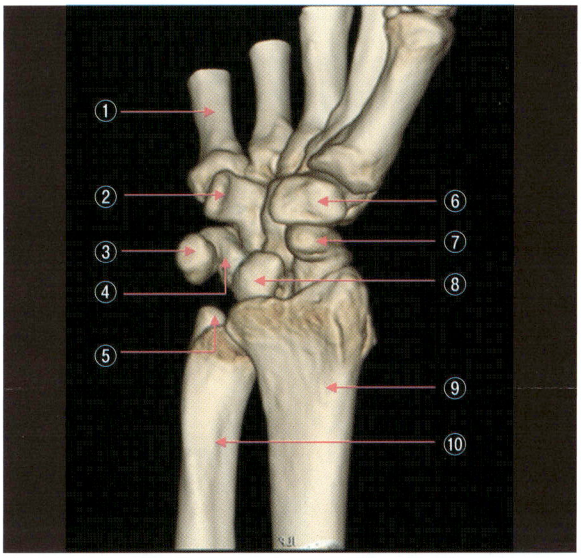

그림 1-92 수근관절 전후사방향 자세 3D 영상

① 손허리뼈(metacarpal bone)
② 갈고리뼈(hamate)
③ 콩알뼈(pisiform)
④ 세모뼈(triquetum)
⑤ 붓돌기(styloid process)
⑥ 큰마름뼈(trapezium)
⑦ 손배뼈(scaphoid)
⑧ 반달뼈(lunate)
⑨ 노뼈(radius)
⑩ 자뼈(ulna)

5) 척골 굴곡위 후전방향 촬영 (ulnar bending PA projection)

촬영목적 : 손목뼈의 노뼈 붓돌기, 손배뼈의 골절, 인대손상 등 병변의 유무를 관찰한다.

촬영자세 : 환자는 촬영대 옆에 편안한 자세로 앉도록 하고 팔꿉관절을 직각으로 굽혀 손목과 아래팔을 촬영대 위에 놓는다. 이때 가능한 어깨관절, 팔꿉관절, 손목관절을 같은 수평면에 놓이도록 자세를 낮춘다. 손목을 후전 자세로 IR면 중앙에 위치한 다음 손목관절을 바깥쪽으로 움직인다. 그리고 손목을 최대한 자뼈쪽으로 굽힌다.

중 심 선 : 손배뼈의 중앙을 향해 IR면에 수직으로 입사한다.

촬영 point : 노뼈측면의 관절공간이 열린 상태로 보이도록 손목관절을 최대한 굽혀야 한다. 손배뼈의 분명치 않은 골절에서는 수직, 10°, 20°, 30°의 여러 가지 각도를 이용하여 촬영할 필요가 있다.

※ 손배뼈를 골절선(fracture line)의 방향에 따라 선명한 영상을 얻기 위해서는 팔꿉관절을 향해 10°~15°로 경사지게 입사한다.

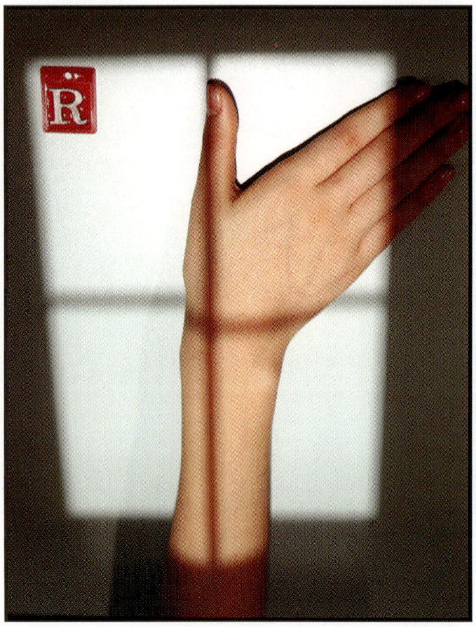

그림 1-93 척골 굴곡위 후전방향 촬영자세

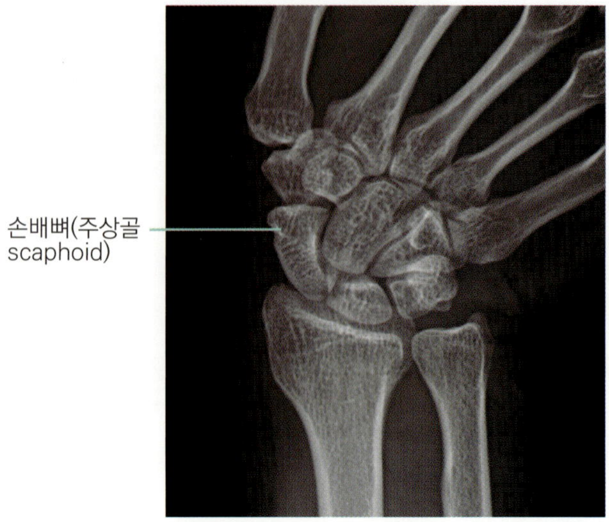

그림 1-94 척골 굴곡위 후전방향 엑스선영상

6) 요골 굴곡위 후전방향 촬영 (radius bending PA projection)

촬영목적 : 손목뼈의 자뼈측면의 관절공간, 골절, 인대손상 등 병변의 유무를 관찰한다.

촬영자세 : 환자는 촬영대 옆에 편안한 자세로 앉도록 하고 팔꿉관절을 직각으로 굽혀 손목과 아래팔을 촬영대 위에 놓는다. 이때 가능한 어깨관절, 팔꿉관절, 손목관절을 같은 수평면에 놓이도록 자세를 낮춘다. 손목관절을 후전자세로 IR면 중앙에 위치한 다음 컵 모양을 이루도록 환자의 손을 몸쪽으로 움직인다. 그리고 손목을 최대한 노뼈쪽으로 굽힌다.

중 심 선 : 손목뼈 중앙을 향해 IR면에 수직으로 입사한다.

촬영 point : 안쪽 손목뼈에 인접한 관절공간이 열린 상태로 보이도록 손목관절을 최대한 굽힌다. 손목관절이 회전되지 않아야 하며 연부조직과 뼈의 구조 형태가 선명하게 나타나야 한다.

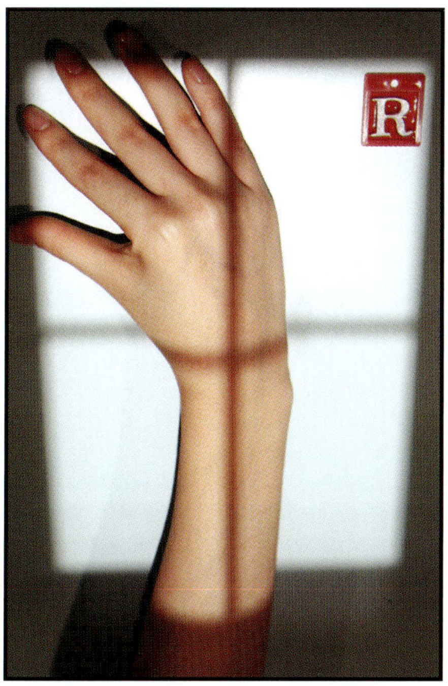

그림 1-95 요골 굴곡위 후전방향 촬영자세

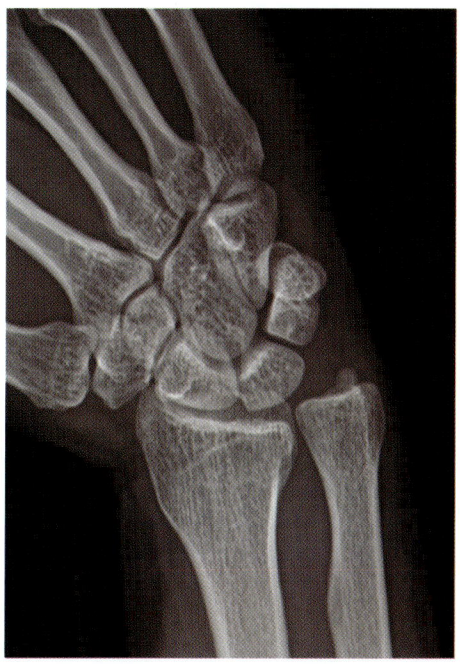

그림 1-96 요골 굴곡위 후전방향 엑스선영상

7) 주상골 촬영 (scaphoid projection)

촬영목적 : 손배뼈의 골절, 뼈변형, 뼈배열의 이상 등 병변의 유무를 관찰한다.

촬영자세 : 환자는 촬영대 옆에 편안한 자세로 앉도록 한다. 후전방향자세에서 양손을 IR면 중앙에 놓고 손을 자뼈쪽으로 굽히고 자세를 확인한다.

중 심 선 : 양측 손배뼈의 중간을 향해 IR면에 대해 수직으로 입사한다.

촬영 point : 이 촬영법은 손배뼈의 중앙에서 몸쪽을 잘 나타낼 수 있는 자세이다. 손배뼈는 앞으로 기울어져 있어 가벼운 굽힘에 의해 IR면에 평행이 되고 안쪽 손목뼈와의 중복을 억제하기 위해 자뼈쪽으로 굽힌다. 손배뼈의 모양과 그 밖의 손목뼈와의 겹침을 방지하기 위해 그 외의 자세에 의한 손배뼈의 촬영법에 대해 기술한다. 손배뼈의 중앙부에서 먼쪽의 관찰에는 노뼈쪽을 IR면에서 조금 들어 올린 사방향자세로 한다.

60° 엎침(회내) 사방향 영상에서는 손배뼈의 먼쪽이 관찰되고 손배뼈의 촬영에는 양쪽 동시 촬영에 있어 후전방향, 측방향, 사방향의 3방향 촬영이 시행되는 일이 많지만, 손배뼈의 골절 모양에 따라 5방향 촬영이 시행되는 일도 있다.

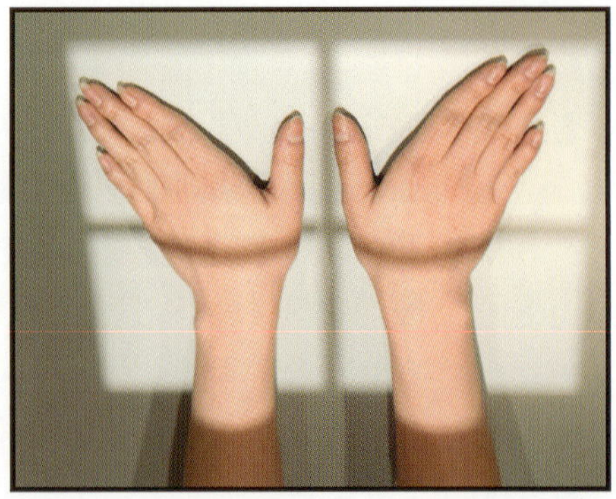

그림 1-97 양쪽 주상골 후전방향 촬영자세

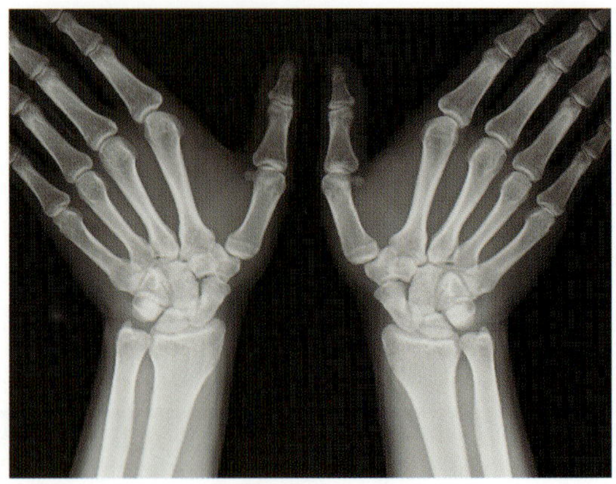

그림 1-98 양쪽 주상골 후전방향 촬영 엑스선영상

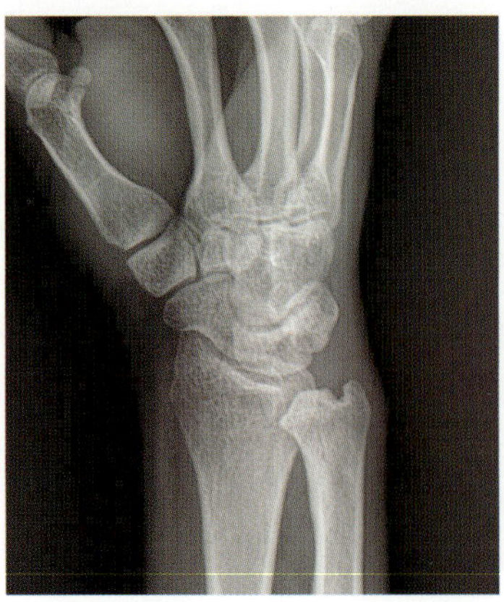

그림 1-99 주상골 20° 회내사방향 엑스선 영상

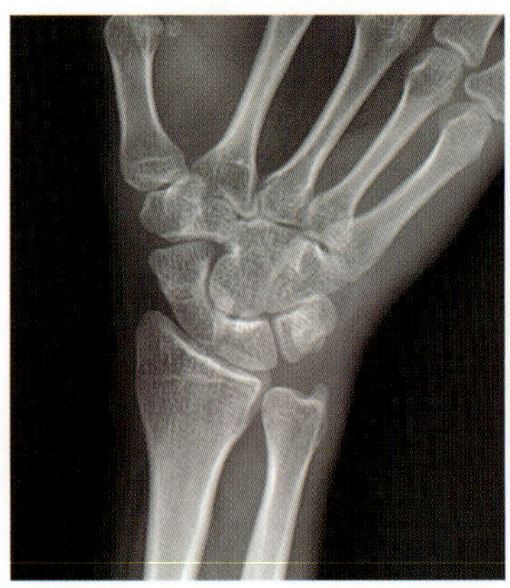

그림 1-100 주상골 60° 회내사방향 엑스선영상

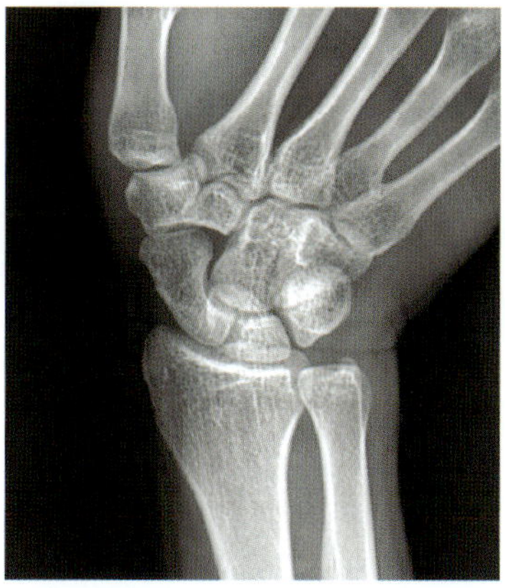

그림 1-101 주상골 척골 굴곡위 엑스선영상

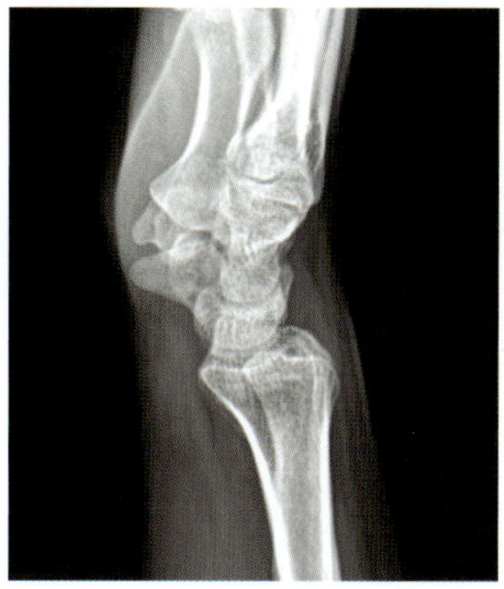

그림 1-102 주상골 측방향 엑스선영상

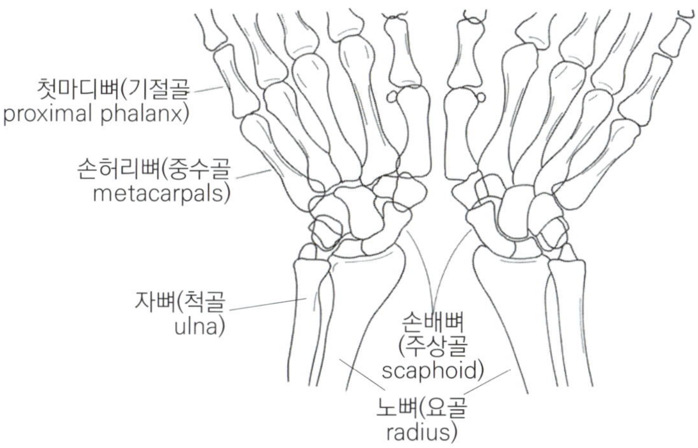

그림 1-103 양쪽 주상골 후전방향 엑스선영상해부도

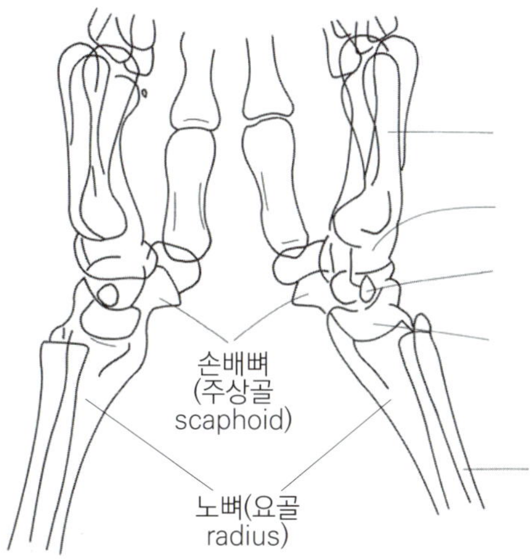

그림 1-104 양쪽 주상골 측방향 엑스선영상해부도

병리학 예 8. 손배뼈 골절 (fracture of carpal scaphoid)

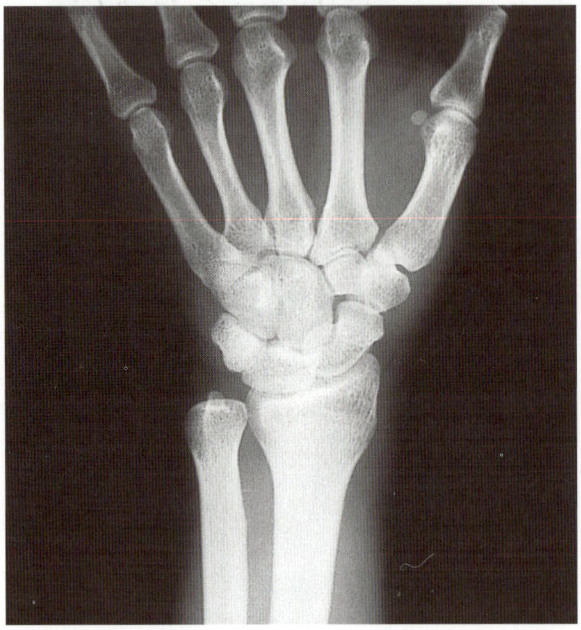

그림 1-105

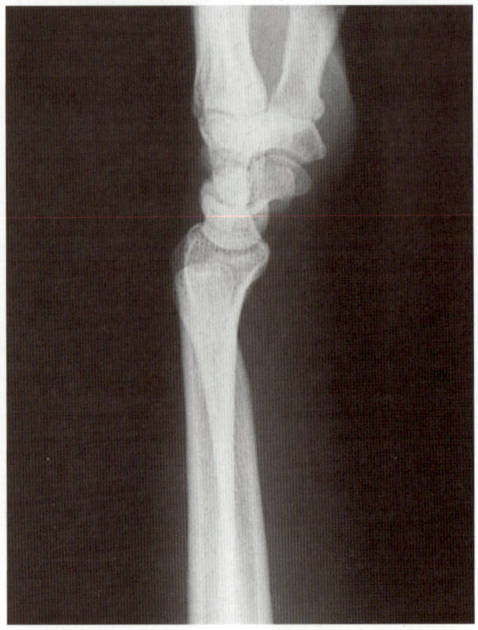

그림 1-106

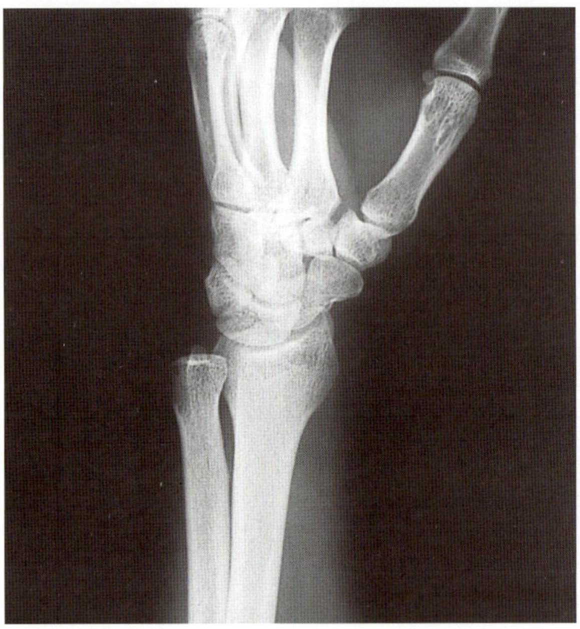

그림 1-107

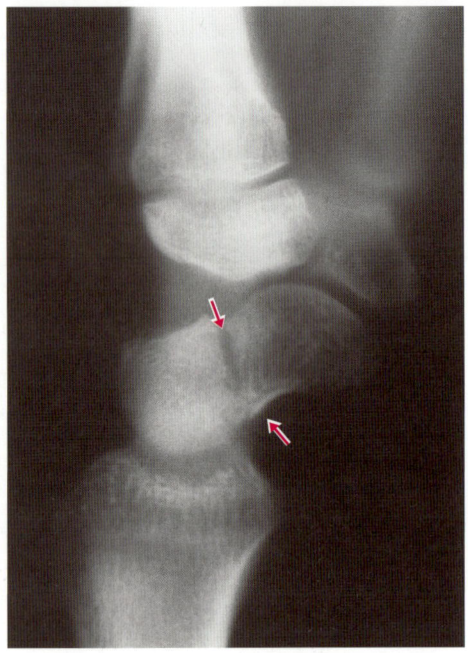

그림 1-108

그림 1-105 수근관절 정면 엑스선영상 (분명한 골절선이 보이지 않는다).

그림 1-106 수근관절 측면 엑스선영상 (분명한 골절선이 보이지 않는다).

그림 1-107 수근관절 후전사방향 엑스선영상 (분명한 골절선이 보이지 않는다).

그림 1-108 수근관절 측면 단층엑스선영상 (골절선이 선명하게 나타나 있다[→]).

◆ 영상소견 ◆

손목관절 엑스선영상 : 손목관절 정면 · 측면상에서 선명한 골절선이 보이지 않는다(그림 1-105, 106).
손목관절 후전사방향상에서 선명한 골절선이 보이지 않는다(그림 1-107).
손목관절 단층엑스선영상 : 손목관절 측면단층상에서 골절선이 선명하게 나타나 있다(그림 1-108).

◆ 진단 및 경과 ◆

영상소견에서 손배뼈 골절로 진단, 18 mm 나사못으로 고정술을 시행하고 약 1개월간 기브스로 고정한 후 물리치료하였다.

◆ 영상관찰 및 특징 ◆

손배뼈 골절은 손목뼈 골절 중에서도 가장 빈도가 높다. 손배뼈의 주요 혈관은 중앙의 전 · 외측에서 들어와 몸통 가까이 퍼져있기 때문에 골절 부위에 따라서는 혈류가 차단될 수 있으며 몸통 가까운 쪽의 골편이 골괴사를 일으키는 경우가 있으므로 골절소견을 보이지 않더라도 주의하여 관찰해야만 한다.

손배뼈 골절은 골절편이 어긋나기 쉬운데, 해부학적으로 노뼈 세로축(장축)보다 약 45° 장측 및 요측으로 기울어져 위치하기 때문에 그 골절면은 손의 이마면(coronal plane), 시상면(sagittal plane) 모두에 대하여도 기울어져 있다. 그렇기 때문에 손목관절 정면 · 측면 촬영에서는 엑스선이 골절면에 입사되지 않으면 골절선이 나타나지 않는 특징이 있다.

그래도 골절선이 나타나지 않는 경우에는 단층촬영이나 CT검사를 하는 것이 좋다. 그러나 골절선을 볼 수 없는 경우가 많으므로 고정한 후 2~3주 후 골절부위에서 골흡수가 되면 손목관절 4방향 촬영을 시행하는 것이 좋다.

본 증례에서도 손목관절 엑스선영상 정면 · 측면상에서의 골절선이 나타나지 않아 단층촬영을 통해 골절선을 나타냈다. 경과 관찰 중에 괴사로 생각되는 영상은 보이지 않았다.

1

8) 주상골 후전방향 촬영 (scaphoid PA projection)
Stecher법

촬영목적 : 손목뼈 중 손배뼈의 골절 및 병변의 유무를 관찰한다.

촬영자세 : 환자는 촬영대 끝에 편안한 자세로 앉도록 하고 손과 아래팔을 촬영대 위에 놓는다. IR면 중앙에 20° 블록을 팔꿈치 쪽으로 기울여 놓고 그 위에 손바닥을 아래로 엎쳐놓고 손목이 IR면 중앙에 놓이도록 한다.

중 심 선 : 손배뼈를 향해 수직으로 입사한다.

촬영 point : 아래팔의 먼쪽에서 손허리뼈의 몸쪽 절반까지 포함되게 하고 회전되지 않아야 하며 손배뼈의 골밀도가 선명하게 나타나야 한다.

※ Stecher 변형법인 경우 촬영대 위에 손목을 수평으로 놓고 중심선을 팔꿈치 쪽으로 20° 가 되도록하여 촬영한다.

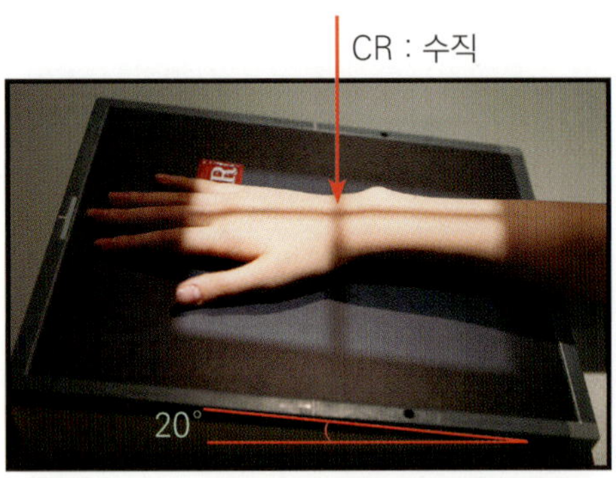

그림 1-109 주상골 후전방향 촬영자세 (Stecher법)

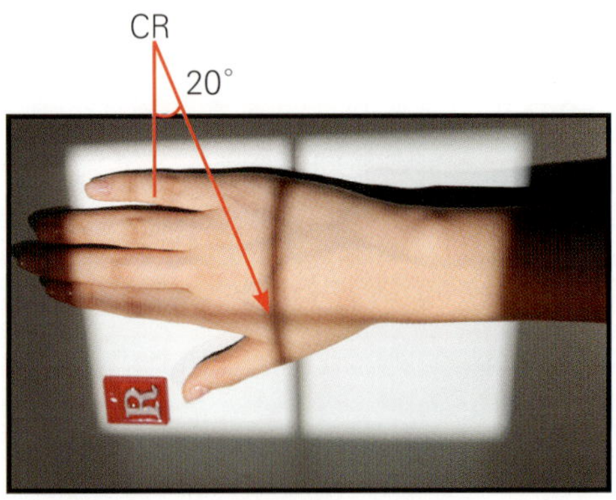

그림 1-110 주상골 후전방향 촬영자세 (Stecher 변형법)

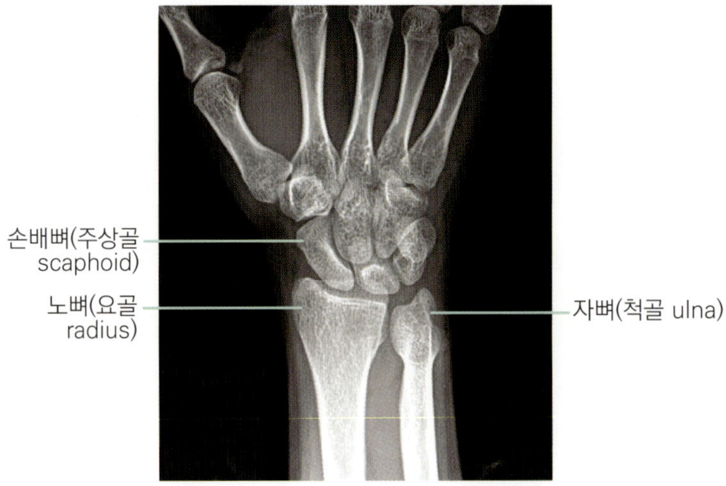

그림 1-111 Stecher법 엑스선영상

9) 대능형골 후전축사방향 촬영 (trapezium PA axial oblique projection) Clements-Nakayama법

촬영목적 : 큰마름뼈(대능형골) 골절, 큰마름뼈와 손목뼈와의 관절의 병변, 뼈관절염 환자의 치료상태의 평가 등을 목적으로 한다.

촬영자세 : 환자는 촬영대 옆에 편안한 자세로 앉도록 하고 팔꿉관절을 직각으로 굽힌 후 손과 아래팔을 촬영대 위에 놓는다. 자뼈쪽이 아래로 향하도록 엎치게(회내)하여 45° 블록위에 손목을 놓고 자뼈 쪽으로 굽힌다. 이때 엄지손가락은 IR면 장축과 평행을 이루도록 한다.

중 심 선 : 큰마름뼈를 향해 먼쪽으로 45°되게 입사한다.

촬영 point : 큰마름뼈와 인접하는 손목뼈와의 관절을 잘 나타내야 한다.

※ 환자가 손목을 자뼈쪽으로 굽힐 수 없을 때는 IR면에 쭉 뻗은 손목을 일치시켜, 아래팔 전체를 중심선으로부터 20° 정도 가쪽으로(자뼈) 회전시킨다.

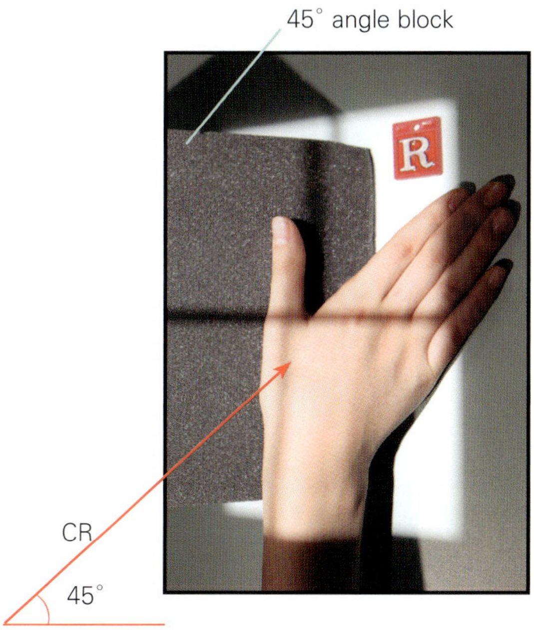

그림 1-112 대능형골 후전축사방향 촬영자세 (Clements-Nakayama법)

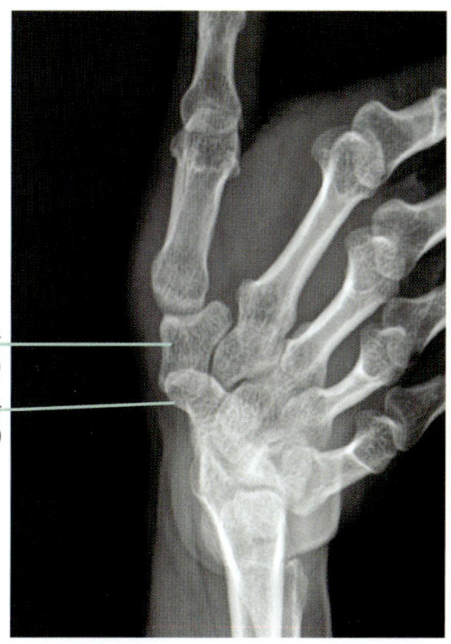

그림 1-113 대능형골 후전축사방향 엑스선영상 (Clements-Nakayama법)

10) 수근관 접선방향, 하상방향 촬영 (carpal canal tangential, inferosuperior projection) (carpal tunnel view) Gaynor-Hart법

촬영목적 : 손목뼈(수근골)의 골절, 탈구, 인대염증과 종양 등에 의한 병변의 유무를 관찰한다.

촬영자세 : 환자는 촬영대 끝에 편안한 자세로 앉도록 하고 손과 아래팔을 촬영대 위에 놓는다. 손바닥을 아래로 엎쳐놓고 손목은 최대한 펴서 IR면 중앙에 노뼈 붓돌기가 위치한 손목이 놓이도록 한다. 환자는 검사 반대쪽 손으로 촬영할 손가락을 잡아당겨 손목관절의 손등꺽기를 하도록 환자에게 요구한다. 이때 갈고리뼈와 콩알뼈의 음영이 겹치는 것을 막기 위해 손을 노뼈쪽으로 약 10° 정도 돌린다.

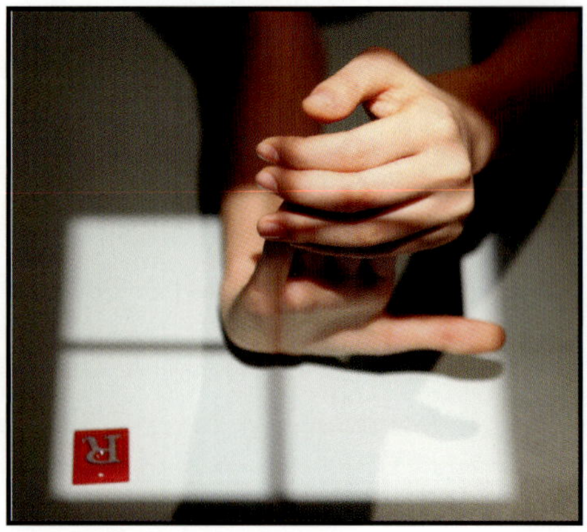

그림 1-114 수근관 접선방향,하상방향 촬영자세 Gaynor-Hart법

중 심 선 : 손바닥의 장축에 대해 25~30°로 입사한다. 입사점은 셋째 손허리뼈 아래에서 2.5 cm 먼쪽을 향해 입사한다.

촬영 point : 콩알뼈와 갈고리뼈의 갈고리는 분리되어 나타나야 하며 알머리뼈(유두골), 손배뼈와 큰마름뼈로 이루어지는 손목굴이 선명하게 나타나야 한다.

조사범위를 설정하여 산란선을 적게 하고 피사체 대조도 향상에 노력하며 굽힘에 의해 아래팔(전완)이 IR면에서 떨어지기 쉽기 때문에 손목에 고정용구를 사용할 수도 있다.

※ 하상방향 촬영이 어려운 경우는 상하방향 촬영으로 대체가 가능하며 환자는 촬영대 끝에 세워 놓고 IR면 위에 손바닥을 놓는다. 손목관절과 손가락을 등쪽으로 최대한 굽히게 하여 아래팔 먼쪽방향으로 25~30°를 주어 촬영한다.

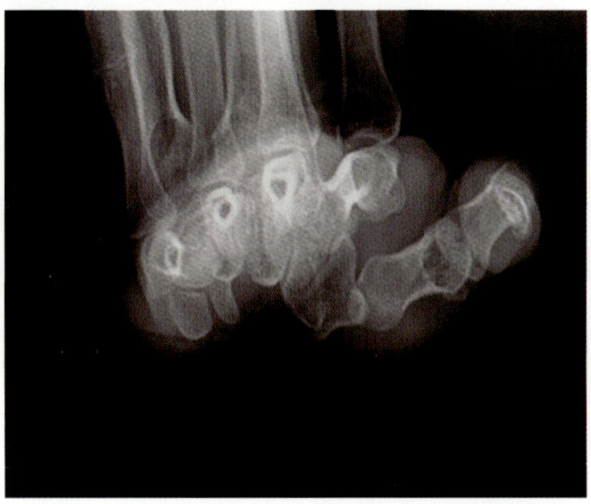

그림 1-115 수근관 접선방향 엑스선영상 (하상방향, Gaynor-Hart법))

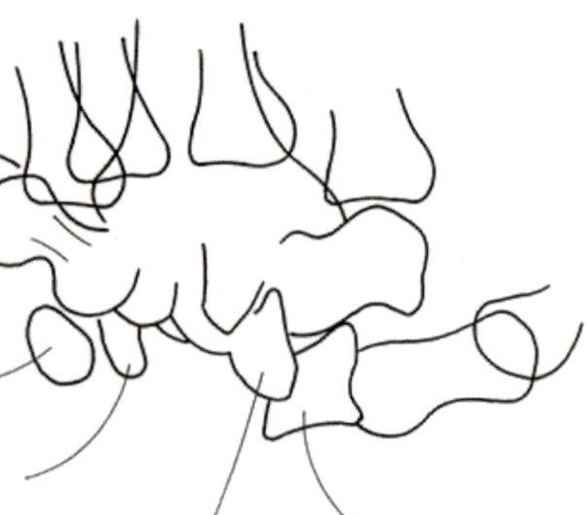

그림 1-116 수근관 접선방향 엑스선영상해부도 (하상방향, Gaynor-Hart법)

11) 수근교 접선방향 촬영 (carpal bridge tangential projection)

촬영목적 : 손배뼈(주상골)의 골절, 반달뼈(월상골)의 탈구, 손등의 석회화와 이물질 유무, 손목뼈(수근골)의 뒷면에 파편골절(chip fracture) 등 병변의 유무를 관찰한다.

촬영자세 : 환자는 촬영대 끝에 편안한 자세로 앉히거나 선자세로 하고 손등을 IR면 중앙 위에 놓는다. 손과 아래팔이 직각을 이루도록 손등을 IR면에 놓고 가능한 손목을 최대한 구부린다.

중 심 선 : 입사점은 손목관절에서 약 4 cm 몸쪽을 향해 45˚로 입사한다.

촬영 point : 손목의 뒷면과 손허리뼈바닥(중수골저 metacarpal base)이 겹치지 않고 잘 나타나야 한다.

손등이 촬영대에 닿도록 하여 아래팔과 촬영대가 직각이 되게 하거나 이 자세가 곤란한 경우에는 아래팔을 고정용구나 다른 보조기구를 사용하여 손목을 직각으로 구부린 상태로 IR을 수직으로 세워 촬영한다.

1

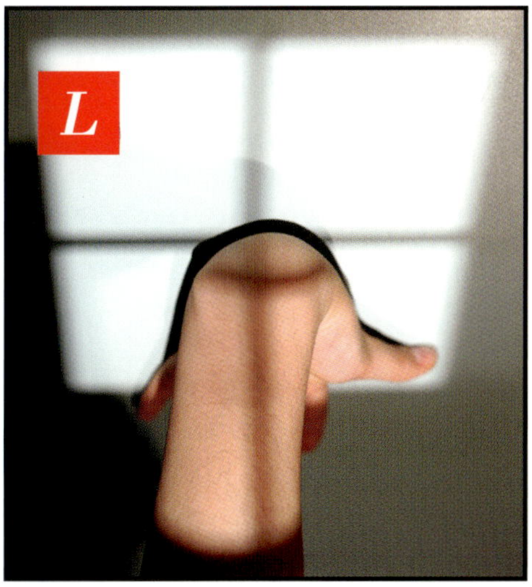

그림 1-117 수근교 접선방향 촬영자세

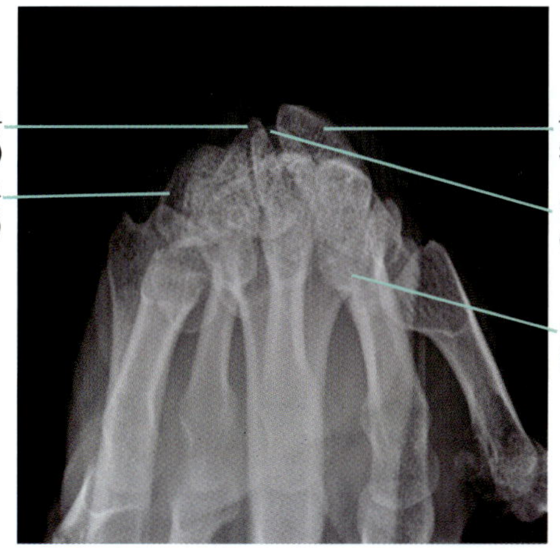

그림 1-118 수근교 접선방향 엑스선영상

4. 아래팔 (전완 Forearm)

1) 전완 전후방향 촬영 (forearm AP projection)

촬영목적 : 자뼈와 노뼈의 골절 및 골절에 따르는 팔꿉관절과 손목관절의 변위 등의 병변 유무를 관찰한다.

촬영자세 : 환자는 촬영대 끝에 편안한 자세로 앉도록 하고 팔꿉관절을 펴고 아래팔과 손바닥을 뒤치게 하여 IR면 위에 놓는다. 이때 가능한 어깨관절, 팔꿉관절, 손목관절을 같은 수평면에 놓이도록 자세를 낮춘다. 검사쪽 팔은 펴고 바른 전후자세가 되도록 환자의 몸을 가쪽으로 약간 기울인다.

중 심 선 : 아래팔의 중앙을 향해 IR면에 수직으로 입사한다.

촬영 point : 노뼈몸통, 자뼈몸통이 겹치지 않고 골밀도가 선명하게 나타나야 한다. 외상성 질환에 의한 골절이 의심되는 경우가 대부분으로 아래팔 전체와 팔꿉관절과 손목관절을 포함하는 전후방향 촬영이 되어야 한다. 골절에 의한 뼈의 어긋난 것을 관찰할 경우 특히 자뼈 단독골절에서는 노뼈머리(요골두)의 탈구, 노뼈 단독골절에서는 자뼈머리(척골두)의 탈구가 발생할 수 있으므로 팔꿉관절과 손목관절를 포함하여 촬영한다.

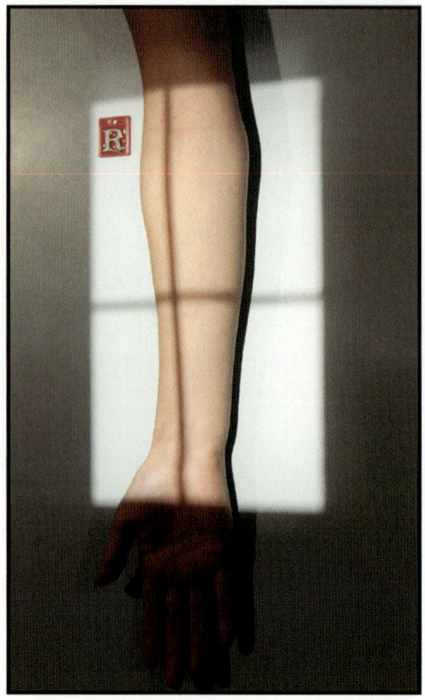

그림 1-119 전완 전후방향 촬영자세

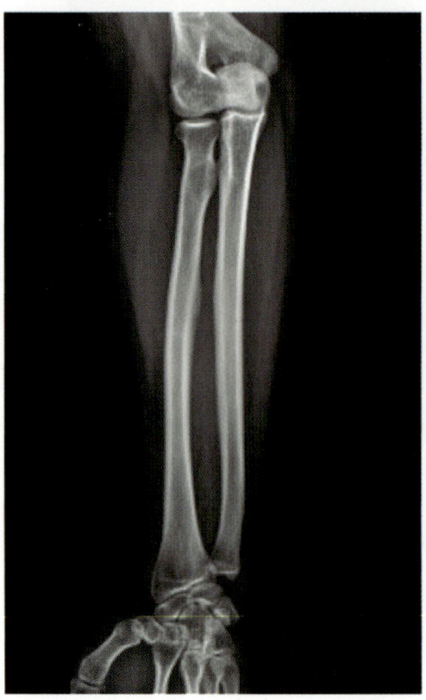

그림 1-120 전완 전후방향 엑스선영상

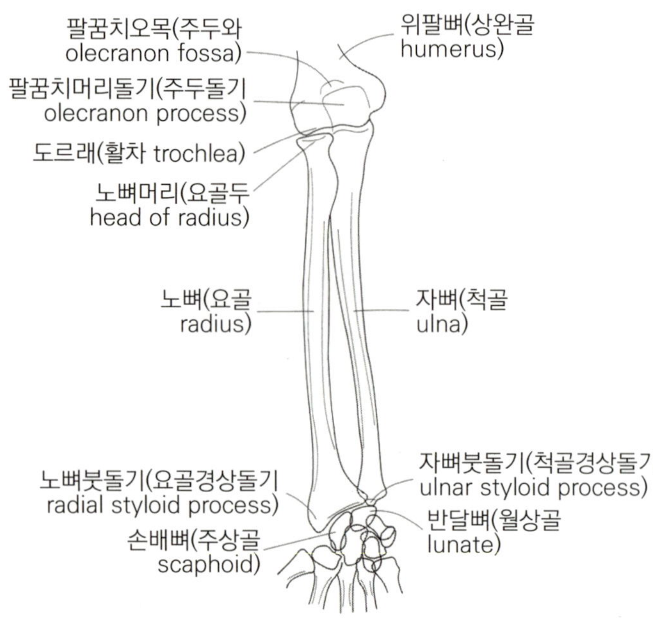

그림 1-121 전완 전후방향 엑스선영상해부도

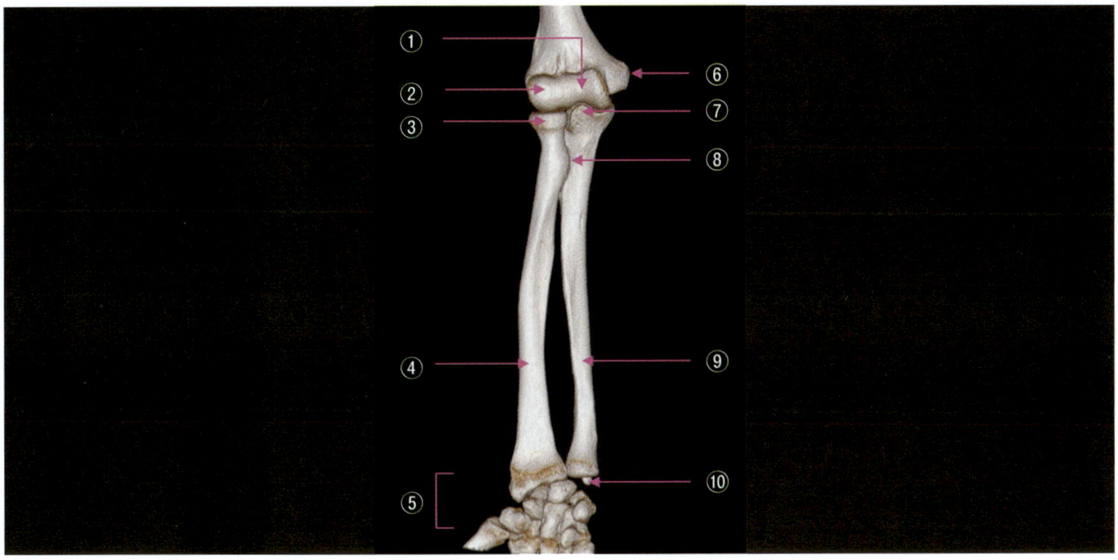

그림 1-122 **전완 전후방향 자세(forearm AP position) 3D 영상**

① 도르래(trochlea)
② 위팔뼈작은머리(capitulum of humerus)
③ 노뼈머리(radial head)
④ 노뼈(radius)
⑤ 손목뼈(carpal bone)
⑥ 안쪽위관절융기(medial epicondyle)
⑦ 갈고리돌기(coronoid process)
⑧ 노뼈거친면(radial tuberosity)
⑨ 자뼈(ulna)
⑩ 붓돌기(styloid process)

2) 전완 측방향 촬영 (forearm lateral projection)

촬영목적 : 아래팔의 골절이나 골절에 따르는 팔꿈치와 손목관절의 변위 등의 병변 유무를 관찰한다.

촬영자세 : 환자는 촬영대 끝에 편안한 자세로 앉도록 하고 팔꿉관절을 직각으로 굽혀 손목과 아래팔을 IR면 위에 측면자세가 되게한다. 이때 가능한 어깨관절, 팔꿉관절, 손목관절을 같은 수평면에 놓이도록 자세를 낮춘다. 검사쪽 팔꿈치를 90°로 구부리고 IR면에 자뼈쪽을 놓아 바른 측방향 자세가 되게한다.

중 심 선 : 아래팔의 중앙을 향해 IR면에 수직으로 입사한다.

촬영 point : 팔꿉관절과 손목관절의 측방향 영상으로 나타나고 자뼈와 노뼈의 골밀도가 선명하게 나타나야 한다.

※ 아래팔촬영은 일반적으로 전후방향과 측방향으로 촬영하지만 노뼈와 자뼈의 동시 골절인 경우에는 골절부위의 정보를 보다 정확하게 파악하기 위해 전후방향, 측방향, 양쪽 사방향 촬영을 한다. 이 경우 손목관절과 팔꿉관절을 충분히 포함하여 촬영하고 특히 자뼈 단독골절에서는 노뼈머리의 탈구, 노뼈 단독골절에서는 자뼈머리의 탈구가 발생할 수 있으므로 팔꿉관절과 손목관절를 포함하여 촬영한다.

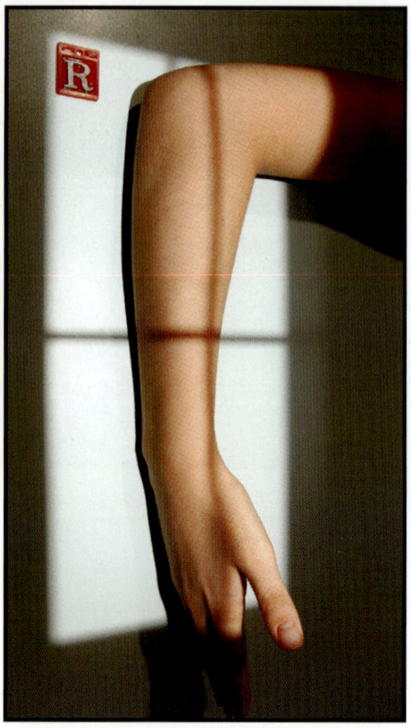

그림 1-123 전완 측방향 촬영자세

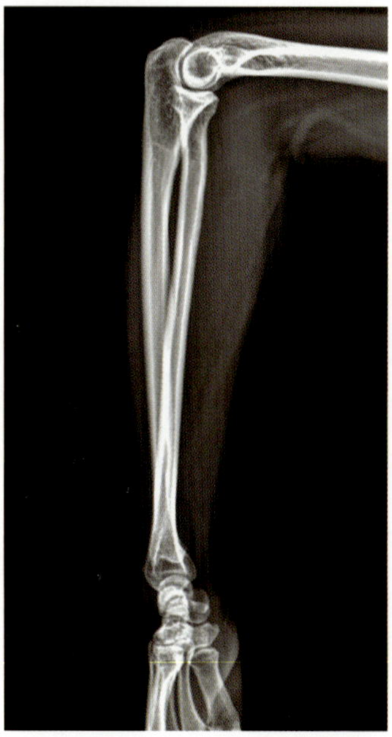

그림 1-124 전완 측방향 엑스선영상

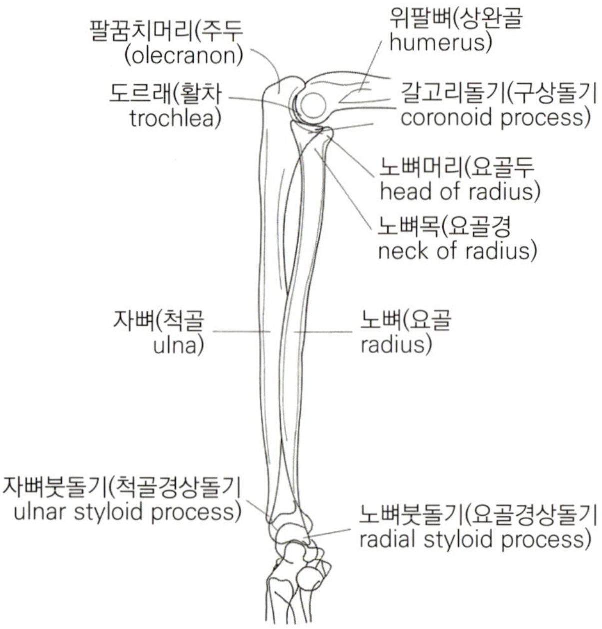

그림 1-125 전완 측방향 엑스선영상해부도

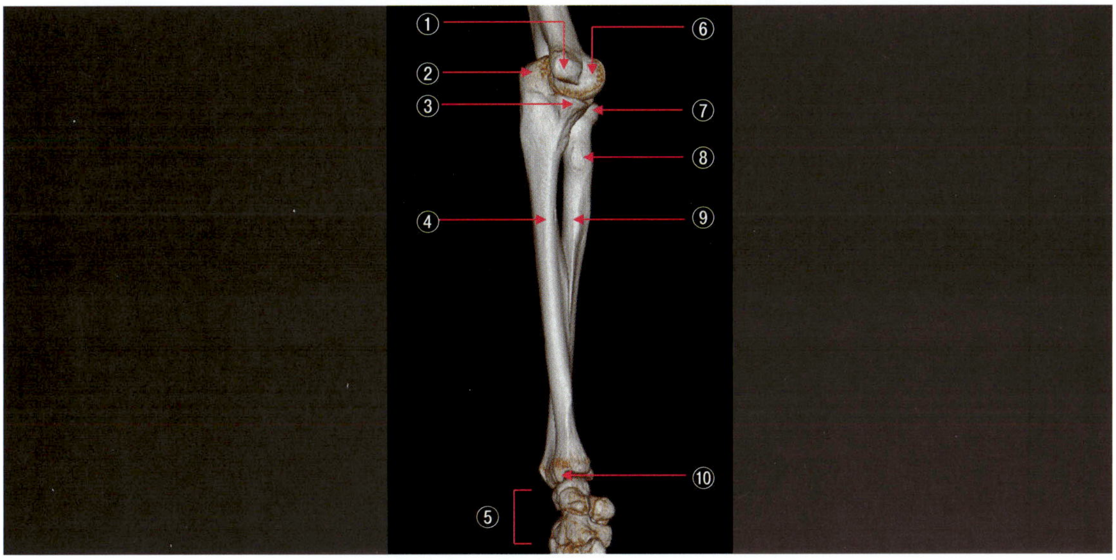

그림 1-126 전완 측방향 자세(forearm lateral position) 3D 영상

① 안쪽위관절융기(medial epicondyle)
② 팔꿈치머리(olecranon)
③ 갈고리돌기(coronoid process)
④ 자뼈(ulna)
⑤ 손목뼈(carpal bone)
⑥ 도르래(trochlea)
⑦ 노뼈머리(radial head)
⑧ 노뼈거친면(radial tuberosity)
⑨ 노뼈(radius)
⑩ 자뼈붓돌기(ulnar styloid process)

· 엑스선상의 평가기준 (전완 전후방향 촬영)

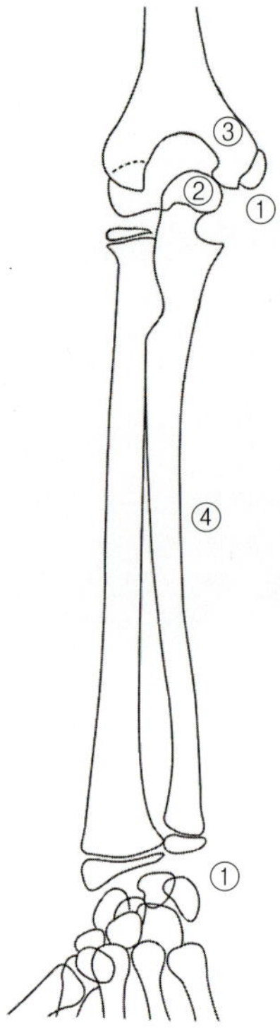

① 손목관절과 팔꿈치가 포함되었는가?
② 노뼈머리, 노뼈목, 노뼈거친면은 자뼈 몸쪽에 일부 겹쳐 있는가?
③ 위팔위관절융기(상완골상과)는 길거나 짧아 보이지는 않는가?
④ 아래팔의 영상농도는 균일한가?

· 엑스선상의 평가기준 (전완 측방향 촬영)

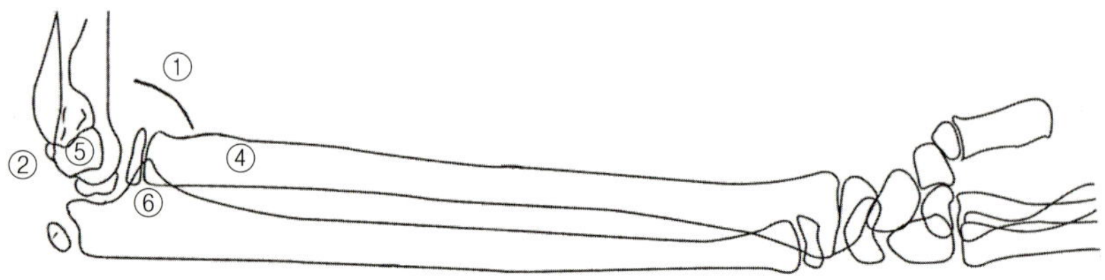

① 팔꿈치는 90°로 구부렸는가?
② 손목관절과 팔꿈치가 포함되었는가?
③ 노뼈 · 자뼈의 먼쪽에서 일부 겹쳤는가?
④ 노뼈거친면은 전방을 향하고 있는가?
⑤ 위팔뼈의 좌우위관절융기(양측상과)는 겹쳤는가?
⑥ 노뼈머리는 갈고리돌기와 겹쳤는가?

5. 팔꿉관절 (주관절 Elbow Joint)

1) 주관절 전후방향 촬영 (elbow AP projection)

촬영목적 : 팔꿉관절(주관절)의 골절과 골절에 따르는 관절의 변위 등 병변의 유무를 관찰한다.

촬영자세 : 환자는 촬영대 끝에 편안한 자세로 앉도록 하고 팔꿉관절을 펴고 아래팔과 손바닥을 뒤친후 IR면 위에 놓는다. 이때 가능한 어깨관절, 팔꿉관절, 손목관절을 같은 수평면에 놓이도록 자세를 낮춘다. 검사쪽 팔은 펴고 바른 전후자세가 되도록 환자의 몸을 가쪽으로 약간 기울인다. 이때 IR면 중앙에 팔꿉관절을 놓고 안쪽·가쪽 위관절융기가 IR면에 평행이 되었는지를 확인한다.

중 심 선 : 팔꿉관절의 중앙을 향해 IR면에 수직으로 입사한다.

촬영 point : 관절간극을 선명하게 나타내기 위해 최대한 팔꿈치를 펴고 위팔뼈와 아래팔뼈가 같은 수평면에 놓이도록 자세를 낮춘다.

※ Baumann 각

위팔뼈가 IR면에 평행으로 촬영된 전후방향 영상은 위팔뼈가 축에 대한 위팔뼈 안쪽·가쪽위관절융기(내·외측상과)선은 각도(Baumann 각 : 정상치 10°~20°)의 계측에 의해 팔꿈치의 굴곡각에 관계없이 끝 부분 골편의 경사 상태를 파악할 수 있다.

※ Carrying 각

위팔뼈축과 아래팔세로축(전완장축)이 이루는 각(Carrying 각)은 팔꿈치를 펴고 뒤쳤(회외)을 때에 15° 정도로 바깥쪽으로 굽는것(valgus)이 정상이다.

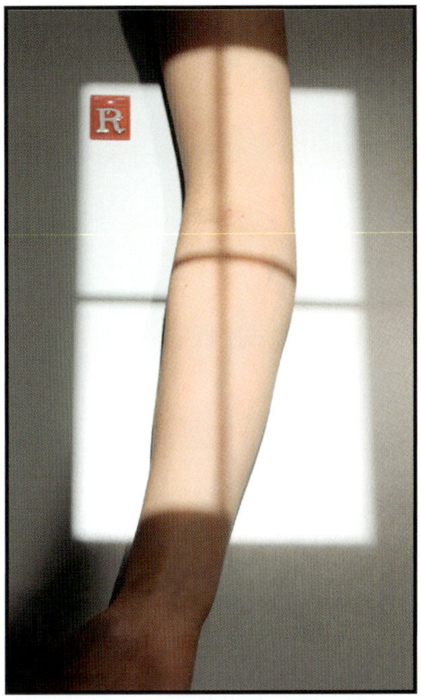

그림 1-127 주관절 전후방향 촬영자세

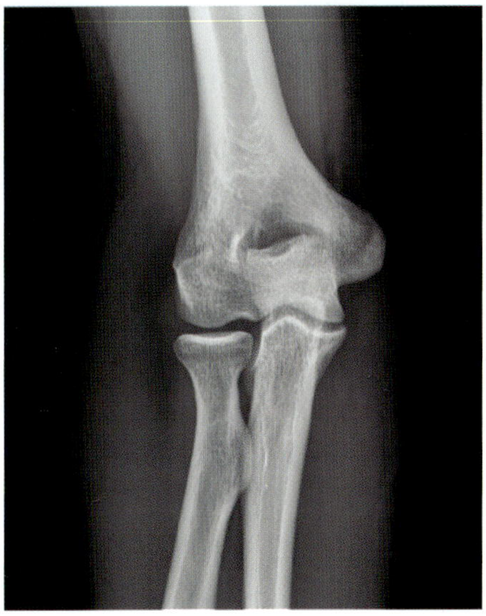

그림 1-128 주관절 전후방향 엑스선 영상

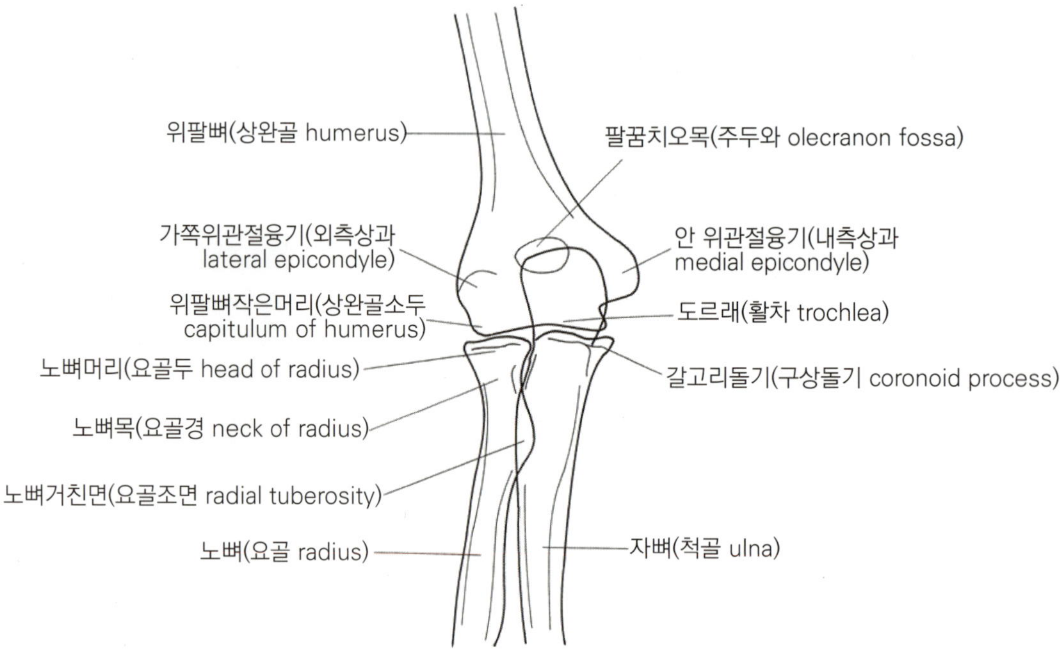

그림 1-129 주관절 전후방향 엑스선영상해부도

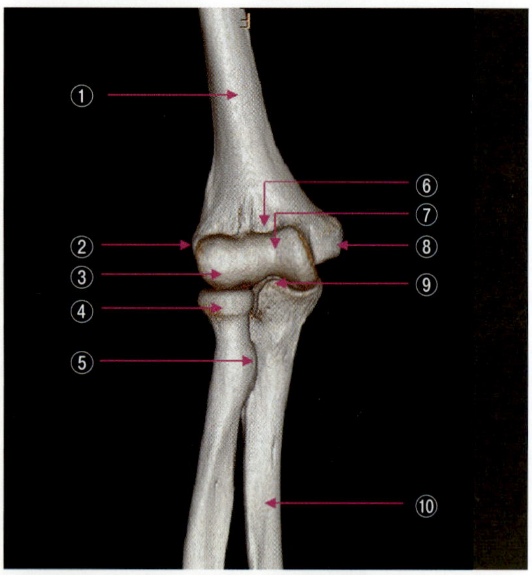

그림 1-130 주관절 전후방향 자세 3D 영상

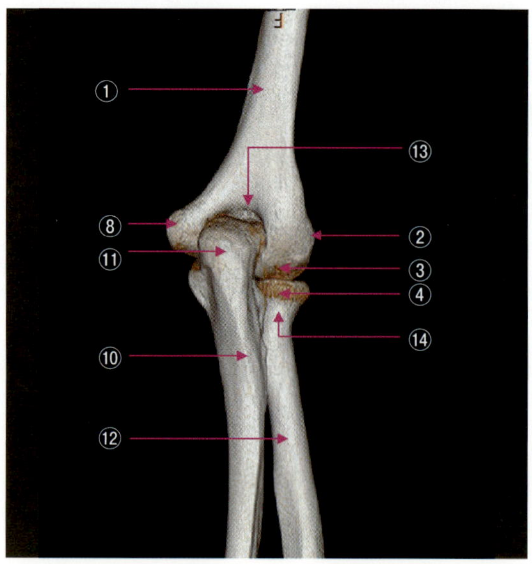

그림 1-131 주관절 후전방향자세 3D 영상

① 위팔뼈(humerus)
② 가쪽위관절융기(lateral epicondyle)
③ 위팔뼈작은머리(capitulum of humerus)
④ 노뼈머리(radial head)
⑤ 노뼈거친면(radial tuberosity)
⑥ 갈고리오목(coronoid fossa)
⑦ 도르래(trochlea)
⑧ 안쪽위관절융기(medial epicondyle)
⑨ 갈고리돌기(coronoid process)
⑩ 자뼈(ulnar)
⑪ 팔꿈치머리(olecranon)
⑫ 노뼈(radius)
⑬ 팔꿈치오목(olecranon fossa)
⑭ 노뼈목(radial neck)

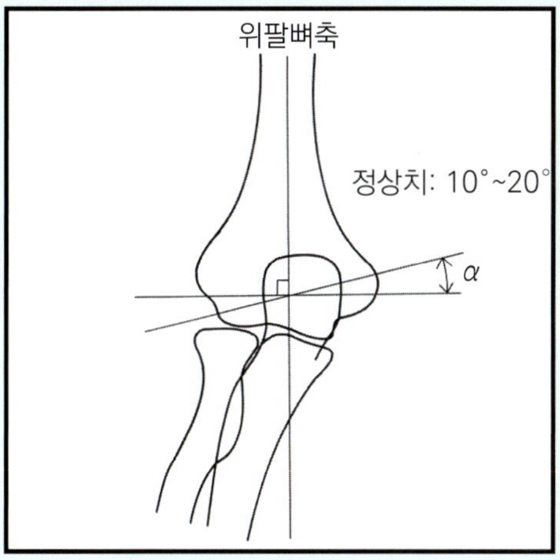

그림 1-132 Baumann각

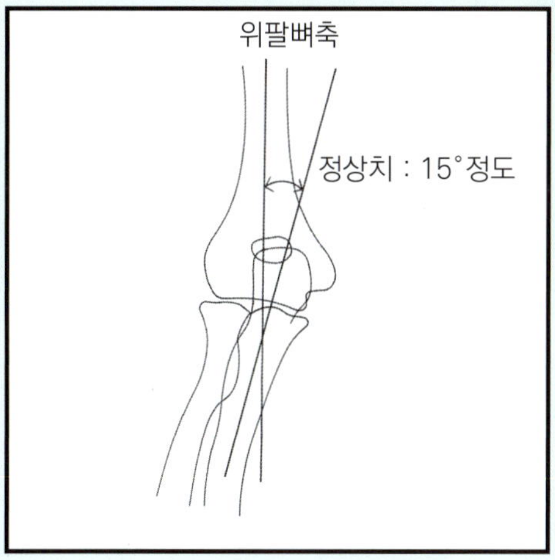

그림 1-133 Carrying각

병리학 예 9. 팔꿉관절의 관절쥐 (joint mouse of elbow joint)

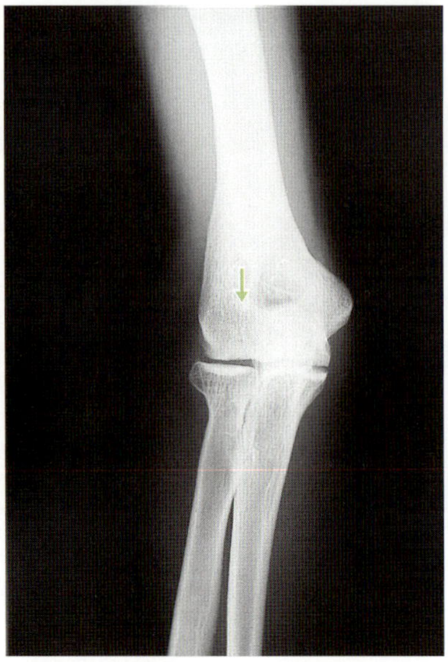

그림 1-134

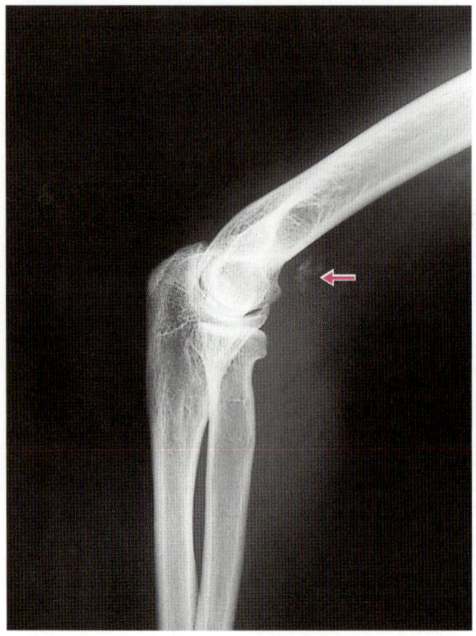

그림 1-135

그림 1-134 주관절 정면 엑스선영상 (위팔뼈 소두에 뼈결손상이 보인다[→]).

그림 1-135 주관절 측면 엑스선영상 (팔꿈치오목에 두 개의 유리체의 음영(joint mouse)이 보인다[→]).

◆ 영상소견 ◆

오른쪽 팔꿉관절 정면상에서, 위팔뼈 소두에 뼈결손상이 보인다(그림 1-134).

오른쪽 팔꿉관절 측면상에서, 팔꿈치오목(주두와)에 두 개의 유리체가 보인다(그림 1-135).

◆ 진단 및 경과 ◆

영상소견에서 이단성 골연골염에 의한 관절유리체(관절쥐)로 진단되어 적출술이 시행되었다.

◆ 영상관찰 및 특징 ◆

Joint mouse는 생체조직에서 유래된 관절강 내 유리체를 총칭하는 말이다. 이 유리체를 생성하는 질환으로는 이단성 골연골염, 활막골 연골종증, 변형성 관절증, 신경병성 관절증(Charcot's 관절염), 골연골 골절, 결핵성 골연골염 등이 있다. 증상은 기초 질환에 따라 좌우되는데 유리체 자체에 따라 특유한 증상은 감돈증상이며 갑자기 생기는 격심한 관절통과 심한 운동제한이다. 일반적으로 무릎, 팔꿈치, 어깨에 많이 나타나며 윤활관절(활막관절)이라도 유리체가 발생할 가능성이 있고, 장소에 따라 종자골과의 감별에 주의를 요하는 경우가 있다.

골조직을 함유한 유리체는 엑스선영상에서 쉽게 보이지만 그렇지 않은 것은 관절이중조영 또는 공기조영으로 진단한다.

본 증례는 이단성 골연골염에서 발생된 유리체로 수술 중에 연골의 결손을 확인하였다.

병리학 예 10. 변형성 골관절염(팔꿉관절) (osteoarthritis of elbow joint)

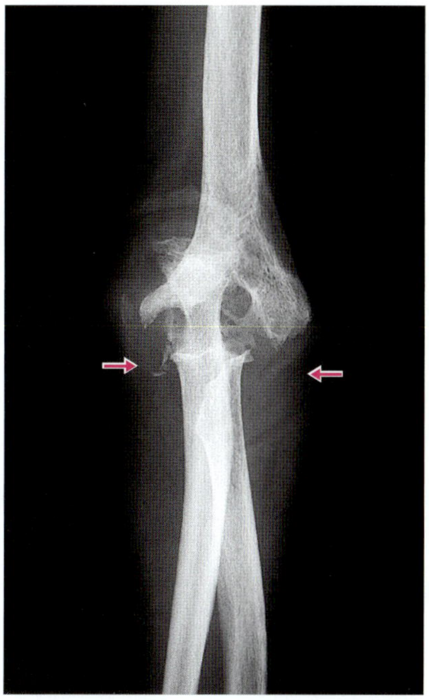

그림 1-136

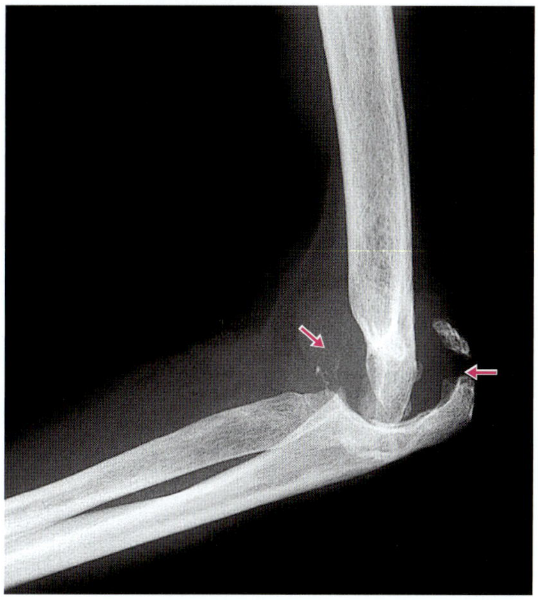

그림 1-137

그림 1-136 **주관절 정면 엑스선영상** (팔꿉관절에 명료한 파괴, 골용해가 보인다[→]).

그림 1-137 **주관절 측면 엑스선영상** (관절의 파괴, 골용해가 진행되어 팔꿉관절의 형태가 현저하게 변형되어 있다 [→]).

◆ 영상소견 ◆

팔꿉관절(주관절) 정면상에서 팔꿉관절의 선명한 파괴와 흡수상이 보인다(그림 1-136).

팔꿉관절 측면상에서 팔꿉관절의 파괴와 골의 용해가 진행되어 형태가 심하게 변형되어 있다(그림 1-137).

◆ 진단 및 경과 ◆

영상소견에서 변형성 주관절증으로 진단한 후, 운동요법을 시행하면서 보존적 경과를 관찰하였다.

◆ 영상관찰 및 특징 ◆

만성 류마티스성 관절염은 원인불명의 만성 관절염이 특징인 질환으로 호발연령은 30~50세이다. 발병원인은 분명치 않으나 다인자성의 유전적 소인 및 바이러스감염이 주목되고 있다. 관절염은 대부분이 윤활관절에서 일어나며 다발성, 대칭성 경향이 있다. 만성 류마티스성 관절염의 발병부위는 손이 가장 많고 팔꿉관절의 이환율은 비교적 적다. 류마티스성 관절염의 증상은 초기에는 관절 외측부의 종창과 동통과 함께 팔꿉펴기가 어렵다. 관절염이 진행되면 운동시 통증, 가동역의 제한이 증가하며 종창은 광범위하게 확산된다. 그 후 보통 진행중인 염증증상의 범위가 작아지면서 관절의 불안정성이 증가하거나 관절강직에 빠지는 두가지 경우가 있다.

엑스선영상 소견에서 초기에는 두드러진 변형이 없으나 곧이어 골위축상이 나타나며 이어서 관절틈새(cleft)의 협소화, 골침식상, 골낭포상이 나타나면서 관절의 파괴가 진행된다. 그 후 관절의 파괴와 골용해가 진행되면 관절의 형태가 현저하게 변형되는 경우와 섬유성 내지는 골성강직에 빠지는 2형으로 나뉘어진다.

본 증례는 관절의 파괴 등이 진행되어 팔꿉관절의 형태가 심하게 변형되어 있다. 또 관절의 불안정도는 높으나 동통은 거의 없고 움직임도 양호하다.

병리학 예 11. 상완골 관절융기(과상)골절 (supracondylar fracture of humerus)

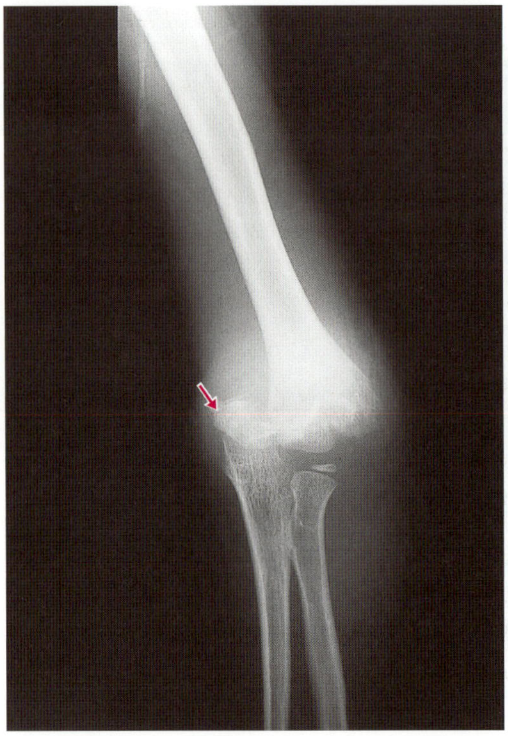

그림 1-138

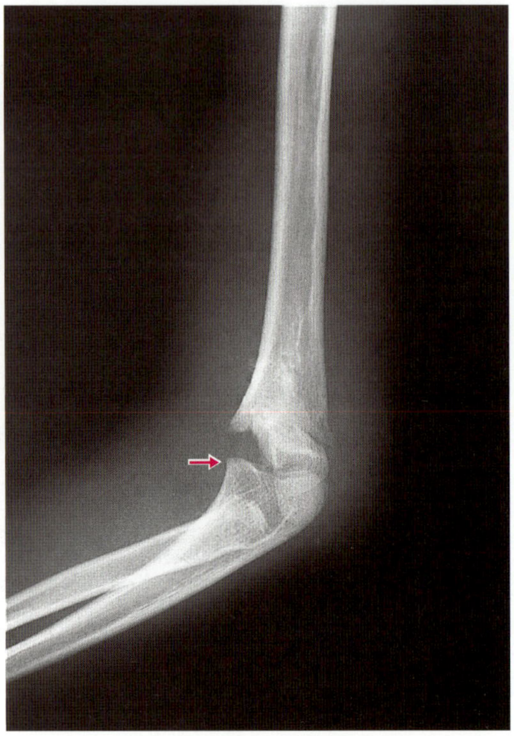

그림 1-139

그림 1-138 **주관절 정면 엑스선영상** (위팔뼈 윗부분의 말초골편이 안쪽으로 어긋나 보인다[→]).
그림 1-139 **주관절 측면 엑스선영상** (위팔뼈 윗부분의 말초골편이 약간 뒤쪽으로 어긋나 보인다[→]).

◆ 영상소견 ◆

팔꿉관절(주관절) 정면상에서 왼쪽위팔뼈와 위쪽에 골절이 보이며 말초골편은 안쪽으로 어긋나 있다(그림 1-138). 팔꿉관절 측면상에서 말초골편의 뒤쪽으로 어긋나 보인다(그림 1-139).

◆ 진단 및 경과 ◆

영상소견에서 왼쪽위팔뼈 관절융기골절(과상골절)로 진단되어 경피적 pinning 골접합술을 시행하였다.

◆ 영상관찰 및 특징 ◆

위팔뼈 관절융기골절(과상골절)은 소아의 골절 중에서 가장 많은 골절로서, 팔을 편 채 넘어질 때 발생한다. 골절선은 전하방에서 후상방으로 향하고 말초골편은 후상방으로 어긋나게되며 골절부위는 앞쪽으로 돌출, 변형되는 것이 많다. 위팔뼈 먼쪽 골절의 경우에는 동통 때문에 팔을 펴는 것이 곤란하므로 정면상은 가능한 만큼만 편 채 유지하고 고정이 필요한 경우에는 손목관절을 잡고, 편자세보다 높게 촬영할 필요가 있다.

본 증례는 관절융기골절의 특징이 있는 골편의 어긋남(중추골편은 전방, 말초골편은 후방으로 어긋남)은 관찰되지 않았으나 말초골편이 안쪽으로 어긋난 것이 관찰된다.

2) 주관절 측방향 촬영 (elbow lateral projection)

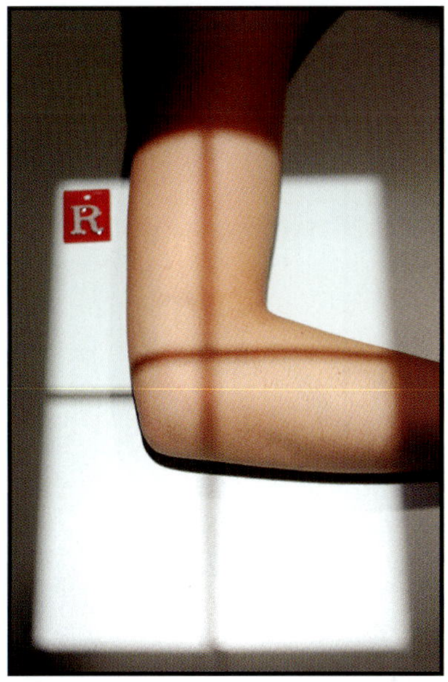

그림 1-140 주관절 측방향 촬영자세

촬영목적 : 팔꿉관절의 골절이나 골절에 의한 관절의 변위 등의 병변 유무를 관찰한다.

촬영자세 : 환자는 촬영대 끝에 편안한 자세로 앉도록 하고 팔꿉관절을 직각으로 굽혀 손목과 아래팔을 IR면 위에 측면자세로 놓는다. 이때 가능한 어깨관절, 팔꿉관절, 손목관절을 같은 수평면에 놓이도록 자세를 낮춘다. 검사측 팔꿈치를 90°로 구부리고 IR면에 자뼈측을 놓아 바른 측방향 자세가 되도록 안쪽 위관절융기(내측상과)와 가쪽 위관절융기(외측상과)를 잇는 선을 IR면에 직각으로 하기 위해 손목부위를 약 3 cm 정도 들어 올린다.

중 심 선 : 팔꿉관절의 중앙을 향해 IR면에 수직으로 입사한다.

촬영 point : 위팔뼈의 도르래면이 동심원상이 되고 자뼈 도르래패임(활차절흔)과는 같은 거리로 나타나야 한다.

위팔뼈도르래와 노뼈 작은 머리면(요골소두면)을 IR면과 수직으로 하기 위해 아래팔을 들어 올린다. 이때 움직임을 방지하기 위해 고정용구를 사용한다. 탈구의 경우 위팔뼈의 안쪽위관절융기, 외과의 박리골절 등의 병행손상이 있기 때문에 연부조직을 나타내는 것도 중요하다.

※ 위팔뼈 먼쪽끝(상완골 원위단)은 앞쪽으로 140° 기울어져 있는 것이 정상이지만 측정이 어렵기 때문에 관절융기골절(과상골절) 등에 있어서는 정상의 경우 위팔뼈 몸통부의 피질 연장선(anterior humeral line)이 먼쪽 뼈끝부의 중앙 1/3을 통과하는 것을 이용하여 진단한다.

※ 팔꿉관절 90° 굽힘자세 측방향 영상에서는, 갈고리돌기(구상돌기) 위 전방 지방층과 관절액의 증가와 함께 그 하연이 수평방향으로 촬영된다. 관절내 골절의 진단(특히 소아, 사춘기)에 유용한 후방의 지방(posterior fat pad sign)은 정상에서는 보이지 않지만 관절액의 증가 또는 출혈 등에 의해 후방으로 밀려나면 촬영한다.

팔꿉관절을 90°로 굽히는 이유는 팔꿈치머리(주두)의 반측면상과 지방층이 최대한 이완상태에서 촬영하기 위함이다. 팔꿈치 주위의 연부조직이 의심될 때에는 팔꿉관절을 30°~35°정도 구부린 상태에서 촬영한다.

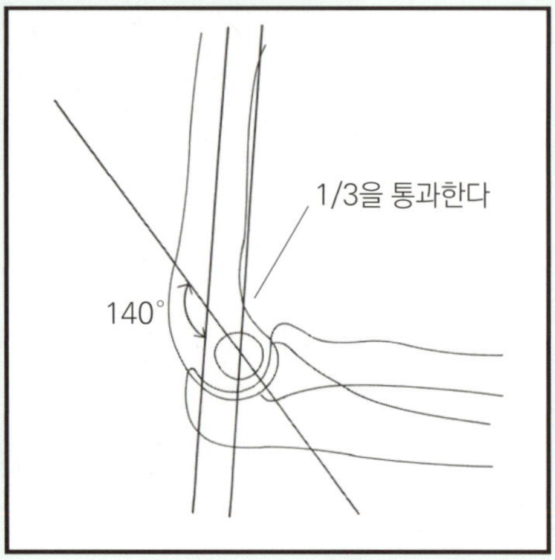

그림 1-141 위팔뼈구간(trunk)의 피질 연장선 (anterior humeral line)

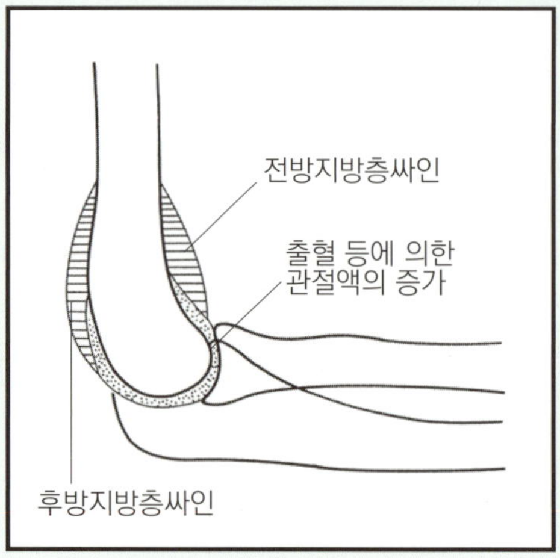

그림 1-142 지방층 sign (fat pad sign)

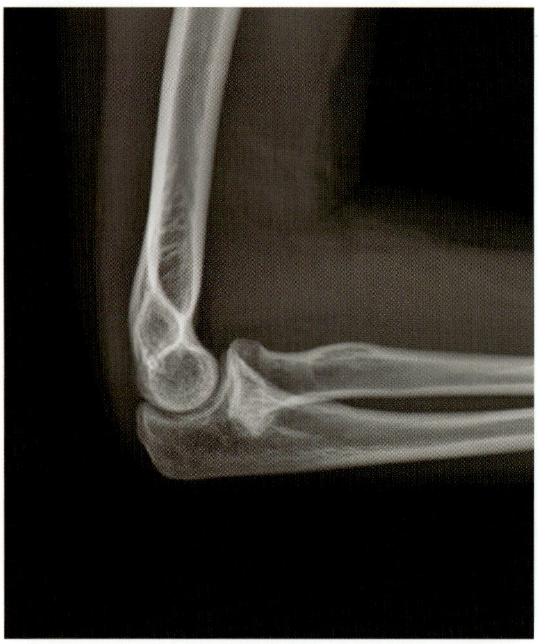

그림 1-143 주관절 측방향 엑스선영상

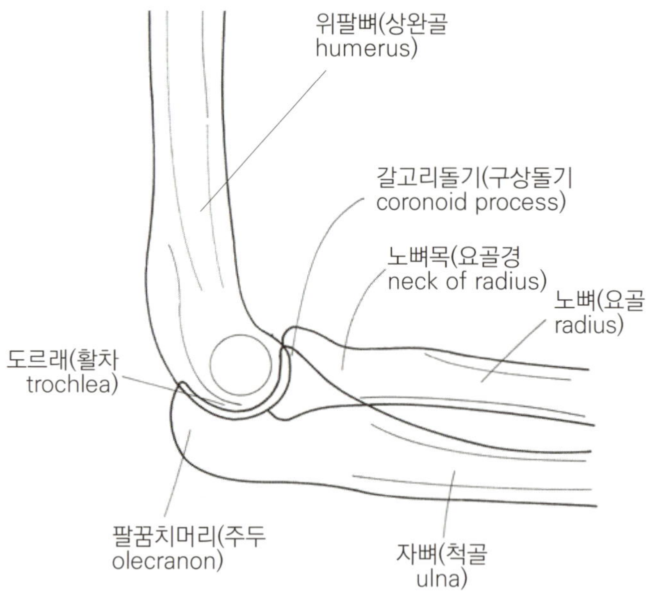

그림 1-144 주관절 측방향 엑스선영상해부도

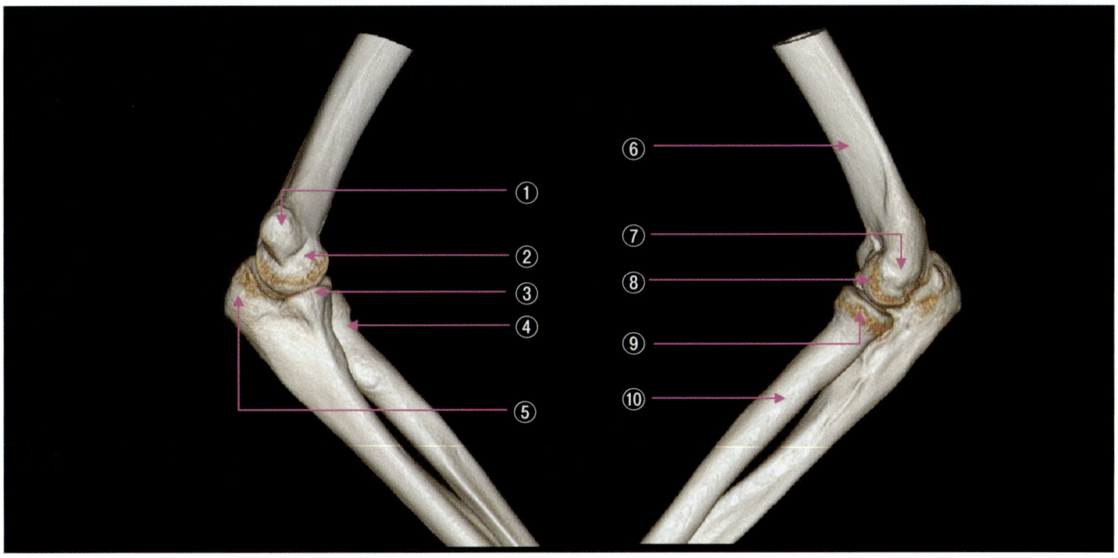

그림 1-145 **주관절 측방향 자세(elbow lateral position) 3D 영상**

① 안쪽위관절융기(medial epicondyle)
② 도르래(trochlea)
③ 갈고리돌기(coronoid process)
④ 노뼈목(radial neck)
⑤ 팔꿈치머리(olecranon)
⑥ 위팔뼈(humerus)
⑦ 가쪽위관절융기(lateral epicondyle)
⑧ 위팔뼈작은머리(capitulum of humerus)
⑨ 노뼈머리(radial head)
⑩ 노뼈(radius)

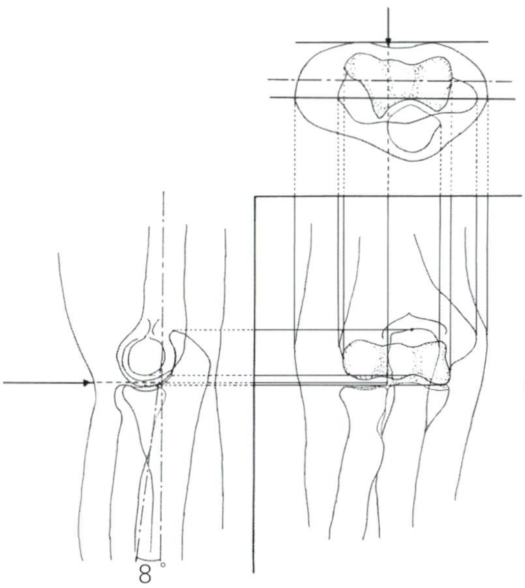

· 주관절 전 · 후방 촬영상의 해부학적 관계

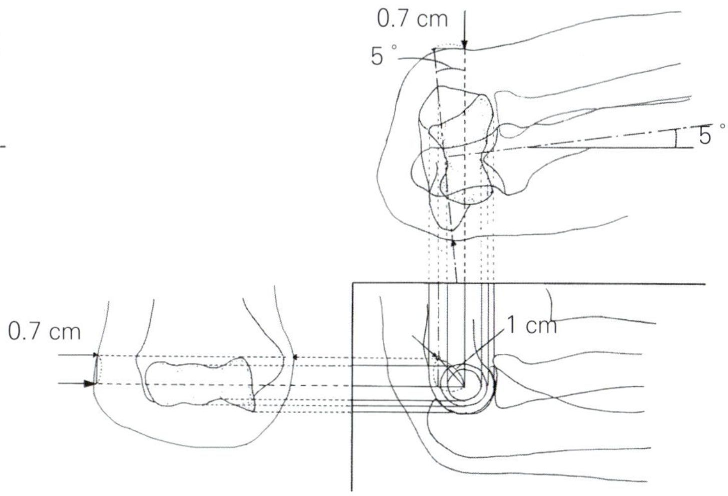

· 주관절 측방향 촬영상의 해부학적 관계

· 엑스선상의 평가기준

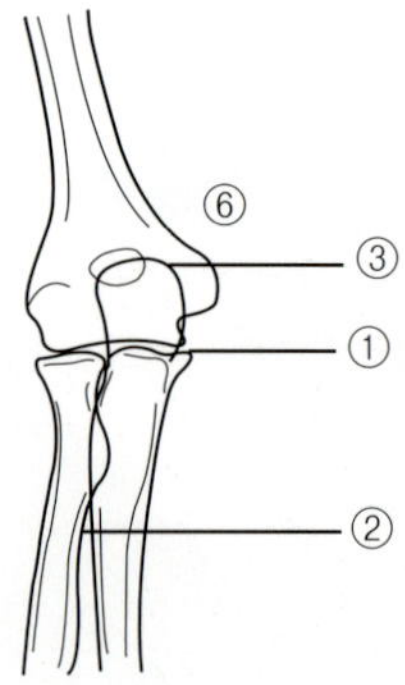

〈주관절 전후방향 촬영〉

① 관절간격이 넓게 나타났는가?
② 자뼈와 노뼈의 뼈간격이 잘 나타나고 있는가?
③ 팔꿈치머리의 윤곽을 관찰할 수 있는가?
④ 측방향 촬영상과의 농도차는 없는가?
⑤ 연부조직까지 식별할 수 있는가?
⑥ 위팔뼈위관절융기와는 회전되지는 않았는가?

· 엑스선상의 평가기준

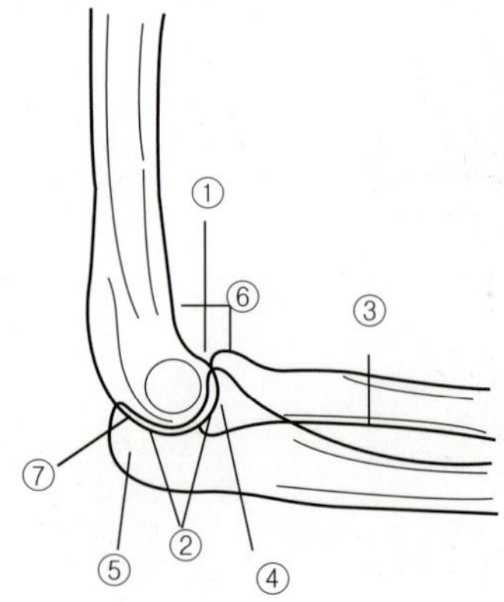

〈주관절 측방향 촬영〉

① 관절 간격이 충분히 분리되고 있는가?
② 양측 도르래(활차)상이 동심원상으로 투영되고 있는가?
③ 노뼈 거친면은 전방을 향하고 있는가?
④ 노뼈머리는 부분적으로 갈고리돌기와 겹쳐있는가?
⑤ 팔꿈치머리는 반측면상으로 보이는가?
⑥ 팔꿈치는 90°로 구부러졌는가?
⑦ 위팔뼈의 양측 위관절융기는 겹쳐있는가?

병리학 예 12. 팔꿈치머리(주두)골절 (olecranon fracture)

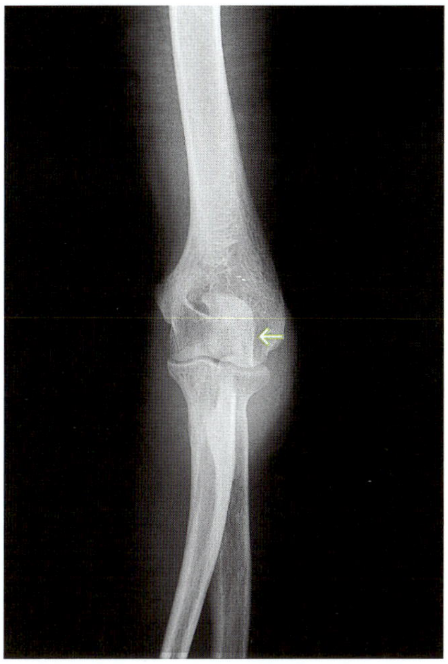

그림 1-146

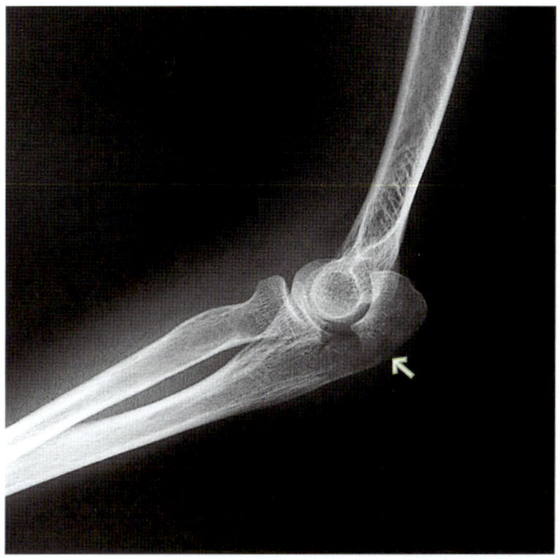

그림 1-147

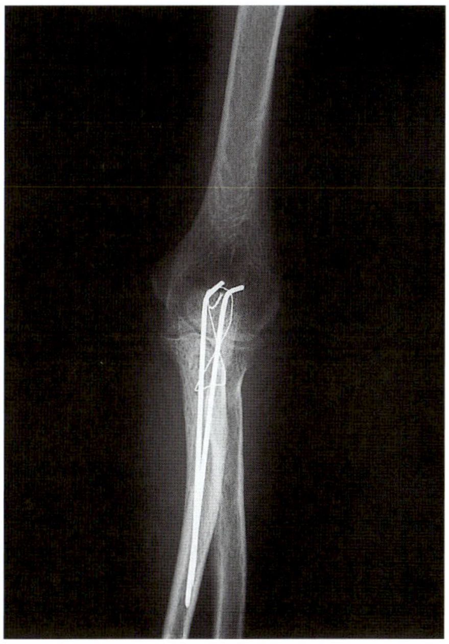

그림 1-148

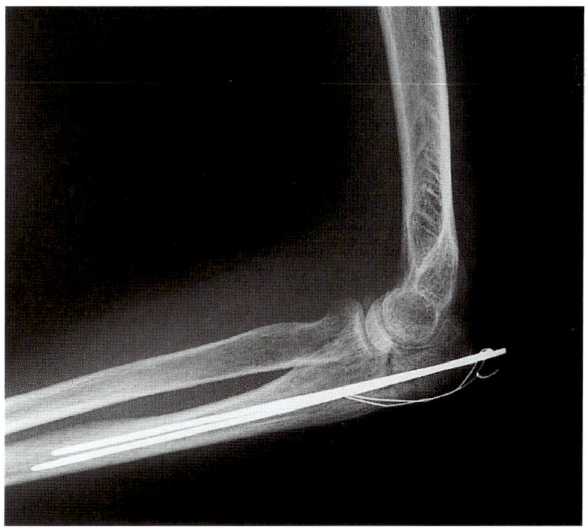

그림 1-149

그림 1-146 주관절 정면 엑스선영상 (팔꿈치머리는 바깥쪽으로 어긋나 있다[⇒]).

그림 1-147 주관절 측면 엑스선영상 (팔꿈치머리에 선명한 골절과 위쪽으로 어긋나 보인다[⇒]).

그림 1-148 주관절 정면 엑스선영상 (어긋난 팔꿈치머리가 회복되어 있다).

그림 1-149 주관절 측면 엑스선영상 (골접합 관절면이 정확히 정복, 고정되어 있다).

◆ 영상소견 ◆

팔꿉관절 정면상에서 골절선은 분명치 않으나 팔꿈치머리(주두)의 위·가쪽으로 어긋나 보인다(그림 1-146).

팔꿉관절은 측면상에서 팔꿈치돌기골절로 인해 위쪽으로 어긋나 보인다(그림 1-147).

팔꿉관절 정면·측면상(처치 후)에서 철사로 골접합 관절면이 정확하게 정복되고 고정되어 있다(그림 1-148, 149).

◆ 진단 및 경과 ◆

영상소견에서 왼쪽 주두골절로 진단되어 와이어로 골접합술을 시행하였다.

◆ 영상관찰 및 특징 ◆

팔꿈치돌기골절은 직접외력 또는 간접외력에 의해 일어나며 대부분은 팔꿈치머리를 직접 타격하는 직접외력에 의해 발생하는 분쇄골절이다. 간접외력이 작용하면 팔꿉을 구부렸을 때 삼각근의 견인력에 의한 골절로 보통 횡골절이나 때로는 사골절이 된다. 팔꿈치돌기골절은 Colton법으로 분류하지만 실제로 적용하기가 곤란한 경우가 많다. 더구나 성인의 경우 분쇄형 골절이 많이 일어나는데 분쇄와 어긋남의 정도가 제각기 달라 분류가 곤란한 예가 적지 않다.

이 골절을 치료할 때 안정성, 무통성은 물론 가동역이 양호한 팔꿉관절로 재건하지 않으면 안된다. 그렇기 때문에 관절면의 정확한 정복과 강인한 고정 그리고 빠른 재활운동이 치료의 포인트이다.

엑스선촬영시 팔꿉관절 주변부위에 골절이 있는 경우에는 동통때문에 팔을 펴는 것이 곤란하므로 전후방향 촬영은 가능한 만큼만 펴서 촬영하고 적절한 촬영자세를 추가한 후 엑스선관을 이동시켜 정확한 정면·측면상을 촬영한다.

본 증례는 직접외력에 의한 골절로서 정면상, 측면상 모두 굽힌자세(굴곡위)로 촬영되어 있다. 정면영상에서는 골절선이 보이지 않지만 측면영상에서는 선명한 팔꿈치골절이 보인다.

치료는 와이어를 사용하여 팔꿈치관절면을 정확히 맞춘 후 고정함으로서 가동역이 양호한 팔꿈치를 재건할 수 있다.

병리학 예 13. 팔꿉관절(팔꿈치) 후방탈구 (backward dislocation of elbow joint)

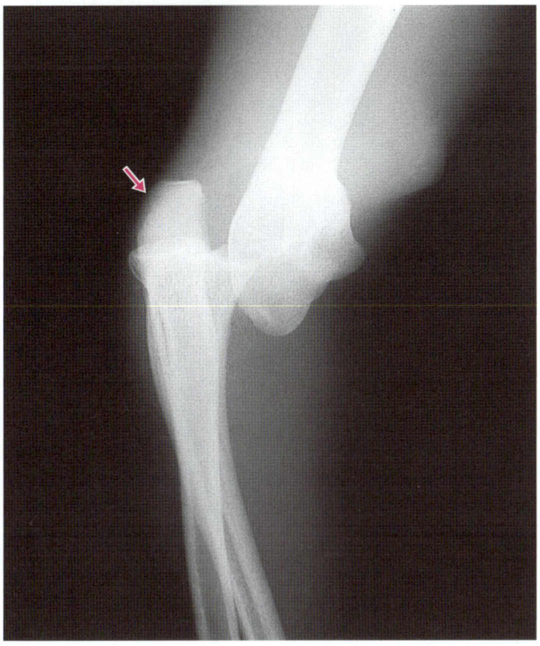

그림 1-150

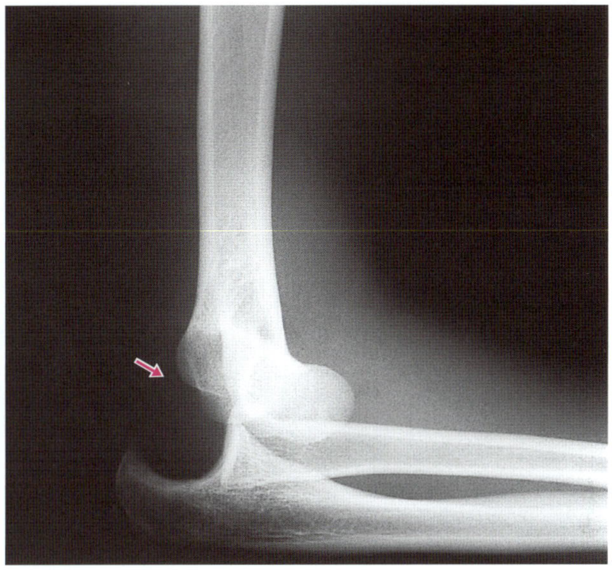

그림 1-151

그림 1-150 주관절 정면 엑스선영상 (외측으로 탈구되어 있다[→]).
그림 1-151 주관절 측면 엑스선영상 (후방으로 탈구되어 있다[→]).

◆ 영상소견 ◆

팔꿉관절 정면상에서 위팔뼈에 대하여 노뼈와 자뼈가 바깥쪽으로 탈구된 것이 보인다(그림 1-150).
팔꿉관절 측면상에서 노뼈와 자뼈가 후방탈구되어 있는 것이 보인다(그림 1-151).

◆ 진단 및 경과 ◆

영상소견에서 오른쪽 팔꿉관절 후방탈구로 진단되어 정복술을 시행한 후 3주간 고정하였다.

◆ 영상관찰 및 특징 ◆

팔꿉관절을 편상태에서 손을 짚고 넘어진 경우에 팔꿈치머리(주두)가 지렛점이 되어 위팔뼈 먼쪽 끝을 전방으로 밀어올리므로 전방의 관절주머니(관절낭)나 측부인대가 손상되며 자뼈 갈고리돌기가 후방으로 미끄러져 후방탈구, 때로는 후외측 또는 후내측 탈구를 일으킨다. 팔꿉관절을 편상태에서 강제로 돌았을 경우에도 내측 측부인대가 손상되어 역시 후방탈구가 되기 쉽다. 성인에서는 여기에 노뼈머리(요골두) 골절 또는 갈고리돌기 골절이 함께 일어나는 경우가 적지 않다.

전방탈구는 팔꿉관절 굽힌자세(굴곡위)로 넘어져 팔꿉관절에 강한 충격이 가해진 경우와 팔꿉관절을 후방에서 강타한 경우에 탈구로 팔꿈치머리골절이나 복합골절을 동반하기 쉬운 외상이며 실제로는 매우 드문 탈구이다. 팔꿉관절 후방탈구는 외견상으로는 팔꿉관절의 변형과 아래팔(전완)이 안쪽으로 돌아 고정되어 보이며 진단은 그다지 어렵지 않다. 그렇지만 탈구의 형태나 동반된 골절의 진단을 위해 엑스선촬영은 불가피하며, 특히 작은 골조각(fragment)을 보지 못할 수가 있으므로 주의가 매우 필요하다.

본 증례는 분명한 후방탈구로서 팔꿉관절 정면상에서는 약간 외측으로 탈구되어 있으나, 측면상에서는 선명하게 후방으로의 탈구가 관찰된다. 그러나 정면·측면상 모두 합병골절은 보이지 않는다.

3) 주관절 내측사방향 촬영 (elbow medial oblique projection)

촬영목적 : 자뼈의 갈고리돌기가 잘 관찰되며 위팔뼈의 안쪽 위 관절융기(내측상과), 도르래(활차)의 골절, 관절의 탈구, 이물질 유무 등 병변의 유무를 관찰한다.

촬영자세 : 환자는 촬영대 끝에 편안한 자세로 앉도록 하고 팔꿉관절을 펴고 아래팔과 손바닥을 뒤쳐 IR면 위에 놓는다. 이때 가능한 어깨관절, 팔꿉관절, 손목관절을 같은 수평면에 놓이도록 자세를 낮춘다. IR면 중앙에 팔꿉관절을 오게 하고 전후자세에서 손바닥을 아래로 엎쳐 먼쪽 위팔뼈와 팔꿉관절이 45°되게 한다.

중 심 선 : 팔꿉관절의 중앙을 향해 IR면에 수직으로 입사한다.

촬영 point : 내측 사방향 촬영에서는 겹쳐지지 않은 갈고리돌기(구상돌기)가 팔꿈치의 사방향 영상으로 나타나야 한다. 노뼈머리와 노뼈목이 몸쪽 자뼈와 겹쳐야 하고 팔꿈치돌기는 팔꿈치오목 안에서 보여야 한다.

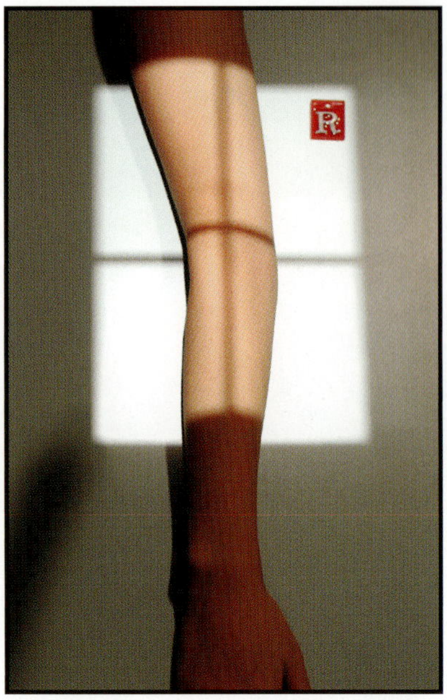

그림 1-152 주관절 내측사방향 촬영자세

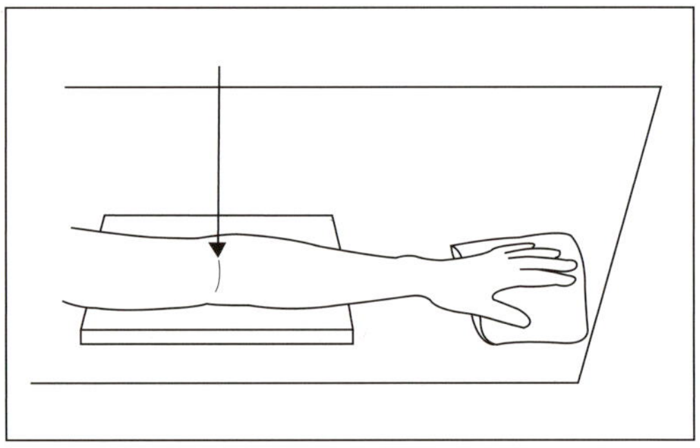

그림 1-153 내측사방향 촬영자세

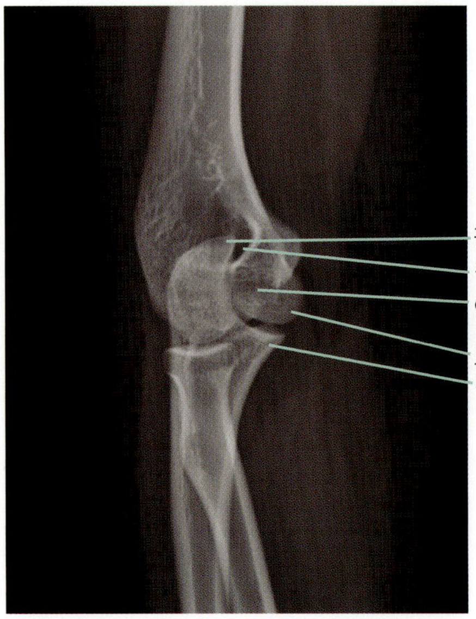

그림 1-154 주관절 내측사방향 촬영 엑스선영상

4) 주관절 외측사방향 촬영 (elbow lateral oblique projection)

촬영목적 : 위팔뼈의 작은머리(소두), 노뼈머리(요골두)의 골절, 관절의 탈구, 이물질 유무 등 병변의 유무를 관찰한다.

촬영자세 : 환자는 촬영대 끝에 편안한 자세로 앉도록 하고 팔꿉관절을 펴고 아래팔과 손바닥을 뒤쳐 IR면 위에 놓는다. 이때 가능한 어깨관절, 팔꿉관절, 손목관절을 같은 수평면에 놓이도록 자세를 낮춘다. IR면 중앙에 팔꿉관절을 오게 하고 전후자세에서 전체 팔을 가쪽으로 돌려 IR면에 팔꿉관절이 45°되게 한다.

중 심 선 : 팔꿉관절의 중앙을 향해 IR면에 수직으로 입사한다.

촬영 point : 노뼈머리와 노뼈목이 자뼈와 겹치지 않는 사방향 영상으로 나타나야 한다. 팔꿉관절 공간이 잘 나타나야 한다.

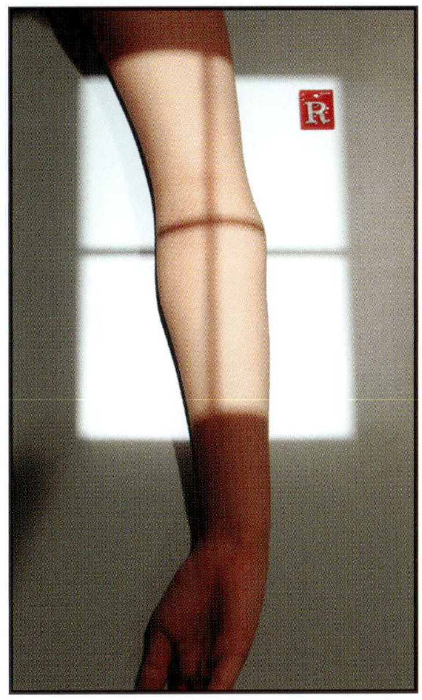

그림 1-155 주관절 외측사방향 촬영자세

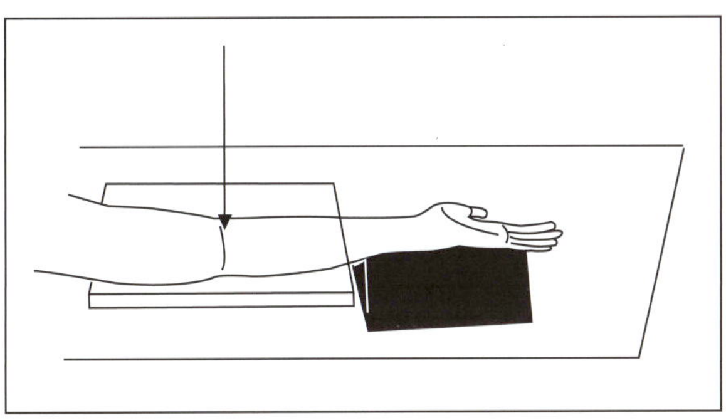

그림 1-156 주관절 외측사방향 촬영자세

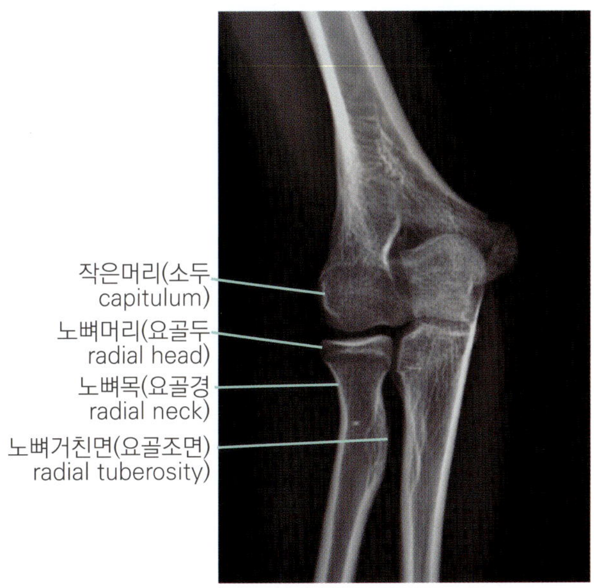

그림 1-157 주관절 외측사방향 촬영 엑스선영상

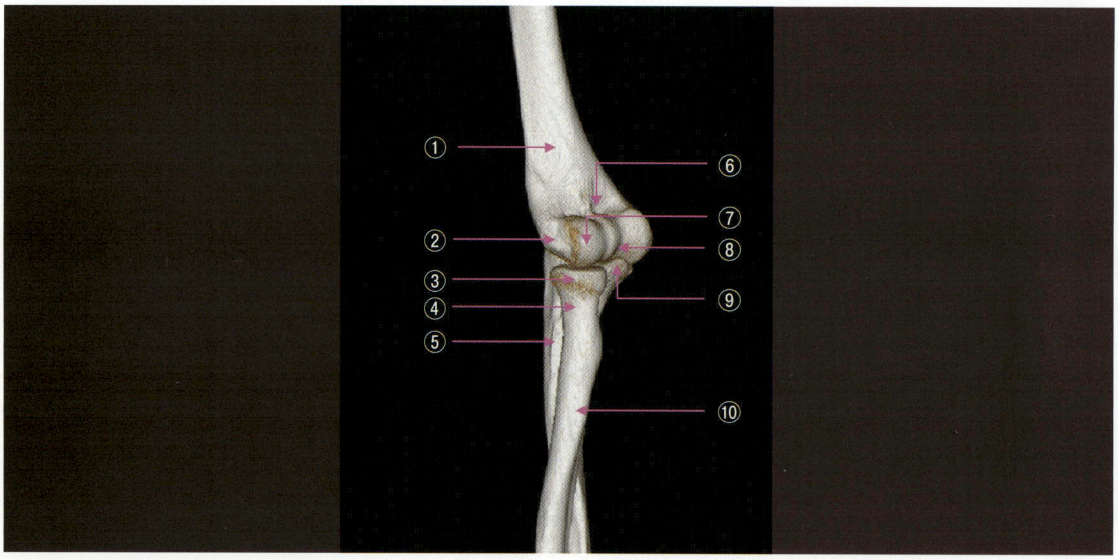

그림 1-158 주관절 내측사방향 자세(elbow medial oblique position) 3D 영상

① 위팔뼈(humerus)
② 가쪽위관절융기(lateral epicondyle)
③ 노뼈머리(radial head)
④ 노뼈목(radial neck)
⑤ 자뼈(ulna)
⑥ 갈고리오목(coronoid fossa)
⑦ 위팔뼈작은머리(capitulum of humerus)
⑧ 도르래(trochlea)
⑨ 갈고리돌기(coronoid process)
⑩ 노뼈(radius)

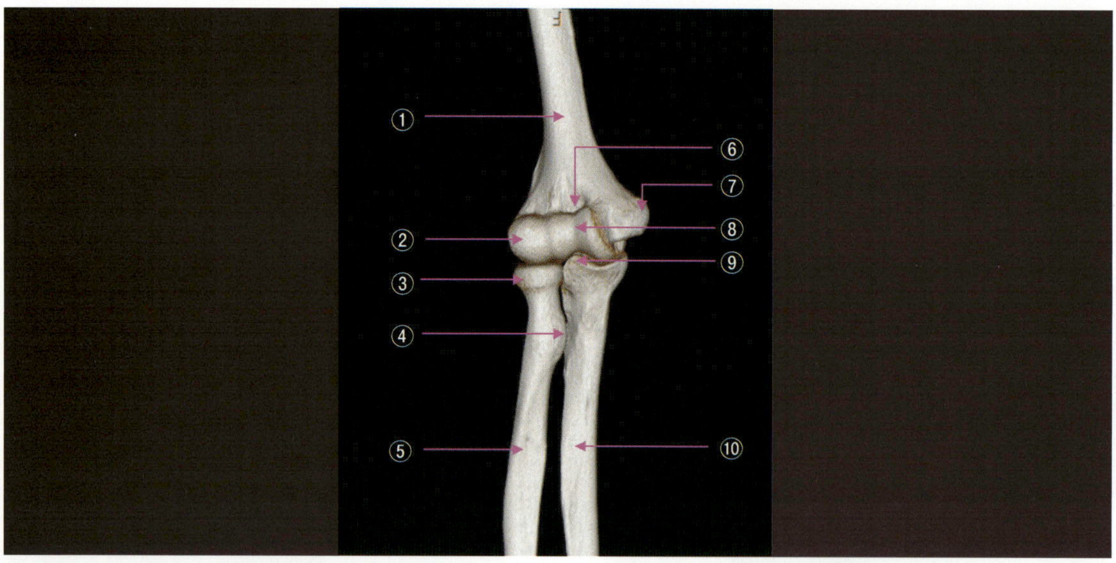

그림 1-159 주관절 외측사방향자세(elbow lateral oblique position) 3D 영상

① 위팔뼈(humerus)
② 위팔뼈작은머리(capitulum of humerus)
③ 노뼈머리(radial head)
④ 노뼈거친면(radial tuberosity)
⑤ 노뼈(radius)
⑥ 갈고리오목(coronoid fossa)
⑦ 안쪽위관절융기(medial epicondyle)
⑧ 도르래(trochlea)
⑨ 갈고리돌기(coronoid process)
⑩ 자뼈(ulna)

1

5) 주관절 전후방향 부분 굴곡위 촬영 (elbow AP partial flexion projection)

촬영목적 : 팔꿉관절을 완전히 펴지 못할 때 먼쪽위팔(원위상완) 촬영은 먼쪽위팔쪽의 병변을 관찰하고 몸쪽아래팔(근위전완) 촬영은 몸쪽아래팔의 병변 등을 관찰한다.

촬영자세 : 환자는 촬영대 옆에 편안한 자세로 앉도록 하고, 먼쪽위팔(원위상완) 촬영은 위팔뼈 전체를 IR면 위에 놓는다. 치켜들려진 아래팔(전완)은 지지블록으로 고정하고 팔꿉관절은 IR면 중앙에 놓는다. 몸쪽아래팔(근위전완) 촬영은 아래팔의 등쪽(배측면)을 촬영대에 닿도록 하기 위하여 환자를 충분히 높게 앉힌 후 팔꿉관절이 IR면 중앙에 놓이도록 한다.

중 심 선 : 팔꿉관절의 중앙을 향해 IR면에 수직으로 입사한다.

촬영 point : 위팔뼈(상완골)의 먼쪽(원위부)과 아래팔의 몸쪽(근위부)이 회전이나 왜곡 없이 나타나야 한다.

※ 팔꿉관절을 완전히 펴지 못할 때 영상의 변형을 방지하기 위해 두 번의 전후방향 촬영을 해야 한다. 먼쪽 위팔뼈 촬영은 위팔뼈가 평행일 때 가장 잘 보이고, 몸쪽 아래팔은 아래팔이 평행일 때 몸쪽 노뼈, 자뼈가 잘 보인다. 팔꿉관절 굽힘 정도에 따라 팔꿉관절의 구조는 부분적으로 보이지 않을 수도 있다.

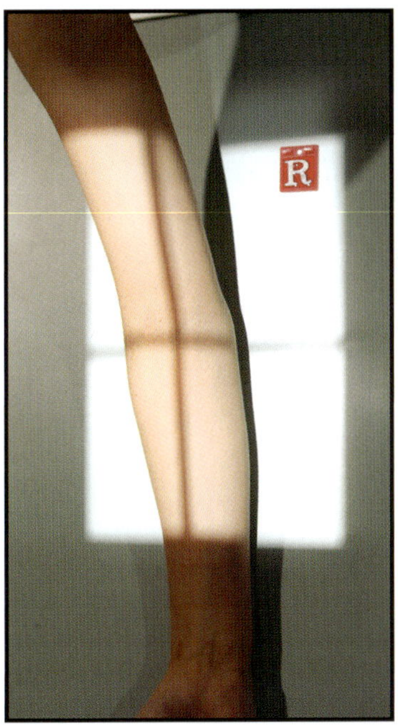

그림 1-160 주관절 전후방향 부분 굴곡위 촬영자세(몸쪽아래팔)

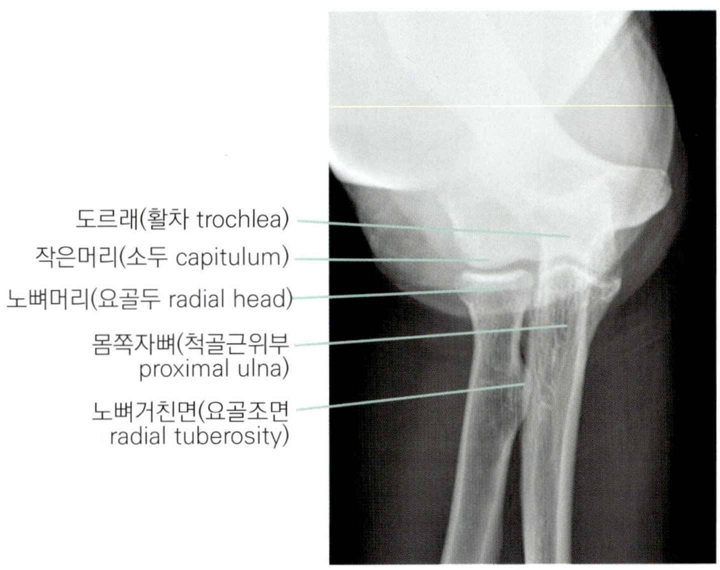

그림 1-161 주관절 전후방향 부분 굴곡위 엑스선영상(몸쪽아래팔)

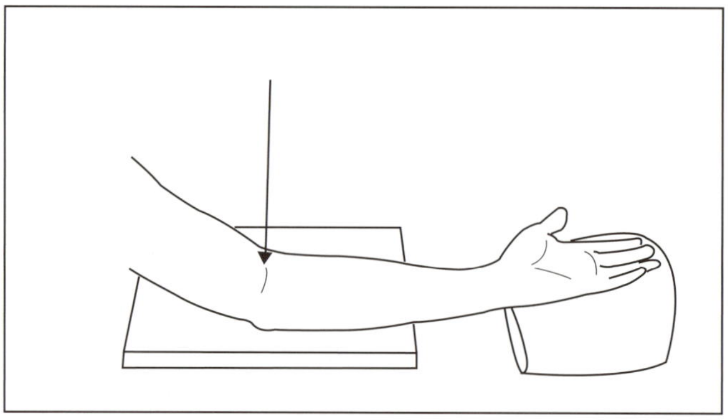

그림 1-162 근위전완굴곡위 촬영자세

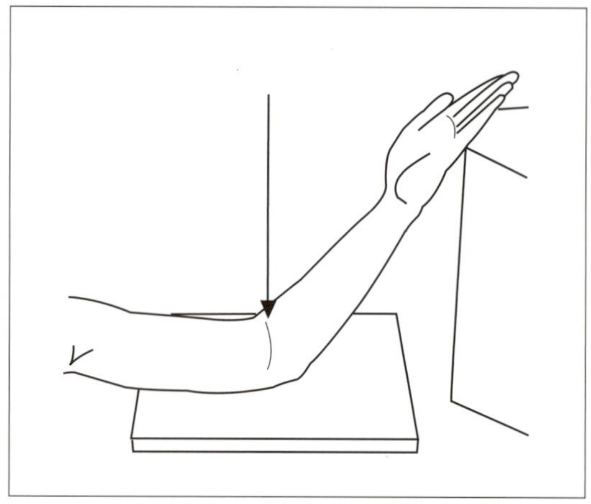

그림 1-163 원위전완굴곡위 촬영자세

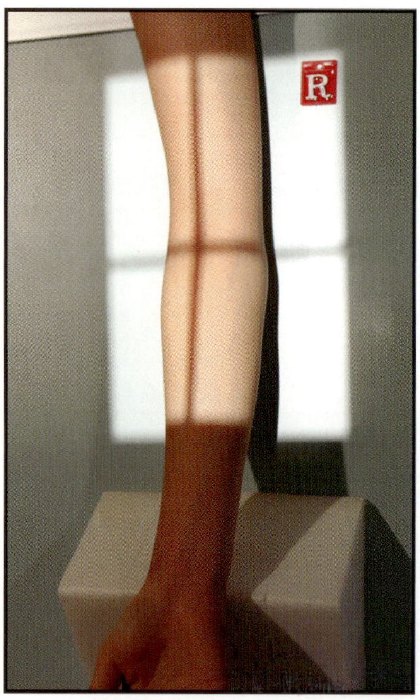

그림 1-164 주관절 전후방향 부분 굴곡위 촬영자세(먼쪽위팔)

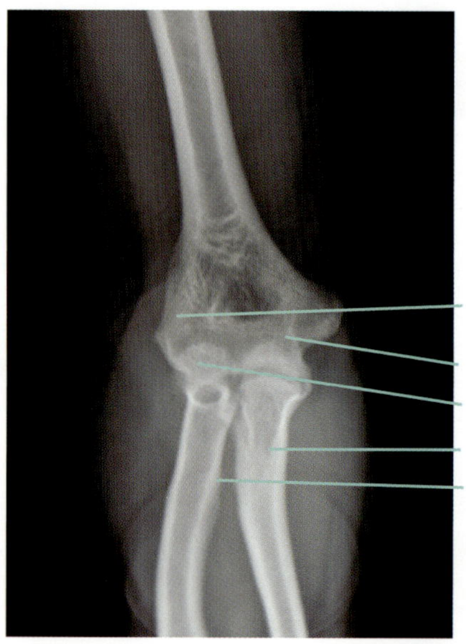

그림 1-165 주관절 전후방향 부분 굴곡위 엑스선영상(먼쪽위팔)

6) 주관절 완전굴곡위 촬영 (elbow acute flexion projection) Jones법

촬영목적 : 완전굽힘 자세로 치료되고 있을 때 아래팔과 위팔이 겹친 상태에서 팔꿈치머리(주두)의 윤곽, 아래팔과 팔의 겹쳐진 뼈윤곽 등 병변을 관찰한다.

촬영자세 : 환자는 촬영대 끝에 편안한 자세로 앉도록 하고 팔꿈치를 IR면 중앙 위에 놓는다. 아래팔을 완전히 굽혀 손가락을 어깨 위에 놓고 IR면 장축에 위팔뼈가 일치되게 하고 중심에 팔꿈치가 놓이도록 한다.

중 심 선 : 먼쪽위팔(원위상완)은 팔꿈치돌기(주두돌기)의 몸쪽으로 5 cm 지점을 향해 위팔에 수직으로 입사하고, 몸쪽아래팔은 팔꿈치돌기 먼쪽 5 cm 지점을 향해 아래팔에 수직으로 입사한다.

촬영 point : 아래팔과 위팔뼈가 겹쳐 나타나는 영상으로 두 번의 촬영을 한다.

먼쪽위팔(원위상완)은 아래팔과 위팔뼈가 완전하게 겹쳐 나타나고 안쪽·가쪽 위관절융기(외측상과), 도르래(활차)와 작은머리(소두)의 먼쪽 경계와 팔꿈치머리가 나타나야 한다. 팔꿈치머리의 관절면과 도르래가 나타나며 적당한 노출로 연부조직과 팔꿈치머리, 위팔뼈 먼쪽의 다른 구조물이 나타나야 한다. 몸쪽아래팔의 노뼈와 자뼈는 위팔뼈 먼쪽에 의해 겹쳐지며 노뼈머리(요골두)와 노뼈목(요골경)의 윤곽은 위팔뼈를 통해 나타난다.

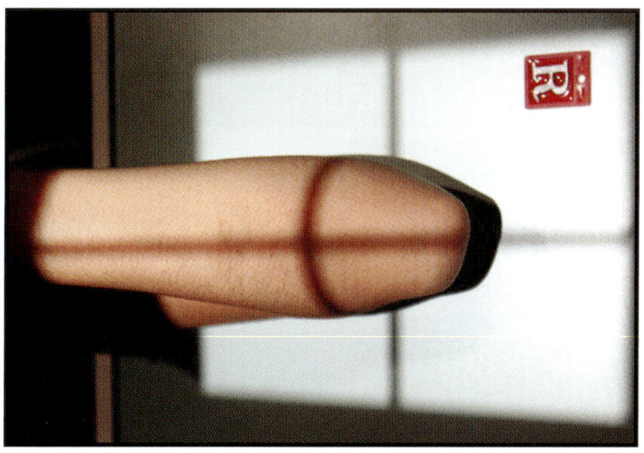

그림 1-166 주관절 완전굴곡위 촬영자세 먼쪽위팔(Jones법)

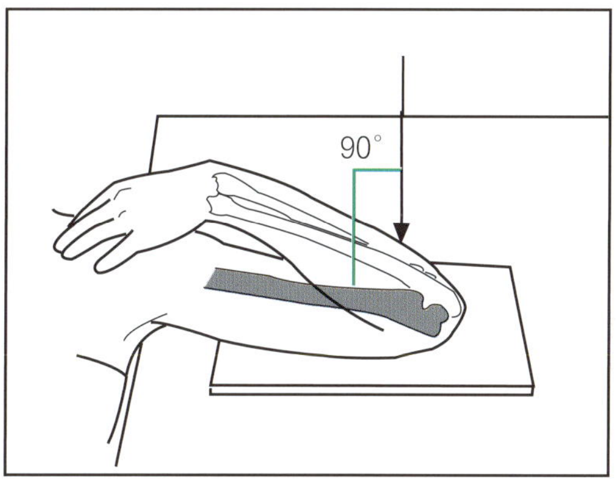

그림 1-167 주관절 완전굴곡위 촬영자세(먼쪽위팔)

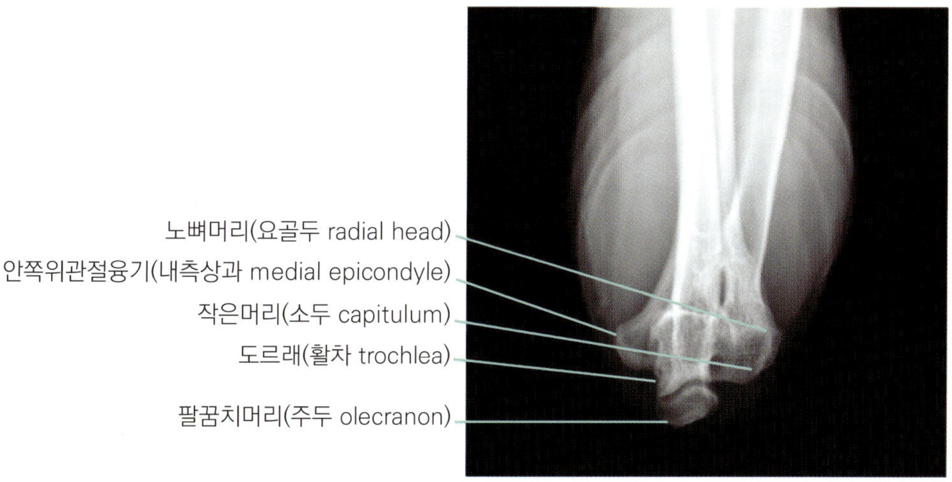

그림 1-168 주관절 완전굴곡위 엑스선영상(먼쪽위팔)

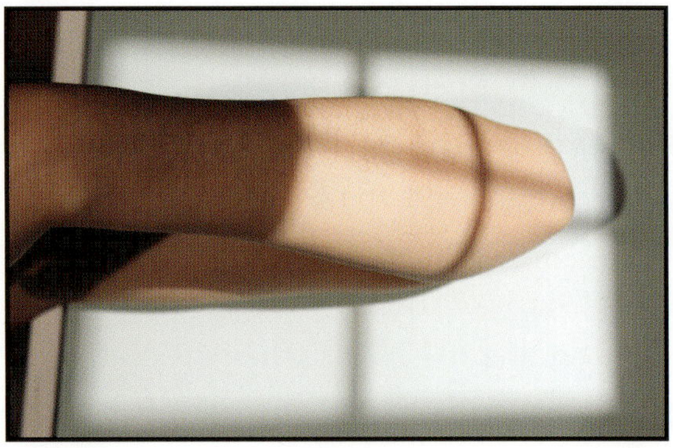

그림 1-169 주관절 완전굴곡위 촬영자세 몸쪽아래팔(Jones법)

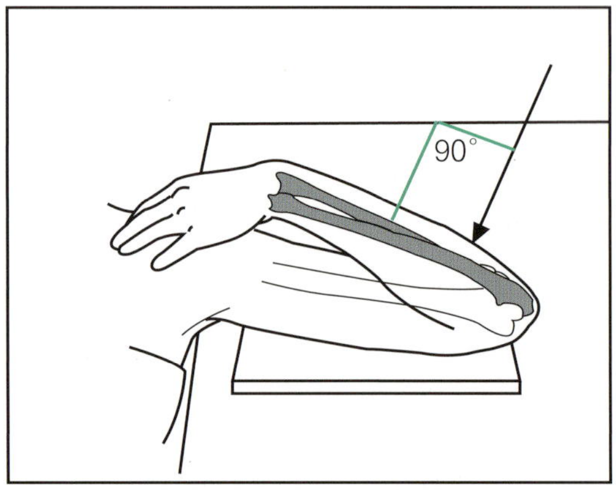

그림 1-170 주관절 완전굴곡위 촬영자세(몸쪽아래팔)

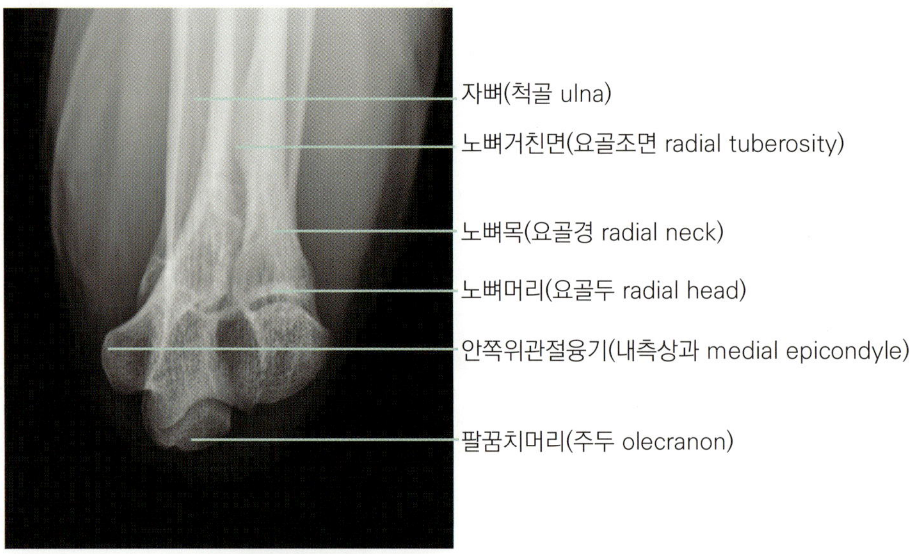

그림 1-171 주관절 완전굴곡위 엑스선영상(몸쪽아래팔)

7) Coyle법

촬영목적 : 갈고리돌기와 도르래(활차) 사이, 자뼈의 갈고리돌기(구상돌기)나 노뼈머리 부위의 외상이나 병리학적 변화 등을 관찰한다.

촬영자세 : 환자는 촬영대 끝에 편안한 자세로 앉도록 하고 팔꿉관절을 직각으로 굽혀 손바닥을 엎쳐 IR면에 놓는다. 이때 가능한 어깨관절, 팔꿉관절, 손목관절을 같은 수평면에 놓이도록 자세를 낮춘다. 노뼈머리 부위 촬영은 팔꿉관절을 90°로 구부리고 손바닥을 엎친다. 갈고리돌기 촬영은 팔꿉관절을 80°로 굽힌다(팔꿉관절을 80° 이상으로 굽히면 갈고리돌기가 잘 보이지 않음).

중 심 선 : 노뼈머리 촬영은 어깨관절 쪽으로 45°로 노뼈머리를 향해 입사하고, 갈고리돌기 촬영은 어깨관절에서 팔꿉관절 중앙을 향해 45°로 입사한다.

촬영 point : 노뼈머리 촬영은 노뼈머리 사이 관절공간이 선명하게 나타나야 하고 갈고리돌기 촬영은 갈고리돌기의 먼쪽이 길게 나타나며 갈고리돌기와 도르래(활차) 사이 관절공간은 선명하게 나타나야 한다.

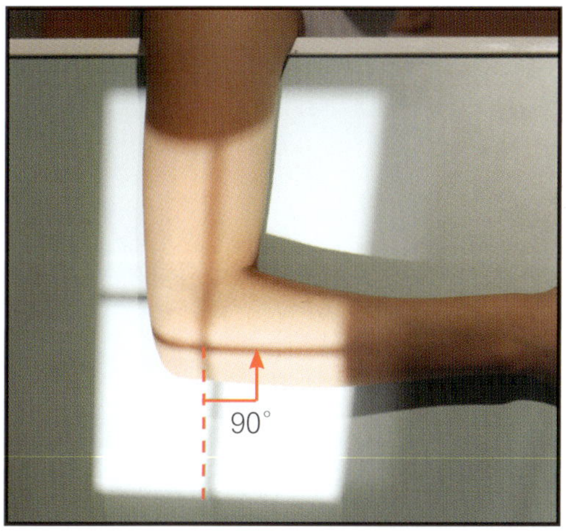

그림 1-172 Coyle법 촬영자세(1) (노뼈머리부위촬영)

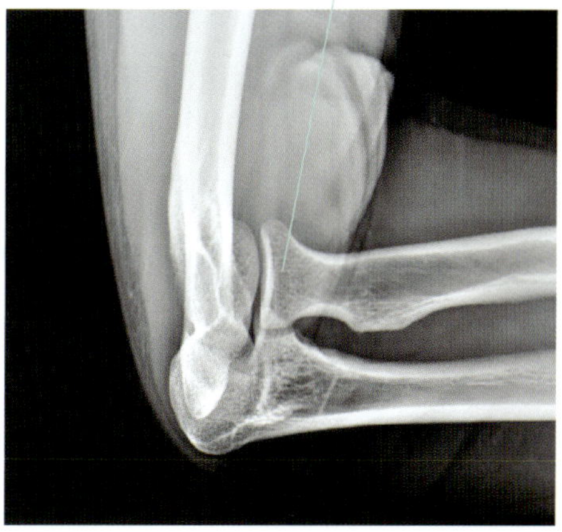

그림 1-173 Coyle법 엑스선영상(1) (노뼈머리부위촬영)

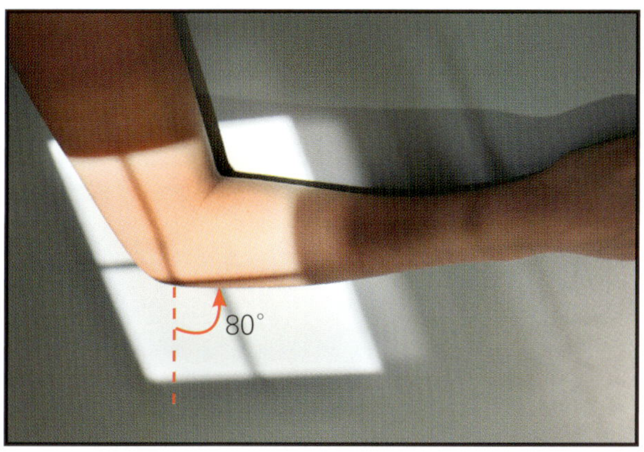

그림 1-174 Coyle법 촬영자세(2) (갈고리돌기 촬영)

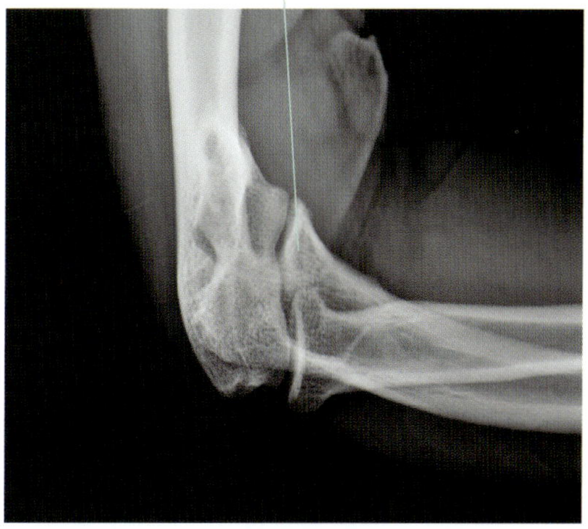

그림 1-175 Coyle법 엑스선영상(2) (갈고리돌기 촬영)

8) 척골신경구 촬영 (ulnar nerve projection of groove)

촬영목적 : 변형성 팔꿉관절증(주관절증)에 의한 자뼈신경마비가 있을 경우 자뼈신경고랑(척골신경구)의 변형, 뼈가시(골극)형성의 유무 등을 관찰한다.

촬영자세 : 환자는 촬영대 끝에 편안한 자세에서 뒤로 앉도록 하고 검사측 아래팔을 손바닥이 위로 향하게 하여 IR면 위에 놓는다. 위팔은 뒤쪽으로 뻗어 아래팔과 약 45°되게 구부리고, 위팔을 20° 벌려(외전) 팔꿉관절을 IR면 중앙에 위치시킨다.

중 심 선 : 위팔뼈 안쪽 위관절융기(상완골내측상과) 피부표면에서 1.5 cm 내측점을 향해 IR 면에 수직으로 입사한다.

촬영 point : 자뼈(척골) 신경구가 선명하게 촬영되어야 한다.

※ 이 자세가 곤란한 환자에 대해서는 IR면에 위팔뼈를 밀착시켜 가능한 팔꿈치를 구부리고(통상은 90° 이상), 위팔뼈를 25°~30° 가쪽으로 돌린다. 이때 중심선은 팔꿉관절의 굽힘각에 따라 아래팔에 대해 약 60°가 되도록하고 위팔뼈 안쪽 위관절융기(상완골내측상과) 피부표면보다 1.5 cm 내측점을 향해 입사한다. 또 움직임에 의한 불선예도를 없애기 위해 검사 반대쪽 손으로 검사쪽 손목관절 부근을 잡게 하면 좋다.

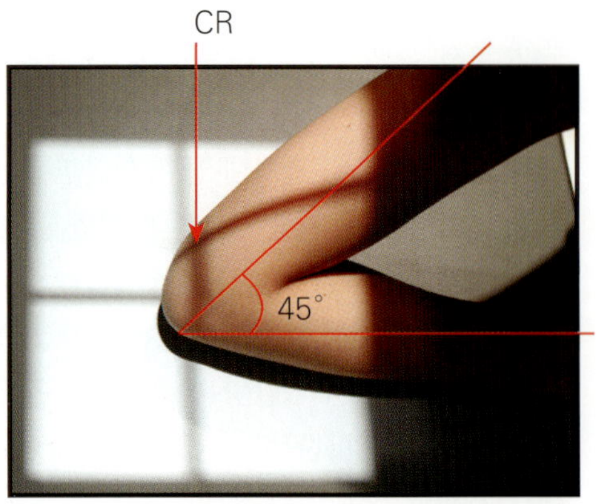

그림 1-176 척골신경구 촬영자세 (45° 구부리고, 20° 벌린자세)

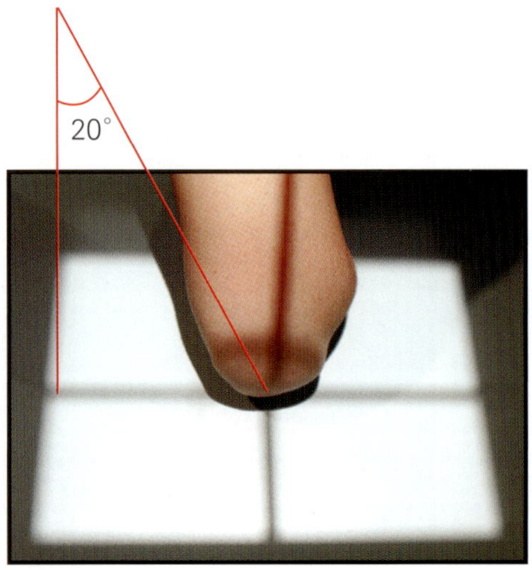

그림 1-177 척골신경구 촬영자세 (45° 구부리고, 20° 벌린자세)

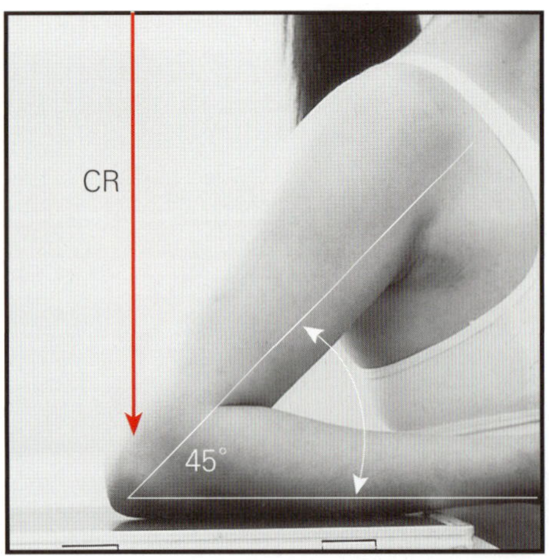

그림 1-178 척골신경구 촬영자세

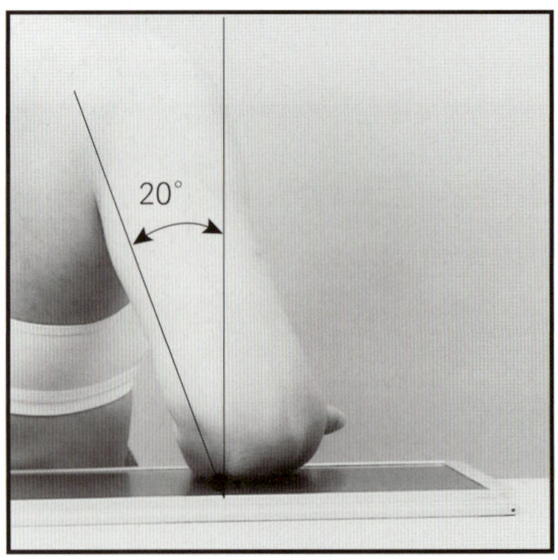

그림 1-179 척골신경구 촬영자세

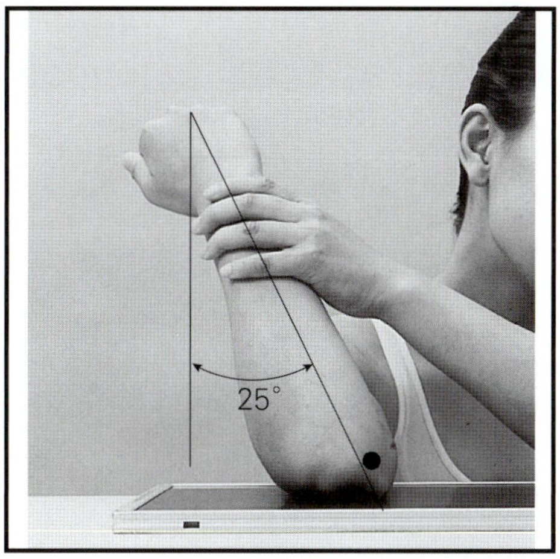

그림 1-180 척골신경구 촬영자세
(90° 이상 구부리고, 25~30° 가쪽으로 돌린자세)

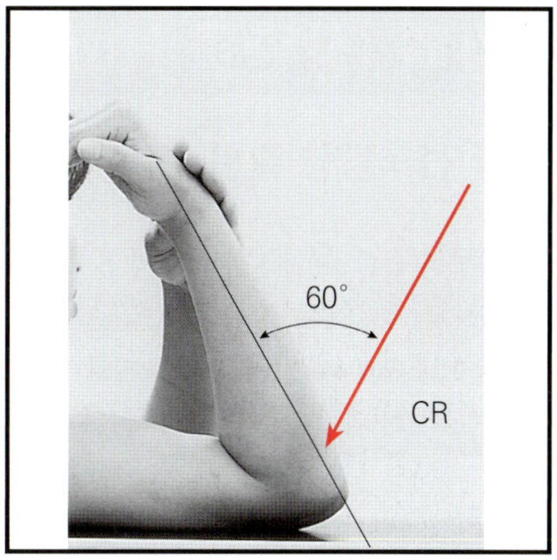

그림 1-181 척골신경구 촬영자세
(90° 이상 구부리고, 25~30° 가쪽으로 돌린자세)

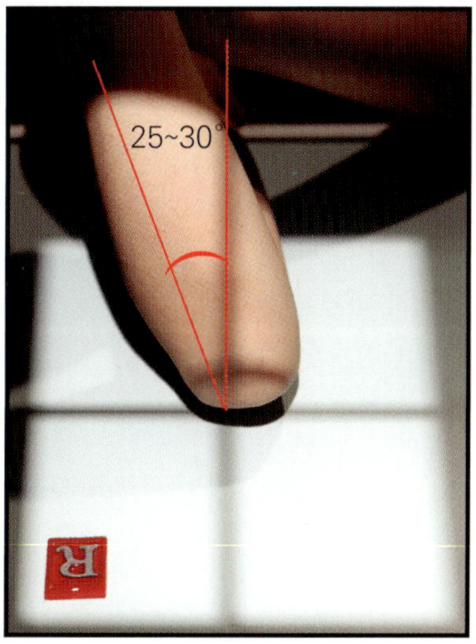

그림 1-182 척골신경구 촬영자세(90° 이상 구부리고, 25~30° 가쪽으로 돌린자세)

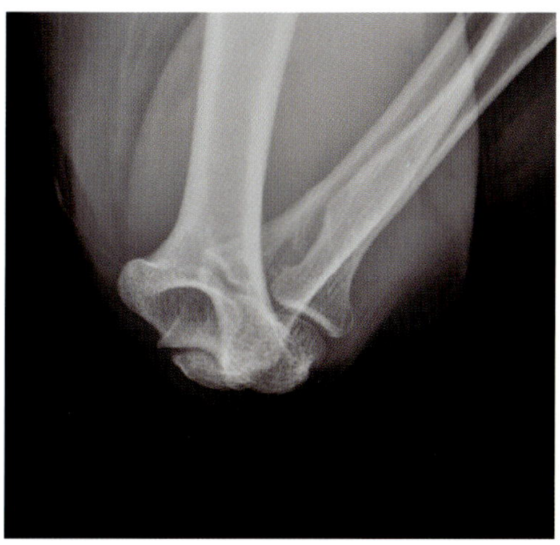

그림 1-183 척골신경구 엑스선영상

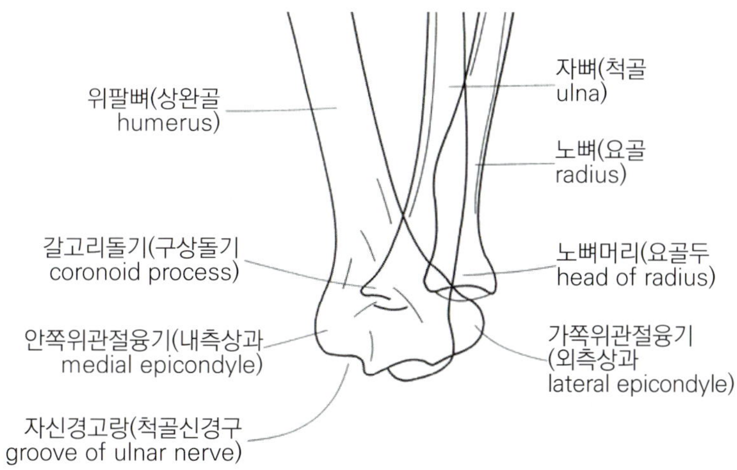

그림 1-184 척골신경구 엑스선영상해부도

6. 위팔뼈 (상완골 Humerus)

1) 상완골 전후방향 촬영 (humerus AP projection)

촬영목적 : 위팔뼈(상완골) 골절과 병변의 유무, 골절에 따르는 관절의 변위 등을 관찰한다.

촬영자세 : 환자는 바로누운자세나 선자세로 한다. 위팔은 약간 벌리고 IR면 위에 놓아 환자가 통증을 참을 수 있는 범위에서 아래팔을 최대한 편다. 팔꿉관절의 안쪽·가쪽 위관절융기가 IR면에 평행이 되도록 손바닥을 위로 향하게 하고 바른 전후자세가 되도록 한다. 어깨관절과 팔꿉관절이 모두 포함되도록 하며, 가능한 IR면 장축과 위팔뼈가 일직선이 되도록 자세를 확인한다.

중 심 선 : 위팔뼈의 중앙을 향해 IR면에 수직으로 입사한다.

촬영 point : 위팔뼈머리(상완골두)에서 위팔뼈도르래(상완골활차)까지 팔 전체가 촬영되고 팔꿈치는 바른 전후방향으로 위치해야 한다.

바로누운자세에서는 촬영대 위에 눕기 때문에 환자가 고통을 느낄 수 있다. 이 경우 가능한 환자의 고통을 감소시켜 촬영하는 것이 바람직하다. 바로누운자세가 곤란한 경우 또는 위팔뼈를 고정하고 있는 환자일 경우에는 선자세나 앉은자세를 취하여 전후방향으로 촬영하는 것이 좋다.

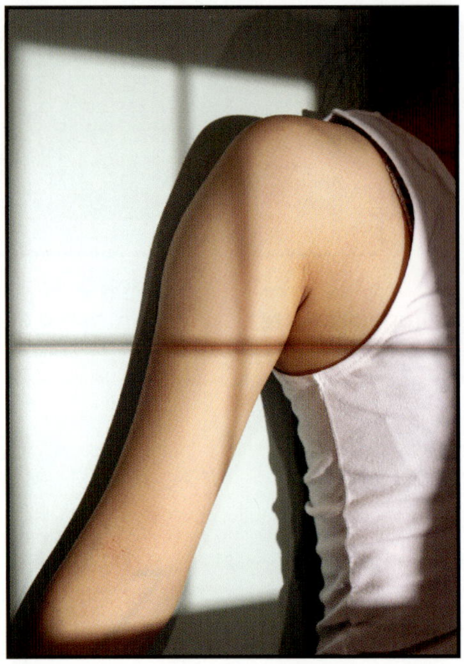

그림 1-185 상완골 전후방향 촬영자세

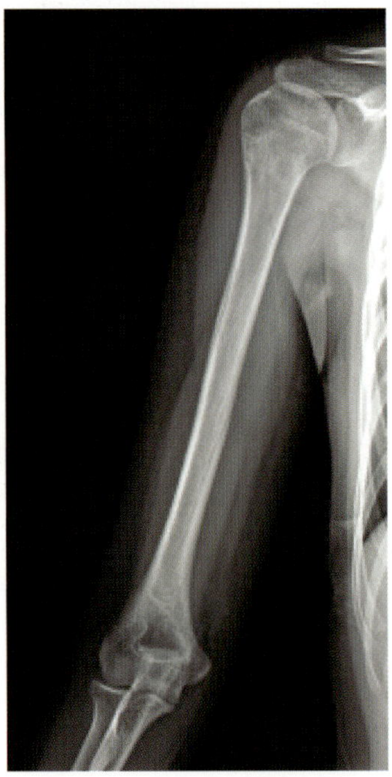

그림 1-186 상완골 전후방향 엑스선영상

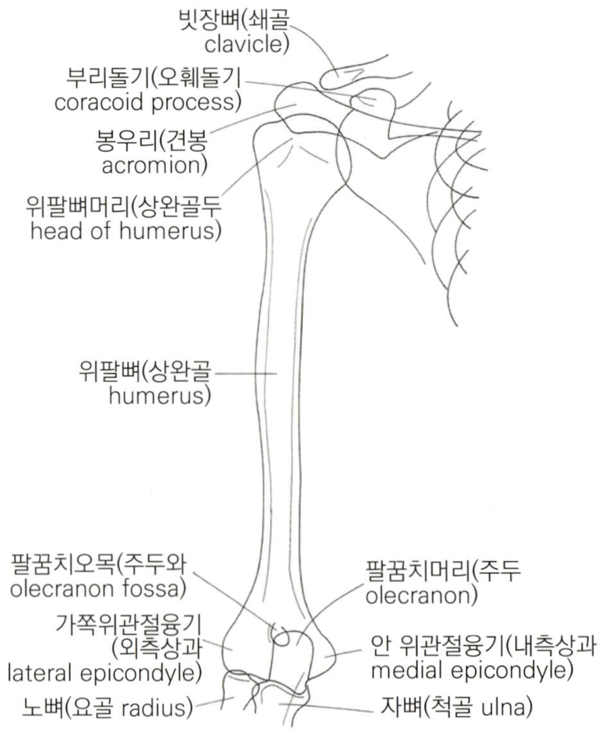

그림 1-187 상완골 전후방향 엑스선영상해부도

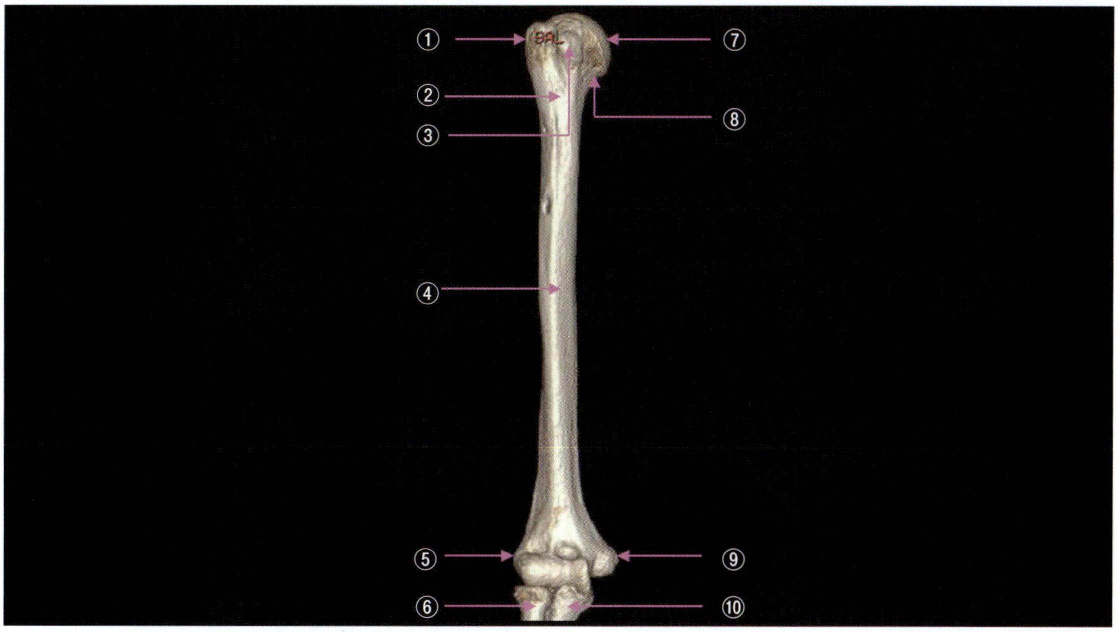

그림 1-188 상완골 전후방향 자세(humerus AP position) 3D 영상

① 큰결절(greater tuberosity)
② 외과목(surgical neck of humerus)
③ 작은결절(lesser tuberosity)
④ 위팔뼈(humerus)
⑤ 가쪽위관절융기(lateral epicondyle)
⑥ 노뼈(radius)
⑦ 위팔뼈머리(humeral head)
⑧ 해부목(anatomical neck of humerus)
⑨ 안쪽위관절융기(medial epicondyle)
⑩ 자뼈(ulna)

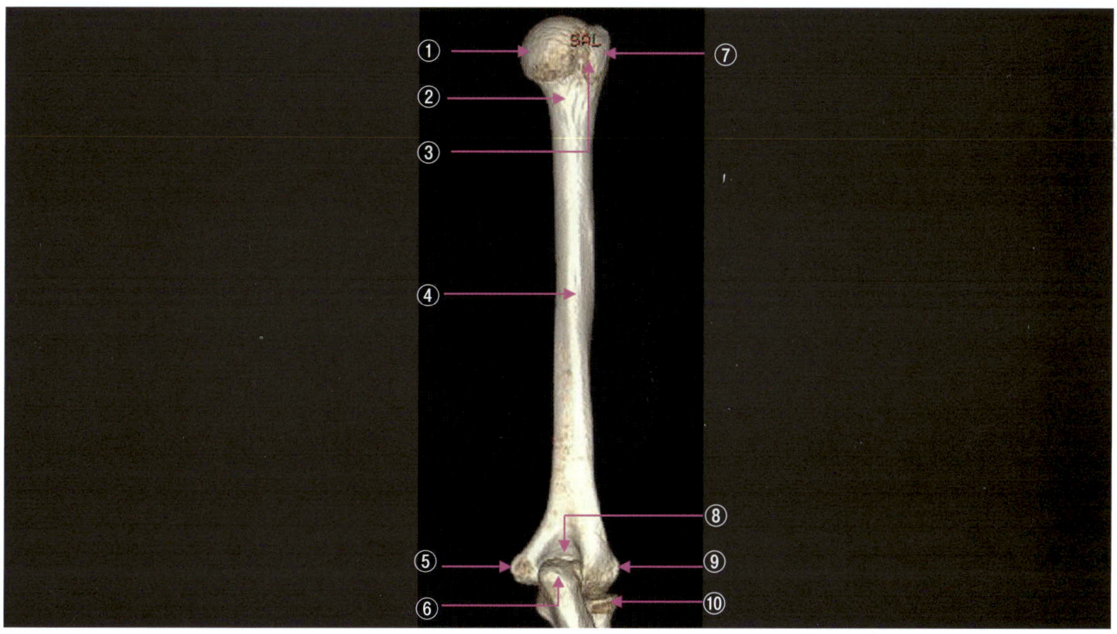

그림 1-189 상완골 후전방향자세(humerus PA position) 3D 영상

① 위팔뼈머리(humeral head)
② 외과목(surgical neck of humerus)
③ 해부목(anatomical neck of humerus)
④ 위팔뼈(humerus)
⑤ 안쪽위관절융기(medial epicondyle)
⑥ 팔꿈치머리(olecrenon)
⑦ 큰결절(greater tuberosity)
⑧ 팔꿈치오목(olecrenon fossa)
⑨ 가쪽위관절융기(lateral epicondyle)
⑩ 노뼈머리(radial head)

병리학 예 14. 상완골두(위팔뼈머리) 분쇄골절 (comminuted fracture of head of humerus)

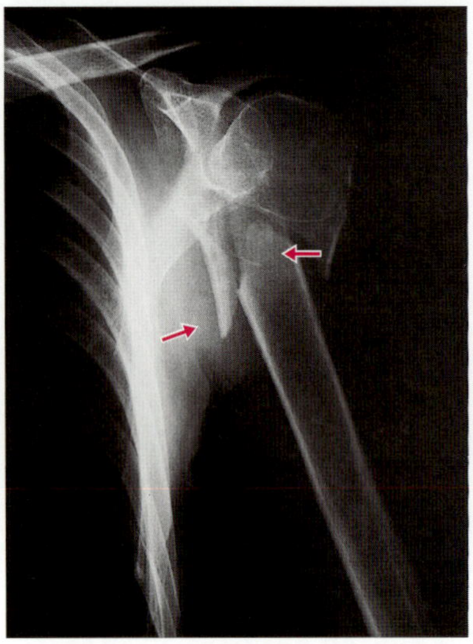

그림 1-190

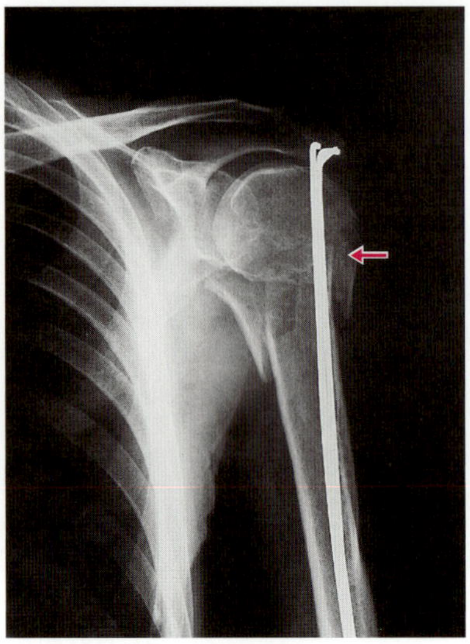

그림 1-191

그림 1-190 **상완골 정면 엑스선영상** (위팔뼈 몸쪽부에 제3골편이 어긋난 분쇄골절이 확인된다[→]).
그림 1-191 **상완골 정면 엑스선영상(수술 후)** (위팔뼈 골절부위는 고정못 3개로 고정시켰다[→]).

◆ 영상소견 ◆

왼쪽상완골 정면상에서 위팔뼈(상완골) 몸쪽으로 어긋난 분쇄골절이 보인다(그림 1-190).
왼쪽상완골 정면상(수술 후)에서, 3개의 고정못으로 고정하여 정복했다(그림 1-191).

◆ 진단 및 경과 ◆

영상소견에서 왼쪽위팔뼈 몸쪽 골절로 진단되며 정복이 곤란하여 수술을 시행하여 고정못 3개로 고정시키고 수술후 1개월만에 퇴원하였다.

◆ 영상관찰 및 특징 ◆

위팔뼈 몸쪽의 골절에 관하여는 그 구성요소를 Codman이 기술한 바와 같이 4개의 부분, 즉 위팔뼈머리, 큰돌기, 작은돌기, 골간부로 나누어 생각하면 이해가 쉽기 때문에 그것을 기본으로 한 Neer의 분류가 현재 가장 널리 사용되고 있다. 이 분류는 치료의 선택에도 반영되는데 (1) 2-part골절 : 제 1선택은 도수정복(closed reduction), 견인, 외고정 등의 보존적 치료, (2) 3-part골절 : 어긋난 것이 없으면 보존적으로 골간부의 정복이 되어도 대(소) 결절이 정복되지 않으면 관혈적으로 한다, (3) 4-part골절 : 다수의 예가 수술치료를 적용하며 특히 탈구를 동반하면 반드시 적용한다.

위팔뼈 몸쪽은 연부조직으로 두껍게 싸여 있기 때문에 시진 또는 촉진으로 변형을 확인하기가 곤란하므로 바른 체위로 촬영을 시행하는 것이 중요하다. 골편의 위치를 모두 정확히 파악하기 위해서는 2방향의 촬영이 필요한데 가능한 축방향 촬영상을 추가하는 것이 바람직하다. 구급시에는 동통때문에 일상의 촬영체위가 곤란하므로 Lawrence법 등 동통이 적은 체위로 촬영한다.

본 증례는 왼쪽 옆으로 넘어져 직접적인 압력으로 골절되었다. Neer의 분류에 따라 큰결절의 3-part 골절로 진단되어 치료가 시행되었다.

2) 상완골 측방향 촬영 (humerus lateral projection)

촬영목적 : 위팔뼈(상완골) 골절과 병변의 유무, 골절에 따르는 관절의 변위 등을 관찰한다.

촬영자세 : 환자는 바로누운자세나 선자세로 한다. 위팔은 약간 벌리고 IR면 위에 놓는다. 바로누운자세인 경우에는 팔꿉관절을 펴서 바른 측면자세가 되도록 안쪽으로 회전시켜 촬영한다. 선자세인 경우 IR면에 밀착시키기 위해 팔꿉관절을 90°로 구부리거나 부분적으로 굽혀 위팔뼈와 어깨를 IR면에 밀착시키고 팔을 안쪽으로 회전시킨다. 이때 안쪽·바깥위관절융기(내외측상과)가 완전히 겹치도록 하여 바른 측면자세가 되도록 한다.

중 심 선 : 위팔뼈의 중앙을 향해 IR면에 수직으로 입사한다.

촬영 point : 위팔뼈머리(상완골두)에서 팔꿈치까지 촬영되어 위팔뼈 먼쪽에 있는 안쪽·가쪽위관절융기(내·외측상과)가 겹쳐서 촬영되어야 한다.

위팔뼈의 골절에 의해 변형이 보일 경우에는 가능한 환자가 고통을 수반하지 않은 자세로 한다. 예를 들면 엎침(회내)이 곤란한 경우에 환자는 서거나 앉은 후전방향자세에서 엄지쪽을 IR면에 대도록 하고 위팔을 고정한 다음 후전방향 촬영을 한다. 또는 위팔뼈목 부위가 심한 외상으로 움직이지 못할 때 선자세에서 검사쪽 위팔을 붙이고 반대쪽 팔을 위로 들게 하여 촬영하는 Lawrence법(흉곽을 통한 측방향 촬영)이 있다.

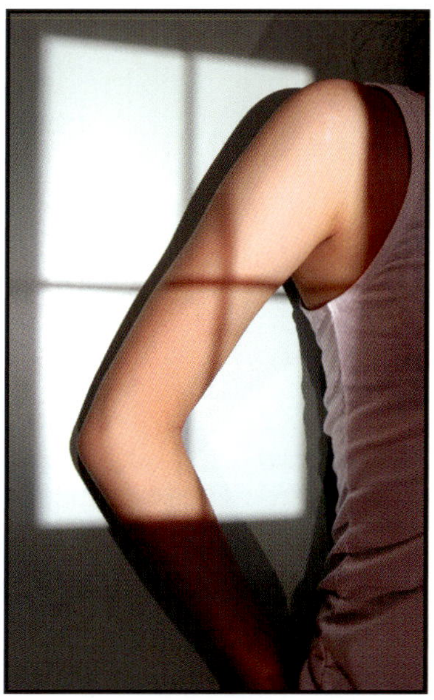

그림 1-192 **상완골 측방향 촬영자세**

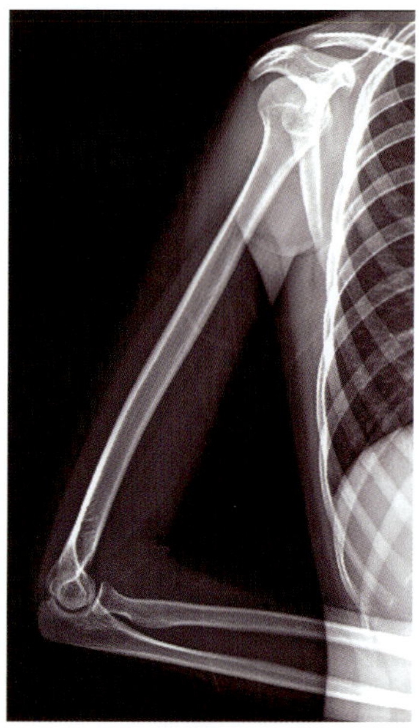

그림 1-193 **상완골 측방향 엑스선영상**

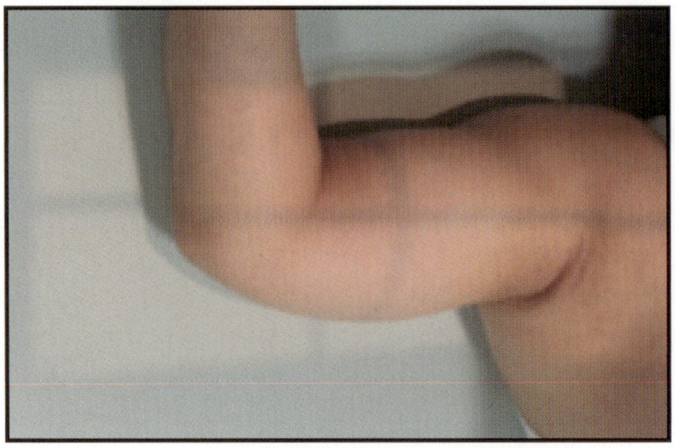

그림 1-194 **상완골 측방향 촬영자세**

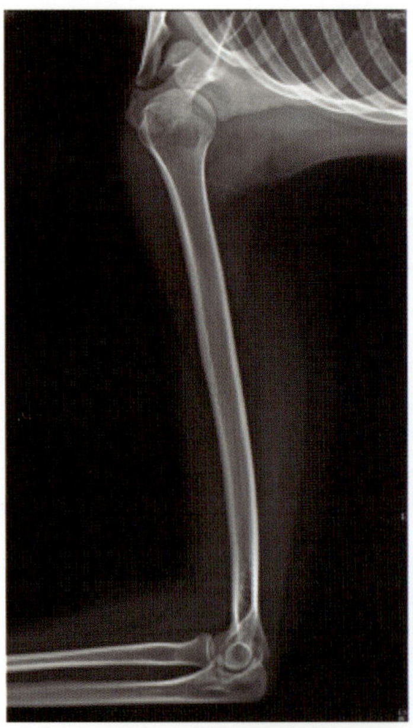

그림 1-195 **상완골 측방향 엑스선영상**

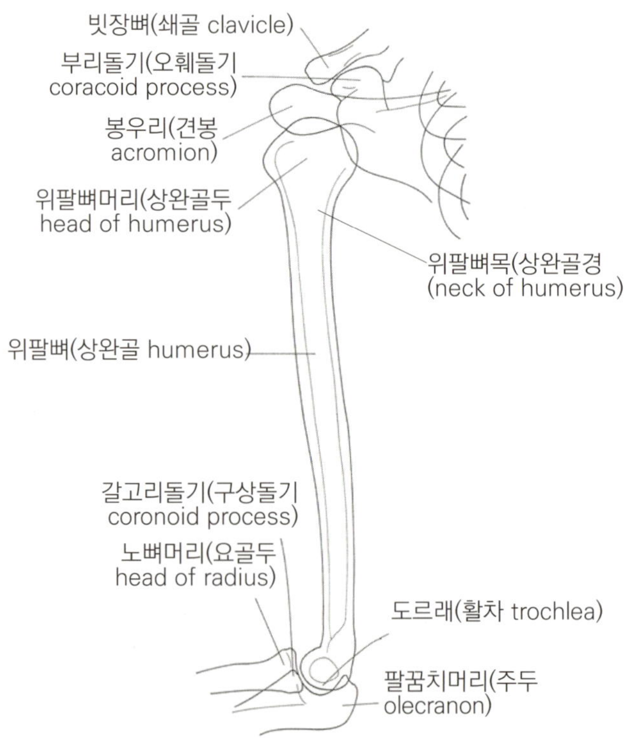

그림 1-196 **상완골 측방향 엑스선영상해부도**

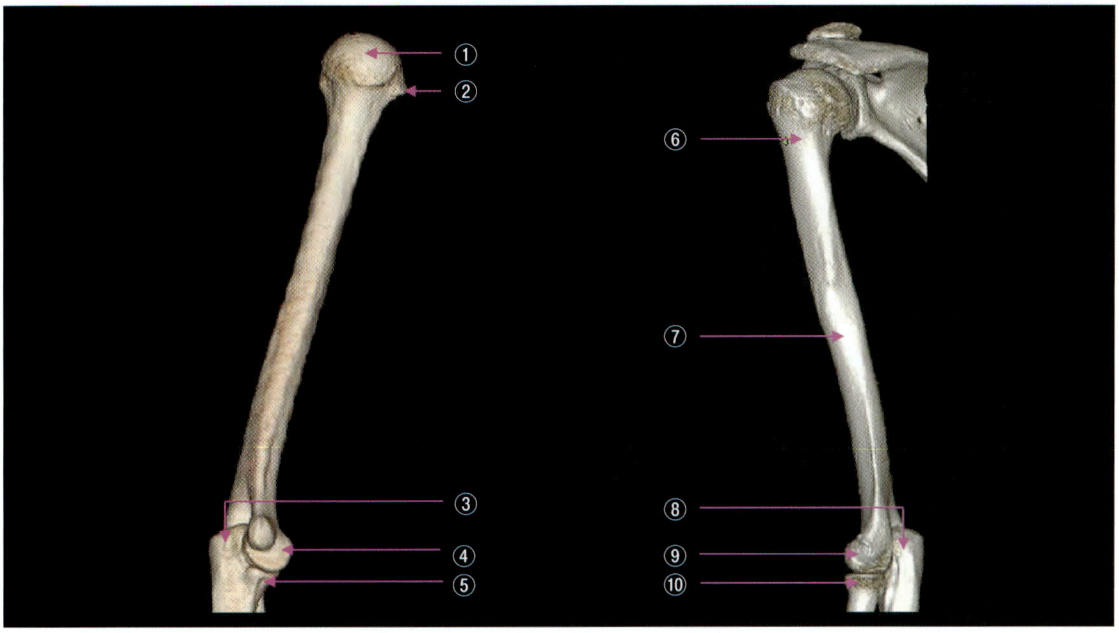

그림 1-197 **상완골 측방향 자세(humerus lateral position) 3D 영상**

① 위팔뼈머리(humeral head)
② 작은결절(lesser tuberosity)
③ 팔꿈치머리(olecranon)
④ 도르래(trochlea)
⑤ 갈고리돌기(coronoid process)
⑥ 외과목(surgical neck of humerus)
⑦ 위팔뼈(humerus)
⑧ 팔꿈치머리(olecranon)
⑨ 위팔뼈작은머리(capitulum of humerus)
⑩ 노뼈머리(radial head)

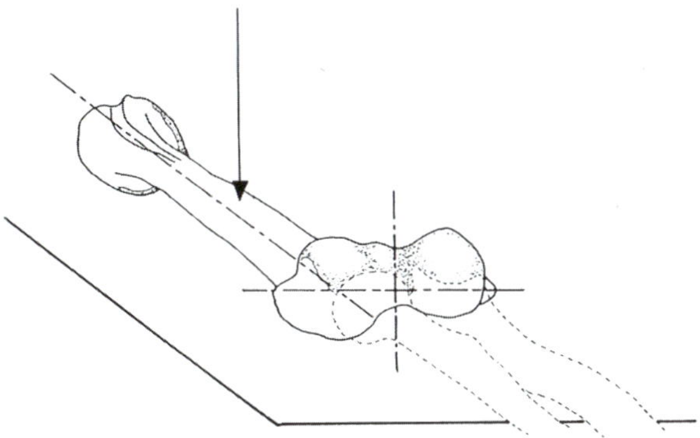

· 상완골 전후방향 촬영상의 해부학적 관계

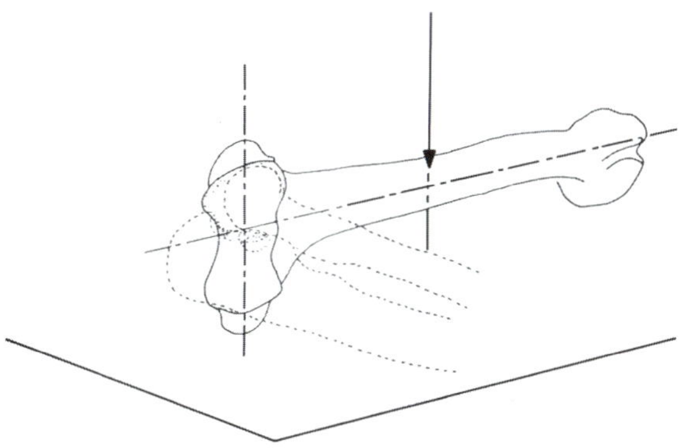

· 상완골 측방향 촬영상의 해부학적 관계

· 엑스선상의 평가기준

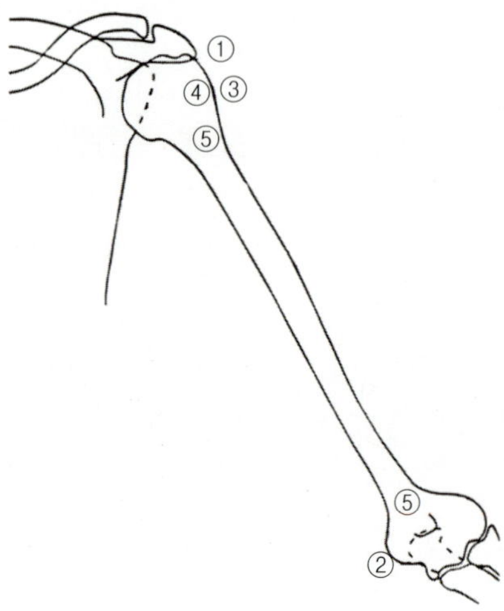

〈전후방향 촬영〉

① 팔꿈치와 어깨관절이 포함되었는가?

② 좌우위관절융기가 잘 보이고 회전되지는 않았는가?

③ 위팔뼈머리와 큰결절이 반측면상으로 나타났는가?

④ 작은결절의 윤곽은 위팔뼈머리와 큰결절 사이에 있는가?

⑤ 위팔뼈의 먼쪽, 몸쪽의 농도가 균일한가?

· 엑스선상의 평가기준

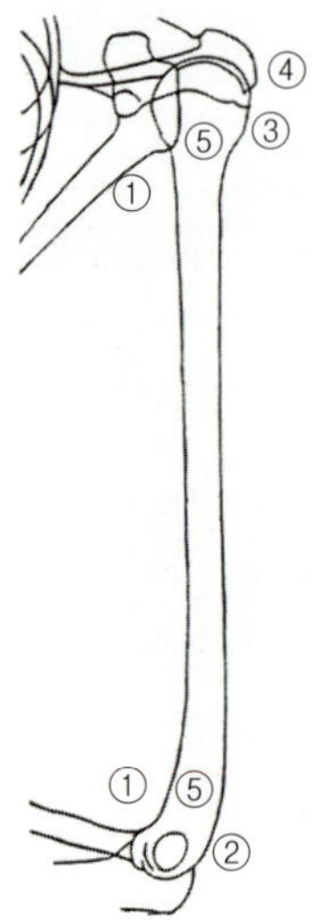

〈측방향 촬영〉

① 팔꿈치와 어깨관절이 포함되었는가?

② 좌우위관절융기와는 겹쳤는가?

③ 작은결절은 반측면상으로 보이는가?

④ 큰결절은 위팔뼈머리와 겹쳤는가?

⑤ 위팔뼈의 먼쪽, 몸쪽의 농도가 균일한가?

3) 이두근구 접선방향 촬영 (intertubercular groove(=bicipital groove) tangential projection) Fisk modification method

촬영목적 : 어깨관절 부위의 다른 조직과 겹치지 않은 상태로 결절사이고랑을 반측면상으로 관찰한다.

촬영자세 : 환자는 선자세나 바로누운자세가 되게 한다. 선자세는 환자를 촬영대 끝에 서게 하여 팔꿈치를 구부리고 아래팔 뒷면을 촬영대 위에 놓는다. 손은 뒤치게 하여 IR면을 수평으로 잡고 환자를 약간 앞으로 기울게 하여 위팔뼈가 수직에서 10~15° 정도 되게 한다.

바로누운자세는 환자를 촬영대 위에 눕히고 팔꿈관절을 펴고 손은 뒤친다. 어깨위쪽과 목에 닿게 IR면를 수직으로 세워 고정한다.

중 심 선 : 선자세는 결절사이고랑의 중앙을 향해 수직으로 입사하고 바로누운자세는 위팔뼈의 장축에 대해 뒤쪽으로 결절사이고랑을 향해 10~15°로 입사한다.

촬영 point : 결절사이고랑이 반측면상으로 나타나야 한다. 완전한 결절사이고랑이 나타나야하며 주위의 연부조직을 선명하게 볼 수 있어야 한다.

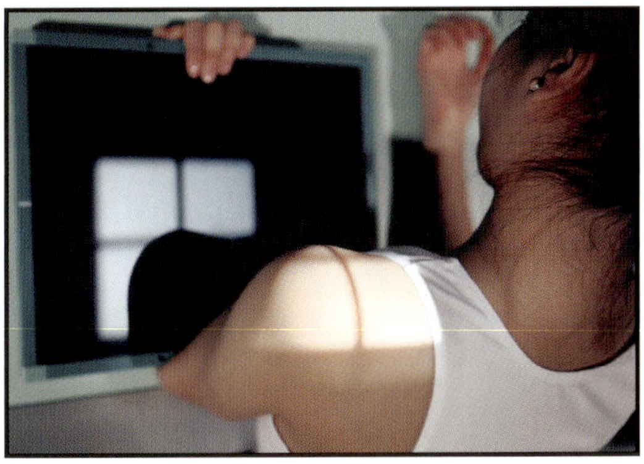

그림 1-198 이두근구 접선방향 촬영자세

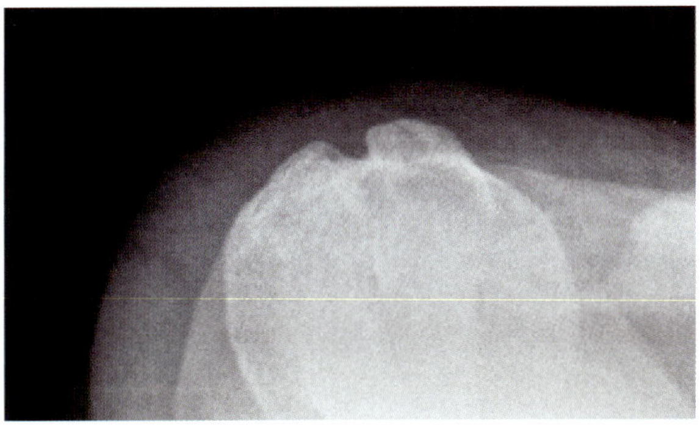

그림 1-199 이두근구 접선방향 엑스선영상

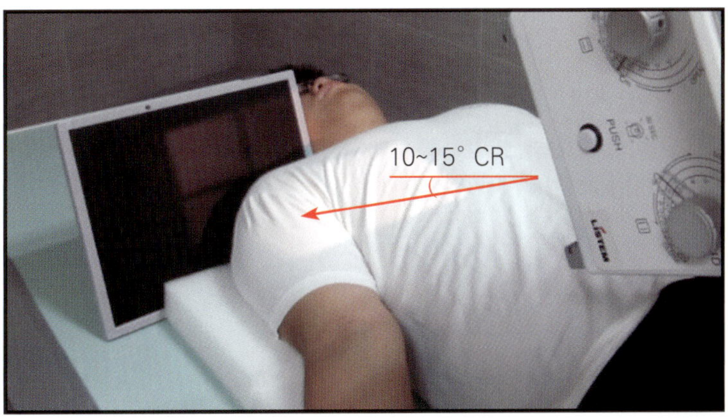

그림 1-200 이두근구 접선방향 촬영자세(Fisk modification method)

7. 어깨관절(견관절 Shoulder Joint)

1) 견관절 전후방향 촬영 (shoulder joint AP projection) 외회전 (바깥돌림 external rotation) 자세 중립위 (자연스러운 neutral) 자세 내회전 (안쪽돌림 internal rotation) 자세

촬영목적 : Halfmoon sign(어깨뼈와 위팔뼈의 일부가 중복되어 나타나는 반월상 음영)의 변화에 따른 후방탈구의 상태, 위팔뼈머리, 어깨뼈 위부분, 빗장뼈의 골절 병변 유무와 어깨관절의 기능, 그리고 봉우리밑주머니, 어깨위팔뼈관절사이, Moloney's arch(어깨뼈와 위팔뼈 사이에 나타나는 아치상의 음영)의 변화에 의한 탈구 등 병변의 유무를 관찰한다.

촬영자세 : 환자는 선자세나 바로누운자세가 되게 한다. 가능한 선자세가 환자에게 편안한 자세이다. 부리돌기(오훼돌기 coracoid process)가 IR면 중앙에 놓이도록 조정한다. 선자세에서는 어깨를 IR면에 밀착시키기 위해 촬영쪽으로 약간 회전시킨다.

· 바깥돌림자세(외회전 external rotation)를 해부학적자세라고도 한다. 검사쪽 등을 IR면에 붙이고 팔을 약간 벌려 손바닥이 앞으로 향하도록 뒤치며 위팔뼈의 안쪽, 바깥 위관절융기가 IR면에 평행이 되어 있는지를 확인한다.

· 자연스러운 자세(중립위 neutral position)는 외상환자에게 적용된다. 검사쪽 등을 IR면에 붙이고 환자의 손바닥이 허벅지에 댄 자세이다. 바깥, 안쪽돌림자세의 중간정도이며 먼쪽 위팔뼈의 안쪽, 바깥 위관절융기가 IR면에 45° 정도 되게 위치한다.

· 안쪽돌림자세(내회전, internal rotation)는 검사쪽 등을 IR면에 대고 팔꿈치를 구부리게 한 후 팔을 안쪽으로 회전(엎침)시켜 손등을 엉덩이에 붙이도록 하여 위팔뼈의 안쪽·바깥 위관절융기가 IR면에 수직이 되게한다.

중 심 선 : 부리돌기 밑으로 2.5 cm 지점을 향해 IR면에 수직으로 입사한다.

촬영 point : 바깥돌림자세는 가시위근의 부착점인 위팔뼈의 측면 위에 큰결절(대결절 greater tubercle)이 반측면상으로 나타나고 봉우리밑주머니(견봉하낭 subacromial bursa)와 어깨위팔뼈접시오목(견갑상완관절강)의 관계가 선명하게 관찰되므로 어깨와 몸쪽 위팔뼈의 뼈와 연부조직 구조를 보기위해 촬영된다.

자연스러운자세는 큰결절이 위팔뼈머리와 겹쳐 나타나며, 가시위근(극상근 supraspinatus muscle)의 부착점을 관찰할 수 있다.

안쪽돌림자세는 위팔뼈의 작은결절(소결절 lesser tubercle)의 안쪽 반측면상과 접시오목의 밑부분과, 큰결절의 윤곽이 위팔뼈머리와 겹쳐 나타나며 어깨아래근(견갑하근 subscapularis tendon)의 부착 부위의 반측면상을 볼 수 있다.

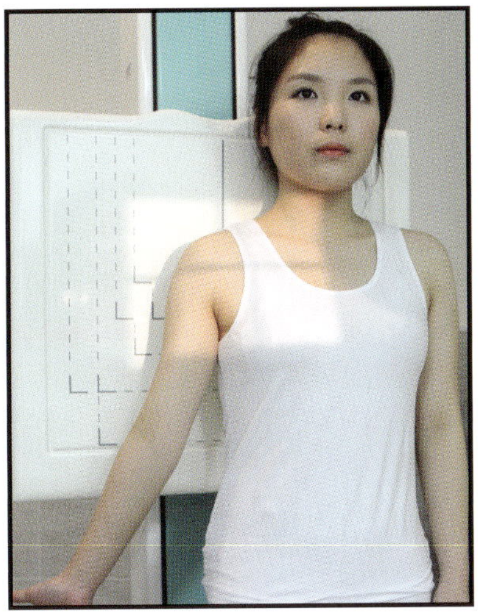

그림 1-201 견관절 전후방향 촬영자세 (외회전자세)

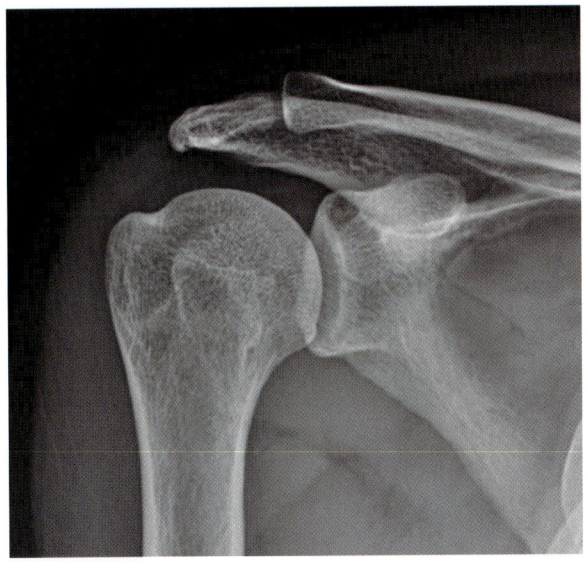

그림 1-202 견관절 전후방향 엑스선영상(외회전)

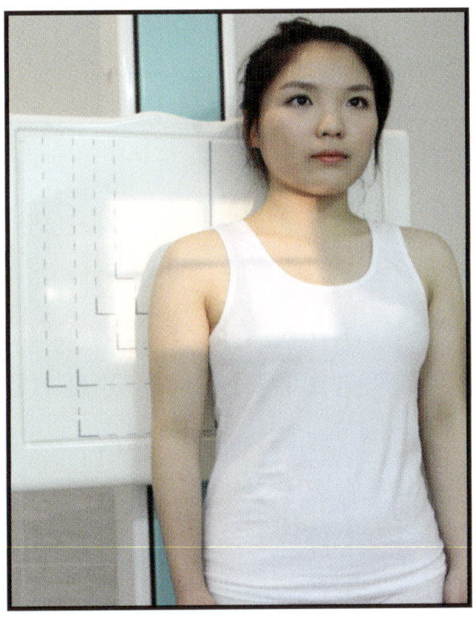

그림 1-203 견관절 전후방향 촬영자세 (중립위자세)

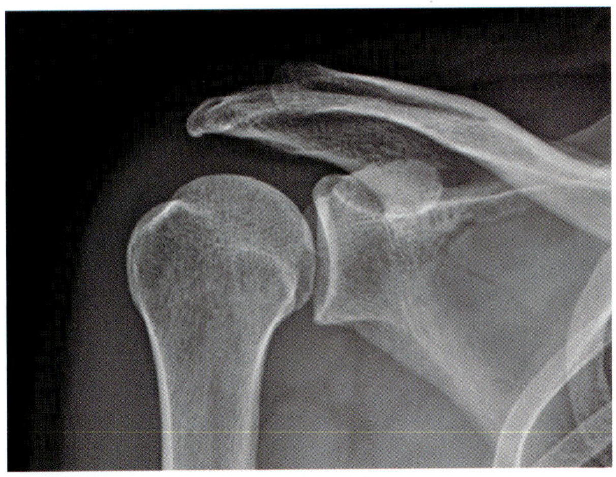

그림 1-204 견관절 전후방향 엑스선영상(중립위)

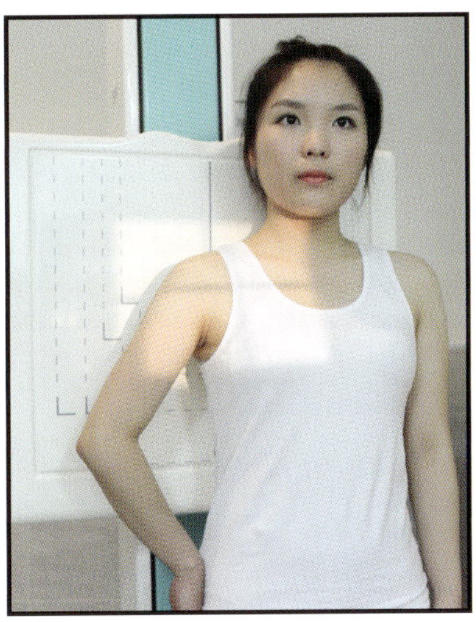

그림 1-205 견관절 전후방향 촬영자세(I) (내회전자세)

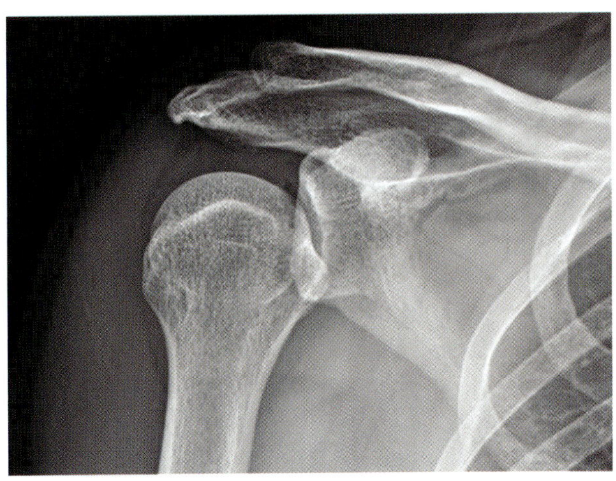

그림 1-206 견관절 전후방향 엑스선영상(내회전)

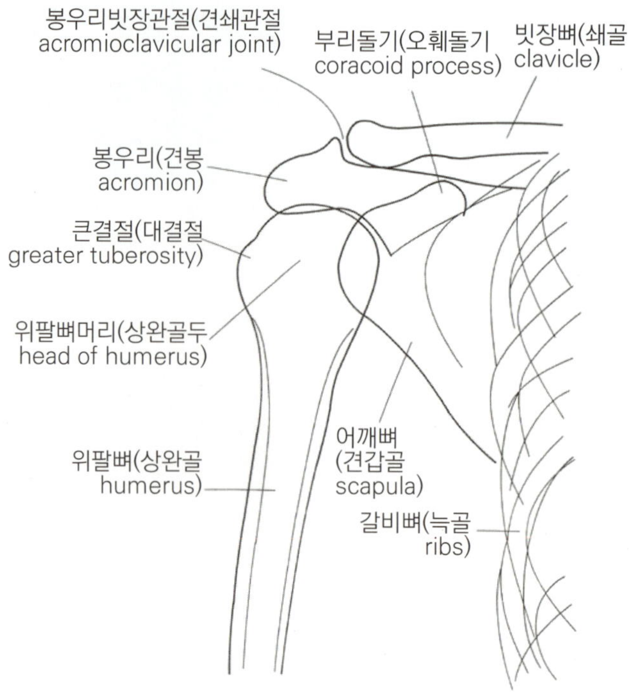

그림 1-207 **견관절 전후방향 촬영 엑스선영상해부도**

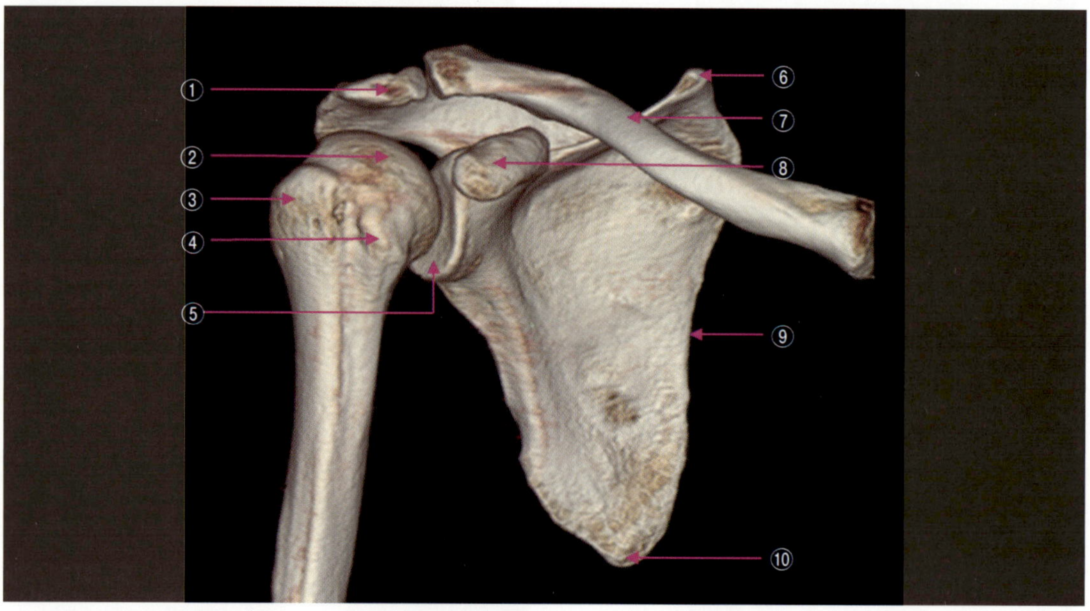

그림 1-208 **견관절 전후방향 자세(shoulder AP position) 3D 영상**

① 봉우리(acromion)
② 위팔뼈머리(humeral head)
③ 큰결절(greater tuberosity)
④ 작은결절(lesser tuberosity)
⑤ 접시오목(glenoid cavity)
⑥ 위각(superior angle)
⑦ 빗장뼈(clavicle)
⑧ 부리돌기(coracoid process)
⑨ 안쪽모서리(medial border)
⑩ 아래각(inferior angle)

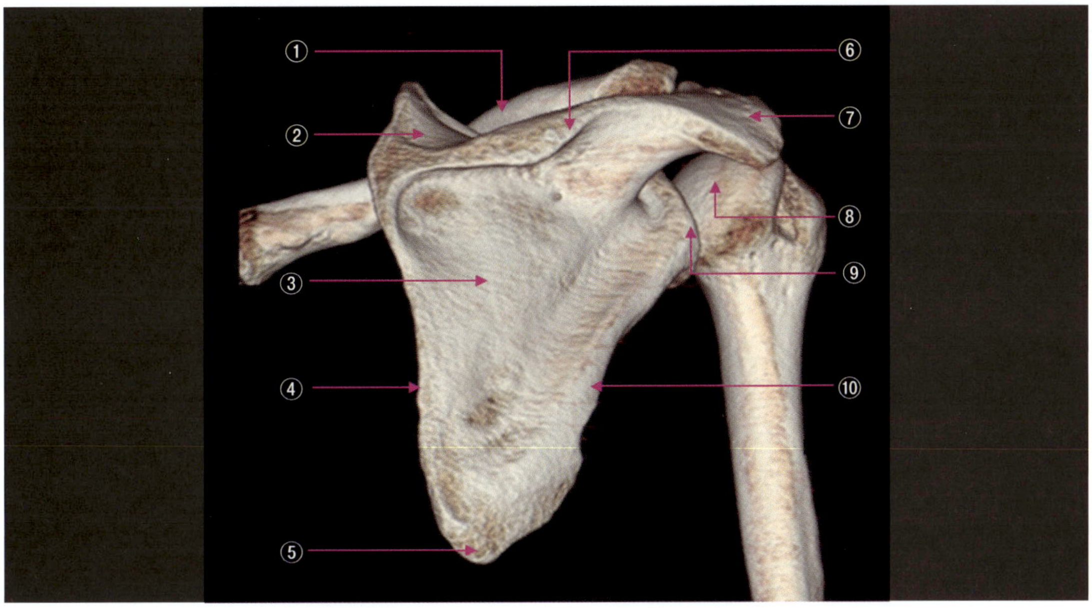

그림 1-209 **견관절 후전방향자세(shoulder PA position) 3D 영상**

① 빗장뼈(clavicle)
② 가시위오목(supraspinous fossa)
③ 가시아래오목(infraspinous fossa)
④ 안쪽모서리(medial border)
⑤ 아래각(inferior angle)
⑥ 어깨뼈가시(scapular spine)
⑦ 봉우리(acromion)
⑧ 위팔뼈머리(humeral head)
⑨ 접시오목테두리(glenoid rim)
⑩ 가쪽모서리(lateral border)

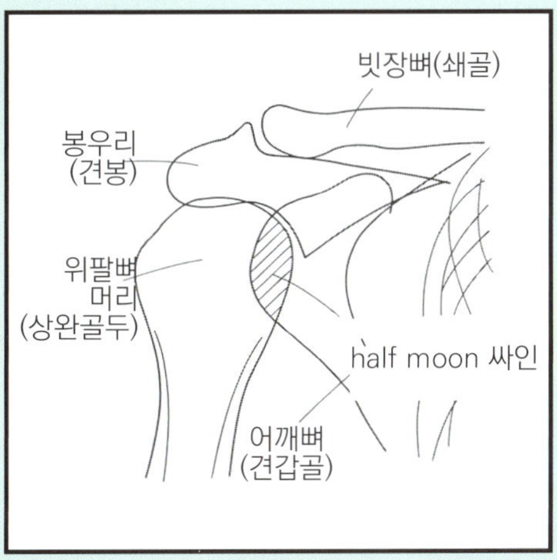

그림 1-210 **Halfmoon sign 해부도(1)**

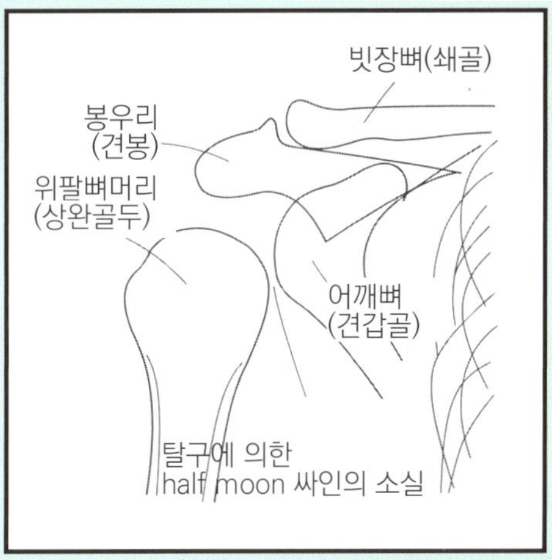

그림 1-211 **Halfmoon sign 해부도(2)**

병리학 예 15. 견관절 류마티스성 관절염 (rheumatoid arthritis of shoulder joint)

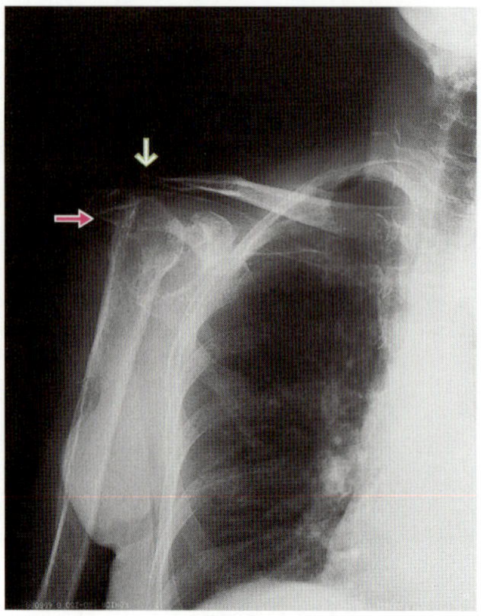

그림 1-212

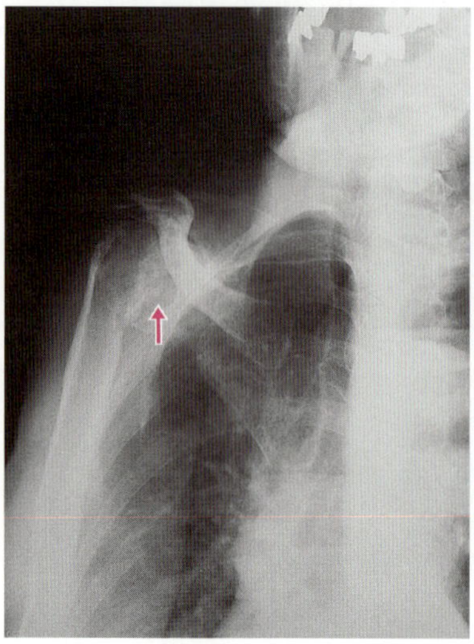

그림 1-213

그림 1-212 **견관절 정면영상** (위팔뼈머리는 용해되어 있다[→]. 또 위팔뼈머리가 거상되어있고 어깨뼈봉우리 아래에 협소하게 나타난다[⇨]).

그림 1-213 **견관절 사방향영상** (어깨뼈 관절와의 뼈용해가 확인된다[→]).

◆ 영상소견 ◆

견관절 정면상에서, 위팔뼈머리(상완골두)의 용해상이 확인되었다(그림 1-212).

견관절 사방향상에서, 어깨뼈(견갑골) 접시오목(관절와)의 용골성 골파손도 확인된다(그림 1-213).

◆ 진단 및 경과 ◆

영상소견상, 만성 류마티스성 관절염에 의한 용골성 골파괴로 진단된다. 인공 어깨관절의 적응은 전신상태, 연령을 고려해야 하며 항류마티스성 관절염 약으로 보존적 치료 중이다.

◆ 영상관찰 및 특징 ◆

만성 류마티스성 관절염은 다발성 관절염을 주 증상으로 하는 원인불명의 만성질환이다. 손이나 발의 작은 관절이나 팔꿉관절(주관절), 무릎관절(슬관절) 등에 동통과 종창을 일으키며 차츰 전신의 관절을 침범한다. 처음에는 활막염이 호전과 재발을 반복하면서 연골이나 뼈를 파괴하며 변형과 기능장애를 일으키는 경우가 많다.

엑스선영상에서 류마티스성 관절염을 Steinbrocker가 분류하였다. Stage Ⅰ은 골다공증, Stage Ⅱ는 골미란, Stage Ⅲ는 변형, Stage Ⅳ는 강직성 변화이다. 본 증례는 변형이 보이므로 Stage Ⅲ로 진단되었다. 일반적으로 종창이 있는 손발 이외의 관절도 엑스선검사를 시행하여 뼈의 상태를 파악하지 않으면 안된다. 질병상태가 진행되면 환축관절아탈구, 무릎관절이나 엉덩관절의 변형과 탈구를 초래하므로 이들 관절에 대한 검사도 필요에 따라 시행한다. 뼈용해 때는 골전이와의 감별을 요할 때가 있는데 류마티스성 관절염의 경우 관절에 닿는 양측의 뼈에 보이므로 감별 point가 된다.

1

병리학 예 16. 견관절(어깨관절) 탈구골절 (dislocation fracture of shoulder joint)

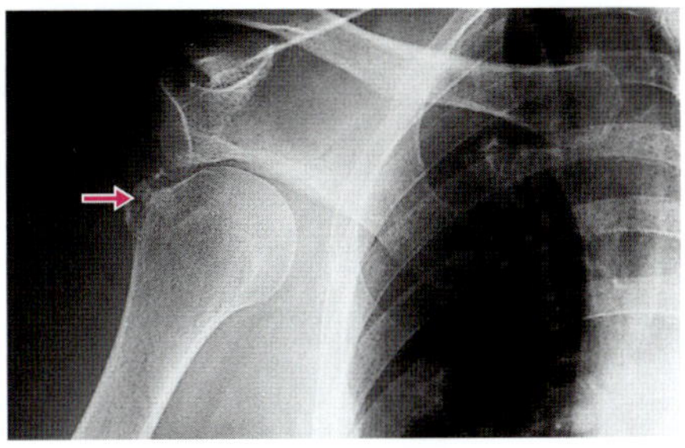

그림 1-214

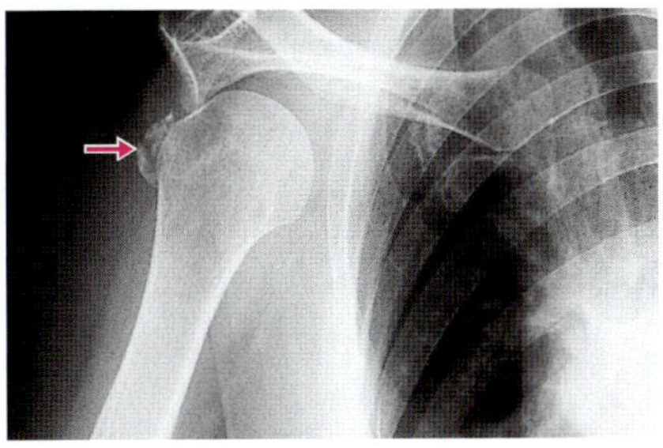

그림 1-215

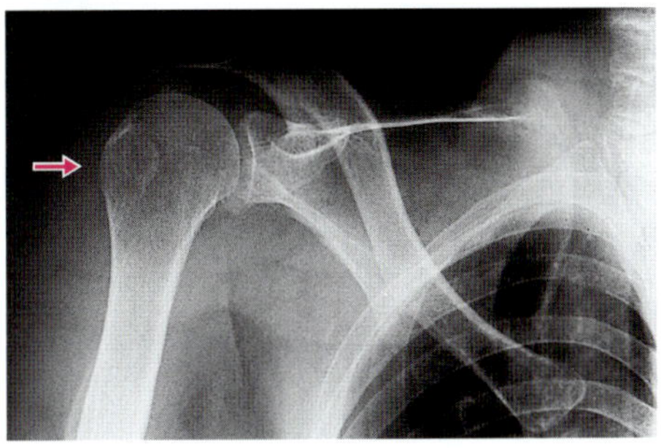

그림 1-216

그림 1-214 **견관절 정면 엑스선영상** (오른쪽어깨관절탈구 및 큰돌기부의 박리골절이 확인된다[→]).
그림 1-215 **견관절 사방향 엑스선영상** (오른쪽어깨관절탈구 및 큰돌기부의 박리골절이 확인된다[→]).
그림 1-216 **견관절 정면 엑스선영상(치료 후)** (치료 후 위팔뼈머리 및 박리편이 정위치로 돌아와 있다[→]).

◆ 영상소견 ◆

오른쪽견관절 정면상과 사방향 영상에서 탈구 및 큰돌기부의 박리골절이 확인된다(그림 1-214, 215).
오른쪽견관절 정면상(치료후)에서 위팔뼈머리(상완골두) 및 박리편이 정복되어 있다(그림 1-216).

◆ 진단 및 경과 ◆

영상소견에서 오른쪽어깨관절 탈구골절로 진단되어 즉시 치료를 시행하였다. 안정고정 후 1개월 후부터 재활치료를 개시하였다.

◆ 영상관찰 및 특징 ◆

어깨관절(견관절) 탈구는 전방, 후방, 수직탈구로 크게 나누는데, 90% 이상은 전방탈구이며, 대부분은 위팔뼈머리가 부리돌기(오훼돌기)의 아래쪽으로 치우치게 된다. 이 탈구는 팔(상지)을 후방으로 펴는데, 과도한 외전이 가해진 경우에 발생한다. 또 탈구와 함께 큰결절에서 박리골절이, 또는 어깨뼈(견갑골) 관절에서 골절이 자주 관찰된다. 엑스선 촬영은 견관절 정면(Ⅰ)·(Ⅱ)의 촬영으로 진단된다. 단지 견관절 정면(Ⅰ)·(Ⅱ)만을 촬영할 경우 위팔뼈머리가 후방으로 어긋나 있는 탈구를 보지 못할 가능성이 있다. 그렇기 때문에 Scapula-Y 촬영이 추가되는 경우가 많다.

치료는 탈구발생부터 치료까지의 시간이 짧으면 짧을수록 쉬우므로, 탈구 후 가능한 빨리 치료할 필요가 있다.

본 증례는 큰결절의 박리골절을 동반한 탈구로서 진단 후 즉시 치료를 하였다.

2) 견관절 전후방향 촬영(II) (shoulder joint AP projection)

촬영목적 : 봉우리밑주머니(견봉하낭 subacromial bursa), 어깨위팔뼈관절사이(견갑상완관절간극), 위팔뼈(상완골), 빗장뼈(쇄골)의 골절, Moloney's arch(어깨뼈와 위팔뼈 사이에 나타나는 아치상의 음영)의 변화에 의한 탈구 등 병변의 유무를 관찰한다.

촬영자세 : 환자는 선자세나 앉은자세로 한다. 검사쪽 등을 수직격자장치에 밀착시키고 어깨관절 면을 IR면에 수직이 되게 하기 위해 등을 IR면에서 약 40° 사방향 자세(어깨뼈 뒤쪽이 IR면에 밀착된 자세)로 한다. 검사쪽 팔은 다리쪽으로 펴서 약간 가쪽으로 돌린다.

중 심 선 : 위팔뼈머리(상완골두) 안쪽모서리(내측연)을 향해 다리쪽으로 약 20°로 IR면에 입사한다.

촬영 point : 봉우리밑주머니(견봉하낭), 어깨위팔뼈접시오목(견갑상완관절강)이 선명하게 나타나며 봉우리뼈가 과농도로 촬영되지 않도록 하는 것이 중요하다. 따라서 팔을 벌려 가슴우리(흉곽)와 위팔뼈가 겹치지 않게 한다. 이 촬영법은 중심선을 다리쪽으로 20°되게 입사하기 때문에 봉우리아래관절(어깨의 제2관절 : 팔을 견인하면 위팔뼈머리가 구개에서 하강하는 관절)은 보다 넓게 나타난다.

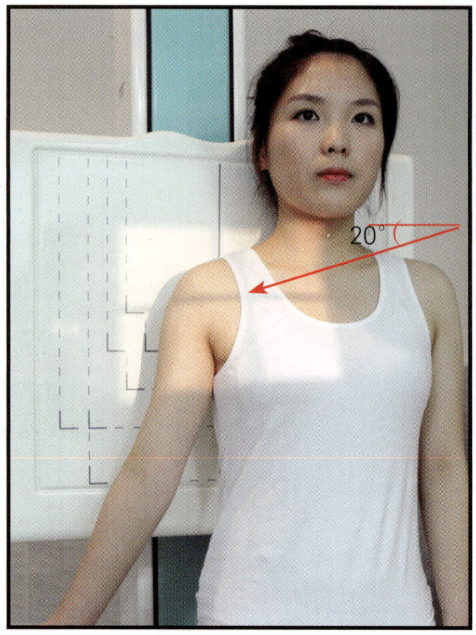

그림 1-217 견관절 전후방향 촬영자세(II) (caudal 20°)

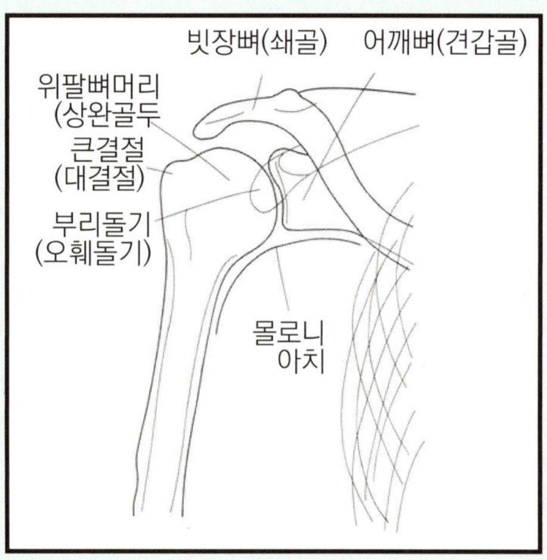

그림 1-218 어깨관절 Moloney's arch 해부도

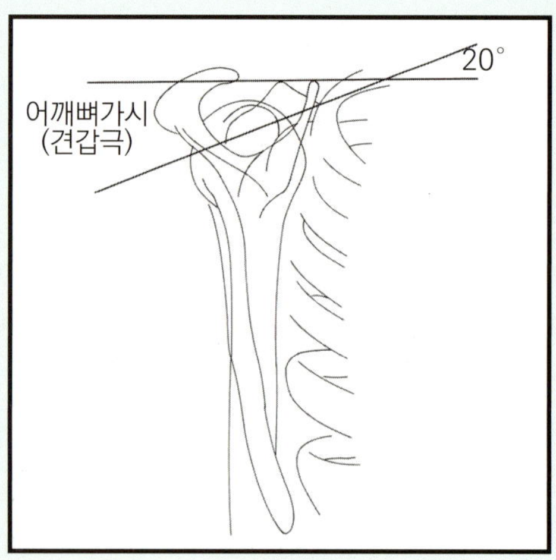

그림 1-219 관절안 해부도

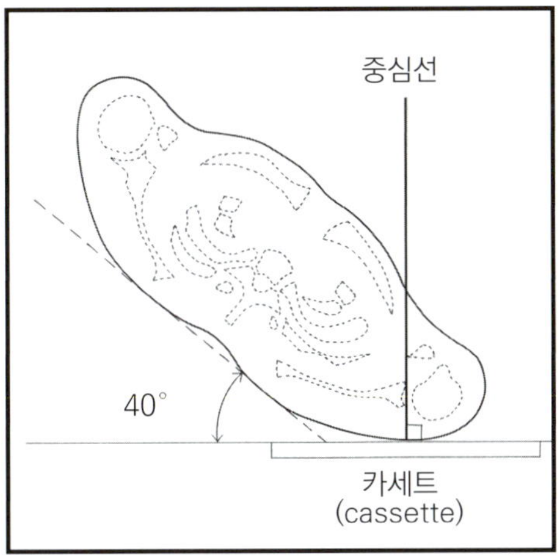

그림 1-220 견관절 전후방향 촬영자세 해부도

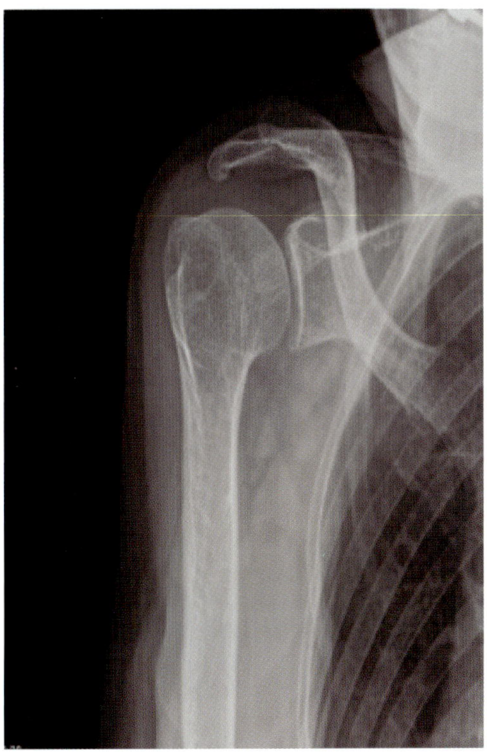

그림 1-221 견관절 전후방향 엑스선영상(II) (caudal 20°)

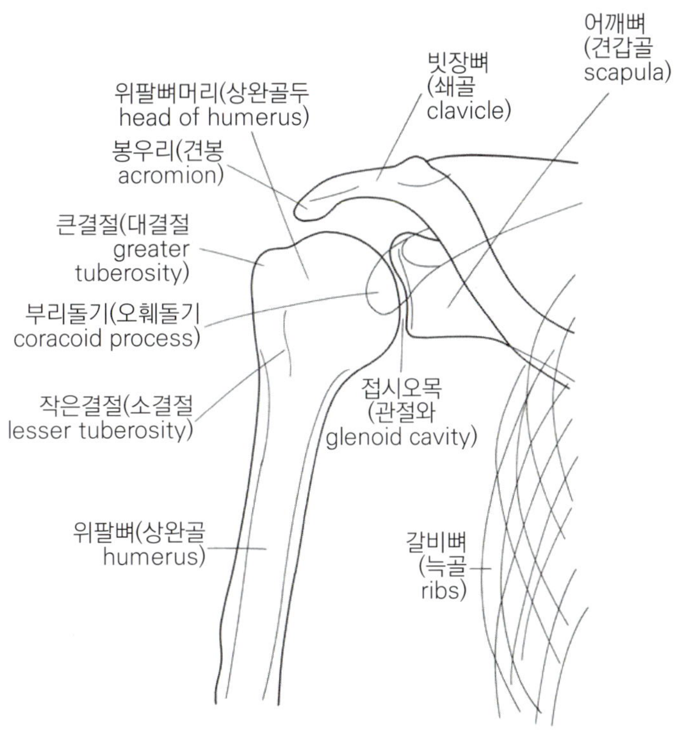

그림 1-222 견관절 전후방향(II) 엑스선영상해부도 (caudal 20°)

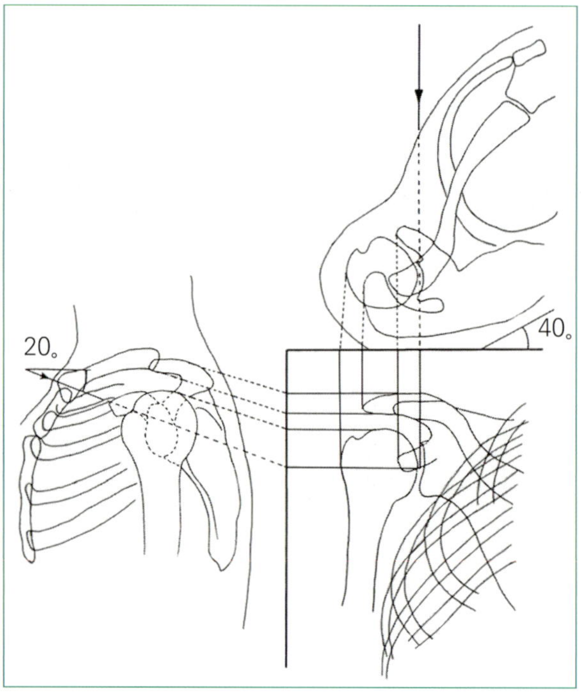

· 견관절 정면 촬영상의 해부학적 관계

· 엑스선상의 평가기준

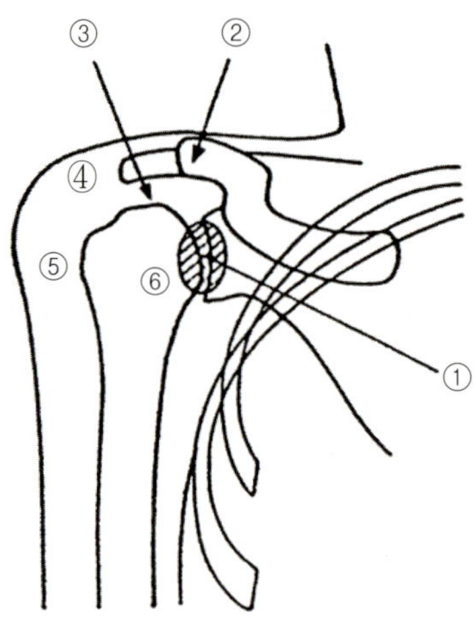

① 위팔뼈머리와 어깨뼈가 분리되어 있는가?
② 빗장뼈와 봉우리(견봉 acromion)가 거의 일치되어 있는가?
③ 위팔뼈머리와 봉우리가 중복되지 않고 넓게 나타났는가?
④ 연부조직이 잘 보이는가?
⑤ 큰결절((greater tuberosity)이 잘 보이는가?
⑥ 작은결절을 식별할 수 있는가?

병리학 예 17. 외상성 견관절탈구 (traumatic dislocation of shoulder joint)

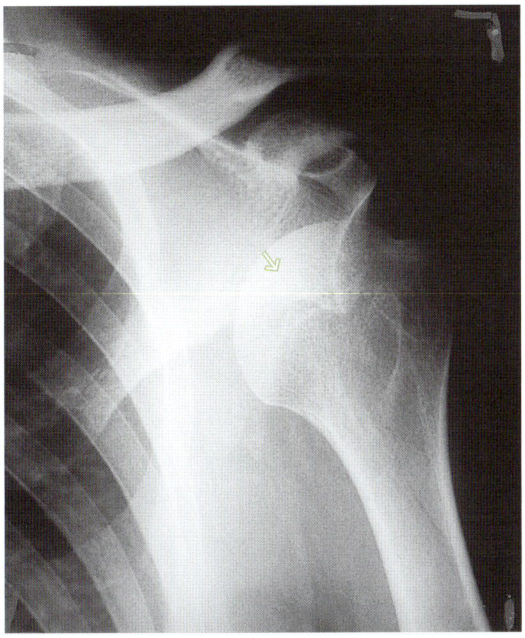

그림 1-223

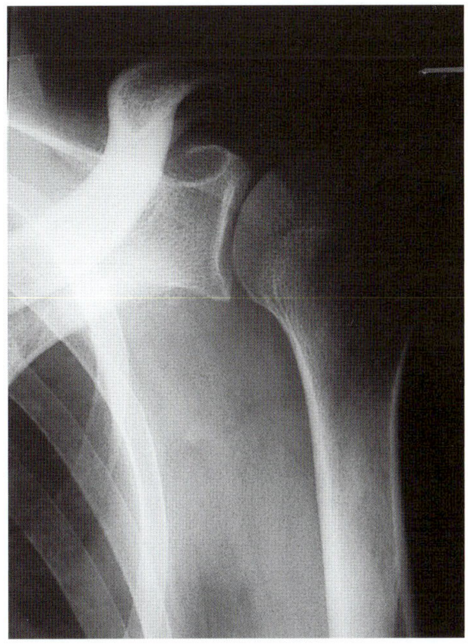

그림 1-224

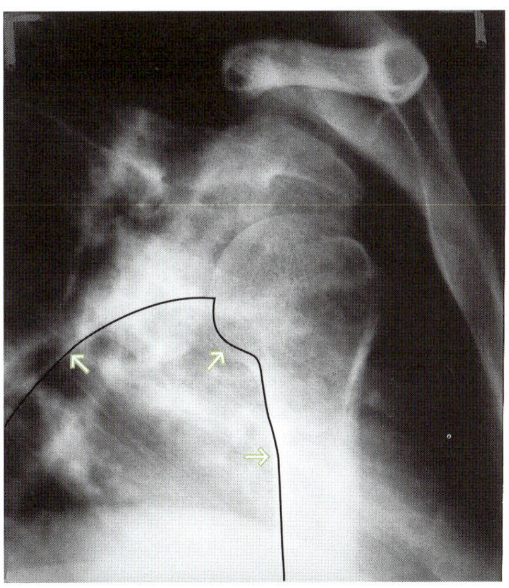

그림 1-225

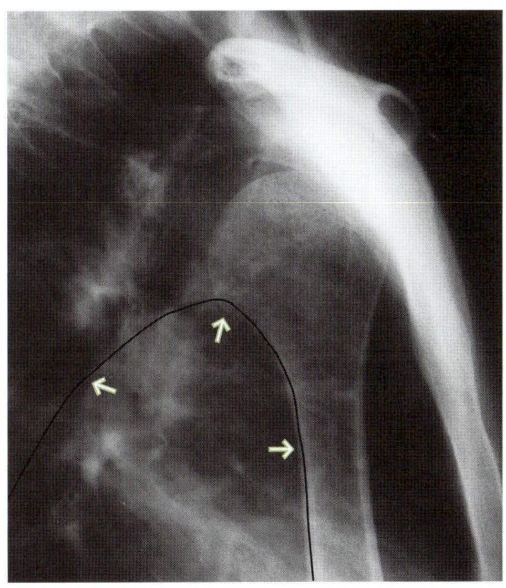

그림 1-226

그림 1-223 **견관절 정면 엑스선영상(부상 시)** (위팔뼈머리는 아래안쪽으로 어긋나 있다[⇨]. 박리골절은 확인되지 않는다).

그림 1-224 **견관절 정면 엑스선영상(치료 후-정복 후)** (위팔뼈머리는 정상위치이다).

그림 1-225 **상완골경 흉부 엑스선영상(부상 시)** (Moloney's arch[⇨]가 튀어나와 전방탈구되어 있다).

그림 1-226 **상완골경 흉부 엑스선영상(치료 후)** (Moloney's arch가 완벽한 포물선을 나타내고 있다[⇨]).

◆ 영상소견 ◆

어깨관절 정면상(부상 시)에서 위팔뼈머리(상완골두)가 아래안쪽 방향으로 어긋나 있다(그림 1-223).

견관절 정면상(정복 후)에서 위팔뼈머리가 접시오목(관절와)으로 정복(reduction)되어 있다(그림 1-224).

위팔뼈목(상완골경) 가슴영상(부상시)에서 위팔뼈머리와 어깨뼈 가쪽가장자리의 포물선(Moloney's arch)은 찌그러져 있고, 전방으로 탈구되어 있다(그림 1-225).

위팔뼈목 가슴영상(정복후)에서 매끄러운 포물선(Moloney's arch)이 보인다(그림 1-226).

◆ 진단 및 경과 ◆

영상소견에서 왼쪽어깨관절의 탈구로 진단하였다. 탈구로 정복한 후 위팔뼈에서 손가락까지 스타키네트로 고정하였다. 상처부위에 감각이상이나 뻐근한 감도 없고 노뼈동맥도 만져지므로 경과 관찰하였다.

◆ 영상관찰 및 특징 ◆

일반적으로 어깨관절 탈구란 어깨·위팔관절의 탈구를 말하지만, 큰돌기의 박리골절이나 건판단열을 수반하는 경우도 있다. 위팔뼈머리와 접시오목의 위치관계는 전방과 후방으로 분류한다. 일어나다 넘어진 경우 전방탈구의 빈도가 높고 후방탈구는 뒤로 넘어져 발생하는 경우가 많다.

엑스선 촬영은 전후방향과 축방향 촬영이 기본이며, 액와측면상은 탈구 및 골절편이 어긋난 것을 찾아내기에 적합하나 촬영시 가쪽돌림자세가 필요하므로 통증이 심할 경우에는 곤란하다. 이 경우에는 흉곽을 통해 촬영하는 측면상(위팔뼈목 가슴안 경유상 : transthoracic view)이 유효하다. 이 방법으로 촬영한 영상에서 위팔뼈가 몸통가쪽과 이루는 포물선을 Moloney's arch라고 부른다. 정상에서는 매끄러운 포물선을 나타내나 탈구시에는 곡선이 찌그러진다.

본 증례는 Moloney's arch가 찌그러진 어깨관절 탈구의 전형적인 영상소견이다.

3) 견관절 상하축방향 촬영 (shoulder superoinferior axial projection)

촬영목적 : 접시오목(관절와)의 형태, 관절 전하방의 변화, 위팔뼈머리(상완골두)의 안정도, 외상성 어깨관절탈구 등 병변의 유무를 관찰한다.

촬영자세 : 환자를 촬영대 끝에 앉힌다. 검사쪽 팔꿉관절(주관절)을 직각으로 구부리고 손바닥을 아래로 놓이도록 젖힌다. 어깨관절을 IR면 중앙에 위치시키고 촬영대 위에 팔꿈치가 기대어질 때까지 환자를 가쪽(외측)으로 기울인다. 몸의 중심은 전후방향으로 기울지 않도록 하고, 머리는 조사범위 내에 들어가지 않도록 검사 반대쪽으로 기울인다.

중 심 선 : 어깨관절을 향해 팔꿈치 쪽으로 5~15°로 입사한다.

촬영 point : 위팔뼈머리, 부리돌기(오훼돌기), 접시오목, 봉우리(견봉)가 선명하게 촬영되어야 한다.
촬영 중 몸 중심이 앞뒤로 기울지 않도록 하기 위해 어깨뼈가시(견갑극)와 어깨뼈아래각(견갑골하각 inferior angle)을 기준으로 하면 좋다. 또 의자의 높이를 조절하여 IR면에 어깨관절이 가까이 놓일 수 있도록 한다.

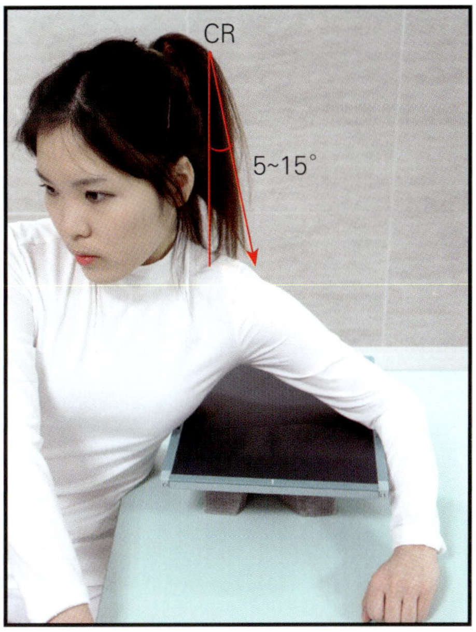

그림 1-227 견관절 상하축방향 촬영자세

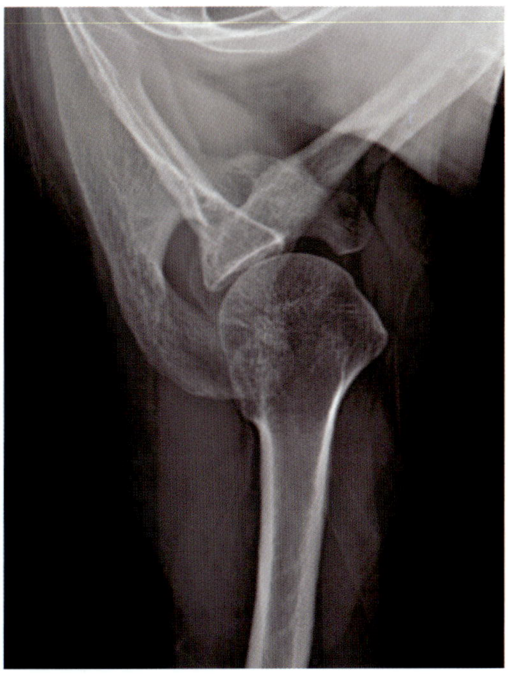

그림 1-228 견관절 상하축방향 엑스선영상

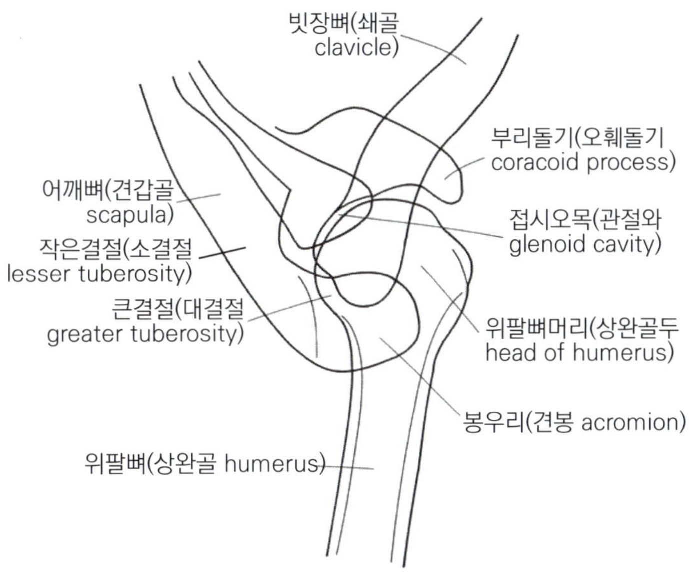

그림 1-229 견관절 상하축방향 엑스선영상해부도

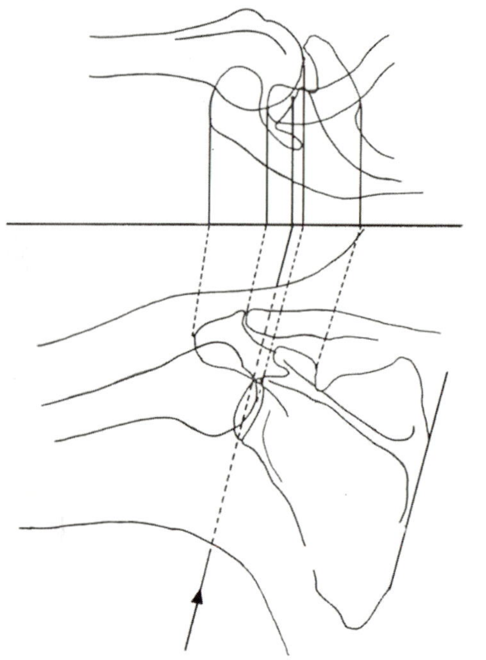

· 견관절 상하축방향 촬영상의 해부학적 관계

· 엑스선상의 평가기준

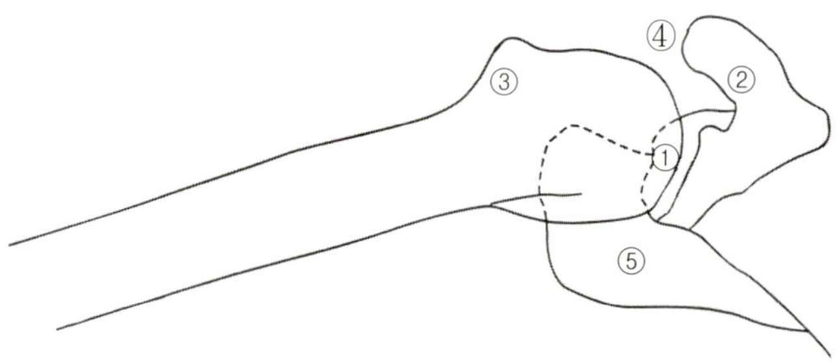

① 어깨관절이 약간 겹친 상태로 나타나는가?
② 부리돌기가 포함되고 전방을 향해 있는가?
③ 작은결절이 반측면상으로 나타나고 전방으로 향해 있는가?
④ 봉우리빗장관절(견쇄관절), 봉우리, 빗장뼈의 봉우리 끝이 위팔뼈머리를 통해 투영되었는가?
⑤ 겨드랑구조(axillary structure)가 포함되었는가?

4) 견관절 하상축방향 촬영 (shoulder inferosuperior axial projection) Lawrence법

촬영목적 : 접시오목(관절와)의 형태, 관절 전상방의 변화, 위팔뼈머리(상완골두)의 병변 유무를 관찰한다.

촬영자세 : 환자는 바로누운자세가 되게 한다. 팔과 어깨 밑에 엑스선이 투과할 수 있는 지지대(5 cm 두께)를 놓아 어깨를 들어 올린다. 팔은 몸통으로부터 90° 벌리고 손바닥을 위로 향하도록 하여 자세를 유지하고, 머리는 검사 반대쪽으로 돌린다. IR를 수직으로 세우고 어깨위쪽과 목에 가능한 밀착하도록 고정용구를 이용하여 지지한다.

중 심 선 : 겨드랑(액와부)과 위팔뼈머리에 대해 수평으로 입사한다. 또 안쪽방향으로 각도는 팔의 벌린 정도에 따라 결정된다.

촬영 point : 겨드랑구조와 봉우리빗장관절(견쇄관절), 봉우리(견봉), 먼쪽 빗장뼈의 윤곽이 위팔뼈머리(상완골두)와 겹쳐 나타난다.

※ 이 촬영법은 어깨관절 전후방향 촬영과 함께 촬영의 빈도가 많다. 위팔뼈가 충분히 벌릴 수 없을 경우 환자는 바로누운자세로 하고 검사쪽 팔은 중간자세에서 최대한 벌린 후 어깨관절 위에 IR를 놓아 검사쪽 겨드랑(액와)을 향해서 몸통 중심에 수평 입사하여 촬영한다.

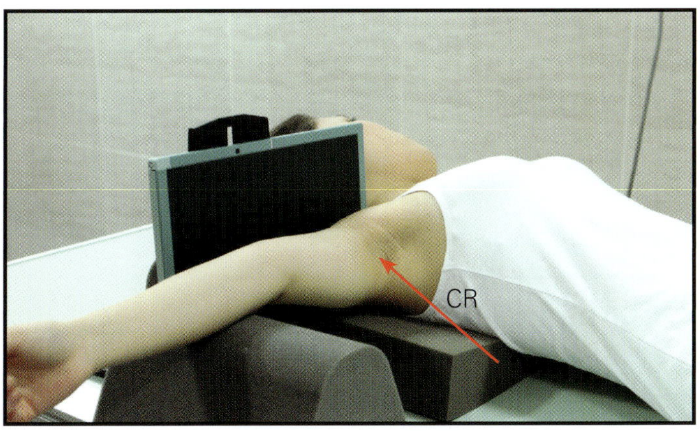

그림 1-230 **견관절 하상축방향 촬영자세 (Lawrence 법)**

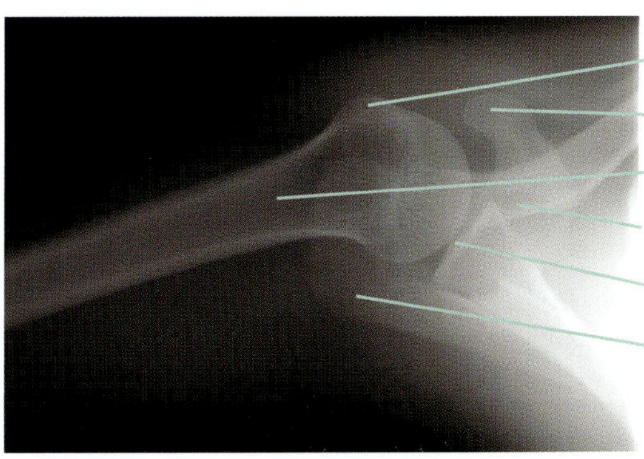

그림 1-231 **견관절 하상축방향 엑스선영상(Lawrence 법)**

5) 견관절 하상축방향 촬영 (shoulder inferosuperior axial projection) Westpoint법

촬영목적 : 어깨(견부)의 불안정성을 가진 환자의 접시오목테두리(관절와연 glenoid cavity rim)의 뼈이상 등 병변의 유무를 관찰한다.

촬영자세 : 환자는 엎드린자세가 되게 한다. 팔과 어깨 밑에 7.5 cm의 엑스선이 투과할 수 있는 지지대를 받쳐 자세를 조정한다. 검사쪽 팔은 몸통에서 90° 벌리고 아래팔을 지지하기 위하여 촬영대의 끝에 걸쳐 놓는다. 머리는 검사 반대쪽으로 돌린다. IR를 수직으로 세우고 어깨위쪽과 목에 가능한 밀착하도록 고정용구를 이용하여 지지한다.

중 심 선 : 내측으로 25°, 수평으로부터 전방으로 25°되게 입사한다. 입사점은 봉우리(견봉) 모서리에서 밑으로 13 cm, 내측으로 3~4 cm 지점으로 입사하여 접시오목(관절와)을 향하게 한다.

촬영 point : 위팔뼈머리(상완골두)는 부리돌기(오훼돌기)와 겹침이 없고 위팔뼈머리와 접시오목 사이의 관절이 선명하게 나타나야 한다.

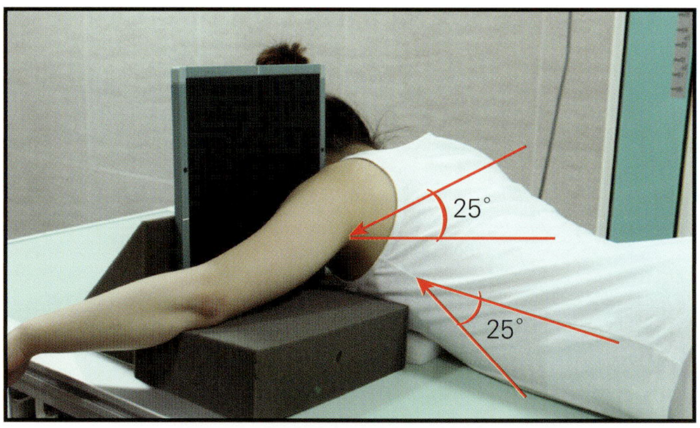

그림 1-232 견관절 하상축방향 촬영자세

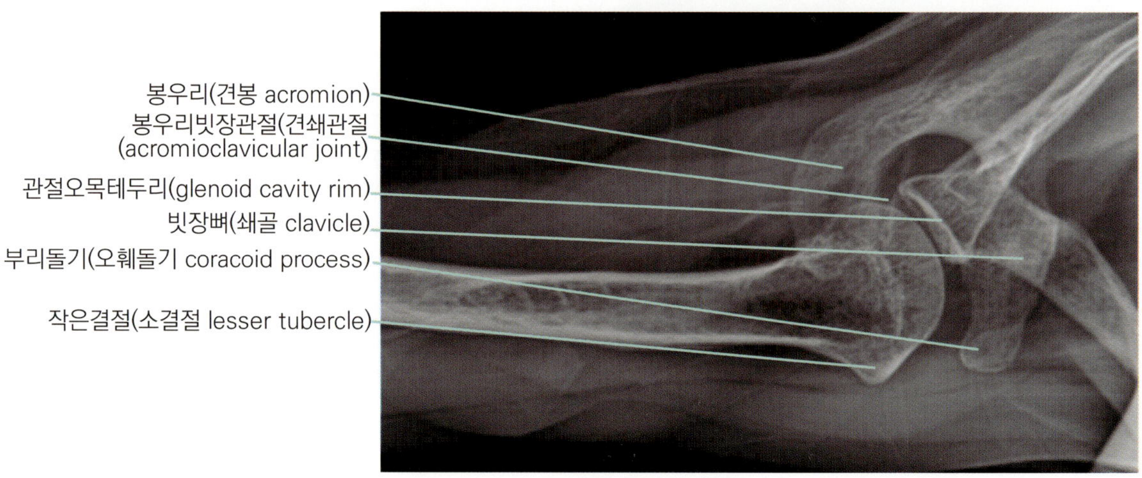

그림 1-233 견관절 하상축방향 엑스선 영상

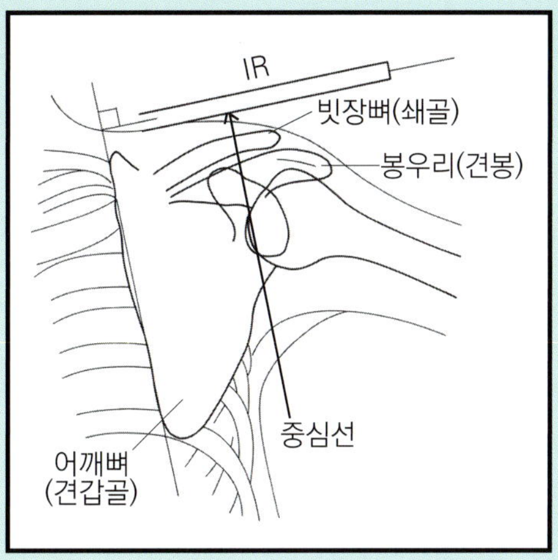

그림 1-234 Westpoint method 촬영자세해부도

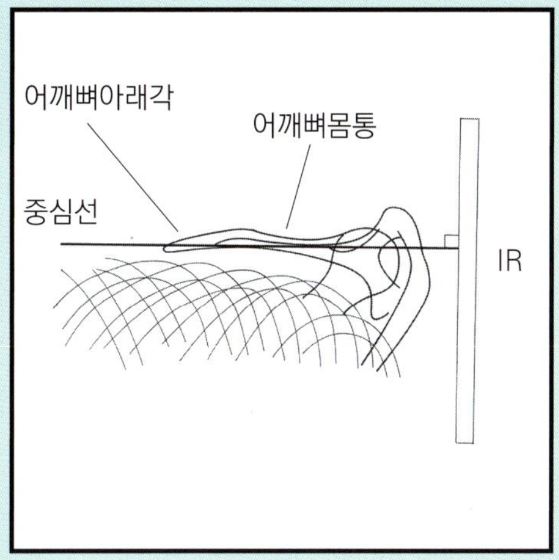

그림 1-235 Westpoint method 촬영자세해부도 (측면)

6) 견관절 후전사방향 촬영 (shoulder PA oblique projection) scapula Y view

촬영목적 : 외상에 의한 오목위팔탈구(상완관절탈구 glenohumeral joint dislocation) 등 병변의 유무를 관찰한다.

촬영자세 : 환자는 선자세로 한다. 환자는 수직격자장치 앞에 선 후 검사쪽 어깨의 가쪽 앞면을 IR면에 붙이고, 검사 반대쪽은 들어 정중이마면이 IR면과 60°를 이루도록 조정하여 어깨뼈가 IR면에 수직 및 중심이 되도록 조정한다. 이때 촬영쪽 팔은 몸의 옆에 자연스럽게 놓고 반대쪽 팔은 자세의 지지를 위해서 촬영대의 옆면을 잡게 한다. 조사면은 어깨관절과 어깨뼈가 나타날 수 있는 범위로 제한하고 자세를 고정하여 촬영하는 동안 호흡은 멈춘 상태에서 엑스선 조사를 한다.

중 심 선 : 어깨관절을 향해 IR면에 대해 수평으로 입사한다.

촬영 point : 어깨뼈가 가슴우리와 겹치지 않도록 해야 한다. 외상에 의한 어깨관절 탈구여부를 관찰하는 촬영으로 어깨뼈몸체(견갑골체부)와 봉우리(견봉 acromion) 및 부리돌기(오훼돌기 coracoid process)는 Y자를 이루게 된다.

※ 엑스선영상에서 부리돌기 바로 밑에 위팔뼈머리(상완골두)가 위치하면 전방탈구(anterior dislocation)를 의심할 수 있고 봉우리 아래에 위치하면 후방탈구(posterior dislocation)를 의심할 수 있다. 정상적인 엑스선영상에서는 위팔뼈머리가 Y자에 걸쳐져 보인다. 그러나 촬영자세가 정확치 않아 몸이 회전된 상태로 잘못 촬영되면 진단에 혼란을 가져올 수 있어 신중한 촬영자세가 요구된다. 환자가 사고로 인하여 선자세가 어려울 경우는 바로누운자세에서 전후사방향 촬영으로도 할 수 있다.

※ 가시위근 출구 촬영(supraspinatus outlet projection) : 시상면(sagittal plane)에서 봉우리뼈의 모양을 보기 위한 촬영으로 scapular Y-view 자세에서 중심선을 봉우리 빗장관절을 향하여 발쪽으로 10~15°로 입사한다. 봉우리빗장관절 아래쪽으로 가시위근이 지나가는 것을 잘 볼 수 있고, 또한 봉우리뼈의 앞 아래쪽(전하방)의 변화(경사도, 두께) 등을 관찰하기 위한 촬영이다.

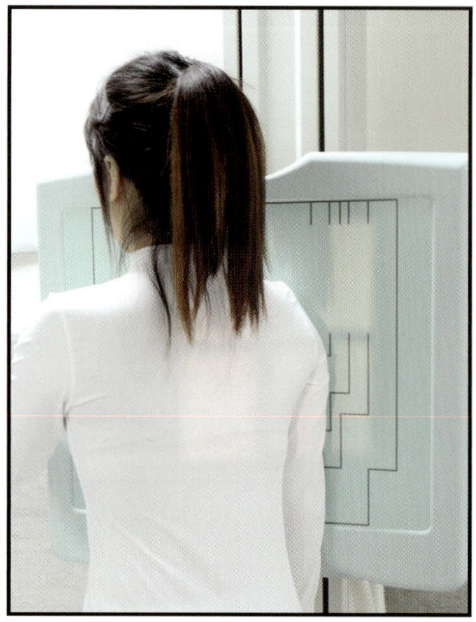

그림 1-236 견관절 후전사방향 촬영자세

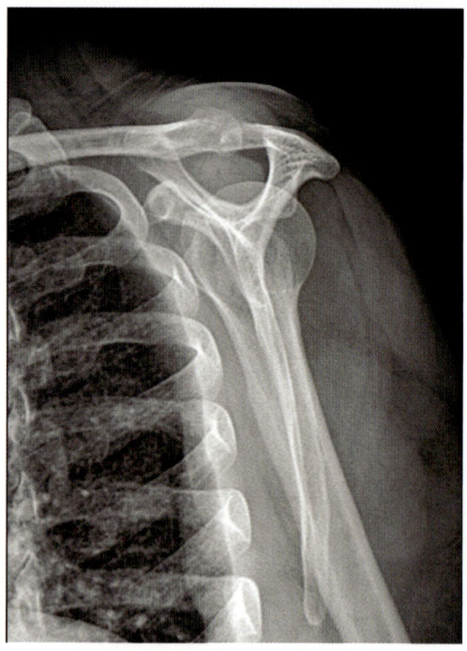

그림 1-237 견관절 후전사방향 엑스선영상 (scapula Y view)

7) Stryker notch법

촬영목적 : 어깨관절(견관절) 전방탈구에 의한 위팔뼈머리(상완골두) 뒤가쪽부(후외측부)의 뼈결손(Hill-Sachs Lesion) 등을 관찰한다.

촬영자세 : 환자는 바로누운자세로 한다. 검사쪽 위팔뼈는 몸통에서 직각으로(90°) 올리고 팔꿉관절을 구부려 머리위에 손을 얹어 놓는다.

중 심 선 : 머리쪽으로 10°가 되도록 부리돌기에 입사한다.

촬영 point : 위팔뼈머리가 선명하게 촬영되어야 한다.

위팔뼈머리의 뼈결손은 해부목에 따라 촬영되므로, 중심선 입사각의 변화와 위팔뼈, 아래팔뼈(전완골)의 각도의 변화에 의한 다방향의 촬영이 유효하다.

※ modified Stryker법: 검사쪽 위팔뼈(상완골)을 IR면에 대해 전방에서 위쪽으로 135° 들어 올린다. 팔꿉관절(주관절)은 구부려서 아래팔(전완)을 안쪽으로 15° 엎치(회내)고 머리 위에 손을 놓는다. 겨드랑이를 향해 IR면에 수직으로 입사한다. 이때 위팔뼈 축과 수직면이 45°를 이루도록 한다. 이 촬영법은 위팔뼈머리의 일그러짐이 적어 효과적인 촬영법이다.

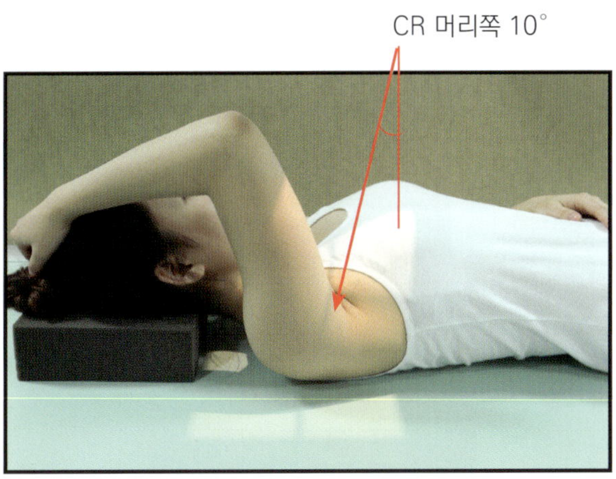

그림 1-238 Stryker notch method 촬영자세

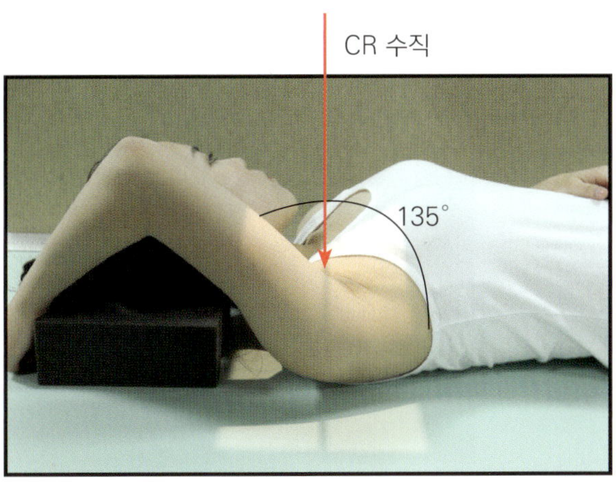

그림 1-239 Stryker 변형법 촬영자세

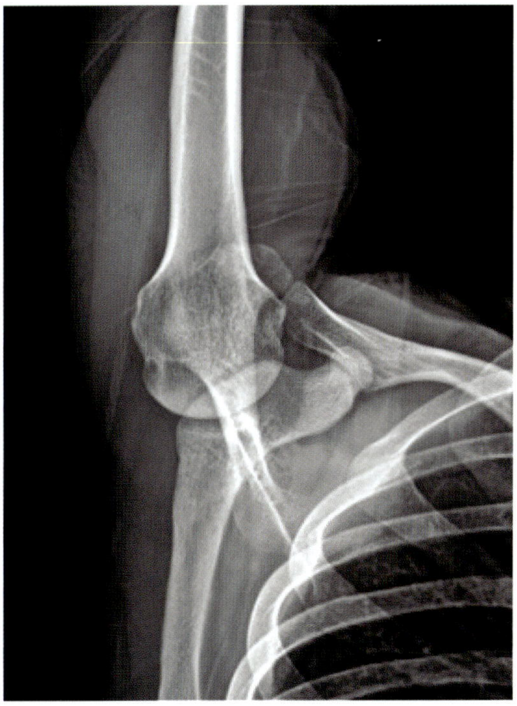

그림 1-240 Stryker법 엑스선영상

8) 흉곽을 통한 측방향 촬영 (transthoracic lateral projection) Lawrence법

촬영목적 : 가슴우리를 통해 몸쪽 어깨관절과 위팔뼈의 측면상과의 관계 등 병변의 유무를 관찰한다.

촬영자세 : 환자는 선자세나 바로누운자세가 되게한다. 가능한 선자세가 어깨를 정확하게 조정하는 데에 편리하다. 검사쪽 위팔뼈를 수직격자장치에 밀착시키고 IR면 중앙선과 일직선이 되게 한다. 위팔뼈가 등뼈(흉추) 또는 복장뼈(흉골)와 겹치지 않도록 가슴우리(흉곽)는 바른 측면자세가 되도록 조정한다. 검사쪽 팔은 자연스럽게 내리고 위팔뼈목을 IR면 중앙에 맞춘 후 검사 반대쪽 팔을 들어올려 손을 머리위에 얹는다.

중 심 선 : 가슴우리를 통해 위팔뼈목(외과목)을 향해 IR면에 수평으로 입사한다.

촬영 point : 이 촬영법은 팔을 회전할 수 없거나 축방향 촬영을 위해 팔을 벌릴 수 없을 때에 사용하는 방법이다. 검사쪽 팔은 자연스럽게 내리고 반대쪽 팔은 들어올려 머리위에 손을 얹는다. 반대쪽 어깨를 들어올리면 검사쪽 어깨가 내려가서 양측 어깨가 겹치지 않고 분리되며, 검사쪽 위팔뼈목을 카세트의 중앙(어깨의 상연은 카세트 끝에서 7 cm 아래 지점)에 맞춘다.

※ 만일 환자의 어깨 상처가 심하여 반대쪽 팔과 어깨를 충분히 들어 올릴 수 없어 어깨의 겹침이 염려될 때는 중심선을 머리쪽으로 10~15°가 되게 입사한다.

호흡은 최대한 들숨(심흡기) 후 멈춰 촬영하는 방법과 자연호흡을 이용한다.

호흡법을 이용해 촬영할 때는 사전에 환자로 하여금 느리고 깊은 호흡 방법을 익혀 엑스선 조사 중 호흡을 하게 하며 최소한 3초(4~5초)의 조사시간이 좋다. 이 방법을 사용할 때는 통상의 mAs를 유지하면서 low mA-long exposure time의 조사조건으로 전환하여 촬영하는 방법이 요구된다.

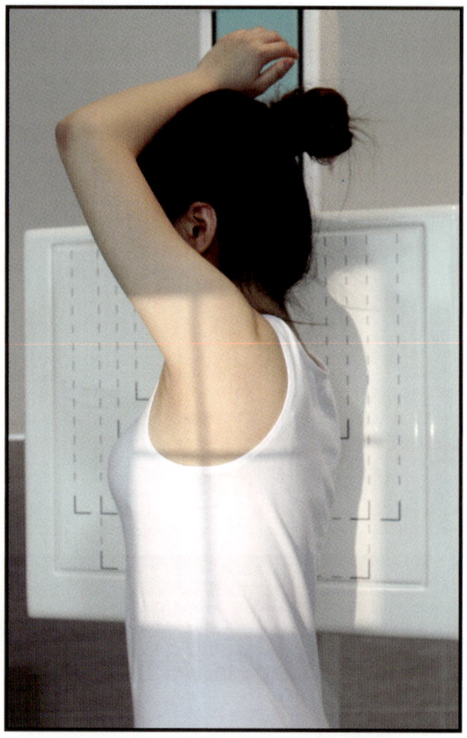

그림 1-241 흉곽을 통한 측방향 촬영자세

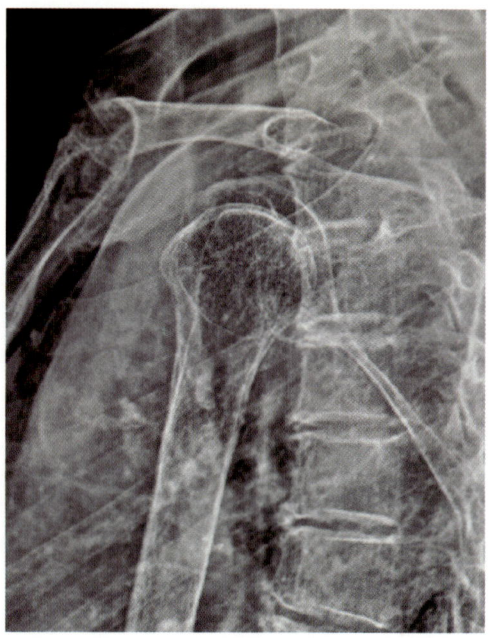

그림 1-242 흉곽을 통한 측방향 엑스선영상

9) 관절와 촬영 (glenoid cavity projection) Grashey법

촬영목적 : 위팔뼈머리(상완골두)와 접시오목(관절와) 사이에 관절안의 변화 등 병변의 유무를 관찰한다.

촬영자세 : 환자는 선자세나 바로누운자세가 되게 한다. 가능한 선자세가 정확한 자세를 조정하는 데에 편리하다. 환자는 수직격자장치 앞에 검사쪽 위팔뼈머리 뒤쪽을 밀착시키고, 중앙에 어깨관절(견관절)이 놓이도록 하여 몸을 검사쪽으로 45° 돌린다. 이때 환자의 어깨모양에 따라 어깨뼈가 평행이 되도록 자세를 취한다. 환자가 바로누운자세로 촬영을 하는 경우에는 들어 올린 어깨와 엉덩이(둔부) 밑에 고정용구를 받쳐 지지한다.

중 심 선 : 어깨의 위·가쪽모서리에서 안쪽으로 5 cm, 아래쪽으로 5 cm 지점을 향해 IR면에 수평으로 입사한다.

촬영 point : 위팔뼈머리와 관절오목 사이에 접시오목(관절와 glenoid cavity)이 열려져 촬영되도록 하여야 한다. 위팔뼈머리와 IR면이 밀착되고 어깨뼈가 IR면과 평행되도록 몸통의 회전정도를 조정하고 팔은 안쪽번짐 자세에서 약간 벌린다. 균일한 영상의 농도를 얻기 위해 호흡은 날숨(호기) 후 촬영한다.

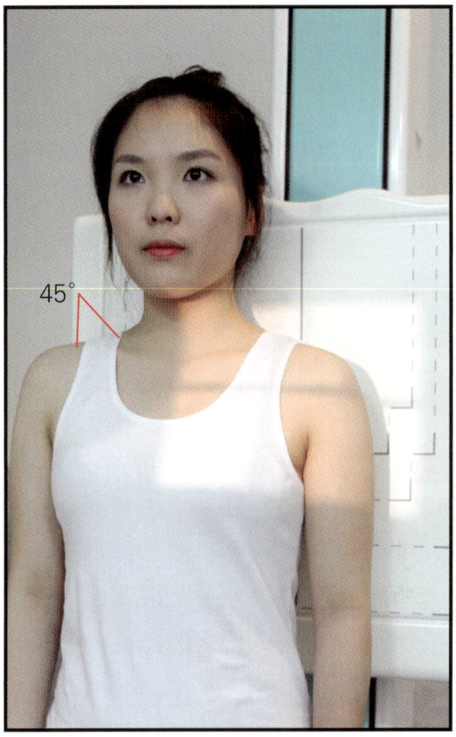

그림 1-243 관절와 촬영자세

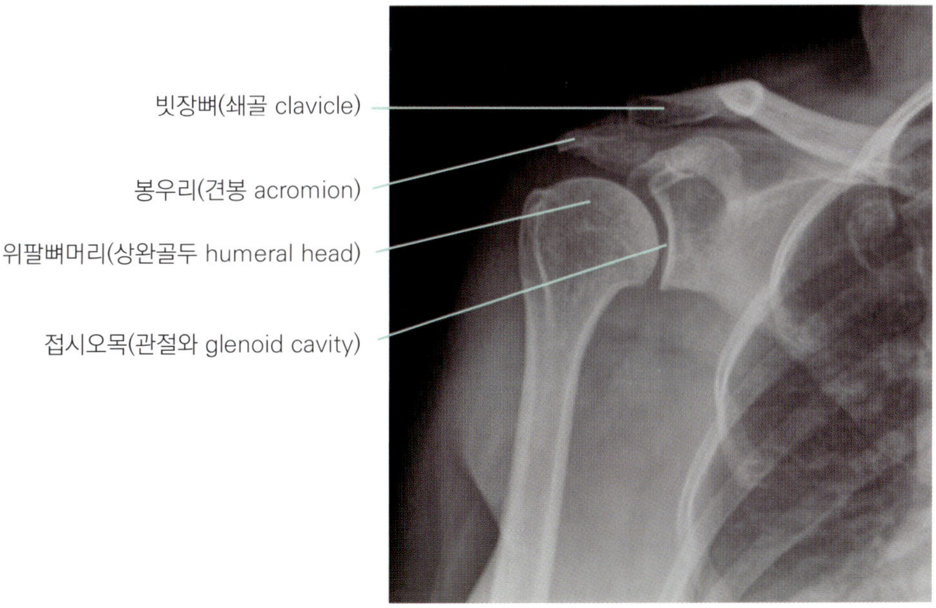

그림 1-244 관절와 엑스선영상

10) 양측 견쇄관절 전후방향 촬영 (acromioclavicular joints bilateral AP projection) Pearson법

촬영목적 : 봉우리빗장관절의 양측 정면 촬영영상으로 관절의 탈구, 분리증, 기능 등 병변의 유무를 관찰한다.

촬영자세 : 환자는 선자세나 앉은자세가 되게 한다. 환자는 수직격자장치 앞에 전후자세로 하여 양쪽 봉우리빗장관절(견쇄관절)사이 중앙과 정중면이 IR면 중심에 일치되도록 높이를 맞춘 다음 체중을 양쪽 발에 똑같이 분산한다. 환자의 양쪽 팔은 몸통 양 옆면을 따라 놓고, 양쪽 어깨(견부)는 수평면에 놓이도록 한다. 환자의 양 손목에는 가능한 같은 무게의 물체를 매달아 촬영하고, 좌우 표시와 함께 무게 표시(3.5~6.5 kg)를 한다. 이때 양쪽 어깨에 힘을 빼고 손목에 물체를 매달아 양쪽 어깨와 팔을 늘어뜨린다.

중 심 선 : 양쪽 봉우리빗장관절(견쇄관절) 사이의 중심에 대해 수평으로 입사한다.

촬영 거리(SID : source image receptor distance)를 180 cm로 한다.

촬영 point : 양쪽 봉우리빗장관절 전체가 한 장 또는 두 장의 영상에 포함되어 나타나야 한다.

환자의 자세가 회전되거나 기울어지지 않아야 하며, 이완된 어깨를 진단할 목적으로 양쪽 동시 하중부하자세에서 양쪽을 동시에 촬영된다. 하중부하촬영의 경우는 환자는 선자세에서 양 손목에 가능한 같은 무게의 물체를 매달아 촬영하고, 좌우 표시와 함께 무게 표시를 한다. 이때 환자는 손으로 물체를 붙잡지 말고, 반드시 손목에 물체를 매달아야 한다.

※ 동요성 어깨관절의 정도에 따라 부하를 조절할 필요가 있다. 어깨관절의 동요성 어깨관절의 분류에는 뼈머리하강율이 사용되고 엑스선영상에서 접시오목(관절와)의 길이 (A) 및 이탈한 뼈머리의 길이 (B)를 계측하여 그것을 나누어 (B/A) 백분율로 나타낸다. 30%까지를 I형, 30% 이상을 II형, 안정 시에도 이탈이 있는 것을 III형이라고 한다.

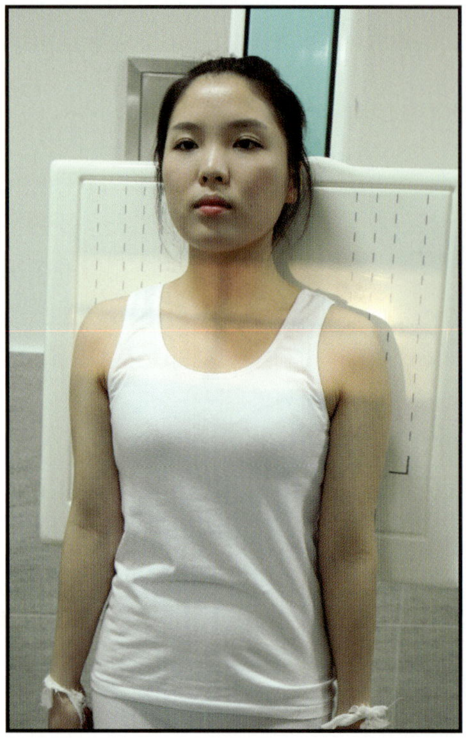

그림 1-245 양측 견쇄관절 전후방향 촬영자세

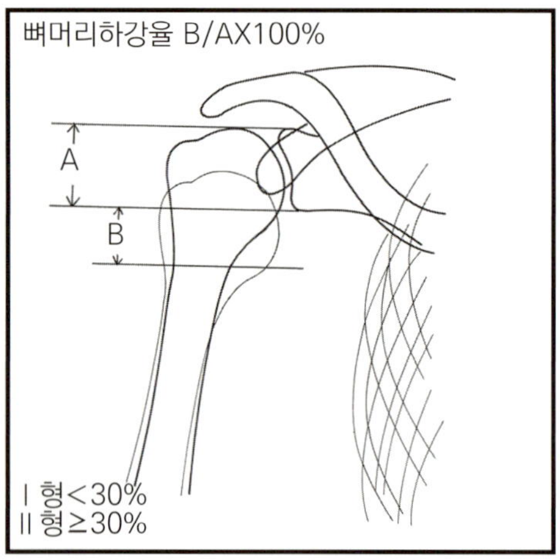

그림 1-246 동요성 견관절 뼈머리 하강율 해부도

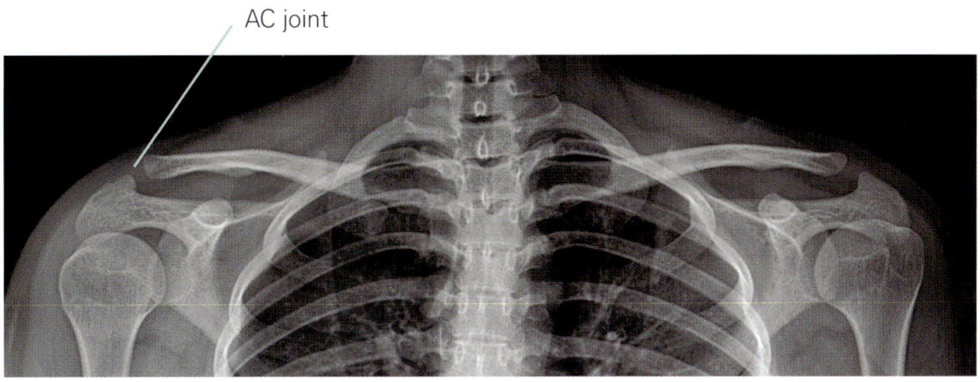

그림 1-247 양측 견쇄관절 전후방향 엑스선영상(1)
(Pearson법)

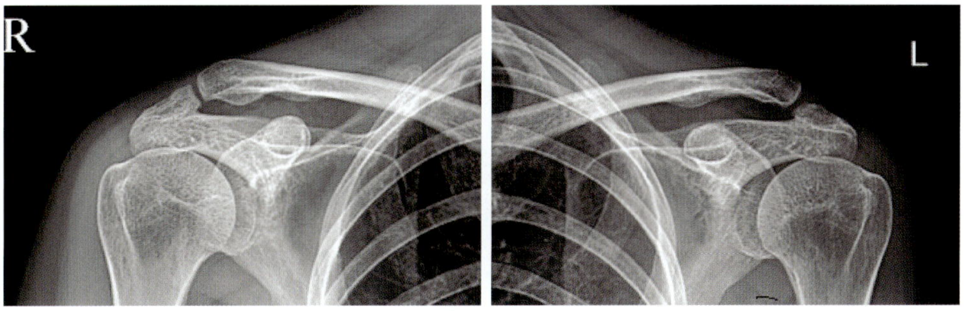

그림 1-248 양측 견쇄관절 전후방향 엑스선 영상(2)
(Pearson법)

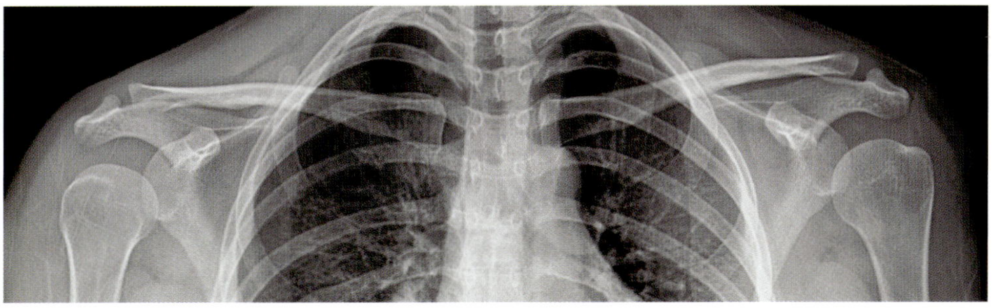

그림 1-249 동요성 견관절 전후방향 엑스선 영상
(위팔뼈 머리 하강률)

Chapter 2

팔이음부위 · 가슴우리뼈

(*Shoulder girdle · Bony thoracic cage*)

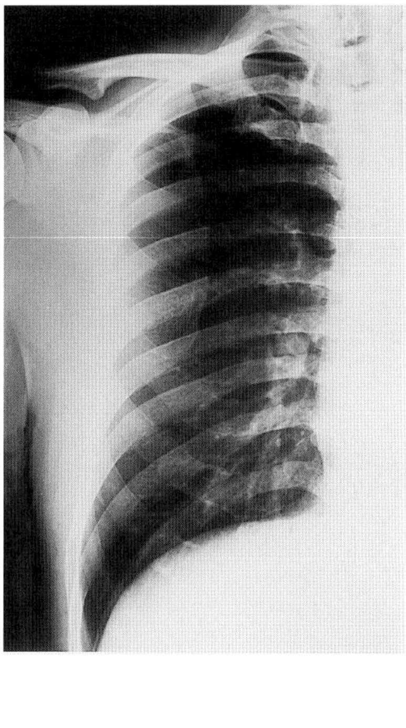

제2장 팔이음부위 · 가슴우리뼈 (Shoulder girdle · Bony thoracic cage)

팔이음부위(견부)는 가슴우리(흉곽) 가쪽위(외측상부)의 뒷쪽에 접해 있는 어깨뼈(견갑골)와 그 앞쪽(전면)에 있는 빗장뼈(쇄골)로 구성되어 있으며 어깨뼈의 접시오목(관절와)은 위팔뼈(상완골)의 위끝(상단)과 어깨관절(견관절)을 구성하고 있다. 가슴우리뼈(골성흉곽)는 등뼈(흉추), 갈비뼈(늑골), 복장뼈(흉골)로 된 구조물이며 갈비사이근(늑간근)과 가로막(횡격막)의 운동에 의해 용적이 변하며 음압을 만들어 냄으로써 허파(폐)의 생리기능에 도움을 주고 있다. 등뼈(흉추)는 척추에 포함되어 있는 것이므로 이 장에서는 생략한다.

이들 부위의 촬영목적은 외상 등에 의한 골절, 탈구, 균열, 선천성·후천성 기형 등에 의한 변형, 골종양, 골막염, 골수염 등에 의한 병변의 유무이지만 팔이음부위 및 가슴우리 외상의 촬영에 있어서는 손발 등과는 달라 호흡기나 순환기를 포함하기 때문에 이들 중요 장기의 해부·생리를 항상 염두에 둔 영상 표현과 관찰이 필요하다.

팔이음부위 및 골성가슴우리를 구성하는 뼈의 판독에 있어서 다음과 같은 점을 주의해야 한다.

1) 뼈의 형태변화
2) 뼈의 위치변화
3) 뼈의 골양구조의 변화

빗장뼈골절은 사람 전체 골절의 10~15%를 차지하고 있다고 할 정도로 골절의 다발부위이며 그 골절부위에 따라 안쪽(내측) 1/3, 중간 1/3, 가쪽(외측) 1/3의 3종류로 분류되어 있다. 그 중에 가쪽 1/3 골절의 관절면 골절은 진단이 쉽지 않으므로 주의를 요한다. 또 골절부위 뿐만 아니라 위치 이탈의 상태, 골편과 가슴우리와의 위치관계에 대해서도 생각하고 촬영해야 한다.

봉우리빗장관절(견쇄관절) 및 복장빗장관절(흉쇄관절)에 있어서는 외상성 탈구의 유무를 관찰할 목적으로 촬영하는 경우가 있지만 봉우리빗장관절 탈구에 있어서의 증상의 판정은 양손목에 5 kg의 추를 달고 양쪽 봉우리빗장관절(양견쇄관절)을 촬영함으로써 가능하다. 또 복장빗장관절 후방탈구는 심장 혈관계나 폐 등의 합병증을 수반하는 일도 있으므로 주의할 필요가 있다.

어깨뼈도 외상이 있는 병변의 유무를 관찰하는 일이 많지만 어깨뼈몸통(견갑골체) 및 그 주변에는 근육이 붙어 있기 때문에 골절이 발생하여도 위치가 변하는 경우는 적다.

갈비뼈에 있어서는 선천성기형, 전이성종양 및 골절 등의 관찰을 목적으로 하는 경우가 많지만 특히 골절 시(다발성 갈비뼈골절)에는 갈비사이의 혈관손상이나 허파가슴막(폐흉막) 손상이 발생하기 쉽고 피하기종, 종격기종, 기흉, 혈흉, 폐좌상 등의 합병증을 일으키는 경우도 있으므로 주의를 요한다. 또 겨드랑선(액와선)상의 갈비뼈골절, 갈비뼈 굴곡골절, 갈비연골(늑연골) 결합부골절은 발견하지 못할 우려가 있으므로 사방향, 접선방향 촬영을 추가할 필요가 있다.

복장뼈(흉골)에 있어서는 자동차 사고 등의 앞쪽가슴(전흉부) 타박에 의한 골절 유무 등의 관찰을 목적으로 촬영되지만 이 같은 경우는 항상 합병손상을 염두에 두고 흉부(가슴) 엑스선 촬영을 실시할 필요가 있다.

1. 해부

1) 팔이음부위 (견부 shoulder girdle)

팔이음부위(견부)는 좌우 어깨뼈(견갑골)와 빗장뼈(쇄골)로 되어 있고 양측의 팔(상지)을 매달고 있는 것처럼 구성되어 있으며 전방에서 복장뼈(흉골)와 관절하고 있다. 빗장뼈는 거의 수평으로 가슴우리 앞벽 위쪽에 위치하며 전체가 피부밑의 얕은 곳에 있다.

빗장뼈 외측단은 어깨봉우리돌기(견봉돌기)와 관절하여 봉우리빗장관절(견봉쇄골관절)을 이루고 있다. 빗장뼈의 내측단은 복장뼈와 복장빗장관절(흉쇄관절)을 이루고 있다. 어깨뼈는 가슴우리의 좌우, 상후 외측에 위치하고 있으며 뼈와의 관절은 없고 근육만으로 이어져 있다. 어깨관절(견관절)에서는 빗장뼈과 위팔뼈머리(상완골두)가 서로 관절하고 있다.

1. 어깨뼈 (견갑골 scapula) (그림 2-1, 2)

어깨뼈는 납작한 삼각형의 뼈이다. 앞쪽에 갈비뼈면(늑골면), 뒤쪽에 등쪽면(배면)을 갖고 위쪽모서리(상연), 안쪽모서리(내측연), 가쪽모서리(외측연)로 구성되어 있다. 위쪽모서리와 안쪽모서리와의 이행부에 위쪽각(상각), 안쪽모서리와 가쪽모서리와의 이행부에 아래쪽각(하각), 가쪽모서리와 위쪽모서리와의 사이에는 가쪽각(외측각)이 있고, 가쪽(외측)에는 어깨관절이 있어 위팔뼈머리와 어깨뼈가 관절을 이룬다.

갈비뼈면은 위쪽팔(상완)을 겨드랑이에 대면 약간 안쪽으로 향한다. 갈비뼈면은 약간 오목하고 가슴벽(흉벽)을 따라 구부러져 있다. 표면에는 많은 융선이 가로지르고 있고 이곳이 어깨뼈아래근육(견갑하근)의 부착점이 되고 있다.

등쪽면은 뒤쪽, 가쪽방향을 향해 있다. 어깨뼈가시(견갑극)는 등쪽 위에 수평으로 융기되는데 위는 가시위오목(극상와), 아래는 가슴아래오목(극하와)으로 나뉘어져 있다. 위쪽면(상면)은 어깨뼈모서리(견갑연) 중에서 가장 짧은 편이다. 그 가측끝(외측단)에는 작은 어깨뼈위패임(견갑상절흔)이 있다. 이 후방에 부리형태의 부리돌기(오훼돌기)가 앞쪽가쪽방향(전외측방향)으로 돌출해 있다.

안쪽모서리는 팔을 몸통에 붙였을 때 척주와 평행이다. 가쪽모서리는 어깨뼈아래각(견갑하각)에서 어깨관절오목(견갑관절와)에 걸쳐있다.

어깨뼈위각(견갑상각)은 어깨뼈위모서리(견갑상연)와 안쪽모서리와의 접합점이며 이 부분이 빗장뼈의 중간점에 해당한다. 어깨뼈아래각(견갑하각)은 어깨뼈안쪽모서리(견갑내측연)와 가쪽모서리와의 접합점이며 일곱개 갈비뼈 뒤쪽끝(7늑골의 후단)에 위치해 있다. 어깨뼈가쪽각(견갑외측각)은 폭 넓게 관절오목(관절와)을 형성하고 있는 곳이다.

부리돌기는 어깨뼈위모서리 가쪽끝(견갑골상연 외측단)에서 위로 뻗어 있고 부리돌기의 머리는 위쪽모서리에 접하는 위치에 있다.

어깨뼈가시는 어깨뼈의 뒤쪽면에 선반모양으로 걸쳐있는 얇은 뼈로서, 밖으로 향하여 약간 위쪽방향으로 안쪽모서리에서 뻗어 있으며 가쪽의 봉우리돌기에 이어져 있다. 이것은 가시위오목, 가시아래오목 사이에 끼여 들어간 모양으로 되어 있다. 어깨뼈가시의 형태는 거친면이며 등세모근(승모근)과 세모근(삼각근)이 부착 되어 있다. 봉우리돌기는 편평한 가쪽에 돌출한 어깨뼈가시의 돌기이다.

2. 빗장뼈 (쇄골 clavicle) (그림 2-3)

빗장뼈는 다른 긴뼈(장골)와는 달리 골수공간(골수강)이 없고 공기뼈(망상골)로 되어 있다. 빗장뼈의 표면은 치밀뼈(치밀골)로 덮혀있으며 복장뼈끝(흉골단), 뼈몸통(골간부), 봉우리끝(견봉단)으로 구성되어 있다.

복장뼈끝(sternal end) : 복장뼈끝은 굵고 두꺼우며 복장뼈자루(흉골병)의 빗장패임(쇄골절흔)과 관절하여 복장빗장관절을 이룬다.

봉우리끝(acromial end) : 봉우리끝은 편평하고 어깨봉우리돌기의 안쪽끝(내측단)과 관절하여 봉우리빗장관절을 이루고 있다.

뼈몸통(diaphyseal) : 빗장뼈몸통은 완만하게 구부러져 있다. 안쪽끝의 2/3는 앞쪽(전방)에 볼록면을 이루고, 가쪽(외측)의 1/3은 오목면을 이루고 있다.

2) 가슴우리뼈 (골성흉곽 bony thoracic cage)

가슴(흉부)의 주된 기능은 호흡작용이며, 골성가슴우리는 호흡과 순환을 담당하는 큰 장기를 보호한다. 가슴골격은 뒤쪽에 12개의 등뼈(흉추), 앞쪽에 복장뼈(흉골), 갈비연골(늑연골), 그리고 양쪽에 12쌍의 갈비뼈로 형성되어 있다. 허파(폐)는 척추뼈몸통(추체)보다도 뒤쪽방향으로 부풀어 보이며 전체 갈비뼈는 뒤쪽에서 척주와 관절한다. 그리고 앞쪽에는 위의 7개 갈비뼈가 직접 복장뼈와 갈비연골을 매개로 접합하고 있다.

1. 갈비뼈(늑골 rib)

갈비뼈는 가늘고 긴 탄력성 있는 활모양(궁상)의 뼈로 가슴우리뼈(흉곽) 골격의 대부분을 형성하고 있다. 정상으로는 12쌍 이지만 경우에 따라서는 목갈비뼈(경늑골 cervical rib) 또는 허리갈비뼈(요늑골 lumbar rib)가 존재한다. 또 12번째의 갈비뼈가 없는 경우도 있다.

위의 7번째까지의 갈비뼈는 참갈비뼈(진성늑골 ture ribs)라 하며 끝의 갈비연골이 복장뼈와 관절해 있고 그 이하의 3쌍의 갈비뼈는 거짓갈비뼈(가성늑골 false ribs)라고 부른다. 그 외 11번째, 12번째 갈비뼈는 복장뼈에 부착되어 있지 않기 때문에 뜬갈비뼈(부유늑골 floating ribs)라고 부른다.

첫번째에서 7번째 갈비뼈까지는 그 길이가 증가하고 그 이후는 점차로 짧아진다. 전형적인 갈비뼈는 길게 만곡하고, 앞쪽끝 및 뒤쪽끝으로 형성되어 있다. 앞쪽끝은 약간 오목면으로 되어 있고 갈비연골과 접착하며, 뒤쪽끝은 갈비뼈머리(두부), 갈비뼈목(경부), 갈비뼈결절이 있다. 갈비뼈머리에는 관절연골로 덮혀있는 갈비뼈능선(늑골두능)이 있다. 갈비뼈능선에는 인대가 부착되어있고, 이것이 척추사이원판(추간판)과 부착하고 있다.

갈비뼈목은 편평한 갈비뼈머리와 갈비뼈결절 사이의 부분이다. 갈비뼈결절은 갈비뼈의 뒤쪽면에 있고 갈비뼈목과 갈비뼈몸통(늑골체부)과의 접합점에 있다.

갈비뼈사이(늑골간)는 길고 편평하며 외표면, 내표면이 있다. 위쪽모서리는 둥그스름하며 아래쪽모서리의 내표면에는 갈비뼈고랑(늑골구)이 지나며 갈비뼈의 혈관, 신경이 들어있다.

첫째갈비뼈(1st rib) : 첫째갈비뼈는 짧고 폭이 넓다. 급격하게 아래쪽으로 비스듬히 구부러져 앞쪽을 향해 있다. 전형적인 갈비뼈에 비해 위아래로 편평하며 위쪽면과 안쪽모서리와 가쪽모서리가 있다. 갈비뼈머리는 관절면으로 되어 있고 첫째등뼈(제1흉추)의 척추뼈몸통과 관절하고 있다.

둘째갈비뼈(2nd rib) : 둘째갈비뼈의 길이는 첫째갈비뼈의 약 2배이다. 둘째갈비뼈의 표면의 방향은 첫째갈비뼈의 방향과 그 외 갈비뼈 방향과의 중간에 해당한다.

열한번째, 열두번째갈비뼈(11th rib, 12th rib) : 열한번째, 열두번째갈비뼈는 갈비뼈결절과 갈비뼈목이 없다. 또한 앞쪽끝은 뾰족하고 그 끝에는 갈비연골을 뒤집어 쓴 상태로 되어 있다.

2. 복장뼈(흉골 sternum)

복장뼈는 길고 편평한 뼈로 가슴우리의 앞쪽면, 정중선상에 붙어 있다. 위쪽끝은 양쪽 빗장뼈를 받치고, 복장빗장관절(흉쇄관절)을 형성하며 가쪽방향은 7쌍의 위쪽 갈비뼈의 갈비연골이 부착해 있다. 복장뼈는 복장뼈자루(흉골병), 복장뼈몸통(체부) 및 칼돌기(검상돌기)의 3개 부분으로 형성되어 있다.

복장뼈자루(흉골병 manubrium of sternum) : 복장뼈자루는 셋째등뼈(제3흉추), 넷째등뼈(제4흉추)의 높이에 위치한다. 위쪽모서리는 두껍고 중앙은 복장뼈위패임(흉골상절흔)이 있다. 이 패임의 양쪽에 빗장패임(쇄골절흔)이 있다. 아래쪽모서리는 폭이 좁아지고 몸통위모서리(체부상연)와 관절하고 있으며, 복장뼈각(흉골각)을 이루고 있다. 복장뼈각은 넷째, 다섯째등뼈 척추사이안(추간강)의 높이에 위치한다.

복장뼈몸통(흉골체 body of sternum) : 복장뼈몸통은 3개부분 중 가장 길고 다섯째등뼈에서 아홉째등뼈의 범위에 있다. 몸통의 양측에는 4개의 완전한 패임이 있어 셋째갈비뼈에서 여섯째갈비뼈까지의 관절면을 이룬다. 몸통의 위쪽모서리는 계란형이며 복장뼈자루와 복장뼈관절(흉골관절)을 이루고 있고, 아래쪽모서리는 좁고 칼돌기와 관절하고 있다.

칼돌기(검상돌기 xiphoid process)는 아홉째, 열째등뼈의 높이에 위치한다. 이것은 복장뼈 중에서 가장 작고 위의 앞쪽에 위치한다. 칼돌기의 골화가 진행하는 경우는 드물고 개인차에 따라 일정하지 않다.

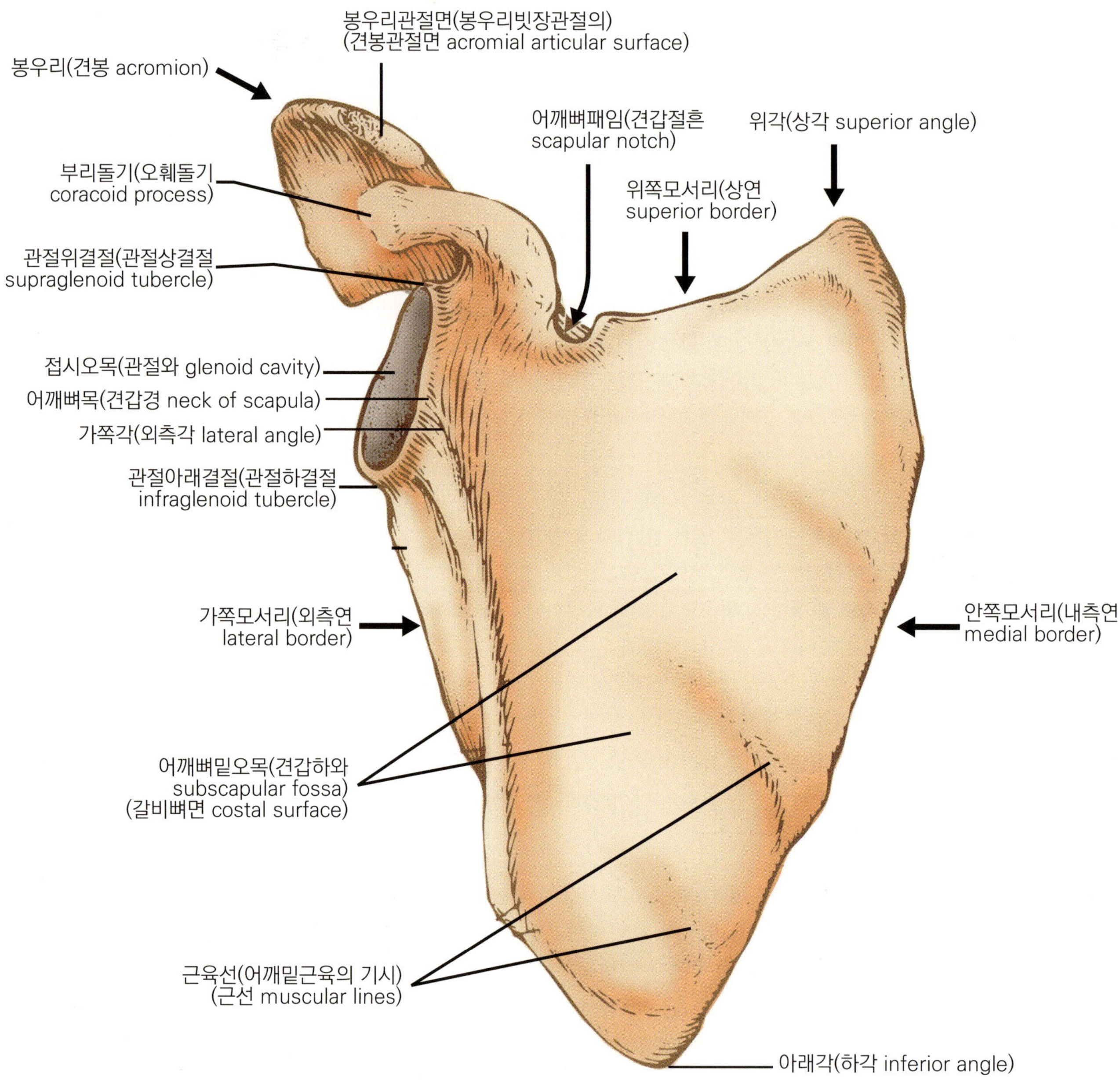

그림 2-1 오른쪽 어깨뼈 : 앞면

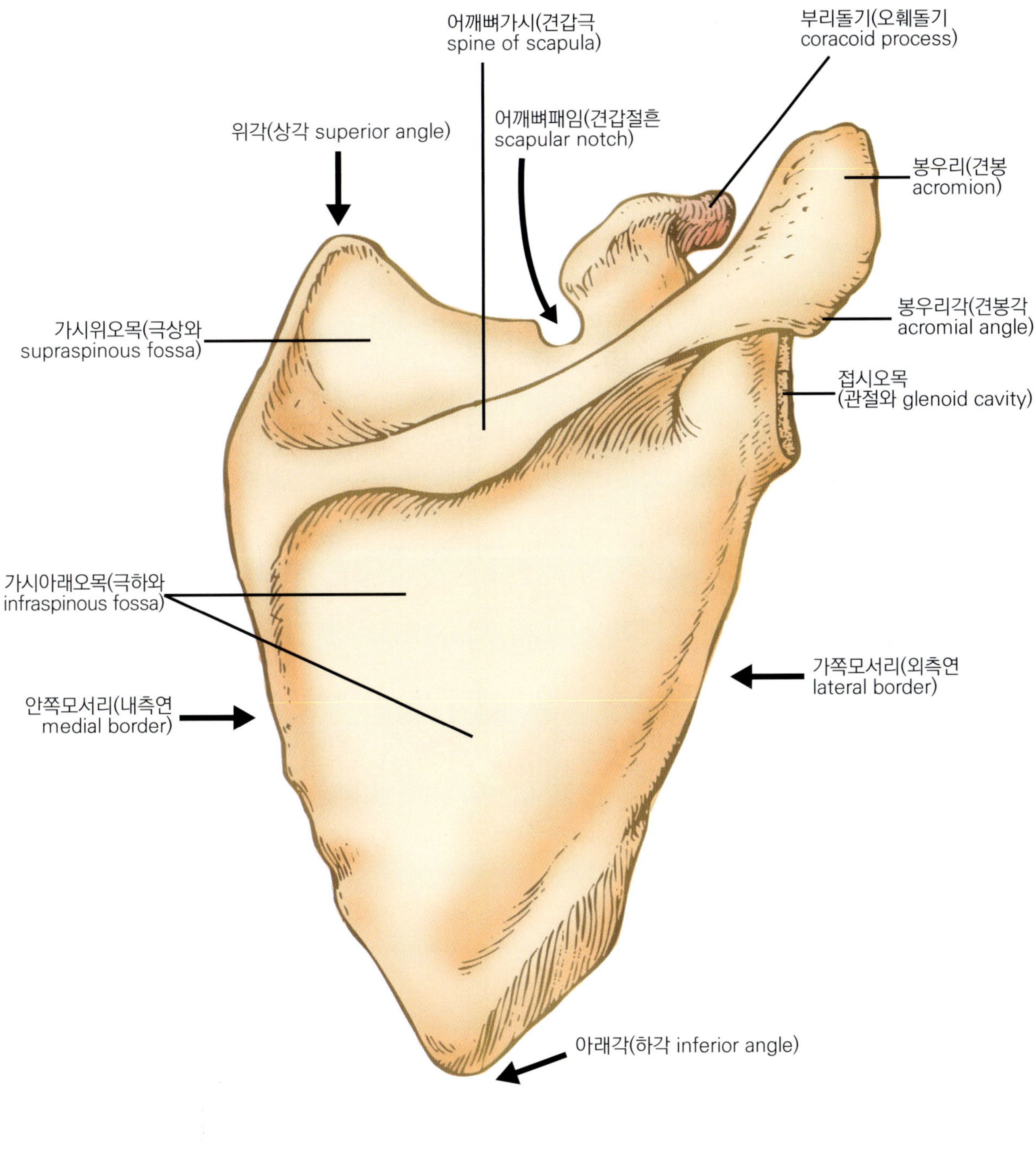

그림 2-2 **오른쪽 어깨뼈, 뒷면**

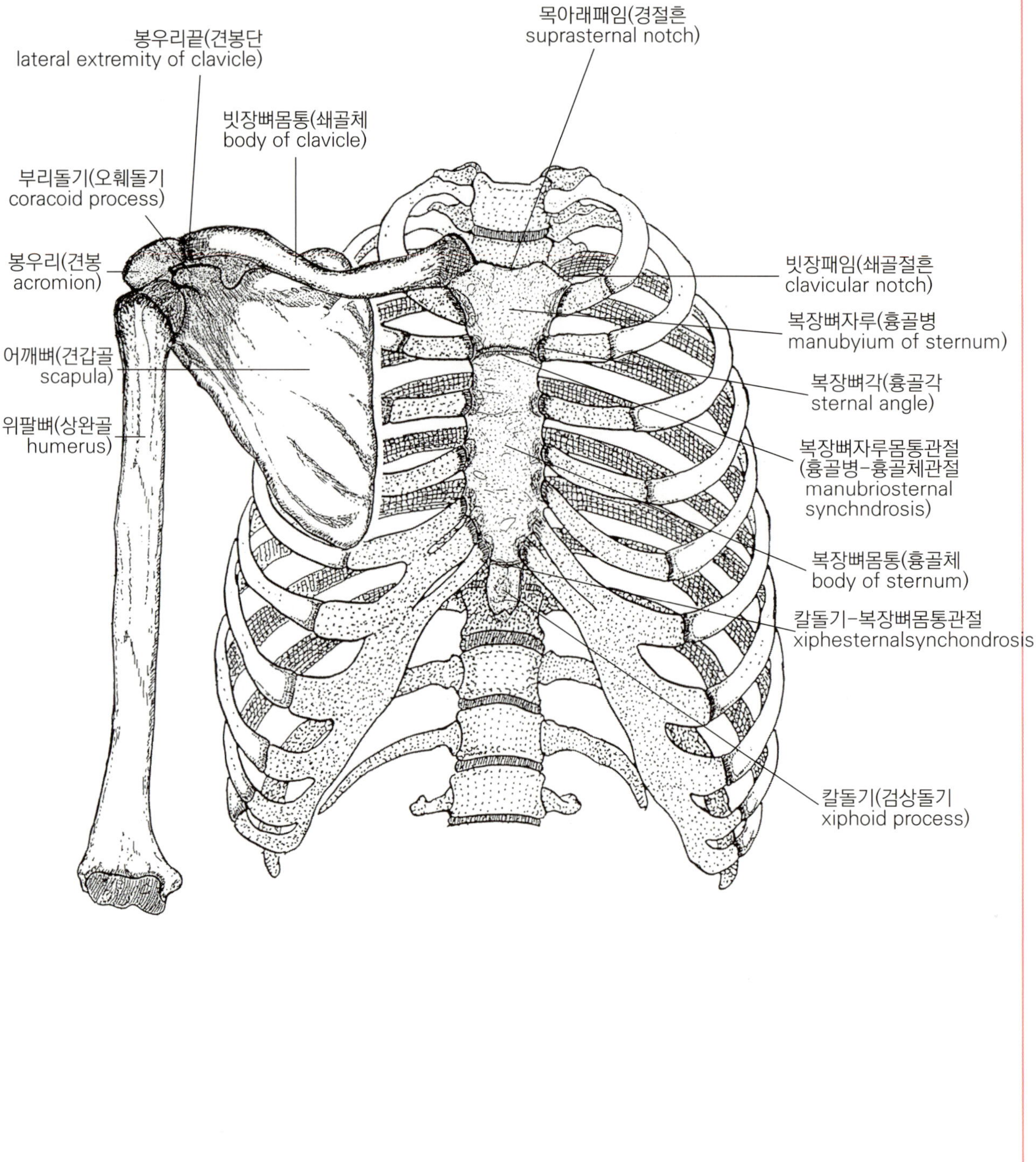

그림 2-3 위팔뼈, 가슴우리뼈

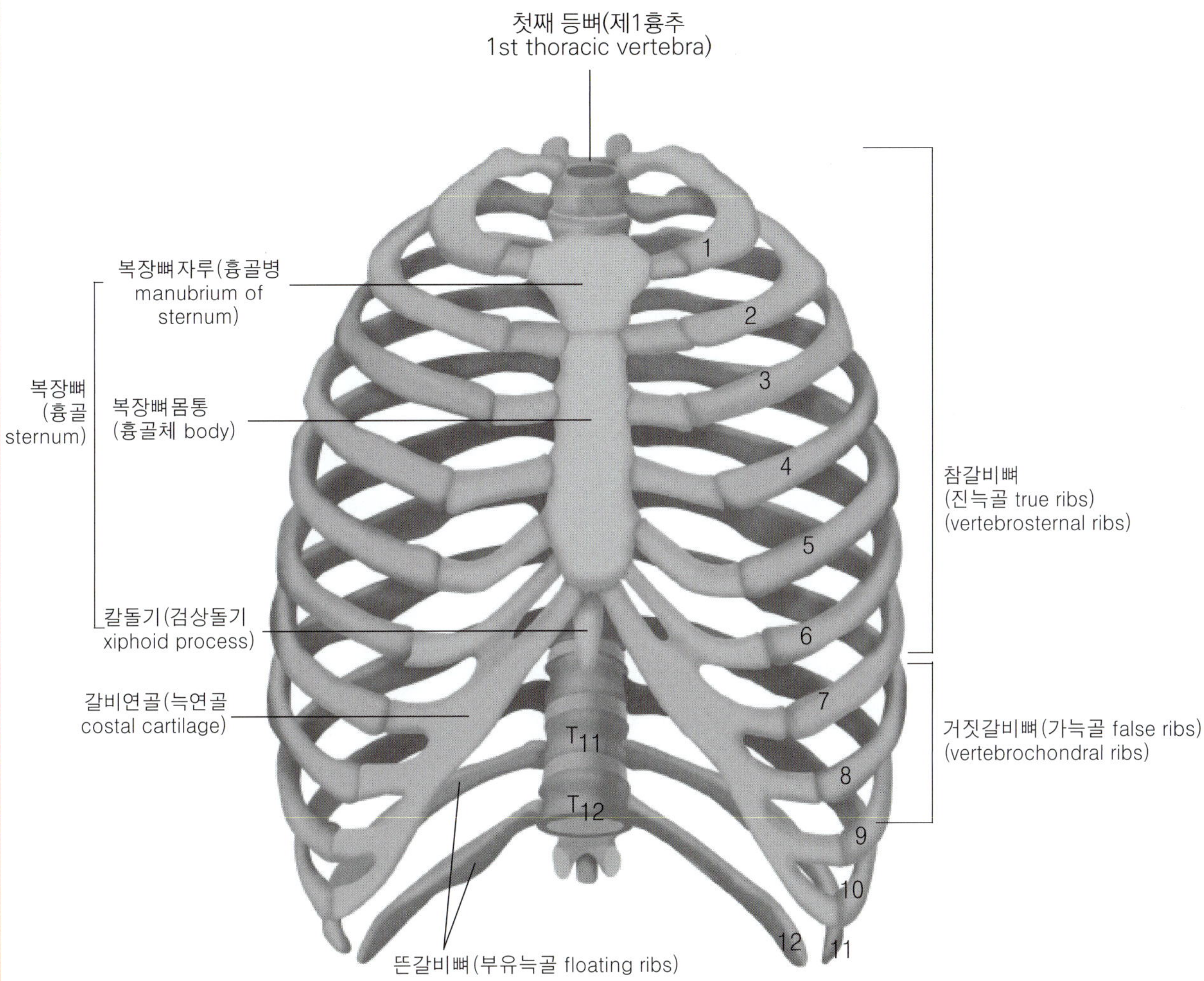
첫째 등뼈(제1흉추
1st thoracic vertebra)
복장뼈자루(흉골병
manubrium of
sternum)
복장뼈
(흉골
sternum)
복장뼈몸통
(흉골체 body)
칼돌기(검상돌기
xiphoid process)
갈비연골(늑연골
costal cartilage)
뜬갈비뼈(부유늑골 floating ribs)
참갈비뼈
(진늑골 true ribs)
(vertebrosternal ribs)
거짓갈비뼈(가늑골 false ribs)
(vertebrochondral ribs)
1
2
3
4
5
6
7
8
9
10
11
12
T11
T12

그림 2-4 **가슴앞면**

2. 어깨뼈 (견갑골 Scapula)

1) 견갑골 전후방향촬영 (scapula AP projection)

촬영목적 : 어깨뼈의 외상에 의한 골절, 탈구 등 병변의 유무를 관찰한다.

촬영자세 : 환자는 선자세나 바로누운자세로 한다. 환자는 수직격자장치 앞에 검사쪽 등을 밀착시켜 선자세에서 앞쪽을 똑바로 보게 한다. 부리돌기에서 5 cm 아래 지점의 어깨뼈 중앙을 IR면의 중심과 일치시킨다. 검사쪽 어깨뼈를 가쪽으로 옮겨 놓기 위하여 팔은 몸통과 직각이 되게 벌리고 팔꿈치도 직각으로 구부려 손바닥이 앞쪽을 향하도록 자세를 조정한다. 몸통은 회전되지 않아야 하며 어깨를 편 자세가 유지되어야 한다. 조사면은 어깨뼈가 나타날 수 있는 범위로 제한하고 자세를 고정하여 촬영하는 동안 호흡은 날숨(호기) 후 멈춘 상태에서 엑스선 조사를 한다. 또는 허파혈관의 음영을 흐리게 하기 위하여 엑스선 조사 중 온화한 호흡을 하는 동안 촬영하기도 한다.

중 심 선 : 검사쪽 어깨뼈(견갑골) 중앙을 향하여 IR면에 대해 수직으로 입사한다.

촬영 point : 어깨뼈와 위팔뼈머리(상완골두)가 분리되고 어깨뼈의 윤곽이 선명하게 나타나야 한다. 어깨뼈는 매우 얇은 뼈이므로 허파혈관이나 갈비뼈가 장애음영이 될 경우 선명하게 나타나지 않는다. 청년기에는 어깨뼈의 뼈끝핵이 골절선으로 잘못 보이는 일도 있으므로 주의를 요한다. 조사면 범위는 어깨뼈를 중심으로 가쪽 2~4 cm 정도를 포함하는 것이 바람직하다.

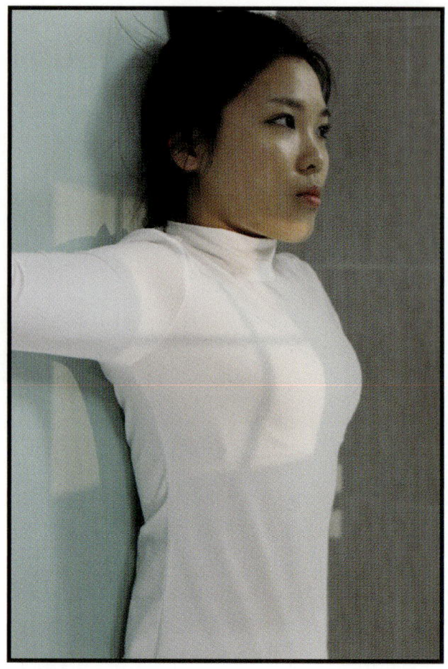

그림 2-5 견갑골 전후방향 촬영자세

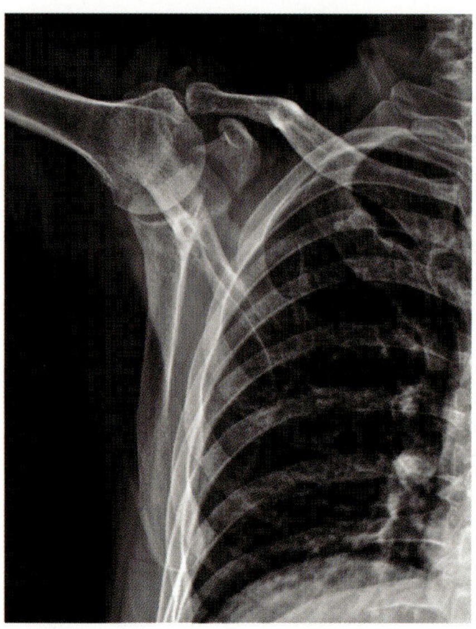

그림 2-6 견갑골 전후방향 엑스선영상

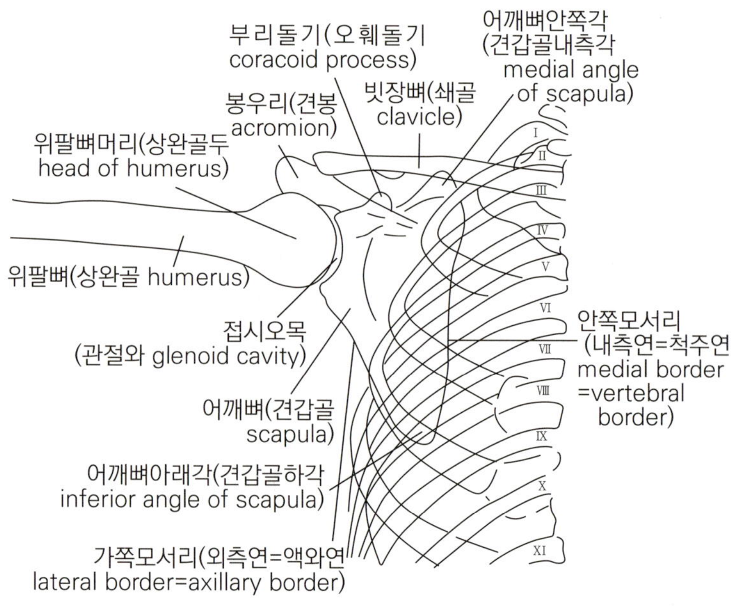

그림 2-7 견갑골 전후방향 엑스선영상해부도

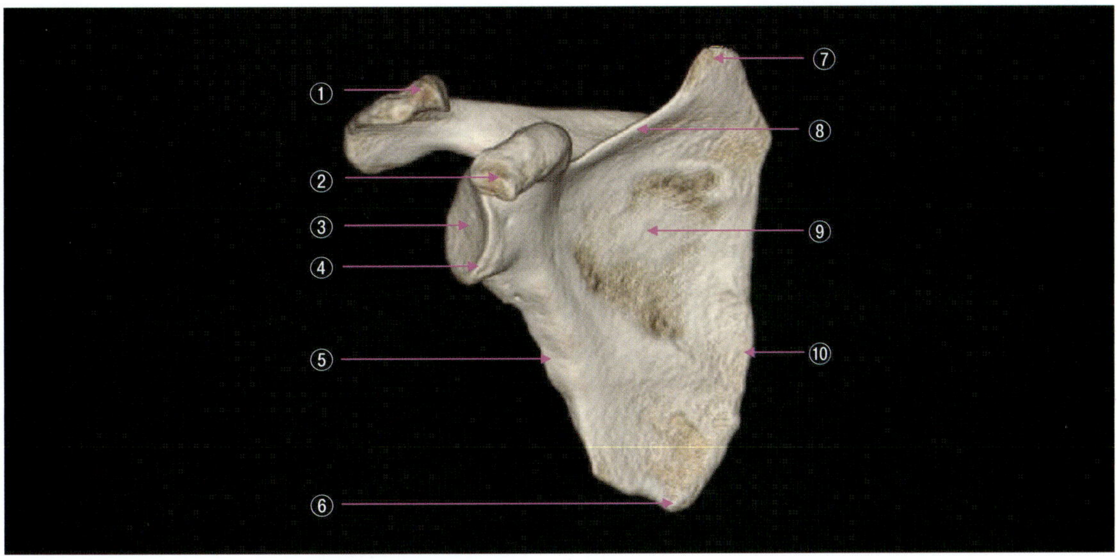

그림 2-8 **견갑골 전후방향 자세(scapular AP position) 3D 영상**

① 봉우리(acromion)
② 부리돌기(coracoid process)
③ 접시오목(glenoid cavity)
④ 접시오목테두리(glenoid rim)
⑤ 가쪽모서리(lateral border)
⑥ 아래각(inferior angle)
⑦ 위각(superior angle)
⑧ 위쪽모서리(superior border)
⑨ 어깨밑오목(subscapular fossa)
⑩ 안쪽모서리(medial border)

2

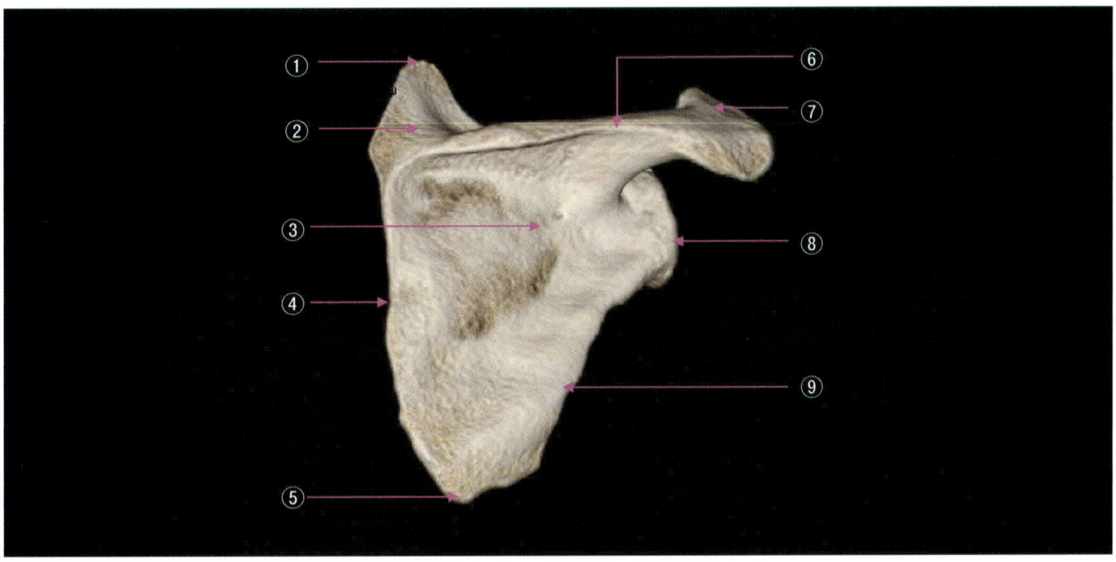

그림 2-9 **견갑골 후전방향 자세(scapular PA position) 3D 영상**

① 위각(superior angle)
② 가시위오목(supraspinous fossa)
③ 가시아래오목(infraspinous fossa)
④ 안쪽모서리(medial border)
⑤ 아래각(inferior angle)
⑥ 어깨뼈가시(scapular spine)
⑦ 봉우리(acromion)
⑧ 접시오목테두리(glenoid rim)
⑨ 가쪽모서리(lateral border)

병리학 예 1. 어깨뼈 내 ganglion (intraosseous ganglion of scapula)

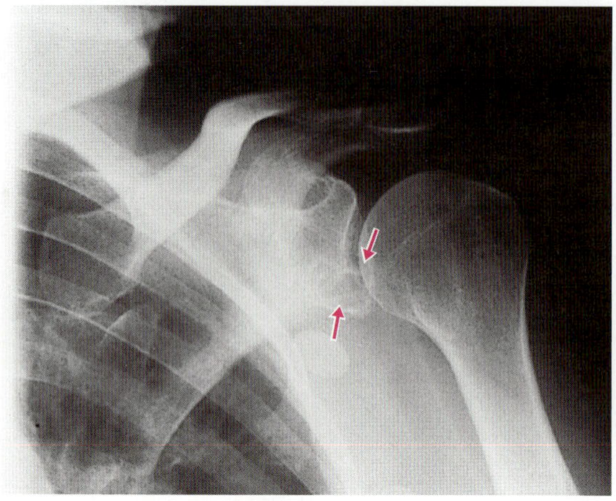

그림 2-10

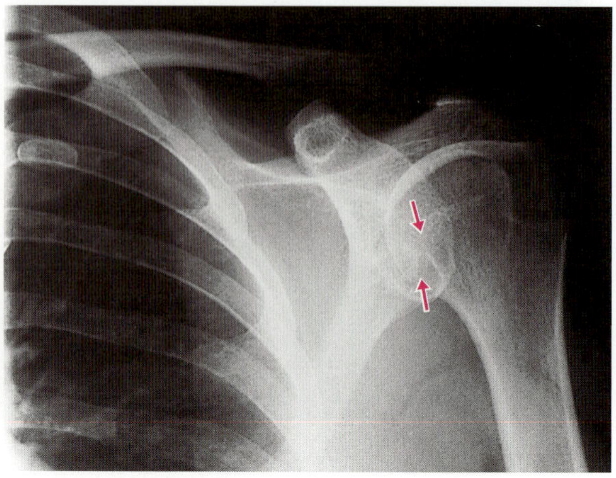

그림 2-11

그림 2-10 **견관절 정면 엑스선영상** (왼 어깨뼈 입천장에 뼈투과상이 보인다[→].)
그림 2-11 **견관절 정면 엑스선영상** (왼 어깨뼈 입천장에 뼈투과상이 보인다[→].)

◆ 진단 및 경과 ◆

영상소견상 뼈종양이 의심되어 종합병원으로 이송하여 진단한 바 뼈내 ganglion으로 진단되었다.

◆ 촬영 및 진단 방법 ◆

Scapula AP, MRI 등

◆ 영상관찰 및 특징 ◆

본 증상은 엑스선 영상 중 경계가 선명한 뼈투과상으로 관찰되므로 골낭포, 골거세포종, 변형성 관절증의 낭종형성 등과의 감별이 필요하다. 그렇기 때문에 척추가 선명하게 나타나야 한다. 그러나 골 신티그램에서 집적상이 보이지 않거나 MR 영상의 T1 강조영상에서 거의 무신호, T2 강조영상에서 고신호를 보이기 때문에 어느 정도의 영상진단이 가능하다. 본 증례를 통해 어깨뼈 엑스선상에서는 다른 질환과 감별이 되지 않았지만 MRI 검사를 통해 진단이 가능했다. 확정 진단에서는 병리조직검사가 필요하다.

2) 견갑골 측방향촬영 (scapula lateral projection)

촬영목적 : 어깨뼈의 외상에 의한 골절, 탈구 등 병변의 유무를 관찰한다.

촬영자세 : 환자는 선자세나 반쯤 엎드린자세로 한다. 환자는 수직격자장치 앞에서서 검사쪽 어깨의 가쪽 앞면을 IR면에 붙이고, 정중이마면이 IR면과 60°를 이루도록 하여 어깨뼈가 IR면에 수직이 되도록 몸통의 회전정도를 조정한다. 그리고 팔은 관찰하고자 하는 부위와 겹치지 않도록 조정하여야 한다.

어깨뼈의 몸통을 나타내기 위해서는 환자의 검사쪽 팔은 가슴 앞을 가로질러 반대쪽 어깨를 잡도록 한다.

봉우리(견봉)와 부리돌기(오훼돌기)를 잘 나타내기 위해서는 검사쪽 팔을 아래로 하여 팔꿈치를 굽혀 손등을 등 뒤로 가게 한다.

조사면은 어깨뼈가 나타날 수 있는 범위로 제한하고, 자세를 고정하여 촬영하는 동안 호흡은 멈춘 상태에서 엑스선 조사를 한다.

중 심 선 : 검사쪽 어깨뼈 중앙을 향하여 척주연과 IR면에 대해 수직으로 입사한다.

촬영 point : 어깨뼈는 갈비뼈와 겹치지 않은 영상으로 나타나야 한다. 어깨뼈 가쪽모서리(외측연)의 중앙에 안쪽모서리(내측연)가 겹쳐져 나타나고 가슴우리뒤쪽면(흉곽후면)의 갈비뼈도 관찰할 수 있어야 한다.

부리돌기(오훼돌기)와 봉우리(견봉)의 전체적 외관은 Y자형이지만 갈비뼈모서리(늑골연)와는 완전히 분리되어 위팔뼈(상완골)와 겹쳐지지 않도록 나타나야 한다. 부리돌기와 봉우리는 복잡한 구조와 전후의 간격이 있어서 아주 적은 자세의 차이로도 나타나는 영상이 달라지므로 자세에 특히 주의를 요한다.

어깨뼈몸통(견갑골체부)을 IR면에 직각으로 위치시키기 위해서 어깨뼈안쪽모서리(견갑골 내측연)와 IR면을 평행으로 유지시키는 것은 어깨뼈를 측방향으로 하기 위해서이다.

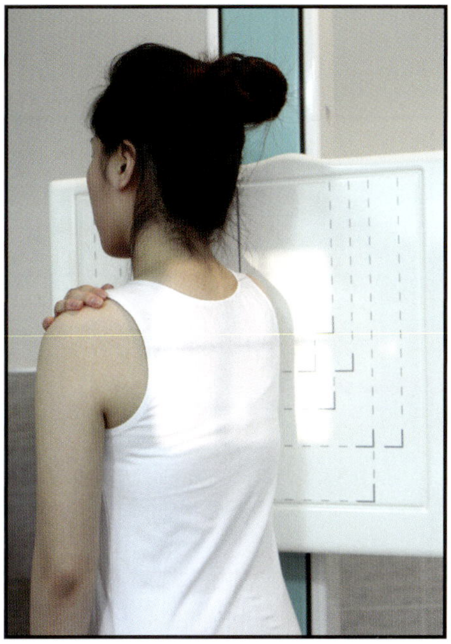

그림 2-12 견갑골 측방향 촬영자세(1)

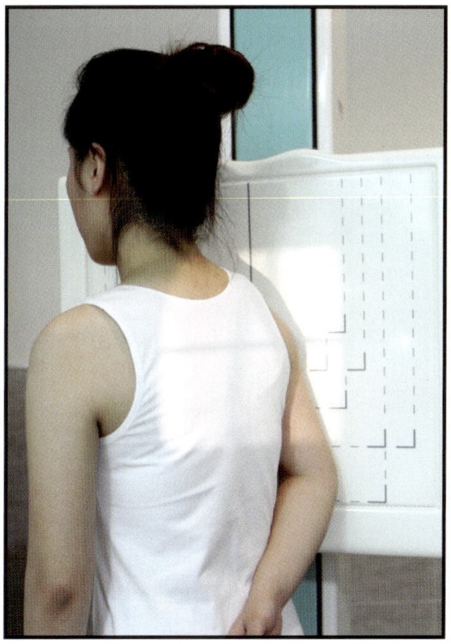

그림 2-13 견갑골 측방향 촬영자세(2)

2

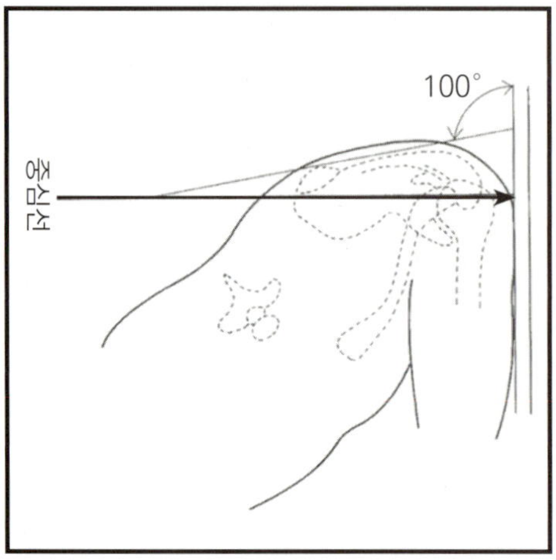

그림 2-14 견갑골 측방향 촬영자세

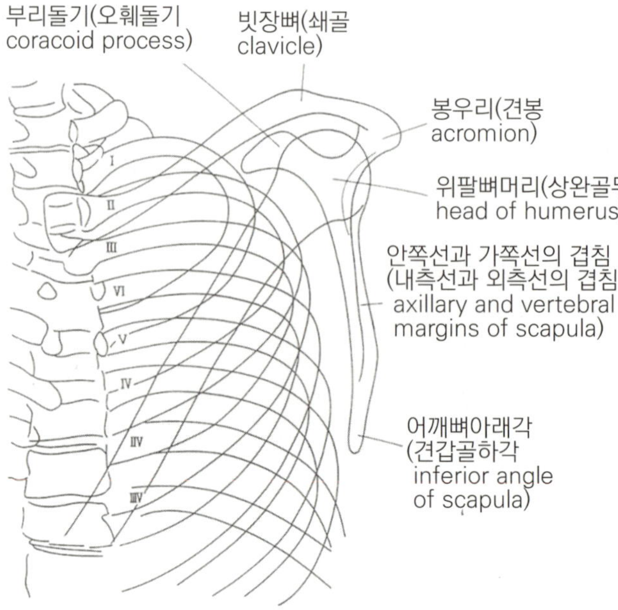

그림 2-15 견갑골 측방향 엑스선영상해부도

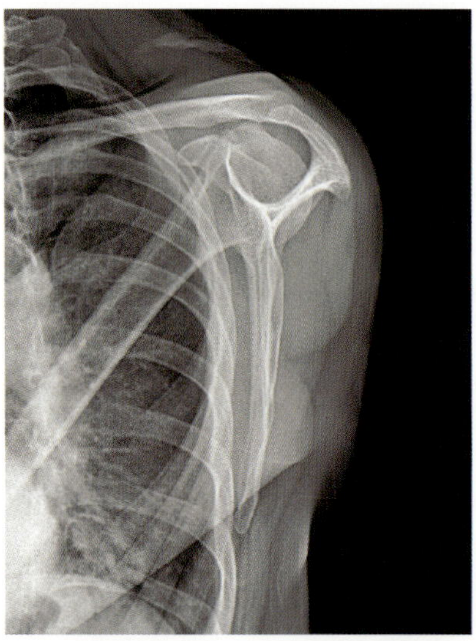

그림 2-16 견갑골 측방향 엑스선영상(1)

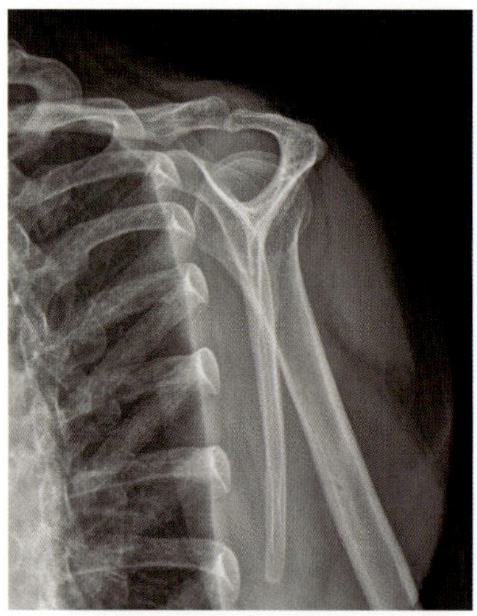

그림 2-17 견갑골 측방향 엑스선영상(2)

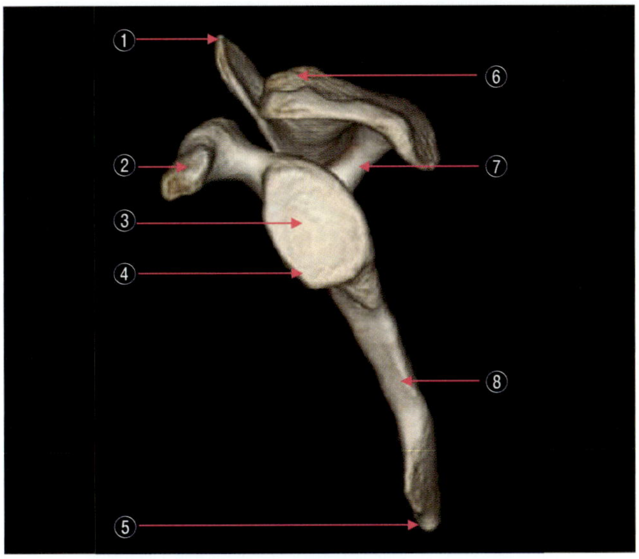

그림 2-18 **견갑골 측방향 자세(scapular lateral position) 3D 영상**

① 위각(superior angle)
② 부리돌기(coracoid process)
③ 접시오목(glenoid cavity)
④ 접시오목테두리(glenoid rim)
⑤ 아래각(inferior angle)
⑥ 봉우리(acromion)
⑦ 어깨뼈가시(scapular spine)
⑧ 가쪽모서리(lateral border)

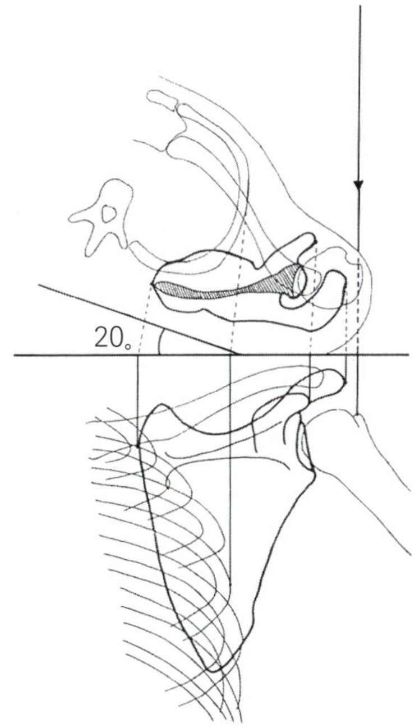

· 어깨뼈 정면상의 해부학적 관계

· 엑스선상의 영상평가

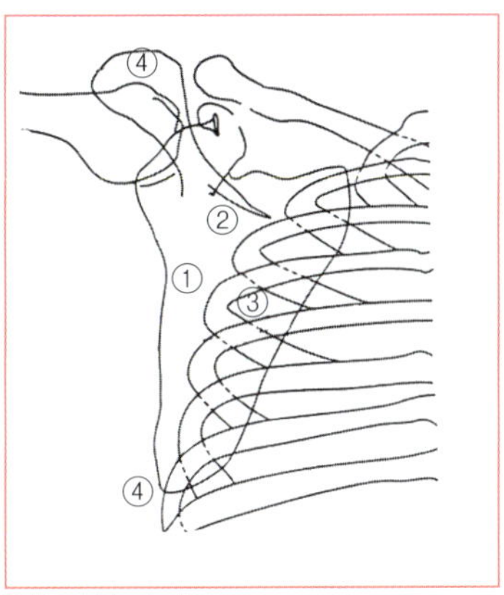

〈견갑골 전후방향 촬영상〉

① 어깨뼈의 가쪽은 갈비뼈와 분리되어 있는가?
② 어깨뼈는 수평으로 되어 있는가?
③ 허파와 갈비뼈로 겹쳐진 어깨뼈의 음영 관찰이 가능한가?
④ 봉우리나 아래각이 포함되어 촬영되었는가?

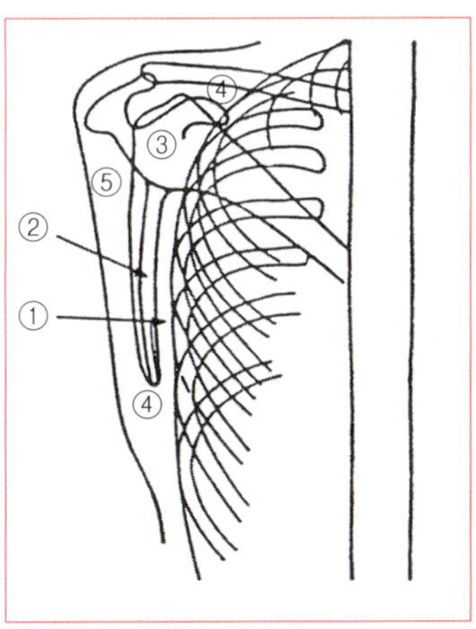

〈견갑골 측방향 촬영상〉

① 갈비뼈와 어깨뼈가 잘 분리되어 있는가?
② 안쪽모서리와 가쪽모서리가 겹쳐져 있는가?
③ 위팔뼈가 어깨뼈와 겹쳐지지는 않았는가?
④ 부리돌기와 아래각은 포함되었는가?
⑤ 어깨뼈 가쪽 부위의 농도는 적절한가?

병리학 예 2. 어깨뼈 골절 (fracture of scapula)

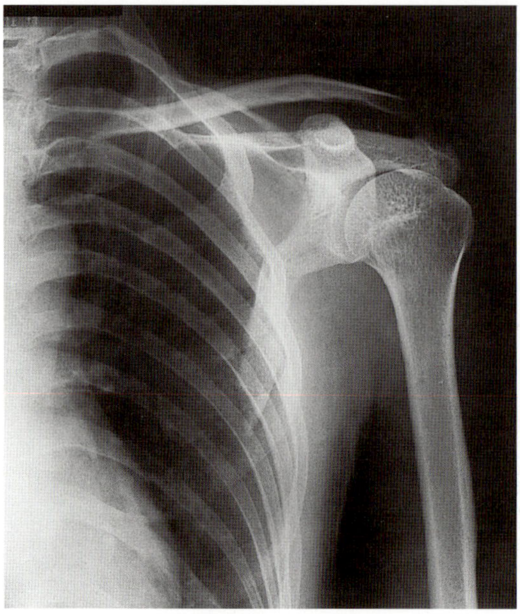

그림 2-19

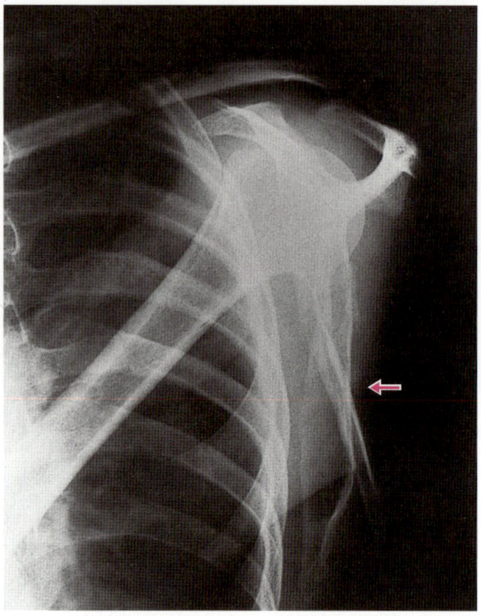

그림 2-20

그림 2-19 **견갑골 정면 엑스선영상** (어깨뼈 몸통에 골절이 있다[→]).
그림 2-20 **견갑골 측면 엑스선영상** (어깨뼈 몸통에 가벼운 어긋나 보이는 골절이 있다[→]).

◆ 진단 및 경과 ◆

영상소견에서 어깨뼈 몸통골절로 진단되어 위팔뼈(상지) 굴곡위를 cast로 고정한 후 경과관찰하였다.

◆ 촬영 및 진단 방법 ◆

Scapula AP & lateral, Scapula Y view 등

◆ 영상관찰 및 특징 ◆

본 증례의 정면상에서는 골절의 유무만 관찰되고 있으며 측면상에 의해 어깨뼈 몸통에 가로(횡)골절이 정확하게 확인된다. 또한 약간의 어긋남이 관찰된다. 이와같이 최종적으로 의심되는 경우에는 어깨뼈 정면과 측면 2방향촬영을 해야 한다.

병리학 예 3. 어깨뼈관절 내 골절 (articular fracture of scapula)

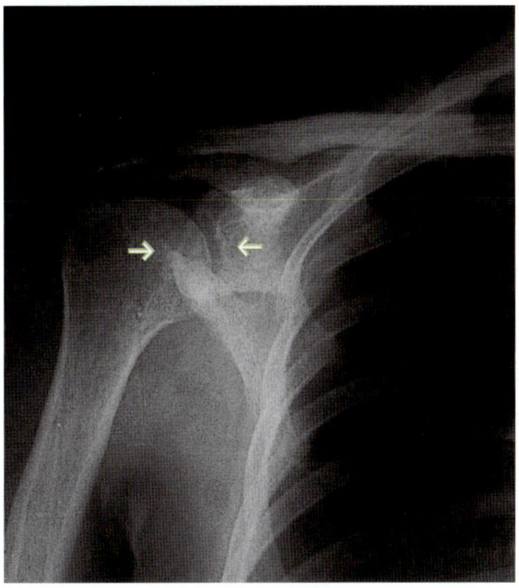
그림 2-21

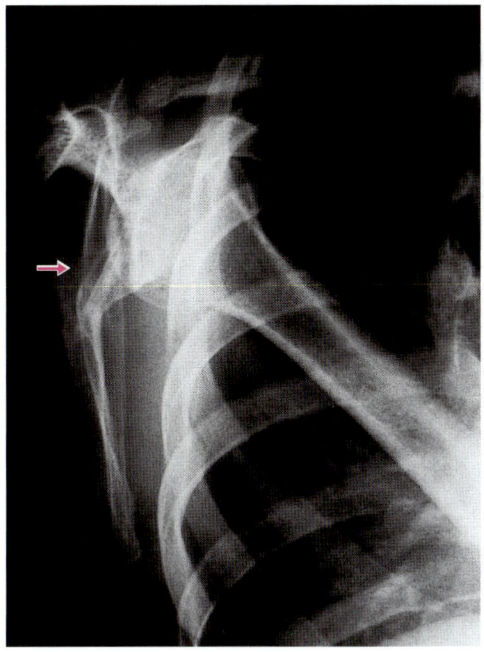
그림 2-22

그림 2-21 **견갑골 정면 엑스선영상** (어깨뼈 골절와 하단의 가쪽으로의 어긋남이 보인다[⇨]).
그림 2-22 **견갑골 측면 엑스선영상** (어깨뼈 몸통에서 상방으로 신전된 골절을 볼 수 있다[→]).

◆ 진단 및 경과 ◆

영상소견상 어깨뼈관절 내 골절로 진단되며 위팔뼈(상지)를 굴곡시켜 cast로 고정하여 보존적 치료를 함.

◆ 촬영 및 진단 방법 ◆

Scapula AP, lateral, Scapula Y view 등

◆ 영상관찰 및 특징 ◆

엑스선영상 중 어깨뼈외관절오목(어깨뼈 몸통에서 어깨뼈오목에 이르는 골절)이 보이며 어깨뼈오목은 약간 어긋나 있다. 본증이 의심되는 경우에는 어깨뼈정면과 측면 2방향 촬영을 한다. 골절의 상태를 보다 정확히 파악하기 위해서는 사방향, 어깨관절의 축방향촬영과 어깨관절의 단층, CT검사 등을 추가하는 것도 유용하다.

3) 견갑골 전후, 후전사방향 촬영 (scapula AP, PA oblique projection)

촬영목적 : 어깨뼈의 외상에 의한 골절, 탈구 등 병변의 유무를 관찰한다.

촬영자세 : 환자는 선자세나 반쯤 누운자세 또는 반쯤 엎드린자세로 한다.

전후 사방향 촬영을 위해 환자는 수직격자장치 앞에 선 후 검사 반대쪽 등을 IR면에 붙인다. 이때 검사쪽 어깨뼈는 갈비뼈와 겹쳐지지 않을 정도를 앞쪽으로 돌리고 어깨뼈가 IR면 중심에 놓이도록 한다. 검사쪽 팔은 가슴 앞을 가로질러 반대쪽 어깨를 잡도록 하거나, 팔을 위쪽으로 뻗어서 이마 위에 팔꿈치를 놓아 관찰하고자 하는 부위와 겹치지 않도록 조정한다.

후전 사방향 촬영을 위해서는 검사쪽 어깨를 수직격자장치에 붙이고, 선자세로 하여 어깨뼈 중앙을 IR면의 중심에 놓이도록 한다. 그리고 검사쪽 팔은 경사지게 위쪽으로 펴서 위팔을 머리나 얼굴 위에 놓거나, 지지 하고 반대쪽 어깨를 잡도록 한다. 또한 반대쪽 팔은 자연스럽게 늘어뜨린다. 어깨뼈가 나타날 수 있는 범위로 자세를 조정하여 고정 후 촬영하는 동안 호흡은 멈춘다.

중 심 선 : 검사쪽 어깨뼈 중앙을 향하여 척주연과 IR면에 대해 수직으로 입사한다.

촬영 point : 어깨뼈 사방향 영상은 갈비뼈와 약간 겹쳐지거나 떨어져서 나타나야 한다. 어깨뼈는 팔의 위치에 따라 경사정도가 다르게 나타난다. 가슴우리 뒤쪽면(흉곽후면)의 갈비뼈도 관찰할 수 있어야 한다. 부리돌기와 봉우리는 복잡한 구조와 앞뒤 간격이 아주 작은 자세의 차이로도 나타나는 영상이 달라지므로 자세에 특히 주의를 요한다.

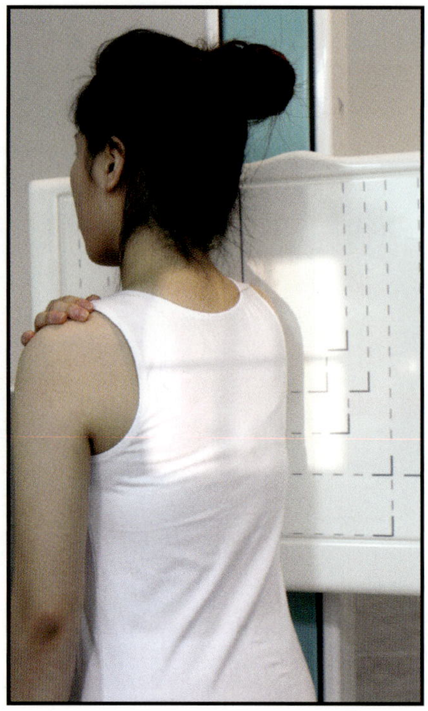

그림 2-23 **견갑골 후전사방향 촬영자세(1)**

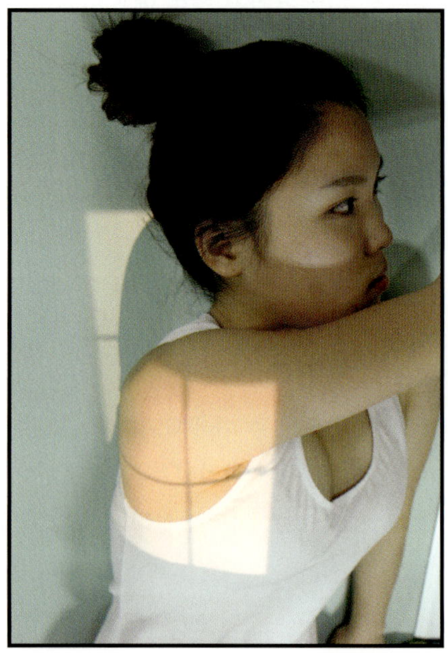

그림 2-24 **견갑골 전후사방향 촬영자세(2)**

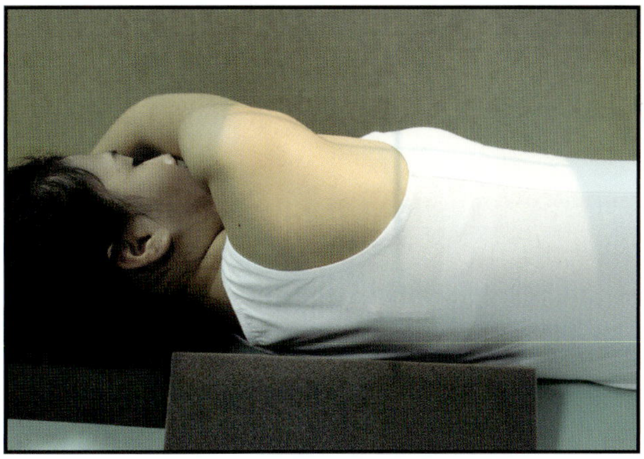

그림 2-25 **견갑골 전후사방향 촬영자세(3)**

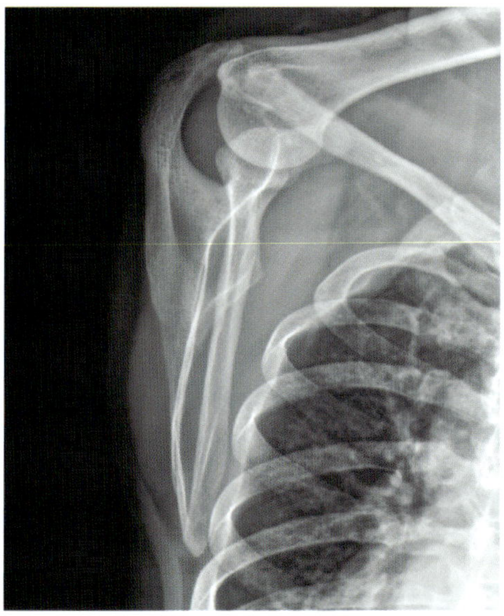

그림 2-26 **견갑골 후전사방향 엑스선영상(1)**

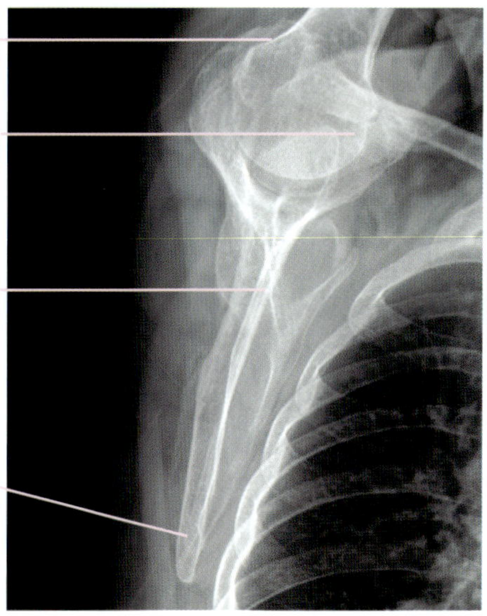

그림 2-27 **견갑골 전후사방향 엑스선영상(2)**

3. 빗장뼈 (쇄골 Clavicle)

1) 쇄골 전후, 전후축방향 촬영 (clavicle AP, AP axial projection)

촬영목적 : 빗장뼈, 봉우리빗장관절(견쇄관절), 복장빗장관절(흉쇄관절)의 외상에 의한 골절 등 병변의 유무를 관찰한다.

촬영자세 : 환자는 선자세나 바로누운자세로 한다. 환자는 수직격자장치 앞에 검사쪽 등을 밀착시켜 선자세에서 앞쪽을 똑바로 보게 한다. 빗장뼈 중앙과 IR면 중심을 일치시키고 양팔은 몸통 옆에 편안하게 내려 놓는다. 조사면은 빗장뼈가 나타날 수 있는 범위로 제한하고, 자세를 고정하여 촬영하는 동안 호흡은 날숨(호기) 후 멈춘 상태에서 엑스선 조사를 한다.

중 심 선 : 전후방향 촬영은 검사쪽 빗장뼈(쇄골) 중앙을 향해 IR면에 대해 수직으로 입사한다.
전후축방향 촬영은 검사쪽 빗장뼈(쇄골) 중앙을 향해 머리쪽으로 25~30°로 입사한다.

촬영 point : 빗장뼈영상의 농도가 전체에 걸쳐 선명하게 촬영되어 나타나야 한다. 전후방향 촬영은 안쪽 빗장뼈는 가슴우리와 겹쳐지고, 먼쪽 빗장뼈는 봉우리 위쪽으로 나타난다.
전후축방향 촬영은 갈비뼈와 어깨뼈 위쪽에 분리되어 나타나지만, 빗장뼈 안쪽부분은 제1 또는 제2 갈비뼈와 부분적으로 겹친다.

※ 봉우리빗장관절(견쇄관절) 영역이 노출과다가 되기 쉽기 때문에 필터를 사용하여 농도의 균일을 도모하거나 혹은 빗장뼈 가쪽과 안쪽에서 촬영조건을 바꿔 2회 촬영하는 경우도 있다. 소아에 있어서는 빗장뼈 중앙의 굽힌 부위가 골절처럼 나타나는 경우가 있으므로 주의를 해야 한다.
빗장뼈의 확대 방지를 위하여 후전방향으로 촬영하는 것이 기본이지만 자세의 불편함, 빗장뼈의 파괴, 골절되었을 때 변위나 상처악화 등을 방지하기 위해 주로 전후방향으로 촬영한다.
조사면은 복장빗장관절(흉쇄관절)과 봉우리빗장관절(견쇄관절)을 포함하여 빗장뼈가 나타낼 수 있는 범위로 한다.

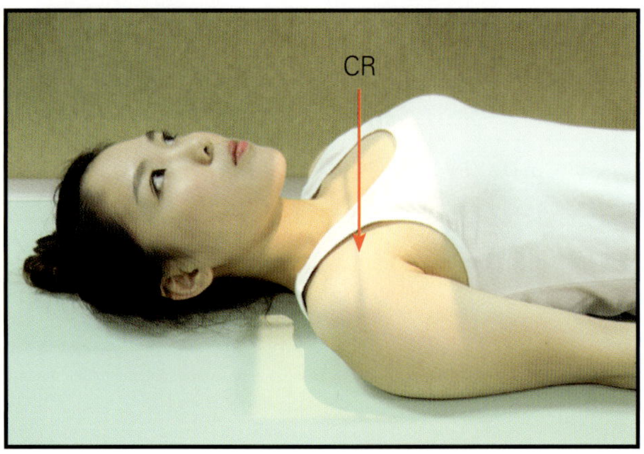

그림 2-28 쇄골 전후방향 촬영자세

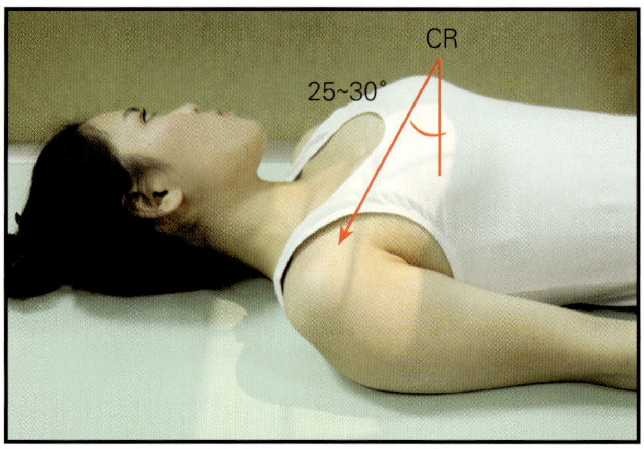

그림 2-29 쇄골 전후축방향 촬영자세

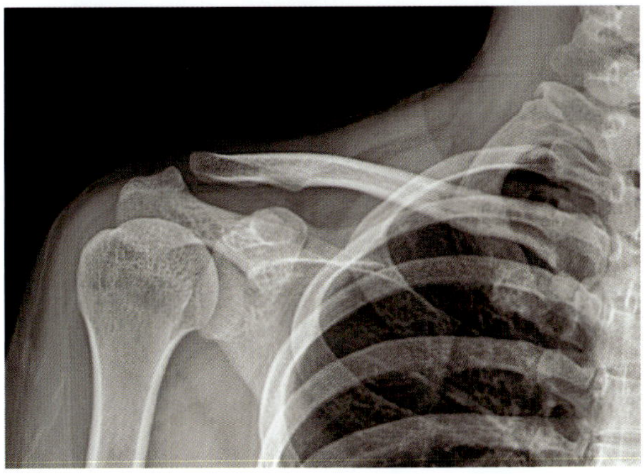

그림 2-30 **쇄골 전후방향 엑스선영상**

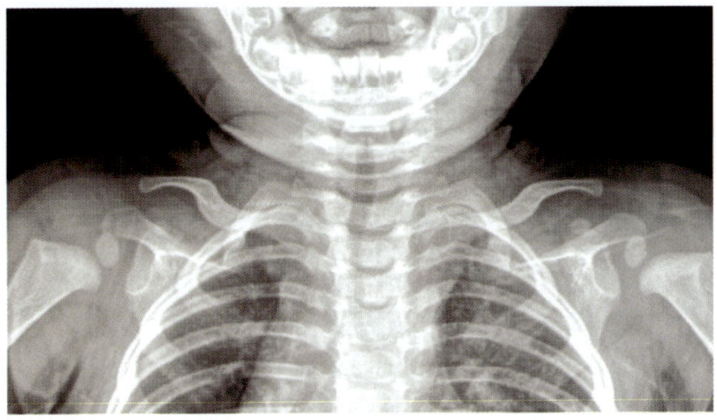

그림 2-31 **양쪽 쇄골 전후방향 엑스선영상(소아)**

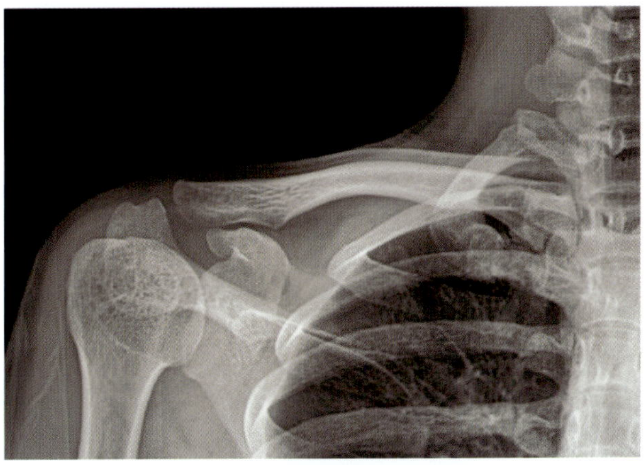

그림 2-32 **쇄골 전후축방향 엑스선영상**

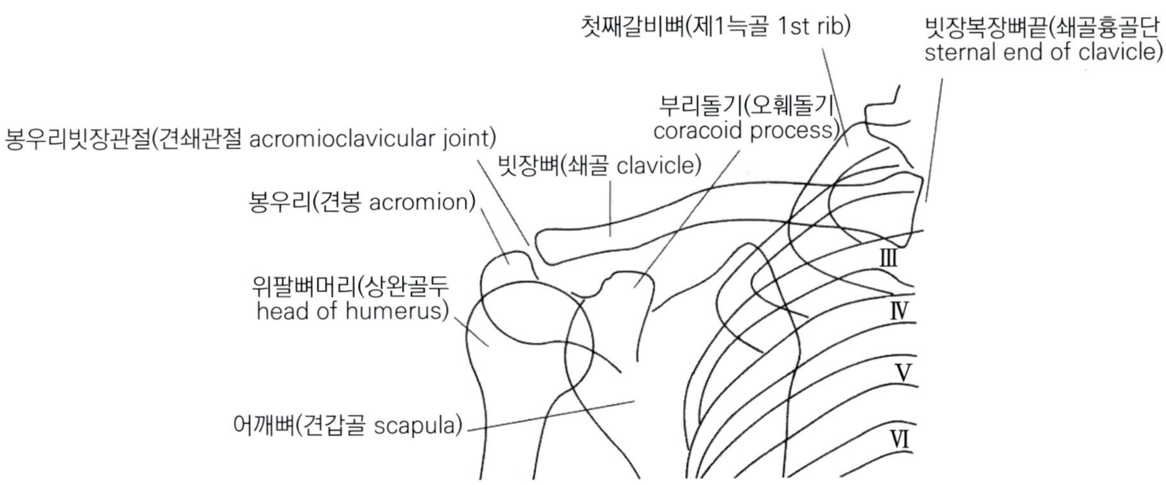

그림 2-33 **쇄골 전후축방향 엑스선영상해부도**

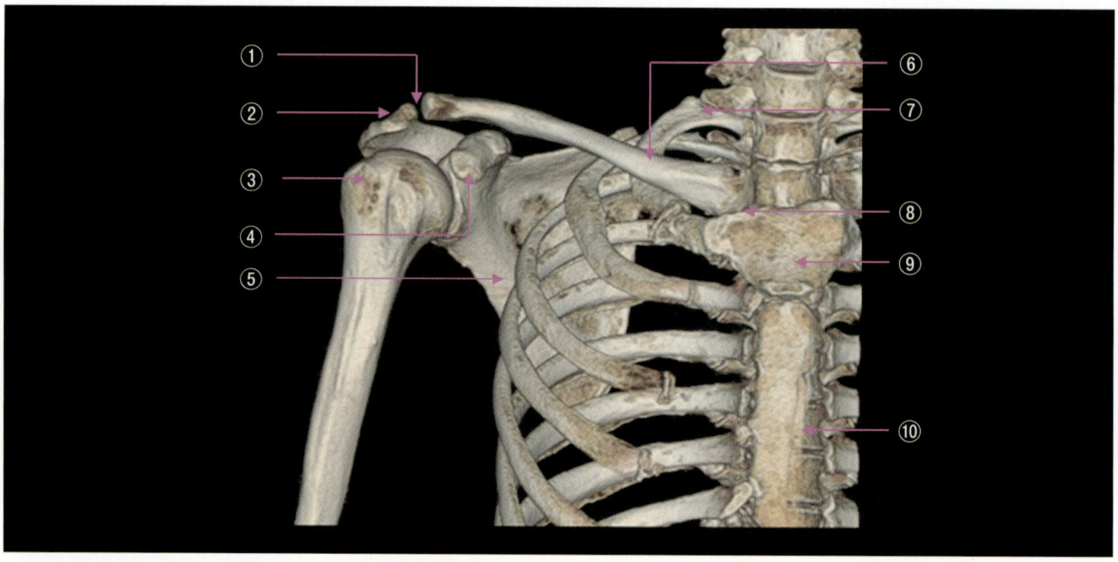

그림 2-34 **쇄골 전후방향 자세(clavicle AP position) 3D 영상**

① 봉우리빗장관절(acromioclavicular joint)
② 봉우리(acromion)
③ 큰결절(greater tuberosity)
④ 부리돌기(coracoid process)
⑤ 어깨뼈(scapula)
⑥ 빗장뼈(clavicle)
⑦ 첫번째 갈비뼈(1st rib)
⑧ 복장빗장관절(sternoclavicular joint)
⑨ 복장뼈자루(manubrium of sternum)
⑩ 복장뼈몸통(sternum body)

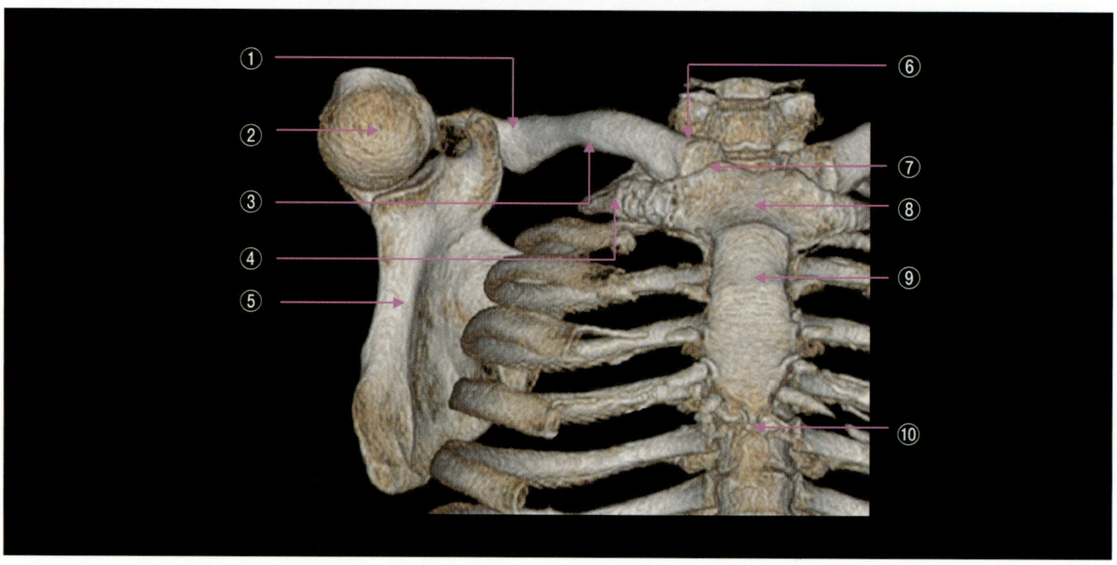

그림 2-35 **쇄골 전후축방향 자세(clavicle AP axial position) 3D 영상**

① 봉우리쪽 끝(acromial end)
② 위팔뼈 머리(humeral head)
③ 빗장뼈 몸통(body of clavicle)
④ 첫번째 갈비뼈(1st rib)
⑤ 어깨뼈(scapula)
⑥ 빗장뼈쪽 끝(sternal end)
⑦ 복장빗장관절(sternoclavicular joint)
⑧ 복장뼈자루(manubrium of sternum)
⑨ 복장뼈몸통(sternum body)
⑩ 칼돌기(xiphoid process)

2) 쇄골 후전, 후전축방향 촬영 (clavicle PA, PA axial projection)

촬영목적 : 빗장뼈, 봉우리빗장관절(견쇄관절), 복장빗장관절의 외상에 의한 골절 등 병변의 유무를 관찰한다.

촬영자세 : 환자는 엎드린자세나 선자세로 한다. 환자는 엎드린자세에서 머리를 검사 반대쪽으로 돌려 빗장뼈를 밀착시키고 빗장뼈 중앙을 IR면 중심과 일치시킨다. 환자의 양 팔을 구부려 어깨의 양 옆에 손을 놓는다. 조사면은 빗장뼈가 나타날 수 있는 범위로 제한하고, 자세를 고정하여 촬영하는 동안 호흡은 날숨(호기) 후 멈춘 상태에서 엑스선 조사를 한다.

중 심 선 : 후전방향 촬영은 검사쪽 빗장뼈 중앙을 향해 IR면에 대해 수직으로 입사한다.
후전축방향 촬영은 검사쪽 빗장뼈 중앙을 향해 발쪽으로 25~30°로 입사한다.

촬영 point : 복장빗장관절(흉쇄관절)과 봉우리빗장관절(견쇄관절)을 포함시킨 빗장뼈영상의 농도가 전체에 걸쳐 선명하게 나타나야 한다. 확대 방지와 선명한 영상을 만들기 위해서는 후전방향 촬영이 좋으나, 자세의 불편함, 빗장뼈의 파괴, 골절되었을 때 변위나 상처악화 등이 있을 때는 전후방향으로 검사하는 것이 바람직하다.

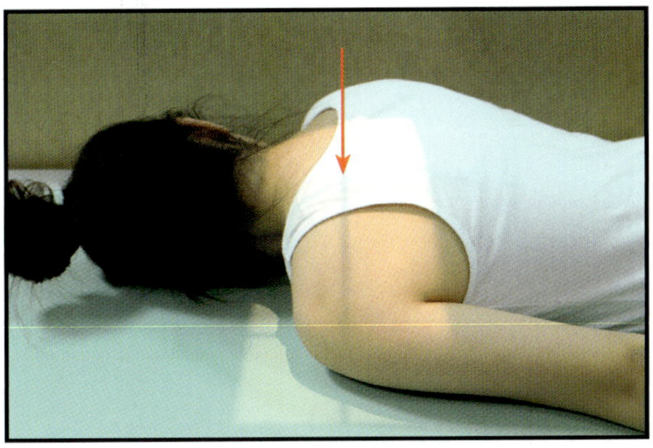

그림 2-36 **쇄골 후전방향 촬영자세**

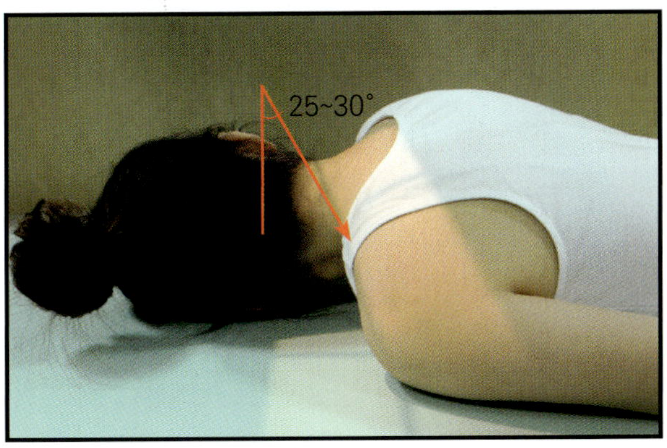

그림 2-37 **쇄골 후전축방향 촬영자세**

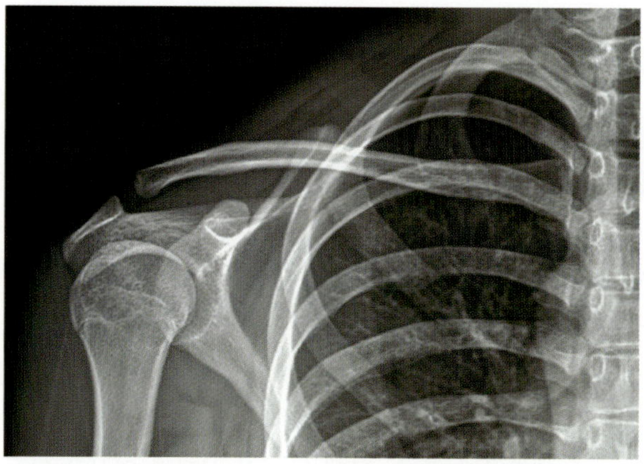

그림 2-38 쇄골 후전방향 엑스선영상

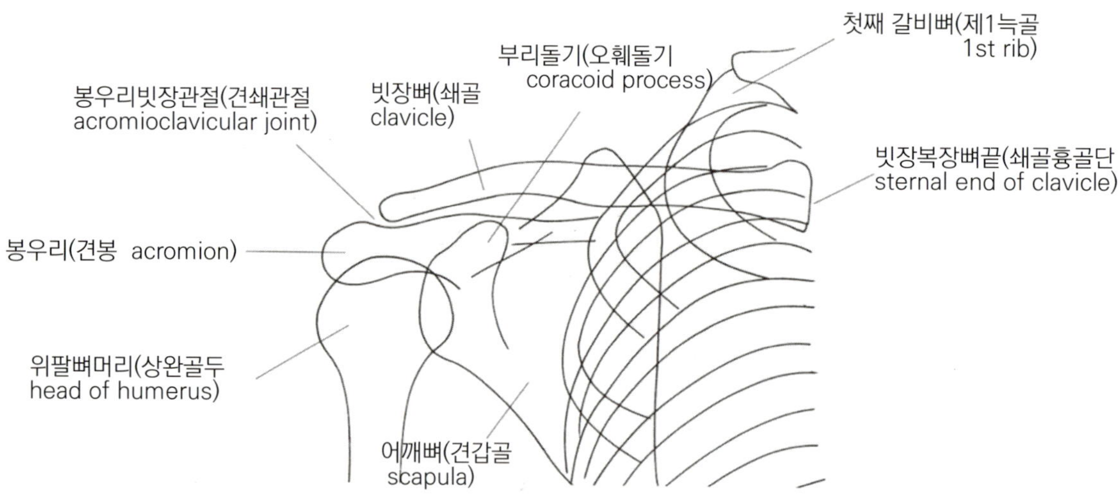

그림 2-39 쇄골 후전방향 엑스선영상해부도

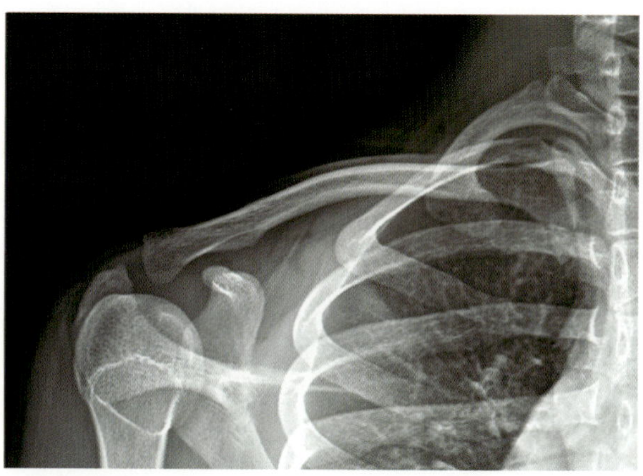

그림 2-40 쇄골 후전축방향 엑스선영상

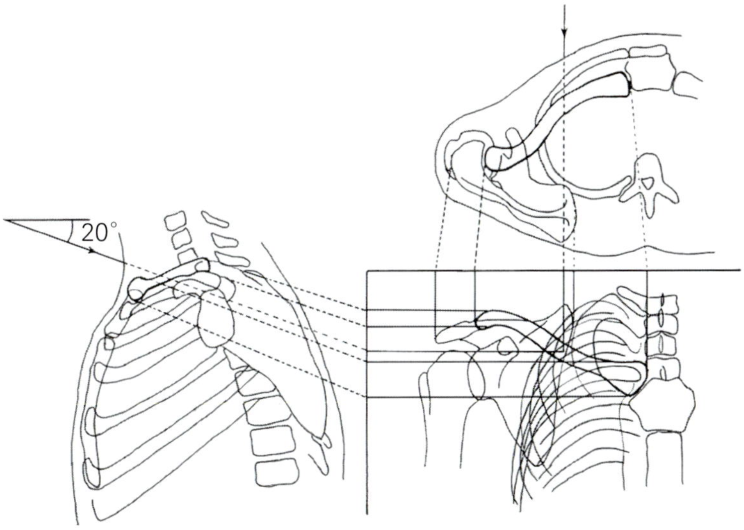

· 쇄골 정면 촬영 영상의 해부학적 관계

· 엑스선상의 평가기준

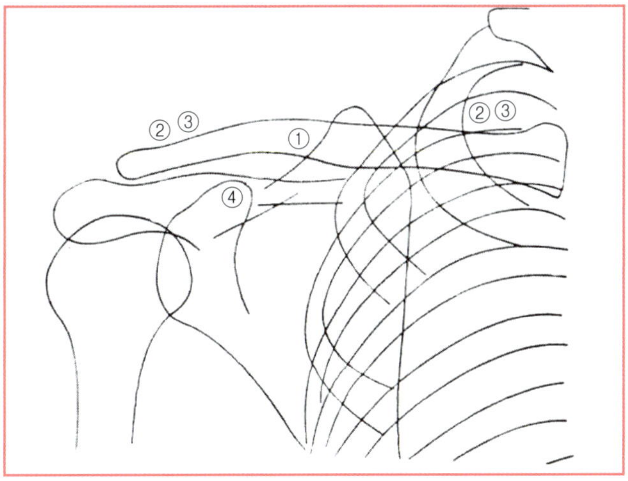

〈후전방향 촬영〉

① 빗장뼈 전체가 포함되었는가?

② 빗장뼈 가쪽 1/3 부분과 가슴우리(흉곽) 안쪽 1/3 부분의 농도가 충분한가?

③ 빗장뼈 가쪽 1/2은 어깨뼈(견갑골)에 빗장뼈 안쪽 1/2은 가슴우리를 통해 보이는가?

④ 부리돌기(오훼돌기) 부분이 영상 중앙에 위치하였는가?

병리학 예 4. 빗장뼈(쇄골)골절 (fracture of clavicle)

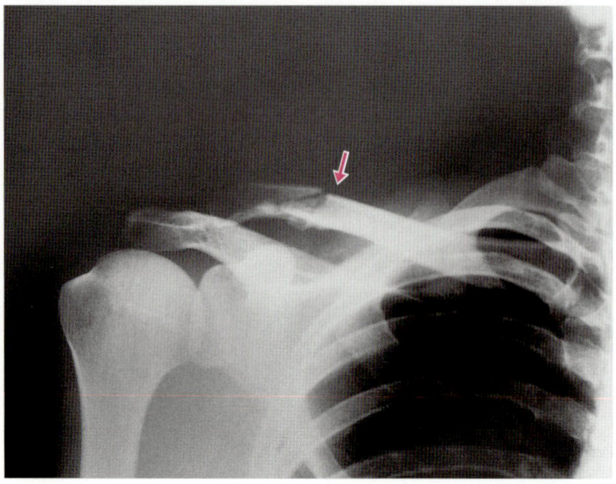

그림 2-41

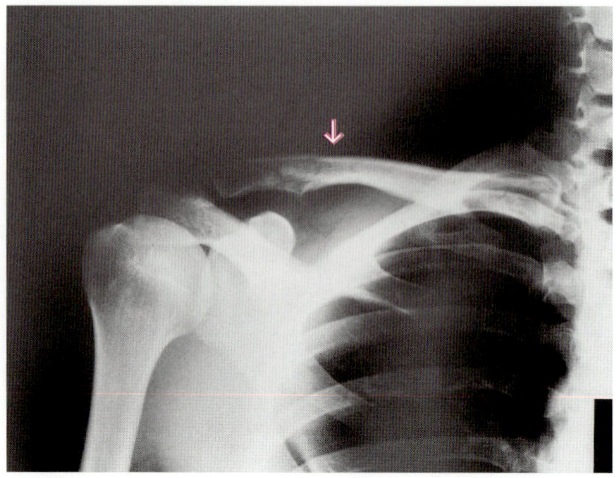

그림 2-42

그림 2-41 **쇄골 정면 엑스선영상**(가쪽 1/3부에 골절이 보인다[→]).
그림 2-42 **쇄골 전후사방향 엑스선영상** (골절선은 보이나 위아래 어긋남은 관찰되지 않는다[⇒]).

◆ 진단 및 경과 ◆

영상소견에서 빗장뼈골절로 진단되어 보존적 치료로서 8자형 붕대를 한 후 경과를 관찰하였다.

◆ 촬영 및 진단 방법 ◆

Clavicle AP(PA), Clavicle AP axial 등

◆ 영상관찰 및 특징 ◆

엑스선촬영은 통상 빗장뼈정면과 축방향촬영이 실시되며 정면상에서는 어긋남이 확실치 않아도 축방향상에서는 어긋남이 확실히 보일 경우도 있다. 또 빗장뼈외측의 골절이 의심되는 경우에는 봉우리 빗장관절(견쇄골관절부)이 노출과다가 되지 않도록 주의할 필요가 있다.

3) 쇄골 전후축방향 촬영 (clavicle AP axial projection)
lordotic position

촬영목적 : 빗장뼈, 봉우리빗장관절(견쇄관절), 복장빗장관절 외상에 의한 골절 등 병변의 유무를 관찰한다.

촬영자세 : 환자는 선자세나 앉은자세로 한다. 환자는 수직격자장치로부터 30 cm 앞에 떨어져 서거나 의자에 앉은자세로 놓는다. 검사쪽 등을 밀착시켜 척주전만자세가 되도록 환자의 자세를 조정한다. 검사쪽 빗장뼈 중앙과 IR면 중심을 일치시키고 양팔은 몸 옆허리에 편안하게 놓는다. 조사면은 빗장뼈가 나타날 수 있는 범위로 제한하고, 자세를 고정하여 촬영하는 동안 호흡은 들숨(흡기) 후 멈춘 상태에서 엑스선 조사를 한다.

중 심 선 : 양쪽 빗장뼈 중앙을 향하여 IR면에 대해 수직으로 입사한다.

촬영 point : 빗장뼈가 가슴우리뼈(흉곽골)에서 분리되게 하고, 영상의 농도가 선명하게 나타나야 한다. 빗장뼈 안쪽부분은 제1 또는 제2 갈비뼈와 부분적으로 겹친다. 복장빗장관절(흉쇄관절)과 봉우리빗장관절(견쇄관절)을 포함시켜 나타나도록 촬영한다.

※ 체형에 따라 빗장뼈가 가슴우리(흉곽)에서 분리되지 않는 경우는 중심선을 머리쪽으로 10~15°정도 각도를 주어 촬영한다.

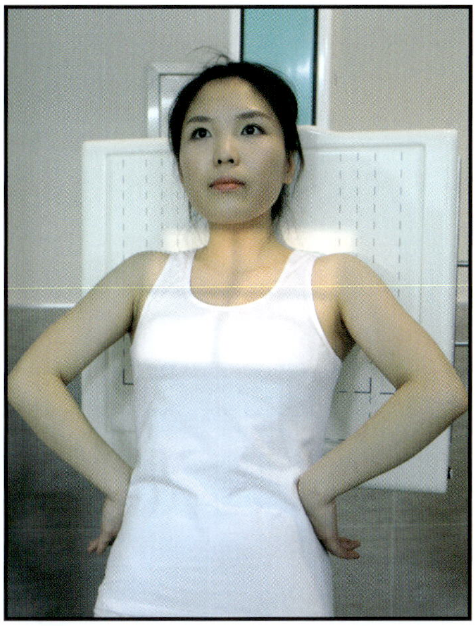

그림 2-43 쇄골 전후축방향 촬영자세 (lordotic position)

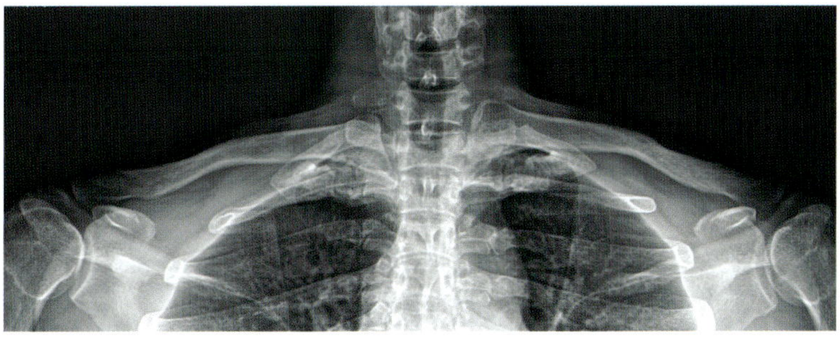

그림 2-44 쇄골 전후축방향 엑스선영상(양쪽) (lordotic position)

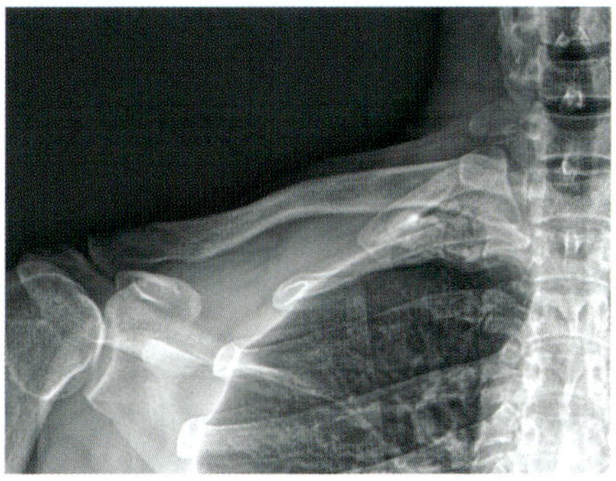

그림 2-45 쇄골 전후축방향 엑스선영상(한쪽) (lordotic position)

4) 견쇄관절 전후방향 촬영 (acromioclavicular joint AP projection)

촬영목적 : 외상에 의한 봉우리빗장관절(견쇄관절)을 구성하고 있는 뼈의 골절, 봉우리빗장관절의 탈구, 분리, 기능 등의 병변 유무를 관찰한다.

촬영자세 : 환자는 선자세나 앉은자세로 한다. 환자는 수직격자장치 앞에 검사쪽 어깨를 밀착시켜, 선자세에서 앞쪽을 똑바로 보게 한다. 이때 검사 반대쪽을 약 5° 들어 검사쪽 어깨가 IR면에 밀착되도록 한다. 봉우리빗장관절 중앙과 IR면 중심을 일치시키고 양팔은 몸통 옆에 편안하게 내려 놓는다. 조사면은 봉우리빗장관절이 나타날 수 있는 범위로 제한하고, 자세를 고정하여 촬영하는 동안 호흡은 멈춘 상태에서 엑스선 조사를 한다.

중 심 선 : 검사쪽 봉우리(견봉)의 끝을 향해 머리쪽으로 10°로 입사한다.

촬영 point : 봉우리빗장관절은 체표면 가까이 위치하는 관절이기 때문에 봉우리뼈가 과농도가 되지 않도록 주의한다. 본 촬영법에 있어서 정상 엑스선상에서 빗장뼈 아래면은 봉우리돌기 아래모서리(견봉돌기하연)의 연장상에 나타나게 되고 봉우리빗장관절사이(견쇄관절간극)가 선명하게 촬영되어야 한다.

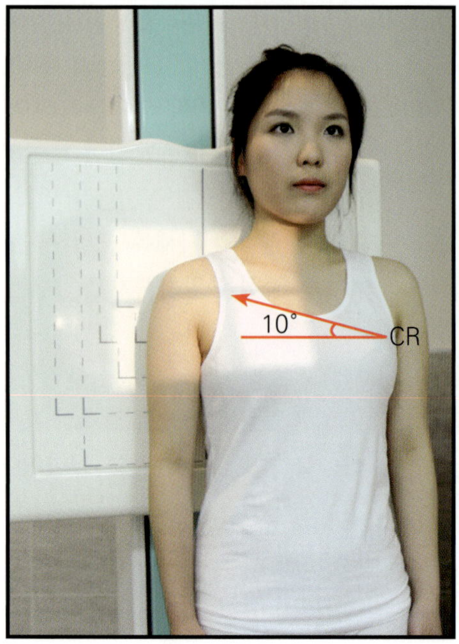

그림 2-46 견쇄관절 전후방향 촬영자세

* Pearson method

봉우리빗장관절 탈구를 목적으로 해서 촬영하는 경우는 선자세에서 촬영하여야 한다. 또 봉우리빗장관절 손상의 정도를 판정하기 위해서 양 손목에 5 kg 정도의 무게를 매달아 봉우리빗장관절 양쪽 전후방향 촬영(acromioclavicular joints bilateral AP projection: Pearson method)을 한다. 이때 부리돌기위쪽 끝(오훼돌기상단)과 빗장뼈아래면(쇄골하면)과의 간격이 정상쪽에 비해 비정상쪽이 40~50%증가해 있다면 증상의 정도가 높다고 진단된다.

* 참고 : 봉우리빗장관절의 외상성탈구 정도를 3단계로 분류(Allman)하면 다음과 같다.

단 계	증 상
I 단계	진단이 어렵다. 봉우리돌기 아래면과 빗장뼈 아래면이 완만한 마름모형, 원추형을 이룬다.
II 단계	아탈구, 관절낭과 봉우리빗장인대가 분리되어 봉우리돌기 아래면과 빗장뼈 아래면이 급격한 마름모형, 원추형을 이룬다. 봉우리빗장관절안의 확대가 영상에서 확인된다.
III 단계	탈구, 부리빗장인대와 봉우리빗장인대가 분리되어 봉우리돌기 아래면과 빗장뼈 아래면이 어긋나 보인다. 영상에서 봉우리빗장관절안의 확대를 쉽게 확인할 수 있다

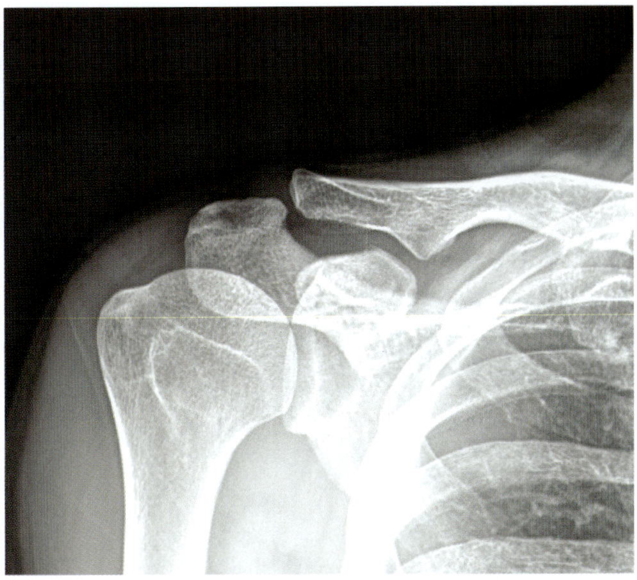

그림 2-47 **견쇄관절 전후방향 엑스선영상**

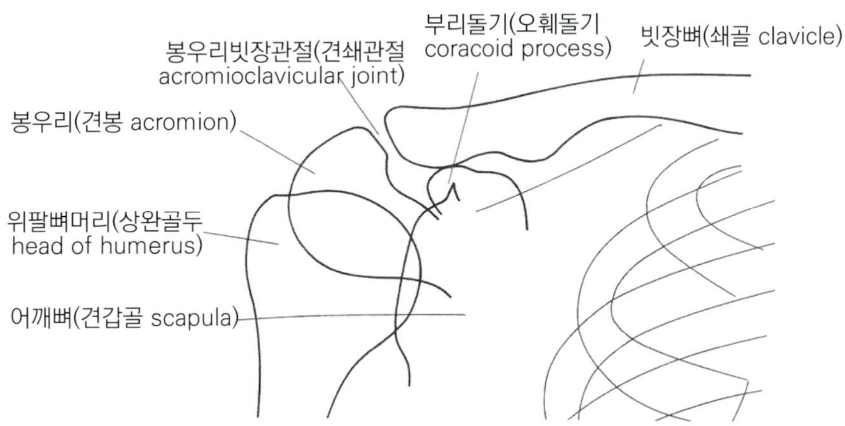

그림 2-48 **견쇄관절 전후방향 엑스선영상해부도**

병리학 예 5. 봉우리빗장관절 탈구 Ⅰ (dislocation of acromioclavicular joint Ⅰ)

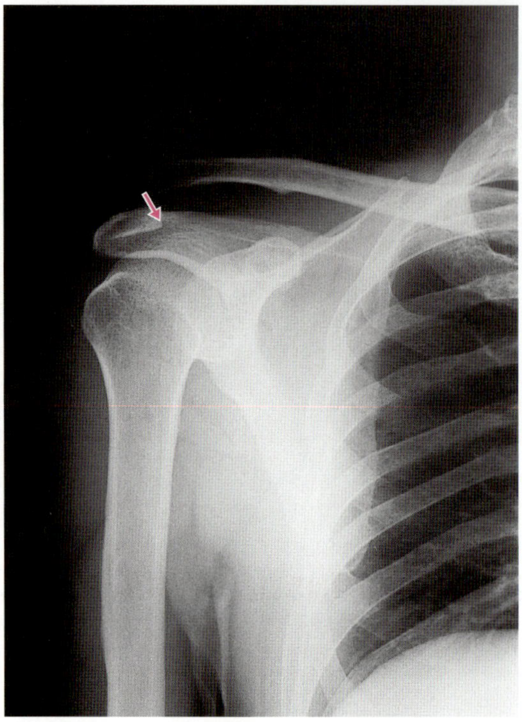
그림 2-49

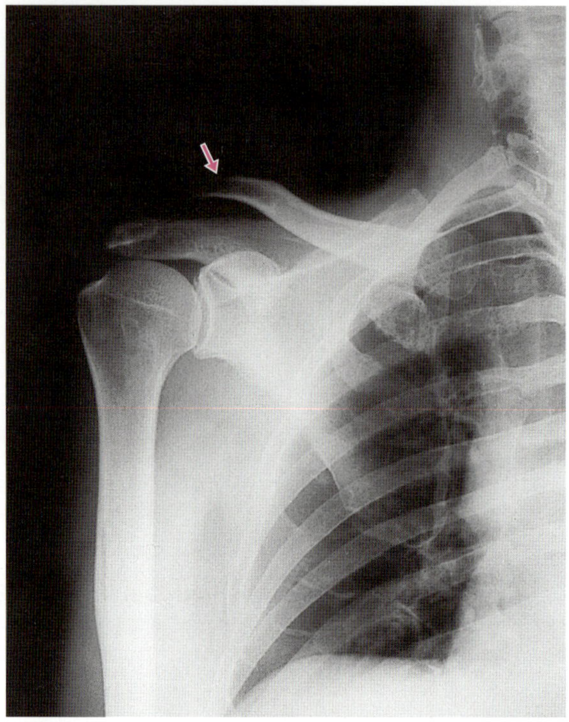
그림 2-50

그림 2-49 **견쇄관절 전후방향 엑스선영상** (빗장뼈 먼쪽이 상방으로 돌출되어 있다[→]).
그림 2-50 **견쇄관절 전후방향 엑스선영상** (빗장뼈 먼쪽이 상방으로 돌출되어 있다[→]).

◆ 진단 및 경과 ◆

영상소견에서 봉우리빗장관절 탈구로 진단되며 관혈적 정복술을 시행하였다.

◆ 촬영 및 진단 방법 ◆

AC Joint AP(both)

◆ 영상관찰 및 특징 ◆

어깨관절 엑스선촬영은 위팔뼈(상지)의 무게로 인해 탈구의 상태가 선명하지 않기 때문에 반드시 선자세 또는 앉은자세에서 시행한다. Grade Ⅱ와 grade Ⅲ의 감별에는 양손목에 약 5 kg 정도의 무게를 매달아 주어 양쪽 봉우리빗장 관절을 동시에 촬영하며 부리돌기(오훼돌기)상단과 빗장뼈하단까지의 거리가 검사 반대측 보다 40~50% 증가하면 grade Ⅲ가 유력시된다.

병리학 예 6. 봉우리빗장관절 탈구 Ⅱ (dislocation of acromioclavicular joint Ⅱ)

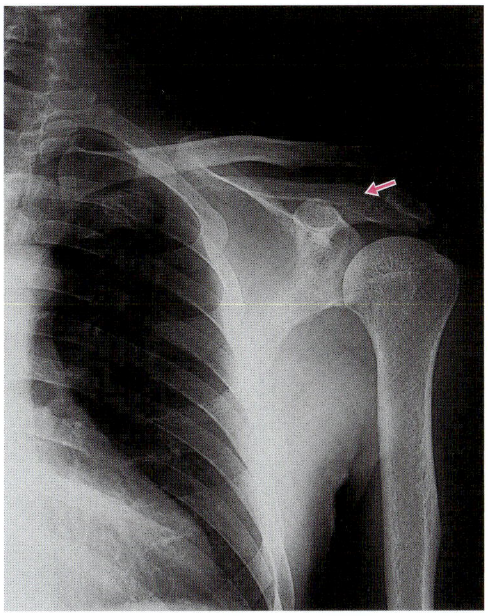

그림 2-51

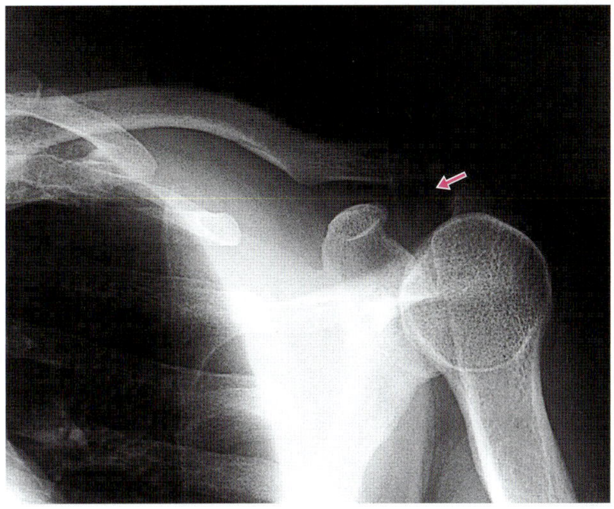

그림 2-52

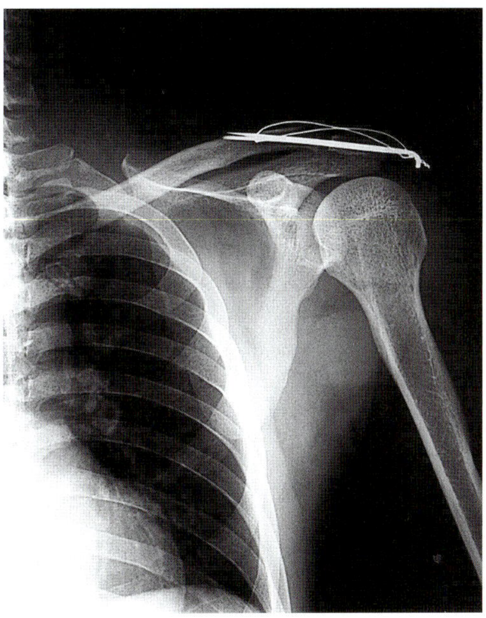

그림 2-53

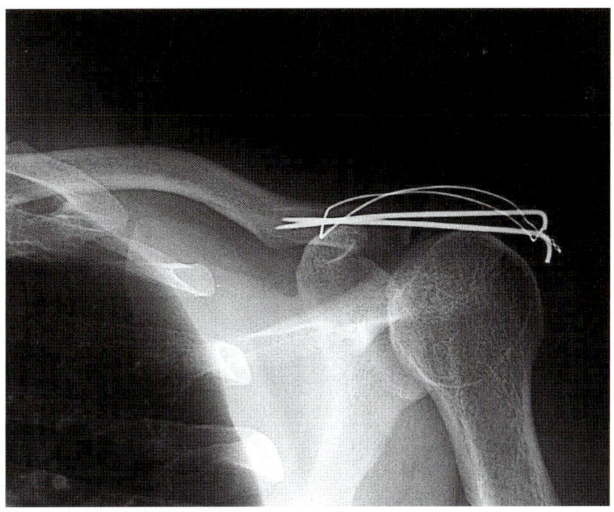

그림 2-54

그림 2-51 **견관절 정면 엑스선영상** (빗장뼈가쪽과 어깨뼈 사이에 틈이 보인다[→]).

그림 2-52 **견관절 정면 엑스선영상** (빗장뼈가쪽과 어깨뼈 봉우리 사이에 틈이 보인다[→]).

그림 2-53 **견관절 정면 엑스선영상(수술 후)** 틈은 정복되어 있다.

그림 2-54 **견관절 정면 엑스선영상(수술 후)** 틈은 정복되어 있다.

◆ 진단 및 경과 ◆

영상소견상으로 왼쪽봉우리빗장관절 탈구(grade Ⅲ : Allman 분류)로 진단되었으며 block 마취하에 관혈적 정복고정술(Neviaser법)이 시행되었다.

◆ 촬영 및 진단 방법 ◆

Clavicle AP, Scapula AP 등

◆ 영상관찰 및 특징 ◆

봉우리빗장관절손상은 Allman 분류에 따라 다음과 같이 분류된다.

grade Ⅰ : 봉우리빗장인대와 관절낭의 부분틈새가 보이나 불안전성은 없다. 엑스선촬영상은 정상.

grade Ⅱ : 봉우리빗장관절과 관절낭 사이의 틈새, 부리빗장인대는 정상이나 관절면 1/2이하의 아탈구. 엑스선촬영에서의 빗장뼈아래모서리(쇄골하연)는 봉우리돌기아래모서리(견봉돌기하연)의 연장선보다 위에 있으나 봉우리의 폭 이내에 있다.

grade Ⅲ : 견봉인대와 부리빗장인대 양쪽이 벌어져 탈구상이 보인다. 단 부리빗장인대의 손상은 세모인대(승모인대)만이 벌어져 뒷쪽으로 탈구되어 있으므로 엑스선촬영에서 보지 못할 수도 있기 때문에 주의가 필요하다.

5) 흉쇄관절 후전사방향 촬영 (sternoclavicular joint PA oblique projection)

촬영목적 : 외상에 의한 빗장뼈 안쪽끝(쇄골내측단)의 골절, 탈구 등 병변의 유무를 관찰한다.

촬영자세 : 환자는 선자세나 엎드린자세로 한다. 환자는 수직격자장치 앞에 후전방향으로 선 후 체중은 양발에 균등하게 분산시킨다. 정중시상면은 IR면 중심선과 일치시킨다. 복장빗장관절 중앙이 IR면 중심이 되도록 조정한다. 복장빗장관절이 척추음영과 겹치지 않도록 검사쪽 앞가슴을 격자장치에 밀착시키고 검사 반대쪽을 45° 떨어지게 돌린다. 촬영쪽 팔은 몸의 옆에 자연스럽게 내려놓고 반대쪽 팔은 자세의 지지를 위해서 촬영대나 옆면을 잡게 한다. 조사면은 복장빗장관절이 나타날 수 있는 범위로 제한하고 자세를 고정하여 촬영하는 동안 호흡은 날숨(호기) 후 멈춘 상태에서 엑스선 조사를 한다.

중 심 선 : 검사쪽 복장빗장관절(흉쇄관절)의 중앙을 향하여 IR면에 대해 수직으로 입사한다.

촬영 point : 검사쪽 복장빗장관절사이(흉쇄관절간극)가 넓게 나타나고 반대쪽은 복장뼈자루(흉골병)와 겹치도록 촬영되어 있어야 한다. 가슴(흉부)이 두꺼운 환자일 경우는 사방향 각도를 작게 하여 촬영할 필요가 있다.

후전방향 촬영 : 양쪽 복장빗장관절은 정중시상면을 IR면 중심선과 일치시키고 턱을 똑바로 하고 IR면에 밀착하여 촬영한다.

2

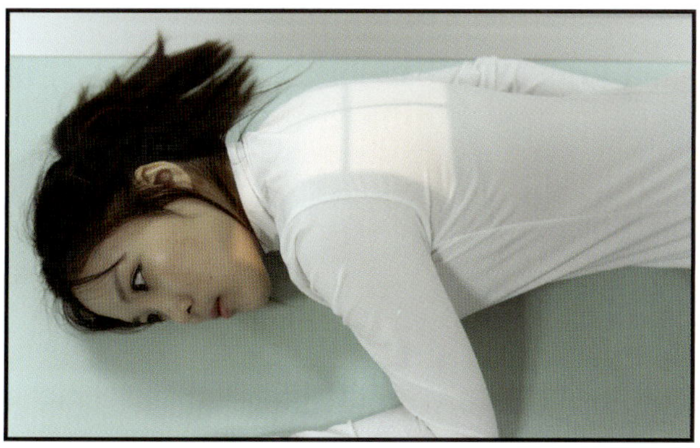

그림 2-55 흉쇄관절 후전사방향 촬영자세

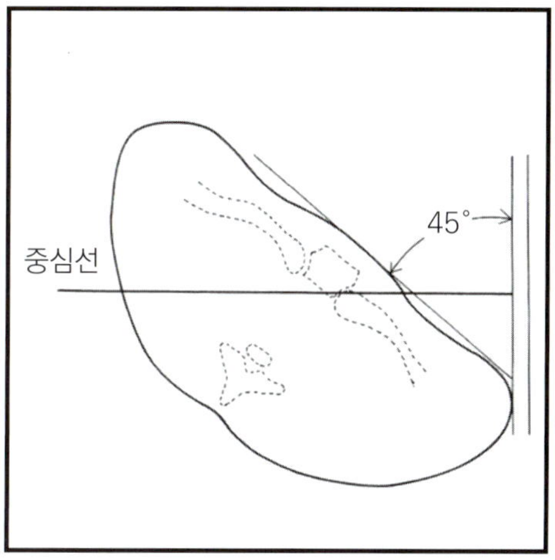

그림 2-56 흉쇄관절 후전사방향 촬영자세

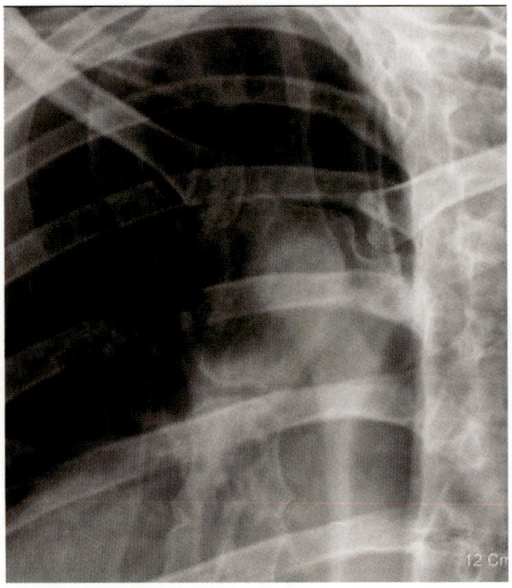

그림 2-57 **흉쇄관절 후전사방향 엑스선영상(45°)**

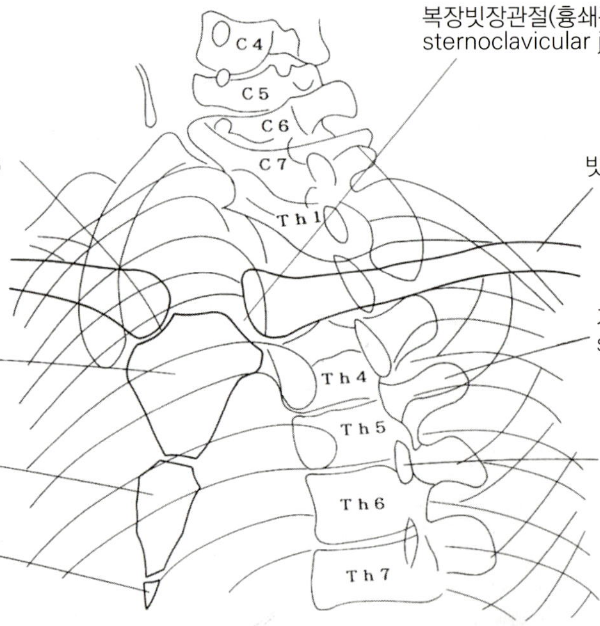

그림 2-58 **흉쇄관절 후전사방향 엑스선영상해부도**

6) 흉쇄관절 축방향촬영 (sternoclavicular joint axial projection) Hobb's 법

촬영목적 : 외상에 의한 빗장뼈 몸통의 골절(clavicle body fracture)과 복장빗장관절의 탈구(dislocation)등의 유무를 관찰할 수 있다.

촬영자세 : 환자는 앉는 자세나 선자세로 한다.
환자는 촬영대 앞의 의자에 앉거나 선자세에서 후전방향으로 하여 가슴을 앞으로 숙이게 한 후 촬영대에 양쪽 팔꿈치를 굽혀 아래팔의 뒷면을 붙이고 IR면을 아래팔 위에 놓은 다음 손으로 잡게 한다. 그리고 정중시상면과 IR면의 중심선이 일치되게 한다. 또한 양쪽 어깨를 조정하여 빗장뼈 및 복장빗장관절이 IR면과 수평이 되도록 어깨를 앞뒤로 조정한 다음 양쪽 복장빗장관절의 중앙이 IR면의 중심선에 놓이도록 한다. 이때 자세를 고정하여 촬영하는 동안 호흡은 날숨(호기) 후 멈춘 상태에서 엑스선 조사를 한다.

중 심 선 : 양쪽 복장빗장관절의 중앙을 향하여 IR면에 대해 수직으로 입사한다.

촬영 point : 양쪽 복장빗장관절과 빗장뼈의 안쪽 면이 잘 나타나야 한다. 복장빗장관절은 겹쳐진 갈비뼈와 척추 음영을 통해서 묘사되어야 한다.

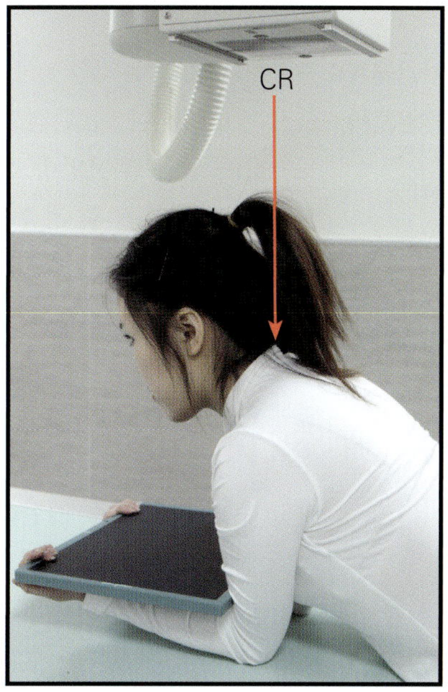

그림 2-59 **흉쇄관절 축방향 촬영자세**

2

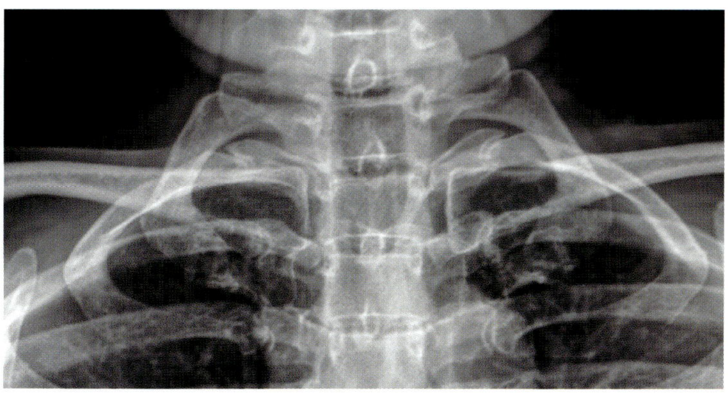

그림 2-60 **흉쇄관절 축방향 엑스선영상**

4. 복장뼈 (흉골 Sternum)

1) 흉골 후전사방향 촬영 (sternum PA oblique projection ; RAO촬영)

촬영목적 : 복장뼈의 외상에 의한 골절 등 병변 유무를 관찰한다.

촬영자세 : 환자는 선자세나 반쯤 엎드린자세로 한다. 환자는 수직 격자장치 앞에 후전방향으로 하여 체중은 양발에 균등하게 분산시켜 선 후 정중시상면을 IR면 중심선과 일치시킨다. 복장뼈 중앙이 IR면 중심이 되도록 조정한다. 환자의 오른쪽 앞가슴을 격자장치에 밀착시키며 왼쪽을 12~22° 떨어지게끔 돌려 위치한다. 오른쪽 팔은 몸의 옆에 자연스럽게 내려놓고, 왼쪽 팔은 자세의 지지를 위해서 촬영대나 옆면을 잡게 한다. 조사면은 복장뼈가 나타날 수 있는 범위로 제한하고, 자세를 고정하여 촬영하는 동안 호흡은 날숨(호기) 후 멈춘 상태에서 엑스선 조사를 한다. 또는 허파혈관의 음영을 흐리게 하기 위하여 엑스선 조사 중 온화한 호흡을 하는 동안 촬영을 한다.

중 심 선 : 검사쪽 복장뼈(흉골)의 중앙을 향하여 IR면에 대해 수직으로 입사한다.

촬영 point : 칼돌기(검상돌기)가 포함된 전체 복장뼈가 나타나야 한다. 복장뼈는 척주와 겹치지 않아야 하고, 회전 없이 심장음영 안에 나타나야 한다.
호흡법을 이용하면 허파혈관의 음영을 흐리게 할 수 있고, 근접촬영을 하면 뒤쪽 갈비뼈가 확대되어 갈비뼈 음영을 흐리게 하여 복장뼈를 선명하게 촬영할 수 있다.

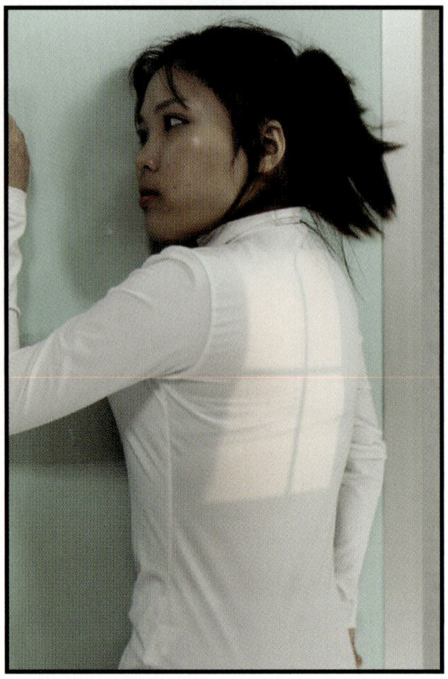

그림 2-61 흉골 후전사방향 촬영자세

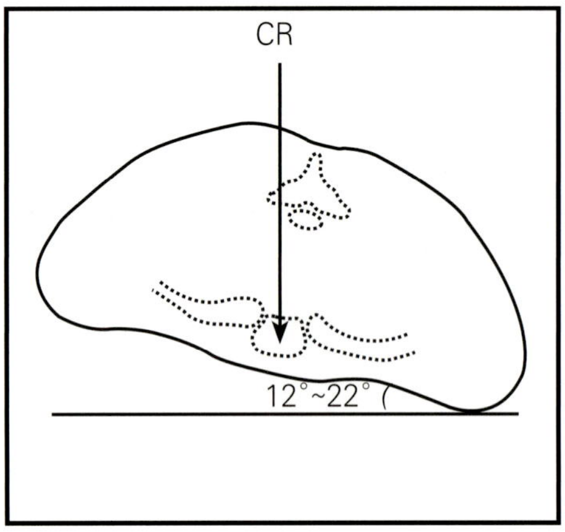

그림 2-62 흉골 후전사방향 촬영자세

가슴두께(cm)	중심각(°)
15	22
16.5	21
18	20
19.5	19
21	18
22.5	17
24	16
25.5	15
27	14
28.5	13
30	12

표 2-1 가슴두께와 중심각

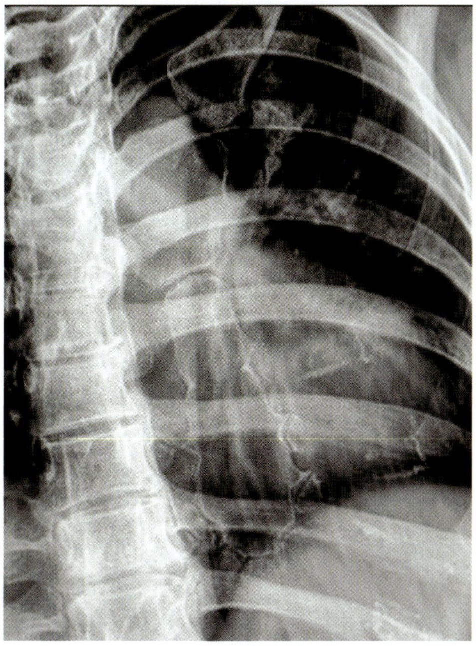

그림 2-63 **흉골 후전사방향 엑스선영상**

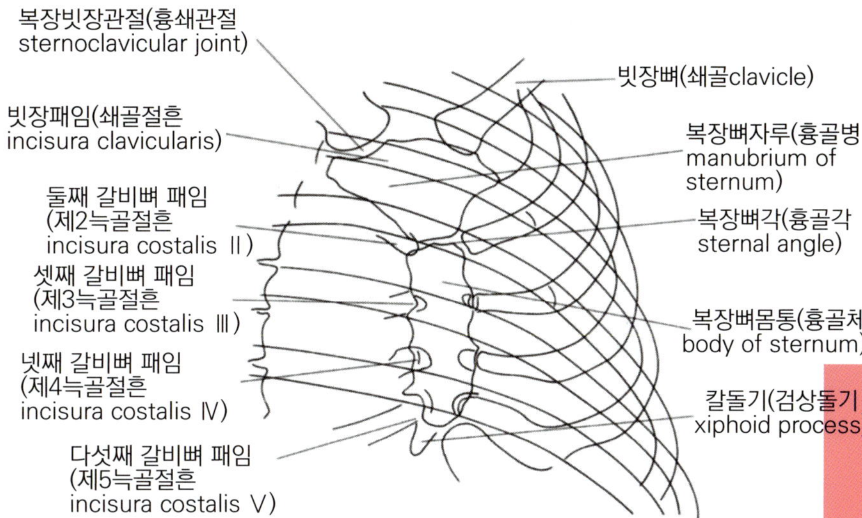

그림 2-64 **흉골 후전사방향 엑스선영상 해부도**

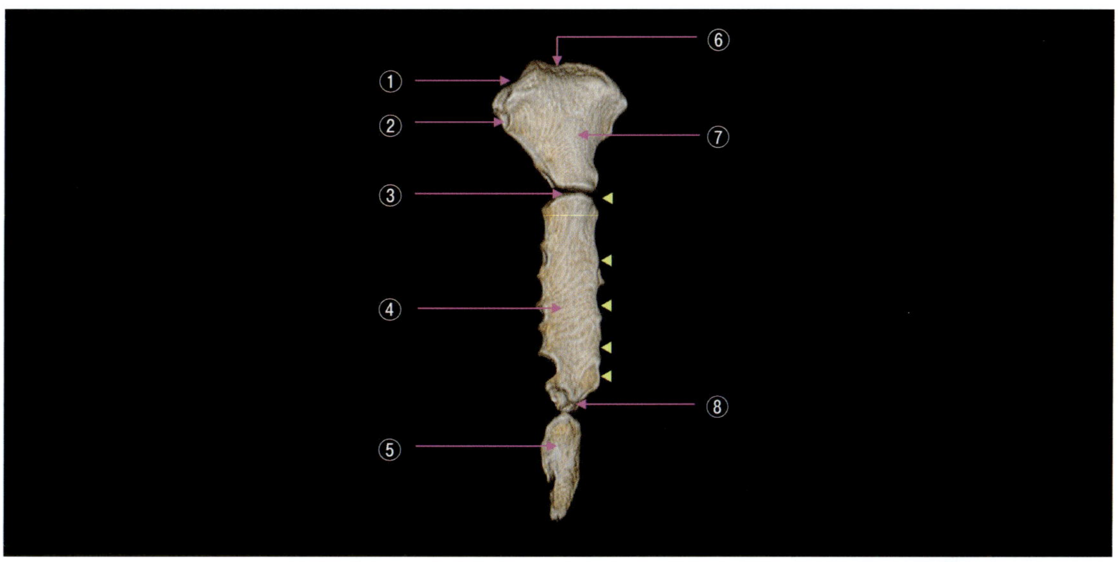

그림 2-65 **흉골 후전사방향 자세(sternum oblique position : RAO) 3D 영상**

① 복장빗장관절(sternoclavicular joint)
② 제1갈비뼈패임(incisura costalis Ⅰ)
③ 복장뼈각(sternal angle)
④ 복장뼈몸통(body of sternum)
⑤ 칼돌기(xiphoid process)
⑥ 복장뼈위패임,목아래패임
(sternal notch, incisura jugularis)
⑦ 복장뼈자루(manubrium of sternum)
⑧ 제7갈비뼈패임(incisura costalis Ⅶ)

2) 흉골 측방향 촬영 (sternum lateral projection)

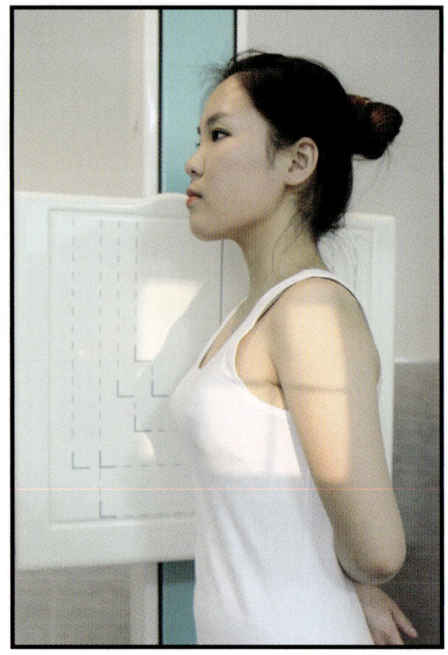

그림 2-66 흉골 측방향 촬영자세

촬영목적 : 복장뼈의 외상에 의한 골절 등 병변의 유무를 관찰한다.

촬영자세 : 환자는 선자세나 옆으로 누운자세로 한다. 환자는 수직격자장치 앞에 가쪽 어깨를 밀착시킨 측면자세로 세우고, 정중이마면(관상면 coronal plane)이 IR면에 일치되게 하고 복장뼈가 중앙이 되도록 조정한다. 바른 측면자세는 먼저 양발 앞쪽을 같은 수직선상에 놓고 정면을 응시할 때 정중이마면과 IR 중심을 일치시킨 자세이다. 양쪽 어깨와 팔을 뒤쪽으로 젖혀 손을 마주잡게 하여 가슴을 편다. 조사면은 복장뼈가 나타날 수 있는 범위로 제한하고, 자세를 고정하여 촬영하는 동안 호흡은 들숨(흡기) 후 멈춘 상태에서 엑스선 조사를 한다.

중 심 선 : 복장뼈의 중앙을 향하여 IR면에 대해 수직으로 입사한다.

촬영 point : 복장뼈 자루에서 칼돌기 아래 끝까지 갈비뼈와 겹침 없이 선명하게 나타나야 한다. 복장빗장관절과 빗장뼈 몸쪽은 겹쳐져 나타난다. 유방이 크고 늘어진 여성 환자는 유방을 양 가쪽으로 밀어 붕대로 감아 고정하여 촬영한다. 흉골 측방향 촬영은 피사체와 IR면이 떨어져 있기 때문에 확대방지와 선명한 영상을 나타내기 위해 초점과 영상면 거리(SID)를 180 cm(원거리 촬영)로 한다.

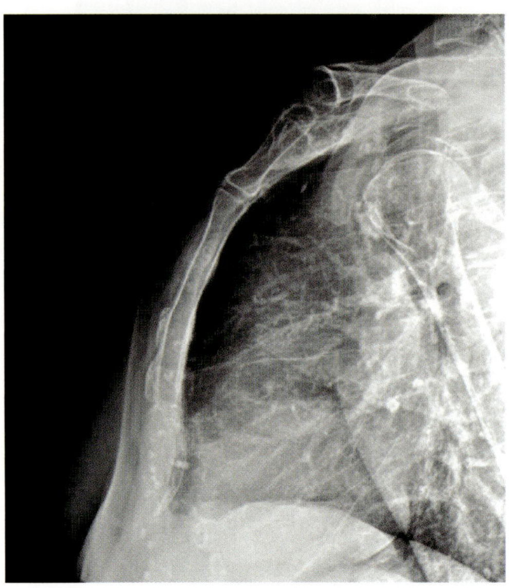

그림 2-67 흉골 측방향 엑스선영상

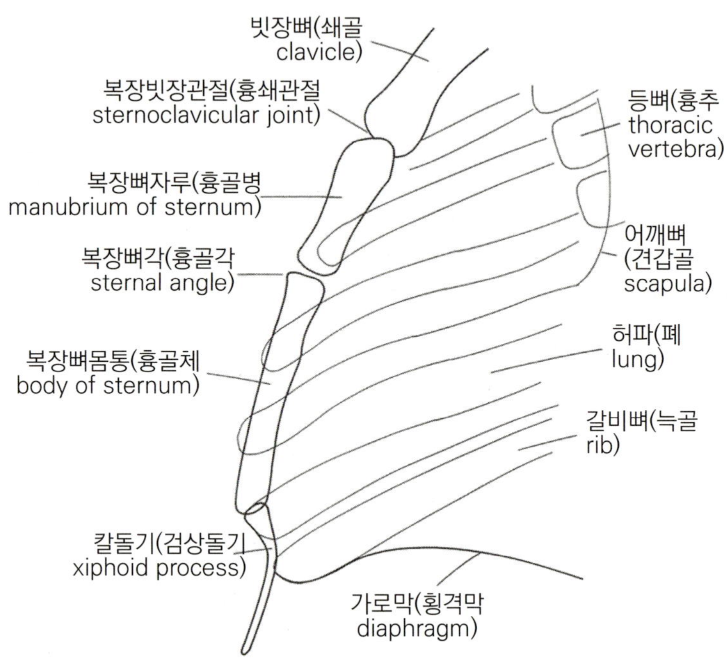

그림 2-68 흉골 측방향 엑스선영상 해부도

· 엑스선상의 평가기준

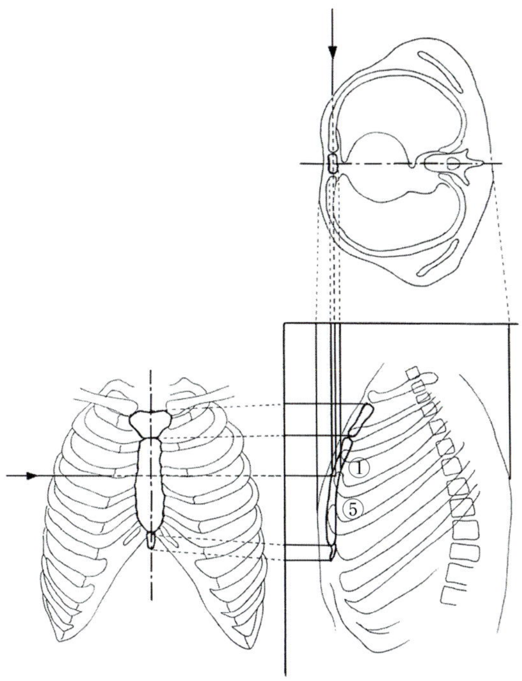

〈흉골 측방향 촬영상〉

① 복장뼈 전체가 나타났는가?
② 어깨의 연부조직이 복장뼈자루와 겹치지 않았는가?
③ 갈비뼈와 복장뼈는 중복되지 않았는가?
④ 복장뼈는 확대되지 않았는가?
⑤ 유방음영으로 인해 복장뼈의 음영을 흐리게 하지는 않았는가?

· 흉골 측방향 촬영상의 해부학적 관계

· 엑스선상의 평가기준

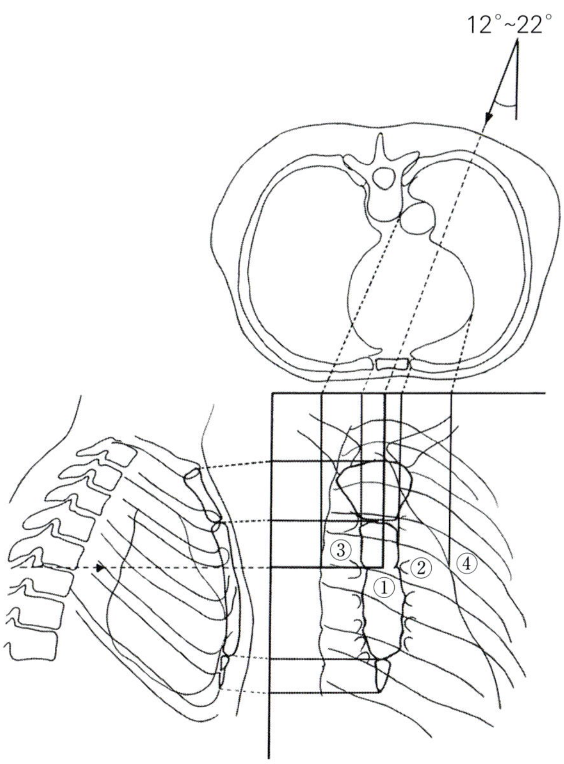

〈흉골 사방향 촬영상〉

① 복장뼈 전체가 IR 중앙에 위치하고 있는가?
② 복장뼈는 심음영안에 나타났는가?
③ 복장뼈는 척추와 겹치지 않게 나타났는가?
④ 복장뼈는 가슴우리(흉곽)를 통하여 선명하게 나타났는가?

· 흉골 사방향 촬영상의 해부학적 관계

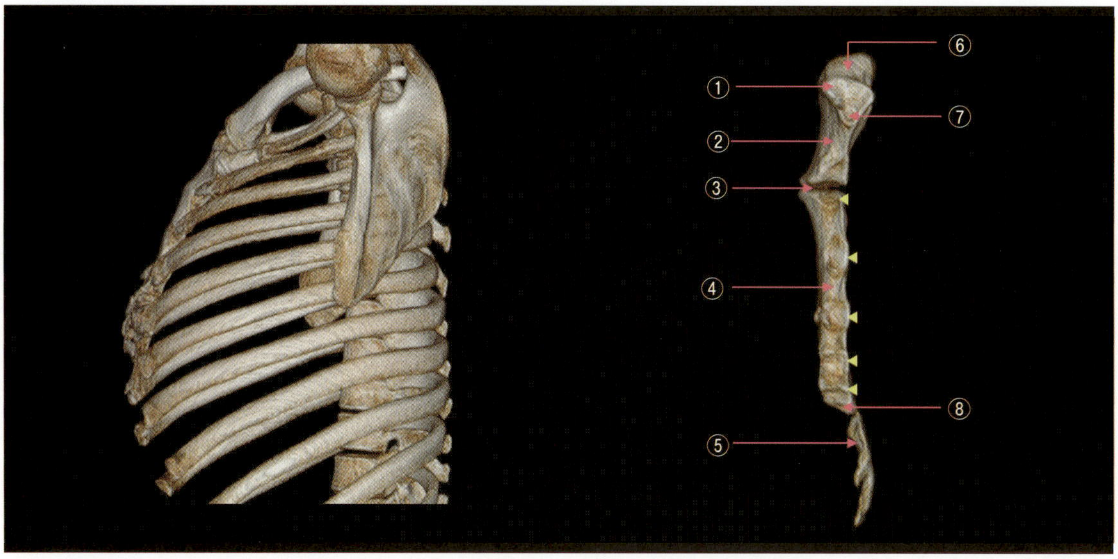

그림 2-69 **흉골 측방향 자세(sternum lateral position) 3D 영상**

① 복장빗장관절(sternoclavicular joint)
② 복장뼈자루(manubrium of sternum)
③ 복장뼈각(sternal angle)
④ 복장뼈몸통(body of sternum)
⑤ 칼돌기(xiphoid process)
⑥ 복장뼈위패임,목아래패임 (sternal notch, incisura jugularis)
⑦ 제1갈비뼈패임(incisura costalis Ⅰ)
⑧ 제7갈비뼈패임(incisura costalis Ⅶ)

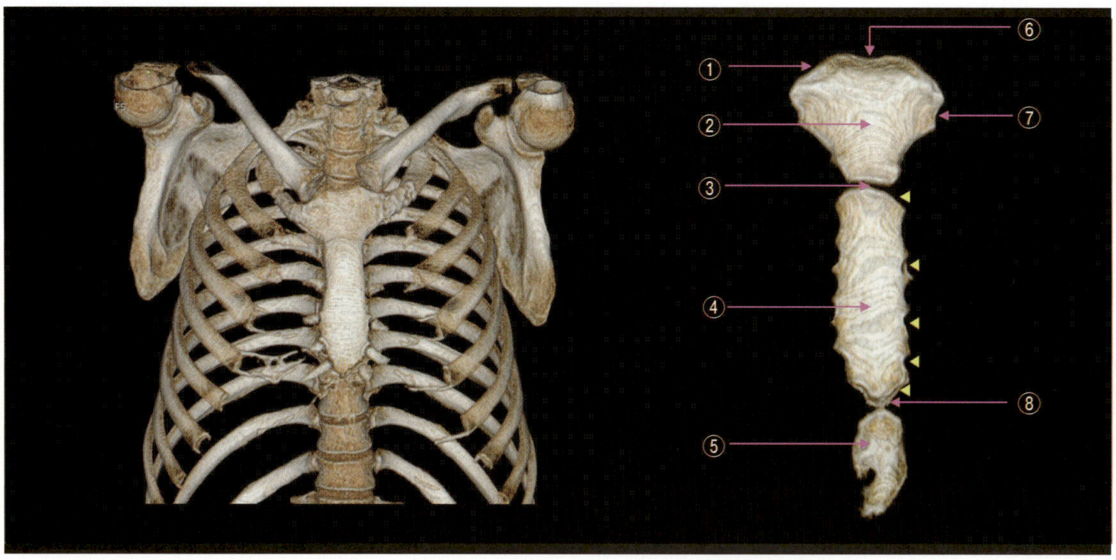

그림 2-70 **흉골 전후방향 자세(sternum AP position) 3D 영상**

① 복장빗장관절(sternoclavicular joint)
② 복장뼈자루(manubrium of sternum)
③ 복장뼈각(sternal angle)
④ 복장뼈몸통(body of sternum)
⑤ 칼돌기(xiphoid process)
⑥ 복장뼈위패임,목아래패임 (sternal notch, incisura jugularis)
⑦ 제1갈비뼈패임(incisura costalis Ⅰ)
⑧ 제7갈비뼈패임(incisura costalis Ⅶ)

5. 갈비뼈 (늑골 Rib)

1) 늑골 전후방향 촬영 (rib AP projection)

촬영목적 : 가로막 위쪽과 아래쪽 부분의 뒤쪽 갈비뼈의 외상성 골절 등의 병변 유무를 관찰한다.

촬영자세 : 환자는 선자세나 바로누운자세로 한다. 선자세는 가로막 위쪽 갈비뼈촬영, 바로누운자세는 가로막 아래쪽 갈비뼈촬영에 이용된다.

가로막 위쪽 갈비뼈촬영은 수직격자장치 앞에 검사쪽 갈비뼈의 왼쪽 또는 오른쪽을 2등분하는 시상선과 IR면의 중심선이 일치되게 등을 밀착시키고 양팔은 몸 옆에 편안하게 놓는다. 그리고 목아래패임(흉골상절흔 suprasternal notch) 아래쪽 8~10 cm 지점(T6)이 IR면 중심에 놓이도록 조정한다. 조사면은 검사쪽 첫째 갈비뼈가 나타날 수 있는 범위로 하고 자세를 고정하여 촬영하는 동안 호흡은 들숨(흡기) 후 멈춘 상태에서 엑스선 조사를 한다.

가로막 아래쪽 갈비뼈촬영은 바로누운자세에서 검사쪽 제10등뼈(흉추) 높이를 IR면 중심과 일치시키고 양팔은 몸 옆에 편안하게 놓는다. 조사면은 검사쪽 엉덩뼈능선(장골능 iliac crest)이 나타날 수 있는 범위로 하고 자세를 고정하여 촬영하는 동안 호흡은 날숨(호기) 후 멈춘 상태에서 엑스선 조사를 한다.

중 심 선 : 가로막 위쪽 갈비뼈(늑골)촬영은 목아래패임 아래쪽 8~10 cm(T6) 지점을 향하여 IR면에 대해 수직으로 입사한다.

가로막 아래쪽 갈비뼈촬영은 검사쪽 제10등뼈 높이를 향해 IR면에 대해 수직으로 입사한다.

촬영 point : 가로막 위쪽 갈비뼈촬영은 첫째 갈비뼈와 가로막아래쪽 갈비뼈촬영은 제12갈비뼈가 반드시 포함되도록 촬영한다. 갈비뼈가 선명하게 촬영되어 잘 관찰할 수 있어야 한다. 갈비뼈의 촬영 목적 면을 IR면에 붙이기 때문에 갈비뼈 앞부분이 촬영목적일 경우는 앞쪽가슴(전흉부)을 IR면에 붙인다. 들숨에서 촬영하면 허파(폐야) 내에 나타나는 갈비뼈는 많아지지만 가로막아래(횡격막하)의 갈비뼈(10~12번째 갈비뼈)는 나타나기 어렵다.

※ 가로막 부근의 갈비뼈와 가로막아래 갈비뼈 촬영일 경우는 보상필터를 사용하거나, 가로막위아래(횡격막상하)의 농도차를 적게 할 목적으로 호흡은 날숨에서 촬영한다.

가로막 위쪽갈비뼈 촬영시 들숨으로하면 가로막이 내려가고, 가로막 아래쪽 갈비뼈 촬영시 날숨하면 가로막이 올라간다.

근접촬영에서는 검사쪽의 앞쪽가슴 또는 등쪽가슴(배흉부측)의 갈비뼈 밀도는 선명하게 나타낼 수 있지만 허파혈관(폐문리)에 의해 불선예한 영상으로 나타날 수 있다. 또 갈비뼈 골절을 관찰의 목적으로 촬영하는 경우는 환자의 호소와 골절부위가 다른 경우가 있으므로 넓은 범위에서 촬영할 필요가 있다.

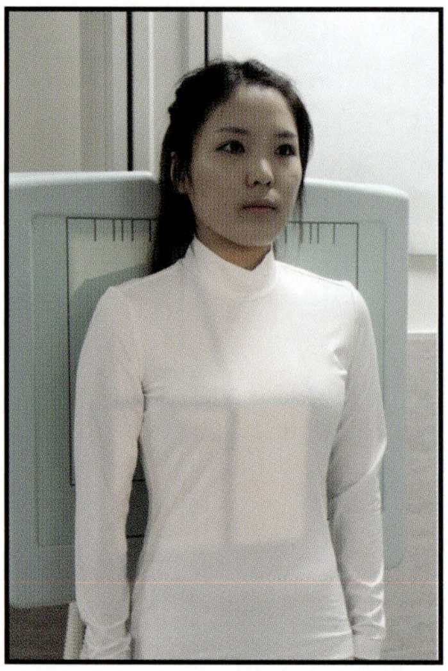

그림 2-71 **가로막 위쪽 늑골 전후방향 촬영자세**

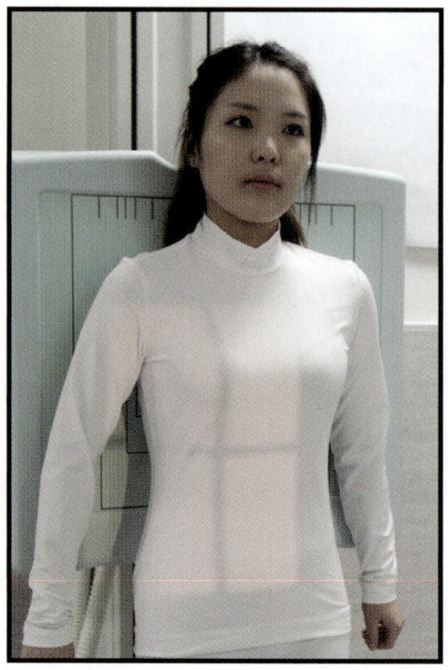

그림 2-72 **가로막 아래쪽 늑골 전후방향 촬영자세**

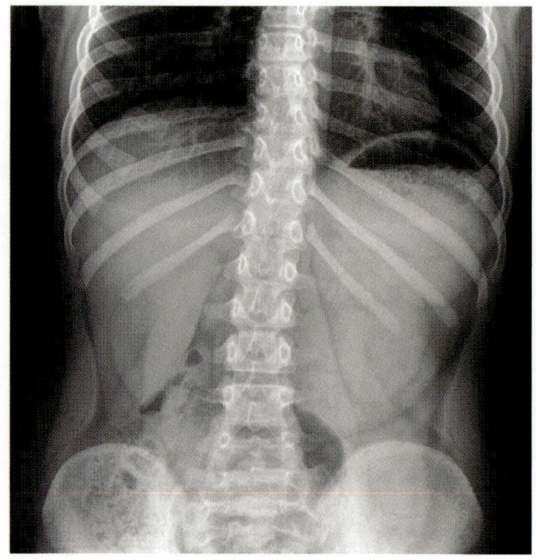

그림 2-73 **가로막 아래쪽 늑골 전후방향 엑스선영상**

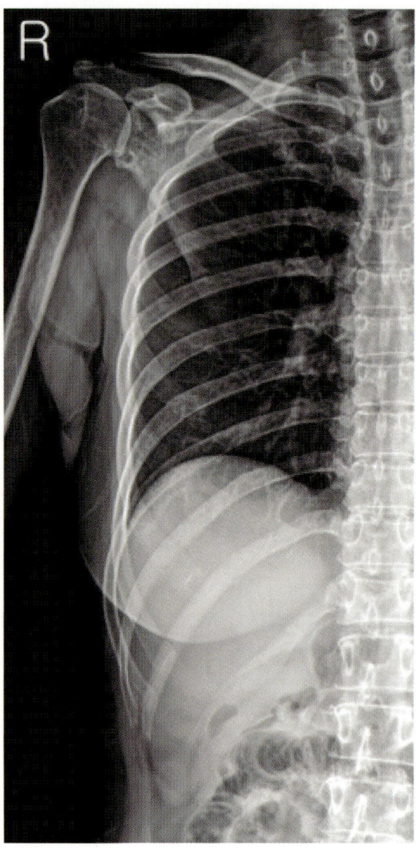

그림 2-74 **가로막 위쪽 늑골 전후방향 엑스선영상**

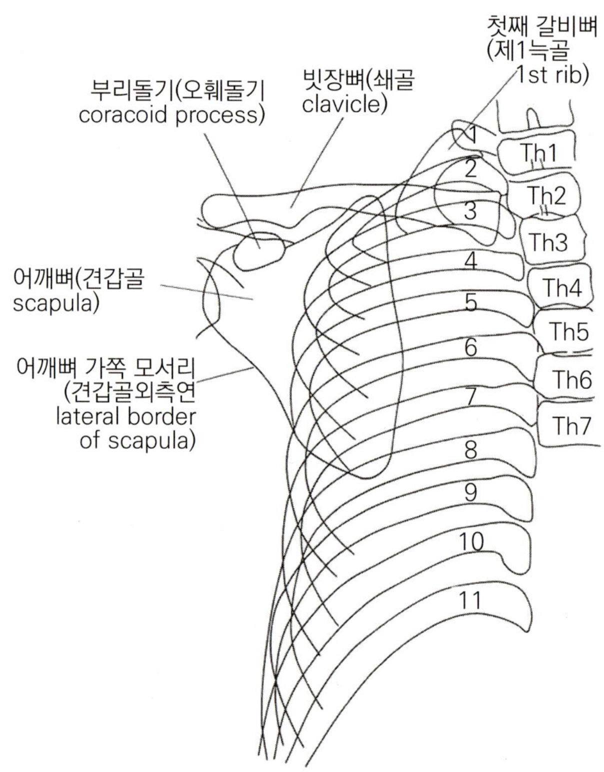

그림 2-75 **가로막 위쪽 늑골 전후방향 엑스선영상 해부도**

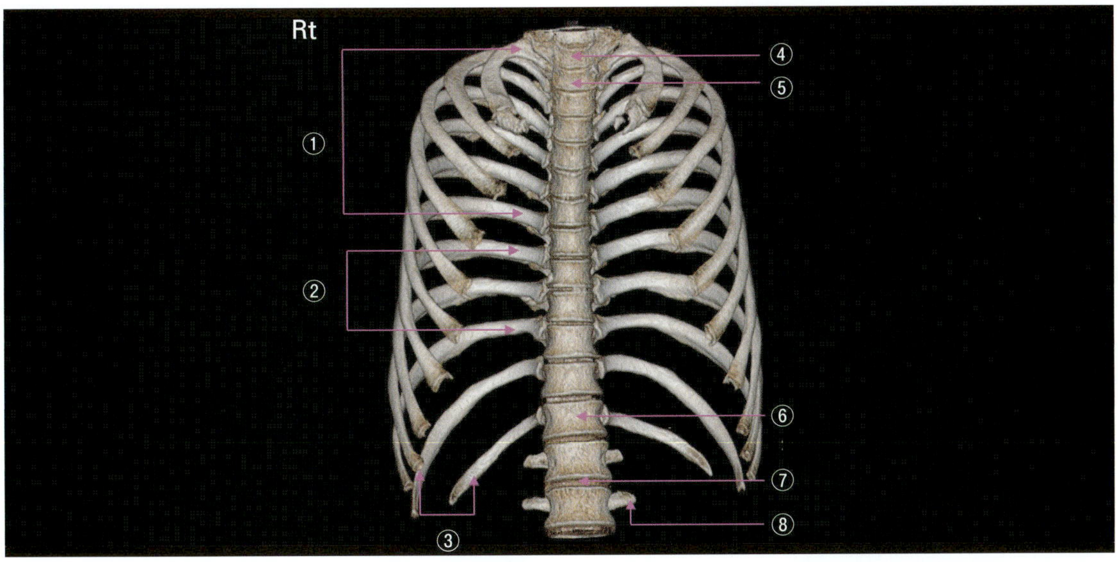

그림 2-76 늑골 전후방향 자세(rib AP position) 3D 영상

① 참갈비뼈(true ribs) : 1-7th
② 거짓갈비뼈(false ribs) : 8-10th
③ 뜬갈비뼈(floating ribs) : 11-12th
④ 제7목뼈(C7)
⑤ 제1등뼈(T1)
⑥ 제12등뼈(T12)
⑦ 척추사이공간(intervertebral disk space)
⑧ 제2허리뼈 가로돌기(transverse process of L2)

2

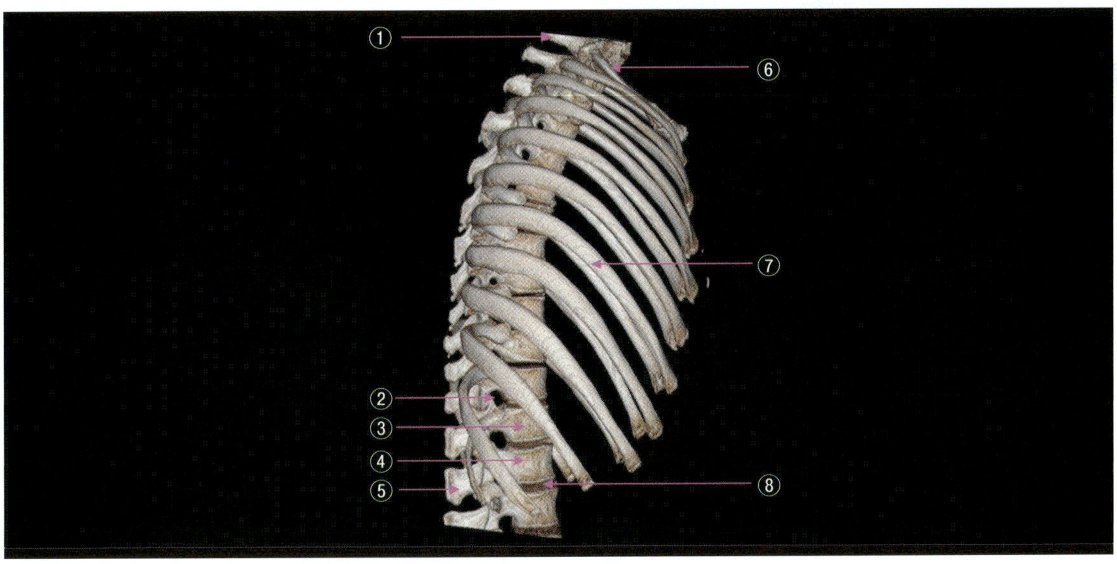

그림 2-77 늑골 측방향 자세(rib lateral position) 3D 영상

① 제1등뼈 가시돌기(transverse process of T1)
② 척추사이구멍(intervertebral foramen)
③ 제12등뼈 몸통(vertebral body of T12)
④ 제1허리뼈 몸통(vertebral body of L1)
⑤ 제1허리뼈 가시돌기(transverse process of L1)
⑥ 제1갈비뼈(1st rib)
⑦ 제7갈비뼈(7th rib)
⑧ 척추사이공간(intervertebral dick space)

병리학 예 7. 갈비뼈 골절 (fracture of rib)

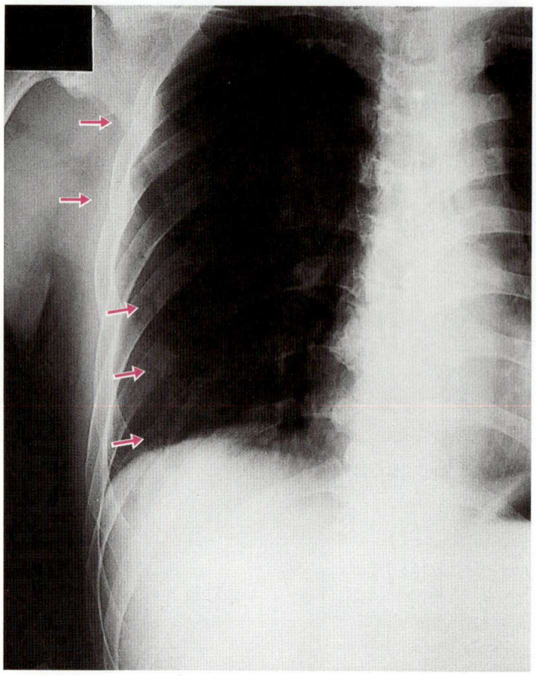

그림 2-78

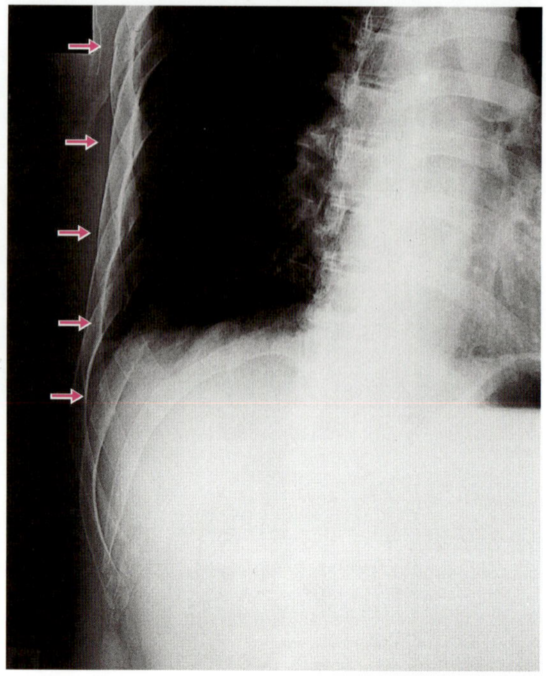

그림 2-79

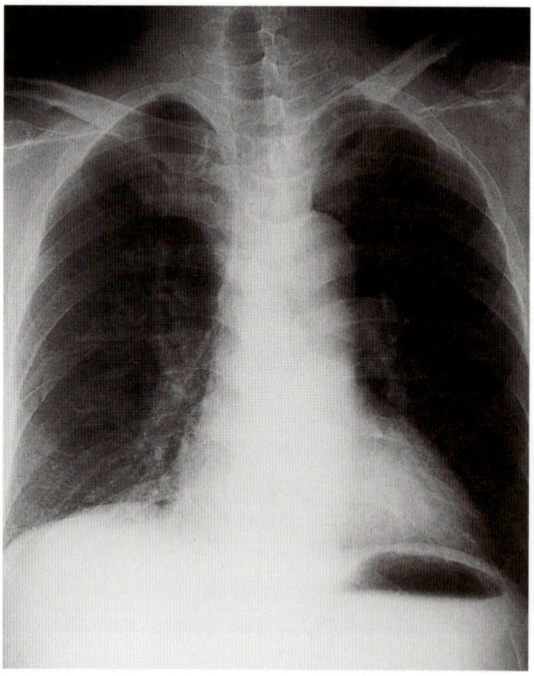

그림 2-80

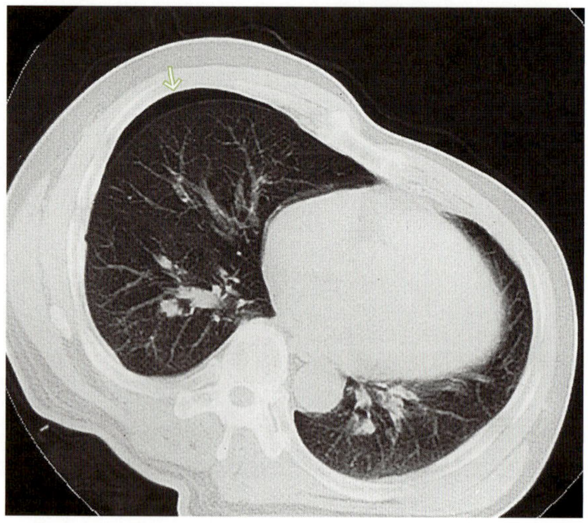

그림 2-81

그림 2-78 **오른쪽늑골 정면 엑스선영상** (오른쪽갈비뼈에 다발성 갈비뼈골절이 보인다[→]).
그림 2-79 **오른쪽늑골 RAO자세 엑스선영상** (오른쪽갈비뼈에 다발성갈비뼈 골절이 보인다[→]).
그림 2-80 **흉곽 선자세 정면 엑스선영상** (이상소견이 보이지 않는다.)
그림 2-81 **Chest CT영상(lung setting)** (오른쪽허파에 경도의 기흉이 보인다[⇨]).

◆ 진단 및 경과 ◆

영상소견상 오른쪽 셋째~열번째 갈비뼈(우측제3~10늑골)골절, 혈기흉 및 허파(폐)좌상으로 진단된다.

◆ 촬영 및 진단 방법 ◆

Rib study, Chest CT(rib) 등

◆ 영상관찰 및 특징 ◆

엑스선촬영에서 다발성 갈비뼈골절이 보이며 CT에서 기흉이 선명히 진단되는 증례이다. 촬영 시에는 전가슴우리(흉부), 특히 가슴뼈(늑)연골부위나 가슴뼈연골 이행부의 골절선은 엑스선영상에 나타나지 않으므로 주의깊은 관찰이 필요하며 아래쪽갈비뼈는 허파(폐야)에서 제외되기 때문에 촬영조건(가슴세로칸조건, 허파조건)에도 주의할 필요가 있다.

2) 늑골 후전방향 촬영 (rib PA projection)

촬영목적 : 가로막 위쪽의 앞쪽 갈비뼈의 외상성 골절 등 병변의 유무를 관찰한다.

촬영자세 : 환자는 선자세로 한다. 환자는 수직격자장치 앞에 후전방향으로 하여 체중을 양발에 균등하게 분산시켜 선 후 턱을 격자장치 위에 올려놓게 하고 앞가슴을 밀착시켜 정중시상면을 IR면 중심선과 일치시킨다.

어깨뼈를 가슴우리 가쪽으로 이동시키기 위해 양쪽 손등을 엉덩부위(둔부)에 올려놓고 팔꿈치를 앞쪽으로 당겨 놓는다. 이때 어깨는 힘을 뺀 상태에서 양쪽 어깨를 충분히 내려 수직격자장치에 밀착시켜 같은 수평면상에 놓이도록 한다. 자세를 고정하여 촬영하는 동안 호흡은 깊은 들숨(심흡기) 후 멈춘 상태에서 엑스선 조사를 한다.

중 심 선 : 여섯번째 등뼈(제6흉추)를 향하여 IR면에 대해 수직으로 입사한다.

촬영 point : 양쪽의 첫 번째에서 아홉 번째 앞쪽 갈비뼈가 가로막 위에 나타나야 하고, 전체 갈비뼈가 포함되어야 한다. 단, 한쪽검사인 경우는 반대쪽 갈비뼈는 포함되지 않아도 된다.

※ 일반적으로 rib series 촬영에서는 갈비뼈 손상과 동반될 수 있는 공기가슴증(기흉 pneumothorax), 혈액가슴(혈흉 hemathorax)과 같은 호흡기 외상이나 기능장애를 나타내기 위해 흉부(가슴) 후전방향 촬영을 한다.

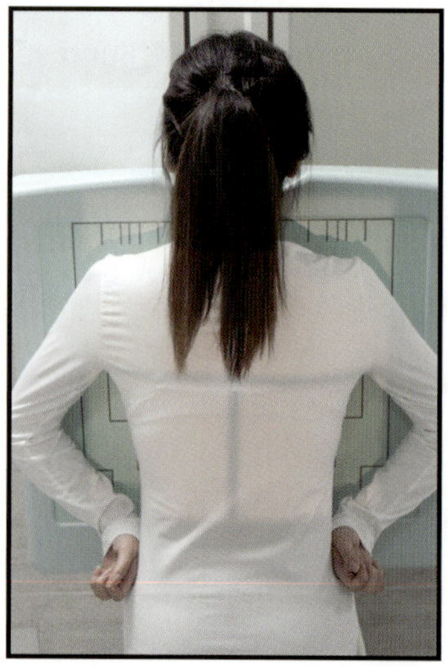

그림 2-82 양쪽 늑골 후전방향 촬영자세

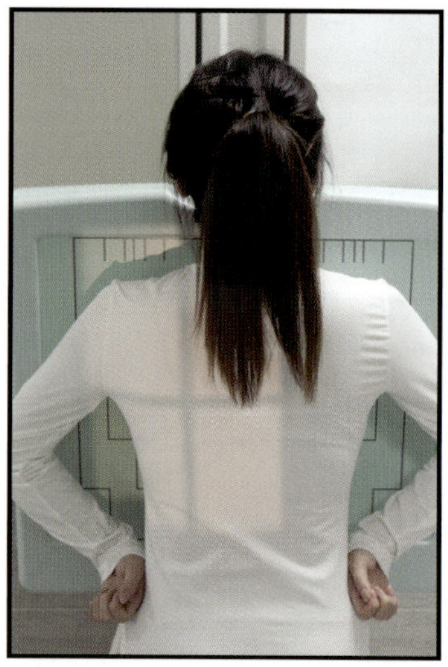

그림 2-83 한쪽 늑골 후전방향 촬영자세

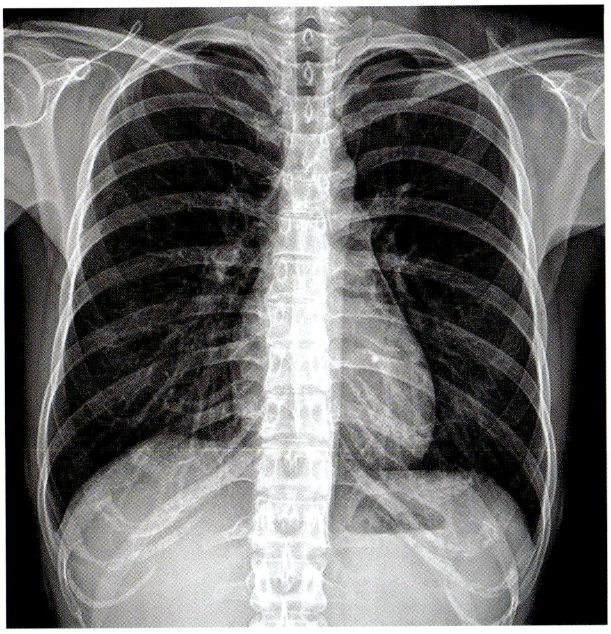

그림 2-84 늑골 후전방향 엑스선영상(양쪽)

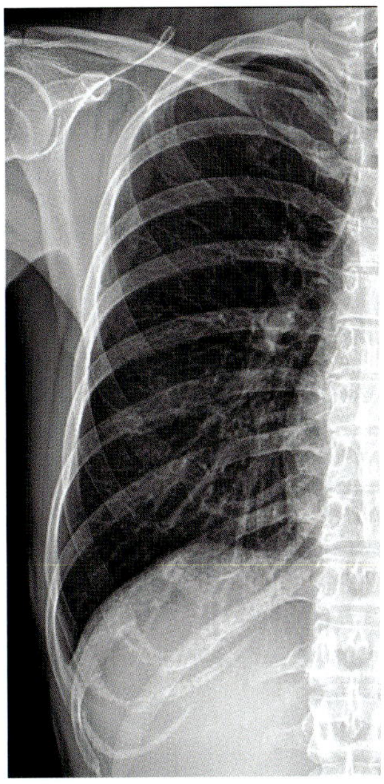

그림 2-85 늑골 후전방향 엑스선영상(한쪽)

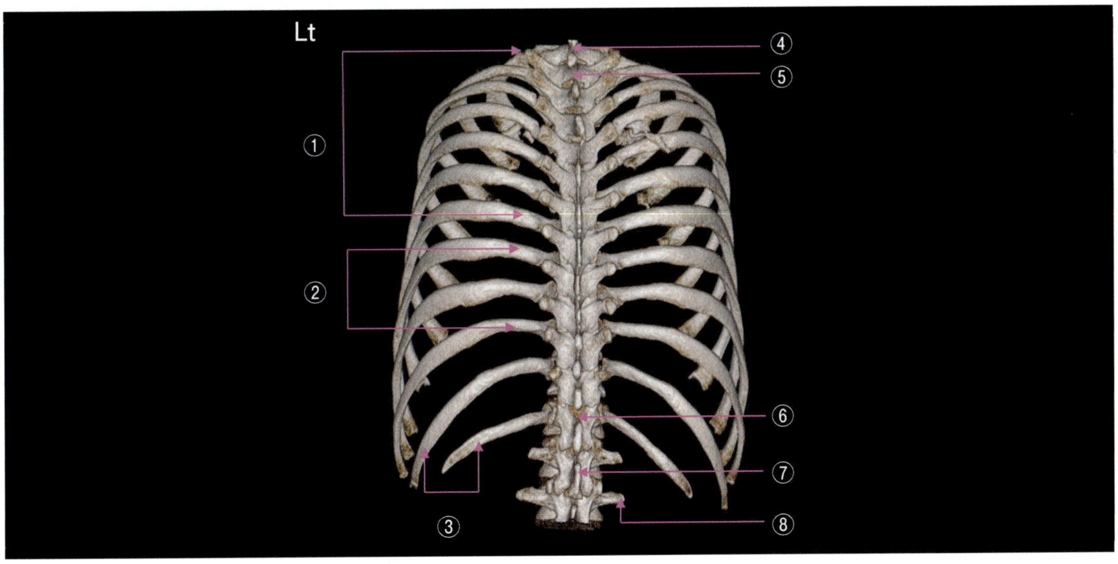

그림 2-86 늑골 후전방향 자세(rib PA position) 3D 영상

① 참갈비뼈(true ribs) : 1-7th
② 거짓갈비뼈(false ribs) : 8-10th
③ 뜬갈비뼈(floating ribs) : 11-12th
④ 제7목뼈(C7)
⑤ 제1등뼈(T1)
⑥ 제12등뼈(T12)
⑦ 제1허리뼈 가시돌기(spinous process of L1)
⑧ 제2허리뼈 가로돌기(transverse process of L2)

3) 액와부 늑골 전후 사방향 촬영 (rib AP oblique projection) RPO, LPO 자세

촬영목적 : 밀착된 쪽 겨드랑(액와부) 갈비뼈의 외상성 골절 등 병변의 유무를 관찰한다.

촬영자세 : 환자는 선자세나 반쯤 누운자세로 한다. 선자세는 가로막 위쪽 갈비뼈촬영, 반쯤 누운자세는 가로막 아래쪽 갈비뼈촬영에 이용된다. 가로막 위쪽 갈비뼈촬영은 환자는 수직격자장치 앞에 전후방향으로 하여 체중을 양발에 균등하게 한 상태로 유지한다. RPO자세는 환자의 오른쪽 등을 격자장치에 밀착시키고 왼쪽을 45° 떨어지게 돌려 위치한다. 이때 왼쪽 팔은 아래로하여 엉덩부위(둔부)에 손등을 놓고, 오른쪽 팔은 위쪽으로 들어 머리위에 올려놓는다.

LPO자세는 환자의 왼쪽 등을 격자장치에 밀착시키고 오른쪽을 45° 떨어지게 한다. 이때 오른쪽 팔은 아래로하여 엉덩부위(둔부)에 손등을 놓고 왼쪽 팔은 위쪽으로 들어 머리위에 올려놓는다. 여섯 번째 등뼈 높이가 IR면의 중앙에 놓이도록 조정한다. 자세를 고정하여 촬영하는 동안 호흡은 들숨(흡기) 후 멈춘 상태에서 엑스선 조사를 한다.

가로막 아래쪽 갈비뼈촬영은 반쯤 누운자세에서 검사쪽을 IR면에 밀착되도록 하고 반대쪽을 45° 들어 블록을 이용하여 사방향 자세가 유지되게 지지한다. 제10등뼈(흉추) 높이를 IR면 중심과 일치시키고 양팔은 앞쪽으로 편안하게 놓는다. 조사면은 검사쪽 엉덩뼈능선(장골능 iliac crest)이 나타날 수 있는 범위로 하고, 자세를 고정하여 촬영하는 동안 호흡은 날숨(호기) 후 멈춘 상태에서 엑스선 조사를 한다.

중 심 선 : 가로막 위쪽 갈비뼈촬영(선자세)은 목아래패임 아래쪽 8~10 cm(T6) 지점을 향하여 IR면에 대해 수직으로 입사한다. 가로막 아래쪽 갈비뼈촬영(반쯤 엎드린자세)은 검사쪽 제10등뼈 높이를 향하여 IR면에 대해 수직으로 입사한다..

촬영 point : 가로막 위쪽 갈비뼈촬영은 제1~10번째 겨드랑의 갈비뼈가 가로막 위에 나타나야 하고 가로막 아래쪽 갈비뼈촬영은 제8~12번째 겨드랑의 갈비뼈가 가로막 아래에 나타나야 한다. 양쪽 갈비뼈가 겹치지 않게 촬영하여 가쪽 부위가 잘 관찰할 수 있어야 한다. 가로막 위쪽 갈비뼈촬영은 허파를 통해 관찰되고, 가로막 아래쪽 갈비뼈촬영은 배를 통해 선명하게 관찰되어야 한다. 이 자세에서는 밀착된 쪽의 갈비뼈가 펴진 상태로 나타난다.

RPO, LPO 자세 : 관심부위를 밀착하고 촬영한다.

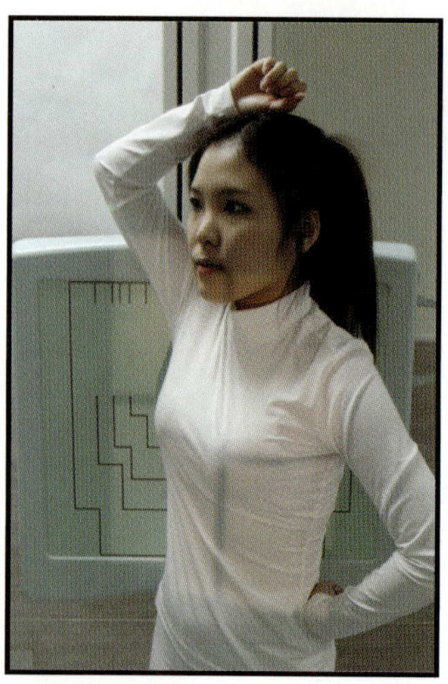

그림 2-87 액와부 늑골 전후사방향 촬영자세(RPO)

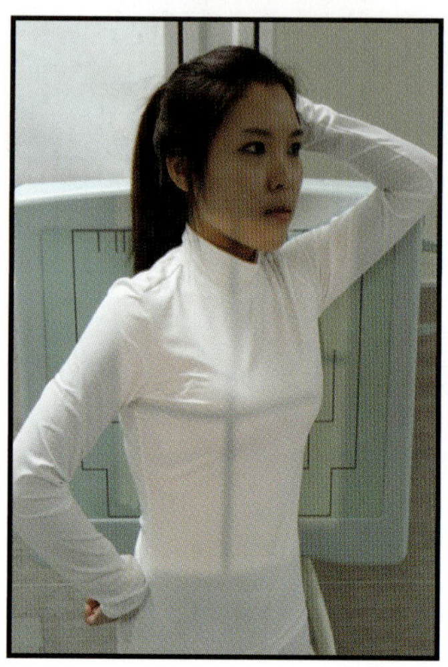

그림 2-88 액와부 늑골 전후사방향 촬영자세(LPO)

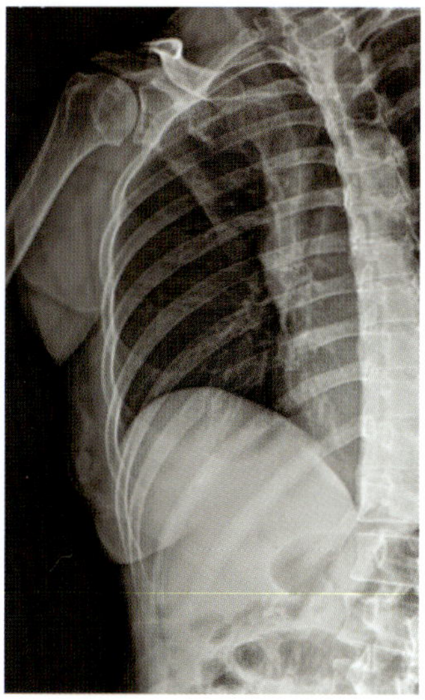

그림 2-89 늑골 전후사방향 엑스선영상(RPO)

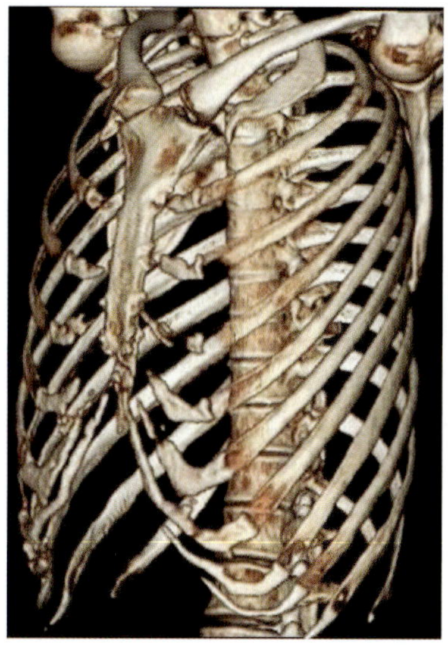

그림 2-90 늑골 전후사방향(RPO)

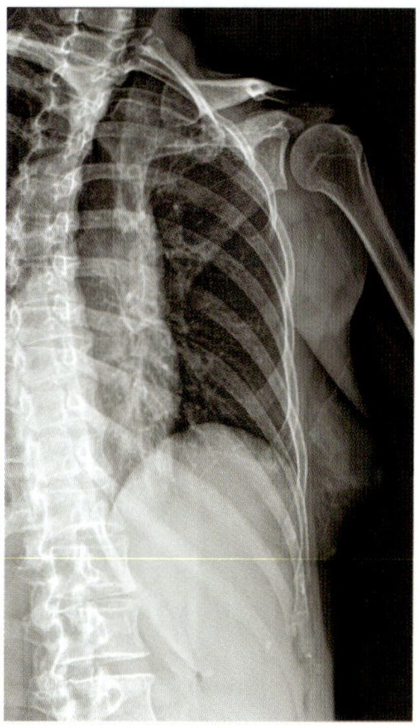

그림 2-91 늑골 전후사방향 엑스선영상(LPO)

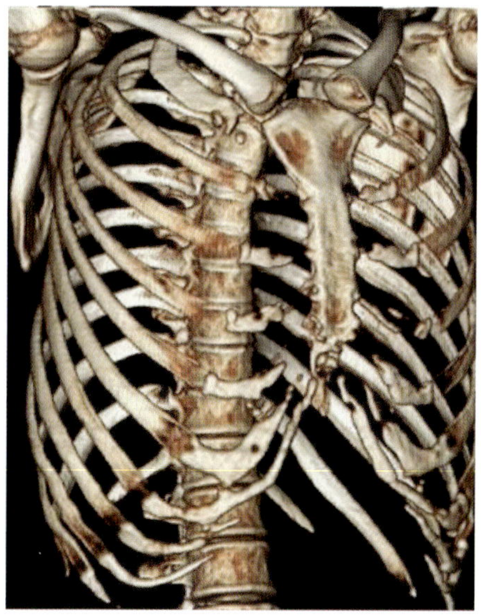

그림 2-92 늑골 전후사방향(LPO)

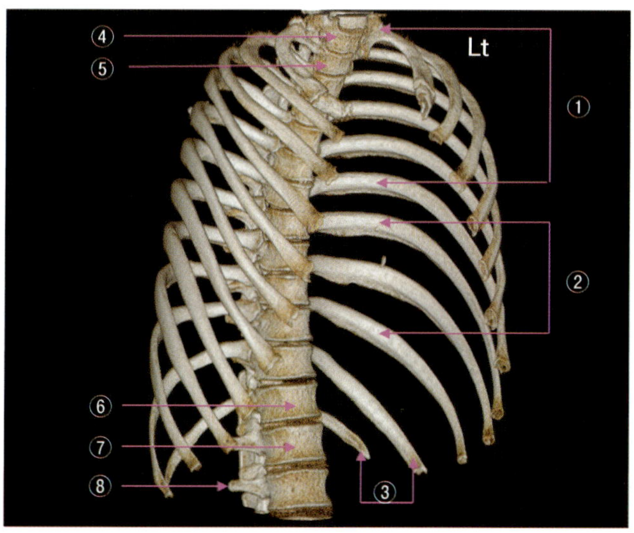

그림 2-93 늑골 전후사방향 자세 3D 영상

① 참갈비뼈(true ribs) : 1-7th
② 거짓갈비뼈(false ribs) : 8-10th
③ 뜬갈비뼈(floating ribs) : 11-12th
④ 제7목뼈(C7)
⑤ 제1등뼈(T1)
⑥ 제12등뼈(T12)
⑦ 제1허리뼈(L1)
⑧ 제2허리뼈 가로돌기(transverse process of L2)

4) 액와부 늑골 후전 사방향 촬영(rib PA oblique projection) RAO, LAO 자세

촬영목적 : IR면에서 먼쪽 겨드랑(액와부) 갈비뼈의 외상성 골절 등 병변의 유무를 관찰한다.

촬영자세 : 선자세나 반쯤 엎드린자세로 한다. 선자세는 가로막 위쪽 갈비뼈촬영, 반쯤 엎드린자세는 가로막 아래쪽 갈비뼈촬영에 이용된다.

가로막 위쪽 갈비뼈촬영은 환자가 수직격자장치 앞에 후전방향으로 선 후 체중을 양발에 균등하게 분산시킨다. RAO자세는 환자의 오른쪽 앞가슴을 격자장치에 밀착시키고 왼쪽을 45° 떨어지게 돌려 놓는다. 이때 오른쪽 팔은 아래로하여 갈비뼈와 겹쳐지지 않게 팔을 조금 벌려놓고, 왼쪽 팔은 자세의 지지를 위해서 촬영대나 위쪽면을 잡게 한다.

LAO자세는 환자의 왼쪽 앞가슴을 격자장치에 밀착시키고 오른쪽을 45° 떨어지게 돌려 놓는다. 이때 왼쪽 팔은 아래로 내려 갈비뼈와 겹쳐지지 않게 팔을 조금 벌려놓고 오른쪽 팔은 자세의 지지를 위해서 촬영대나 위쪽면을 잡게 한다. 여섯 번째 등뼈 높이가 IR면의 중앙에 놓이도록 조정한다. 자세를 고정하여 촬영하는 동안 호흡은 들숨(흡기) 후 멈춘 상태에서 엑스선 조사를 한다.

가로막 아래쪽 갈비뼈촬영은 반쯤 엎드린자세에서 검사 반대쪽을 IR면에 밀착시키고 검사쪽을 45°들어 사방향 자세가 유지되게 지지한다. 검사반대쪽 팔은 등 뒤에 놓고 촬영쪽 팔과 무릎을 구부려 편안한 자세가 되도록 지지 한다. 제10등뼈(흉추) 높이를 IR면 중심과 일치시킨다. 조사면은 검사쪽 엉덩뼈능선(장골능, iliac crest)이 나타날 수 있는 범위로 하고, 자세를 고정한다. 촬영하는 동안 호흡은 날숨(호기) 후 멈춘 상태에서 엑스선 조사를 한다.

중 심 선 : 가로막 위쪽 갈비뼈촬영은 목아래패임 아래쪽 8~10 cm(T6) 지점을 향해 IR면에 대해 수평으로 입사한다. 가로막 아래쪽 갈비뼈촬영은 검사쪽 제10등뼈 높이를 향해 IR면에 대해 수직으로 입사한다.

촬영 point : 가로막 위쪽 갈비뼈촬영은 제1~10번째 겨드랑의 갈비뼈가 가로막 위에 나타나야 하고 가로막 아래쪽 갈비뼈촬영은 제8~12번째 겨드랑의 갈비뼈가 가로막 아래에 나타나야 한다. 양쪽 갈비뼈가 겹치지 않게 촬영하여 가쪽 부위가 잘 관찰할 수 있어야 한다. 가로막 위쪽 갈비뼈촬영은 허파를 통해 관찰되고 가로막 아래쪽 갈비뼈촬영은 배를 통해 선명하게 관찰되어야 한다. 이 자세에서는 들려진 쪽의 갈비뼈가 펴진 상태로 나타난다.

※ 오른쪽 겨드랑 갈비뼈 관찰은 RPO와 LAO 촬영에서 잘 관찰된다.
왼쪽 겨드랑 갈비뼈 관찰은 LPO와 RAO 촬영에서 잘 관찰된다.

RAO, LAO 자세 : 검사쪽 부위를 들고 촬영한다.

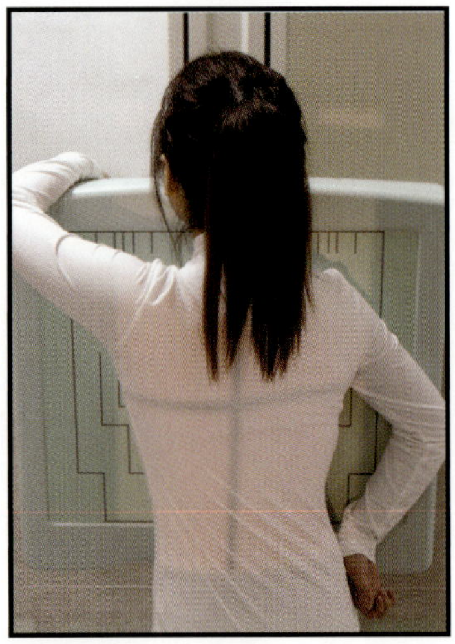

그림 2-94 액와부 늑골 후전 사방향 촬영자세(RAO)

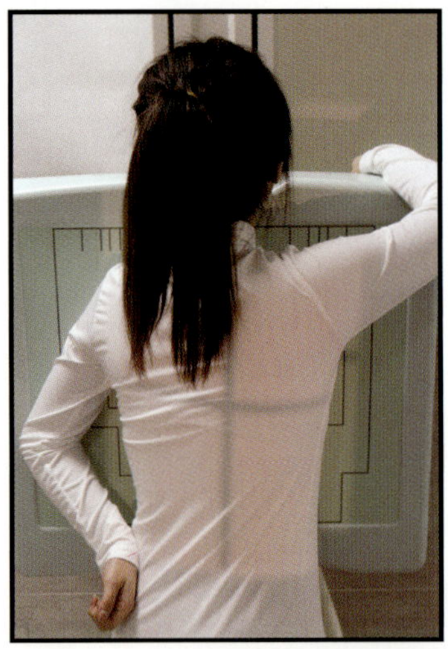

그림 2-95 액와부 늑골 후전 사방향 촬영자세(LAO)

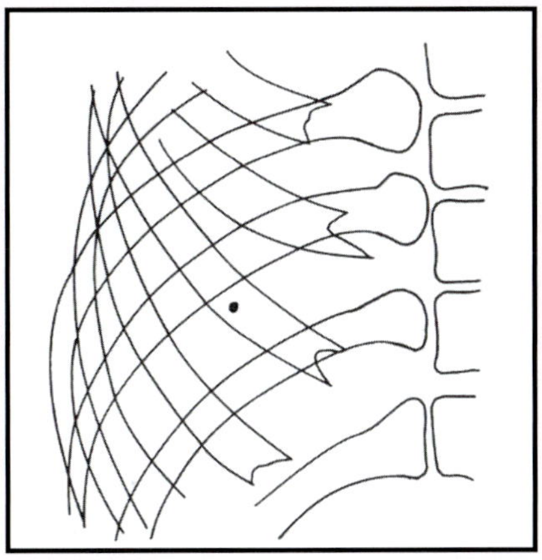

그림 2-96 늑골 후전사방향 촬영자세

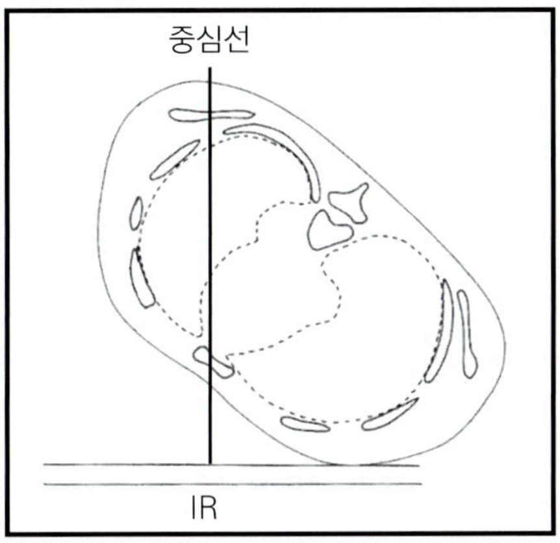

그림 2-97 늑골 후전사방향 촬영자세

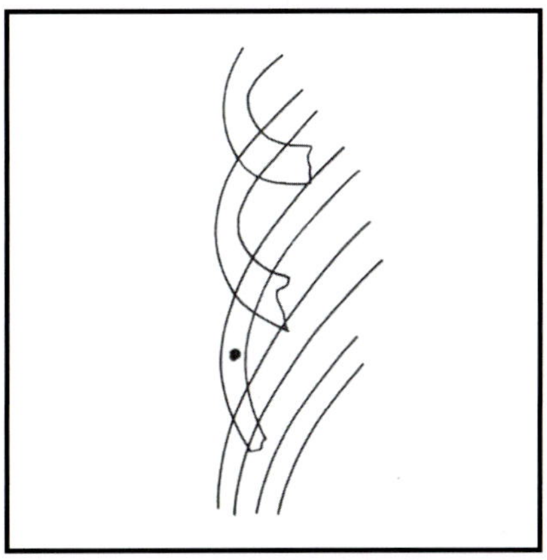

그림 2-98 늑골 사방향 촬영자세

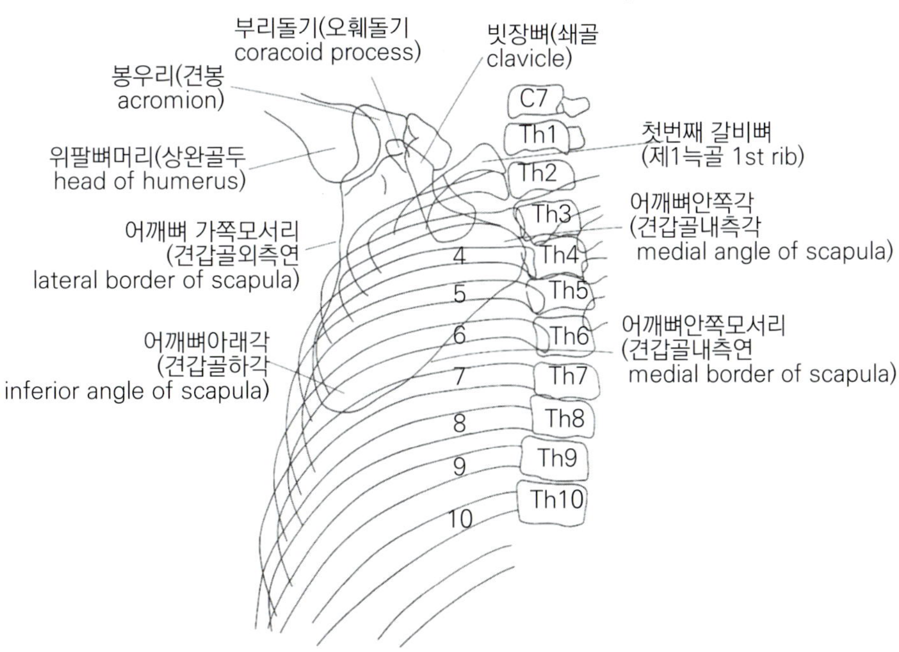

그림 2-99 늑골 후전사방향 엑스선영상해부도

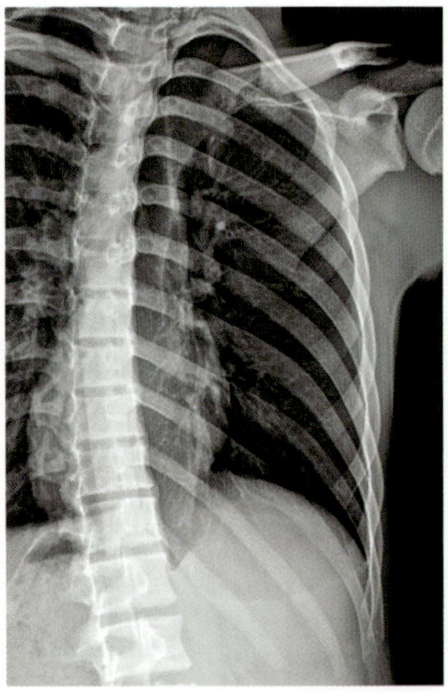

그림 2-100 늑골 전후사방향 엑스선영상(LAO)

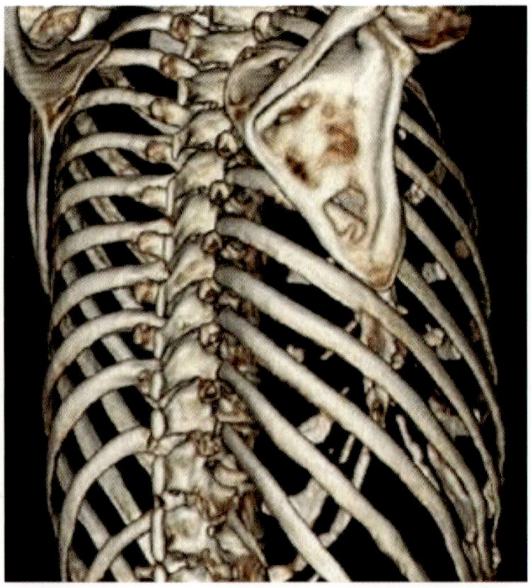

그림 2-101 늑골 전후사방향(LAO)

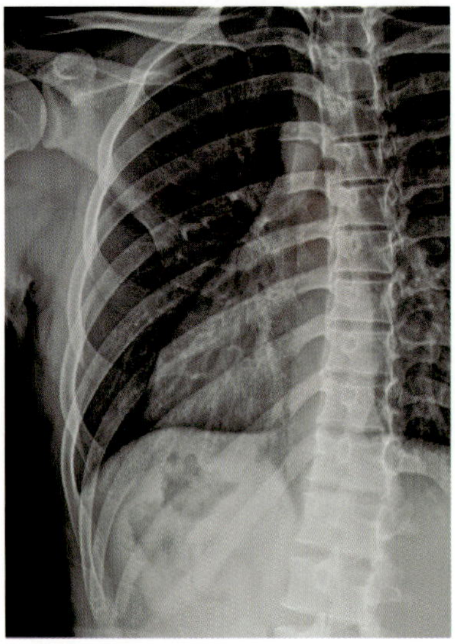

그림 2-102 늑골 전후사방향 엑스선영상(RAO)

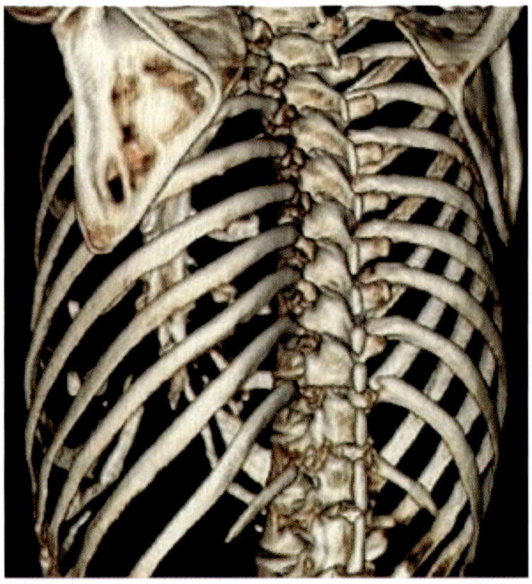

그림 2-103 늑골 전후사방향(RAO)

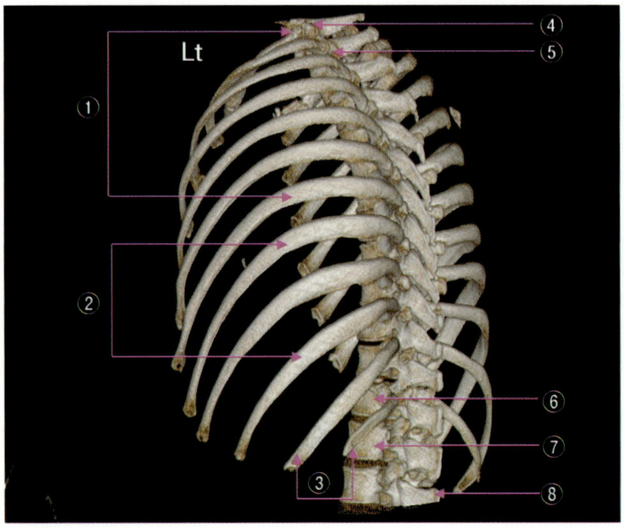

그림 2-104 늑골 후전사방향 자세(rib PA oblique position : RAO) 3D 영상

① 참갈비뼈(true ribs) : 1-7th
② 거짓갈비뼈(false ribs) : 8-10th
③ 뜬갈비뼈(floating ribs) : 11-12th
④ 제7목뼈(C7)
⑤ 제1등뼈(T1)
⑥ 제12등뼈(T12)
⑦ 제1허리뼈(L1)
⑧ 제2허리뼈 가로돌기(transverse process of L2)

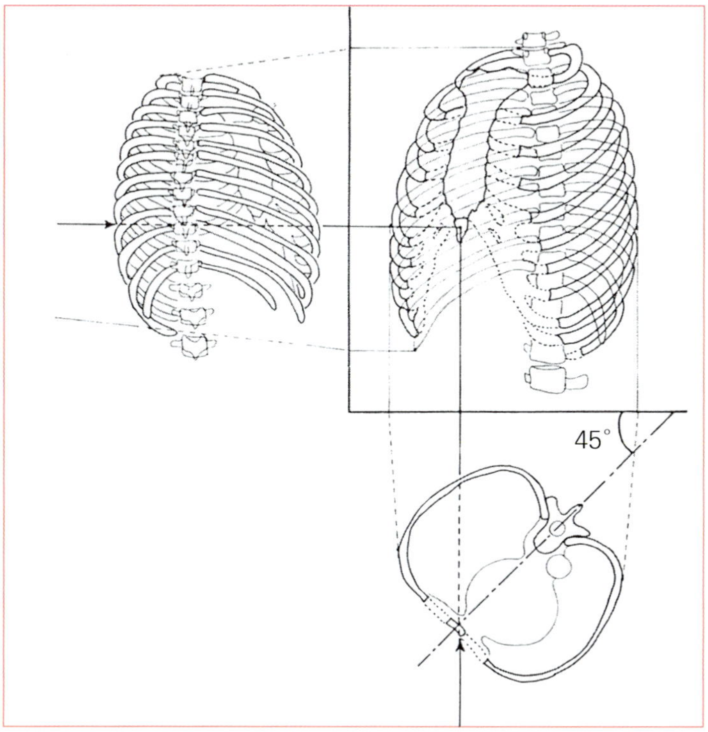

· 늑골 사방향 촬영상의 해부학적 관계

· 엑스선상의 평가기준

① 양쪽의 제1~9 앞쪽 갈비뼈가 가로막 위에 나타나 있는가?
② 갈비뼈는 허파를 통하여 선명히 나타나 있는가?
③ 충분한 대조도가 이루어 졌는가?

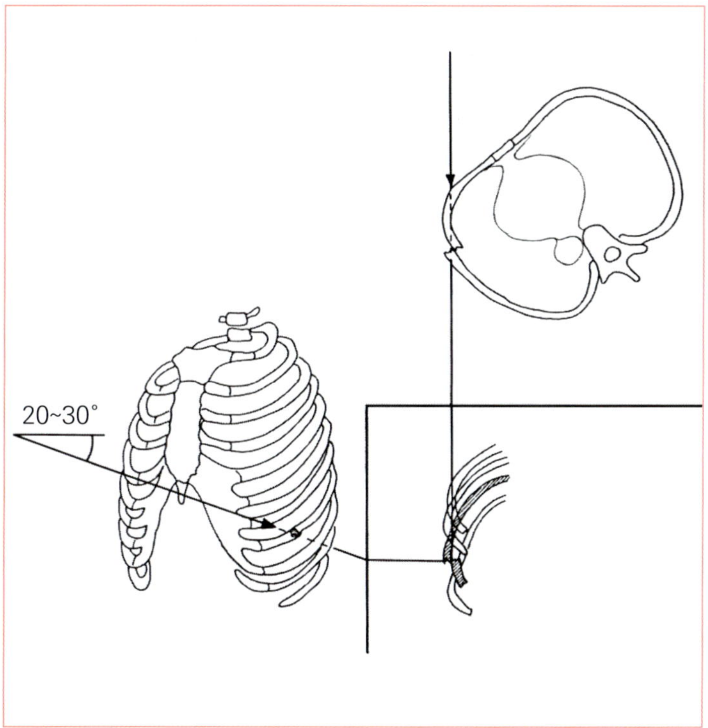

· 늑골 접선방향 촬영상의 해부학적 관계

〈늑골 촬영의 여러 가지 환자자세〉

① RPO자세
② LPO자세
③ RAO자세
④ LAO자세

병리학 예 8. 갈비뼈피로골절 (stress fracture of rib)

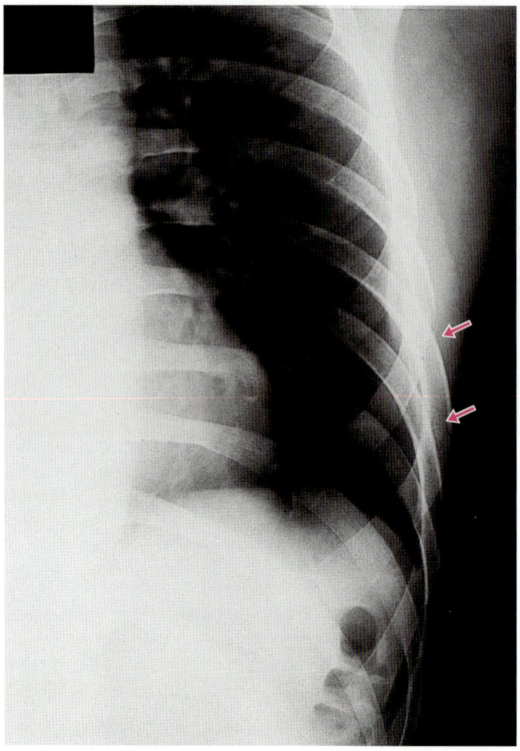

그림 2-105

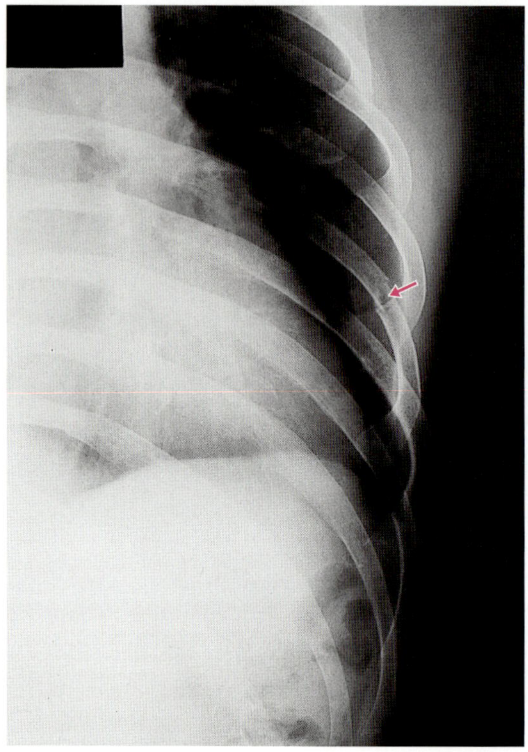

그림 2-106

그림 2-105 **늑골 정면 엑스선영상** (여섯째, 일곱째 갈비뼈골절에 골절선이 보인다[→]).
그림 2-106 **왼쪽늑골 사방향 엑스선영상** (여섯째 갈비뼈의 골절선이 선명하게 나타나 있다[→]).

◆ 진단 및 경과 ◆

영상소견에서 왼쪽 여섯째, 일곱째 갈비뼈 골절이 보이나 외상으로 인한 골절이 아니라 기침에 의한 피로골절로 진단된다.

◆ 촬영 및 진단 방법 ◆

Rib study 등

◆ 영상관찰 및 특징 ◆

급성기관지염 기침으로 나타난 질환으로 생각된다. 기타 갈비뼈에 나타난 질환 중 대표적인 피로골절은 golf swing이 원인인 경우가 많다.

일반적으로 갈비뼈촬영은 정면촬영과 사방향촬영을 한다. 또 필요에 따라 접선방향촬영을 한다. 호흡법은 목적부위에 따라 날숨, 들숨을 선택할 필요가 있다.

Chapter 3

다리(하지, *Lower Limb*)

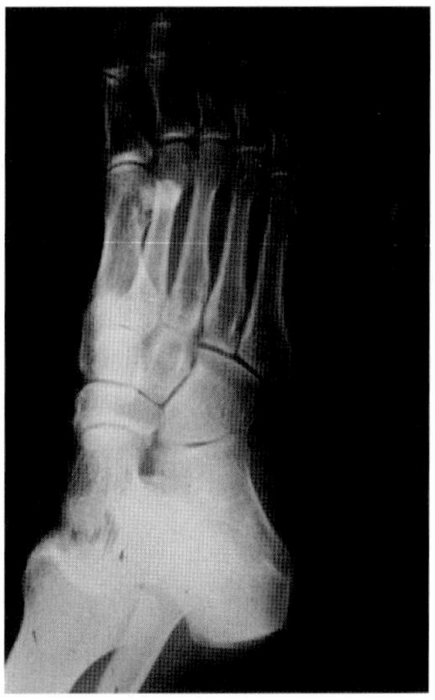

제3장 다리(하지) (Lower Limb)

다리뼈의 엑스선 영상에서는 다음의 항목을 관찰해야 한다.

1. 뼈의 형태변화
2. 뼈의 위치변화
3. 뼈의 골밀도 구조 변화

뼈의 형태변화로써는 안쪽기형과 가쪽기형, 뼈의 위치변화로써는 외상성 탈구, 뼈의 뼈밀도 구조 변화로써는 염증, 종양 등을 들 수 있다. 이 외에 관절에 대해서는 관절 열극의 확대, 협소화, 관절이 닿는 면의 경화, 연화의 상태, 관절내의 유리된 뼈조각(골편) 등을 관찰하고 있다. 이런 점에서 볼 때 촬영자세는 해부학적으로 바른 위치로 촬영되는 것이 바람직하며 뼈밀도와 연부조직이 관찰되기 쉽도록 높은 대조도의 영상이 바람직하다.

다리촬영에 있어서 관찰 point는 골절, 염증, 종양(연골증) 등이다. Ewing육종과 악성 림프종 등은 뼈몸통 부위(골간부)에서, 거세포종과 양성 연골아세포종들은 뼈끝부위(골단부)에서 발생빈도가 높으며, Brodie's 뼈농양은 뼈끝부위에서 발생한다. 또 두갈래무릎뼈(이분슬개골)는 무릎뼈(슬개골) 가쪽위에서 발생되는데 골절선으로 잘못 보지 않도록 양쪽 촬영을 한다. 관절에서는 넙다리뼈목(대퇴골경부)의 골절, 탈구, 화농성염증, Perthes병, 특발성 뼈머리괴사, 유아의 선천성 엉덩관절탈구, 노인성 변형관절증 등을 관찰한다.

넙다리뼈목 골절은 노인, 특히 여성에게 많이 보이는 골절로 가쪽골절과 안쪽골절로 대별되는데 후자는 뼈머리괴사를 일으키기 쉽다. 활막연골종양에서는 관절내에 타원형 음영이 다수 나타난다.

무릎관절(슬관절)에는 앞십자인대, 뒤십자인대, 가쪽곁인대, 안쪽곁인대 등이 있고 이것들의 인대손상이 의심 되는 경우에는 stress 촬영이 시행된다. 무릎관절보다 아래쪽에서는 저감도의 IR계를 사용하여 저전압 촬영을 하면 뼈밀도(골량)를 선명하게 볼 수 있고 엉덩관절과 대퇴골의 촬영에는 고감도계를 사용하여 촬영시간 단축과 호흡정지 등에 의한 움직임을 방지할 수 있다. 격자를 사용하여 산란선을 제거하고 생식가능연령의 환자에 대해서는 생식선방어를 시행할 필요가 있다. 또 생식가능연령의 여성 환자에 대한 검사는 월경의 전반기에 시행하는 것이 바람직하다.

1. 해부

다리는 넙다리뼈(대퇴골), 무릎뼈, 종아리(하퇴)를 형성하는 정강뼈(경골), 종아리뼈(비골), 발뼈 및 그것들을 연결하는 엉덩관절, 발목관절(거퇴관절 talocrural joint) 및 발가락 관절로 구성되어있다.

1) 넙다리뼈 (대퇴골 femur)

넙다리뼈는 전체 뼈 중에서 가장 길고 강인한 뼈이다.

넙다리뼈는 엉덩관절(고관절)과 무릎관절(슬관절) 사이의 뼈로서 윗부분 넙다리뼈몸통(대퇴골체 body of femur) 및 아랫부분으로 구성되어 있으며 위부분의 둥근 넙다리뼈머리(대퇴골두)는 골반의 절구(관골구 acetabulum)와 엉덩관절을 형성하고 아래부분은 정강뼈와 무릎관절을 형성한다.

넙다리뼈 위부분은 넙다리뼈머리, 넙다리뼈목(대퇴골경) 및 뼈융기의 큰돌기(대전자)와 작은돌기(소전자)로 구성되어 있다.

3

1. 넙다리뼈 몸쪽

넙다리뼈몸통(대퇴골간)은 숨겨진 각으로 부르는 특정의 각도(50~60°)를 가지고 있다.

넙다리뼈머리는 2/3가 원형으로 엉덩관절에서 절구와 관절하기 때문에 위안쪽을 향해있다.

표면은 중앙과 아래에 있는 넙다리뼈머리오목의 작은 패임(절흔)을 제외하면 부드러운 곡면이다. 넙다리뼈목은 길이 약 5 cm로 넙다리뼈몸통에 대해 약 125°의 각도를 이루기 때문에 골반에 제한받지 않고 다리를 자유롭게 움직일 수 있다. 넙다리뼈머리는 미세한 편평상으로 앞면과 뒷면 및 윗모서리(상연)와 아래모서리(하연)로 구성되어 있다.

넙다리뼈목과 넙다리뼈몸통의 접속부 앞면에는 돌기사이능선(전자간릉)이 있으며 양끝에는 큰돌기 및 작은돌기가 있다. 이 돌기사이능선의 중앙에 넙다리네모근(대퇴방형근)결절로 불리는 작은 뼈융기가 있다.

큰돌기는 넙다리뼈목과 넙다리뼈몸통과의 경계에서 위가쪽으로 돌출한 뼈융기이다.

작은돌기는 넙다리뼈목과 넙다리뼈몸통과의 경계에 돌기사이능선의 아래 끝에서 안쪽으로 돌출한 작은 원추형의 돌기이다(그림 3-1).

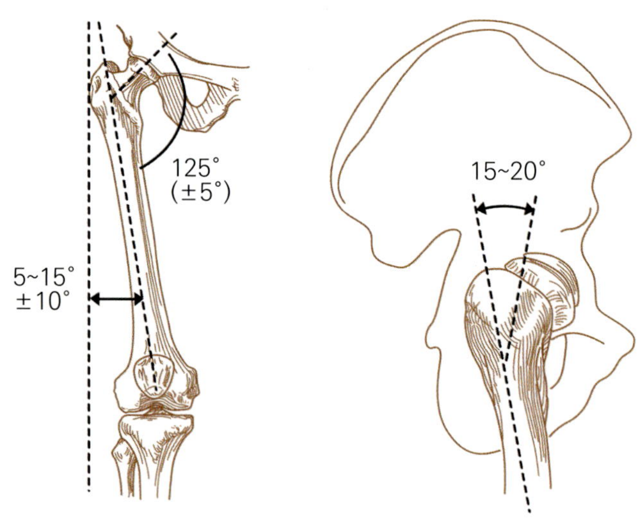

그림 3-1 **넙다리뼈 몸쪽의 각**

2. 넙다리뼈 몸통

넙다리뼈몸통은 가늘고 긴 원통형으로 가운데가 가늘고 아랫부분이 굵다. 몸통은 앞쪽으로 돌출한 형태로 만곡되어 있고, 뒷면에는 뼈융기선(거친선)이 있으며 여기에는 모음근(내전근), 넙다리네갈래근(대퇴사두근) 및 넙다리두갈래근 끝머리(대퇴이두근 단두)가 부착해 있다. 이 거친선의 가까이에 영양공이 있다.

해부학적자세에서 넙다리뼈몸통은 수직에서 5°~15°의 범위로 기울어져 다양하게 나타나며 키가 작은 사람이나 여자에게서 그 각이 더 크다(그림 3-2).

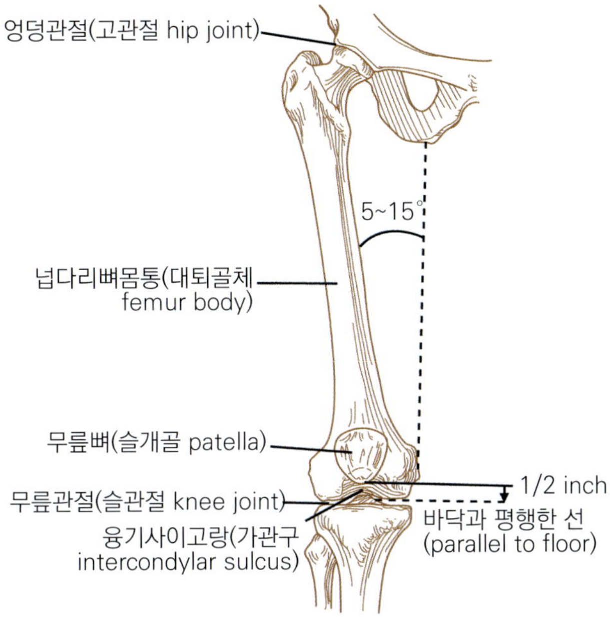

그림 3-2 **넙다리뼈**

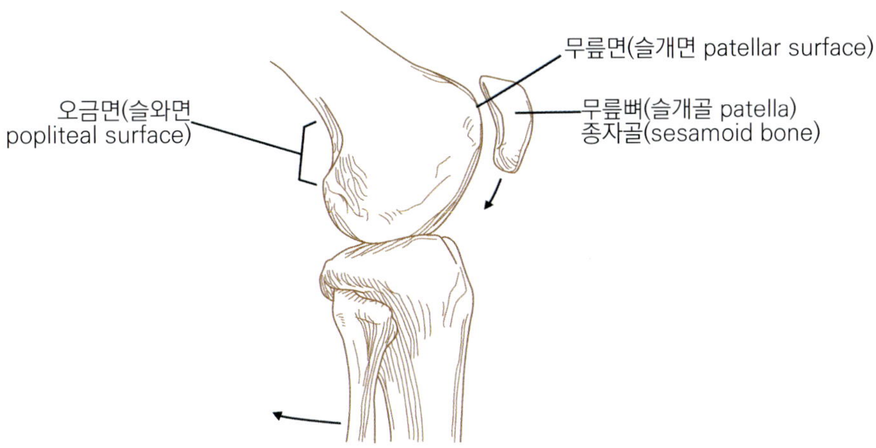

그림 3-3 **넙다리뼈 먼 부위와 무릎뼈 외측면**

3. 넙다리뼈 먼쪽

넙다리뼈 아래 끝은 양쪽으로 넓으며 체중을 정강뼈(경골)에 전달한다. 즉 안쪽관절융기(내측과) 및 가쪽관절융기(외측과)로 형성되어 있으며 안쪽관절융기는 가쪽관절융기보다 5°~7° 더 아래쪽에 위치한다.

양돌기는 깊은 융기사이오목(과간와)에 의해 분리되어 있고 바로 윗부분은 오금면(슬와면 popliteal surface)으로서 이 부위로 오금동맥(슬와동맥 popliteal artery)과 오금정맥(슬와정맥 popliteal vein) 및 신경이 지나간다.

양쪽 돌기의 앞면은 한 개로 되어 있고, 넙다리뼈몸통 앞면과 동일면상에 있다. 뒷면에서는 몸통의 면을 넘어서 밖으로 내뻗어 있으며 안쪽위관절융기(내측상과)와 가쪽위관절융기(외측상과)는 양쪽 끝이 거칠거칠하여 이곳에 여러 인대들이 부착되어 있으며 안쪽위관절융기는 오른가쪽 위에 넙다리뼈모음근(대퇴골내전근)결절이 있고 가쪽위관절융기보다 크고 강하다(그림 3-3 , 그림 3-4).

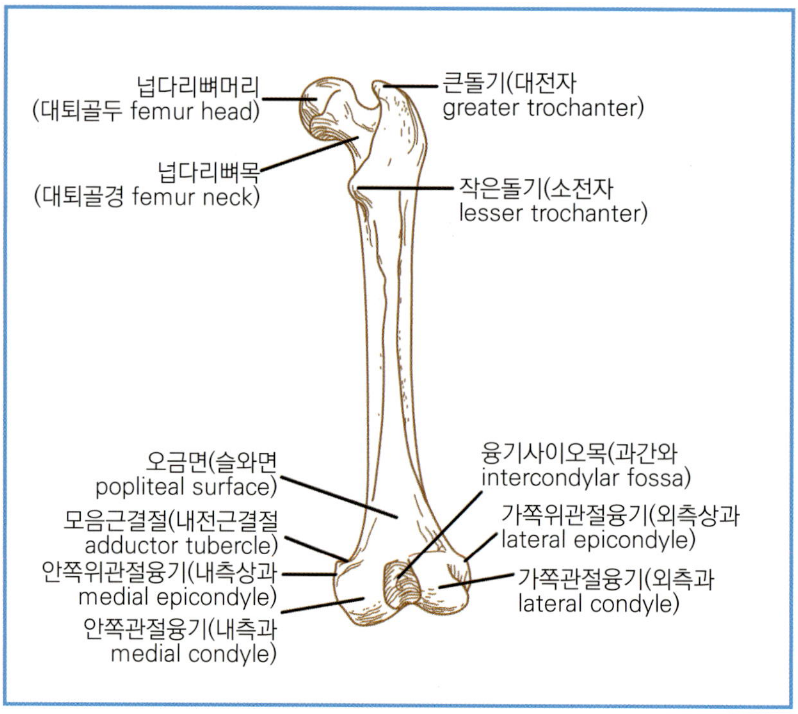

그림 3-4 **넙다리뼈 뒤면**

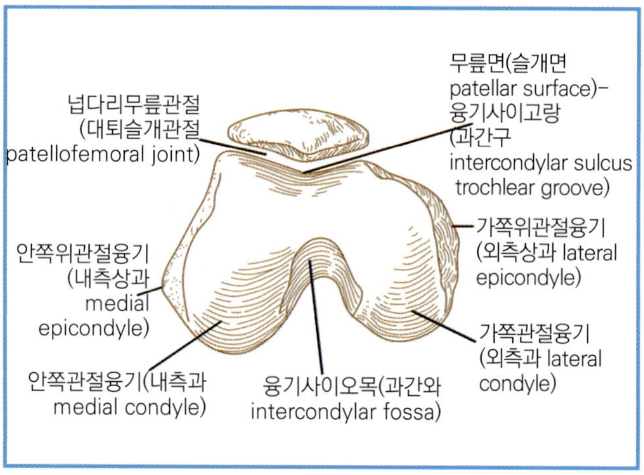

그림 3-5 **넙다리뼈 먼 부위와 아래면**

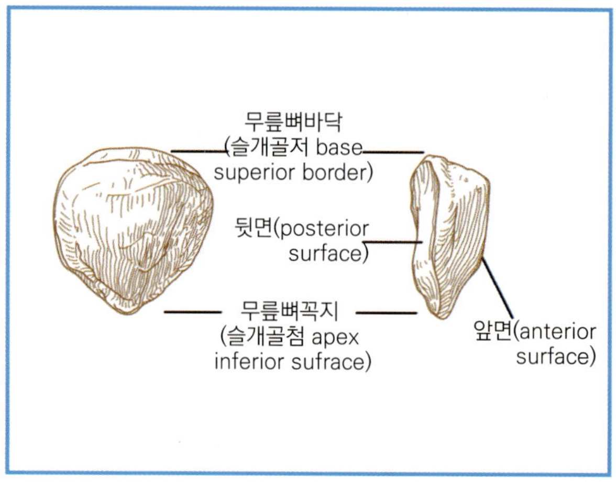

그림 3-6 **무릎뼈**

2) 무릎뼈 (슬개골 patella)

무릎뼈는 인체에서 가장 큰 종자뼈(종자골 sesamoid bone)로서 다리를 완전히 편 상태에서 무릎관절(슬관절)보다 1.25 cm 정도 위쪽에 위치한다. 넙다리뼈와 관절을 이루며, 직경은 5 cm 정도의 역삼각형 모양을 한 밤 형태의 납작한 뼈로 넙다리네갈래근(대퇴사두근 quadriceps femoris muscle)의 힘줄(tendon)내에 존재한다.

무릎뼈바닥(슬개골저 base)이 위쪽, 무릎뼈꼭지(슬개골첨 apex)가 아래쪽을 향해있고 무릎관절을 보호하며 정강뼈거친면(경골조면 tibial tuberosity)과 넙다리네갈래근 사이에서 지렛데작용을 높여주는 역할을 한다. 무릎을 구부렸을 때는 무릎뼈가 아래로 약간 내려와 고정되며, 뒷면에는 안과 밖의 양쪽면을 가진 관절면이 있다(그림 3-5, 그림 3-6).

3) 정강뼈 (경골 tibia)

다리에는 정강뼈(경골 tibia)와 종아리뼈(비골 fibula)가 있고 이것들은 서로 나열하여 몸쪽(근위 proximal)과 먼쪽(원위 distal) 정강종아리관절(경비관절 tibiofibular joint)로 이어져 있다. 정강뼈는 종아리뼈보다 강하고 굵으며 정강뼈는 안쪽, 종아리뼈는 가쪽에 위치한다(그림 3-7).

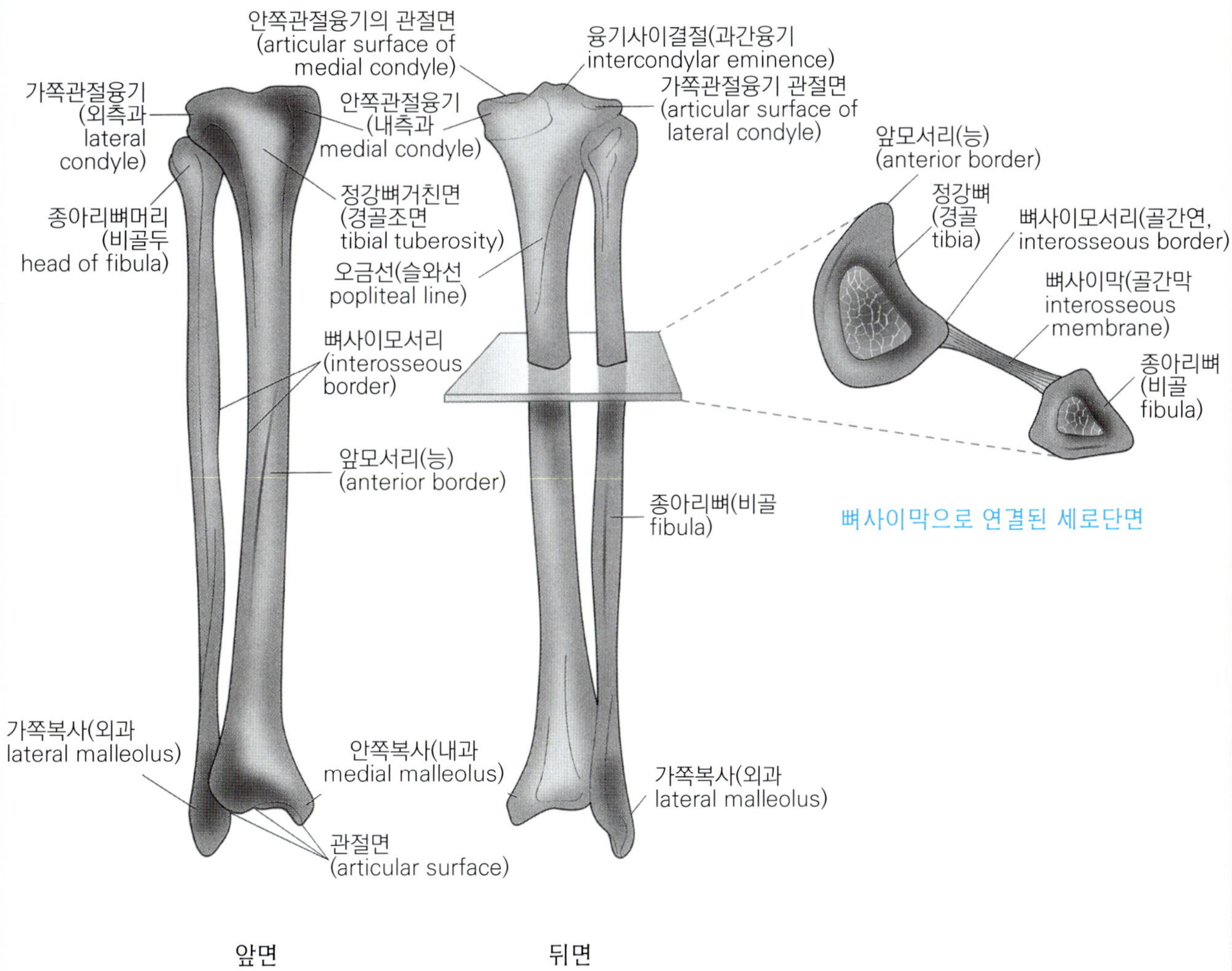

그림 3-7 **왼쪽 정강뼈 및 종아리뼈: 앞면 및 뒤면**

정강뼈는 체중을 지탱하는 중요한 뼈 중 하나로 넙다리뼈와 무릎관절(슬관절 knee joint)을 형성하는 윗부분, 정강뼈몸통(경골체 body), 목말뼈(거골 talus)와 발목관절(족관절 ankle joint)을 형성하는 아랫부분으로 구성되어 있다. 정강뼈 윗부분은 폭이 넓고 안쪽돌기 및 가쪽돌기를 갖고 있으며 관절면은 뒤쪽아래방향으로 10~20° 정도 기울어져서 무릎관절면을 형성하고 있다(그림 3-8).

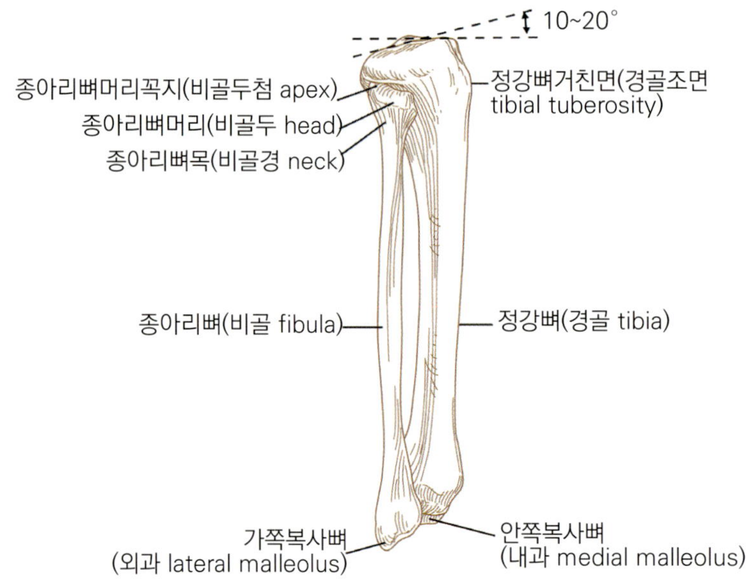

그림 3-8 **다리뼈**

관절면에는 안쪽돌기사이결절(내측과간융기 medial intercondylar eminence)과 가쪽돌기사이결절(외측과간융기 lateral intercondylar eminence)이 있다. 또 앞면에는 정강뼈거친면(경골조면 tibial tuberosity)이 있으며 여기에 넙다리네갈래근의 무릎힘줄이 붙어 있다. 넙다리뼈거친면은 넙다리뼈앞면의 양쪽과 바로 밑에 있는 작은 뼈융기로 이 위부분에 무릎 인대가 부착해 있다.

몸통은 앞모서리(전연), 안쪽모서리(내측연), 몸통모서리(골간연)의 3모서리와 안쪽면, 가쪽면, 뒷면의 3연으로 되어 있다. 앞모서리는 넙다리뼈거친면의 아래에서 시작되어 안쪽복사(내과)의 앞모서리까지 뻗어있으며 피부 바로 아래에 위치하며 정강이(shin)라고도 한다.

안쪽모서리는 안쪽돌기의 함요부 아래에서 시작되어 안쪽복사의 뒷면에서 끝난다.

몸통모서리는 정강뼈와 종아리뼈를 잇고 있는 뼈몸통(골간막)의 부착부위이며 종아리 복사의 앞에서 아랫부분의 종아리패임(절흔)사이까지 뻗어있다. 안쪽면은 부드럽고 대부분은 피부 바로 아래에 있어 발목에서 쉽게 만져진다.

정강뼈 아래부분에는 앞면, 뒷면, 안쪽면, 가쪽면 및 아랫면으로 되어 있다. 앞면과 뒷면은 볼록한 형태로 되어있다. 안쪽면은 아래로 뻗어 안쪽복사를 형성하고 종아리패임은 가쪽면을 형성한다. 여기에 종아리뼈의 아래부분이 관절하고 아래정강종아리관절(하경비관절)을 형성하고 있다. 아랫면은 아래관절면을 형성함과 동시에 안쪽복사의 가쪽에 안쪽복관절면을 만든다.

4) 종아리뼈 (비골 fibula)

종아리뼈는 정강뼈의 가쪽에 있는 길고 가느다란 뼈이다. 무릎관절(슬관절)에 관여하지는 않지만 가쪽복사는 발목절의 구성에 중요한 부분이 되어 있다. 종아리뼈는 머리(두부) 및 아래부분으로 구성되어 있다(그림 7).

종아리뼈머리(비골두)는 작고 위쪽은 정강뼈의 가쪽복사와 위쪽정강종아리관절(상경비관절)을 형성하기 때문에 오목하게 되어 있다. 머리의 뒷면에서 위쪽으로 종아리붓돌기(비골경상돌기)가 돌출해 있다. 종아리뼈머리 및 몸통위부분에는 긴 종아리뼈근이 부착해 있다.

종아리뼈머리의 바로 아래에는 종아리뼈목(비골경)이 있다. 종아리뼈몸통(비골간)의 단면은 삼각형이고 앞면, 뒷면 및 가쪽면을 갖는다. 몸통의 아래부분인 정강뼈 가쪽면은 종아리패임이 들어가 있다. 종아리뼈 아래부분은 아래쪽으로 뻗어 약간 커지면서 가쪽복사(외과)를 형성하고 있으며 발목관절의 외측면에서 만져진다. 가쪽복사의 안쪽면에는 삼각형의 오목이 있고, 이것과 목말뼈의 가쪽면과 관절한다. 가쪽복사의 뒷면에는 함요부가 1개 있고, 종아리근육(비골근) 힘줄이 통과하고 있다.

5) 족부 (발 foot)

발은 손뼈와 매우 비슷한 배열로 구성되어 있으며, 한쪽 발에는 발가락뼈(지절골 phalanges) 14개, 발허리뼈(중족골 metatarsals) 5개, 발목뼈(족근골 tarsals) 7개 등 모두 26개의 뼈로 구성되어 있다(그림 3-9, 그림 3-10).

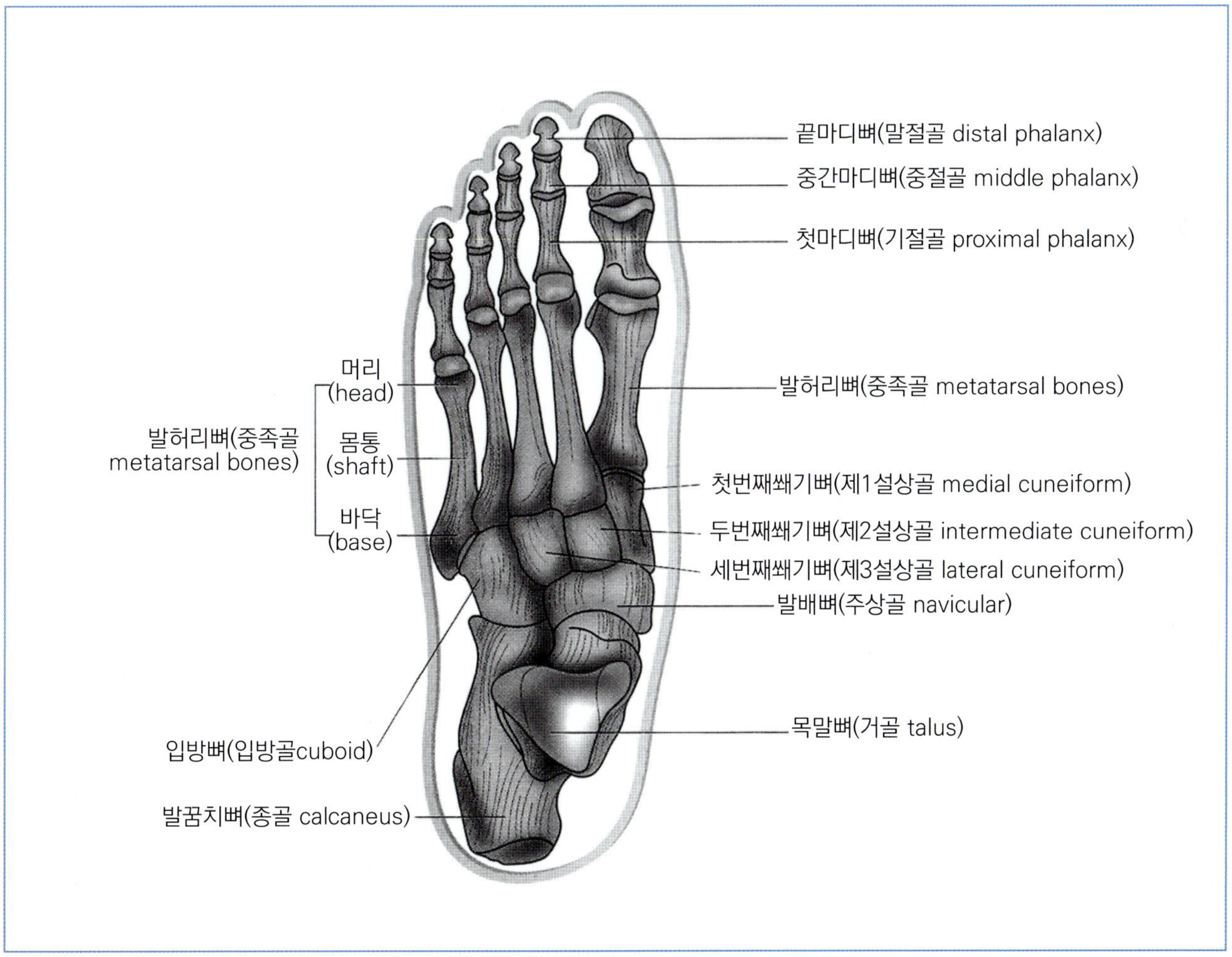

그림 3-9 **왼쪽 발등면**

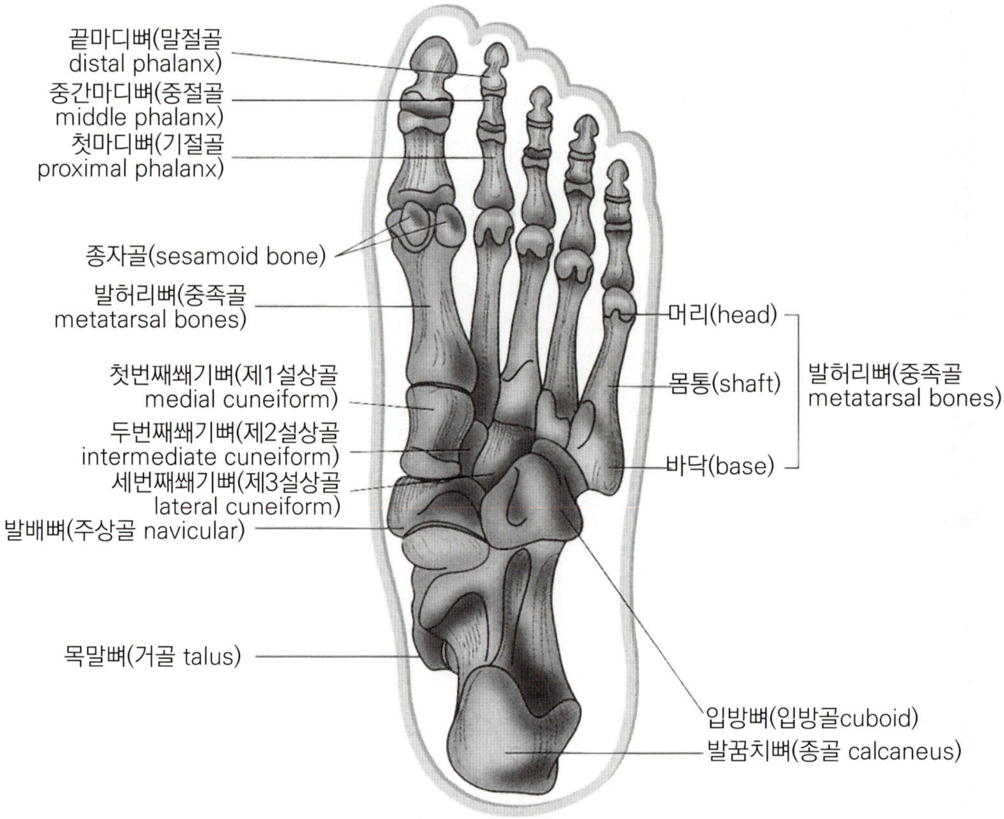

그림 3-10 **왼쪽 발바닥면**

1. 발목뼈 (족근골 tarsus)

발목뼈는 7개의 뼈로 구성되어 있다. 몸쪽(근위)열은 2개의 뼈, 즉 목말뼈(거골) 및 발꿈치뼈(종골)로 되어 있다. 안쪽에는 발배뼈(주상골)가 목말뼈머리(거골두)와 쐐기뼈(설상골)와의 사이에 있다. 먼쪽(원위)열은 제1쐐기뼈, 제2쐐기뼈, 제3쐐기뼈 및 입방뼈로 구성되어 있다. 이런 뼈들은 가로로 늘어서서 발의 가로발활(횡족궁 transverse arch)과 세로발활(종족궁 longitudinal arch)의 일부를 구성하고 있다.

① 목말뼈(거골 talus)

목말뼈는 발허리뼈 중 두 번째로 큰 뼈로 종아리(하퇴 lower leg)와 발을 연결하는 역할을 하고, 발목관절(족관절 ankle joint)에는 발목뼈 중에서 유일하게 목말뼈만 직접 관련되어 있다. 목말뼈는 머리, 목, 몸통 등 3개의 부분으로 이루어지며, 목말뼈머리는 발배뼈와 관절한다. 목말뼈목(거골경)은 짧아 머리와 몸통를 분리하고 있고 아주 작은 패임이 있어 안쪽으로 기울어져 있다. 발바닥의 안쪽은 깊은 함요부, 즉 목말뼈절구(거골구)로 되어 있다.

목말뼈몸통(거골체)의 형태는 입방형이므로 방등은 볼록상이고 종아리뼈(비골 fibula)의 가쪽복사(외과 lateral malleolus) 및 정강뼈(경골)의 안쪽복사(내과 medial malleolus)와 관절한다.

② 발꿈치뼈(종골 calcaneus)

발목뼈 중에서 가장 크고 튼튼한 뼈로서 뒷부분을 heel bone이라고도 불린다.

발꿈치뼈는 앞면, 뒷면 및 위면(전·중·후부)으로 구성되어 있다. 형태는 긴 원형으로 목말뼈아래 약간 바깥쪽으로 가까이에 위치하고, 장축은 앞쪽을 향해 있다. 뒷면은 큰 볼록상이고 근육의 힘줄인 발꿈치힘줄(아킬레스건)은 중앙의

1/3의 거친면(조면)에 부착해 있고 위쪽 1/3의 부분과는 활액포에 의해 분리되어 있다. 발꿈치뼈 앞면은 뒷면보다도 작고 입방뼈와 관절해 있다. 발꿈치뼈 윗면의 앞쪽에는 목말뼈의 앞, 중간 및 두 관절면에 대응하는 세 개의 관절면이 있다. 뒤관절면은 가장 크고 볼록한 형태로 되어 있다. 앞관절면 및 중간관절면은 작고 뼈 윗면의 중앙에 위치하고 있다. 발꿈치뼈의 아래뒤쪽을 발꿈치뼈융기(종골융기 calcaneus tuberosity)라 하고 이곳은 거칠거칠하여 근육의 힘줄이 부착되어있다.

발꿈치뼈융기에는 2개의 돌기가 있는데 그 중 큰 것은 가쪽돌기(외측돌기 lateral process), 작은 것은 안쪽돌기(medial process)이다.

축방향 영상(axial projection)에서 비골근활차돌기(활차돌기 trochlear process)와 발꿈치뼈 몸쪽 내측면에 목말받침돌기(재거돌기 sustentaculum tail)가 나타난다.

③ 발배뼈(주상골 navicular)

발배뼈는 발의 안쪽에 있는 거의 원판상의 납작한 뼈로 몸쪽은 목말뼈와 관절하고, 먼쪽면은 돌출되어 있어 3개의 면으로 분할되며 3개의 쐐기뼈와 각각 관절하고 있다.

④ 쐐기뼈(설상골 cuneiform)

발의 안쪽과 중간부위에서 제1(안쪽)쐐기뼈, 제2(중간)쐐기뼈 및 제3(가쪽)쐐기뼈가 가로로 늘어서 있다. 몸쪽은 발배뼈(주상골 navicular)와 관절하고 먼쪽은 제1~3 발허리뼈와 관절하고 있으며 발의 가로발활(횡족궁)의 일부를 구성한다. 크기는 제1쐐기뼈가 가장 크고 다음이 제3쐐기뼈이며 제2쐐기뼈는 가장 작다.

⑤ 입방뼈(입방골 cuboid)

입방뼈는 발목뼈 먼쪽열의 가쪽에 있다. 편평한 육면체의 뼈로 몸쪽은 발꿈치뼈와 관절하고 먼쪽부는 제4 및 제5 발허리뼈와 관절한다. 안쪽면은 제3쐐기뼈 및 발배뼈와 관절한다.

2. 발허리뼈 (중족골 metatarsal)

발등 부위의 5개 뼈를 발허리뼈라고 하며 그 구조는 손허리뼈(중수골)와 매우 닮아 있다. 안쪽에서부터 가쪽의 순서로 1~5번째 발허리뼈로 구분한다.

발허리뼈는 세 분분으로 구분하는데 발허리뼈머리(중족골두 head), 발허리뼈몸통(중족골체 body), 발허리뼈바닥(중족골저 base)으로 구분 한다.

제1발허리뼈는 짧고 굵으며 머리는 크다. 발바닥면에는 2개의 종자뼈가 존재하며 발목뼈의 제1쐐기뼈와 관절하고 있다. 제2발허리뼈는 발허리뼈 중에서 매우 길고 바닥은 쐐기형이다. 직접 관절하는 것은 제2쐐기뼈이지만 양 옆면은 제1쐐기뼈 및 제3쇄기뼈와 관절한다. 제3발허리뼈는 편평한 삼각형으로 제3쐐기뼈와 관절하고 제4발허리뼈는 작고 입방뼈 및 제3쐐기뼈와 관절한다. 제5발허리뼈는 입방뼈와 관절한다.

3. 발가락뼈(지절골 phalanges)

발가락마디뼈는 개수나 배열이 손의 손가락마디뼈와 닮아 있다. 발가락마디뼈는 첫 번째 발가락(제1지)이 2개[첫마디뼈(기절골), 끝마디뼈(말절골)], 두 번째에서 다섯번째 발가락은 3개[첫마디뼈, 중간마디뼈(중절골), 끝마디뼈]로 구성되어 있어 발가락뼈는 손가락뼈와 같이 총 14개의 뼈가 있다. 첫 번째발가락의 발가락마디뼈는 크고 강하지만 다른 발가락마디뼈는 작고 짧으며 중간마디뼈는 매우 짧다. 끝마디뼈는 손가락의 끝마디뼈와 닮아 있다.

4. 종자뼈 (종자골 sesamoid bone)

인체에서 가장 큰 종자뼈는 무릎뼈(슬개골 patella)이며 손과 발의 관절 주변 힘줄에서 작은 종자뼈가 나타날 수 있다. 손의 종자뼈는 매우 작으며 주로 엄지손가락관절(중수지절관절 metacarpophalangeal joint)나 손가락뼈사이관절(수지절간관절 interphalangeal joint) 등에서 발견된다(그림 3-10).

발의 종자뼈는 대체로 크며 방사선 영상에서 잘 관찰된다. 대부분 첫 번째 발허리뼈머리의 첫째발허리발가락관절 근처에서 종자뼈가 나타나며, 다른 발관절 주위에서도 관찰될 수 있다.

발바닥에 위치한 종자뼈의 골절 때에는 심한 통증을 유발하기 때문에 접선방향 촬영법을 통해 확인한다.

5. 발바닥활(족궁 arches)(그림 3-11)

① 세로발바닥활(종족궁 longitudinal arch)

발뼈는 가로방향 및 세로방향으로 활처럼 휘어져 있어서 체중을 흡수하는 작용을 한다.

발의 발바닥활은 내측과 중간부분이 활처럼 휘어져 있다.

② 가로발바닥활(횡족궁 transverse arch)

발목뼈(족근골 tarsals) 먼쪽 및 발목발허리관절(족근중족관절 tarsometatarsal joint)의 가로방향을 따라 형성되어 있다. 가로발바닥활은 작은 2~3번째 쐐기뼈(설상골 cuneiforms)가 위에 위치하고 안쪽 첫 번째 쐐기뼈(1st cuneiform)와 가쪽의 입방뼈(cuboid)가 아래쪽에 위치하기 때문에 가로방향으로 활처럼 휘어지게 된다.

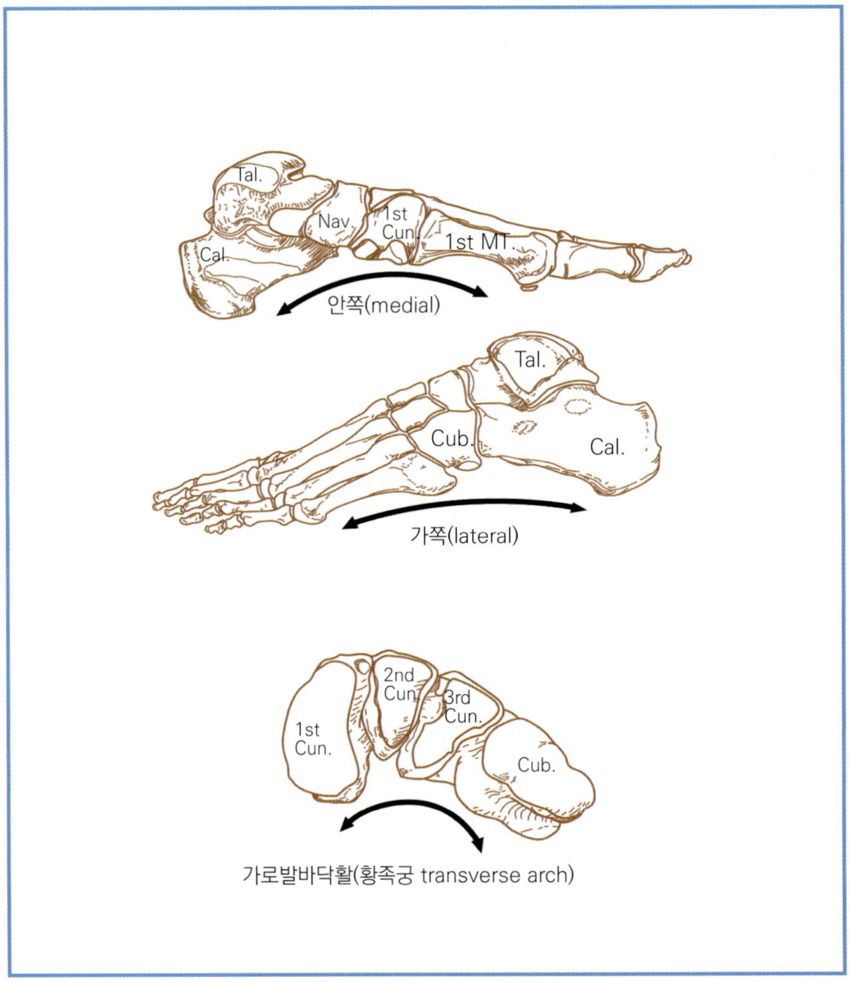

그림 3-11 발목뼈의 발바닥활

6) 관절 (joint)

1. 발가락관절

발의 관절은 관절을 이루는 두 뼈의 이름을 따서 이름을 붙인다. 즉 첫 번째 발가락의 첫마디뼈(기절골 proximal phalanx)와 끝마디뼈(말절골 distal phalanx) 사이 관절은 발가락뼈사이관절(지절간관절 interphalangeal joint, IP joint)이라 부른다.

2~5번째 발가락은 발가락뼈가 3개씩으로 이루어져 있기 때문에 관절이 2개씩 형성된다. 이때 중간마디뼈(중절골 middle phalanx)와 끝마디뼈(말절골 distal phalanx) 사이의 관절을 먼쪽발가락뼈사이관절(원위지절간관절 distal interphalangeal joint, DIP joint)이라 하며 첫마디뼈(기절골 proximal phalanx)와 중간마디뼈(중절골 middle phalanx) 사이의 관절을 몸쪽발가락뼈사이관절(근위지절간관절 proximal interphalangeal joint, PIP joint)이라고 한다(그림 3-12).

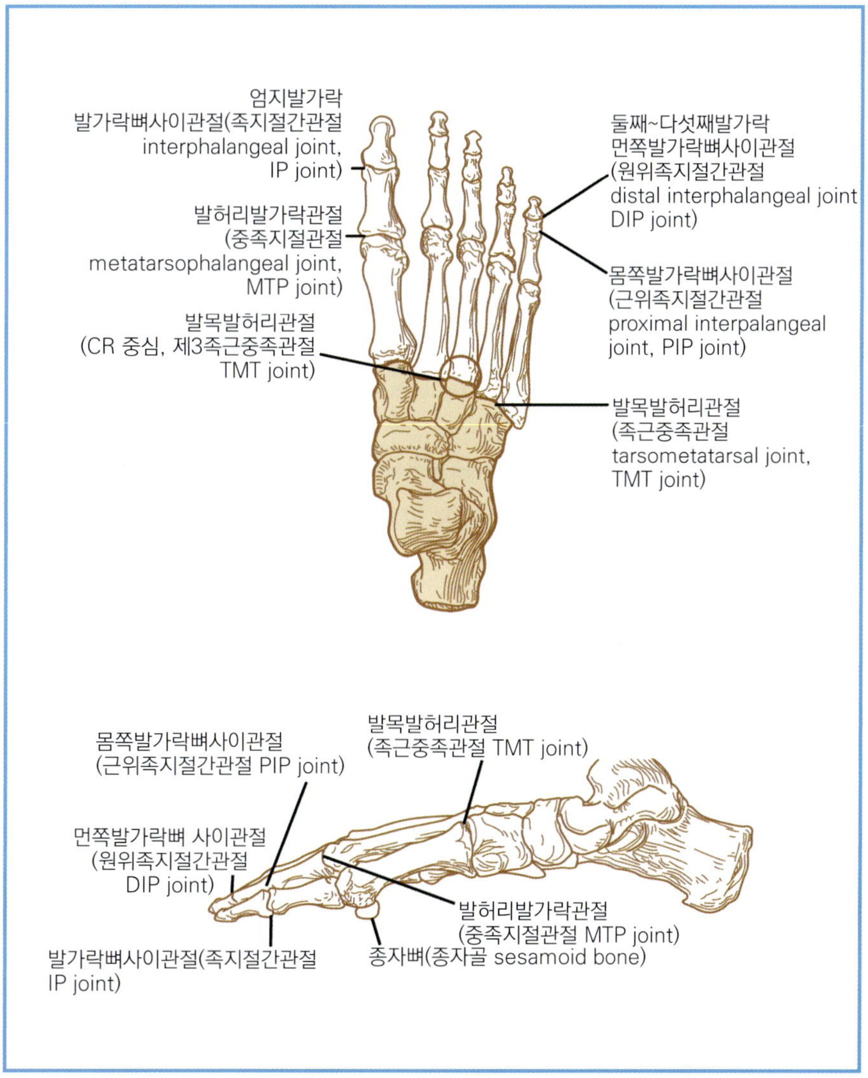

그림 3-12 **발가락 관절**

2. 발허리뼈관절

발허리뼈와 발가락뼈 사이관절을 발허리발가락관절(중족지절관절 metatarsophalangeal joint, MTP joint), 발허리뼈와 발목뼈 사이관절을 발목발허리관절(족근중족관절 tarsometatarsal joint, TMT joint)이라 한다.

3. 발목관절

발목관절(족관절 ankle joint)은 다리에서 두개 인 정강뼈, 종아리뼈와 발목뼈에서 목말뼈로 총 3개의 뼈로 이루어져 있다. 이 관절은 윤활관절(활막관절 synovial joint) 중 경첩관절(접번관절 hinge joint)에 속하며, 굽힘(굴곡 flexion)과 폄(신전 extension)의 운동이 가능하다. 발목관절에는 튼튼한 곁인대(측부인대 collateral ligament)가 발달되어 있으며, 안쪽복사뼈와 가쪽복사뼈에서 목말뼈와 발꿈치뼈(종골 calcaneus) 사이를 연결하여 관절을 지탱해 준다.

정강뼈와 종아리뼈의 아랫부분은 오목한 소켓을 형성하는데 이곳을 모티스(mortise)라 부르고 이곳에 목말뼈의 위부분이 맞물려 있다. 이곳은 종아리뼈의 먼쪽이 뒤쪽으로 치우쳐져 있어 전후방향 영상에서 잘 나타나지 않고 발목을 내측 15° 회전시키는 mortise position에서 관절강을 관찰할 수 있다. 또 발목이 옆으로 꺾이면 곁인대와 힘줄이 늘어나거나 파열되어 관절강이 넓어 지는데 이러한 현상을 삠(염좌 sprain)이라 하며 stress study 엑스선 촬영으로 관찰할 수 있다(그림 3-13).

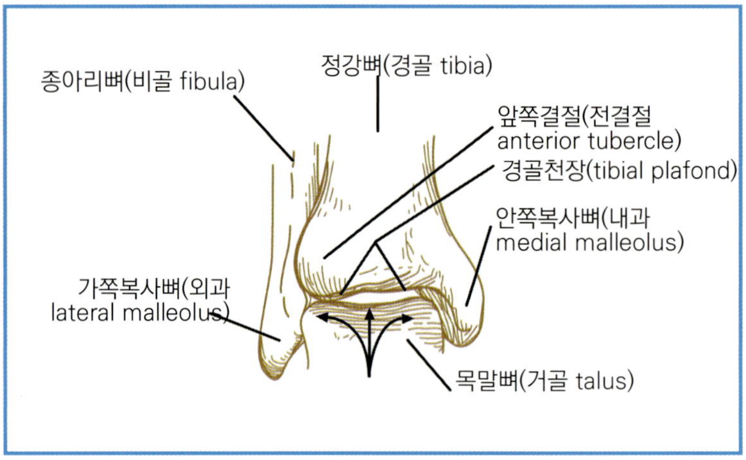

그림 3-13 오른쪽 발목관절 앞면

4. 무릎관절

무릎관절(슬관절 knee joint)은 크고 복잡한 구조의 관절로서 넙다리정강관절(femorotibial joint)과 넙다리무릎관절(대퇴슬개관절 femoropatellar joint)로 구성되어 있다. 넙다리정강관절은 넙다리뼈 안쪽, 가쪽관절융기와 정강뼈의 안쪽 및 가쪽관절융기 사이의 관절이다. 무릎넙다리뼈관절은 무릎뼈 뒷면과 넙다리뼈 먼쪽 앞면 사이의 관절이다.

무릎관절 인대(ligament)로는 4가지 약자로 표기되며 ACL, PCL, LCL, MCL 등이 있다. 종아리뼈(비골 fibula)는 넙다리뼈와 관절을 이루고 있지는 않지만 넙다리뼈의 먼쪽과 종아리뼈의 몸쪽 외측면이 가쪽곁인대(외측측부인대 fibular or lateral collateralligament: LCL)에 의해 서로 연결되어 있다. 또 종아리뼈머리(비골두 head of fibula)는 가쪽곁인대에 의해 정강뼈의 가쪽관절융기(외측과 lateral condyle)에 부착되어 있다.

안쪽곁인대(내측측부인대 tibial or medial collateral ligament: MCL)는 넙다리뼈의 먼쪽과 정강뼈의 안쪽관절융기(내측과 medial condyle)에 부착되어 있다.

안쪽곁인대와 가쪽곁인대는 무릎관절의 벌림(외전 abduction)과 모음(내전 adduction)이 일어나지 않도록 한다.

관절주머니(관절낭 articular capsule) 속에는 앞십자인대(전십자인대 anterior cruciate ligament: ACL)와 뒤십자인대(후십자인대 posterior cruciate ligament: PCL)가 있으며 관절강 내에서 X자로 교차하여 각각 정강뼈 융기사이오목(과간융기 intercondylar eminence)의 앞, 뒷면에 부착되어 있다.

십자인대는 무릎관절의 앞뒤 방향의 이탈을 방지 한다.(그림 3-14, 15, 16)

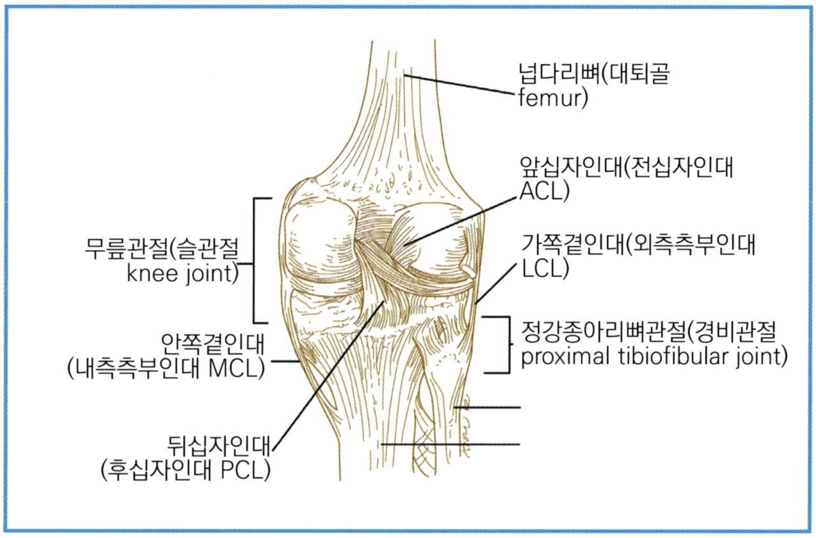

그림 3-14 무릎관절과 정강종아리 관절 뒷면

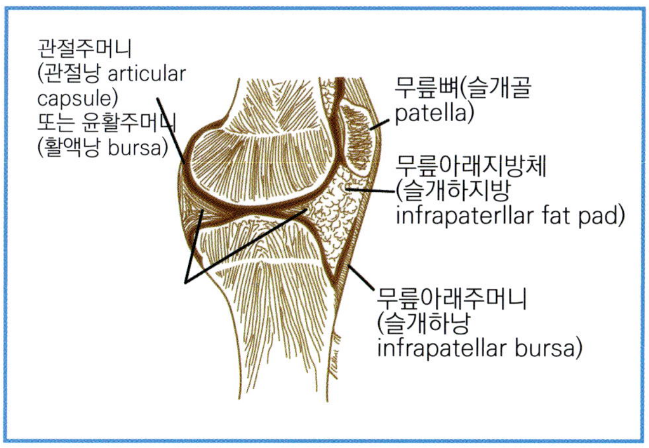

그림 3-15 무릎관절의 시상단면

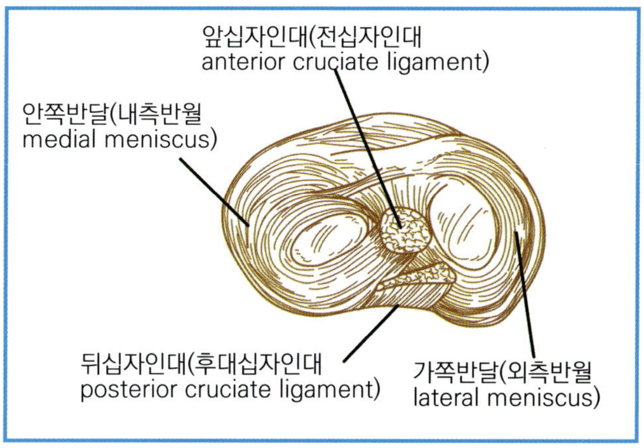

그림 3-16 정강뼈 관절면을 위쪽에서 본 모습

5. 엉덩관절

엉덩관절(고관절 hip joint)은 골반(pelvis) 촬영에 포함하여 소개하겠다.

2. 발가락 (Toes)

1) 발가락 전후방향 촬영 (toes AP or dorsoplantar projection)

촬영목적 : 발가락뼈(지절골), 발가락뼈사이관절과 발허리뼈 먼쪽의 병변 유무를 관찰한다.

촬영자세 : 환자는 앉은자세나 바로누운자세로 한다. 검사쪽 다리의 무릎을 세우고 셋째 발허리발가락관절을 IR면의 중앙에 오도록 발바닥을 붙인다. 이때 발가락이 떨어지지 않도록 주의 한다. 생식선은 피폭으로부터 보호하기 위해 조사면은 촬영부위의 크기로 제한하고, 또 골반위에 납 앞치마(apron)를 올려놓는다.

중 심 선 : 셋째 발허리발가락관절(제3중족지절관절)을 향해 발꿈치뼈 방향으로 15°로 입사한다.

촬영 point : 먼쪽 발허리뼈(원위중족골)에서 끝마디뼈(말절골)까지 뼈밀도가 선명하게 나타날 수 있도록 촬영되어야 한다. 이때 발의 두께가 다르기 때문에 촬영 목적부위에 대해 적정한 조건으로 촬영한다.

15° 블록위에 발가락을 올려놓은 자세에서는 중심선을 IR면에 수직으로 입사한다.

병원에 따라 외상이 있는 발가락만 분리하여 촬영하는 경우와 전체 발가락을 한번에 모두 촬영하는 경우가 있다.

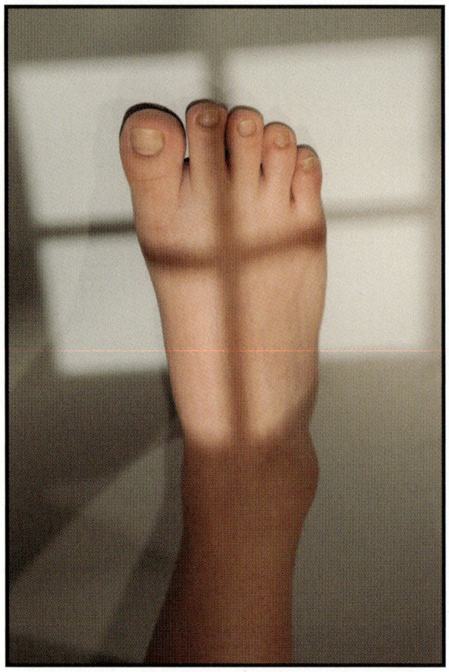

그림 3-17 발가락 전후방향 촬영자세

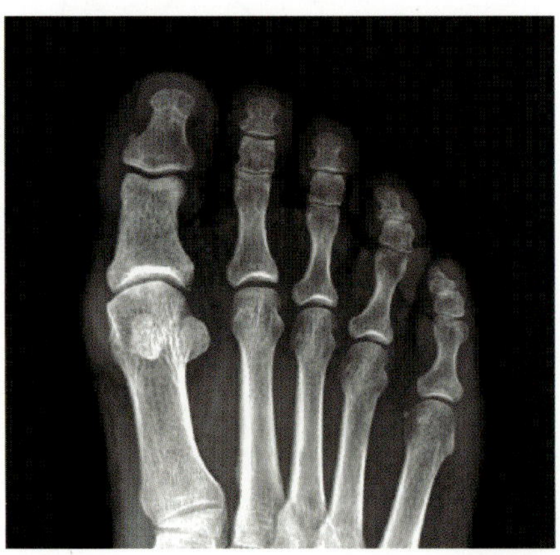

그림 3-18 발가락 전후방향 엑스선영상

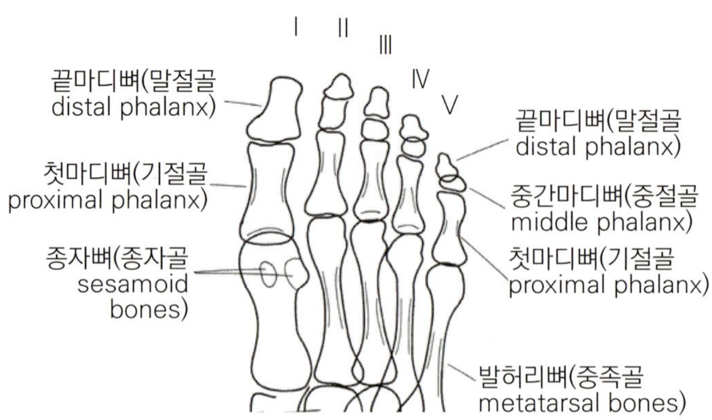

그림 3-19 발가락 전후방향 엑스선영상해부도

2) 발가락 전후사방향 촬영 (toes AP oblique projection)

촬영목적 : 발가락뼈(지절골), 발가락뼈사이관절과 발허리뼈 먼쪽의 병변 유무를 관찰한다.

촬영자세 : 환자는 앉은자세나 바로누운자세로 한다. 검사쪽 다리의 무릎을 세우고, 발허리발가락관절을 IR면 중앙에 위치 시킨다. 첫째, 둘째, 셋째 발가락 촬영을 위해서 다리와 발은 안쪽으로 30~45° 회전하고, 넷째, 다섯째 발가락 촬영은 발바닥을 IR면에 대해 30~45° 되게 가쪽으로 기울인다. 이때 생식선 피폭으로부터 방호하기 위해 조사면은 촬영부위의 크기로 제한하고, 또 골반위에 납 앞치마를 올려놓는다.

중 심 선 : 발허리발가락관절(중족지절관절)을 향해 IR면에 대해 수직으로 입사한다.

촬영 point : 먼쪽발허리뼈(중족골)에서 끝마디뼈(말절골)까지 골밀도가 선명하게 나타날 수 있도록 적정 조건에서 촬영한다. 골절이 일어난 방향에 따라 환자의 자세가 안쪽 또는 가쪽모서리(외측연)를 IR면에 닿도록 하여 45° 블록위에 발바닥을 올려놓으면 발의 움직임을 방지할 수 있다.

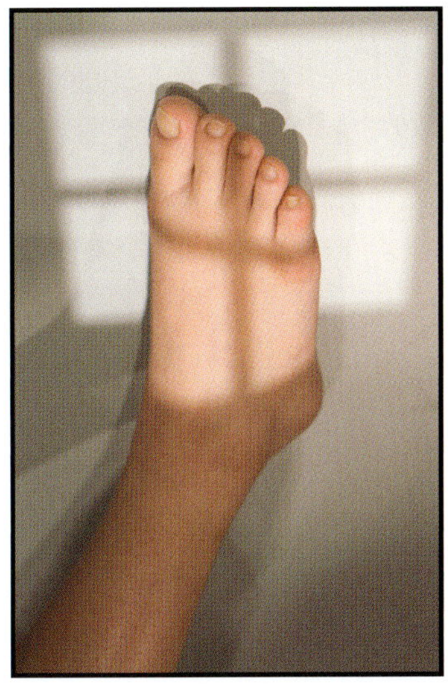

그림 3-21 발가락 전후사방향 촬영자세 (medial oblique)

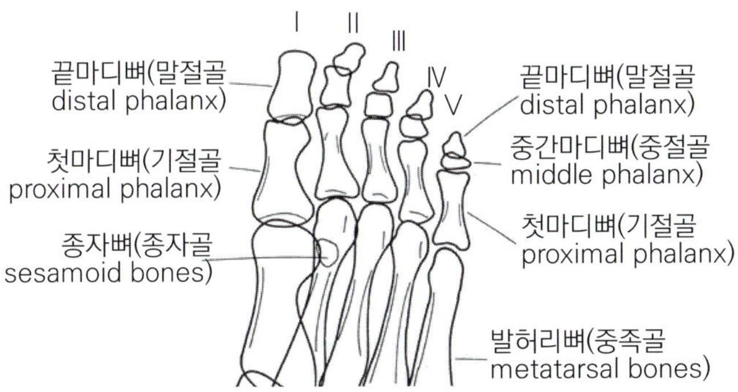

그림 3-20 발가락 사방향 엑스선영상해부도

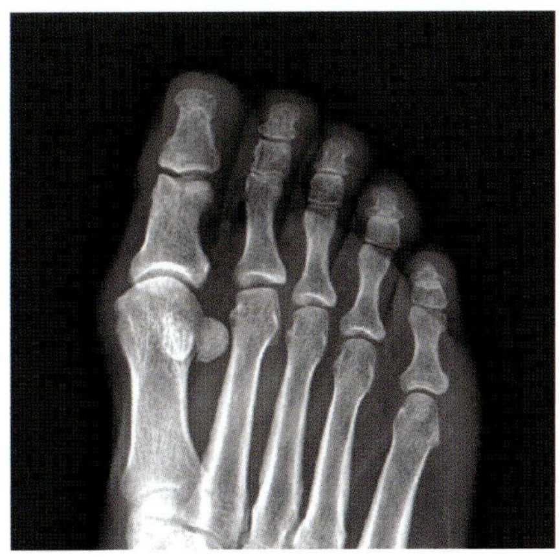

그림 3-22 발가락 전후사방향 엑스선 영상(medial oblique)

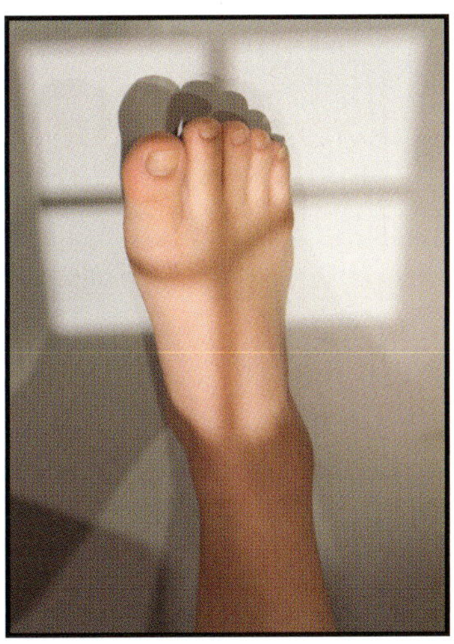

그림 3-23 발가락 전후사방향 촬영자세 (lateral oblique)

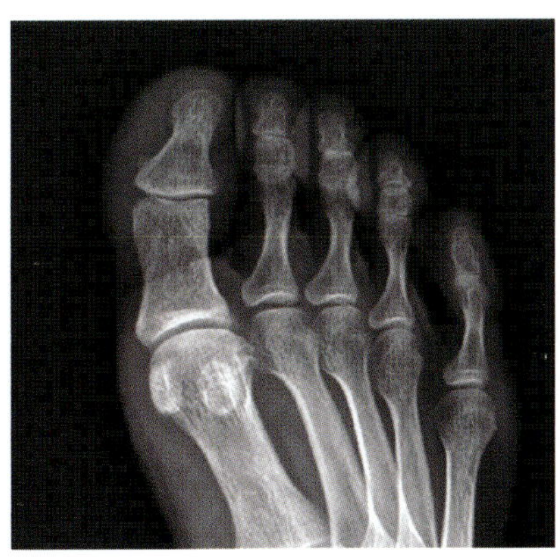

그림 3-24 발가락 전후사방향 엑스선 영상(lateral oblique)

3) 발가락 측방향 촬영 (toes lateral projection)

촬영목적 : 발가락뼈(지절골), 발가락뼈사이관절과 발허리뼈 먼쪽의 병변 유무를 관찰한다.

촬영자세 : 환자는 옆으로 누운자세로 한다. 검사쪽 발가락뼈사이관절(근위지절간관절)을 IR면 중앙에 위치시키며 다리와 발은 첫째, 둘째, 셋째 발가락 촬영을 위해서는 안쪽으로 회전하고, 넷째, 다섯째 발가락 촬영일 때는 가쪽으로 회전시켜 측면 자세가 되게 한다. 발가락이 중복되는 것을 방지하기 위해 발가락을 구부리거나 반창고나 붕대 등을 이용하여 분리시킨다. 이때 생식선이 피폭되지 않도록 하기 위해 조사면은 촬영부위의 크기로 제한하고, 또 골반위에 납 앞치마를 올려놓는다.

중 심 선 : 발가락뼈사이관절(근위지절간관절)을 향해 IR면에 대해 수직으로 입사한다.

촬영 point : 먼쪽발허리뼈(중족골)에서 끝마디뼈(말절골)까지 골밀도가 선명하게 나타날 수 있도록 적정 조건에서 촬영한다. 측방향 영상은 다른 발가락과 겹치지 않은 발가락과 발가락뼈사이관절이 선명하게 나타나야한다. 골절이 일어난 방향에 따라 환자의 자세는 안쪽 또는 가쪽모서리(외측연)가 IR면에 닿도록 한다.

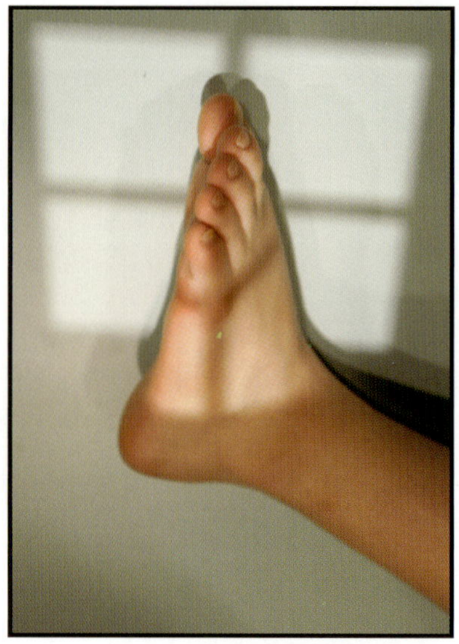

그림 3-25 발가락 측방향 촬영자세 (lateromedial, 외내측방향)

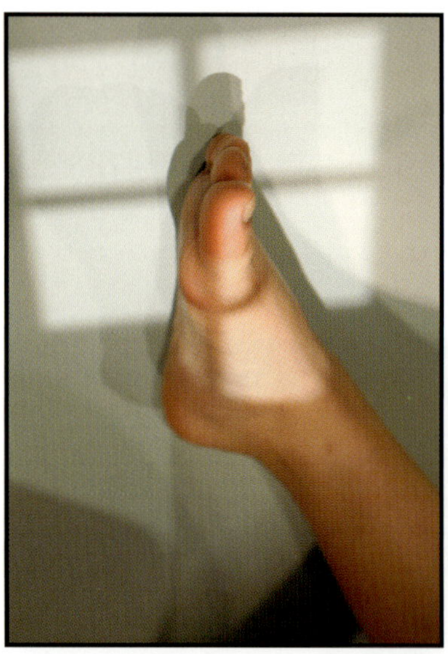

그림 3-26 발가락 측방향 촬영자세 (mediolateral, 내외측방향)

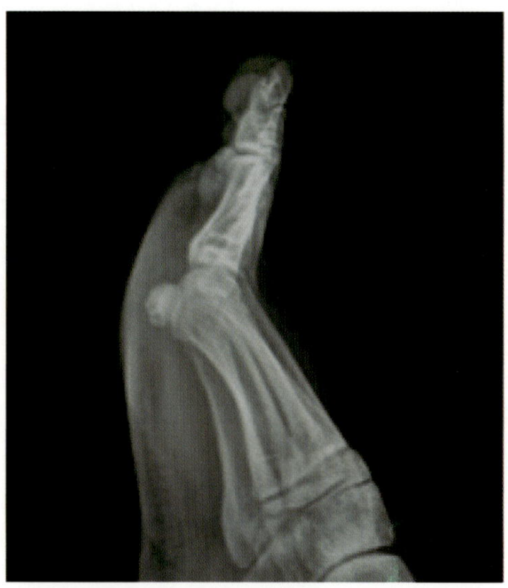

그림 3-27 발가락 측방향 엑스선영상

3. 발 (Foot)

1) 발 전후방향 촬영 (foot AP or dorsoplantar projection)

촬영목적 : 발 전체의 뼈 및 뼈관절사이의 변형성 질환, 골절 등의 병변 유무를 관찰한다.

촬영자세 : 환자는 앉은자세나 바로누운자세로 한다. 검사쪽 다리의 무릎을 세우고 셋째 발허리뼈 바닥(metatarsal base)을 IR면의 중앙에 오도록 발바닥을 붙인다. 발바닥이 떨어지지 않을 정도로 발목관절(족관절)을 펴고, 발과 IR면의 장축이 일치하도록 조정한다.
생식선이 피폭되지 않도록 보호하기 위해 조사면은 촬영부위의 크기로 제한하고, 또 골반위에 납 앞치마를 올려놓는다.

중 심 선 : 셋째 발허리뼈 바닥을 향해 발뒤꿈치 방향으로 IR면에 대해 10°로 입사한다.

촬영 point : 발허리뼈(중족골), 발목뼈(족근골)의 뼈밀도가 선명하게 나타나야 하며, 발꿈치뼈(종골)는 이 촬영에서 잘 나타나지 않는다. 종자뼈(종자골 sesamoid bone)는 첫째 발허리뼈 머리를 통해 보이며, 발가락마디뼈(지절골), 발허리뼈, 발목뼈 등은 피사체 두께가 다르기 때문에 각 촬영목적 부위에 따라 가장 적합한 촬영조건으로 촬영하는 것이 중요하다.

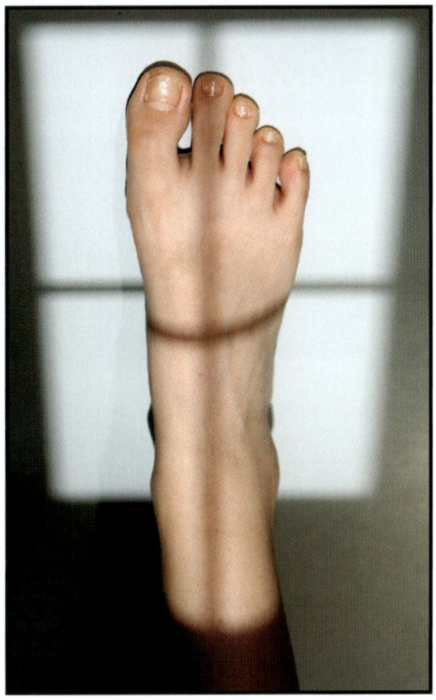

그림 3-28 발 전후방향 촬영자세

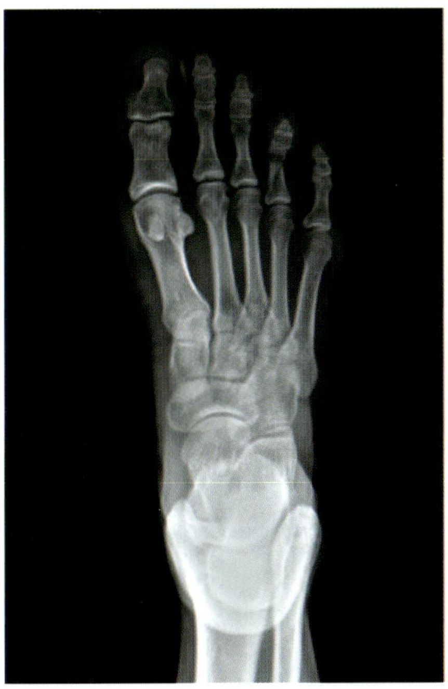

그림 3-29 발 전후방향 엑스선영상

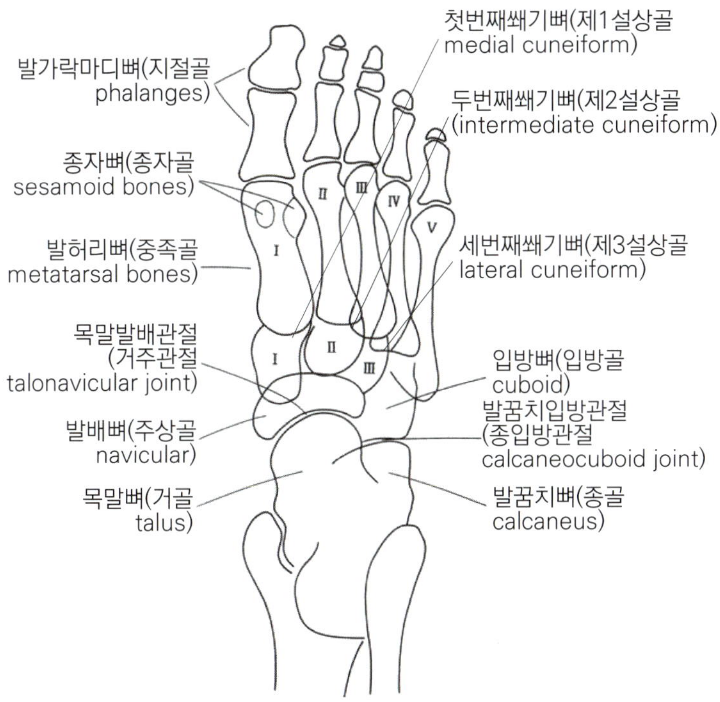

그림 3-30 발 전후방향 엑스선영상해부도

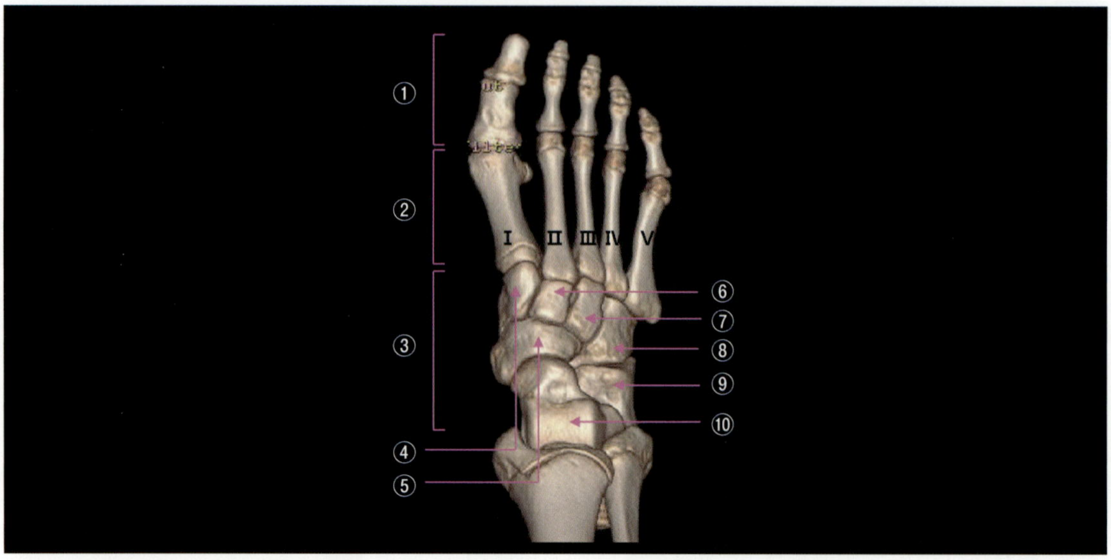

그림 3-31 발 전후방향 자세(foot AP position) 3D 영상

① 발가락뼈(phalanges)
② 발허리뼈(metatarsal bones)
③ 발목뼈(tarsal bones)
④ 제1쐐기뼈(1st cuneiform)
⑤ 발배뼈(navicular)
⑥ 제2쐐기뼈(2nd cuneiform)
⑦ 제3쐐기뼈(3rd cuneiform)
⑧ 입방뼈(cuboid)
⑨ 발꿈치뼈(calcaneus)
⑩ 목말뼈(talus)

2) 발 전후 내측사방향 촬영 (foot AP medial oblique projection)

촬영목적 : 발 전체의 뼈 및 뼈관절사이의 변형성 질환, 골절 등의 병변 유무를 관찰한다.

촬영자세 : 환자는 앉은자세나 바로누운자세로 한다. 검사쪽 다리의 무릎을 세우고 셋째 발허리뼈 바닥이 중앙이 되게 하여 다리와 발은 안쪽으로 회전하고 발바닥을 IR면에 대해 30° 되게 기울인다. 이때 발과 IR면의 장축이 일치하도록 조정한다. 생식선이 피폭되지 않도록 보호하기 위해 조사면은 촬영부위의 크기로 제한하고, 또 골반위에 납 앞치마를 올려놓는다.

중 심 선 : 셋째 발허리뼈 바닥(metatarsal base)을 향해 IR면에 수직으로 입사한다.

촬영 point : 발허리뼈(중족골), 발목뼈(족근골)의 뼈밀도가 선명하게 나타나야 한다. 골절의 빈도가 높은 제5발허리뼈는 과농도가 되지 않도록 촬영하는 것이 바람직하다.
발목뼈굴(tarsal sinus), 입방뼈와 발꿈치뼈, 입방뼈와 넷째, 다섯째 발허리뼈, 입방뼈와 셋째 쐐기뼈, 목말뼈와 발배뼈 사이의 관절공간이 잘 나타나야 한다.

※ 30° 블록위에 발바닥을 올려놓으면 발의 움직임을 방지할 수 있다.
발목뼈(tarsals)와 발허리뼈(metatarsals)가 겹치지 않고 가로발바닥활을 잘 관찰하기 위해서는 발바닥을 IR면에 대해 40~45° 기울여 촬영할 것을 권장하고 있다.

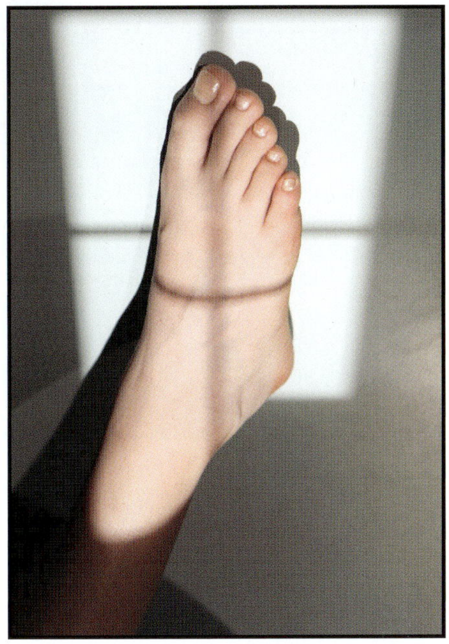

그림 3-32 발 전후 내측사방향 촬영자세

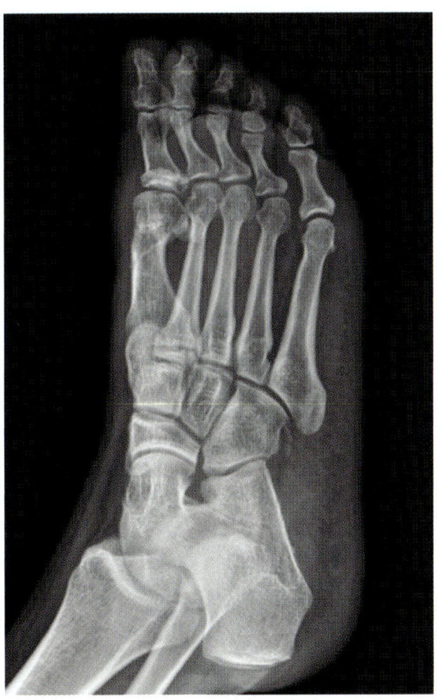

그림 3-33 발 전후 내측사방향 엑스선영상

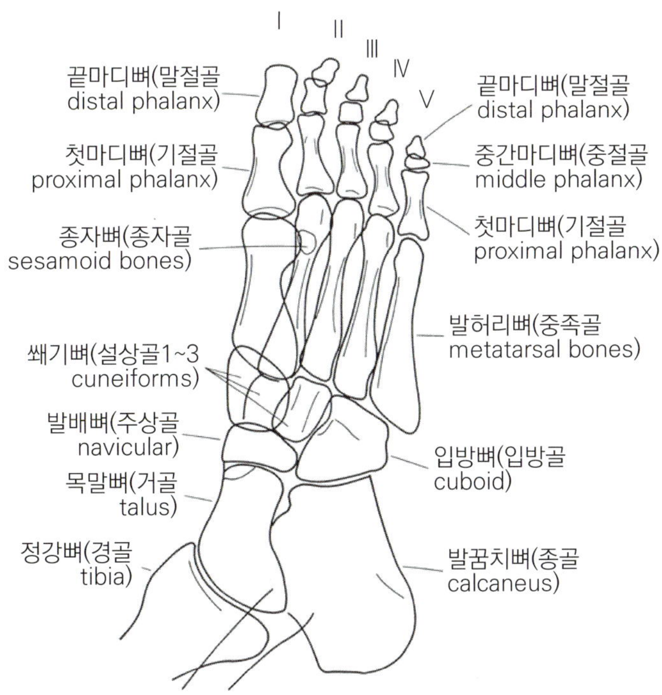

그림 3-34 발 전후 내측사방향 엑스선영상해부도

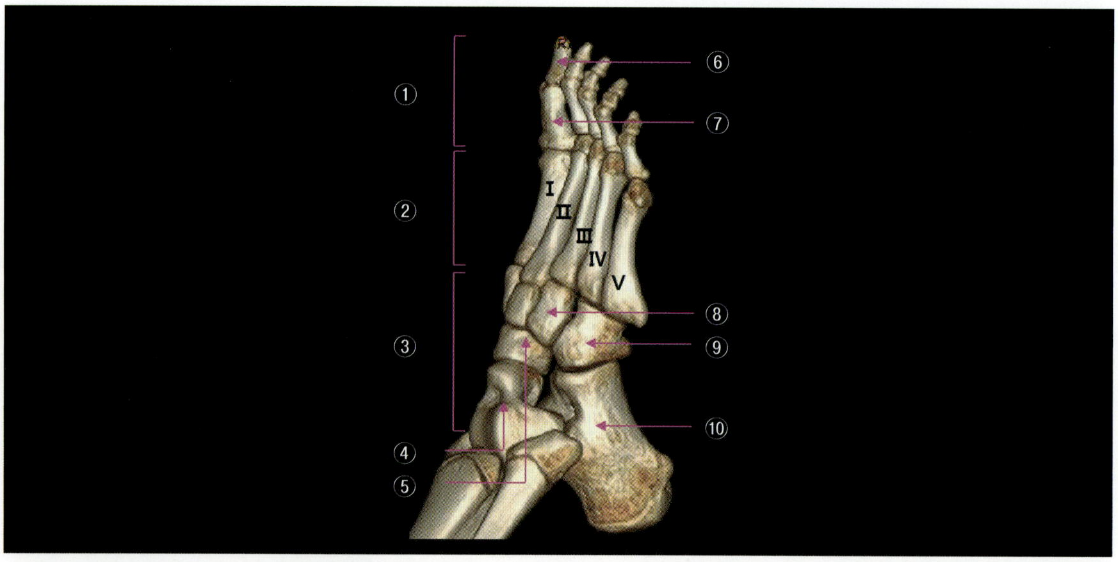

그림 3-35 **발 내측사방향 자세(foot medial oblique position) 3D 영상**

① 발가락뼈(phalanges)
② 발허리뼈(metatarsal bones)
③ 발목뼈(tarsal bones)
④ 목말뼈(talus)
⑤ 발배뼈(navicular)
⑥ 끝마디뼈(distal phalanx)
⑦ 첫마디뼈(proximal phalanx)
⑧ 제3쐐기뼈(3rd cuneiform)
⑨ 입방뼈(cuboid)
⑩ 발꿈치뼈(calcaneus)

병리학 예 1. 제5발허리뼈(중족골) 찢김골절 (avulsion fracture of 5th metatarsus)

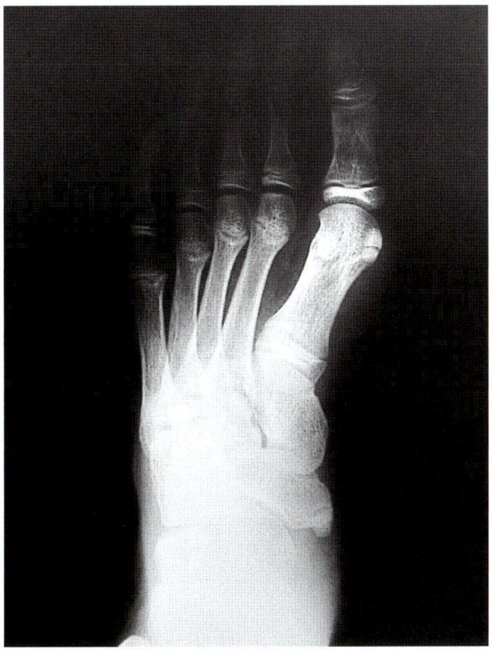

그림 3-36

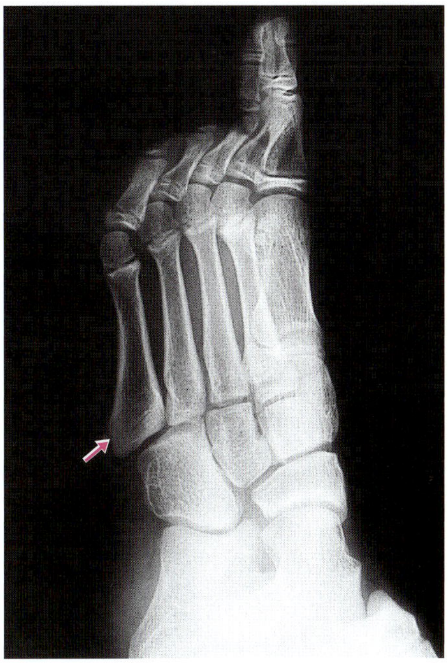

그림 3-37

그림 3-36 **발 정면 엑스선영상** (뼈가 접히는 선을 명확히 볼 수 없다).
그림 3-37 **발 사방향 엑스선영상** (제5발허리뼈의 찢김골절(견열골절)을 볼 수 있다[→]).

◆ 진단 및 경과 ◆

영상소견에서 제5발허리뼈의 찢김골절로 진단하고 보존적 요법으로서 경과를 관찰하였다.

◆ 촬영 및 진단방법 ◆

foot bone A-P, oblique, CT, MRI 등

◆ 영상관찰 목적 ◆

- 발허리뼈는 Chopart관절과 Lisfranc관절(3개의 쐐기뼈, 입방뼈, 제1~5발허리뼈와의 사이에서 구성)로서 구성되어 있다.
- 발배뼈, 입방뼈, 쐐기뼈의 단독손상은 적고 여러 가지 관절손상과 겹쳐 나타난다.
- 발허리뼈 골절은 무거운 물체 낙하에 의한 외력이 직접 영향을 미쳐 발생하는 경우가 많다.
- 제5발허리뼈의 골절에는 찢김골절(견열골절 avulsion fracture)과 뼈몸통끝골절(골간단골절 metaphysial fracture)이 있다.
- 찢김골절은 안쪽 번짐이 있을 때 짧은 종아리뼈근육힘줄의 긴장에 의해 발생하고 뼈몸통끝골절은 주로 직접 미치는 외력이나 반복되는 외력에 의해서 발생하며 Jones 골절이라고도 한다.
- 엑스선촬영은 정면과 사방향 촬영이 시행된다.
- 찢김골절이 의심될 때 같은 조건 아래에서 검사 반대쪽을 촬영하거나 반대사방향으로 촬영하여 비교한다.
- 정면상에서는 발허리뼈와 첫마디뼈의 관절간극이 잘 나타나고 사방향 촬영상에서는 발허리뼈와 중복이 적은 입방뼈, 발배뼈가 관계하는 관절면이 선명하게 나타난다.
- 본 증례에서 정면상은 명확한 골절이 인지되지 않으나 사방향 촬영상에서 제5발허리뼈의 몸쪽에 찢김골절을 볼 수 있다.

3) 발 전후 외측사방향 촬영 (foot AP lateral oblique projection)

촬영목적 : 발 전체의 뼈 및 뼈관절사이(골관절간극)의 변형성 질환, 골절 등의 병변 유무를 관찰한다.

촬영자세 : 환자는 앉은자세나 바로누운자세로 한다. 검사쪽 다리의 무릎을 세우고 셋째 발허리뼈 바닥이 중앙이 되게 한 후 다리와 발은 가쪽으로 회전하고, 발바닥을 IR면에 대해 30° 되게 기울인다. 이때 발과 IR면의 장축이 일치하도록 조정한다. 생식선을 피폭으로부터 보호하기 위해 조사면은 촬영부위의 크기로 제한하고 또 골반위에 납앞치마를 올려놓는다.

중 심 선 : 셋째 발허리뼈 바닥(metatarsal base)을 향해 IR면에 수직으로 입사한다.

촬영 point : 발허리뼈(중족골), 발목뼈(족근골)의 뼈밀도가 선명하게 나타나야 한다.

첫째, 둘째 쐐기뼈와 첫째, 둘째 발허리뼈 사이의 관절 공간이 잘 나타나야한다.

30° 블록위에 발바닥을 올려놓으면 발의 움직임을 방지할 수 있다.

※ 발 후전 사방향 촬영의 Grashey법은 엎드린자세에서 발을 안쪽으로 30° 회전과 가쪽으로 20° 회전시켜 촬영하는 검사법이다(그림 3-40).

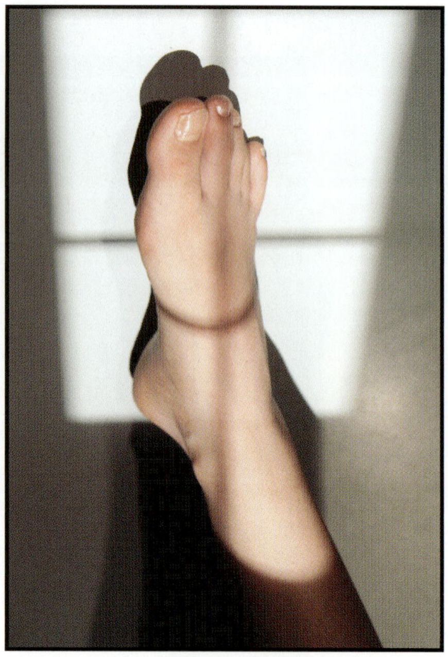

그림 3-38 발 전후 외측사방향 촬영자세

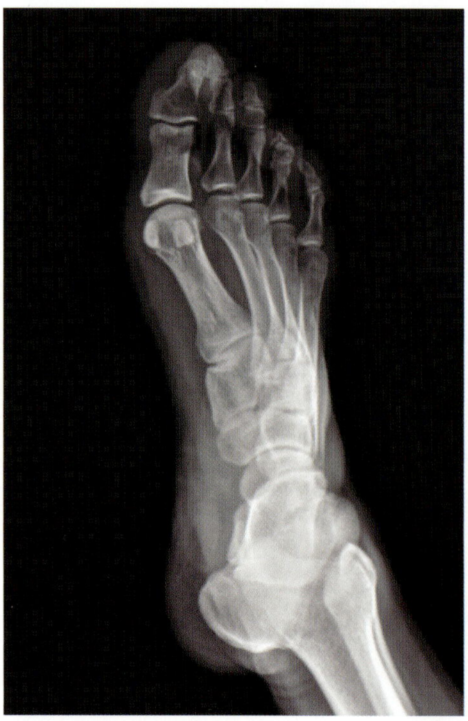

그림 3-39 발 외측사방향 엑스선영상

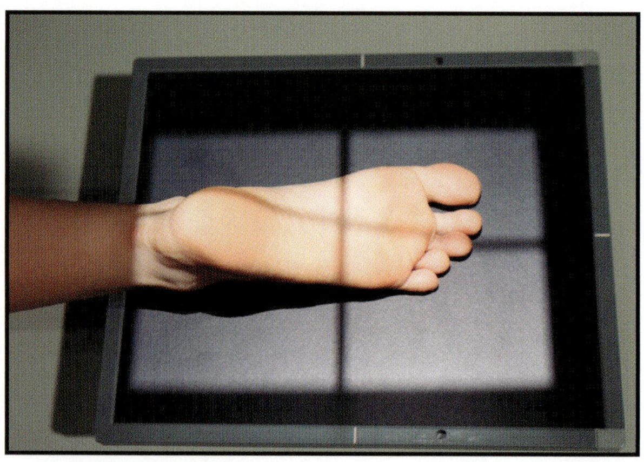

그림 3-40 발 후전사방향 촬영자세(Grashey법)

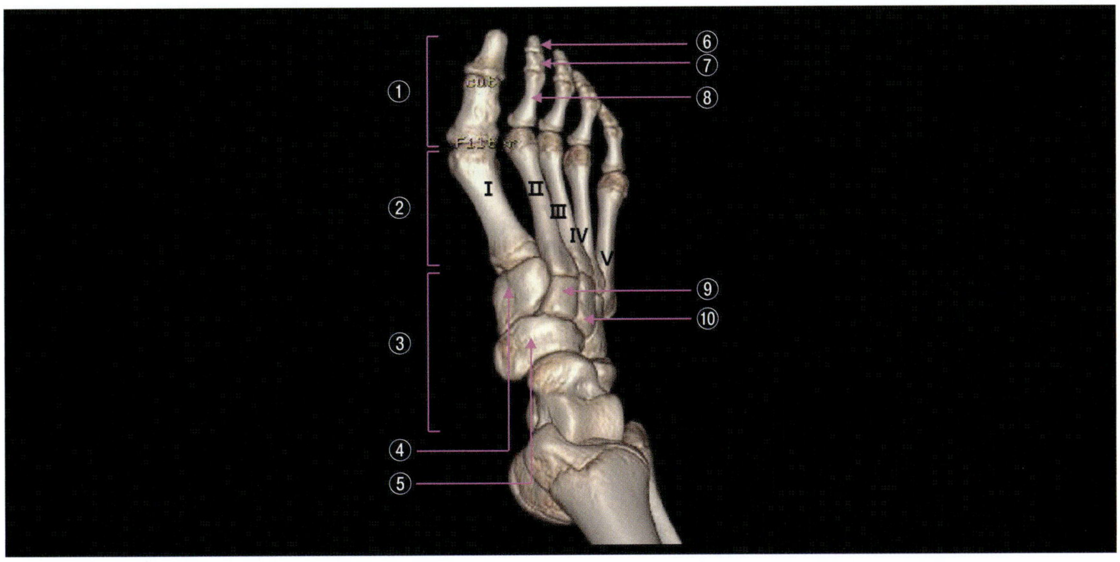

그림 3-41 **발 외측사방향 자세(foot lateral oblique position) 3D 영상**

① 발가락뼈(phalanges)
② 발허리뼈(metatarsal bones)
③ 발목뼈(tarsal bones)
④ 제1쐐기뼈(1st cuneiform)
⑤ 발배뼈(navicular)
⑥ 끝마디뼈(distal phalanx)
⑦ 중간마디뼈(middle phalanx)
⑧ 첫마디뼈(proximal phalanx)
⑨ 제2쐐기뼈(2nd cuneiform)
⑩ 제3쐐기뼈(3rd cuneiform)

4) 발 내외측방향 촬영 (foot mediolateral projection)

촬영목적 : 발목뼈(족근골)와 발허리뼈의 골절과 골절조각이 앞이나 뒤쪽으로의 어긋남이나, 관절이상, 불투명한 이물질의 위치 등의 병변 유무를 관찰한다.

촬영자세 : 환자는 앉은자세나 옆으로 누운자세(lateral recumbent position)로 한다. 검사쪽 발의 가쪽 모서리를 아래로 하여 편안한 자세가 유지되도록 환자의 머리에 베개를 받쳐준다. 검사쪽 다리의 무릎을 45°정도 구부리고 검사 반대쪽 다리는 검사쪽 다리 뒤에 놓는다. 검사쪽 발과 발목은 바른 측면자세를 취할 수 있도록 발등을 굽히며(배굴) 발바닥은 IR면에 대해 수직이 되게 한다. IR면과 발의 장축이 일치하도록 하고, 쐐기뼈가 중앙이 되도록 확인한다. 생식선 보호를 위해 조사면은 촬영부위의 크기로 제한하고, 또 골반위에 납 앞치마를 올려놓는다.

중 심 선 : 안쪽 쐐기뼈를 향해 IR면에 대해 수직으로 입사한다.

촬영 point : 목말발꿈치관절(거종관절)의 관절사이와 뼈 밀도가 선명하게 나타나게 하고 조사범위는 정강뼈안쪽복사(경골내과)와 종아리가쪽복사(비골외과)를 충분히 포함하도록 한다. 임상에서는 외내측방향 보다 내외측방향 촬영을 많이 선호하고 있는데 그 이유는 내외측방향 촬영 자세가 환자에게 편안한 자세이기 때문이다. 목말밑관절뒤위쪽모서리에서 발꿈치뼈(종골)뒤 위쪽모서리를 연결한 선과 목말밑관절 앞 위쪽모서리에서 발꿈치입방관절선(종입방관절선)을 연결한 선이 이루는 각을 Böhler각이라고 하며, 정상에서는 20°~40°이다. 발의 arch 구조는 그림 3-43와 같다.

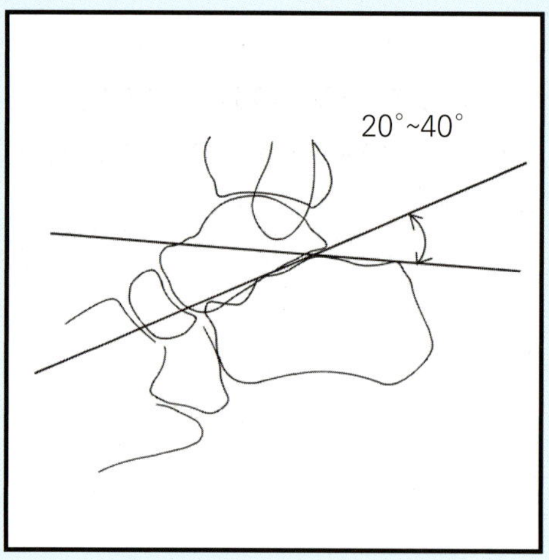

그림 3-42 Böhler각해부도

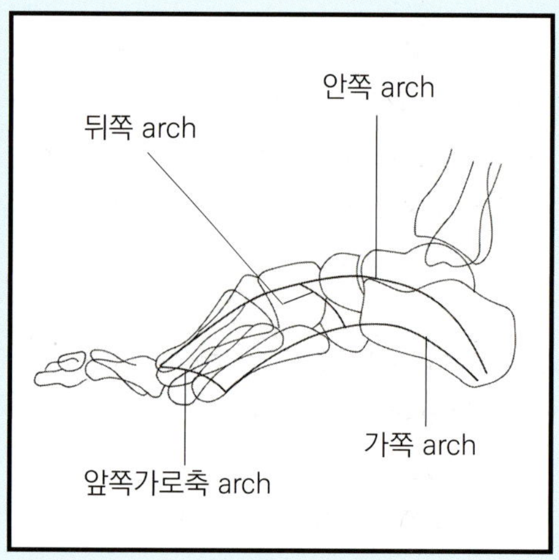

그림 3-43 발의 arch영상해부도

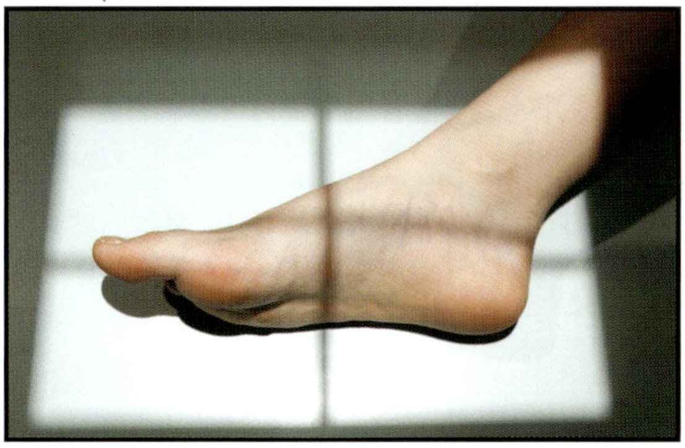

그림 3-44 발 내외측방향 촬영자세

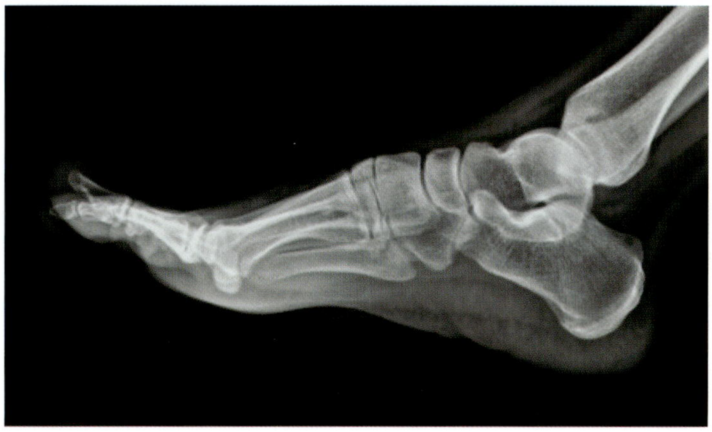

그림 3-45 발 내외측방향 엑스선영상

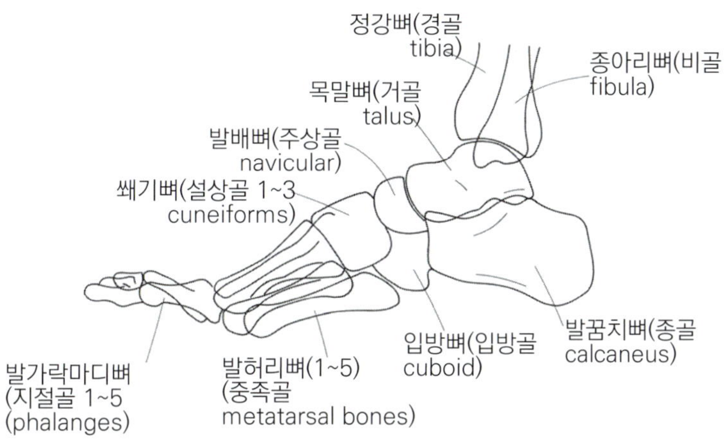

그림 3-46 발 내외측방향 엑스선영상해부도

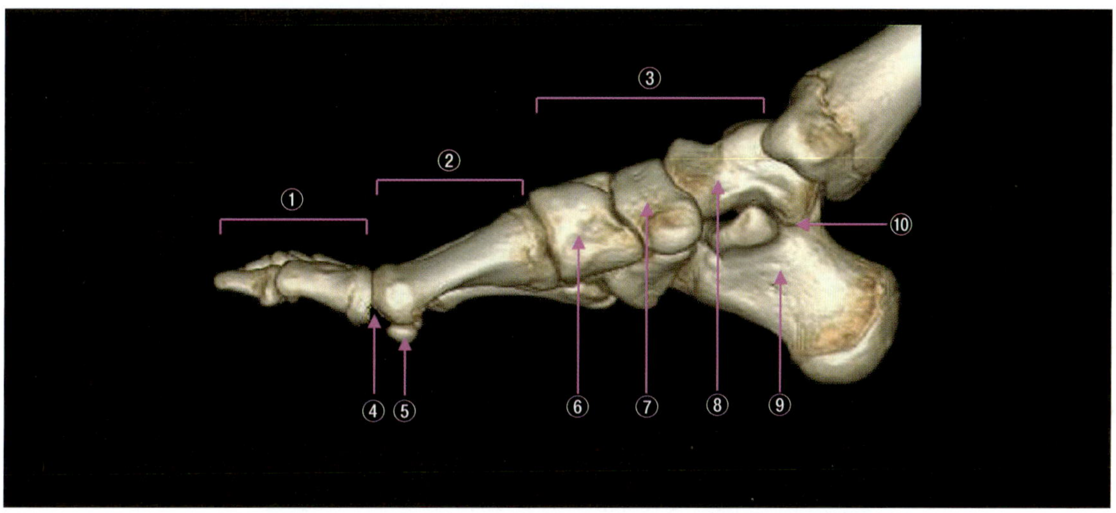

그림 3-47 발 측방향 자세(foot lateral position) 3D 영상

① 발가락뼈(phalanges)
② 발허리뼈(metatarsal bones)
③ 발목뼈(tarsal bones)
④ 발허리발가락관절(metatarsophalangeal joint)
⑤ 종자뼈(sesamoid bone)
⑥ 제1쐐기뼈(1st cuneiform)
⑦ 발배뼈(navicular)
⑧ 목말뼈(talus)
⑨ 발꿈치뼈(calcaneus)
⑩ 목말발꿈치관절(talocalcaneal joint)

5) 발 외내측방향 촬영 (foot lateromedial projection)

촬영목적 : 발목뼈(족근골)와 발허리뼈의 골절과 골절조각이 앞이나 뒤쪽으로의 어긋남이나, 관절이상, 불투명한 이물질의 위치 등의 병변 유무를 관찰한다.

촬영자세 : 환자는 앉은자세나 옆으로 누운자세(lateral recumbent position)로 한다. 검사쪽 발의 안쪽모서리를 아래로 하여 편안한 자세가 되도록 한다. 검사쪽 다리의 무릎을 45°정도 구부리고 검사 반대쪽 다리는 검사쪽 다리 앞으로 놓는다. 검사쪽 발과 발목을 바른 측방향자세가 되게하기 위해 무릎과 발의 안쪽모서리를 촬영대에 붙이고 발등은 굽히고(배굴) 발바닥은 IR면에 대해 수직이 되게 한다. IR면과 발의 장축이 일치하도록 하고 쐐기뼈가 중앙에 위치 했는지를 확인한다. 생식선 보호를 위해 조사면은 촬영부위의 크기로 제한하고, 또 골반위에 납 앞치마를 올려놓는다.

중 심 선 : 가쪽발허리뼈 바닥을 향해 IR면에 대해 수직으로 입사한다.

촬영 point : 목말발꿈치관절(거종관절)의 관절사이와 뼈 밀도가 선명하게 나타나게 하고, 조사범위는 정강뼈안쪽복사(경골내과), 종아리가쪽복사(비골외과)가 충분히 포함되도록 한다. 외내측방향 촬영은 바른 측방향자세를 취하기가 쉽지 않아 임상에서는 권장하지 않고 있다.

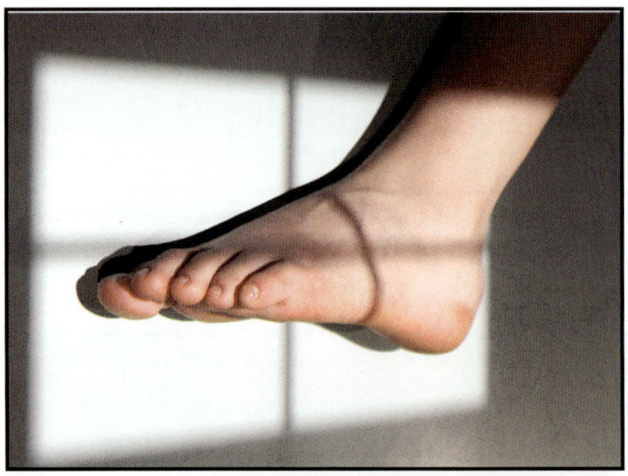

그림 3-48 발 외내측방향 촬영자세

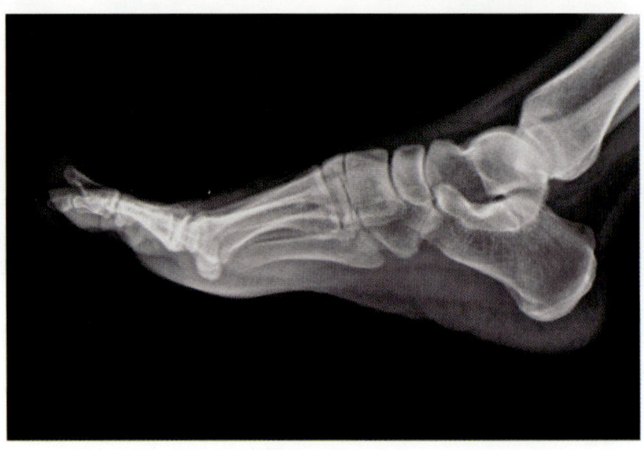

그림 3-49 발 외내측방향 엑스선영상

·발목뼈(발) 엑스선상의 평가기준

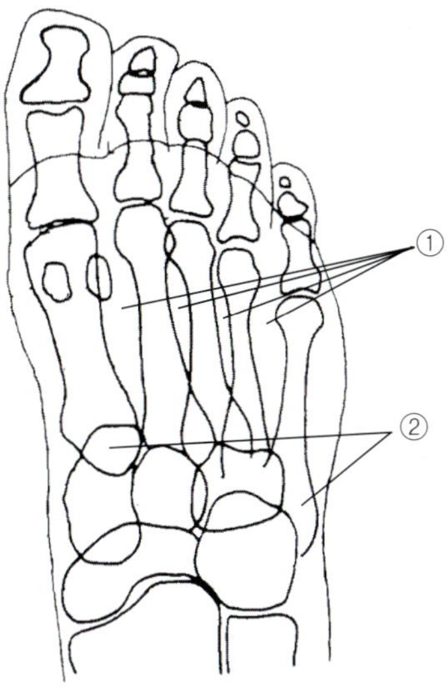

1. 전후방향 엑스선영상

① 제2발허리뼈에서 제5발허리뼈까지의 서로 인접한 발허리뼈몸통 사이의 간격이 일정한가?
② 제2~제5발허리뼈바닥이 겹쳤는가?
③ 발허리뼈와 같이 목말뼈에서 먼쪽의 발목뼈와 발가락마디뼈가 진단유효 농도 범위 내에 있는가?

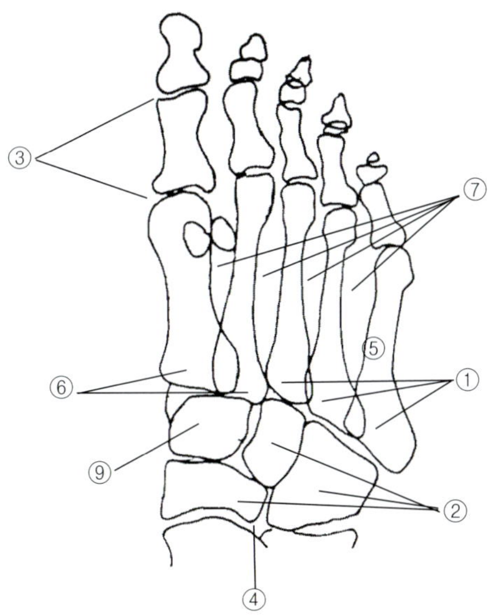

2. 내측·외측사방향 엑스선영상

① 제3~제5발허리뼈의 바닥이 중복없이 나타났는가?
② 대부분의 발목뼈가 전후방향 촬영보다 중복없이 잘 나타나고 있는가?
③ 발목발허리관절(족근중족관절 tarsometatarsal joint)과 발목뼈사이관절(족근간관절 intertarsal joint)이 나타나고 있는가?
④ 발목뼈굴(tarsal sinus)이 나타났는가?
⑤ 제5발허리뼈의 거친면이 나타났는가?
⑥ 제1, 제2발허리뼈의 바닥이 겹쳐 있는가?
⑦ 제2~제5발허리뼈몸통 사이의 간격이 서로 같은가?
⑧ 발가락마디뼈, 발허리뼈, 발목뼈의 영상농도가 진단유효범위 내에 있는가?
⑨ 제1, 제2쐐기뼈가 중복되지 않았는가?
⑩ 내측 사방향 촬영에서보다 발배뼈가 선명하게 나타났는가?

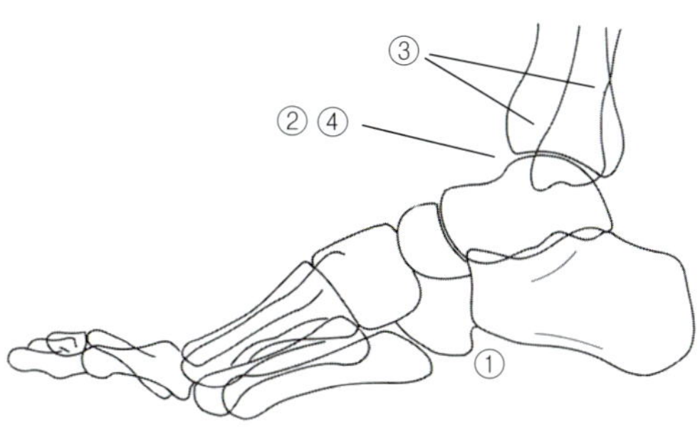

3. 측방향 엑스선영상

① 발의 가로발바닥활(횡족궁 transverse arch)에 따라서, 발허리뼈가 내외방향 촬영상에서보다 중복되어 나타났는가?
② 먼쪽종아리(원위하퇴부)와 발목관절이 포함되었는가?
③ 종아리뼈가 정강뼈 뒷쪽에 중복되어 나타났는가?
④ 목말관절[거퇴관절 ankle(talocrural) joint]이 나타났는가?
⑤ 영상농도가 중복된 발목뼈와 발허리뼈를 나타내기에 충분한가?

6) 종자골 측축방향 촬영 (sesamoid lateroaxial projection) Causton법

촬영목적 : 종자뼈의 골절 등을 관찰한다.

촬영자세 : 환자는 검사 반대쪽을 아래로 하여 옆으로 누운자세로 한다. 검사쪽 무릎을 굽히고 발의 안쪽면을 아래로 하여 측면자세가 되도록 한다. 발바닥과 첫째 발허리발가락관절(제1 중족지절관절)이 IR면의 중앙과 수직이 되게 조정한다. 생식선 보호를 위해 조사면은 촬영부위의 크기로 제한하고 골반위에 납 앞치마를 올려놓는다.

중 심 선 : 첫째 발허리발가락관절을 향해 발뒤꿈치 쪽으로 40°기울여 입사한다.

촬영 point : 2개의 종자뼈가 분리되어 촬영되어야 한다. 선명한 영상으로 촬영되어 진단효율을 높일 수 있어야 한다..

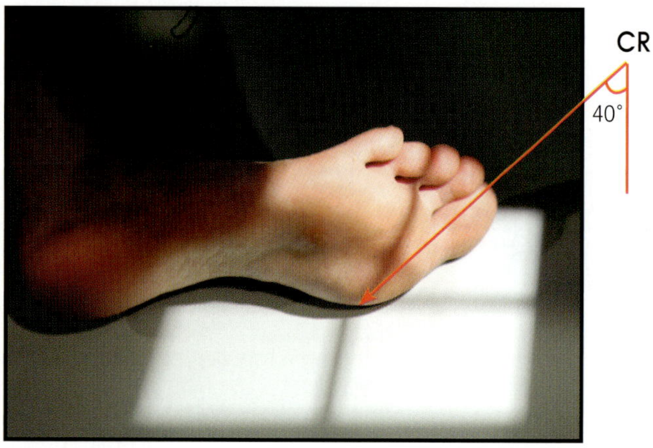

그림 3-50 종자골 측축방향 촬영자세

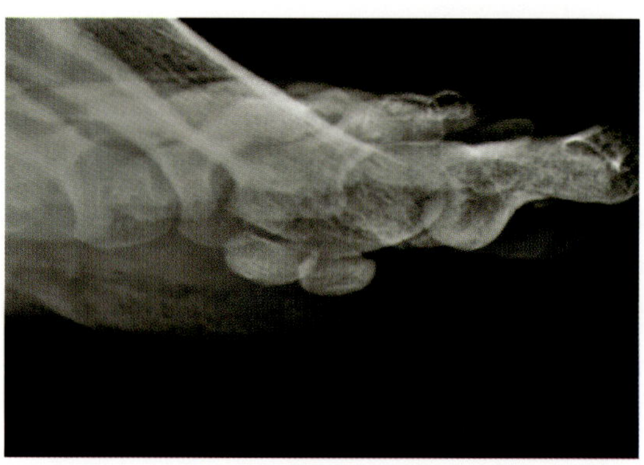

그림 3-51 종자골 측축방향 엑스선영상

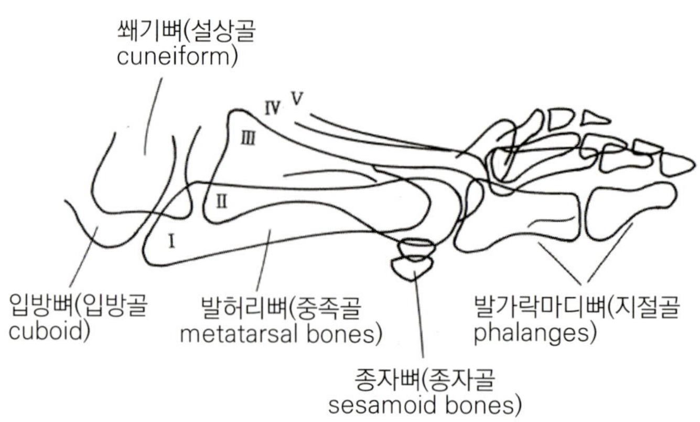

그림 3-52 종자골 측축방향 엑스선영상해부도

병리학 예 2. 엄지발가락 종자뼈 피로골절 (stress fracture of sesamoid bone)

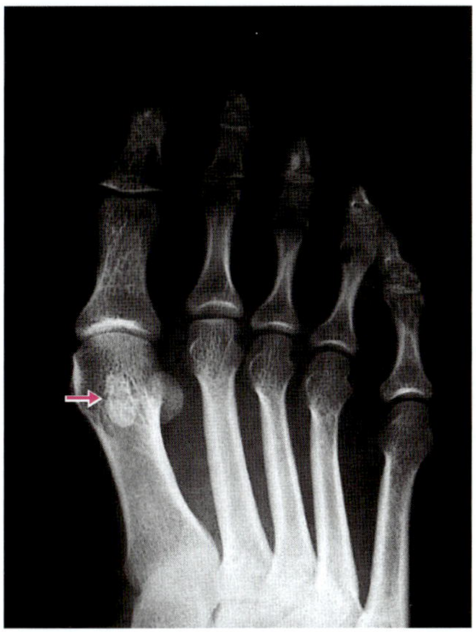
그림 3-53

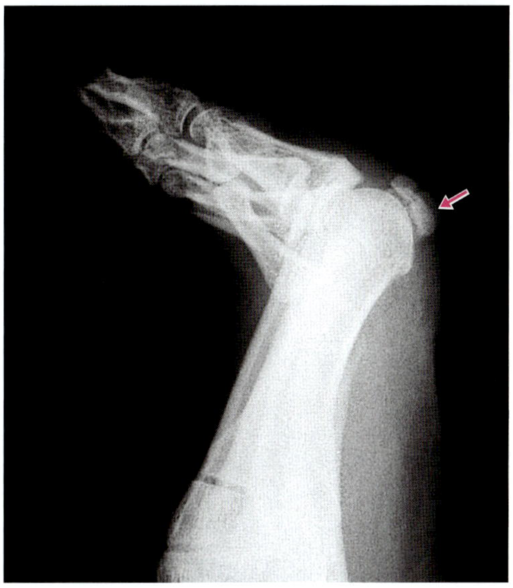
그림 3-54

그림 3-53 **발가락 정면 엑스선영상** (엄지발가락의 발허리뼈머리 아래에서 종자뼈가 겹쳐서 보기 어렵고 가로골절(transverse fracture)이 보인다[→]).

그림 3-54 **발가락 측방향 엑스선영상** (측방향 엑스선영상에서 종자뼈의 분명한 골절이 보인다[→]).

◆ 진단 및 경과 ◆

엄지발가락의 종자뼈 피로골절로 진단 한 후 경과를 관찰하였다.

◆ 촬영 및 진단방법 ◆

Toes A-P, axial, tangential, lateral, Causton법, Lewis법, Holly법 등

◆ 영상관찰 목적 ◆

- 피로골절이란 동일부위에 반복하여 외부압력이 가해지는 것으로 1회의 강한 외부압력에 의해서 발생하는 외상성 골절과는 구분된다.
- 엄지발가락 종자뼈는 짧은 엄지발가락굽힘근(무지굴근) 힘줄(건) 내에 존재한다.
- 안쪽종자뼈는 짧은 엄지발가락굽힘근 안쪽갈래(무지굴근 내측두) 및 엄지벌림근(무지외전근)이 부착되어 있다.
- 바깥쪽종자뼈는 짧은 엄지발가락굽힘근 바깥쪽갈래(무지굴근 내측두) 및 엄지발가락모음근(무지내전근사두), 가로갈래(횡두)가 부착되어 있다.
- 양 종자뼈는 제1발허리뼈머리 아랫면을 형성하며 관절면은 관절연골로 덮여져 있다.
- 엄지발가락을 발등쪽으로 구부리면 종자뼈는 arch 앞부분의 교각내측의 하중을 받아 정지한다.
- 보행 때 내딛는 다리에는 몸통을 앞으로 내보내려고 자동적으로 발가락이 강제로 발등쪽으로 구부려져 종자뼈에 힘이 가해진다. 힘은 가속도에 비례하여 커진다.
- 종자뼈 골절은 가로골절이 대부분으로 뼈가 접히는 선은 날카로운 각을 가진다.
- 엄지발가락 발허리 발가락(MTP) 관절 발바닥의 동통, 압통, 종창, 열감 등이 일반적 증상이다.
- 발가락 정면, 사방향상에서 피로골절이 의심될 경우 축방향, 측면 촬영을 추가한다.
- 동통으로 강한 축위가 곤란한 경우 측면자세에서 중심선을 45° 기울게 촬영하여 2개의 종자뼈를 분리해서 관찰할 수 있다.
- 본 증례에서 엑스선영상을 통해 종자뼈에 분명한 가로골절이 있음을 관찰할 수 있다.

7) 종자골 접선방향 촬영 (sesamoid tangential projection) Lewis법, Holly법

촬영목적 : 종자뼈의 골절 등을 관찰한다.

촬영자세 : 환자는 엎드린자세로 한다. 검사쪽 발의 첫째 발허리뼈 머리가 중앙이 되게 발가락을 굽힌다. 첫째 발허리뼈가 IR면에 수직이 되게 하고 발가락은 발등쪽으로 굽혀 발바닥이 IR면에 대해 75°가 되도록 발을 조정한다(발바닥이 수직으로부터는 15°). 이 검사법을 Lewis법이라 한다.

엎드린자세가 곤란한 경우는 바로누운자세에서 발가락을 긴 끈이나 붕대로 잡아당겨 발등쪽으로 굽히게 하여 발바닥이 IR면에 대해 75°가 되도록 발을 조정한다. 이 검사법을 Holly법이라 한다. 생식선 보호를 위해 조사면은 촬영부위의 크기로 제한하고, 또 골반위에 납 앞치마를 올려놓는다.

중 심 선 : 첫째 발허리뼈머리를 향해 IR면에 대해 수직으로 입사한다.

촬영 point : 2개의 종자뼈는 첫째 발허리뼈머리(중족골두)와 분리되어 나타나야 한다.

※ Holly법으로 촬영하면 Lewis법보다 종자뼈가 확대되어 나타난다.

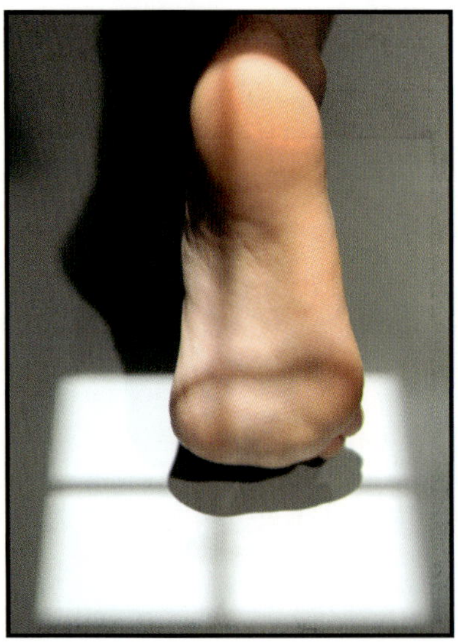

그림 3-55 종자골 접선방향 촬영자세 (Lewis법)

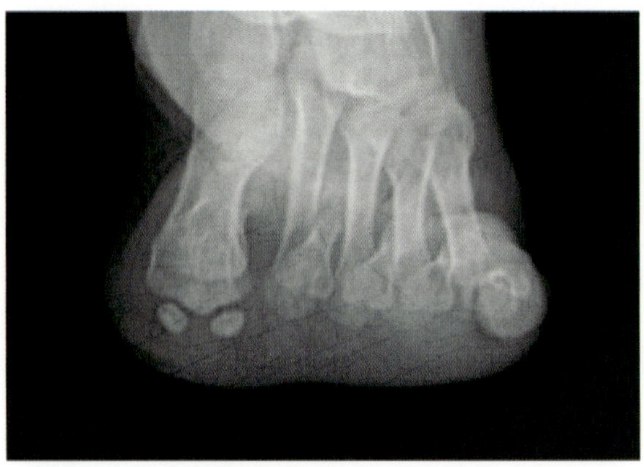

그림 3-56 종자골 접선방향 엑스선영상(Lewis법)

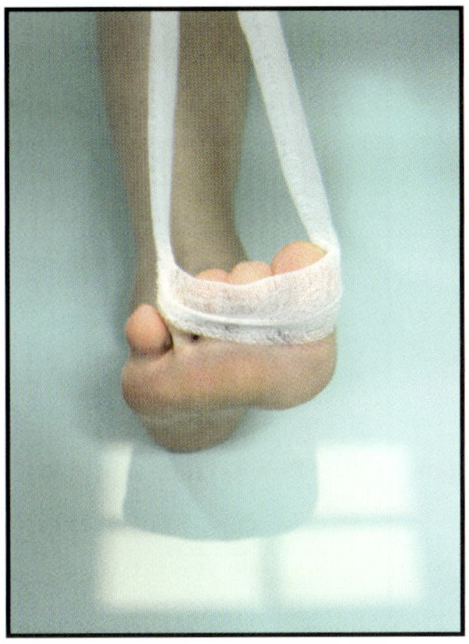

그림 3-57 종자골 접선방향 촬영자세 (Holly법)

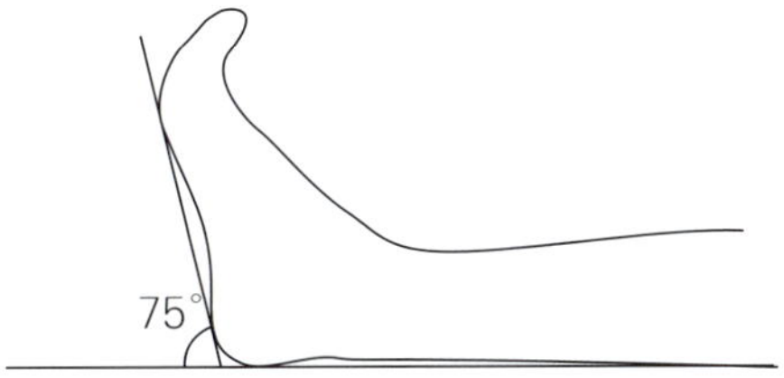

그림 3-58 종자골 접선방향 촬영자세 (Holly법)

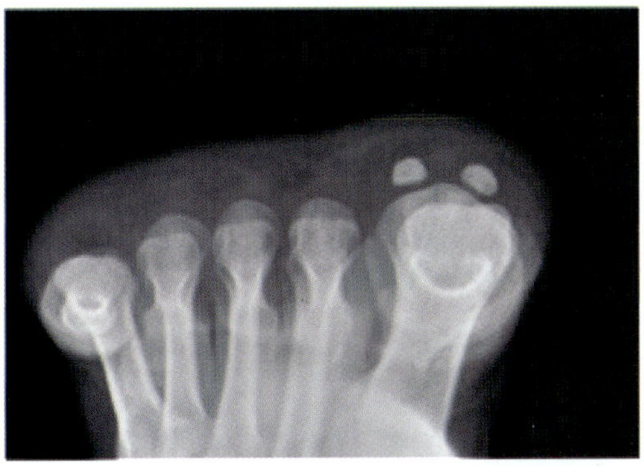

그림 3-59 종자골 접선방향 엑스선영상(Holly법)

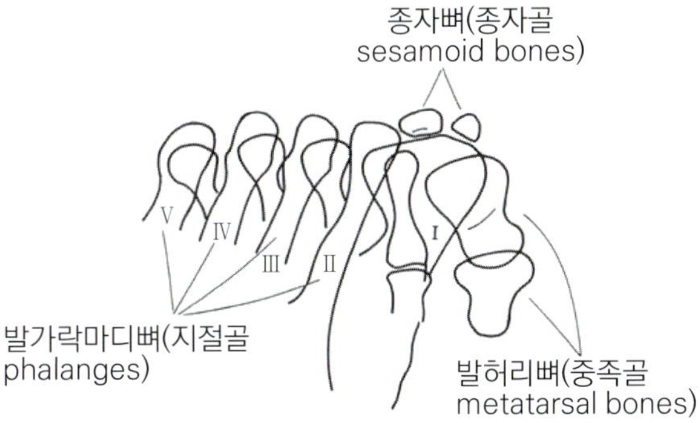

그림 3-60 종자골 접선방향 엑스선영상해부도

3

8) 종족궁 측방향 촬영 - 선(체중부하) 자세 (longitudinal arch lateral projection in weight-bearing position)

촬영목적 : 선자세에서 세로발바닥활(종족궁)의 구조적 상태를 관찰한다. 비교하기 위해 양쪽발을 촬영한다.

촬영자세 : 환자는 바로 선자세로 하여 발바닥면 전체가 IR면에 포함이 되도록 하기 위해 IR를 세워서 넣을 수 있는 구멍이 뚫린 상자(gamble box)나 단단한 목판 위에 환자를 세워놓고 양발에 몸무게를 균등하게 한 다음 한쪽발을 측방향에서 촬영하고, 이어 IR를 교환하여 다시 반대쪽 발을 같은 방법으로 촬영한다. DR장비를 사용하는 경우는 수직격자 장치(vertical grid device)를 이용하여 양쪽을 각각 촬영한다.

중 심 선 : 다섯째발허리뼈(중족골) 바닥을 향해 수평으로 입사한다.

촬영 point : 발 전체와 정강뼈, 종아리뼈 먼쪽이 포함되도록 한다. 발바닥면과 발목뼈, 발허리뼈가 적정농도로 나타나야 한다.

※ 선자세의 양쪽 세로발바닥활은 측방향 촬영상으로 뼈밀도가 선명하게 나타내야 한다. 평발검사를 위해 촬영하고 있다.

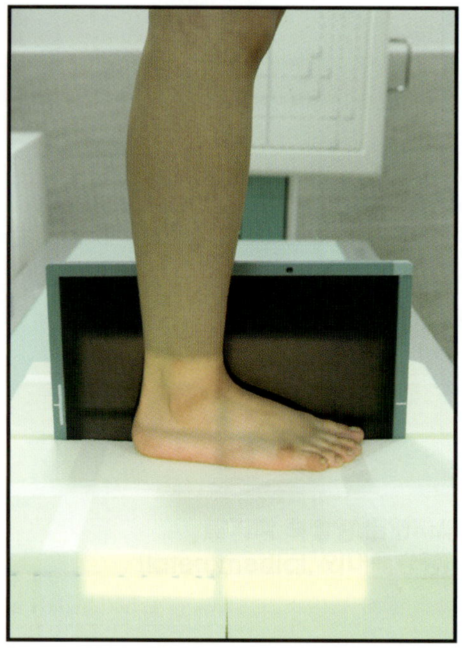

그림 3-61 종족궁 선자세 측방향 촬영자세

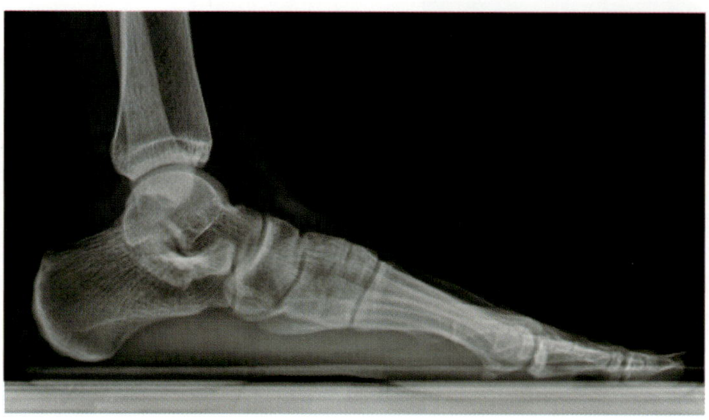

그림 3-62 종족궁 선자세 측방향 엑스선영상

9) 발 합성 전후축방향 촬영 (composite AP axial projection in weight-bearing position)

촬영목적 : 선자세에서 발 전체가 다리와 겹침이 없는 축방향 촬영상으로 나타나 발 전체의 병변 유무를 관찰한다.

촬영자세 : 환자는 선자세로 한다. 환자는 IR면을 밟고 편안한 자세로 서서 검사쪽 발아래에 IR면 장축과 발의 장축이 일치하게 놓는다. 발목관절과 다리의 영상이 중복되는 것을 방지하기 위해 발 앞쪽 촬영 때에는 반대쪽 발을 한 걸음 뒤로 물러선 후 촬영하고 이어서 발 뒤쪽 촬영 때에는 반대쪽 발을 한 걸음 앞으로 이동시켜 다시한번 촬영한다. 이 때 검사쪽 발은 절대로 움직이지 않도록 주의 한다.

중 심 선 : 첫 번째 촬영시 중심선은 셋째 발허리뼈 바닥을 향해 뒤쪽으로 15°로 입사하고, 두 번째 촬영은 엑스선관을 환자의 뒤로 이동시켜 중심선은 앞쪽을 향해 25°로 발목의 뒷면에 입사한다. 이때 촬영은 피사체 두께를 고려하여 촬영조건을 증가하여야 한다.

촬영 point : 모든 발목뼈(족근골)를 포함하여 발의 전체 뼈윤곽이 다리와 겹침 없이 나타나야 하며, 높은 대조비의 영상이 될 수 있도록 조사조건이 적정해야 한다.

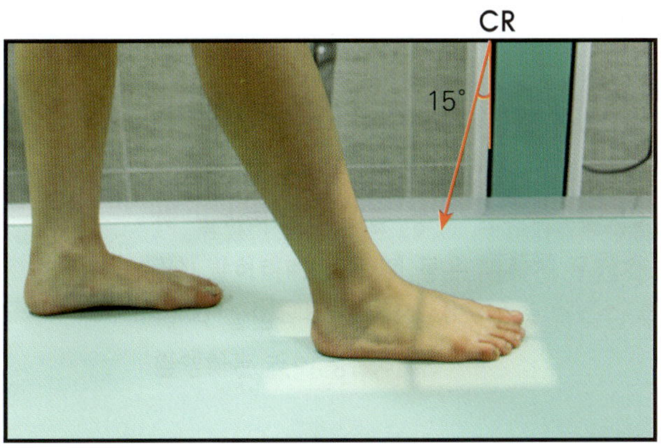

그림 3-63 선자세 발 합성 전후축방향 촬영자세

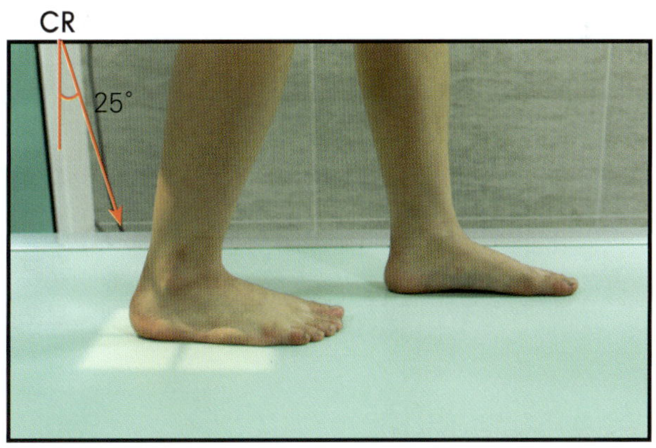

그림 3-64 선자세 발 합성 전후축방향 촬영자세

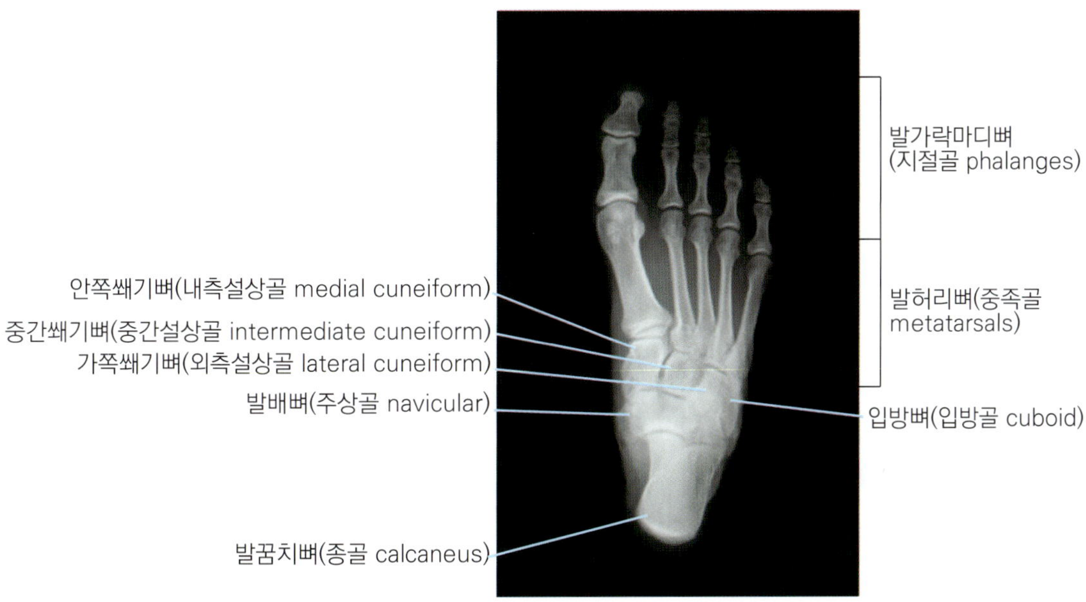

그림 3-65 선자세 발 합성 전후축방향 엑스선영상

4. 발꿈치뼈 (종골 Calcaneus)

1) 종골 측방향 촬영 (calcaneus lateral projection)

촬영목적 : 목말뼈(거골), 발꿈치뼈의 골절, 목말발꿈치뼈관절(거종관절)의 변형성 질환 등의 병변 유무를 관찰한다.

촬영자세 : 환자는 옆으로 누운자세로 한다. 검사쪽 종아리뼈(비골) 가쪽모서리를 아래로 하여 발꿈치뼈 중앙을 IR면에 놓이도록 한다. 이때 편안한 자세를 유지하기 위해 무릎을 가볍게 구부려 다리를 IR면의 장축과 평행이 되게 조정하고 바른 측면자세를 위해 발을 뒤로 굽혀서 발바닥 면이 다리에 직각이 되도록 한다. 생식선 보호를 위해 조사면은 촬영부위의 크기로 제한하고, 또 골반위에 납 앞치마를 올려놓는다.

중 심 선 : 발꿈치뼈 중앙을 향해 IR면에 대해 수직으로 입사한다.

촬영 point : 목말발꿈치뼈관절(거종관절) 사이, 목말뼈, 발꿈치뼈의 뼈밀도가 선명하게 나타나야 한다. 조사면은 정강뼈(경골)의 안쪽복사(내과)와 종아리뼈의 가쪽복사(외과)가 충분히 포함되도록 조절하여 촬영하여야 한다.

※ 발목뼈(족근골) 중에서도 75%는 목말밑관절(거골하관절)에서 일어나는 골절이며 압박골절이다. 또 발꿈치뼈 골절시에는 Böhler각의 감소가 보인다.

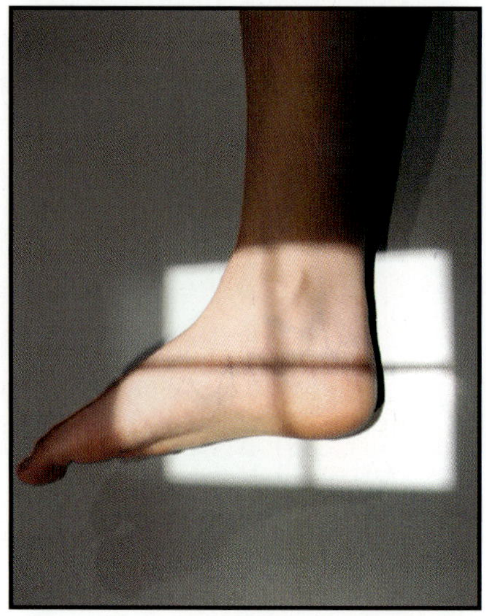

그림 3-66 **종골 측방향 촬영자세**

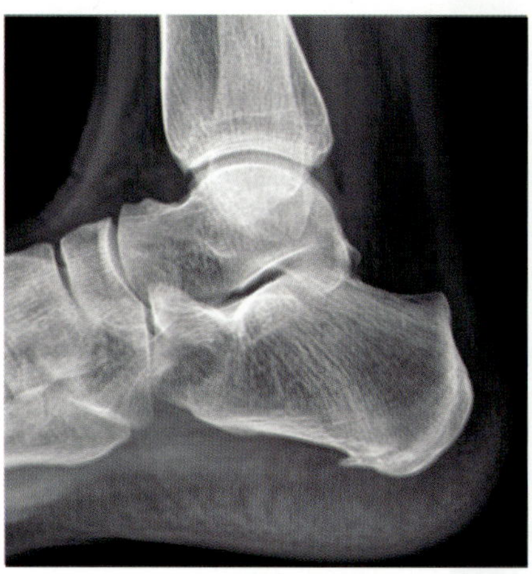

그림 3-67 **종골 측방향 엑스선영상**

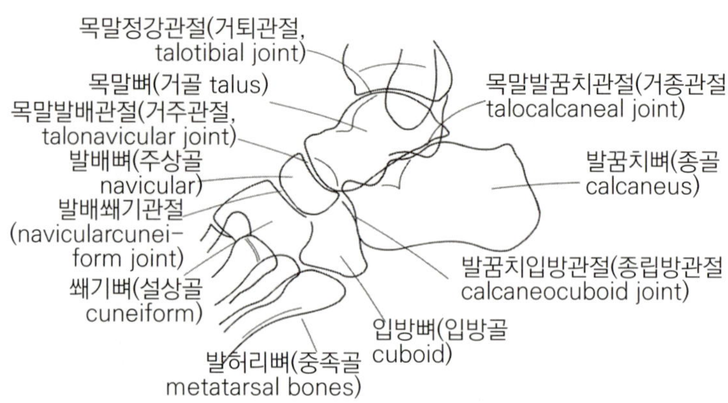

그림 3-68 **종골 측방향 엑스선영상해부도**

병리학 예 3. 종골(발꿈치뼈) 골수염 (calcaneal osteomyelitis)

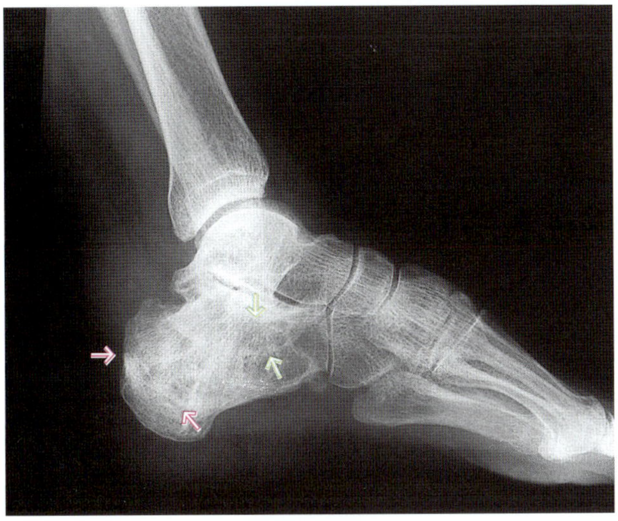

그림 3-69

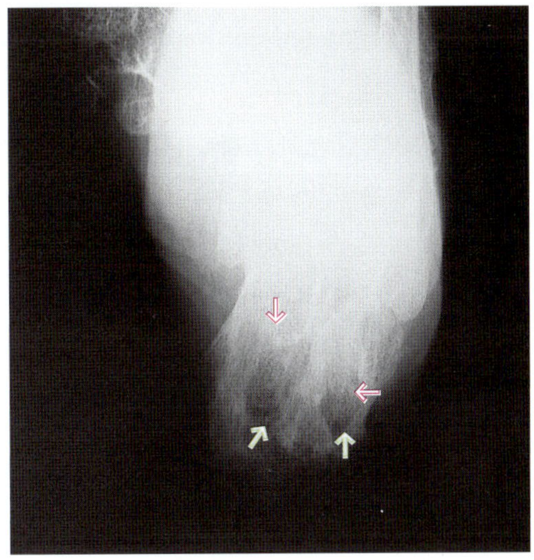

그림 3-70

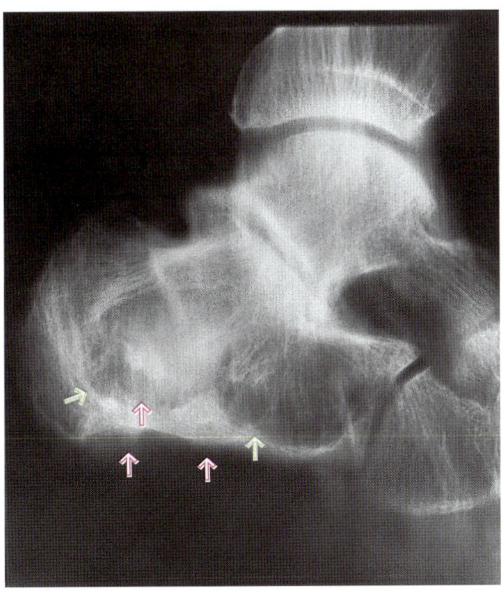

그림 3-71

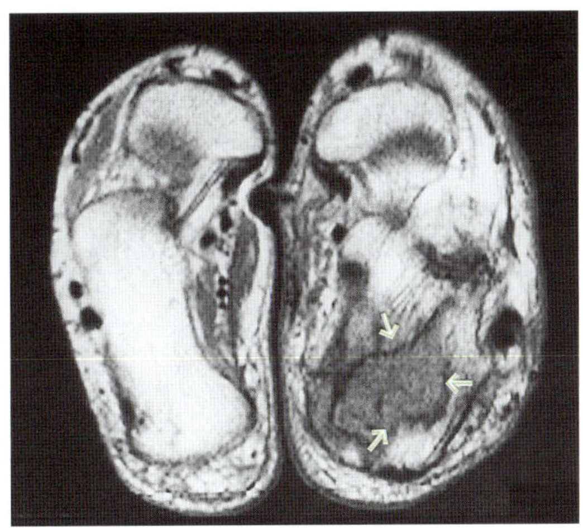

그림 3-72

그림 3-69 **종골 측방향 엑스선영상** (발꿈치뼈 내부에 뼈괴사로 생각되는 투과영상[⇒]과 뼈경화상[⇒]이 넓게 보인다).

그림 3-70 **종골 축방향 엑스선영상** (발꿈치뼈 축위 엑스선영상 측면상과 같이 뼈 내부에 투과영상[⇒]과 뼈경화상[⇒]이 혼재된 불규칙한 부분이 넓게 보인다).

그림 3-71 **종골 단층 엑스선영상** (발꿈치뼈 내부의 뼈 괴사에 따른 엑스선 저흡수영역[⇒]과 뼈경화에 따른 고엑스선 흡수영역[⇒]이 명확하게 나타나고 있다).

그림 3-72 **종골 MR검사 T1강조영상** (바깥쪽의 뼈겉질은 거의 정상의 신호강도를 나타내지만, 뼈 내부는 농양형성에 의해 광범위하게 저신호[⇒]를 나타내고 있다.).

◆ 진단 및 경과 ◆

영상소견 및 임상검사소견에서 발꿈치뼈의 만성 화농성 골수염으로 진단하고 항생제에 의한 치료를 시행하였다.

◆ 촬영 및 진단방법 ◆

Calcaneus lateral, axial, tomography, CT, MRI 등

◆ 영상관찰 목적 ◆

· 만성 화농성 골수염은 15세 미만인 청소년에게서 초기 발생이 많은 혈행성 골수염으로부터 진행되는 경우 또는 해방골절, 자상, 수술 후 감염에 수반해서 발생하는 경우가 있다.
· 급성골수염인 경우 조기에 적절한 치료를 하지 않을 경우 30~40%가 만성골수염으로 진행된다.
· 지속적인 배농이 있을 때는 누공을 형성하고 혼합감염을 일으킨다.
· 엑스선영상에서는 불규칙한 엑스선흡수와 뼈경화가 혼재하여 나타난다.
· 본 증례는 가장자리(marginal)가 선명한 뼈 투량상과 골경화상을 보인다.
· 병소의 진전정도 판단을 위해 발꿈치뼈가 넓은 범위로 보이고 목말발꿈치관절강을 선명하게 나타내는 Anthonsen법 촬영법이 진단에 도움이 된다.
· 또한 단층촬영, 누공조영, CT, MRI 등의 영상검사도 진단에 도움이 된다.

2) 종골 후전축방향 촬영 (calcaneus plantodorsal axial projection)

촬영목적 : 목말발꿈치뼈관절(거종관절)의 골절선, 뼈조각이 가쪽으로 어긋남에 의한 발꿈치뼈가쪽번짐(종골외번) 등의 병변 유무를 관찰한다.

촬영자세 : 환자는 바로누운자세나 앉은자세로 한다. 검사쪽 다리를 펴고 발은 발등 굽힘자세로 하여 발바닥과 둘째 발가락이 IR면에 수직이 되도록 한다. 이때 발바닥이 수직이 되도록 붕대로 발허리뼈 머리를 감아 환자에게 붕대 끈을 천천히 잡아 당겨 발바닥이 수직이 되도록 조정한다. 생식선을 보호하기 위해 조사면은 촬영부위의 크기로 제한하고 또 골반위에 납앞치마를 올려놓는다.

중 심 선 : 가쪽복사(외과) 아래끝의 높이로 발바닥의 중앙을 향해 머리 방향으로 40°되게 입사한다.

촬영 point : 발꿈치뼈(종골)의 뼈밀도가 선명하게 나타나야 한다. 발꿈치뼈의 세로골절 등이 잘 관찰되야 한다. 목말받침돌기(재거돌기)가 반측면상으로 나타나고 목말발꿈치뼈관절과 발꿈치융기가 적정농도 범위로 나타나야 한다.

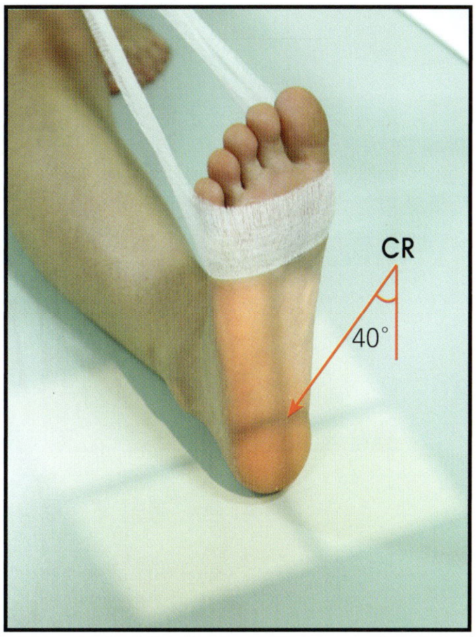

그림 3-73 종골 후전축방향 촬영자세

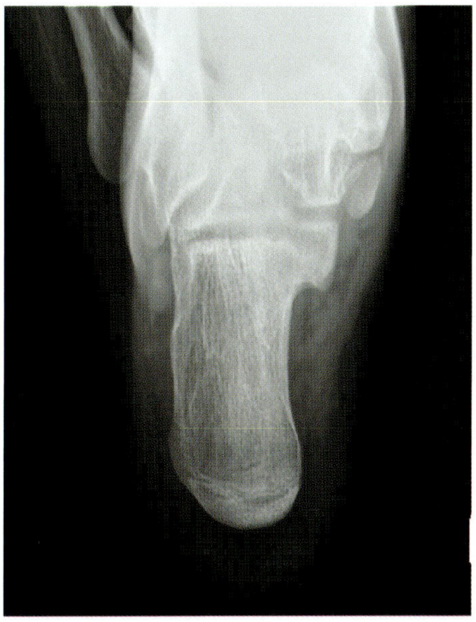

그림 3-74 종골 후전축방향 엑스선영상

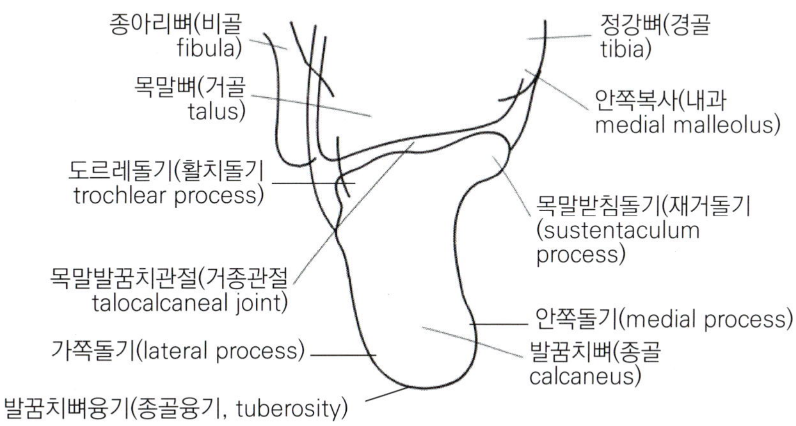

그림 3-75 종골 후전축방향 엑스선영상해부도

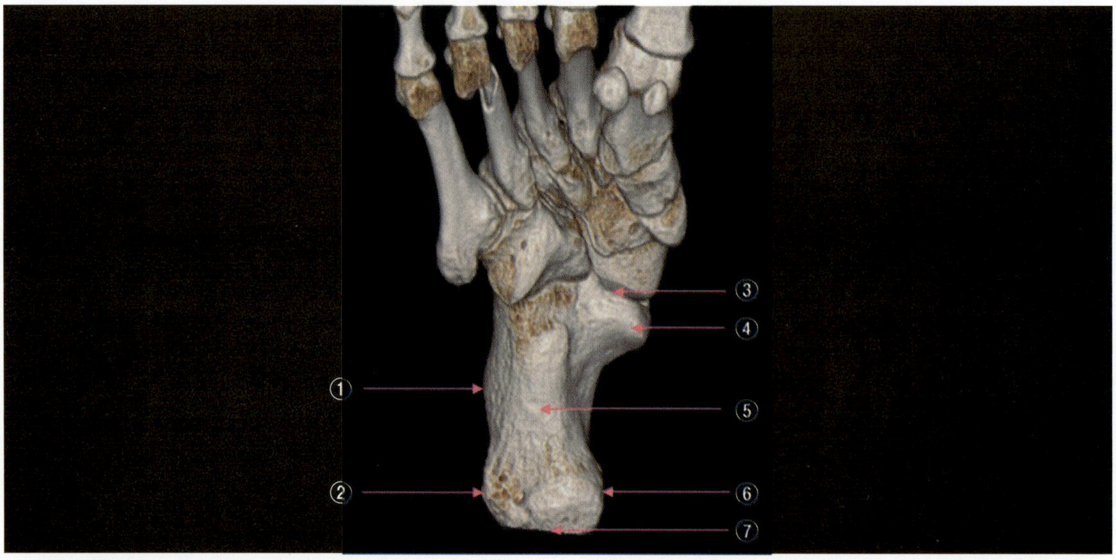

그림 3-76 종골 후전축방향 자세(calcaneus plantodorsal axial position) 3D 영상

① 도르래돌기(trochlear process)
② 가쪽돌기(lateral process)
③ 목말발꿈치관절(talocalcaneal joint)
④ 목말받침돌기(sustentaculum process)
⑤ 발꿈치뼈(calcaneus)
⑥ 안쪽돌기(medial process)
⑦ 발꿈치융기(tuberosity)

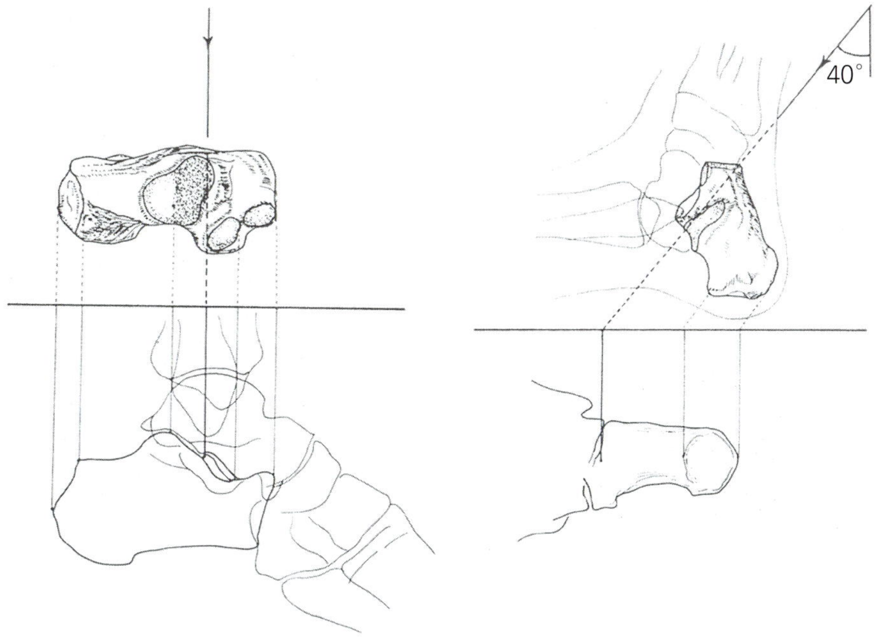

종골 측, 축방향 촬영상의 해부학적 관계

· 엑스선상의 평가기준

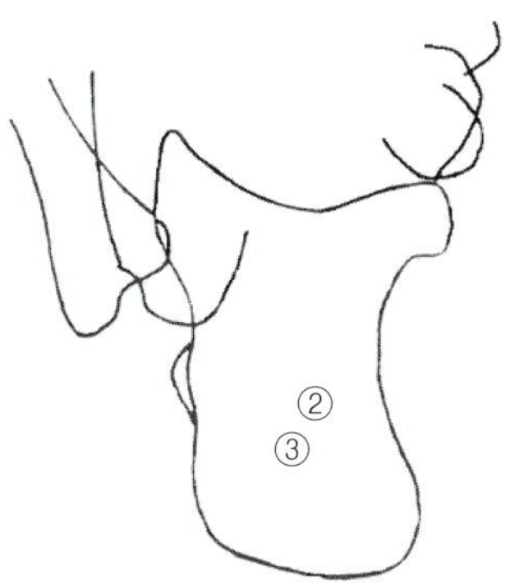

· 종골 후전 축방향 촬영

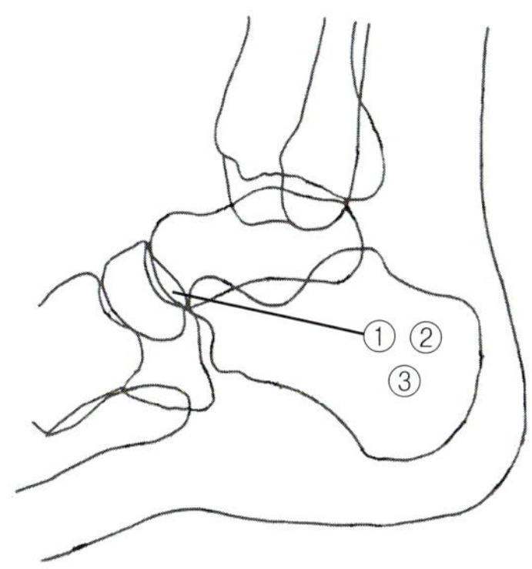

· 종골 측방향 촬영

① 목말발꿈치발배관절(거종주관절 talocalcaneal joint)을 포함하여 발꿈치뼈가 보이는가?
② 발꿈치뼈는 회전되지 않았는가?
③ 발꿈치뼈가 효과적으로 나타났는가?
④ 발꿈치뼈 앞부분의 영상농도는 뒷부분보다 높지는 은가?

5. 목말밑관절 (거골하관절 Subtalar joint)

1) 거골하관절 상하 사방향 촬영 (subtalar joint superoinferior oblique projection)

촬영목적 : 발꿈치뼈(종골)와 목말뼈(거골)사이의 두개의 관절인 앞쪽관절(anterior articulation)과 뒤쪽관절의 변형성 질환 등의 병변 유무를 관찰한다.

촬영자세 : 환자는 검사쪽을 아래로 하여 옆으로 누운자세로 한다. 무릎을 굽혀 몸이 회전되지 않도록 고정용구 위에 놓는다.

검사쪽 다리는 펴고 측면자세에서 약간 앞으로 기울인다. 발목관절(족관절)에서 약 2.5~4 cm 먼쪽을 IR면 중앙에 맞추고, 종아리(하퇴부)의 장축이 평행되게 조정한다.

발꿈치를 바른 측면자세에서 4 cm 들려지게 하여 발허리뼈(중족골)가 앞쪽으로 경사지게 한다. 생식선을 보호하기 위해 조사면은 촬영부위의 크기로 제한하고, 또 골반위에 납 앞치마를 올려놓는다.

중 심 선 : 이중 입사각을 필요로 하는데 앞쪽으로 5°, 발쪽으로 23°로 발목관절을 향해 입사한다.

촬영 point : 목말밑관절(거골하관절)이 열려져 보여야 하며 발목뼈굴(족근동)이 넓게 나타나야 한다. 가쪽복사(외과)와 뼈밀도가 선명하게 나타날 수 있도록 적정조건에서 촬영되어야 한다.

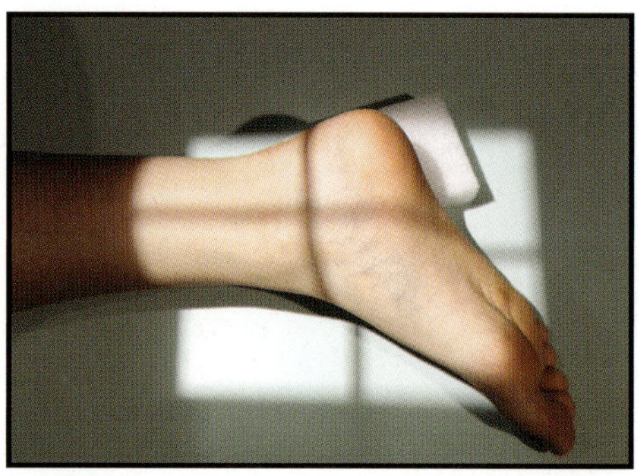

그림 3-77 거골하관절 상하사방향 촬영자세

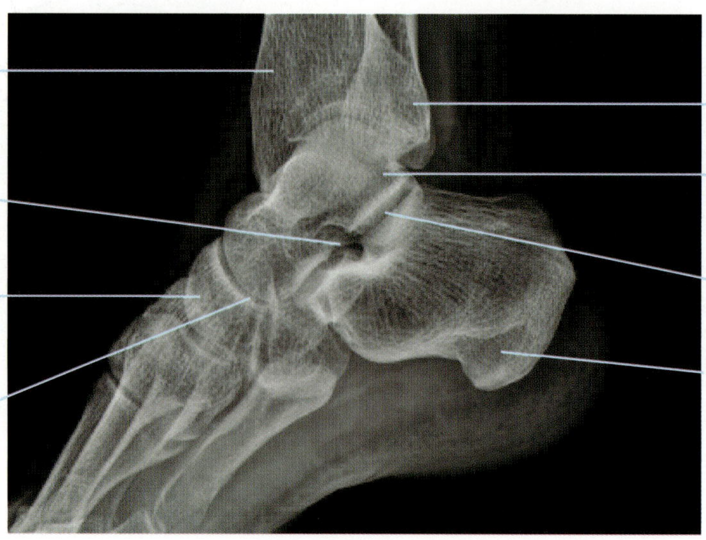

그림 3-78 거골하관절 상하사방향 엑스선영상

2) 거골하관절 전후축사방향 촬영 (subtalar joint AP axial oblique projection) Broden법

촬영목적 : 목말밑관절(거골하관절)의 분쇄골절(comminuted fracture) 시 관절의 관련여부와 발꿈치뼈(종골)의 뒤쪽관절면의 변형성 질환 등의 병변 유무를 관찰한다.

촬영자세 : 환자는 바로누운자세로 한다. 검사쪽 무릎관절 밑에 고정용구을 놓고 발목관절(족관절)을 안쪽으로 45° 기울어진 블록 위에 기대어 놓는다. IR면에 발꿈치를 놓고 다리가 중앙선과 평행이 되도록 조정한다. 발목관절은 90° 굽힌 상태가 유지되도록 발을 등쪽으로 굽히고 촬영하는 동안 이 자세를 유지시킨다. 만약 이 자세가 힘든 환자는 긴 끈으로 발허리뼈머리(중족골두) 부위를 감아 환자에게 끈을 잡도록 하여 자세를 유지 시킨다.

생식선을 보호하기 위해 조사면은 촬영부위의 크기로 제한하고, 또 골반위에 납 앞치마를 올려놓는다.

중 심 선 : 네가지 각도를 이용하여 촬영한다. 머리쪽으로 10°, 20°, 30°, 40°로 제5발허리뼈(중족골)의 바닥과 가쪽복사(외과)의 가장 돌출한 지점을 연결한 가상선의 중간 지점인 가쪽복사에서 아래 앞쪽(caudoanterior)으로 2 cm~3 cm 떨어진 지점으로 입사시킨다.

촬영 point : 목말밑관절이 열려져 나타나며, 10°는 뒤쪽관절면의 뒷부분, 20°~30°는 목말받침돌기(재거돌기 sustentaculum)와 목말뼈(거골)사이의 관절이 잘나타나고 40°촬영에서는 앞부분이 잘 나타난다. 골밀도가 선명하게 나타날 수 있도록 적정조건에서 촬영되어야 한다.

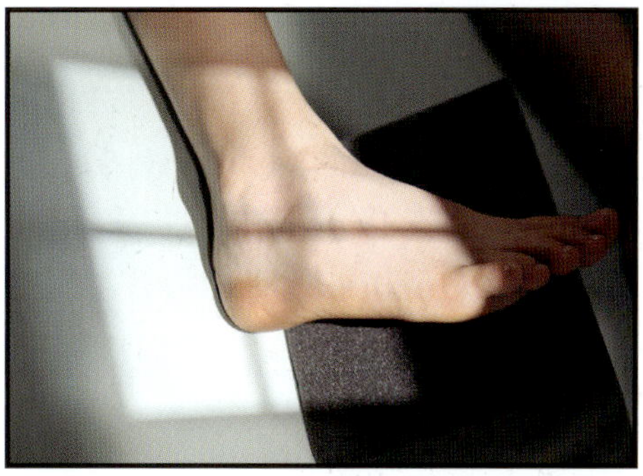

그림 3-79 거골하관절 전후축사방향 촬영자세(Broden법)

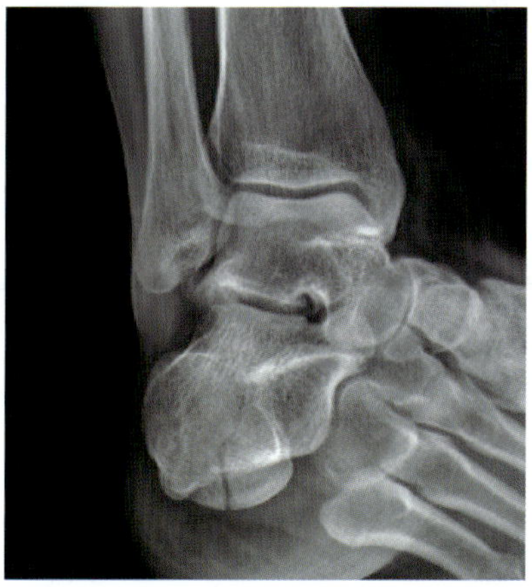

그림 3-80 Broden법 엑스선영상(10°)

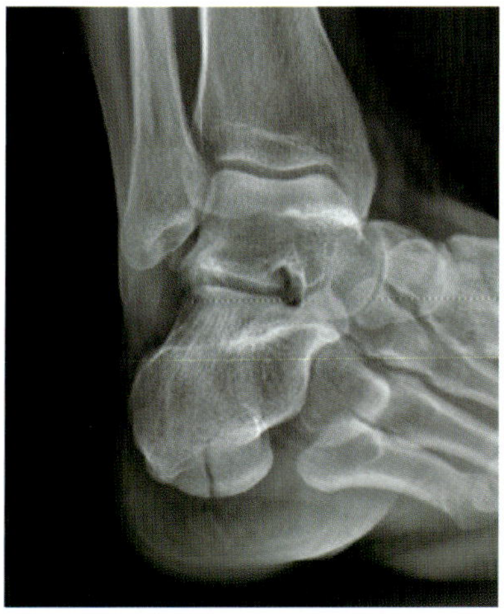

그림 3-81 Broden법 엑스선영상(20°)

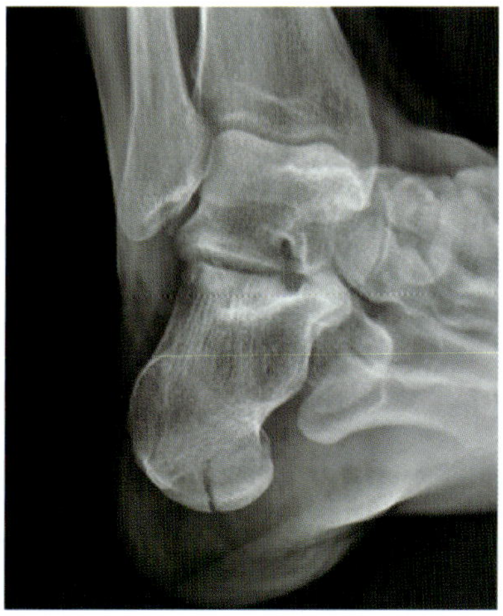

그림 3-82 Broden법 엑스선영상(30°)

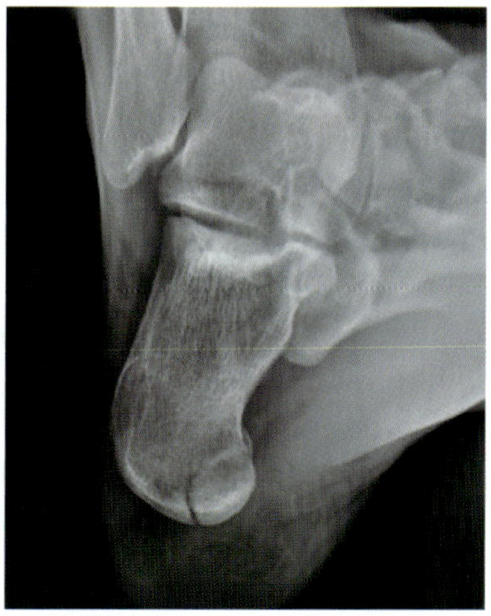

그림 3-83 Broden법 엑스선영상(40°)

3

3) 선천성 만곡족 촬영 (congenital club foot AP, lateral projection)

1) Kite법 (전후방향 촬영, 측방향 촬영)

촬영목적 : 안쪽말발(내반첨족 equinovarus) 또는 꿈치바깥들린휜발이라 불리우는 선천성 휜발(만곡족 club foot)을 나타내며 발목뼈(족근골)의 비정상적인 배열과 뼈의 진행 상태를 관찰한다.

촬영자세 : 전후방향 촬영을 위해 유아는 바로누운자세로 하고 무릎과 엉덩이를 구부려 발을 IR면에 편평하게 놓는다. 다리는 수직이 되도록 하는데 고정용구를 이용하면 편리하다.

측방향 촬영은 유아를 옆으로 누운자세로 하고 검사 반대쪽 다리를 구부려 검사쪽 앞에 놓는다. 발 가쪽 모서리(외측연) 아래를 IR면에 닿게 하고 바른 측면자세를 유지하기 위해 IR 두께만큼 지지물을 놓아 다리를 올려놓는다.

발이 조막발 형태이기 때문에 전후방향 촬영은 발바닥이 IR면에 밀착되도록 발을 펴주고, 측방향 촬영은 발바닥이 IR면에 수직이 되도록 발을 펴서 고정한다.

중 심 선 : 전후방향 촬영은 뒤쪽으로 15˚로 입사하며 발목뼈는 수직이 된다. 측방향 촬영은 수직으로 입사한다.

촬영 point : 전후방향 촬영은 발꿈치뼈(종골)의 모음 정도와 발 앞쪽의 안쪽번짐 정도가 나타나며 측방향 촬영은 앞쪽 목말뼈(거골) 반탈구(semiluxation)와 꿈치들린휜발(첨족 equinus)을 나타낸다. 뼈밀도가 선명하게 나타날 수 있어야 한다.

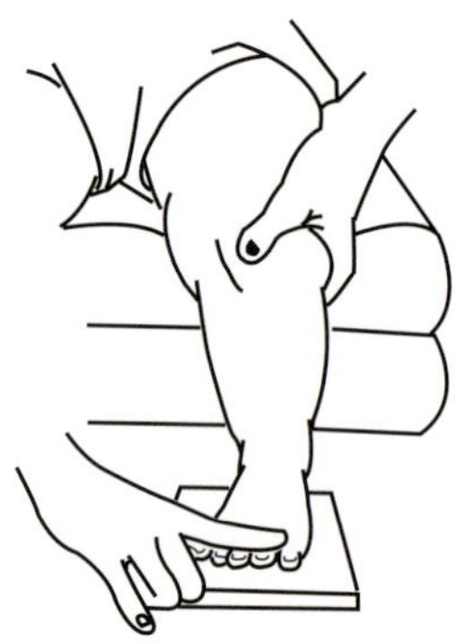

그림 3-84 Kite법 전후방향 촬영자세

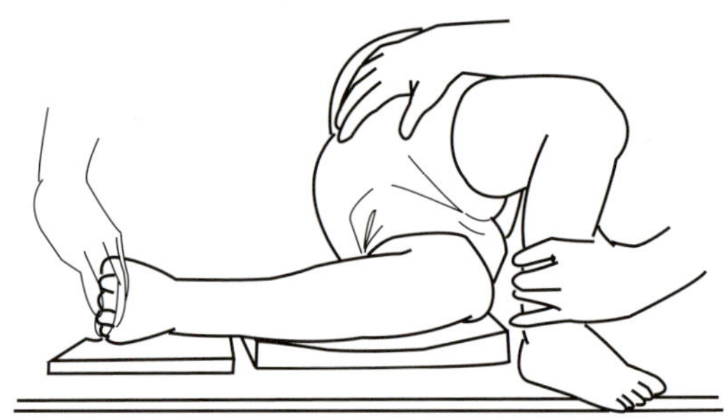

그림 3-85 Kite법 측방향 촬영자세

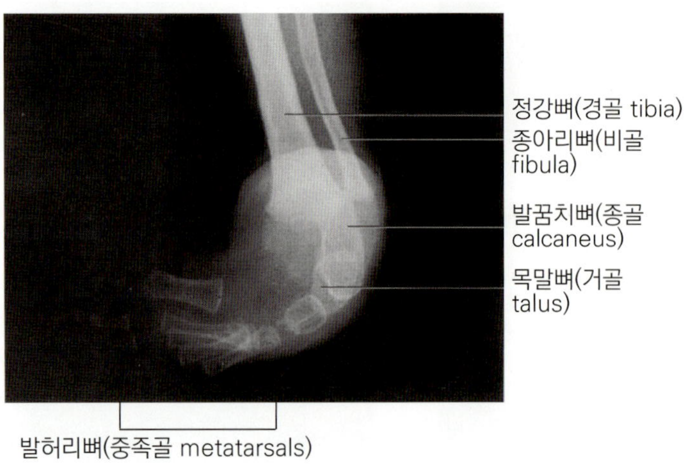

그림 3-86 Kite법 전후방향 엑스선영상

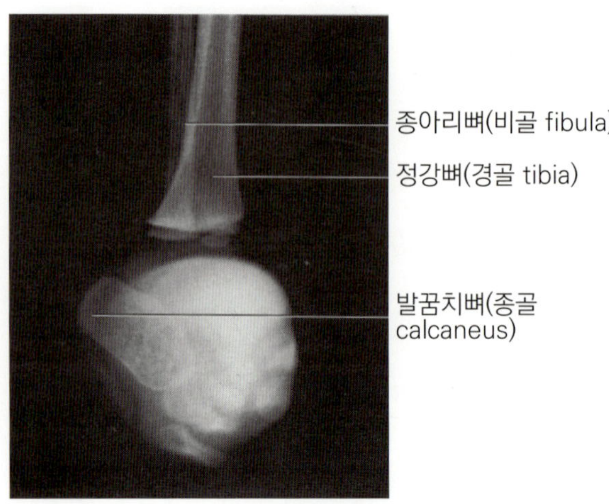

그림 3-87 Kite법 측방향 엑스선영상

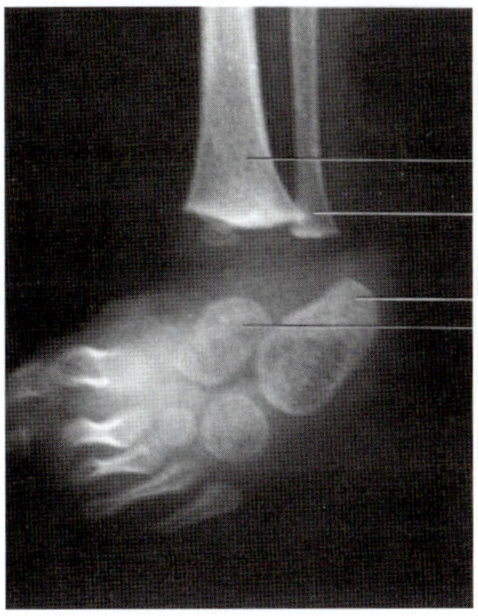

그림 3-88 Kite법 비정규 45° 내측 사방향 엑스선영상

2) Kandel법 (축방향 촬영)

촬영목적 : 선천성 휜발(만곡족) 진단과 발목뼈(족근골)의 비정상적인 배열과 뼈 진행 상태를 관찰한다.

촬영자세 : 유아를 수직 또는 앞쪽으로 굽힌 상태로서 발바닥을 IR면에 놓고 발꿈치뼈(종골)의 전후방향 촬영과 같이 세운다.

중 심 선 : 앞쪽을 향해 40°로 기울여 발목의 뒷면에 입사한다.

촬영 point : 다리가 안쪽이나 가쪽으로 기울어져 있지 않아야 하며 이전에 촬영되었던 자세와 동일하게 유지하도록 한다. 뼈 밀도는 발목뼈의 배열정도를 알 수 있도록 선명하게 나타나야 한다.

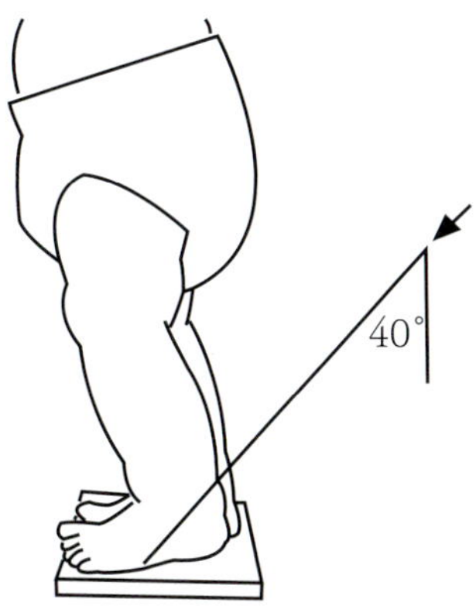

그림 3-89 Kandel법 축방향 촬영자세

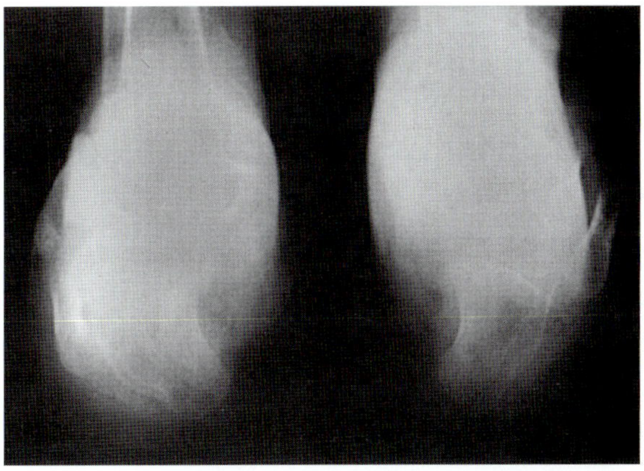

그림 3-90 Kandel법 축방향 엑스선영상

6. 발목관절 (족관절 Ankle joint)

1) 족관절 전후방향 촬영 (ankle joint AP projection)

촬영목적 : 발목관절(족관절)의 골절, 변형성 질환 등의 병변 유무를 관찰한다.

촬영자세 : 환자는 바로누운자세나 앉은자세로 한다. 환자는 편안한 자세에서 검사쪽 다리는 펴고 발목관절은 IR면 중앙에 놓는다. 발등을 굽혀 발바닥 및 둘째 발가락과 발꿈치의 중앙을 연결한 선이 IR면에 수직이 되게 한다. 생식선을 보호하기 위해 조사면은 촬영부위의 크기로 제한하고, 또 골반위에 납 앞치마를 올려놓는다.

중 심 선 : 발목관절의 중앙을 향해 IR면에 수직으로 입사한다.

촬영 point : 안쪽복사, 가쪽복사 및 목말정강관절면이 선명하게 나타나야 한다. 먼쪽 정강-종아리뼈와 목말-종아리뼈는 겹쳐서 나타난다. 안쪽복사와 가쪽복사를 만져서 IR면에 수평이 되도록 바르게 조정한다. 발바닥을 IR면에 대해 수직으로 할 수 없을 경우는 긴 끈으로 발허리뼈머리(중족골두)에 걸고 당기면 효과적이다. 가쪽복사가 과농도로 되는 일이 많으므로 적정 조건으로 촬영해야 한다.

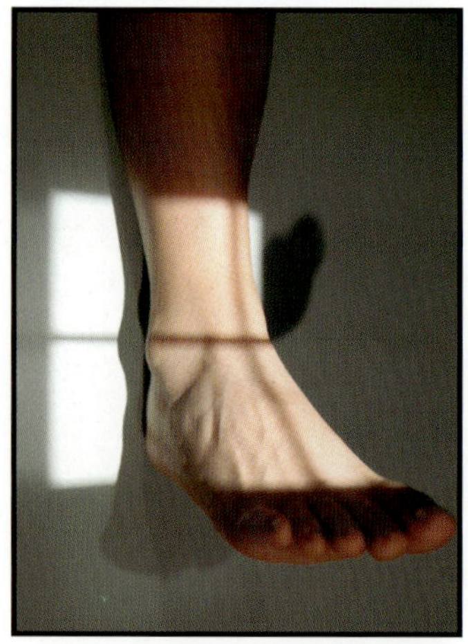

그림 3-91 족관절 전후방향 촬영자세

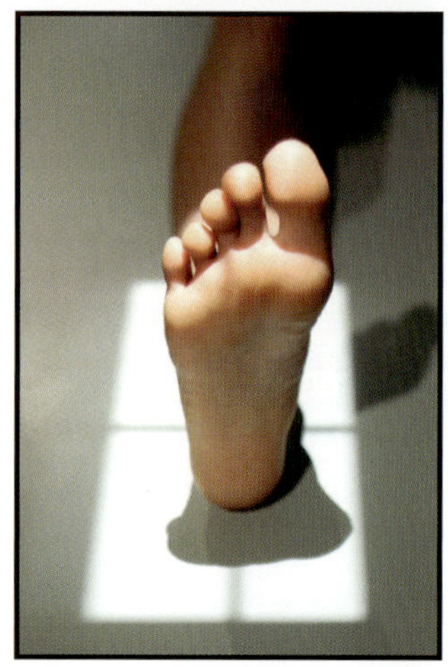

그림 3-92 족관절 전후방향 촬영자세

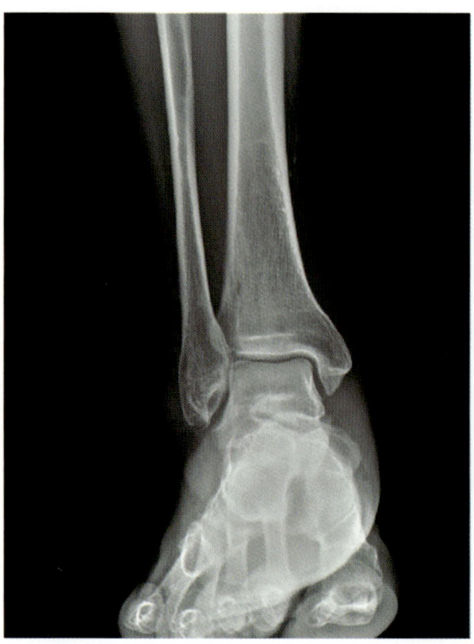

그림 3-93 족관절 전후방향 엑스선영상

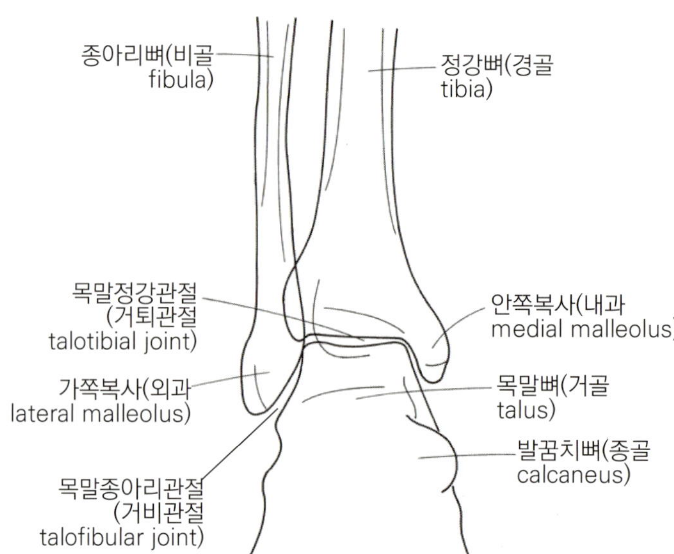

그림 3-94 족관절 전후방향 엑스선영상해부도

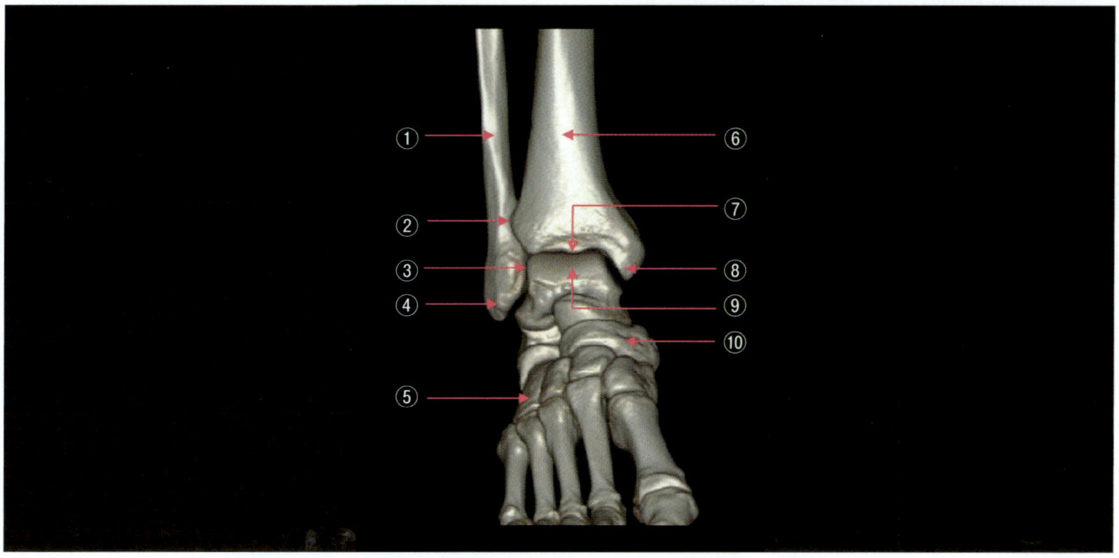

그림 3-95 족관절 전후방향 자세(ankle joint AP position) 3D 영상

① 종아리뼈(fibula)
② 정강종아리관절(tibiofibular joint)
③ 목말종아리관절(talofibular joint)
④ 가쪽복사(lateral malleolus)
⑤ 입방뼈(cuboid)
⑥ 정강뼈(tibia)
⑦ 목말정강관절(talotibial joint)
⑧ 안쪽복사(medial malleolus)
⑨ 목말뼈(talus)
⑩ 발배뼈(navicular)

병리학 예 4. 목말뼈 개방성 골절 (open fracture of talus)

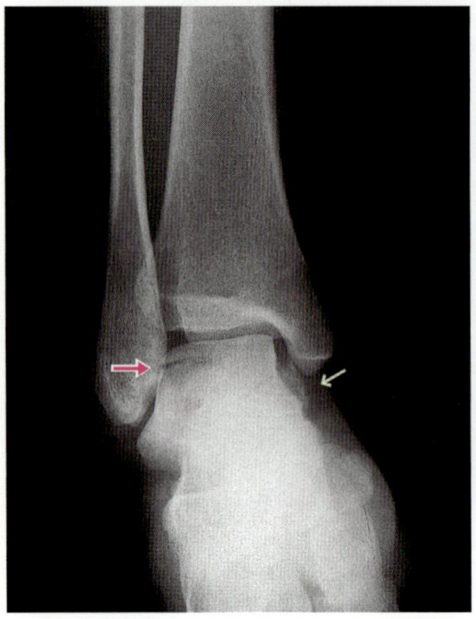

그림 3-96

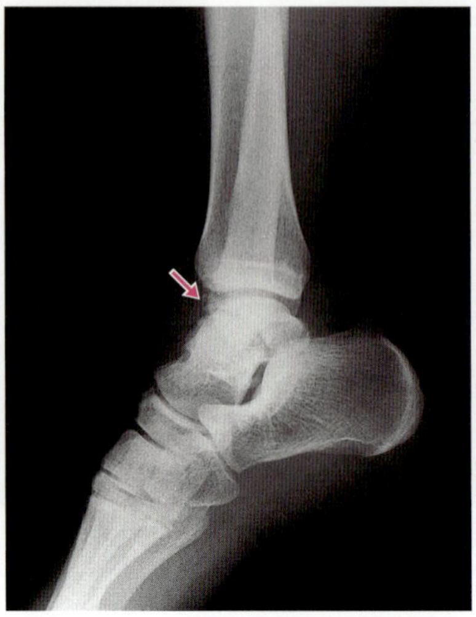

그림 3-97

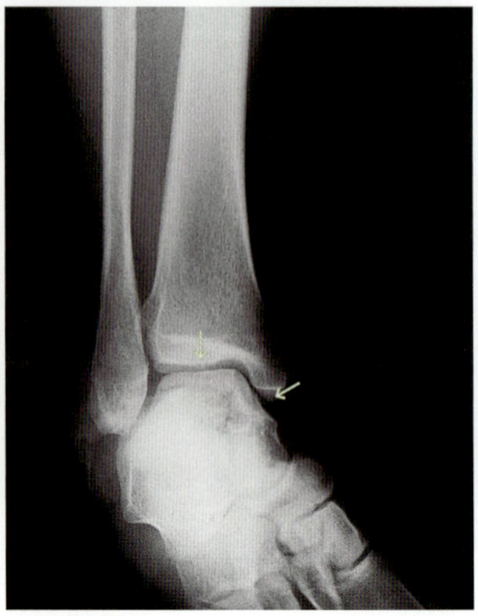

그림 3-98

그림 3-96 족관절 정면 엑스선영상 (목말뼈에서 관절면까지 이르는 가로(횡)골절이 보이고[→] 목말뼈 내측에 제 3 골편이 보인다[⇨]).

그림 3-97 족관절 측방향 엑스선영상 (목말뼈의 목부위에 수직방향으로 뼈가 접히는 선이 보인다[→]).

그림 3-98 족관절 사방향 엑스선영상 (목말뼈는 3골편으로 나뉘어져 있으나 어긋나거나 탈구는 보이지 않는다[⇨]).

◆ 진단 및 경과 ◆

발목관절의 열상에 의해 가족복사부위의 골절이 보이므로 오른쪽 목말뼈 개방성 골절로 진단하였다.

◆ 촬영 및 진단방법 ◆

Ankle A-P, both lateral, oblique, CT, MRI 등

◆ 영상관찰 목적 ◆

· 목말뼈목부위 골절은 정강뼈와 발꿈치뼈가 목말뼈몸체를 압박고정한 상태에서 발바닥에서부터 충격을 가해서 일어난 골절이다.
· 목말뼈목부위 중 가장 가느다란 부분에서 일어나고 뼈가 접히는 선은 수직 방향에 가깝다.
· 엑스선영상에서는 측면상에서 골절이나 탈구의 정도 및 어긋남이 있는지의 유무
· 발목정면상, 측면상, 양측사방향 촬영을 추가할 수 있다.
· 본 증례는 탈구, 편위를 수반하지 않고 목말뼈목부위의 관절내까지 미치는 검사측면으로의 골절이다.
· 촬영 때 동통을 수반하므로 과도한 발등굽힘을 피하고 정면, 양쪽 측면 두 방향 촬영을 하면 좋다.
· 사방향 촬영영상에서는 뼈가 접히는 선(골절선)의 주행이나 제3골편의 유무 등을 관찰할 수 있다.

2) 족관절 내외측방향 촬영 (ankle joint mediolateral projection)

촬영목적 : 발목관절(족관절)의 골절, 변형성 질환에 의한 병변의 유무를 관찰한다.

촬영자세 : 환자는 바로누운자세나 앉은자세로 한다. 검사쪽 다리는 엉덩관절(고관절)과 무릎관절(슬관절)을 가볍게 구부려 발목의 가쪽복사 면을 아래로 하여 발목관절을 IR 면 중앙에 맞추고 IR면과 다리의 장축을 평행이 되게 한다. 발은 발등을 굽혀 바른 측면 자세로 한다. 안정된 자세를 위해 검사반대쪽 다리는 검사쪽 다리의 뒤쪽에 무릎을 세워 놓는다.

생식선 보호를 위해 조사면은 촬영부위의 크기로 제한하고, 골반위에 납 앞치마를 올려놓는다.

중 심 선 : 발목관절의 중앙을 향해 IR면에 수직으로 입사한다.

촬영 point : 목말정강관절이 잘 나타나야 하고 종아리뼈가 먼쪽 정강뼈 위에 겹쳐서 나타나야 한다.

※ 외내측방향 촬영은 발목의 안쪽복사 쪽을 아래로 옆으로 누운자세로 한다. 발목의 자세조정은 좀 더 용이하고 일관성 있게 할 수 있는 장점은 있으나 환자가 자세를 잡는데 다소 불편한 점이 있어 내외측방향 촬영자세를 많이 이용하고 있다.

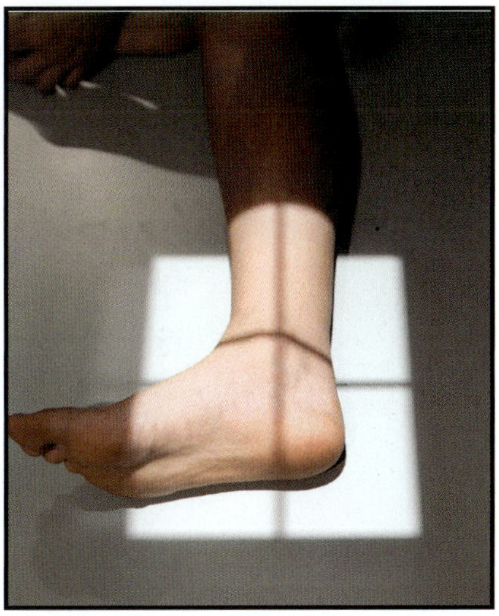

그림 3-99 족관절 내외측방향 촬영자세

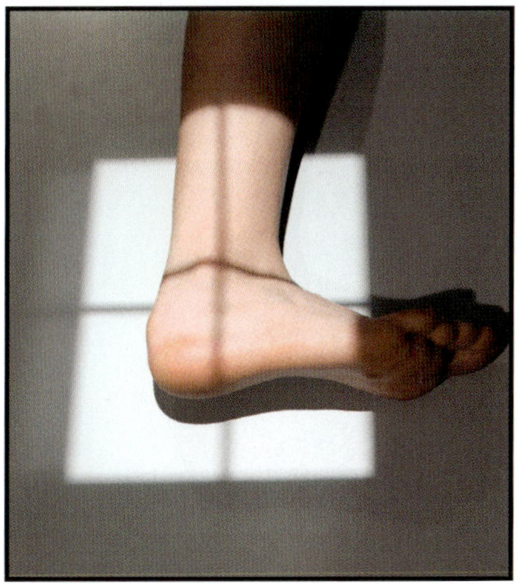

그림 3-100 족관절 외내측방향 촬영자세

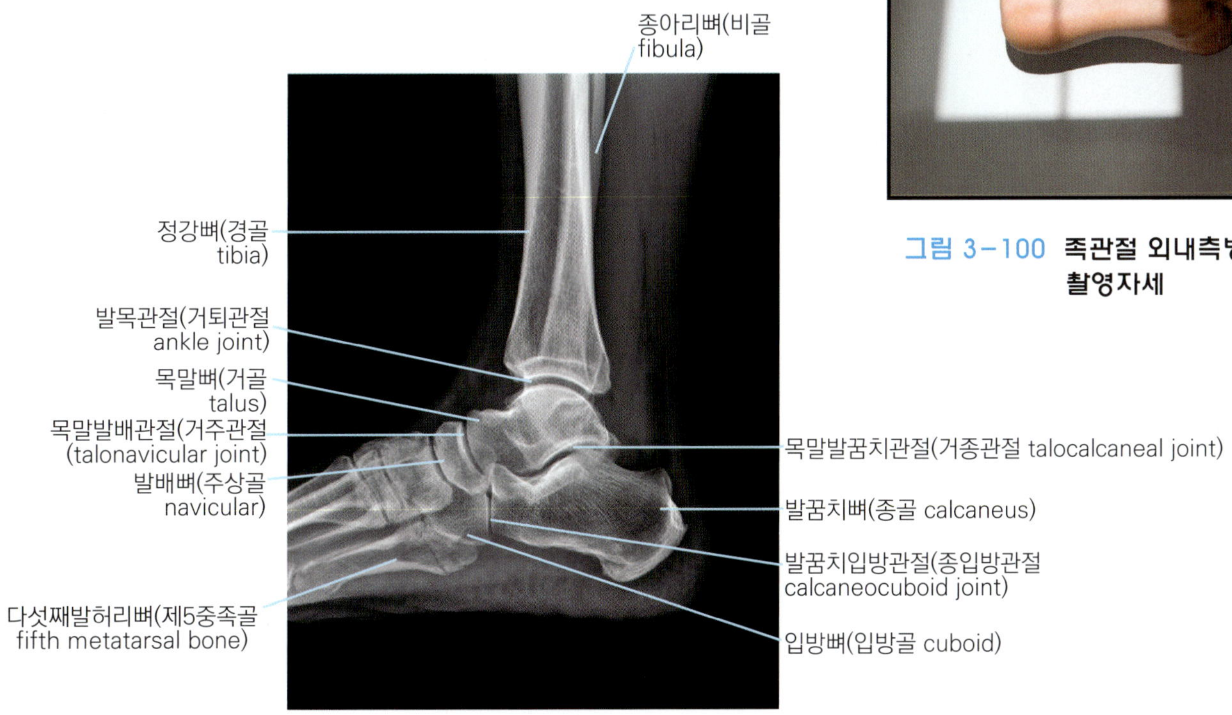

그림 3-101 족관절 측방향 엑스선영상

3

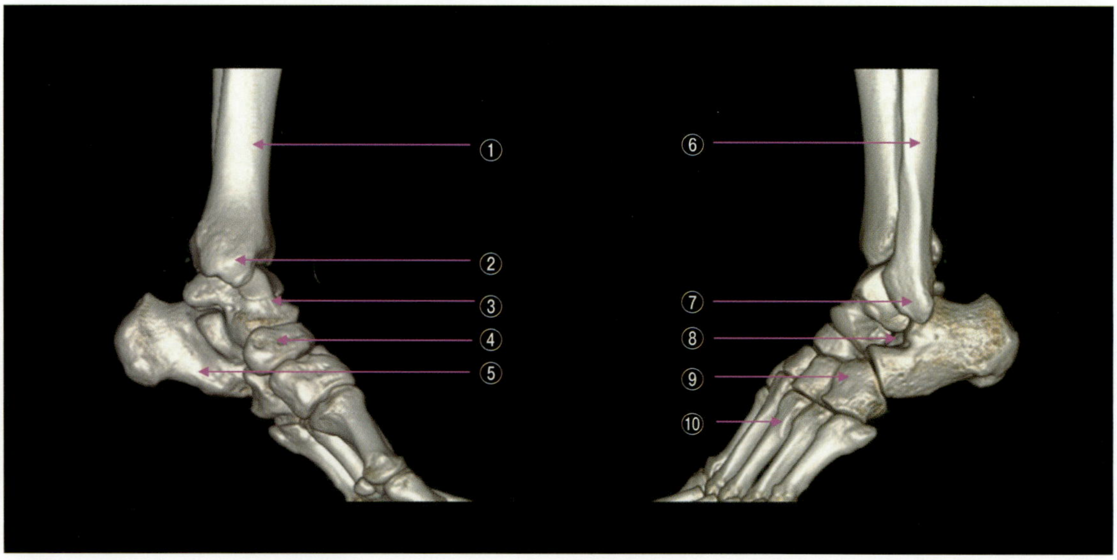

그림 3-102 족관절 측방향 자세(ankle joint lateral position) 3D 영상

① 정강뼈(tibia)
② 안쪽복사(medial malleolus)
③ 목말뼈(talus)
④ 발배뼈(navicular)
⑤ 발꿈치뼈(calcaneus)
⑥ 종아리뼈(fibula)
⑦ 가쪽복사(lateral malleolus)
⑧ 발목뼈굴(sinus tarsi)
⑨ 입방뼈(cuboid)
⑩ 발허리뼈(metatarsal bones)

· 발목관절 촬영상의 해부학적 관계

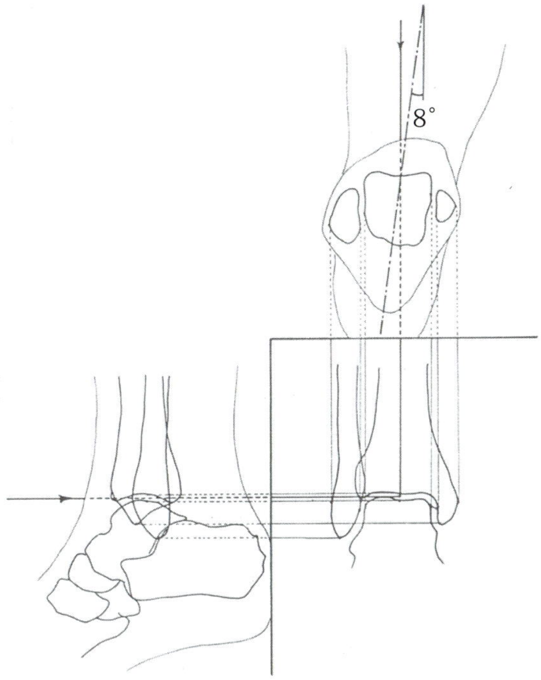

· 전후방향 촬영상의 해부학적 관계

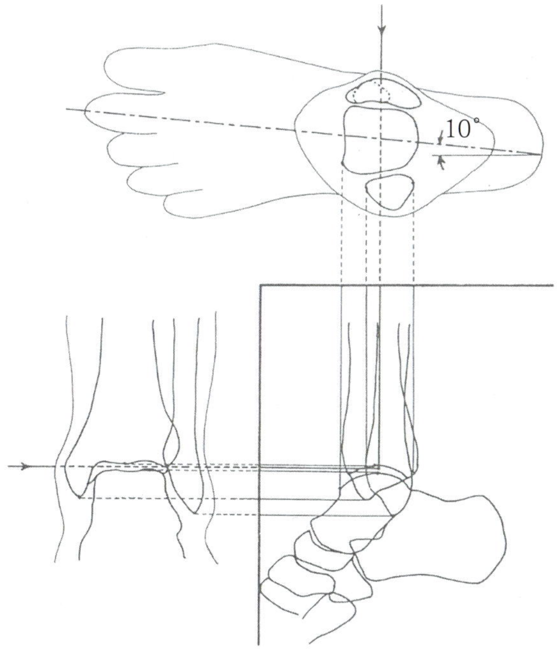

· 측방향 촬영상의 해부학적 관계

· 엑스선상의 평가기준

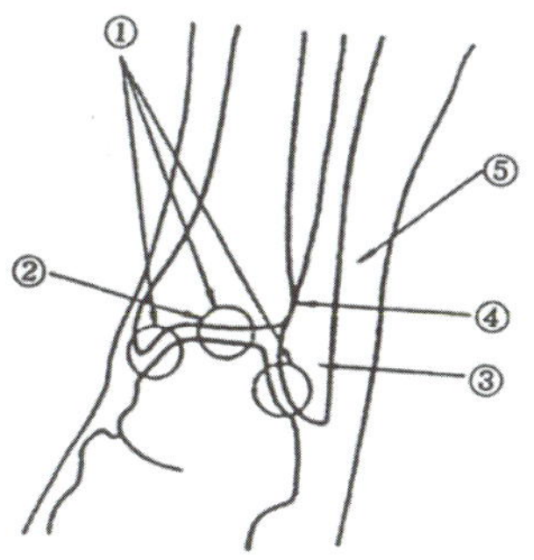

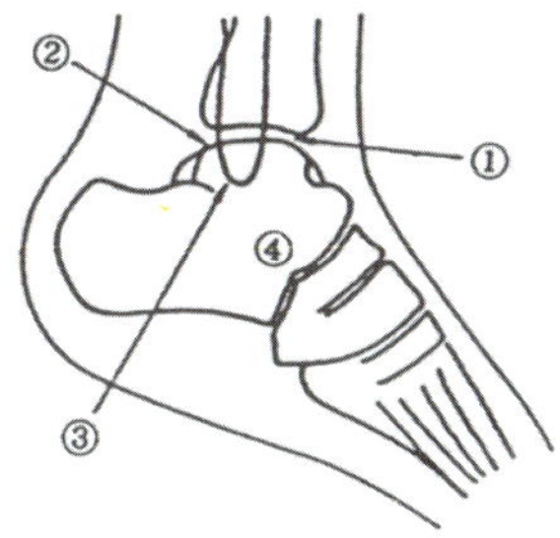

① 3개의 관절안이 잘 분리되어 있는가?
② 관절간격 및 앞쪽모서리, 뒤쪽모서리를 나타내는 3개의 선을 식별할 수 있는가?
③ 가쪽복사(외과)는 과농도로 되지 않았는가?
④ 정강종아리관절을 관찰할 수 있는가?
⑤ 연부조직까지 식별할 수 있는가?

병리학 5. 목말뼈(거골) 결핵 (tuberculosis of talus)

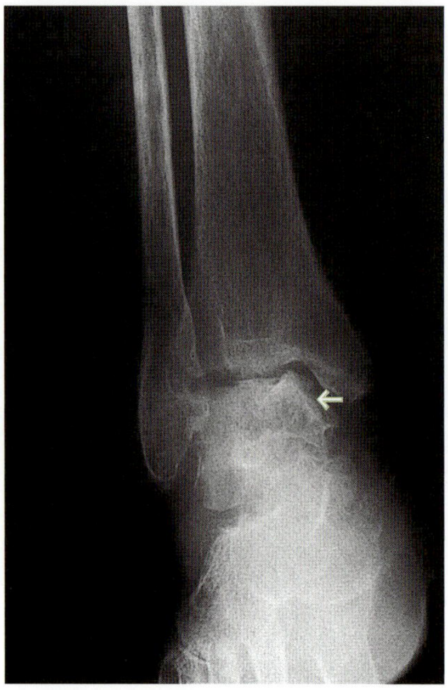

그림 3-103

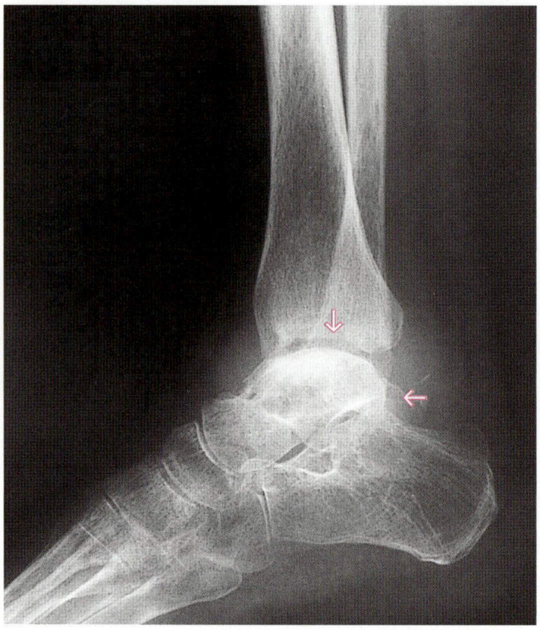

그림 3-104

그림 3-103 **족관절 정면 엑스선영상** (목말뼈(거골)의 변형과 목말뼈 위쪽에 가벼운 경화상과 변형성 관절증을 수반하는 영상이 보인다[⇨]).

그림 3-104 **족관절 측방향 엑스선영상** (목말뼈의 변형과 목말뼈위에 뚜렷한 경화상, 변형성 관절증을 수반한 영상이 보인다[⇨]).

◆ 진단 및 경과 ◆

발목관절뼈 결핵을 의심하고 검사쪽은 천자로 노란 혼탁 오물을 채취하고 결핵으로 진단하였다. 병소의 소파술과 뼈이식에 의한 발목관절고정술을 시행하였다.

◆ 촬영 및 진단방법 ◆

Ankle joint A-P, lateral, CT, MRI 등

◆ 영상관찰 목적 ◆

· 뼈결핵은 폐결핵 등에 의해서 혈행성으로 감염된다고 보고 있지만 골단(epiphysis)의 결핵성 골수염이 관절 내로 파급되는 경우도 적지 않다.
· 결핵성 침출액은 화농성 관절염과 달라서 조기에 관절연골이 파괴, 소실되지 않는다.
· 저혈성 병변으로 급성염증 반응은 거의 볼 수 없다.
· 이환관절에는 자발통증, 운동통증, 종창이 보이나 발적, 열감은 보이지 않는다.
· 냉농양(cold abscess)으로 부르기도 한다.
· 초기의 엑스선영상에서는 뼈의 위축상을 보일 뿐이며 관절열극은 유지한다.
· 병의 진행과 함께 관절가장자리에서 침식상이나 골윤곽의 부정화 및 관절열극의 협소화가 일어난다.
· 뼈의 침식정도의 확인이 될 수 있도록 촬영한다.
· 본 증례는 목말뼈에 침식상과 뼈윤곽의 부정화가 보이며 또한 정강뼈로의 침식도 진행된 뼈결핵이다.

병리학 6. 족부 부골 (accessory ossicles of foot)

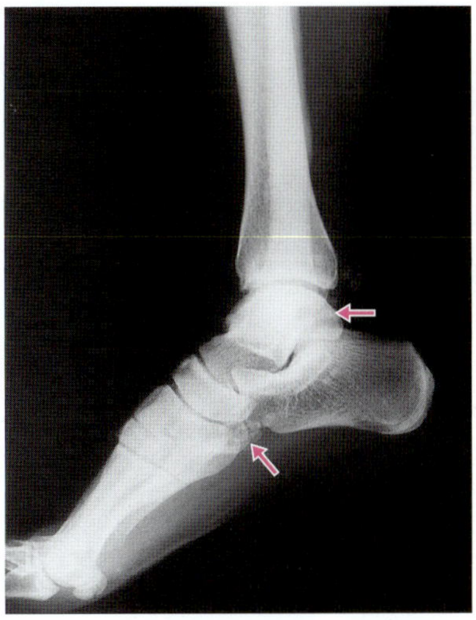

그림 3-105

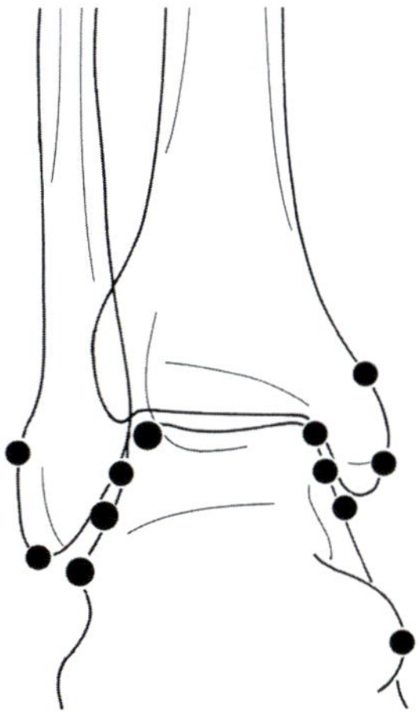

그림 3-106

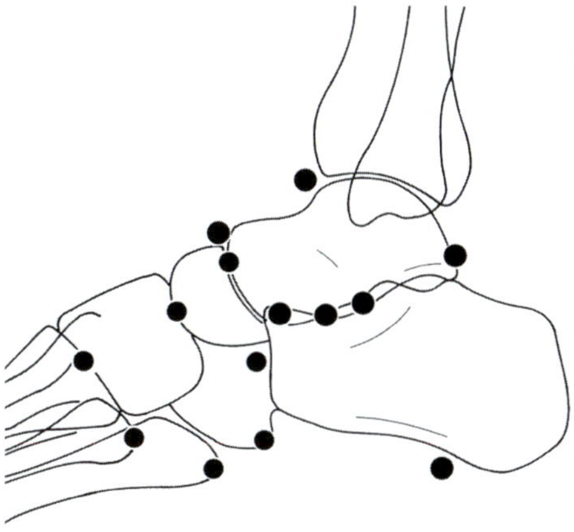

그림 3-107

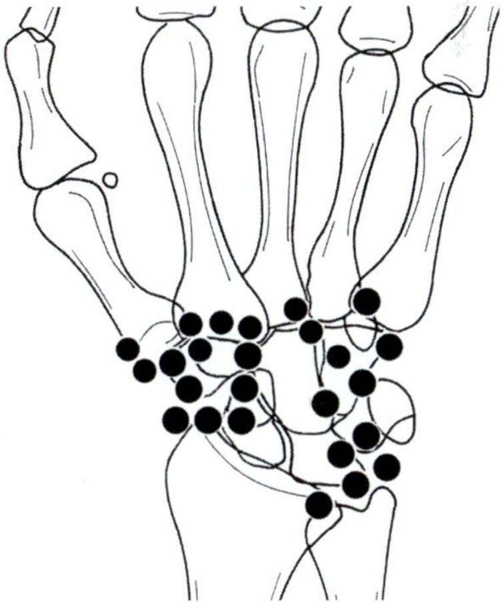

그림 3-108

그림 3-105 **족관절 측방향 엑스선영상** (목말뼈 등쪽, 발꿈치뼈 및 입방뼈 부근에 3~4개의 석회영상이 보인다[→]).
그림 3-106, 107, 108 **족관절 엑스선영상 그림** (부골이 잘 나타나는 부위를 점으로 나타냈다[●]).

◆ 진단 및 경과 ◆

영상소견에서 부골(accessory ossicles)로 진단하였다.

◆ 촬영 및 진단방법 ◆

Ankle joint A-P, lateral 등

◆ 영상관찰 목적 ◆

· 부골은 종종 찢김골절(박리골절)과의 감별이 문제 된다.
· 원형이 매끈하고 피질이 있으면 부골 또는 박리골절이 의심된다.
· 손목뼈 및 발목뼈 주변의 말초에 잘 나타난다.
· 통증부위를 확인하고 인대부착점과 일치하는지의 여부 등 부골의 출현장소와 임상증상을 비교할 수 있다.
· 본 증례는 목말뼈 뒤쪽의 3각뼈와 발꿈치뼈, 입방뼈 부근 및 가쪽복사 아래에 부골이 존재하였다.

병리학 7. 발목관절(족관절) 탈구골절 (dislocation fracture of ankle joint)

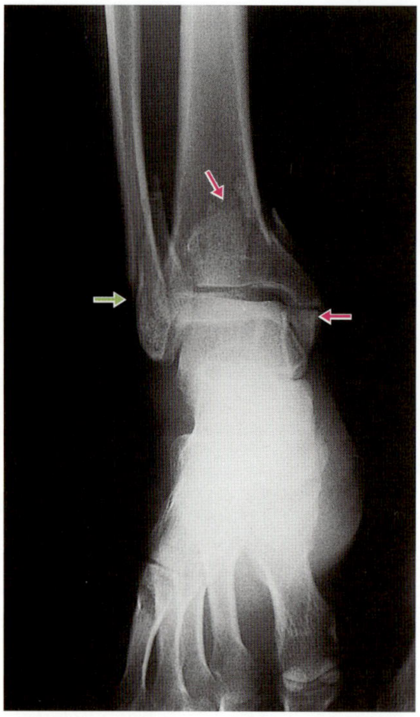

그림 3-109

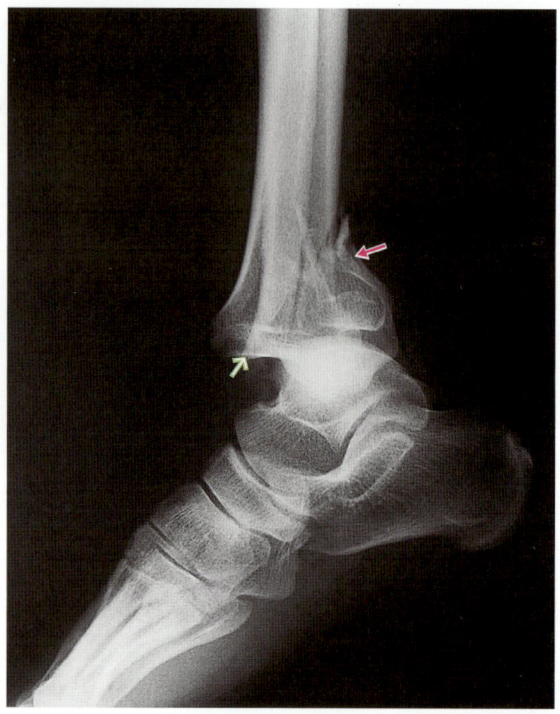

그림 3-110

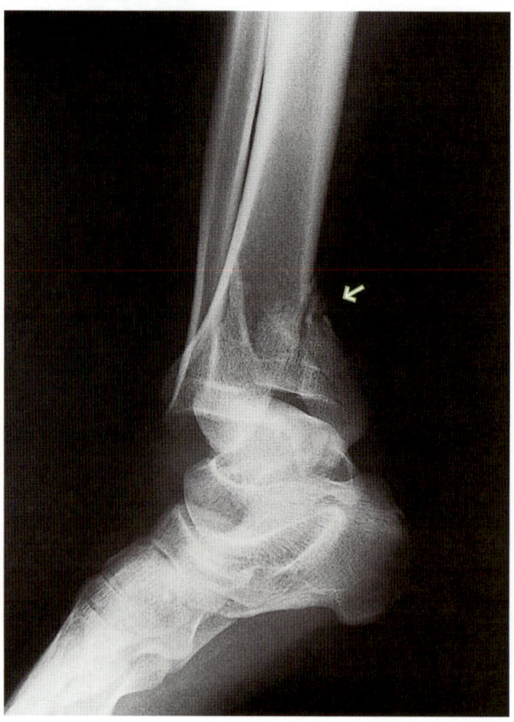

그림 3-111

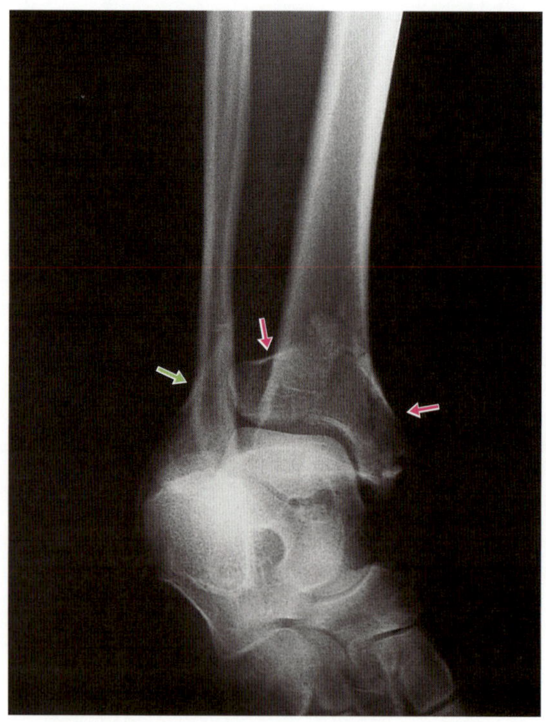

그림 3-112

그림 3-109 **족관절 정면 엑스선영상** (정강뼈안쪽복사뼈, 정강뼈 먼쪽의 분쇄골절[→] 및 종아리뼈의 사골절[→]이 보인다).

그림 3-110 **족관절 측방향 엑스선영상** (정강뼈먼쪽끝의 분쇄골절[→]과 정강뼈 전방 탈구[⇒]가 보인다).

그림 3-111 **족관절 외측사방향 엑스선영상** (정강뼈먼쪽끝의 안쪽복사뼈가 후방으로의 변위가 보인다[⇒]).

그림 3-112 **족관절 내측사방향 엑스선영상** (정강뼈안쪽복사뼈의 골절과 정강뼈먼쪽끝의 분쇄골절[→]과 종아리뼈의 경사골절[→]이 보인다).

◆ 진단 및 경과 ◆

영상소견에서 우측 발목관절 탈구골절로 진단하여 관혈적 골접합술을 시행하였다.

◆ 촬영 및 진단방법 ◆

Ankle joint A-P, lateral, both oblique, tomography, CT, MRI 등

◆ 영상관찰 목적 ◆

· 정강뼈의 발목관절면(plafond)의 분쇄를 수반한 정강뼈먼쪽의 골절은 발목관절 축압골절, 관절내 분쇄골절 등으로 불린다.
· 발목관절골절의 경우 관절면으로의 골절의 유무와 뼈가 접히는 선(골절선)의 주행, 골절전위가 불규칙하므로 파악을 위해 양쪽사방향 촬영을 포함한 여러 방향 촬영을 한다.
· 발목관절의 기능 회복과 후유장애를 줄이고 분쇄정도를 파악하기 위해 단층촬영, CT 등을 시행한다.
· 본 증례는 정강뼈골절과 정강뼈안쪽복사뼈의 골절, 전방 탈구를 수반하고 관절내까지 이르는 골절과 정강뼈후과골절을 수반하고 있다.

3

3) 족관절 전후 내측사방향 촬영 (ankle joint AP medial oblique projection)

촬영목적 : 발목관절(족관절)의 골절, 변형성 질환에 의한 병변의 유무를 관찰한다.

촬영자세 : 바로누운자세나 앉은자세로 한다. 무릎은 경첩관절(hinge joint)이므로 다리의 운동은 엉덩관절에서 시작된다. 검사 반대쪽 무릎은 구부리고, 검사쪽 다리를 펴 무릎관절 밑에 고정용구를 받쳐 편안하게 한다. 발목관절을 IR면 중앙에 맞추고 IR면과 다리의 장축을 평행이 되게 한다. 발등을 굽혀 발바닥이 수직이 되게 한 후 45° 되게 안쪽으로 돌린다. 이때 안쪽에 45° 블록을 놓고 발을 기대게 하면 안정된 자세가 유지된다.
생식선 피폭을 예방하기 위해 조사면은 촬영부위의 크기로 제한하고, 또 골반위에 납 앞치마를 올려놓는다.

중 심 선 : 안쪽·가쪽복사뼈의 중앙을 향해 IR면에 수직으로 입사한다.

촬영 point : 가쪽복사가 잘 나타난다. 목말종아리관절이 겹침없이 나타나야 한다. 정강뼈, 종아리뼈 먼쪽과 발허리뼈 몸쪽이 포함되어야 한다.

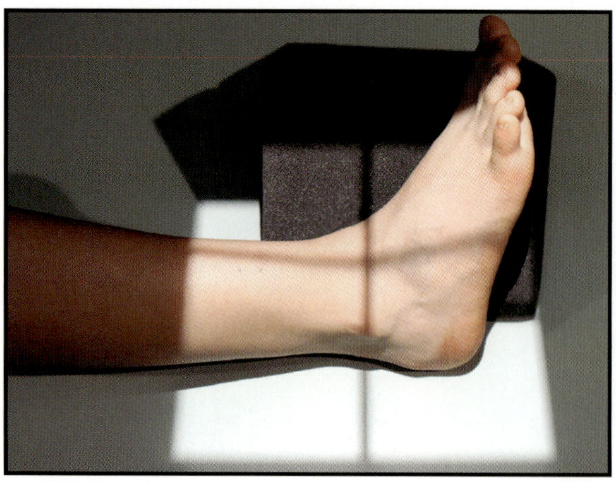

그림 3-113 족관절 전후 내측사방향 촬영자세

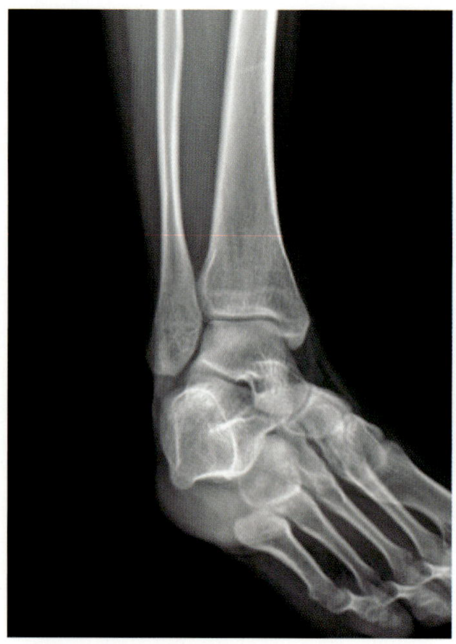

그림 3-114 족관절 전후 내측사방향 엑스선영상

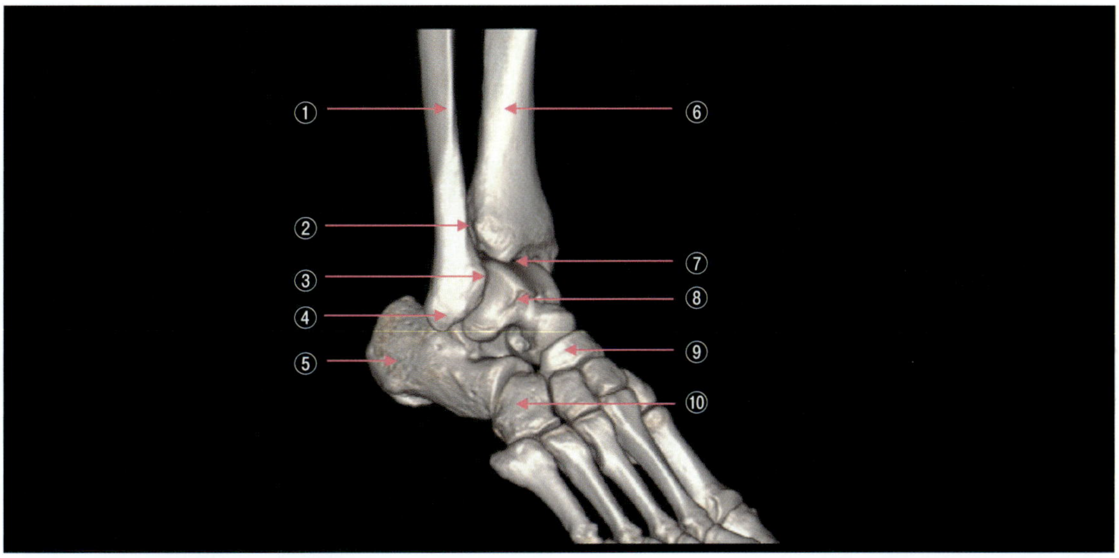

그림 3-115 족관절 내측사방향 자세(ankle joint medial oblique position) 3D 영상

① 종아리뼈(fibula)
② 정강종아리관절(tibiofibular joint)
③ 목말정강관절(talotibial joint)
④ 가쪽복사(lateral malleolus)
⑤ 발꿈치뼈(calcaneus)
⑥ 정강뼈(tibia)
⑦ 목말정강관절(talotibial joint)
⑧ 목말뼈(talus)
⑨ 발배뼈(navicular)
⑩ 입방뼈(cuboid)

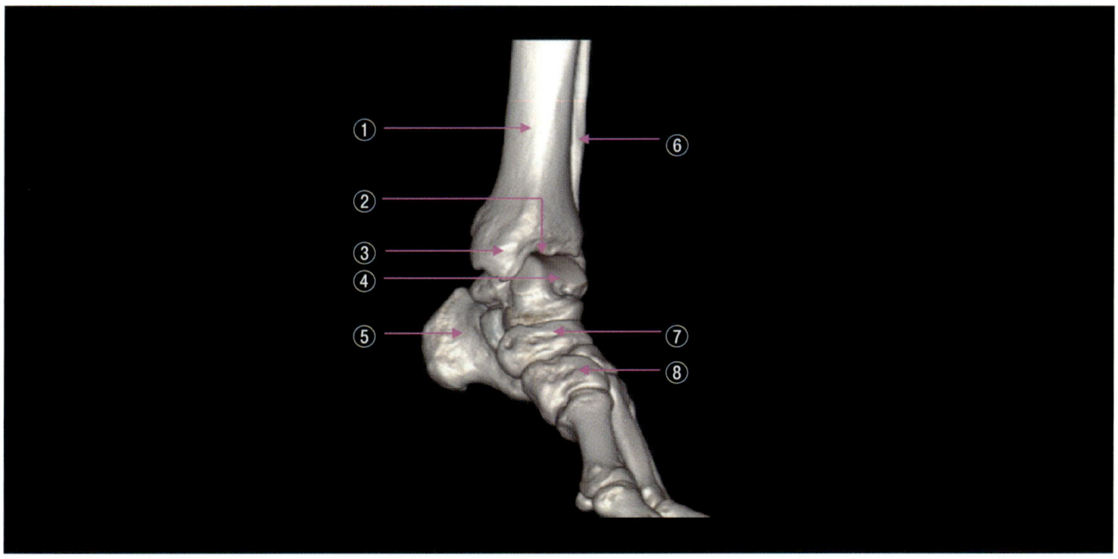

그림 3-116 족관절 외측사방향 자세(ankle joint lateral oblique position) 3D 영상

① 정강뼈(tibia)
② 목말정강관절(talotibial joint)
③ 안쪽복사(medial malleolus)
④ 목말뼈(talus)
⑤ 발꿈치뼈(calcaneus)
⑥ 종아리뼈(fibula)
⑦ 발배뼈(navicular)
⑧ 제1쐐기뼈(1st cuneiform)

3

병리학 예 8. 발목관절 3복사 골절 (trimalleolar fracture of ankle joint)

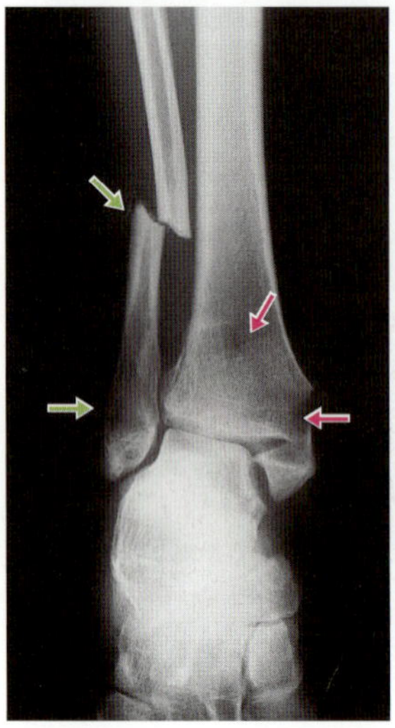

그림 3-117

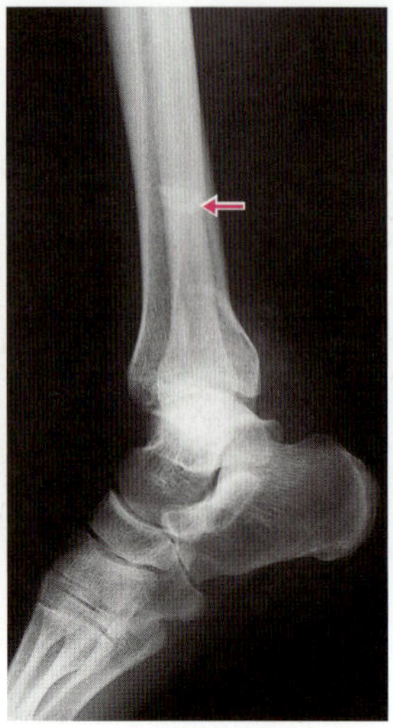

그림 3-118

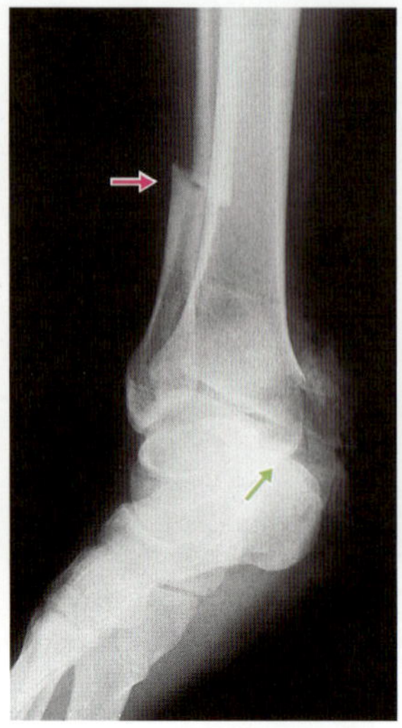

그림 3-119

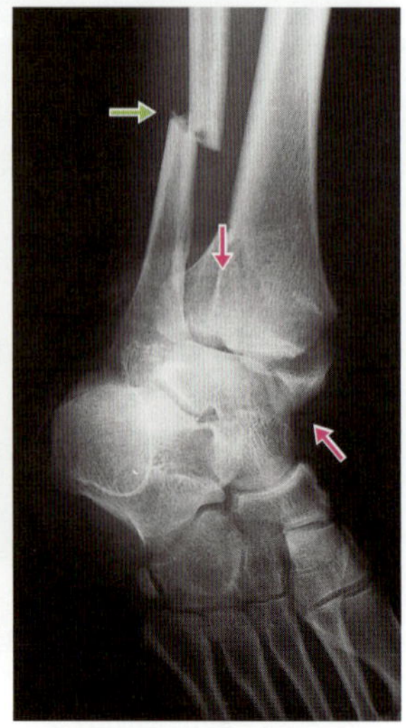

그림 3-120

그림 3-117 족관절 정면 엑스선영상 (정강뼈 먼쪽의 경사골절과 안쪽복사뼈골절[→], 종아리뼈몸통 및 가쪽복사뼈에 골절을 보인다[→]).

그림 3-118 족관절 측방향 엑스선영상 (정강뼈와 종아리뼈가 겹쳐짐에 따라 골절[→]은 나타나지만 뼈가 접히는 선은 명확하지 않다).

그림 3-119 족관절 외측사방향 엑스선영상 (정강뼈 안쪽뼈골절[→]과 종아리뼈몸통골절[→]의 유무를 관찰할 수 있으나 골편의 변위 등은 명확하지 않다).

그림 3-120 족관절 내측사방향 엑스선영상 (정강뼈안쪽복사뼈골절, 경사골절[→]과 종아리뼈몸통골절[→], 골편 등을 분리해서 관찰할 수 있다).

◆ 진단 및 경과 ◆

영상소견에서 발목 3복사(trimalleola) 골절로 진단하여 K-wire 3개로 관혈적 골접합술을 시행하였다.

◆ 촬영 및 진단방법 ◆

Ankle joint A-P, lateral, both oblique, CT, MRI 등

◆ 영상관찰 목적 ◆

· 정강뼈의 발목관절면(plafond)의 분쇄를 수반하는 정강뼈 먼쪽의 골절은 발목관절 축압골절, 관절내 분쇄골절 등으로 불린다.
· 발목관절골절의 경우 관절면으로의 골절 유무와 뼈가 접히는 선(골절선)의 주행과 골절전위가 불규칙하기 때문에 이들을 파악하기 위하여 양측사방향 촬영이 필요하다.
· 본 증례에서 종아리뼈가쪽복사골절, 정강뼈안쪽복사골절 및 관절 안까지 이르는 정강뼈뒤골절을 볼 수 있다.
· 이와 같이 복잡한 골절에 대해서는 정면, 측면, 양측 사방향 촬영을 한다.

4) 족관절 전후 외측사방향 촬영 (ankle joint AP lateral oblique projection)

촬영목적 : 발목관절(족관절)의 골절, 변형성 질환에 의한 병변의 유무를 관찰한다.

촬영자세 : 환자는 바로누운자세나 앉은자세로 한다. 검사 반대쪽 무릎은 구부리고 검사쪽 다리를 펴 발목관절을 IR면 중앙에 맞추고 IR면과 다리의 장축을 평행이 되게 한다. 발은 발등을 굽혀 발바닥이 수직이 되게 한 자세에서 45° 가쪽으로 돌린다. 이때 가쪽에 45° 블록을 놓고 발을 기대게 하면 안정된 자세가 유지된다.
생식선을 피폭으로부터 보호하기 위해 조사면은 촬영부위의 크기로 제한하고, 또 골반위에 납 앞치마를 올려놓는다.

중 심 선 : 안쪽·가쪽 복사뼈의 중앙을 향해 IR면에 수직으로 입사한다.

촬영 point : 정강뼈, 종아리뼈가 겹쳐서 나타난다. 목말발꿈치관절이 나타나야 하며 골절을 진단하는데 유용한 촬영이다.

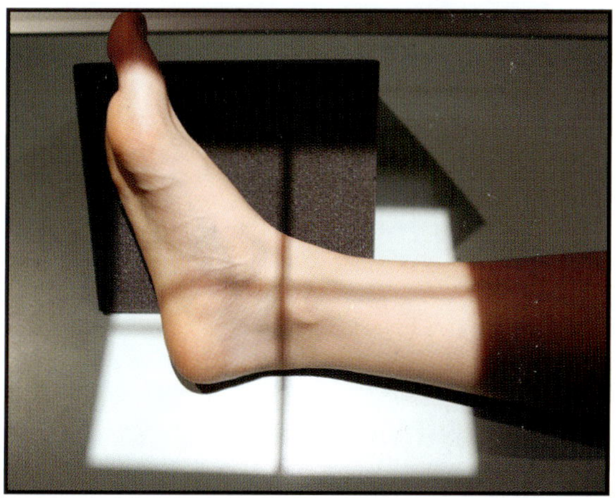

그림 3-121 족관절 전후 외측사방향 촬영자세

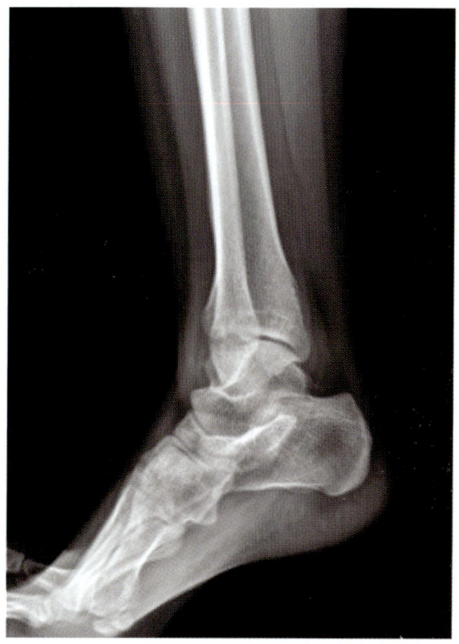

그림 3-122 족관절 전후 외측사방향 엑스선영상

5) Mortise법 (ankle joint AP medial oblique projection)

촬영목적 : 발목관절(족관절)의 특이한 외상이나 염좌, 탈구가 의심되는 병변의 유무를 관찰한다.

촬영자세 : 환자는 바로누운자세나 앉은자세로 한다. 검사 반대쪽 무릎은 구부리고 검사쪽 다리를 펴 발목관절을 IR면 중앙에 맞추고 IR면과 다리의 장축을 평행이 되게 한다. 발은 발등을 굽혀 발바닥이 수직이 되게 한 자세에서 15~20° 안쪽으로 돌린다. 이때 안쪽에 블록을 놓고 발을 기대게 하면 안정된 자세가 유지된다.

생식선을 피폭으로부터 보호하기 위해 조사면은 촬영부위의 크기로 제한하고, 또 골반 위에 납 앞치마를 올려놓는다.

중 심 선 : 안쪽·가쪽 복사뼈의 중앙을 향해 IR면에 수직으로 입사한다.

촬영 point : 목말종아리관절, 먼쪽 정강종아리관절, 목말정강관절이 겹침 없이 나타나야 한다. 목말발꿈치사이(거종간) 유합증의 뼈가시(골극) 등이 선명하게 나타나야 하며 환자에 따라 먼쪽 정강종아리관절은 조금 겹쳐질 수도 있다.

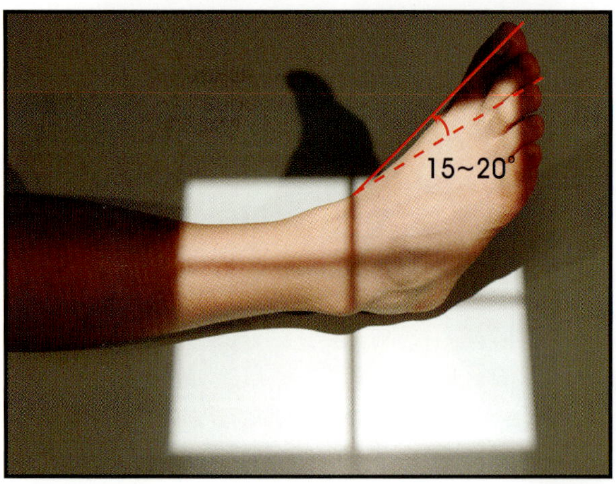

그림 3-123 촬영자세(Mortise position)

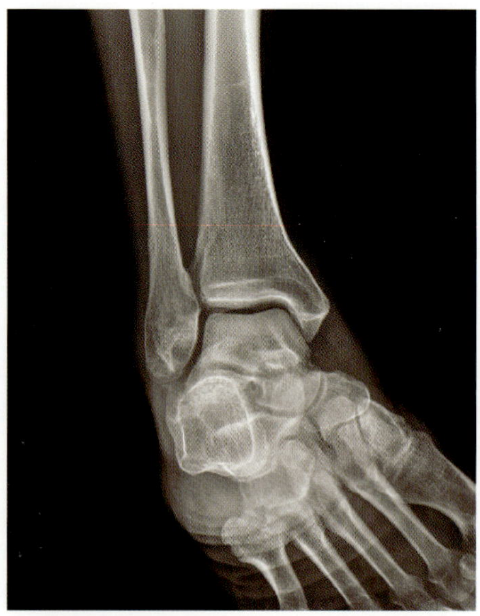

그림 3-124 Mortise view 엑스선영상

6) 족관절 전후방향 스트레스 촬영 (ankle joint AP stress projection) valgus(eversion), varus(inversion)

촬영목적 : 발목관절(족관절)의 인대파열이나 단절, 분리를 관찰한다.

촬영자세 : 환자는 바로누운자세로 한다. 환자의 검사쪽 다리는 펴고 발꿈치를 IR면에 붙인다. 이때 stress자세를 취하기 위해 방사선사나 의사는 엑스선이 노출되는 동안 납장갑과 납 앞치마를 착용한다. 가능한 발목과 발은 발등쪽으로 굽혀 발바닥이 IR면에 수직이 되게 한다. 발목관절을 IR면 중앙에 맞추고 IR면과 다리의 장축을 평행이 되게 한다. 다리와 발목은 움직이지 않고 바른 전후자세에서 방사선사나 의사는 valgus때는 검사쪽 다리와 발을 잡고 가쪽번짐 한 후 촬영하고, varus때는 안쪽번짐 한 후 촬영을 한다. 통증이 심한 환자는 stress 촬영을 하기 전에 필요에 따라 국소마취를 한다. 생식선을 피폭으로부터 보호하기 위해 조사면을 촬영부위의 크기로 제한하고, 또 골반위에 납 앞치마를 올려놓는다.

중 심 선 : 안쪽복사(내과)와 가쪽복사(외과)의 중앙을 향해 IR면에 수직으로 입사한다.

촬영 point : 먼쪽 정강뼈, 종아리뼈와 몸쪽 발허리뼈가 포함되어야 하며 stress 자세를 취한 영상이 나타나야 한다. 인대파열이 있는 경우는 파열 정도에 따라 변형된 관절공간이 나타난다. 움직임에 의한 불선예도가 나타나지 않도록 stress를 줌과 동시에 순간 촬영을 하여야 선명한 영상이 나타난다.

가쪽인대인 앞쪽 목말종아리인대(거비인대), 발꿈치종아리인대(종비인대) 손상이 의심되는 경우에는 안쪽번짐(내반) stress촬영을 하고, 안쪽인대의 손상이 의심되는 경우에는 가쪽번짐(외반)stress 촬영을 한다. 목말뼈(거골) 경사각은 5° 이상에서 비정상으로 간주하고 5~15° 에서는 목말정강인대의 손상이, 15° 이상에서는 발꿈치종아리인대 손상이 더해져 있다고 생각되지만 정상영역에 개인차가 있기 때문에 양쪽 검사를 하여야 한다.

Telometer 기구를 이용하면 안정된 환자자세와 움직임에 의한 불선예도를 줄일 수 있고 stress를 가하는 압력(약 15pound)을 동일하게 줄 수 있어 강압적인 방법보다 더 정확한 검사를 할 수 있다. Stress 검사는 비교하기 위해 양쪽을 촬영한다.

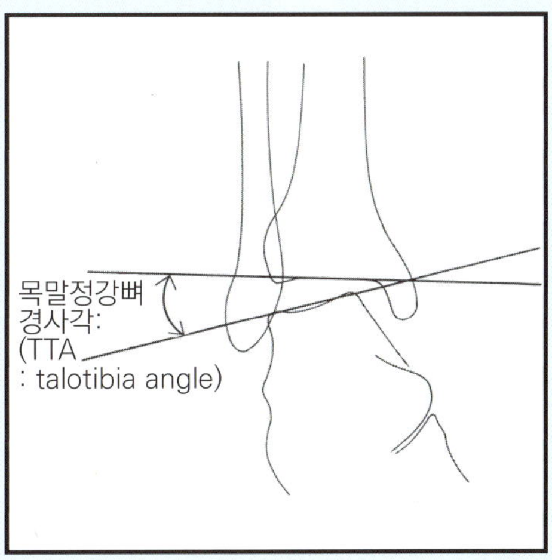

그림 3-125 발의 안 번짐 stress 촬영자세 해부도(varus)

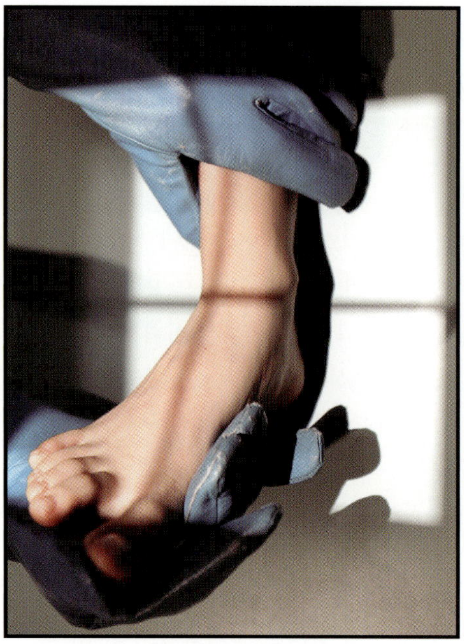

그림 3-126 족관절 전후방향 stress 촬영자세 (valgus)

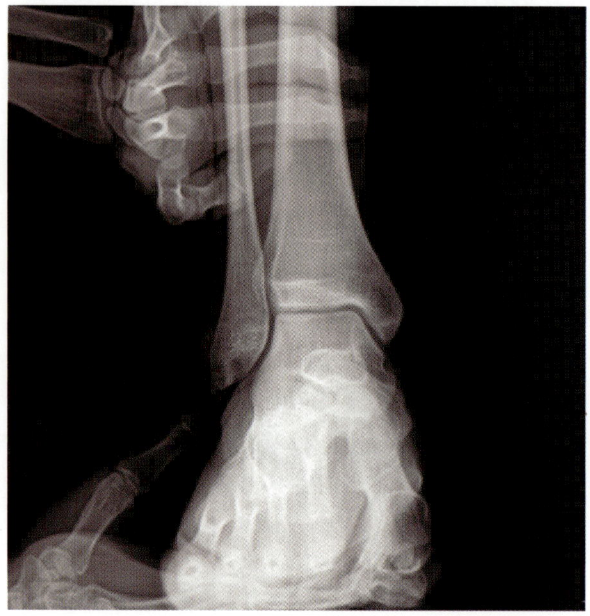

그림 3-127 족관절 전후방향 stress 엑스선영상 (valgus (강압적))

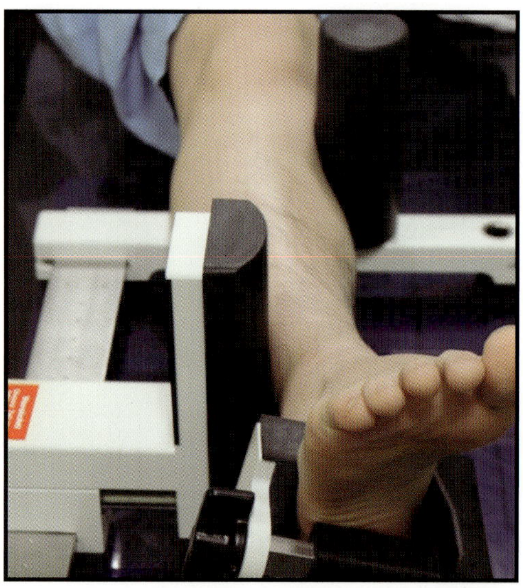

그림 3-128 족관절 전후방향 stress 촬영자세 (valgus, telometer 기구사용)

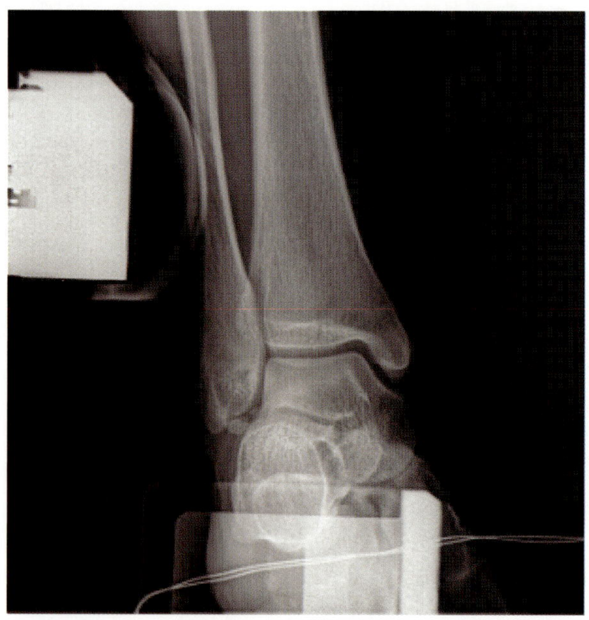

그림 3-129 족관절 전후방향 stress 엑스선영상 (valgus, telometer 기구사용)

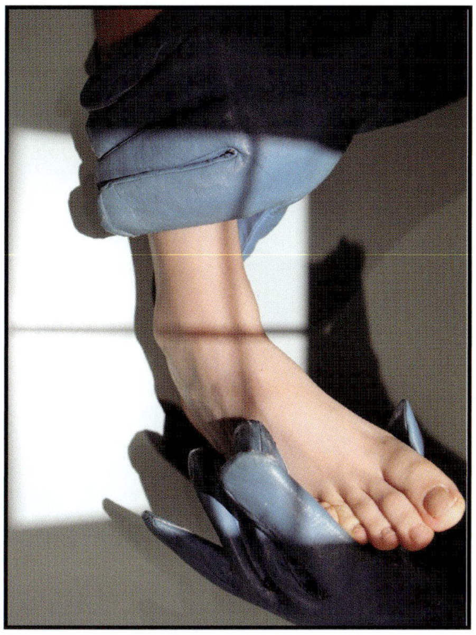

그림 3-130 족관절 전후방향 stress 촬영자세 (varus)

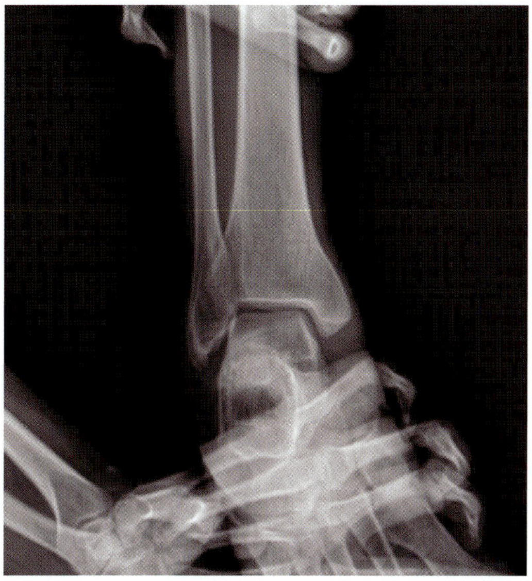

그림 3-131 족관절 전후방향 stress 엑스선영상 (varus)

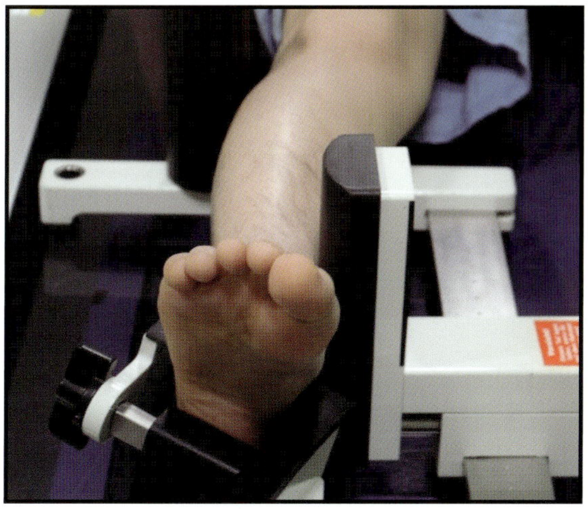

그림 3-132 족관절 전후방향 stress 촬영자세 (varus, telometer 기구사용)

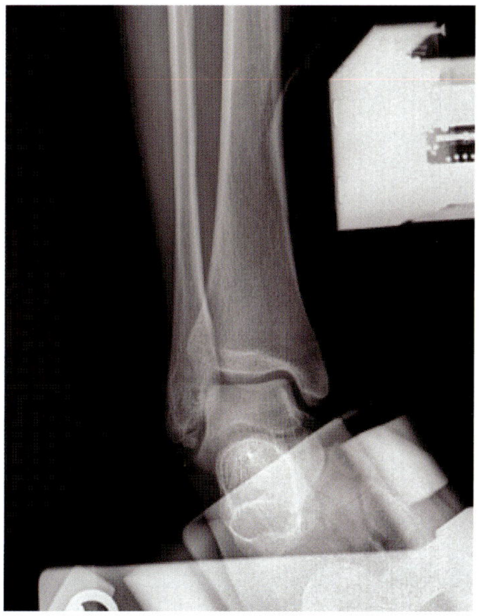

그림 3-133 족관절 전후방향 stress 엑스선영상 (varus, telometer 기구사용)

병리학 예 9. 발목관절 외측 인대손상 (lateral ligament injury of ankle joint)

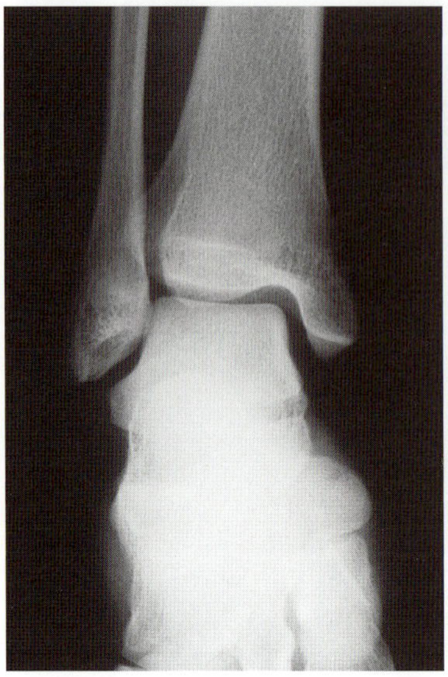

그림 3-134

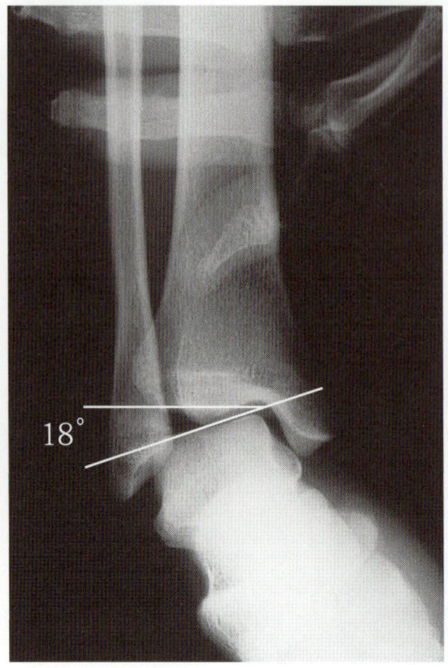

그림 3-135

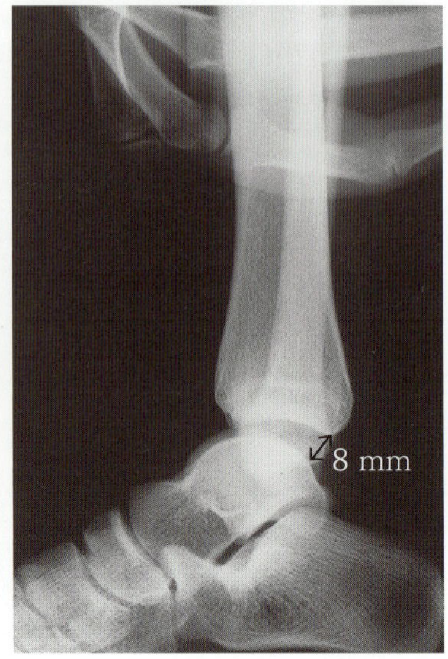

그림 3-136

그림 3-134 **족관절 정면 엑스선영상** (안 ·가쪽 복사뼈의 골절 등이 보이지 않는다).
그림 3-135 **족관절 내반 stress 엑스선영상** (목말뼈의 경사각이 18°이다).
그림 3-136 **족관절 전방 당김 stress 엑스선영상** (앞쪽으로 당겼을 때 8㎜의 뚜렷한 편위를 볼 수 있다).

◆ 진단 및 경과 ◆

영상소견에서 발목관절 외측측부인대 손상으로 진단하고 인대 봉합수술을 시행하였다.

◆ 촬영 및 진단방법 ◆

Ankle joint A-P, 내반 stress(varus), 전방당김 stress 등

◆ 영상관찰 목적 ◆

· 안쪽가쪽인대는 앞, 뒤 목말 종아리인대와 발꿈치뼈 종아리인대 등 3개로 이루어진다.
· 염좌에서 앞 목말 종아리인대와 발꿈치 종아리 인대가 중요한다.
· 발목관절 굴곡위에서 (내반)안쪽번짐(모음, 엎침, 폄)의 외력이 가해지면 골절보다는 앞 목말 종아리인대와 발꿈치 종아리 인대가 늘어나며 강하게 안쪽번짐이 가해지면 단열 또는 인대 부착부위에 찢김골절을 일으킨다.
· 발꿈치뼈 종아리인대 단독 단열은 발목관절 등쪽굽힘자세보다 안쪽번짐의 외력이 가해질 때 일어난다.
· 드물게는 가쪽복사 골절을 일으키기 쉽고 발바닥굽힘 안쪽번짐의 stress를 가해도 목말뼈의 경사는 인지되지 않는다.
· 스포츠, 하이힐 등으로 발생하고 12세 이상에서는 좌측이 많다.
· 증상은 발목관절 외측부에 심한 통증, 단열음 등 부위의 종창, 피하출혈 및 압통 등이 있다.
· 단열이 의심될 때는 엑스선 촬영에서 발목주변 골절유무 촬영과 stress 촬영을 한다.
· 안쪽번짐 stress 촬영은 약 20°의 발바닥을 굽혀 안쪽번짐을 한 후 목말뼈 경사각을 측정해 5°이상이 되면 이상이 있는 것으로 하고 10°이상이 되는 경우는 단열로 판단해 수술을 시행하기도 한다.
· 앞쪽 끌어내기 stress촬영은 다리를 고정하고 발을 앞쪽으로 당겨서 촬영하며 3 mm 이상 앞쪽으로 어긋날을 때 이상이라고 한다.
· 본 증례는 발목관절 엑스선영상에서 골절 등의 이상은 인정되지 않고 stress상에서 목말뼈 경사각 18°, 앞쪽으로 8 mm 어긋나 수술을 시행하였다.

7) 족관절 측방향 스트레스 촬영 (ankle joint lateral stress projection) 앞쪽 끌어당기기(anterior draw)

촬영목적 : 발목관절(족관절)의 인대파열이나 단절, 분리를 관찰한다.

촬영자세 : 환자는 검사쪽을 아래로 옆으로 누운자세가 되게 한다. 검사측 다리는 엉덩관절(고관절)과 무릎관절(슬관절)을 가볍게 구부려 발목의 가쪽복사 면을 아래로 하여 바른 측면자세가 되게 하고, 안정된 자세를 위해 검사반대측 다리는 검사측 다리의 뒷쪽에 무릎을 세워 놓는다. 한손으로는 먼쪽 다리뼈의 앞쪽을 잡고 반대 손으로 발뒤꿈치를 잡아 앞쪽으로 stress를 줌과 동시에 순간촬영을 한다. 다리 통증이 심한 환자는 stress 촬영을 하기 전에 필요에 따라 국소마취를 한다. 이때 stress 자세를 보조하는 방사선사나 의사는 엑스선이 노출되는 동안 납장갑과 납앞치마를 착용한다. 생식선 피폭을 예방하기 위해 조사면은 촬영부위의 크기로 제한하고, 또 골반위에 납 앞치마를 올려놓는다.

중 심 선 : 발목관절의 중앙을 향해 IR면에 수직으로 입사한다.

촬영 point : Stress촬영에서 인대파열이 있는 경우는 파열 정도에 따라 변형된 관절공간이 나타난다. 움직임에 의한 불선예도가 나타나지 않도록 stress를 줌과 동시에 순간촬영을 하여야 선명한 영상이 나타난다. 앞쪽 목말종아리인대(거비인대), 발꿈치종아리인대(종비인대) 손상이 의심되는 경우에는 앞쪽 끌어내기 stress촬영을 한다. 또는 telometer 기구를 이용하면 stress를 가하는 압력(15 pound)을 동일하게 할 수 있어 강압적인 방법보다 더 정확한 검사를 할 수 있다. Stress 검사는 비교하기위해 양쪽을 촬영 한다.

Posterior draw(뒤쪽 끌어당기기)는 anterior draw(앞쪽 끌어당기기) 보다 잘 시행되지 않는다.

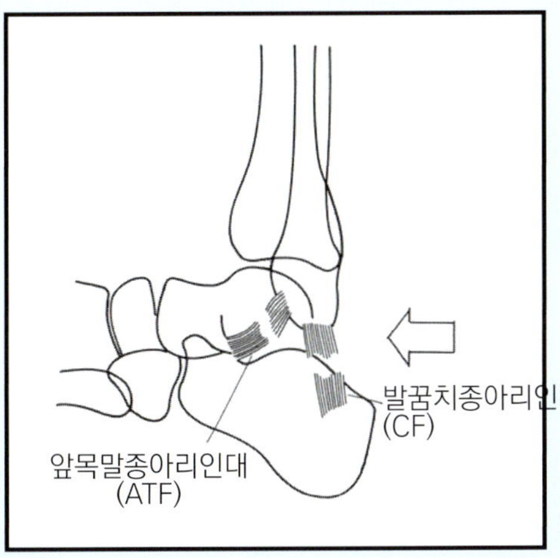

그림 3-137 앞쪽 끌어당기기 stress 해부도

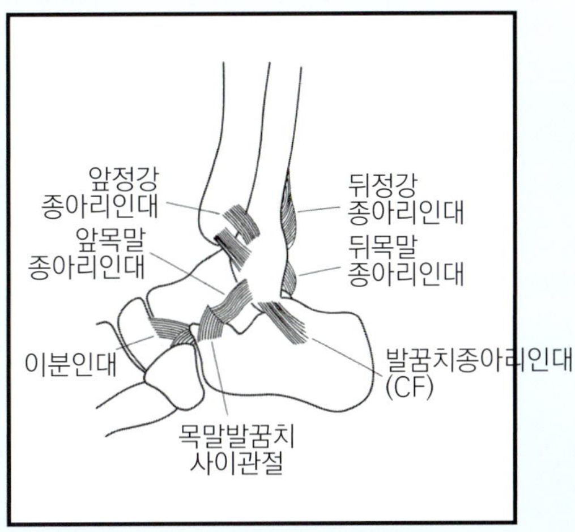

그림 3-138 발목관절인대 해부도

3

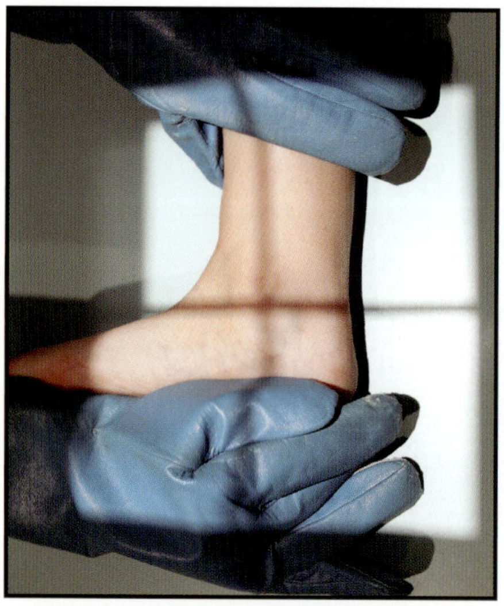

그림 3-139 족관절 측방향 stress 촬영자세
(앞쪽 끌어당기기)

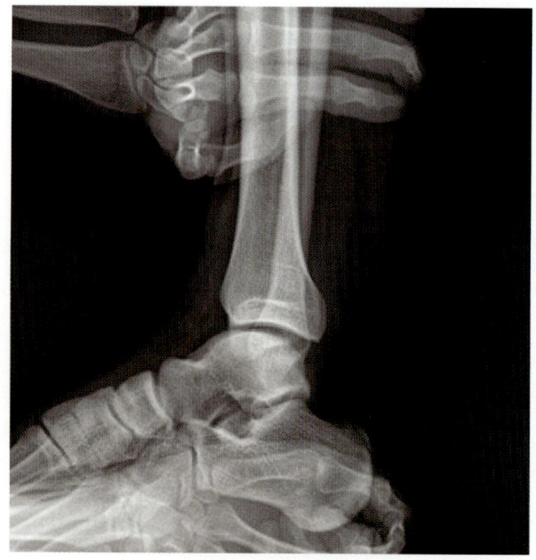

그림 3-140 족관절 측방향 stress 엑스선영상
(앞쪽 끌어당기기)

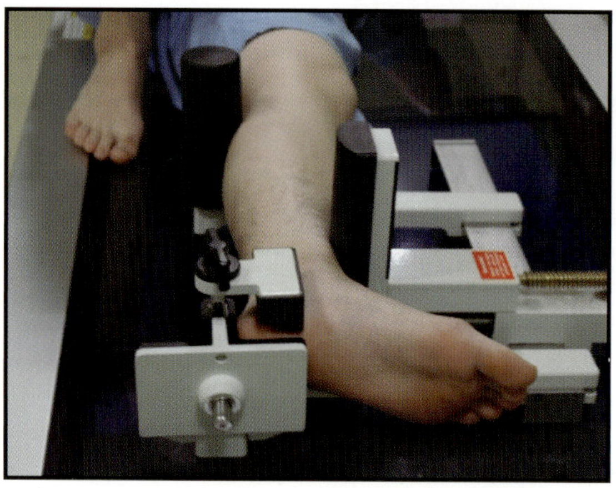

그림 3-141 족관절 측방향 stress 촬영자세
(앞쪽 끌어당기기, telometer 기구사용)

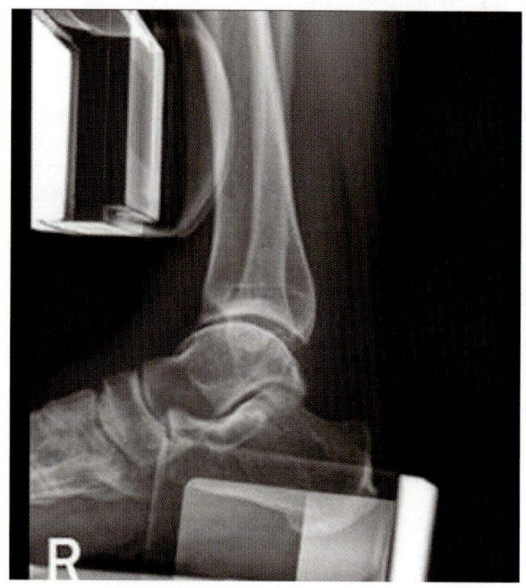

그림 3-142 족관절 측방향 stress 엑스선영상
(앞쪽 끌어당기기, telometer 기구사용)

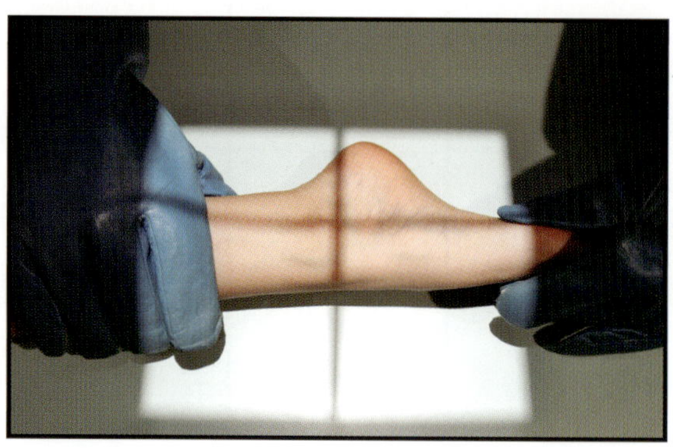

그림 3-143 족관절 측방향 stress 촬영자세
(뒤쪽 끌어당기기)

병리학 예 10. 아킬레스힘줄(건) 단열 (rupture of Achilles tendon)

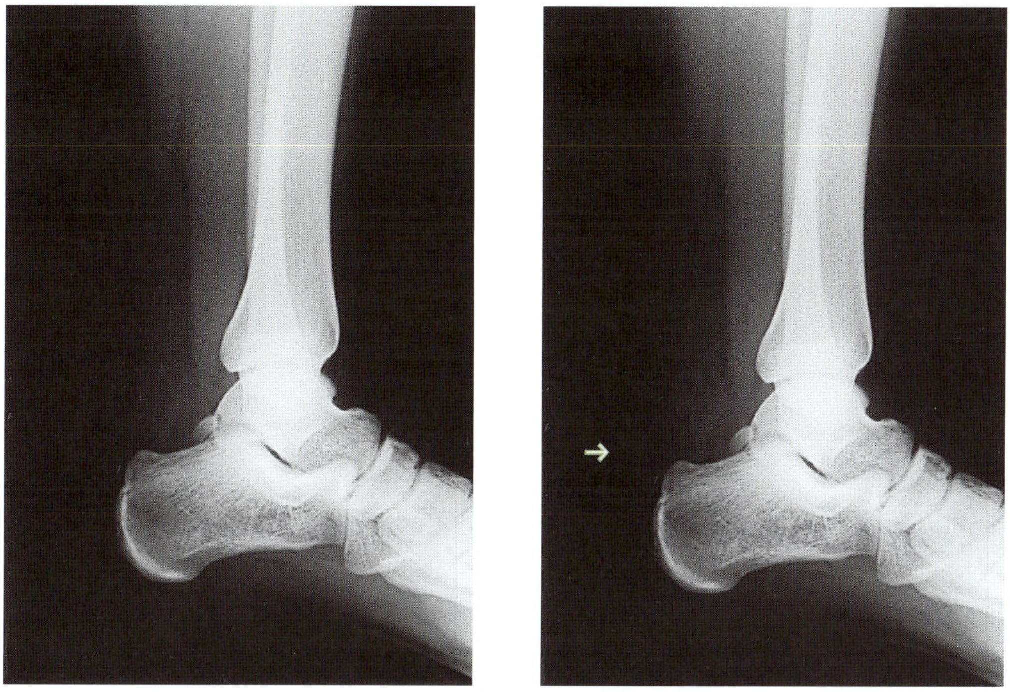

a b

그림 3-144

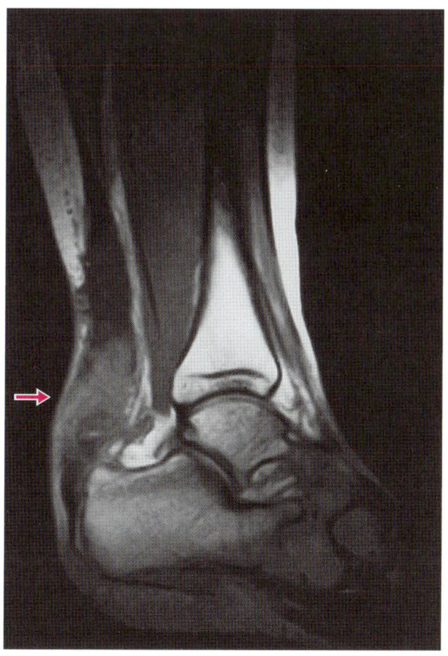

그림 3-145

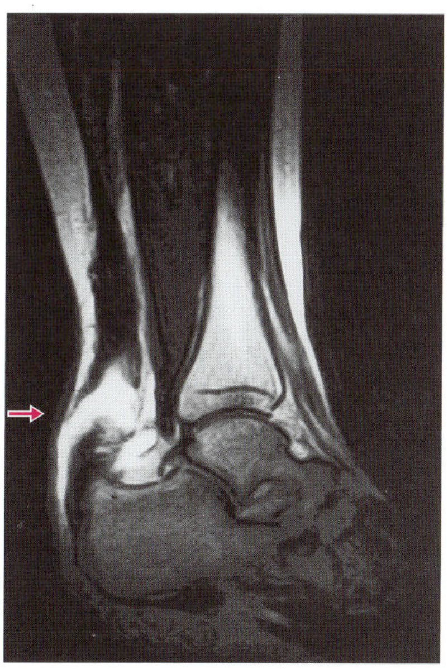

그림 3-146

그림 3-144(a) 족관절 측면엑스선영상 (뼈에 특이 이상소견은 나타나지 않았다).

그림 3-144(b) 족관절(연부조직) 엑스선영상 (왼쪽 아킬레스힘줄의 불연속성과 발꿈치뼈 부착부위에 종양을 볼 수 있다[⇒]).

그림 3-145 ankle MRI영상(T1 강조시상단면상) (아킬레스힘줄의 단열 및 덩어리 모양으로 위축되어 약간 높거나 같은 신호의 종양을 볼 수 있다[→]).

그림 3-146 ankle 아킬레스힘줄 MRI영상(T2 강조시상단면상) (아킬레스힘줄의 단열과 덩어리 모양으로 위축된 높은 신호의 종양을 볼 수 있다[→]).

◆ 진단 및 경과 ◆

영상소견에서 아킬레스힘줄의 재단열로 진단하였다. Silverskiold(아킬레스힘줄의 중추 단열 끝을 이용해서 힘줄 결손부를 보충하는 방법)에 의한 유리건의 형성술을 시행하였다.

◆ 촬영 및 진단방법 ◆

CR, DR, CT, MRI, soft 엑스선(연선)촬영 등

◆ 영상관찰 목적 ◆

- 아킬레스힘줄의 단열은 spot 외상이나 넘어지는 등 발목관절이 강하게 뒤로 꺾일 때 일어난다.
- 다리 삼두근에 심한 수축력이 가해질 때 일어나며 단열되기 전 통증을 호소한다.
- 아킬레스힘줄이 단열되어도 발목관절을 뒤로 젖힐 수는 있지만 보행이상과 발끝으로 설 수 없다.
- 단열부위를 피부위로 만져서 알 수 있다.
- 엎드린자세에서 무릎관절을 직각으로 했을 때 정상에서는 발끝 쪽을 발뒤꿈치보다 낮게 할 수 있으나 단열쪽은 발끝을 낮게 유지할 수 없다.
- 장딴지를 쥐어도 이것을 전달하지 못하고 발목관절을 발바닥쪽으로 굽히지 못한다(Thompson-Simmond squeeze test).
- 본 증례는 발꿈치뼈 부착부에서 재단열된 경우이다.
- 덩어리처럼 위축된 먼쪽 아킬레스힘줄의 주위에 거의 혈종은 없고 창상반흔이 인지되고 있다.

7. 다리 (하지 Leg)

1) 하퇴부 전후방향 촬영 (AP projection)

촬영목적 : 다리의 골절, 염증, 종양 등의 병변 유무를 관찰한다.

촬영자세 : 환자는 앉은자세나 바로누운자세로 한다. 검사쪽 다리를 조절하여 바른 전후자세가 되도록 한다. IR면과 다리의 장축을 평행이 되게 하고 무릎관절과 발목관절이 포함시킨다. 또는 양쪽관절이 포함되지 않을 경우에는 IR면 위에 다리를 대각선으로 놓아 양쪽관절을 포함되게 한다. 또 병소측이 확인되면 병소에 가까운쪽 관절이 포함되도록 IR면 위치를 조절한다. 병소부위를 잘 모를 때에는 두 번 촬영하여 양쪽관절을 비교한다. 그리고 다리 양쪽에 있는 무릎관절과 발목관절은 엑스선 흡수율 차이가 많으므로 heel effect를 고려하여 음극은 무릎쪽, 양극은 발목 쪽에 놓이도록 환자의 자세를 설정한다. 생식선의 피폭을 피하기 위해 조사면은 촬영부위의 크기로 제한하고, 또 골반위에 납 앞치마를 올려놓는다.

중 심 선 : 다리의 중앙을 향해 IR면에 수직으로 입사한다.

촬영 point : 정강뼈(경골)와 종아리뼈(비골)가 분리되고 뼈밀도를 선명하게 보기위해 다리 전체가 촬영되어야 한다. 무릎관절과 발목관절이 포함되고 적정농도 범위로 촬영되어야 한다.

Heel effect를 적용하여 촬영하는 이유는 적정농도의 영상을 얻기 위함이다.

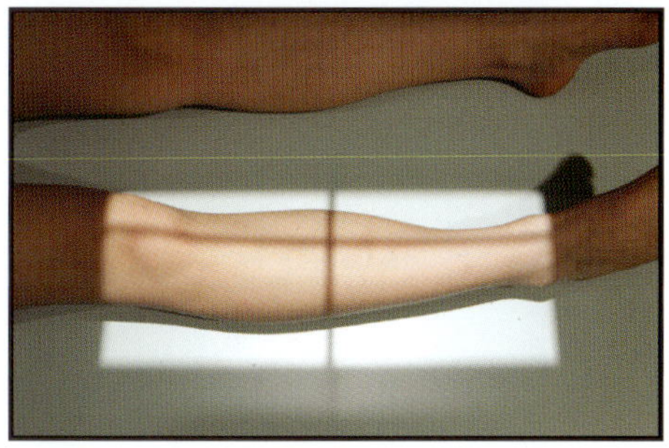

그림 3-147 하퇴부 전후방향 촬영자세

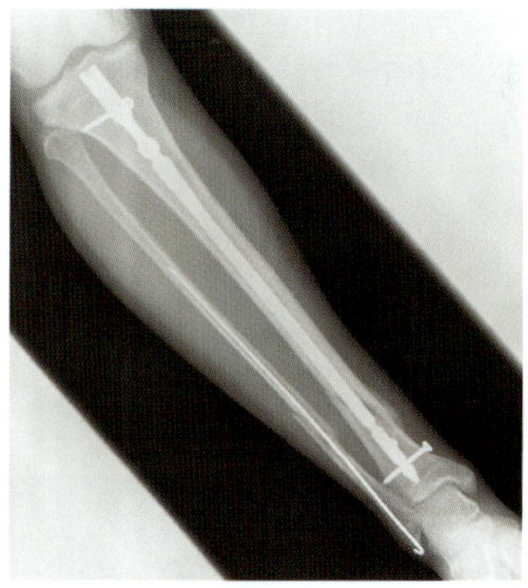

그림 3-148 하퇴부 전후방향 엑스선영상

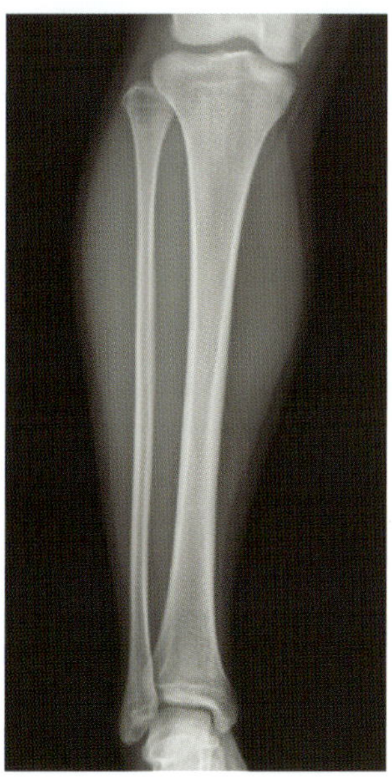

그림 3-149 하퇴부 전후방향 엑스선영상

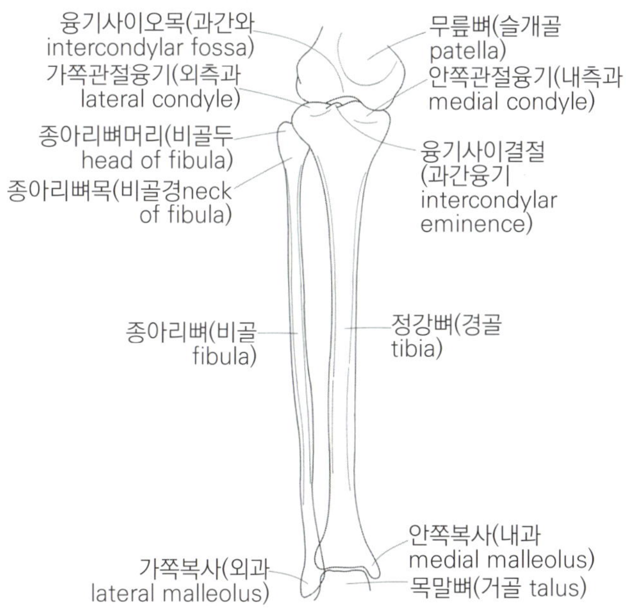

그림 3-150 하퇴부 전후방향 엑스선영상해부도

3

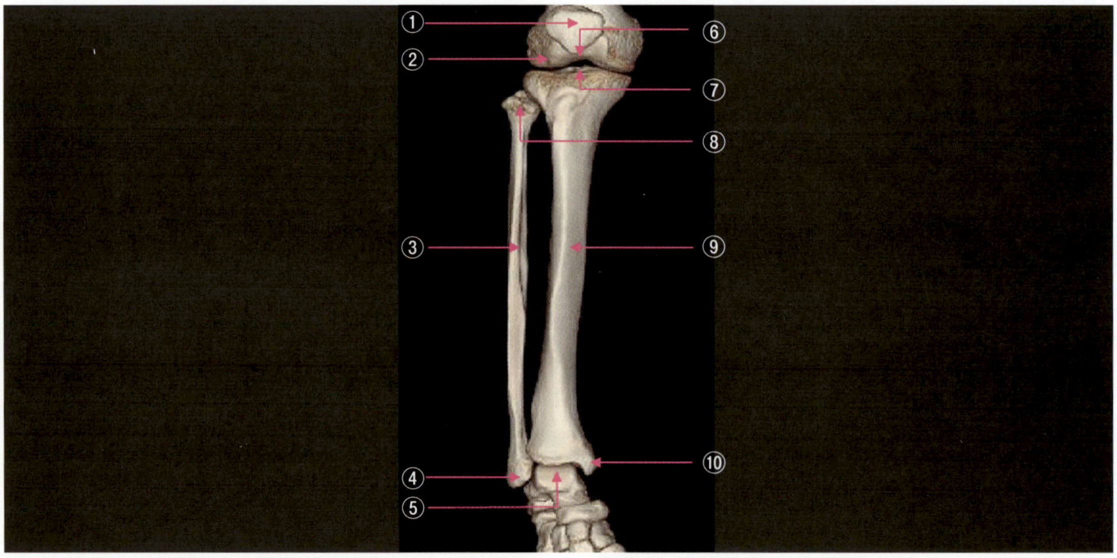

그림 3-151 **하퇴부 전후방향 자세(leg AP position) 3D 영상**

① 무릎뼈(patella)
② 가쪽관절융기(lateral condyle)
③ 종아리뼈(fibula)
④ 가쪽복사(lateral malleolus)
⑤ 목말뼈(talus)
⑥ 융기사이오목(intercondylar fossa)
⑦ 융기사이융기(intercondylar eminence)
⑧ 종아리뼈머리(fibular head)
⑨ 정강뼈(tibia)
⑩ 안쪽복사(medial malleolus)

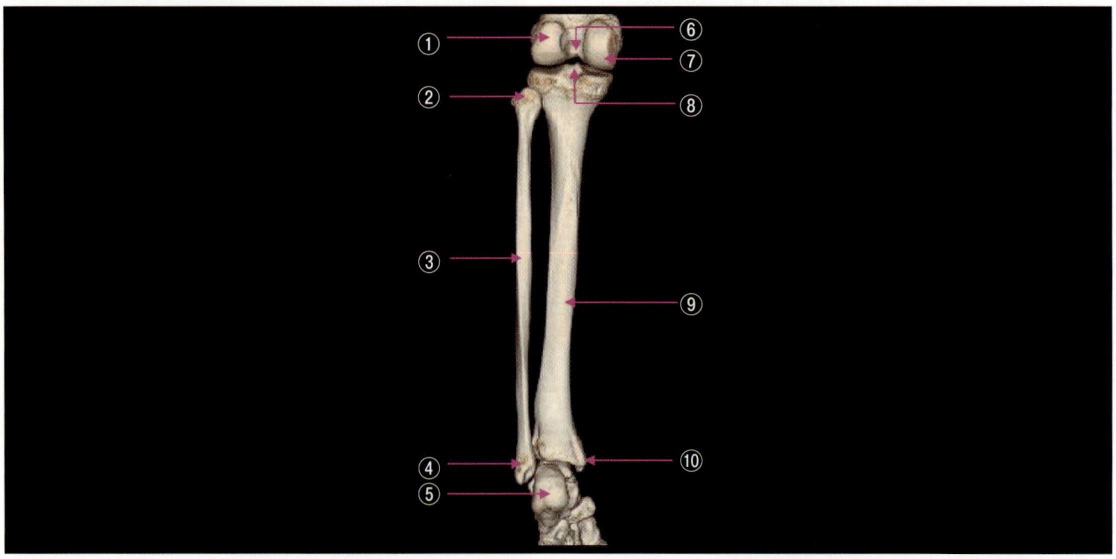

그림 3-152 **하퇴부 후전방향 자세(leg PA position) 3D 영상**

① 무릎뼈(patella)
② 종아리뼈머리(fibular head)
③ 종아리뼈(fibula)
④ 안쪽복사(medial malleolus)
⑤ 목말뼈(talus)
⑥ 융기사이오목(intercondylar fossa)
⑦ 안쪽위관절융기(medial epicondyle)
⑧ 융기사이융기(intercondylar eminence)
⑨ 정강뼈(tibia)
⑩ 가쪽복사(lateral malleolus)

2) 하퇴부 측방향 촬영 (lateral projection)

촬영목적 : 다리의 골절, 염증, 종양 등의 병변 유무를 관찰한다.

촬영자세 : 환자는 앉은자세나 바로누운자세로 한다. 검사쪽 무릎관절을 가볍게 구부리고 다리 가쪽면을 IR면에 붙인다. 그리고 IR면과 다리의 장축을 평행이 되게 하고, 무릎관절과 발목관절이 포함되도록 한다. 이때 들려진 발꿈치 밑에 고정용구를 받쳐 바른 측면자세가 되도록 하고, 검사 반대 측 다리는 뒤쪽에 놓아 무릎을 가볍게 굽혀 몸의 안정을 도모한다. 환자의 신체조건에 따라 양쪽관절이 포함되지 않을 때는 IR면 위에 다리를 대각선으로 놓아 양쪽관절을 포함되게 한다. 또 병소측이 확인되면 병소에 가까운쪽 관절이 포함되도록 IR면 위치를 조절한다. 병소부위를 잘 모를 때에는 두 번의 촬영을 하여 양쪽관절이 나타나도록 한다. 생식선 피폭을 피하기 위해 조사면은 촬영부위의 크기로 제한하고, 또 골반위에 납앞치마를 올려놓는다.

중 심 선 : 다리의 중앙을 향해 IR면에 수직으로 입사한다.

촬영 point : 정강뼈와 종아리뼈가 최대한 분리되어야 하고 뼈밀도가 선명하게 나타나야 한다. 무릎관절과 발목관절이 포함되어 적정농도 범위에서 나타나야 한다. 다리 양쪽에 있는 무릎관절과 발목관절은 엑스선 흡수율 차이가 많으므로 heel effect를 고려하여 음극은 무릎쪽, 양극은 발목 쪽에 놓이도록 환자의 자세를 설정한다.

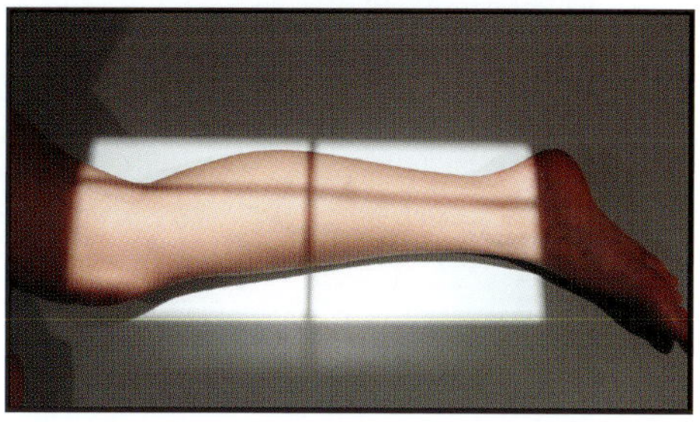

그림 3-153 하퇴부 측방향 촬영자세

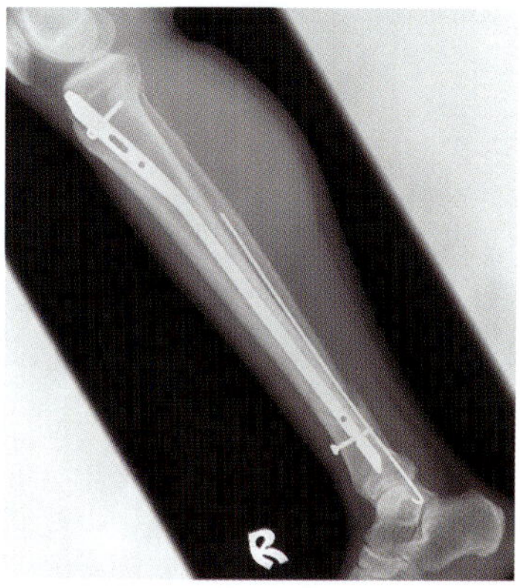

그림 3-154 하퇴부 측방향 엑스선영상

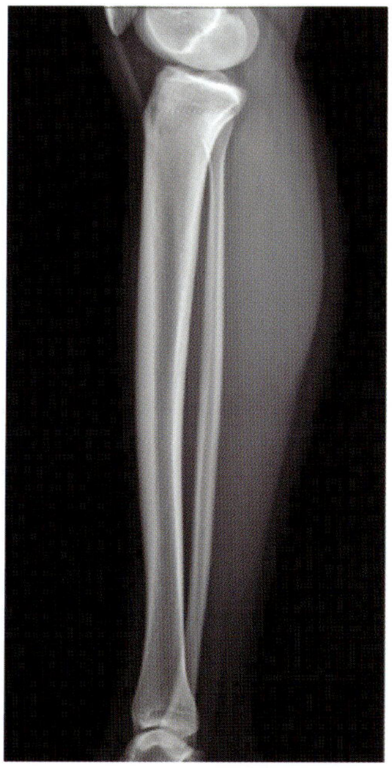

그림 3-155 하퇴부 측방향 엑스선영상

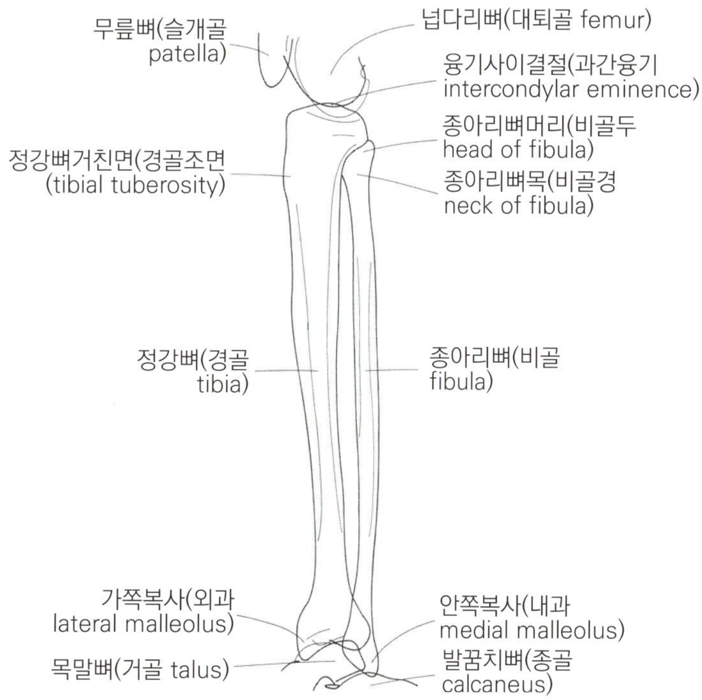

그림 3-156 하퇴부 측방향 엑스선영상해부도

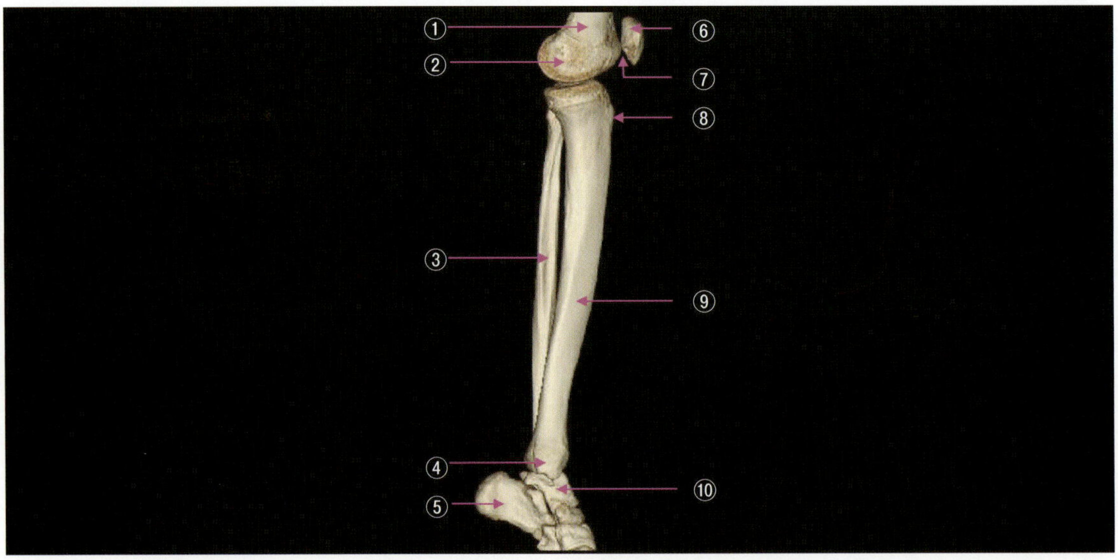

그림 3-157 하퇴부 측방향 자세(leg lateral position) 3D 영상

① 넙다리뼈(femur)
② 안쪽위관절융기(medial epicondyle)
③ 종아리뼈(fibula)
④ 안쪽복사(medial malleolus)
⑤ 발꿈치뼈(calcaneus)
⑥ 무릎뼈(patella)
⑦ 무릎넙다리관절(patellofemoral joint)
⑧ 정강뼈거친면(tibial tuberosity)
⑨ 정강뼈(tibia)
⑩ 목말뼈(talus)

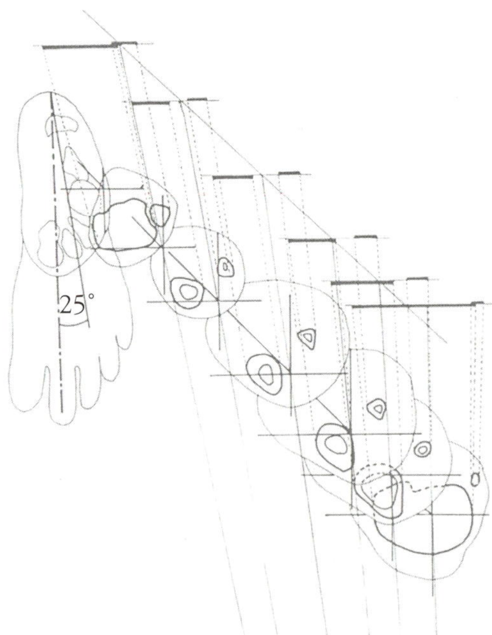

· 하퇴부 정면상의 해부학적 관계

· 엑스선상의 평가기준

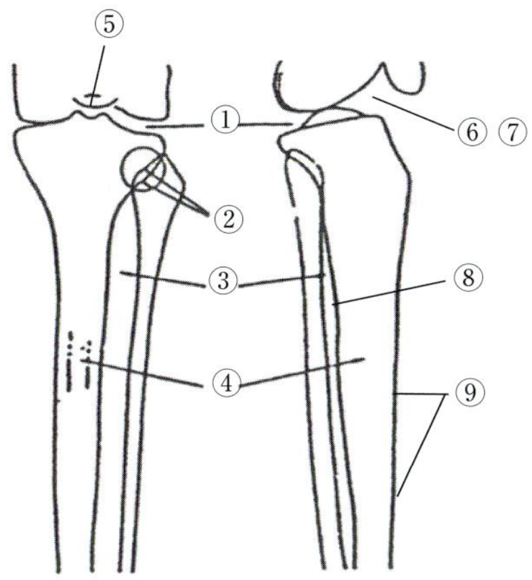

· 하퇴부 전후방향 촬영

① 관절 위치는 정확한가?
② 중복 부분의 윤곽을 관찰할 수 있는가?
③ 정강뼈와 종아리뼈는 분리되었는가?
④ 뼈막, 속질(골수)의 판별이 가능한가?
⑤ 무릎관절과 발목관절은 정전후 자세로 촬영되었는가?

· 하퇴부 측방향 촬영

⑥ 무릎관절과 발목관절 중 한쪽 또는 양쪽이 포함되었는가?
⑦ 발목관절과 무릎관절은 회전되지 않았는가?
⑧ 정강뼈몸통과 종아리뼈몸통은 약간 분리되었는가?
⑨ 뼈의 전체적인 구조를 관찰할 수 있는가?

3

병리학 예 11. 정강뼈 섬유성 골이형성 (osteofibrous dysplasia of tibia)

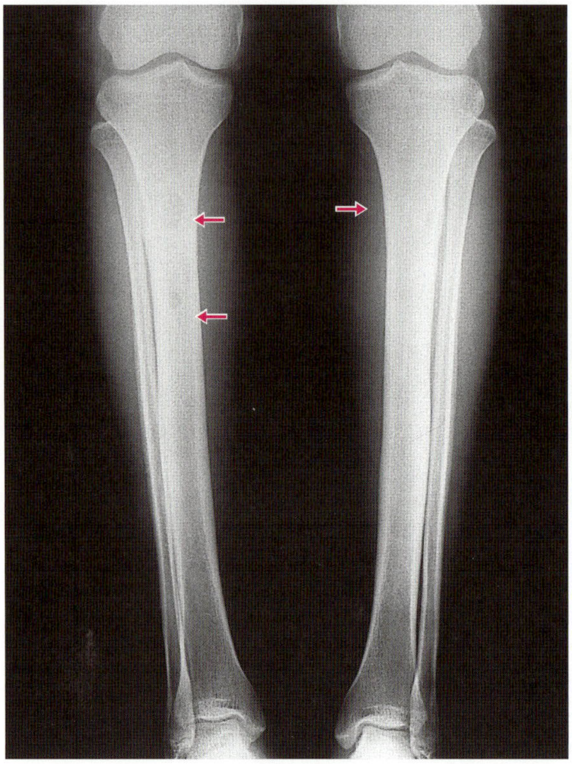

그림 3-158

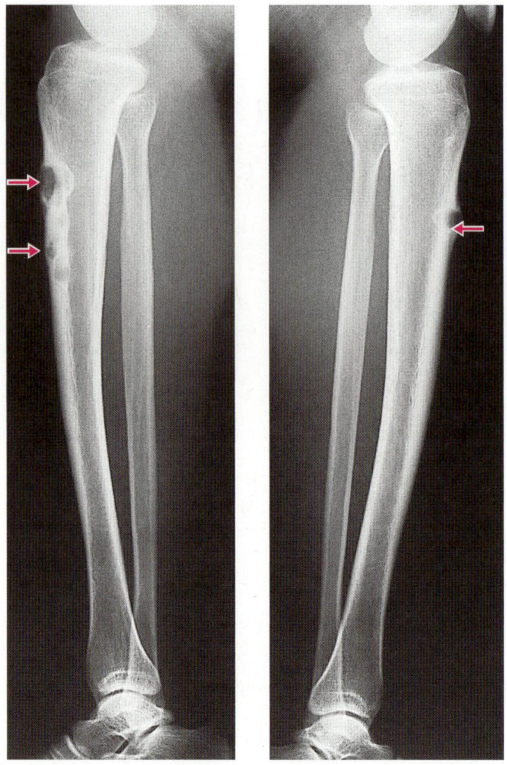

그림 3-159

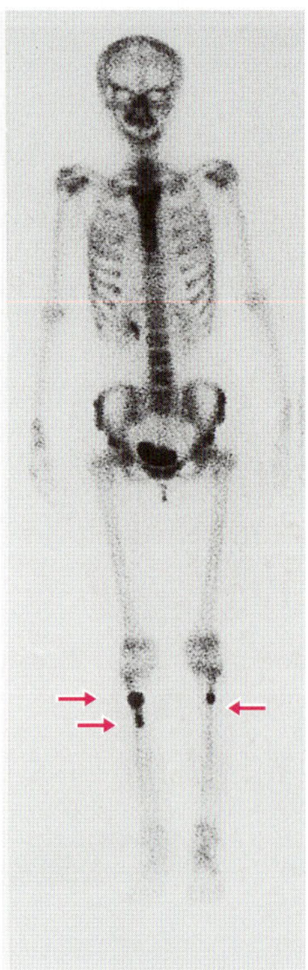

그림 3-160

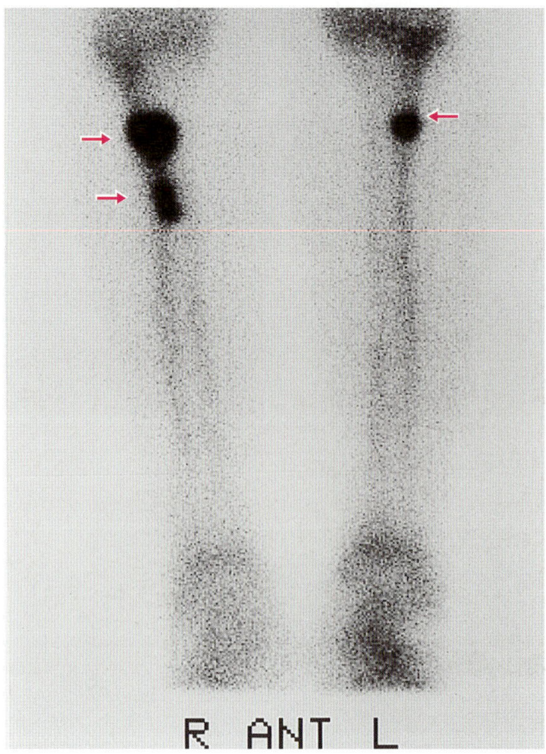

그림 3-161

그림 3-158 **하퇴부 정면 엑스선영상** (양측 정강뼈몸쪽끝에 날개모서리경화를 수반한 뼈 투량상이 의심되는 곳이 오른쪽은 여러 곳이 있고 왼쪽은 한 곳이다[→]).

그림 3-159 **하퇴부 측방향 엑스선영상** (양측 정강뼈앞면에 날개모서리 경화를 수반한 뼈 투량상이 보인다[→]. 오른쪽은 여러 곳에서 왼쪽은 한 곳에서 뼈겉질의 축소와 팽윤이 보인다).

그림 3-160 **전신골신티그램** (양측 정강뼈몸쪽끝 앞면에 이상 집적상이 보이며, 오른쪽에 두 곳, 왼쪽에 한 곳이 있다[→]. 기타 뼈에는 이상소견이 없다.).

그림 3-161 **다리 신티그램(spot)상** (양측 정강뼈몸쪽끝 앞면에 집적상이 보이며 오른쪽에 두 곳, 왼쪽에 한 곳이 있다[→]).

◆ 진단 및 경과 ◆

영상소견에서 섬유성 골이형성이 의심되어 골생검을 시행하여 섬유성 골이형성으로 진단하였다.

◆ 촬영 및 진단방법 ◆

Leg both A-P, both lateral, scintigram, CT, MRI 등

◆ 영상관찰 목적 ◆

· 섬유성 골이형성은 섬유성 결합조직과 미숙한 섬유성 뼈에서 구성되는 유전성이 아닌 일종의 선천적인 종양유사질환이며 골형성 간엽조직의 형성이상으로 생각된다.
· 현재 단골성, 다골성, Albright증후군으로 분류한다.
· 단골성은 장관골에서 호발하며 무증상으로 고령에서 발견된다.
· 다골성은 머리뼈, 골반, 발가락뼈, 척추 등에 생긴다.
· 엑스선영상상의 유사질환으로 골화성 섬유종, 비골화성 섬유종 및 고분화형 골육종 등이 있다.
· 본 증례는 영상소견에서 내부는 거의 균일하고 경화성의 날개모서리를 보인다. 양쪽 정강뼈에 소견을 보이므로 다골성 섬유성 골이형성증으로 진단한다.

3

병리학 예 12. 정강뼈 골연골종 (osteochondroma of tibia)

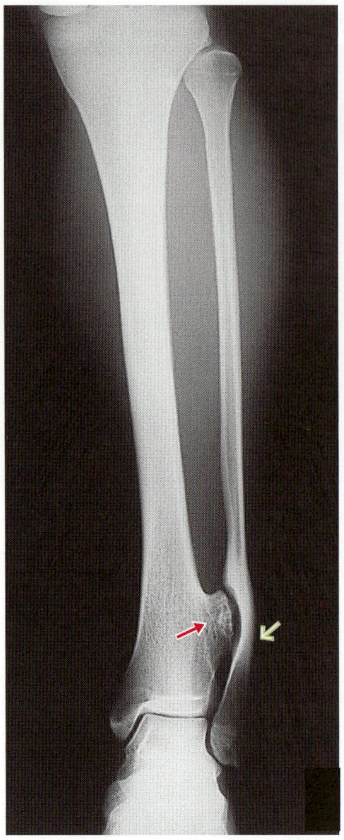

그림 3-162

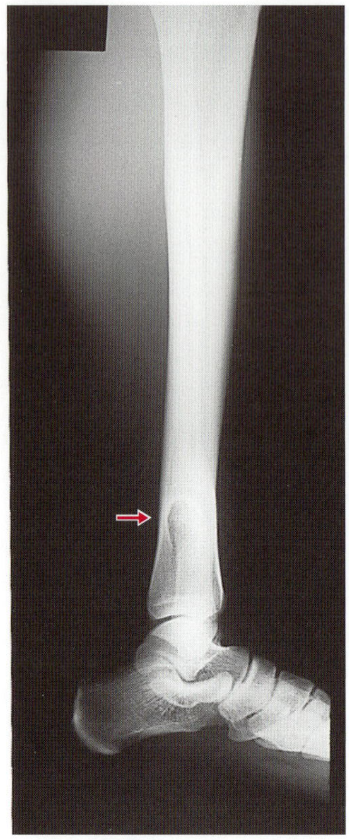

그림 3-163

그림 3-162 **하퇴부 정면 엑스선영상** (Dome상의 뼈변화를 보인다[→]. 종아리뼈 먼쪽에는 뼈경화를 수반하는 종양음영이 보인다[⇒]).

그림 3-163 **하퇴부 측방향 엑스선영상** (먼쪽에 Dome상의 뼈 변화와 종아리뼈의 외측으로 변형이 보인다[→]).

◆ 진단 및 경과 ◆

영상소견에서 양성 골종양을 의심하여 수술 목적으로 입원하여 절제 후 골연골종(외골종)으로 진단하였다.

◆ 촬영 및 진단방법 ◆

Leg A-P, lateral, scintigram, CT, MRI 등

◆ 영상관찰 목적 ◆

· 골연골종은 양성 골종양 가운데 가장 발생빈도가 높은 질환이다.
· 10대에서 많이 발생하며 넙다리뼈먼쪽, 정강뼈, 위팔뼈, 골반 등에서 발생한다.
· 뼈가쪽에 생기는 뾰족하거나 둥글거나 곤봉상의 골성융기이며 종양의 바깥모서리는 정상 뼈겉질과 이어져 있다. 내부는 정상의 해면골 구조로 되어있다.
· 단발성의 것이 많으나 여러 곳에 생기는 증례도 있으며 대부분은 유전성이고 단발성이 악성화의 빈도가 높다.
· 다발성 병변과의 감별을 요하는 골종양의 진단에는 전신골신티그램이 유용하다.
· 본 증례는 단발성이었으나 종아리뼈를 누르는 압통이 있으므로 절제하였으며 유전적 요소가 적고 성장 중에 돌발적으로 발생한 케이스였다.

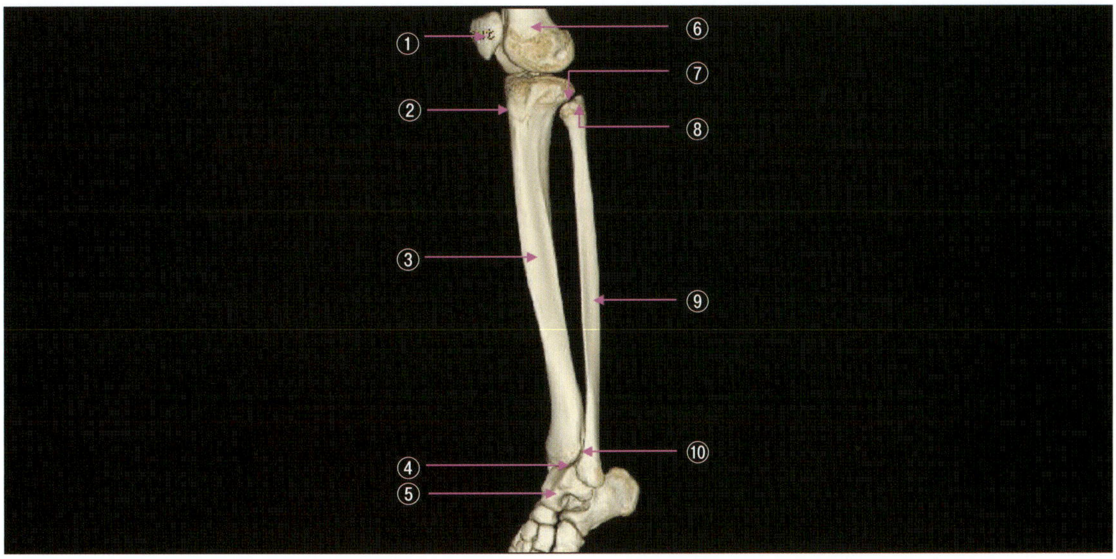

그림 3-164 **정강뼈 내측사방향 자세(leg medial oblique position) 3D 영상**

① 무릎뼈(patella)
② 정강뼈거친면(tibial tuberosity)
③ 정강뼈(tibia)
④ 목말정강관절(talotibial joint)
⑤ 목말뼈(talus)
⑥ 넙다리뼈(femur)
⑦ 정강종아리관절(tibiofibular joint)
⑧ 종아리뼈머리(fibular head)
⑨ 종아리뼈(fibula)
⑩ 아래정강종아리관절(inferior tibiofibular joint)

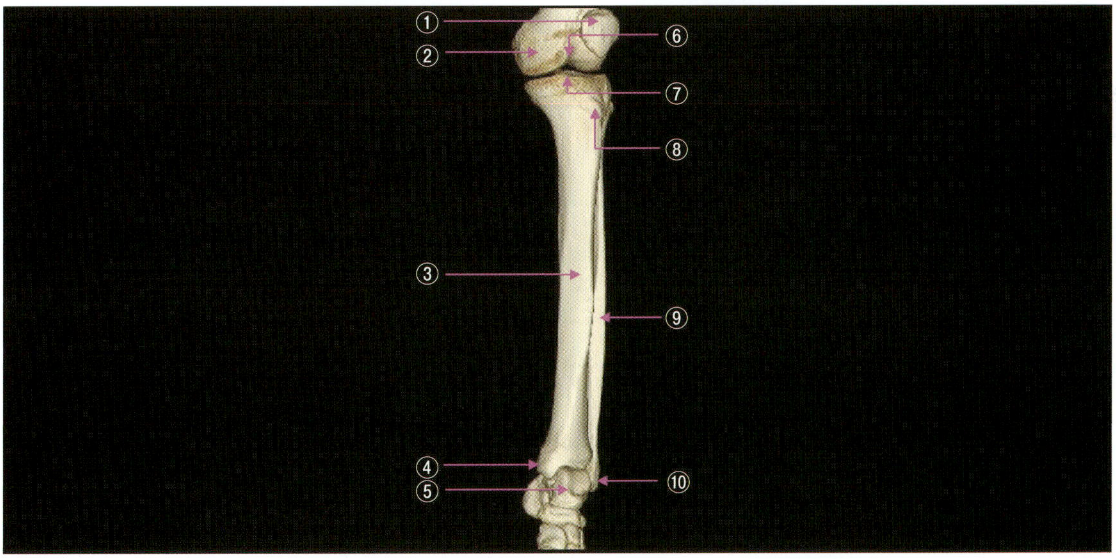

그림 3-165 **정강뼈 외측사방향 자세(leg lateral oblique position) 3D 영상**

① 무릎뼈(patella)
② 안쪽위관절융기(medial epicondyle)
③ 정강뼈(tibia)
④ 안쪽복사(medial malleolus)
⑤ 목말뼈(talus)
⑥ 융기사이오목(intercondylar fossa)
⑦ 융기사이융기(intercondylar eminence)
⑧ 정강뼈거친면(tibial tuberosity)
⑨ 종아리뼈(fibula)
⑩ 가쪽복사(lateral malleolus)

3

8. 무릎관절 (슬관절 Knee Joint) · 무릎뼈 (슬개골 Patella)

1) 슬관절 전후방향 촬영 (knee joint AP projection)

촬영목적 : 무릎관절(슬관절)의 변형성 질환, 골절, 종양 등의 병변 유무를 관찰한다.

촬영자세 : 환자는 바로누운자세나 앉은자세로 한다. 검사쪽 무릎관절을 IR면 위에 놓고, 무릎관절을 가볍게 구부린 후 무릎뼈 꼭지를 찾아 무릎을 펴고 무릎뼈 꼭지에서 약 1 cm 아래지점을 IR면 중앙에 놓은 다음 IR면과 다리의 장축을 평행이 되게 한다. 다리를 약 5° 안쪽으로 돌려 바른 전후자세가 되도록 한다. 생식선 피폭을 줄이기 위해 조사면은 촬영부위의 크기로 제한하고, 또 골반위에 납 앞치마를 올려놓는다.

중 심 선 : 무릎뼈 꼭지에서 약 1 cm 아래 지점을 향해 입사한다. 무릎관절공간을 관찰하기 위해서는 머리쪽으로 5~7°로 입사한다. 넙다리뼈 먼쪽과 정강뼈, 종아리뼈 몸쪽 부위를 관찰하기 위해서는 무릎관절에 수직으로 입사한다.

촬영 point : 무릎관절사이(슬관절간극)가 잘 분리되어 나타나야 하며 무릎뼈는 넙다리뼈(대퇴골)의 중앙에 위치하고 넙다리뼈, 정강뼈(경골), 종아리뼈(비골) 등의 뼈밀도가 선명하게 촬영되어야 한다. 안쪽, 가쪽 관절공간이 대칭으로 나타나야 한다.

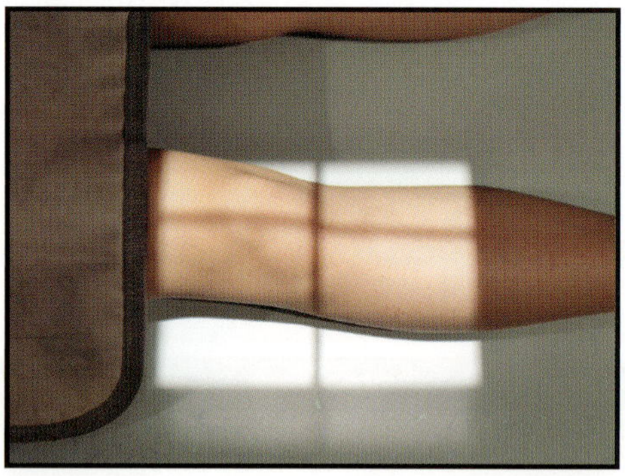

그림 3-166 슬관절 전후방향 촬영자세

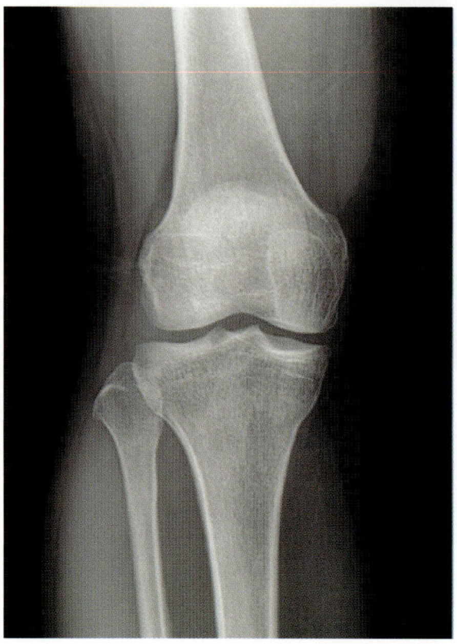

그림 3-167 슬관절 전후방향 엑스선영상

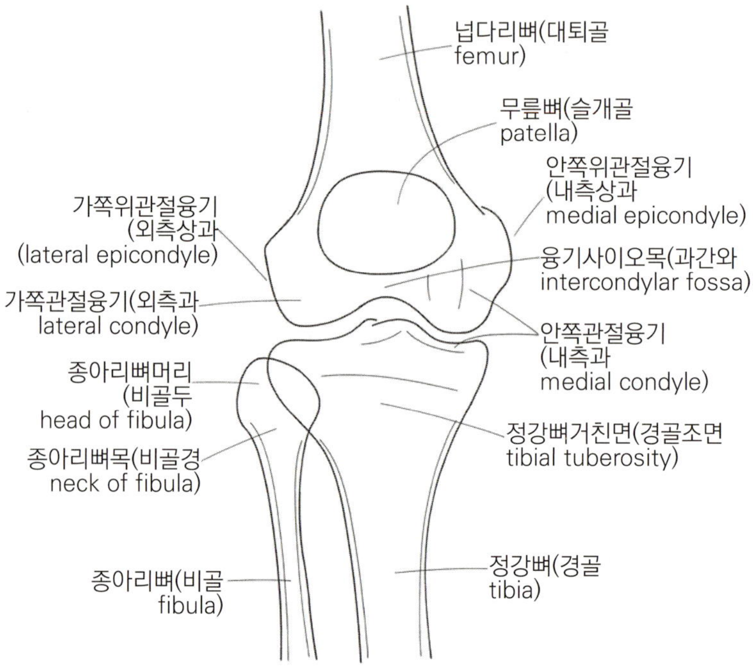

그림 3-168 슬관절 전후방향 엑스선영상해부도

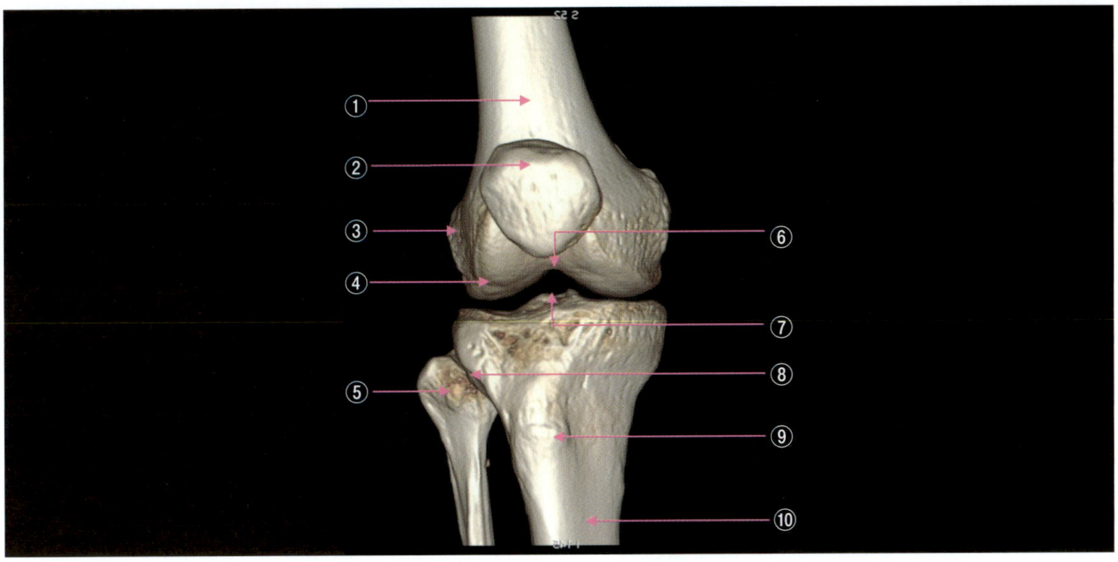

그림 3-169 **슬관절 전후방향 자세(knee AP position) 3D 영상**

① 넙다리뼈(femur)
② 무릎뼈(patella)
③ 가쪽위관절융기(lateral epicondyle)
④ 가쪽관절융기(lateral condyle)
⑤ 종아리뼈머리(fibular head)
⑥ 융기사이오목(intercondylar fossa)
⑦ 융기사이융기(intercondylar eminence)
⑧ 정강종아리관절(tibiofibular joint)
⑨ 정강뼈거친면(tibial tuberosity)
⑩ 종아리뼈(fibula)

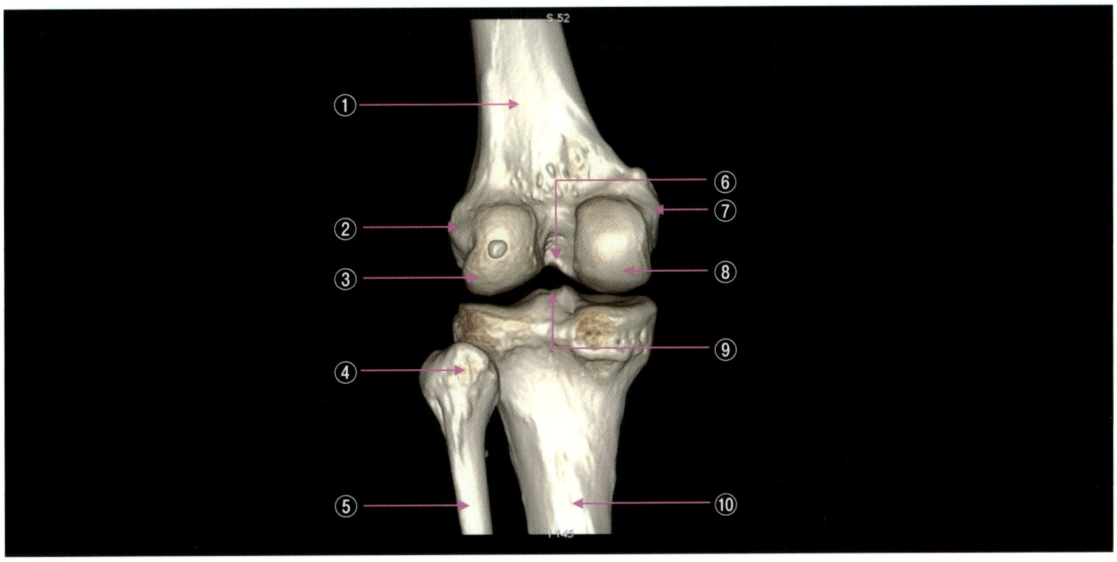

그림 3-170 **슬관절 후전방향 자세(knee PA position) 3D 영상**

① 넙다리뼈(femur)
② 관절융기(lateral epicondyle)
③ 가쪽관절융기(lateral condyle)
④ 종아리뼈머리(fibular head)
⑤ 종아리뼈(fibula)
⑥ 융기사이오목(intercondylar fossa)
⑦ 안쪽위관절융기(medial epicondyle)
⑧ 안쪽관절융기(medial condyle)
⑨ 융기사이융기(intercondylar eminence)
⑩ 정강뼈(tibia)

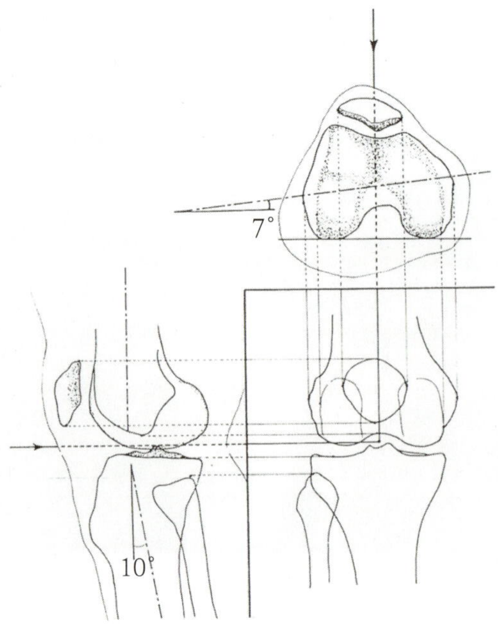

· 슬관절 정면상의 해부학적 관계

· 엑스선상의 평가기준

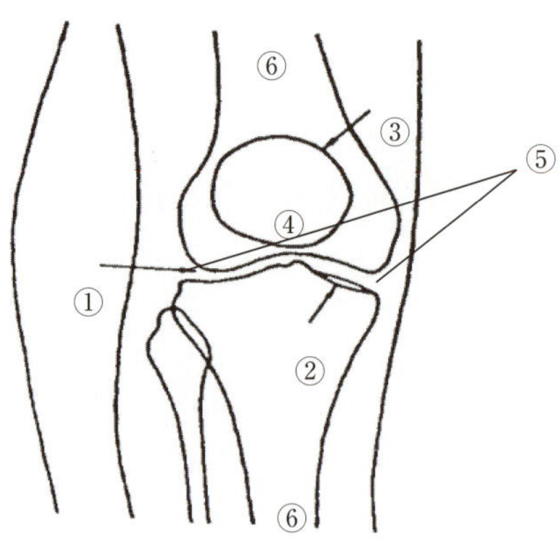

① 관절 간격이 넓게 나타나 있는가?
② 앞모서리(전연)와 뒷모서리(후연)가 일치되어 있는가?
③ 무릎뼈의 윤곽이 나타나고 있는가?
④ 무릎뼈가 넙다리뼈 아래끝의 중앙에 잘 나타나 있는가?
⑤ 무릎이 정상일 경우 양쪽의 관절안이 같은 넓이로 나타났는가?
⑥ 넙다리뼈와 정강뼈의 회전은 없는가?
⑦ 무릎관절 주위의 연부조직이 나타나 있는가?
⑧ 무릎뼈 주변의 뼈음영이 넙다리뼈 먼쪽 음영상에 나타났는가?

병리학 예 13. 무릎뼈(슬관절) 관절쥐 (joint mouse of knee joint)

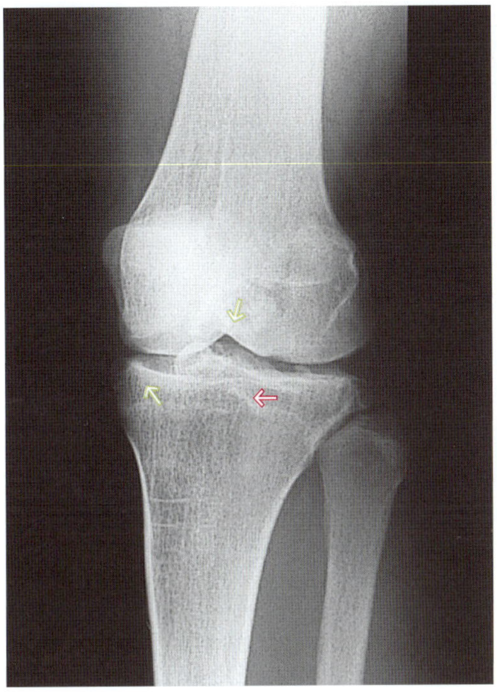

그림 3-171

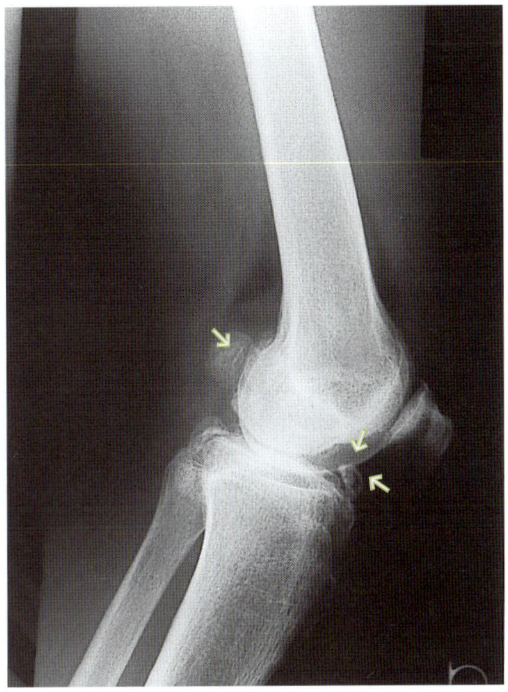

그림 3-172

그림 3-171 슬관절 정면 엑스선영상 (뼈 조직을 포함한 다수의 타원형 음영[⇒]과 유리체가 보인다[⇒]).

그림 3-172 슬관절 측방향 엑스선영상 (뼈 조직을 포함한 다수의 타원형 음영이 보이지만[⇒] 유리체는 확인되지 않고 있다).

◆ 진단 및 경과 ◆

영상소견에서 관절 유리체를 볼 수 있다. 관절강 조영촬영에서는 확실히 움직이는 관절 유리체(관절쥐)는 보이지 않았으나 강한 동통과 둔감증상(locking)이 진행되었으므로 관절경으로 활막절제 및 관절쥐 절제를 시행하였다.

◆ 촬영 및 진단방법 ◆

Knee joint A-P, lateral, arthrography, CT, MRI 등

◆ 영상관찰 목적 ◆

- 관절쥐는 관절유리체라고 불리며 이단성 뼈연골염 등의 질환의 원인이 되며 관절강 내로 유리된 작은 뼈 조각이나 외상성변화 때문이다.
- 결핵, 화농성 관절염에서도 보이며 활액막에서도 발생한다.
- 관절을 심하게 찌르는 듯 한 증상이 있고 관절운동이 어렵고 만성의 염증증상을 보인다.
- 엑스선영상으로 관절내 유리체를 관찰 할 수 있다.
- 본 증례에서 활막연골의 석회화, 골화된 타원형 음영이 다수 보인다.
- 정면상에서는 관절내 유리체가 보이나 측면상에서는 확인할 수 없으므로 반드시 두 방향 촬영을 해야 한다.

3

병리학 예 14. 넙다리뼈 골연골종 (osteochondroma of femur)

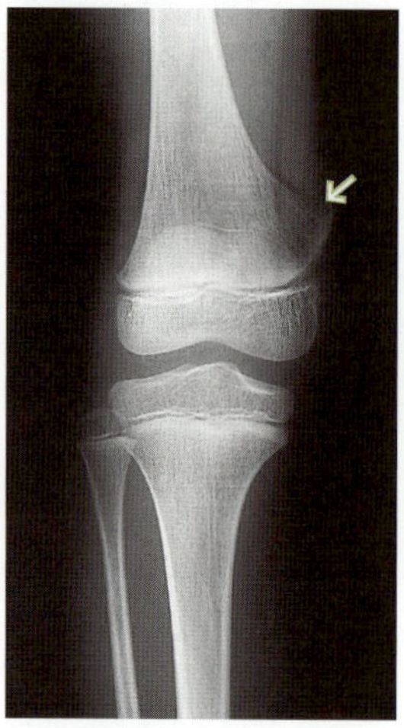

그림 3-173

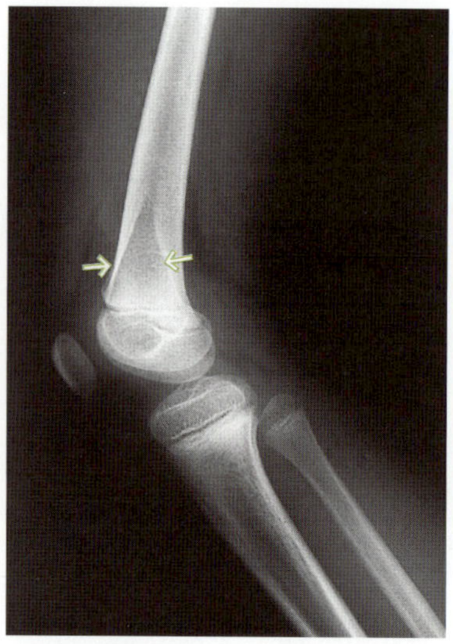

그림 3-174

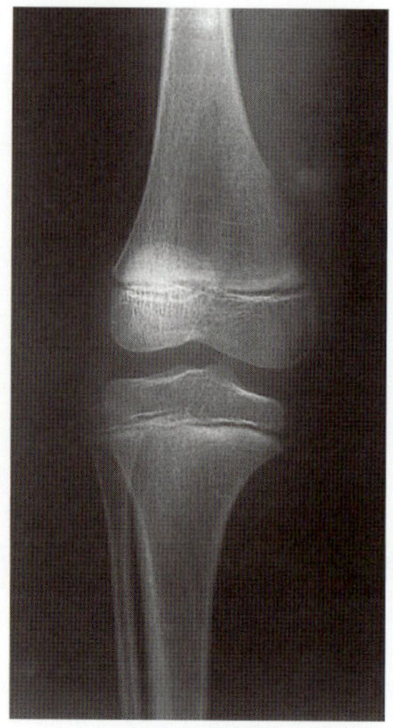

그림 3-175

그림 3-173 슬관절 정면 엑스선영상 (오른쪽 넙다리뼈안쪽위관절융기(내측상과)에 뼈의 융기를 볼 수 있다[⇒]).
그림 3-174 슬관절 측방향 엑스선영상 (뼈의 융기는 넙다리뼈와 겹쳐 있으므로 확인할 수 없으나 3각형의 저흡수 영역을 볼 수 있다[⇒]).
그림 3-175 슬관절 정면 엑스선영상(수술 후) (뼈의 융기부는 깨끗하게 절제되어 있다).

◆ 진단 및 경과 ◆

영상소견에서 골연골종을 의심, 적출술을 시행하였다.

◆ 촬영 및 진단방법 ◆

Femur A-P, lateral, knee joint A-P, lateral, CT, MRI 등

◆ 영상관찰 목적 ◆

- 골연골종은 가장 많은 양성종양이며 긴 뼈끝 부위, 특히 10~30세에서 넙다리뼈, 정강뼈, 위팔뼈 등에서 발생한다.
- 골피질에 돌출 병변을 만든다.
- 위쪽은 분화되어 초자연골(cartlagious cup : 엑스선 영상에는 나타나지 않음)이 되며 안쪽은 연골 내에서 골화가 이루어진다.
- 종양은 근접한 관절의 반대방향으로 이어지는 경향이 있다.
- 일반적으로 양성종양인 경우 일회성인 경우가 많다.
- 본 증례에서 골종양이 골피질에서 돌출하고 있고 발생하고 있는 장소가 긴뼈끝인 것은 골연골종의 전형적인 특징이 있다.

2) 슬관절 선자세 체중부하 양쪽 전후방향 촬영 (knee joint standing weight bearing bilateral AP projection)

촬영목적 : 선자세에서 양쪽 무릎관절의 관절공간(관절강), 퇴행성 관절염, 병적상태와 안쪽번짐 또는 가쪽번짐 기형(varus of valgus deformity)을 관찰한다.

촬영자세 : 환자는 수직격자 장치(vertical grid device) 앞에 선자세 전후방향으로 세워놓고, 무릎은 똑바로 편 상태에서 IR면 중앙에 양쪽 무릎관절 뒷면이 닿게 한 다음 양발에 몸무게를 균등히 나누어 놓는다. 생식선 피폭을 예방하기 위해 조사면은 촬영부위의 크기로 제한하고, 납 앞치마로 생식선을 차폐한다.

중 심 선 : 양쪽 무릎관절사이 중앙을 향해 IR면에 수평으로 입사한다.

촬영 point : 무릎관절의 누운자세 촬영에서는 정상적인 관절공간이 관찰되지만 관절염 환자인 경우 선자세에 의한 체중부하 촬영을 하면 무릎관절사이가 좁아져 보이므로 양쪽 무릎관절사이가 선명하게 나타날 수 있도록 촬영하여야 한다.

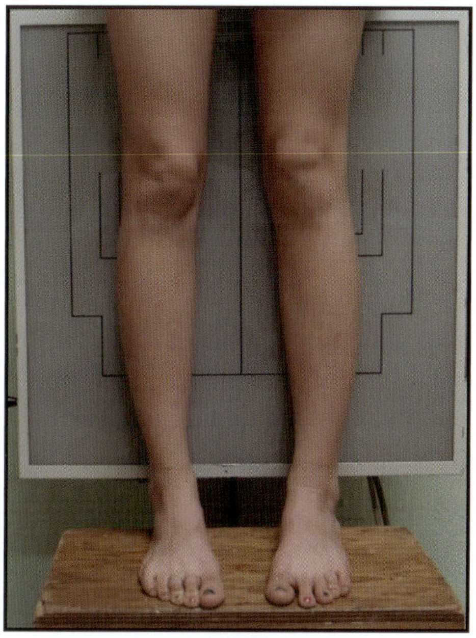

그림 3-176 슬관절 선자세 양쪽 전후방향 촬영자세

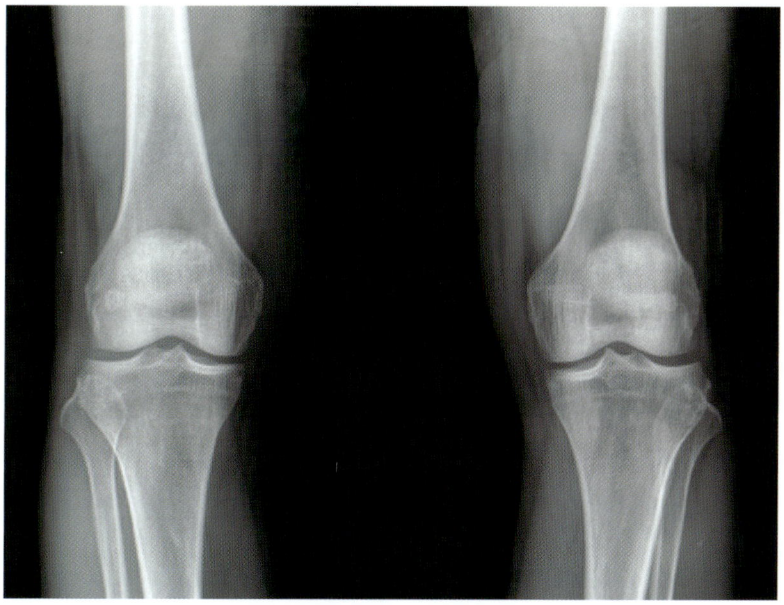

그림 3-177 슬관절 체중부하 양쪽 전후방향 엑스선영상

3

병리학 예 15. 변형성 슬관절염 (osteoarthritis of knee joint)

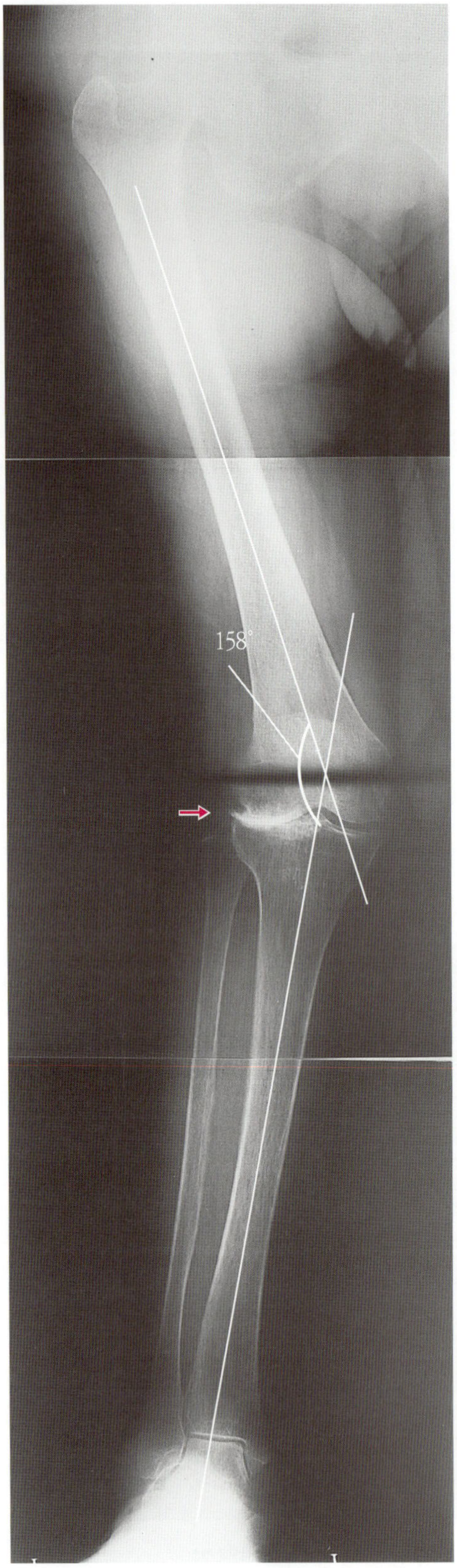

그림 3-178

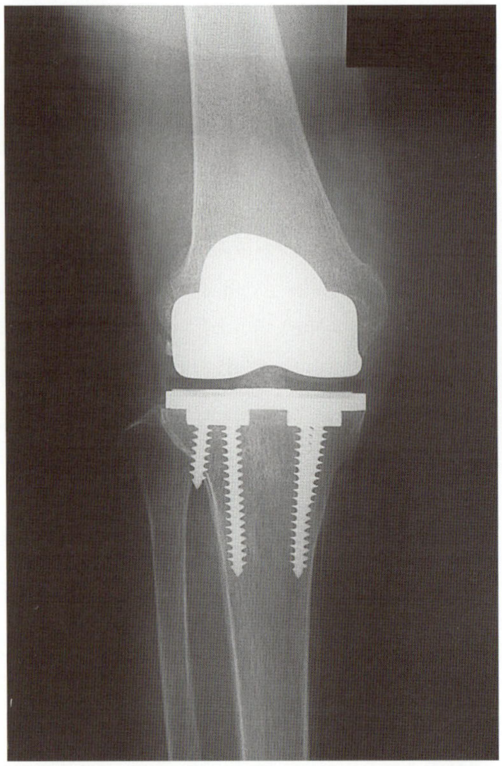

그림 3-179

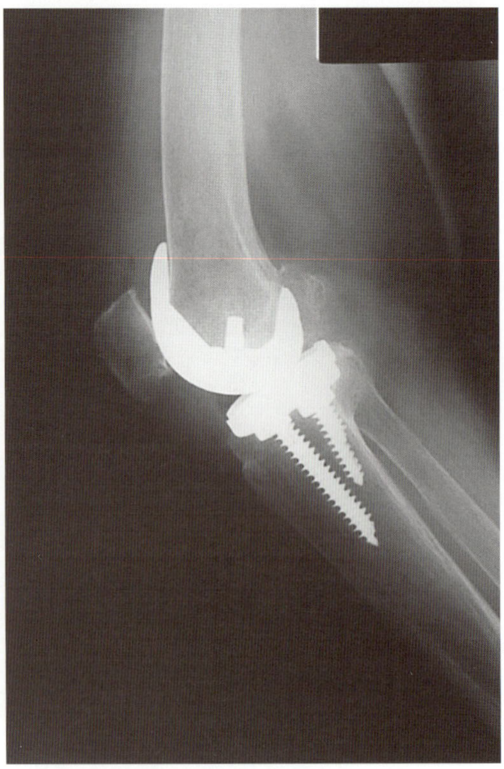

그림 3-180

그림 3-178 **한쪽 다리로 선자세 정면 엑스선영상** (가쪽관절 틈새의 소실로 내측관절 틈새의 확대, 뼈돌기형성 및 무릎관절은 밖으로 굽어 뒤틀려 있다[→]).

그림 3-179, 180 **슬관절 정면, 측방향 엑스선영상(수술 후)** (인공 무릎관절로 교체되어 맞물림이 양호하다).

◆ 진단 및 경과 ◆

영상소견에서 변형성 무릎관절증으로 진단하고 인공 무릎관절 치환술(TKA)을 시행 하였다.

◆ 촬영 및 진단방법 ◆

선자세 한쪽다리(넙다리뼈-다리뼈) 전체 A-P, knee joint A-P, lateral 등

◆ 영상관찰 목적 ◆

· 변형성 무릎관절증은 관절에 만성의 퇴행성 변화 및 증식성 변화가 동시에 일어나고 관절의 형태가 변화되는 질환이다.
· 병리학적으로 관절연골은 점점 마모, 결손되어 뼈가 노출된다.
· 엑스선상에서는 뼈돌기형성, 관절간격의 협소화 또는 소실, 관절연골 아래의 경화나 낭포형성을 볼 수 있다.
· 일반적으로 내측형이 많고 내측연골의 마모로 인한 변형정도를 측정한다.
· 본 질환에서 넙다리-정강 각이 158°이기 때문에 X각 변형이라고 한다. 무릎관절의 기능을 회복하기 위하여 인공관절치환술을 시행하였다.

3

3) 슬관절 선자세 체중부하 후전방향 촬영 (knee joint weight bearing PA projection) Rosenberg법

촬영목적 : 변형성 무릎관절염에 의한 무릎관절통과 불안정감이 있는 질환 등의 병변 유무를 관찰한다.

촬영자세 : 환자는 수직격자 장치(vertical grid device) 앞에 선자세로 하여 무릎앞면을 IR면에 붙인 후전방향으로 한다. 무릎뼈 꼭지에서 약 1 cm 아래지점을 IR면 중앙에 놓은 다음 IR면에 대해 넙다리뼈 축은 25°, 다리뼈 축은 20°가 되게 자세를 조절하고, 불안정한 자세 때문에 지지봉 등을 잡게 하여 움직임이 없도록 자세를 유지한다. 생식선 피폭을 예방하기 위해 조사면은 촬영부위의 크기로 제한하고, 납 앞치마로 생식선을 차폐한다.

중 심 선 : 양쪽 무릎관절사이 중앙을 향해 IR면에 대해 발쪽으로 10°로 입사한다.

촬영 point : 무릎관절 뒷면이 회전되지 않고 관절공간이 선명한 후전방향 영상으로 나타나야 한다. 환자에 따라 한쪽 또는 양쪽 촬영법을 시행한다.

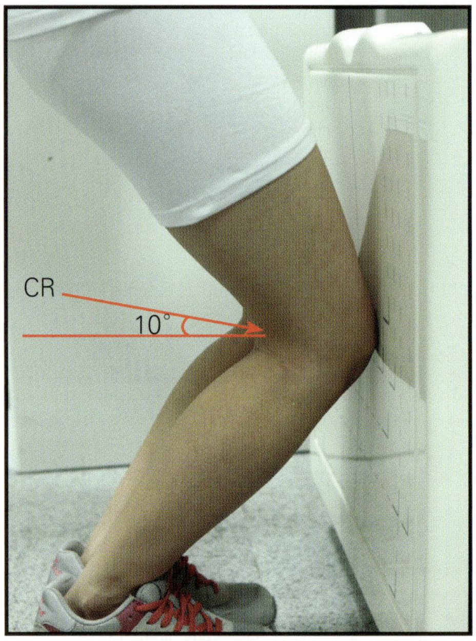

그림 3-181 슬관절 선자세 후전방향 촬영자세(Rosenberg법)

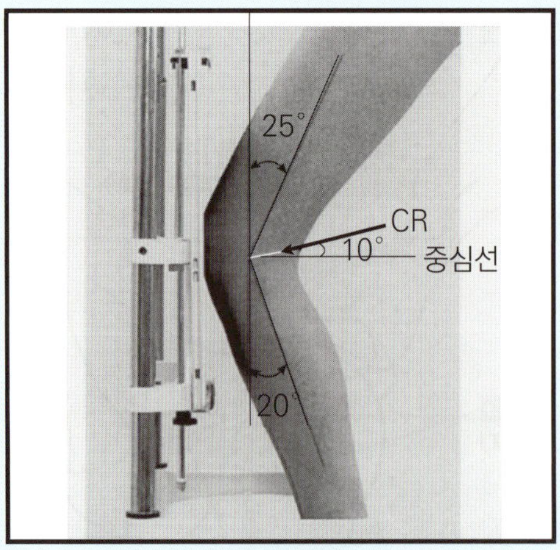

그림 3-182 Rosenberg법 촬영

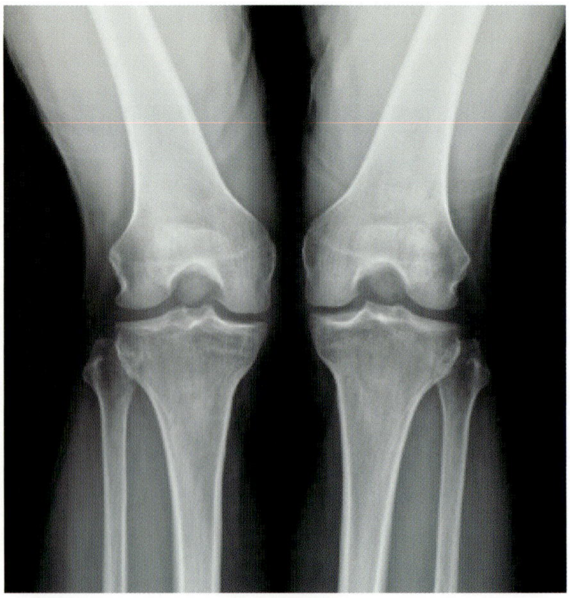

그림 3-183 슬관절 선자세 후전방향 엑스선영상 (Rosenberg법)

4) 슬관절 측방향 촬영 (knee joint lateral projection)

촬영목적 : 무릎관절(슬관절)의 변형성 질환, 골절, 종양 등의 병변 유무를 관찰한다.

촬영자세 : 환자는 검사쪽을 아래로 하여 옆으로 누운자세로 한다. 검사쪽 무릎관절을 IR면 위에 놓고 넙다리뼈가 IR면 장축과 평행되게 하여 무릎을 20~30°가 되도록 다리쪽을 굽힌다. 바른 측면자세로 하기 위해 검사반대쪽 다리는 검사쪽 다리보다 앞이나 뒤에 두고 무릎관절을 가볍게 구부린다. 발목 밑에 고정용구를 놓고 엄지와 인지로 무릎뼈의 안쪽과 가쪽 부위를 촉지하여 IR면에 수직이 되게 자세를 조정한다. 생식선 피폭을 방호하기 위해 조사면은 촬영부위의 크기로 제한하고, 또 골반위에 납 앞치마를 올려놓는다.

중 심 선 : 무릎관절(슬관절) 중앙을 향해 IR면에 대해 머리 쪽으로 5~7°되게 입사한다.

촬영 poin : 넙다리뼈(대퇴골)의 안쪽, 가쪽 관절융기가 겹치고, 넙다리뼈와 정강뼈의 관절사이가시(관절간극)와 뼈밀도가 선명하게 나타나야 한다. 넙다리뼈와 정강뼈 축을 수평으로 하기 위해서 정강뼈의 먼쪽을 고정용구를 이용하여 약 8° 정도 들어 올려 촬영하면 효과적이다.

※ 무릎관절을 20~30° 굽히면 관절주위의 근육들을 이완시켜 관절 안을 넓게 나타낼 수 있다. 신생 무릎뼈 골절이나 완치가 안된 무릎뼈 골절인 경우에는 골절편의 분리를 방지하기 위해 10° 이상 굽혀서는 안된다.

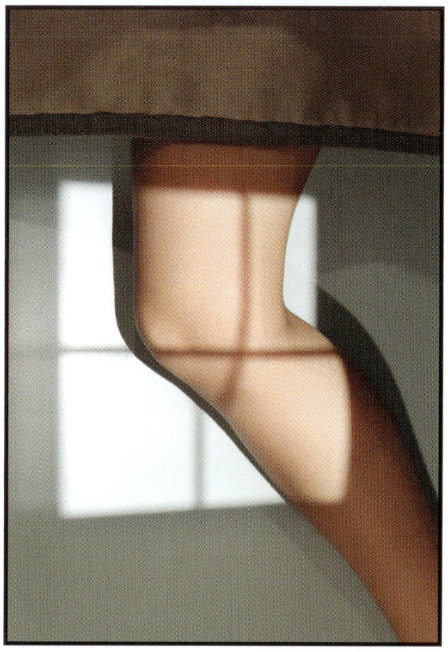

그림 3-184 슬관절 측방향 촬영자세

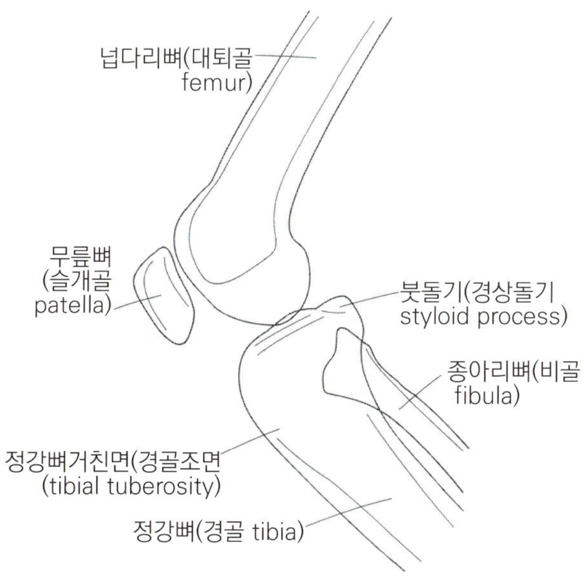

그림 3-185 슬관절 측방향 엑스선영상해부도

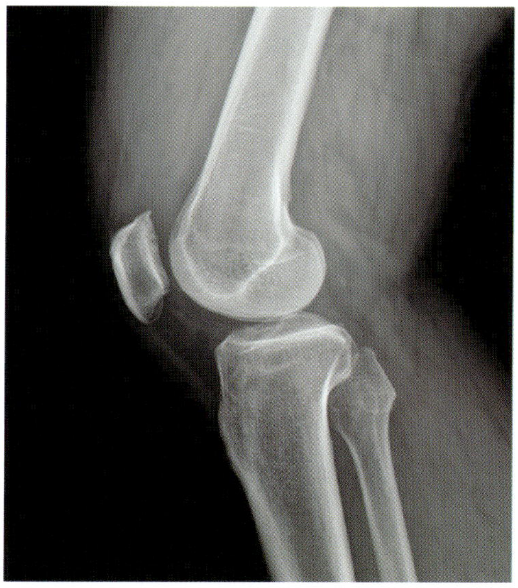

그림 3-186 슬관절 측방향 엑스선영상

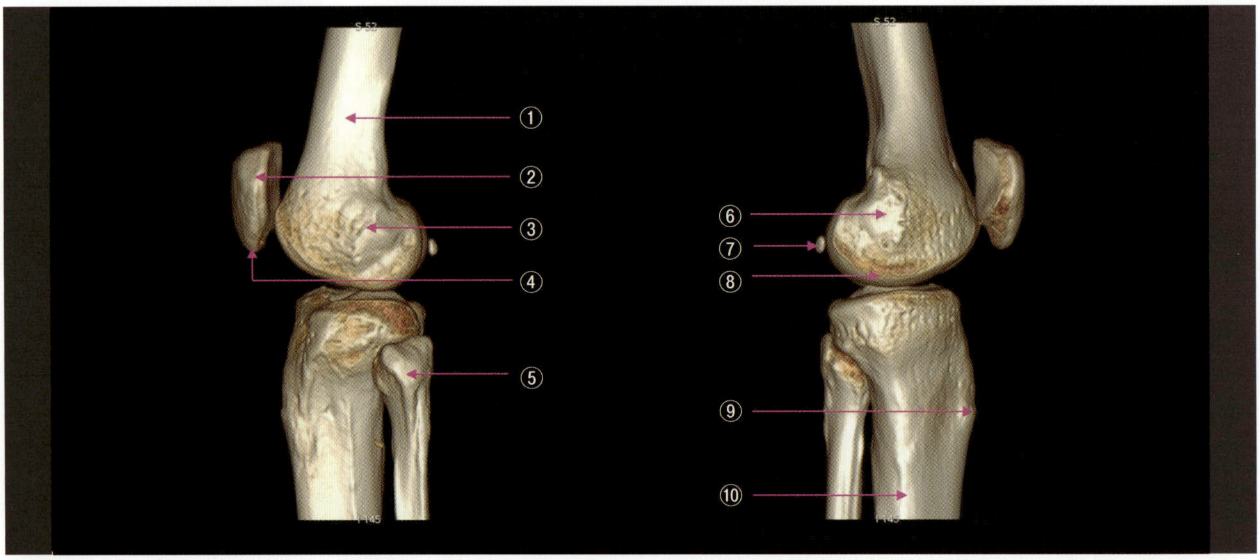

그림 3-187 슬관절 측방향 자세(knee lateral position) 3D 영상

① 넙다리뼈(femur)
② 무릎뼈(patella)
③ 가쪽위관절융기(lateral epicondyle)
④ 무릎뼈꼭지(patella apex)
⑤ 종아리뼈머리(fibular head)
⑥ 안쪽위관절융기(medial epicondyle)
⑦ 종자뼈(sesamoid bone)
⑧ 안쪽관절융기(medial condyle)
⑨ 정강뼈거친면(tibial tuberosity)
⑩ 정강뼈(tibia)

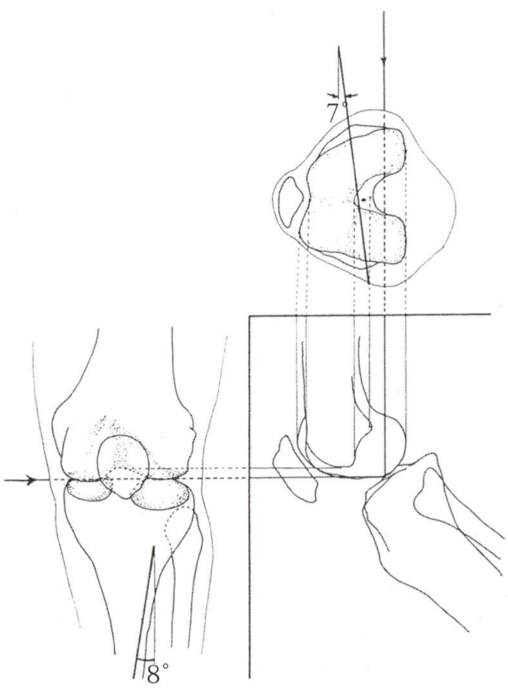

· 슬관절 측방향 영상의 해부학적 관계

· 엑스선상의 평가기준

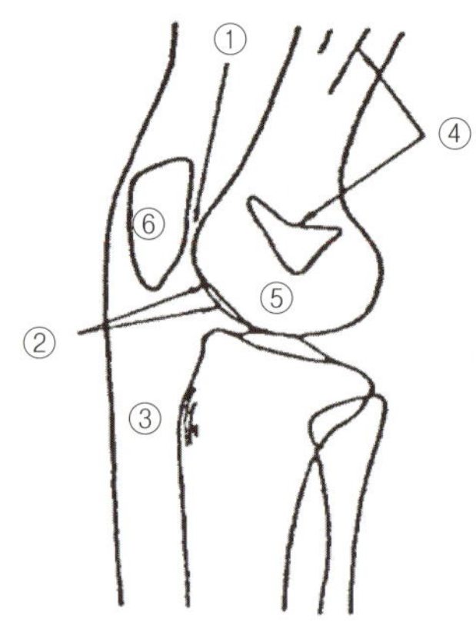

① 무릎뼈가 넙다리뼈에서 분리되어 있는가?
② 앞모서리(전연)와 뒷모서리(후연)가 일치되어 있는가?
③ 정강뼈 거친면(조면상)이 과농도가 되지 않았는가?
④ 뼈끝삼각과 뼈막영상이 잘 나타나 있는가?
⑤ 안쪽, 가쪽 관절융기는 겹쳐 있는가?
⑥ 무릎뼈가 바른측면 자세가 되었는가?

병리학 예 16. 정강뼈(경골) 고평부 골절 (tibial plateau fracture)

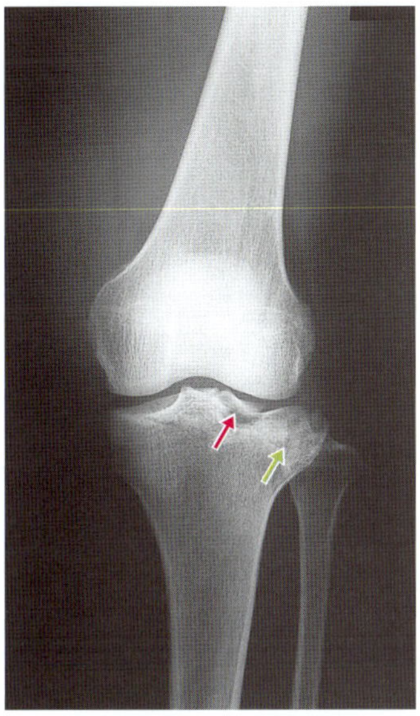

그림 3-188

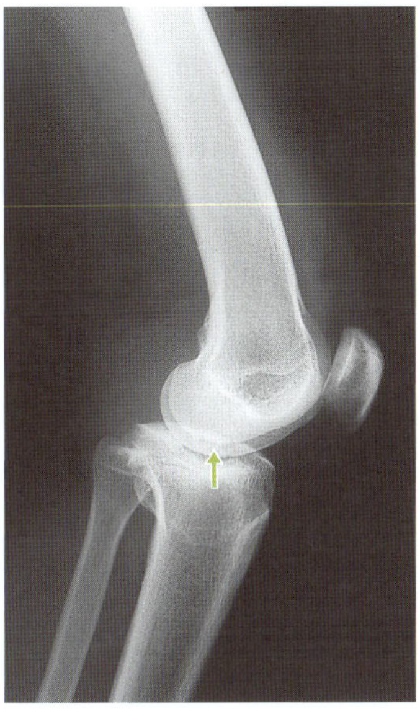

그림 3-189

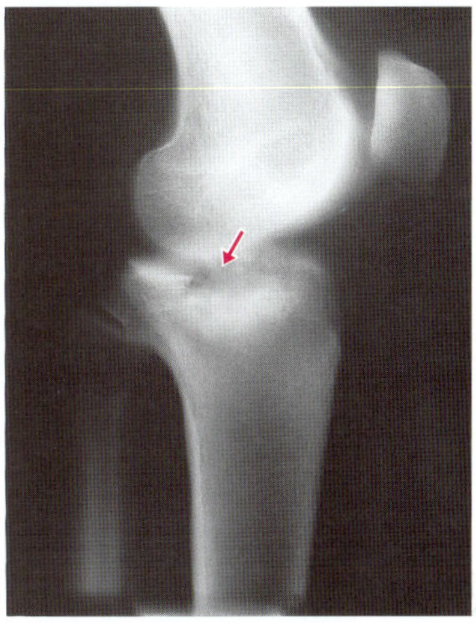

그림 3-190

그림 3-188 **슬관절 정면 엑스선영상** (정강뼈 외측 관절면에 함몰[→] 및 세로로 금간 것[→]이 보인다).
그림 3-189 **슬관절 측방향 엑스선영상** (골절부위를 알기 어렵다[→]).
그림 3-190 **측방향 단층엑스선영상** (관절면이 5 mm 이상 함몰되어 있다[→]).

◆ 진단 및 경과 ◆

영상소견에서 정강뼈 고평부 골절로 진단하고 수술을 시행하였다.

◆ 촬영 및 진단방법 ◆

Knee joint A-P, lateral, CT, MRI 등

◆ 영상관찰 목적 ◆

· 고평부 골절은 정강뼈 상단의 관절면의 골절을 말하며 평편 또는 골절, flat골절로도 불린다.
· 정강뼈의 가쪽돌기(외측과)는 안쪽돌기(내측과)에 비해 많은 하중이 걸린다.
· 가쪽돌기가 약하기 때문에 골절의 80%가 가쪽돌기 골절이다.
· 정강뼈 고평부는 후방으로 10~20°(평균 15°) 기울어져 있어서 관절의 앞모서리는 뒷모서리 보다 위쪽에 위치한다.
· Hole은 골절형을 6종류로 분류하였다.
· 본 증례는 발생빈도가 높은 외측 형으로 거북등 같이 금간 함몰골절로 Hole 분류 중 Type Ⅲ에 해당한다.

3

5) 슬관절 전후 내측사방향 촬영 (knee joint AP medial oblique projection)

촬영목적 : 무릎관절(슬관절)의 변형성 질환, 골절, 종양 등의 병변 유무를 관찰한다.

촬영자세 : 환자는 바로누운자세로 한다. 검사쪽 무릎관절을 IR면 중앙에 놓은 다음 IR면과 다리의 장축을 평행이 되게 한다. 무릎관절을 45° 안쪽으로 돌리고 검사쪽 엉덩이를 들어주고 엉덩이 밑에 고정용구를 놓아 환자의 자세를 조정한다. 검사 반대쪽 다리는 무릎을 가볍게 구부리고 앞쪽에 놓아 편안한 자세가 되게 한다. 생식선 피폭을 피할 수 있도록 조사면은 촬영부위의 크기로 제한하고, 골반위에 납 앞치마를 올려놓는다.

중 심 선 : 무릎뼈 꼭지에서 약 1 cm 아래지점의 무릎관절을 향해 수직으로 입사한다.

촬영 point : 무릎관절과 몸쪽 정강뼈와 종아리뼈의 관절이 잘 분리되어 나타나야 하며, 넙다리뼈와 정강뼈의 가쪽 관절융기가 선명하게 나타나야 한다. 넙다리뼈 안쪽에는 무릎뼈의 윤곽이 나타나야 한다.

※ 무릎관절 전후 내측사방향과 무릎관절 후전 외측사방향 촬영은 똑같은 촬영이므로 환자의 협조가 쉬운 자세로 촬영한다. 환자를 180° 회전시켜 자세를 취하며 진단범위는 같다.

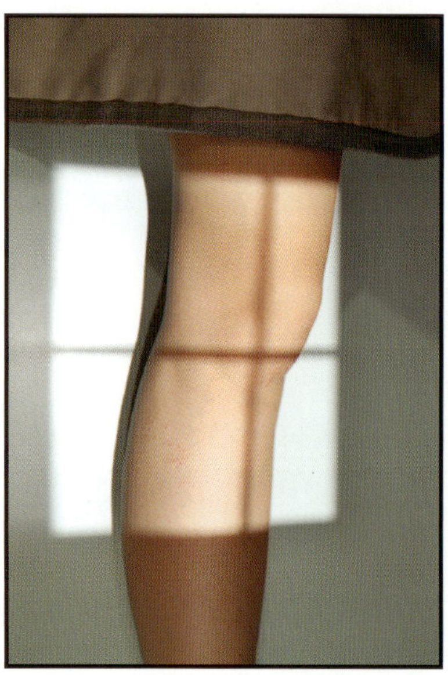

그림 3-191 슬관절 전후 내측사방향 촬영자세

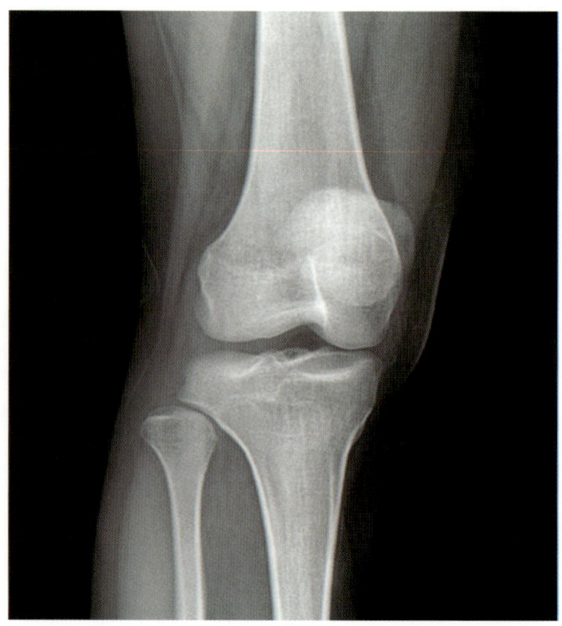

그림 3-192 슬관절 전후 내측사방향 엑스선영상

6) 슬관절 전후 외측사방향 촬영 (knee joint AP lateral oblique projection)

촬영목적 : 무릎관절(슬관절)의 변형성 질환, 골절, 종양 등의 병변 유무를 관찰한다.

촬영자세 : 환자는 바로누운자세로 한다. 검사쪽 무릎관절을 IR면 중앙에 놓은 다음 IR면과 다리의 장축을 평행이 되게 한다. 무릎관절을 45° 가쪽으로 돌려 환자의 자세를 조정한다. 검사 반대쪽 다리는 무릎을 편 상태에서 약간 벌려 놓고 편안한 자세가 되게 한다. 생식선 피폭 방호를 위해 조사면은 촬영부위의 크기로 제한하고, 또 골반위에 납 앞치마를 올려놓는다.

중 심 선 : 무릎뼈 꼭지에서 약 1 cm 아래지점의 무릎관절을 향해 수직으로 입사한다.

촬영 point : 무릎관절이 잘 분리되어 나타나야 하며 넙다리뼈와 정강뼈의 안쪽 관절융기가 선명하게 나타나야 한다. 넙다리뼈 가쪽에는 무릎뼈의 윤곽이 나타나야 한다.

※ 무릎관절 전후 외측사방향과 무릎관절 후전 내측(안)사방향 촬영은 같은 촬영이므로 환자의 협조가 쉬운자세로 촬영한다. 환자를 180° 회전시켜 자세를 취하며 진단범위는 같다.

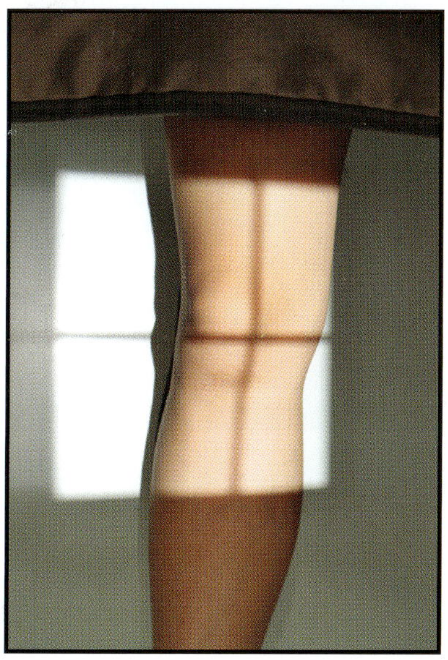

그림 3-193 슬관절 전후 외측사방향 촬영자세

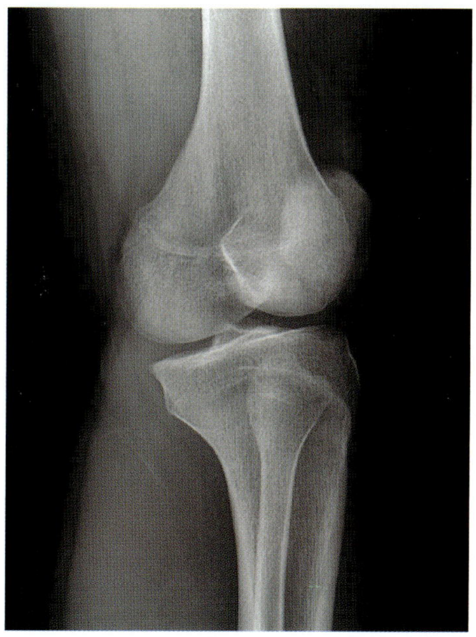

그림 3-194 슬관절 전후 외측사방향 엑스선영상

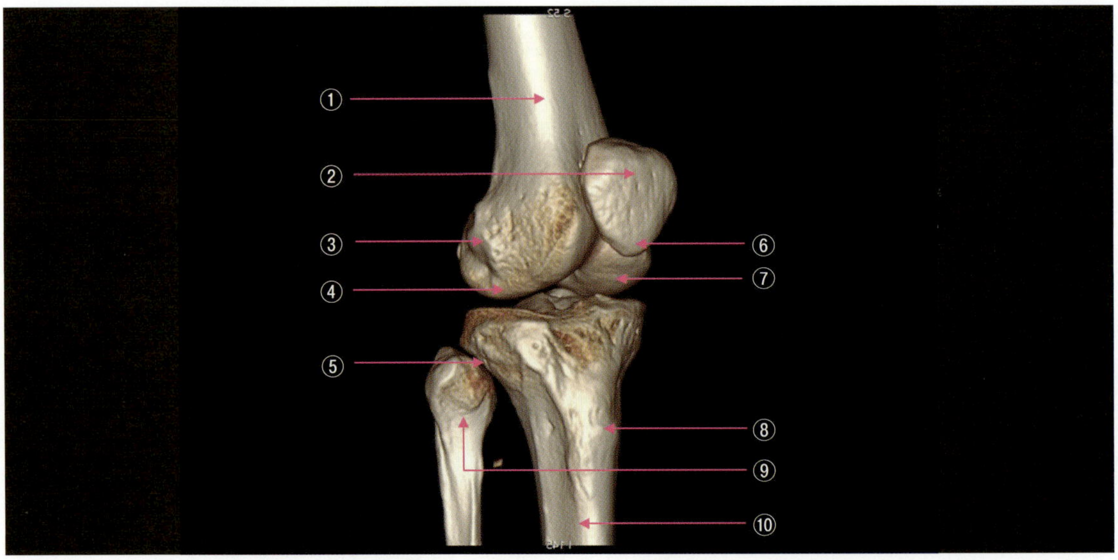

그림 3-195 슬관절 내측사방향 자세(knee medial oblique position) 3D 영상

① 넙다리뼈(femur)
② 무릎뼈(patella)
③ 가쪽위관절융기(medial epicondyle)
④ 가쪽관절융기(medial condyle)
⑤ 정강종아리관절(tibiofibular joint)
⑥ 무릎뼈꼭지(patella apex
⑦ 안쪽관절융기(medial condyle)
⑧ 정강뼈거친면(tibial tuberosity)
⑨ 종아리뼈목(fibular neck)
⑩ 정강뼈(tibia)

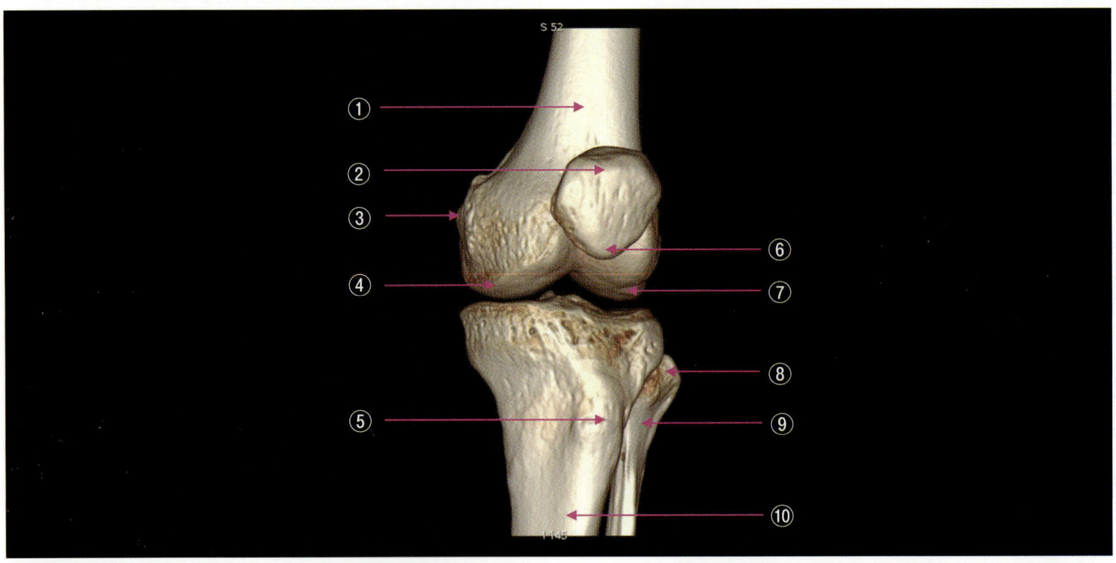

그림 3-196 슬관절 외측사방향 자세(knee lateral oblique position) 3D 영상

① 넙다리뼈(femur)
② 무릎뼈(patella)
③ 안쪽위관절융기(medial epicondyle)
④ 안쪽관절융기(medial condyle)
⑤ 정강뼈거친면(tibial tuberosity)
⑥ 무릎뼈꼭지(patella apex)
⑦ 가쪽관절융기(medial condyle)
⑧ 종아리뼈머리(fibular head)
⑨ 종아리뼈목(fibular neck)
⑩ 정강뼈(tibia)

7) 슬관절 전후방향 스트레스 촬영 (knee joint AP stress projection) valgus(eversion), varus(inversion)

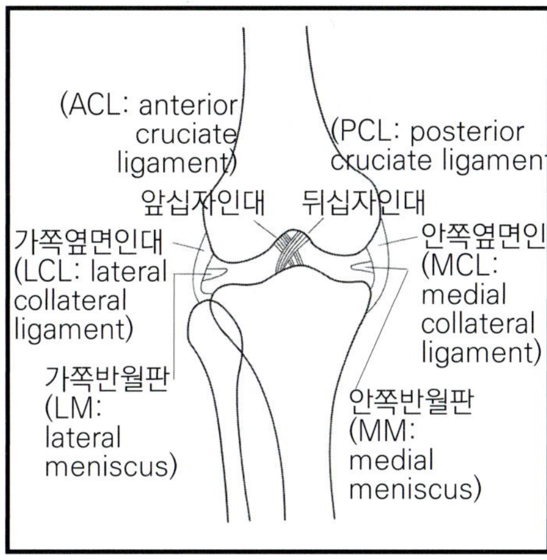

그림 3-197 **무릎관절 인대해부도**

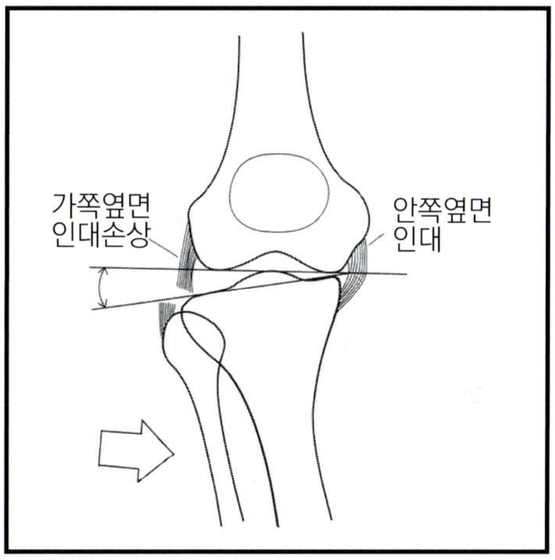

그림 3-198 **가쪽옆면인대손상해부도 (varus)**

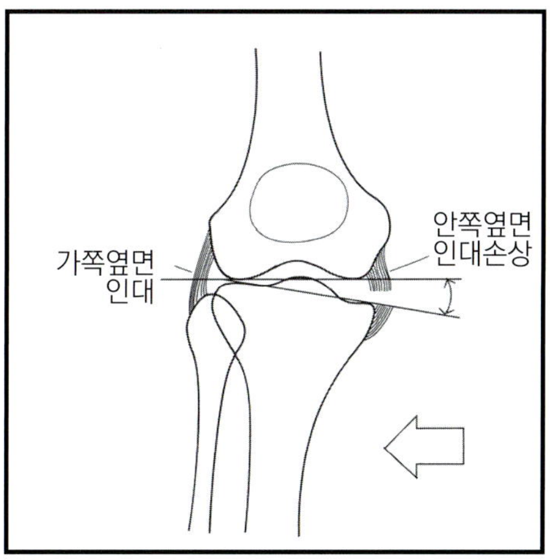

그림 3-199 **안쪽옆면인대손상해부도 (valgus)**

촬영목적 : 무릎관절(슬관절)의 인대파열이나 단절, 분리를 관찰할 수 있다.

촬영자세 : 환자는 바로누운자세로 한다. 환자는 양다리를 펴고 무릎관절을 IR면 위에 놓은 상태에서 양 무릎 위쪽(무릎관절에서 위쪽으로 10~15 cm 지점) 넙다리에 단단한 끈으로 묶고 고정시킨 다음 양 무릎 중앙과 IR면 중앙을 일치시킨다. 가능한 발목을 잡아 가쪽으로 stress를 줌과 동시에 순간촬영을 한다(약 15 pound). 이 촬영법을 valgus법이라 한다.

환자는 양다리를 펴고 무릎관절을 IR면 위에 놓은 상태에서 양 무릎 사이에 방사선이 투과할 수 있는 단단한 고정용구를 두고 양 무릎 위쪽(무릎관절에서 위쪽으로 10~15 cm 지점) 넙다리에 단단한 끈으로 묶고 고정시킨 다음 양 무릎 중앙과 IR면 중앙이 일치하도록 한다. 가능한 발목을 잡아 안쪽으로 stress를 줌과 동시에 순간촬영을 한다(약 15 pound). 이 촬영법을 varus법이라 한다. 생식선 피폭을 피할 수 있도록 조사면은 촬영부위의 크기로 제한하고 또 골반위에 납 앞치마를 올려놓는다.

이때 stress자세를 잡기위해 방사선사나 의사는 엑스선을 노출하는 동안 납장갑과 납 앞치마를 착용한다.

중 심 선 : 무릎관절 사이 중앙을 향해 IR면에 수직으로 입사한다.

촬영 point : 넙다리뼈 먼쪽과 정강뼈 몸쪽, 무릎관절공간, 안쪽과 가쪽 관절공간이 선명하게 나타나야 한다. Stress를 잡은 영상이 포함되어야 하며 인대파열이 있는 경우는 파열 정도에 따라 변형된 관절공간이 나타난다. 움직임에 의한 불선예도가 나타나지 않도록 stress를 줌과 동시에 순간촬영을 하여야 선명한 영상이 나타난다.

※ Valgus법은 안쪽옆면(측부)인대 손상관찰, varus법은 가쪽옆면(측부)인대 손상관찰이 주목적이다. 환자에 상태에 따라서는 한쪽씩 stress를 주어 검사를 할 수 있다. 또한 telometer 기구를 이용하면 안정된 환자자세와 움직임에 의한 불선예도를 줄일 수 있고 부가하는 압력(15 pound)을 동일하게 할 수 있어 강압적인 방법보다 더 정확한 검사를 할 수 있다. 그리고 앞십자인대 와 뒤십자인대의 작용을 느슨하게 하기 위해 무릎관절을 약 20° 굽혀서 stress 검사를 하면 안 ·가쪽 옆면인대 관찰이 더 용이하다.

3

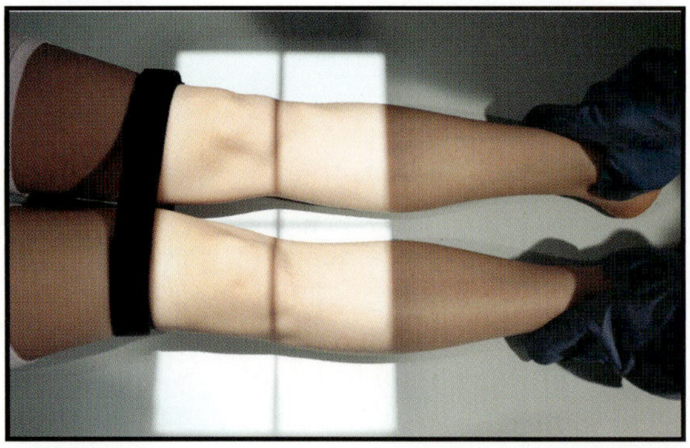

그림 3-200 슬관절 전후방향 가쪽 stress 촬영자세 (양쪽, valgus)

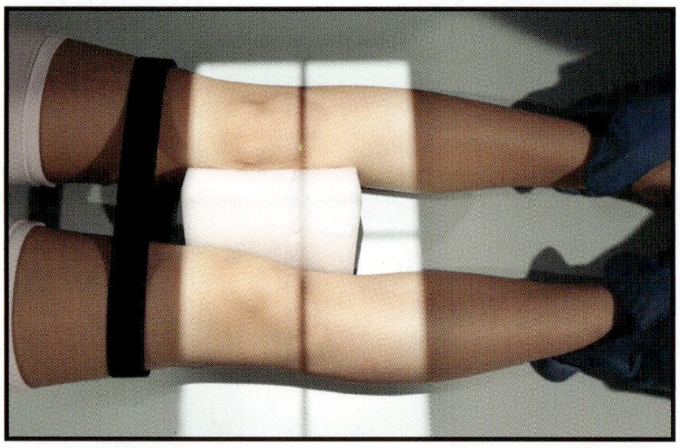

그림 3-201 슬관절 전후방향 안쪽 stress 촬영자세 (양쪽, varus)

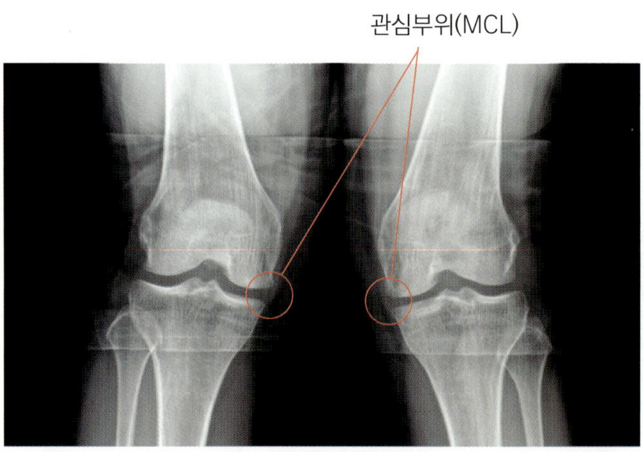

그림 3-202 슬관절 전후방향 외전 stess 엑스선영상 (양쪽, valgus)

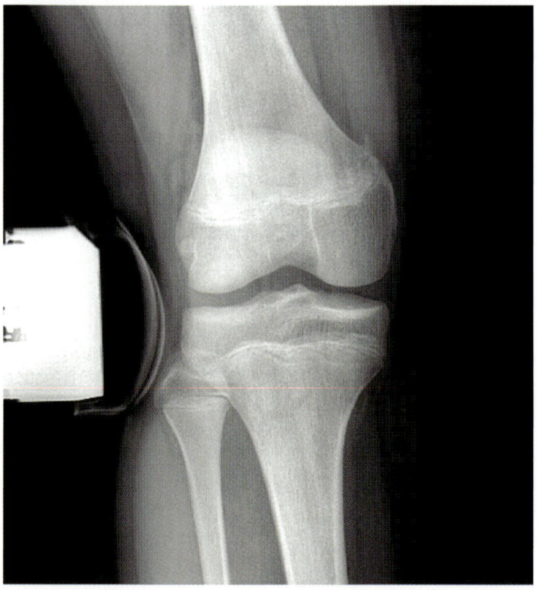

그림 3-203 슬관절 전후방향 가쪽 stress 엑스선영상(한쪽, valgus)

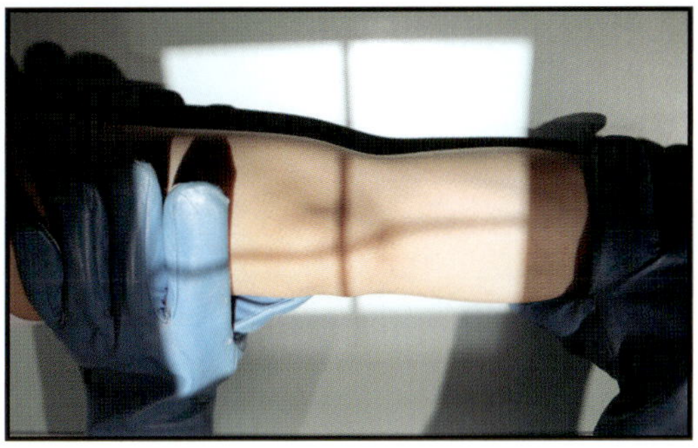

그림 3-204 슬관절 전후방향 가쪽 stress 촬영자세 (한쪽, valgus)

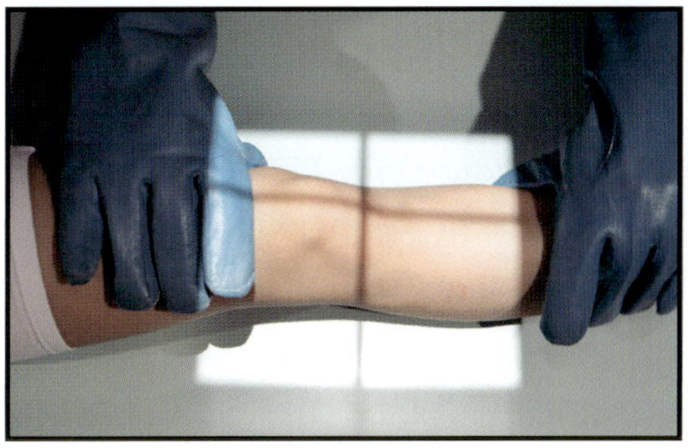

그림 3-205 슬관절 전후방향 안쪽 stress 촬영자세 (한쪽, varus)

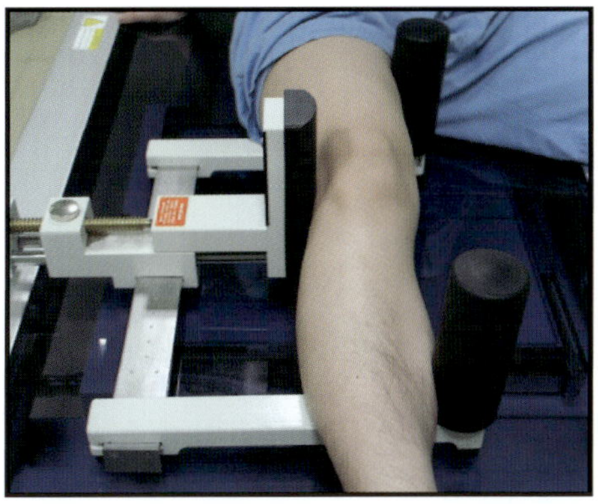

그림 3-206 슬관절 전후방향 가쪽 stress 촬영자세 (telometer 기구사용, valgus)

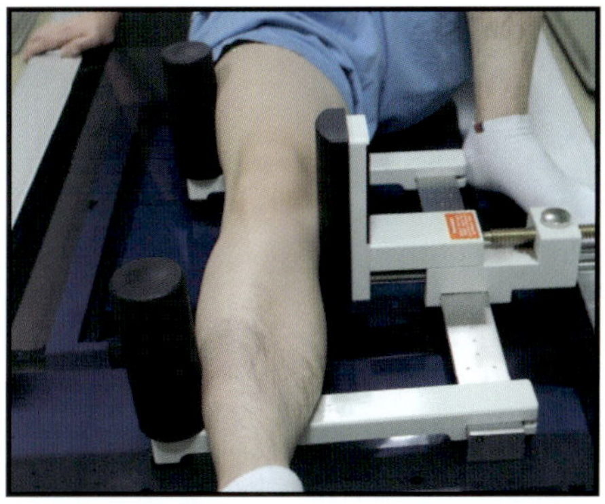

그림 3-207 슬관절 전후방향 안쪽 stress 촬영자세 (telometer 기구사용, varus)

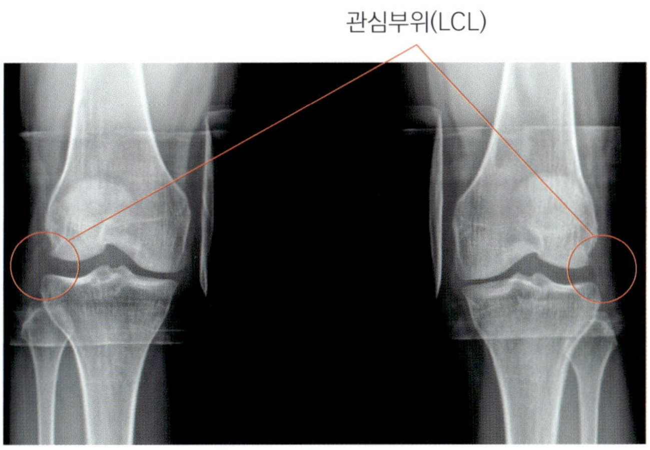

그림 3-208 슬관절 전후방향 내전 stress 엑스선영상 (양쪽, varus)

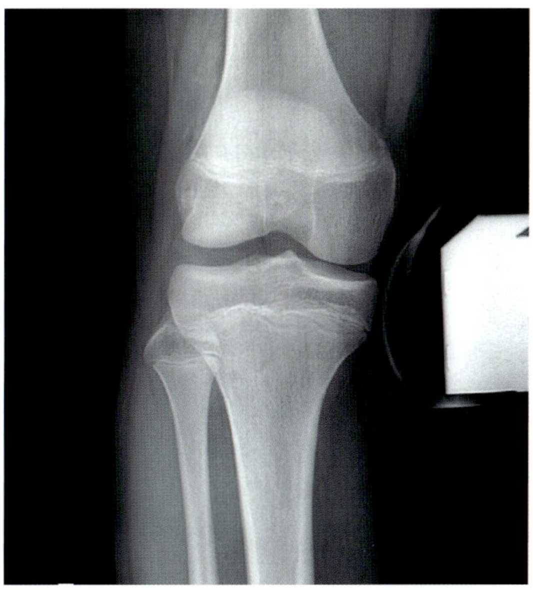

그림 3-209 슬관절 전후방향 안쪽 stress 엑스선영상(한쪽, varus)

8) 슬관절 측방향 stress 촬영 (knee joint lateral stress projection)

끌어당기기(anterior draw), 밀어내기(posterior draw)

촬영목적 : 무릎관절(슬관절)의 인대파열이나 단절, 분리를 관찰한다.

촬영자세 : 환자는 앉은자세나 누운자세로 한다. 수직격자장치 앞에 검사쪽 무릎관절을 IR 면에 맞추고 측면자세가 되도록 한다. 검사쪽 무릎관절을 90°(Lachman stress 법은 무릎관절을 10~15°)로 구부리고 무릎을 세우면 이때 들려진 발을 고정용구 위에 놓아 편안한 자세가 되도록 한다. 무릎관절은 IR면 중앙에 맞춘다. 이때 stress 자세를 잡기위해 방사선사나 의사는 엑스선을 노출하는 동안 납장갑과 납앞치마를 착용한다.

환자의 자세를 고정시킨 다음 바른 측면자세에서 방사선사나 의사는 검사쪽 다리를 잡아 앞쪽 끌어당기기 stress와 뒤쪽 밀어내기 stress를 줌과 동시에 순간촬영을 한다. 생식선의 피폭 방호를 위해 조사면은 촬영부위의 크기로 제한하고, 또 골반위에 납 앞치마를 올려놓는다.

중 심 선 : 무릎관절(슬관절) 중앙을 향해 IR면에 수평으로 입사한다.

촬영 point : Stress를 가한 영상이 나타나야 하며, 인대파열이 있을 때에 파열정도에 따라 변형된 관절공간이 나타난다. 움직임에 의한 불선예도가 나타나지 않도록 stress를 줌과 동시에 순간 촬영을 하여야 선명한 영상이 나타난다.

앞쪽 끌어당기기 촬영은 앞십자인대, 뒤쪽 밀어내기 촬영은 뒤십자인대의 안정성과 손상여부를 관찰할 수 있다. 이 촬영에서 1 cm의 이동이 있으면 이상이라고 본다. 또 검사반대쪽과의 이동거리의 차이가 끌어당기기에서 6 mm 이상이거나 앞십자인대 밀어내기에서 3 mm 이상이면 뒤십자인대의 손상을 의심할 수 있다. Telometer 기구를 이용하면 안정된 환자 자세와 움직임에 의한 불선예도를 줄일 수 있고, 부가하는 압력(15 pound)을 동일하게 할 수 있어 강압적인 방법보다 더 정확한 검사를 할 수 있다. 비교하기 위해 양쪽을 촬영한다.

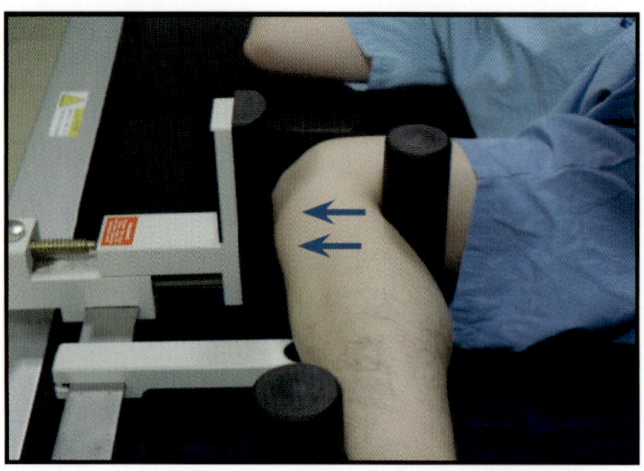

그림 3-210 슬관절 측방향 끌어당기기 stress 촬영자세

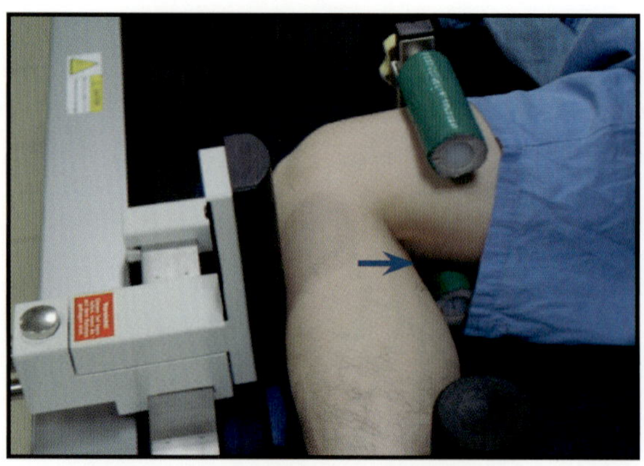

그림 3-211 슬관절 측방향 밀어내기 stress 촬영자세

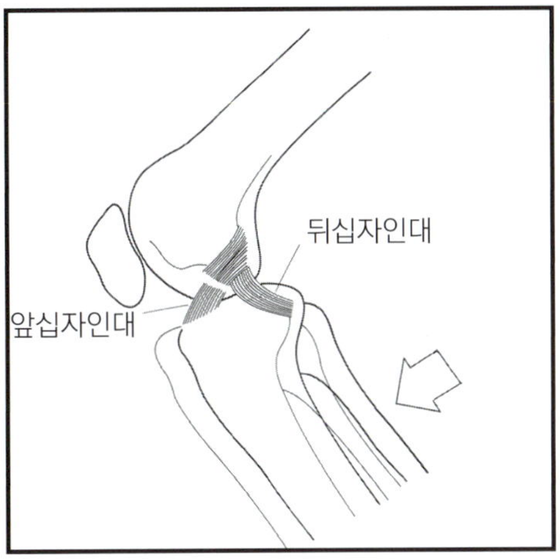

그림 3-212 끌어당기기 stress 해부도

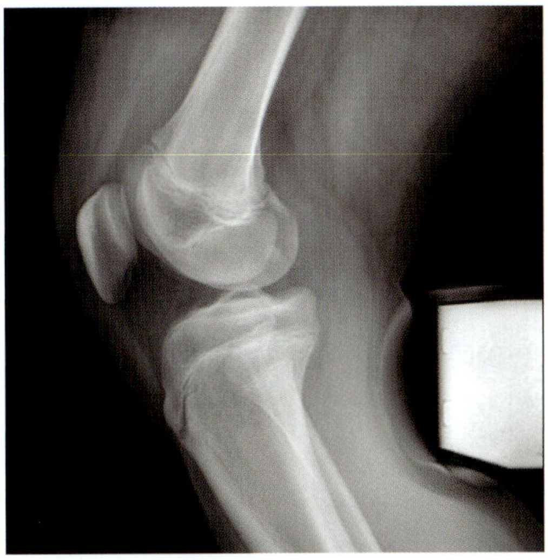

그림 3-213 슬관절 측방향 stress 엑스선영상 (끌어당기기)

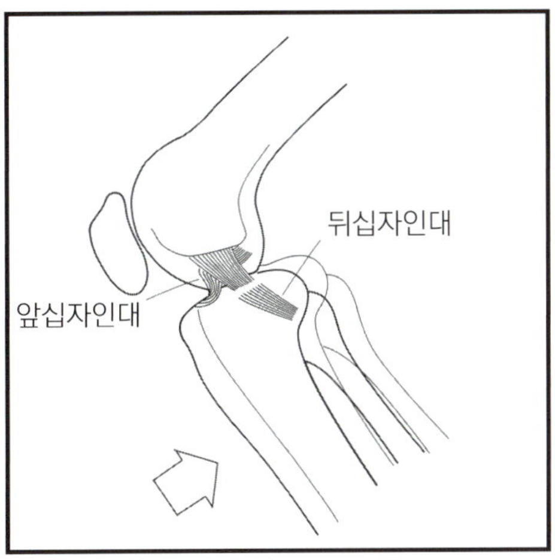

그림 3-214 밀어내기 stress 해부도

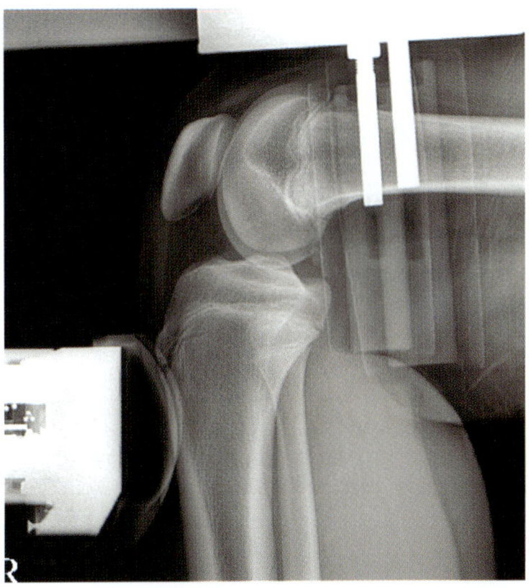

그림 3-215 슬관절 측방향 stress 엑스선영상 (밀어내기)

9) 슬개골 후전방향 촬영 (patella PA projection)

촬영목적 : 무릎뼈(슬개골)의 변위, 골절 등의 병변 유무를 관찰한다.

촬영자세 : 환자는 엎드린자세로 한다. 검사쪽 무릎관절 앞쪽면을 IR면에 놓고 무릎을 편다. 무릎에 통증이 있으면 넙다리와 다리에 고정용구를 놓아 무릎뼈에 압력이 가해지지 않도록 한다. 무릎뼈를 IR면 중앙에 놓은 다음 IR면과 다리의 장축을 평행하게 한다. 무릎뼈가 IR면에 평행이 되도록 다리를 약 5° 가쪽으로 돌린다. 생식선 피폭을 최소화하기 위해 조사면은 촬영부위의 크기로 제한하고, 또 골반위에 납 앞치마를 올려놓는다.

중 심 선 : 무릎뼈의 중앙을 향해 IR면에 수직으로 입사한다.

촬영 point : 먼쪽 넙다리뼈에 중복되어 무릎뼈의 모서리와 뼈밀도가 선명하게 나타나야 한다. 그러기 위해서는 무릎관절 전후방향 촬영에 비해 동일한 관전압으로 1.5~2배의 mAs를 필요로 한다. 발목관절(족관절)이 촬영대에서 떨어져 불안정하기 때문에 밑에 고정용구를 놓아 고정하면 좋다.

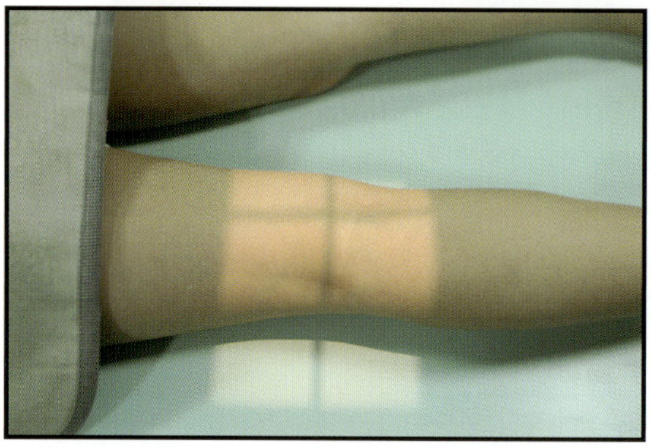

그림 3-216 슬개골 후전방향 촬영자세

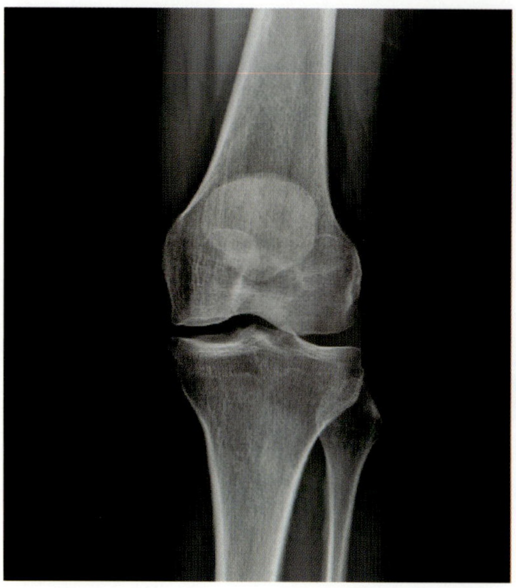

그림 3-217 슬개골 후전방향 엑스선영상

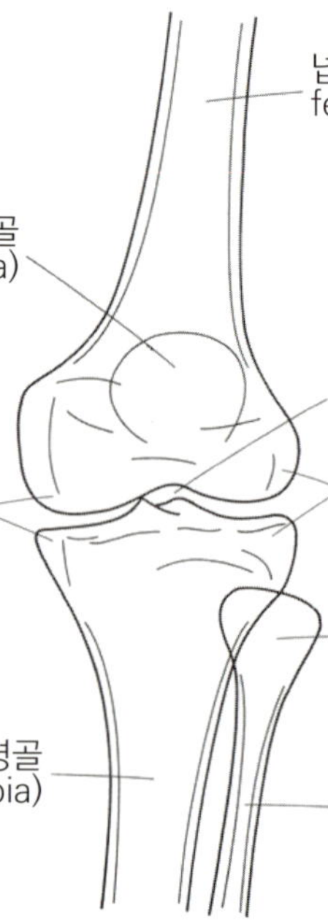

그림 3-218 슬개골 후전방향 엑스선영상해부도

10) 슬개골 측방향 촬영 (patella lateral projection)

촬영목적 : 무릎뼈의 골절, 무릎넙다리관절 등의 병변 유무를 관찰한다.

촬영자세 : 환자는 검사쪽을 아래로 하여 옆으로 누운자세로 한다. 검사쪽 무릎관절을 IR면 위에 놓고 넙다리뼈가 IR면 장축과 평행하게 하여 무릎을 5~10°가 되도록 다리쪽을 굽혀 바른 측면자세가 되도록 한다. 또는 골절이 있는 경우 과도한 굽힘은 골절조각이 분리되기 때문에 주의를 해야한다. 무릎뼈가 IR면에 수직이 되도록 하기 위해 검사반대쪽 다리는 검사쪽 다리보다 뒤에 두고 무릎관절을 가볍게 구부린다. 생식선 피폭을 방호하기 위해 조사면은 촬영부위의 크기로 제한하고, 또 골반위에 납 앞치마를 올려놓는다.

중 심 선 : 무릎넙다리관절의 중앙을 향해 IR면에 수직으로 입사한다.

촬영 point : 무릎넙다리관절 공간이 열린 상태로 나타나야 한다. 넙다리뼈(대퇴골)의 안쪽, 가쪽 관절융기가 겹쳐야 하며 무릎뼈가 적절한 조건에서 선명하게 나타나야 한다. 무릎뼈가 과다 노출되지 않도록 하기위해 무릎의 측방향 촬영 때보다 4~6 kVp를 감소시켜 촬영조건을 설정한다.

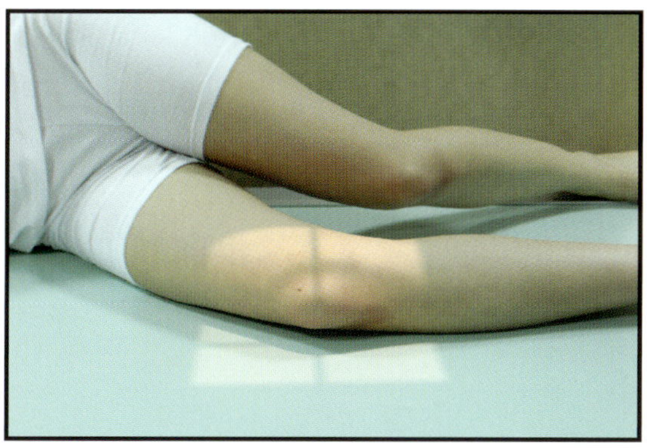

그림 3-219 슬개골 측방향 촬영자세

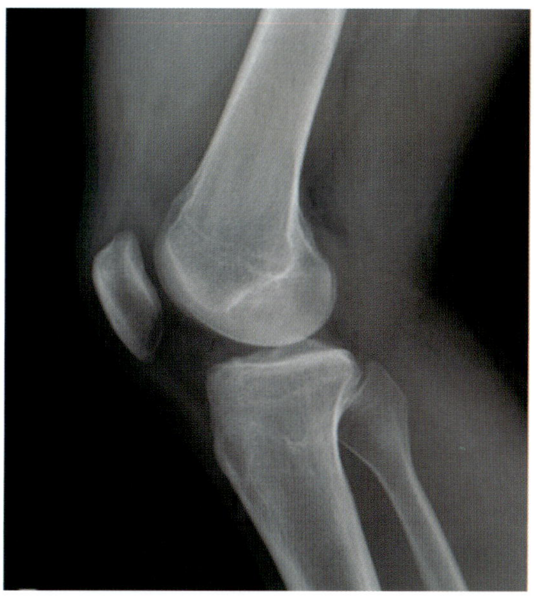

그림 3-220 슬개골 측방향 엑스선영상

3

병리학 예 17. 무릎뼈(슬개골) 골절 (fracture of patella)

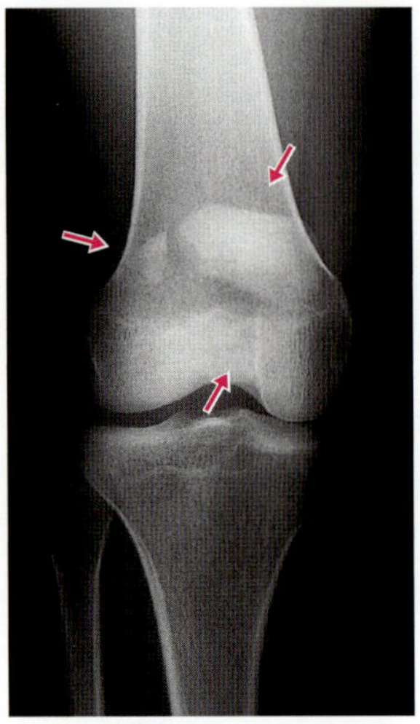

그림 3-221

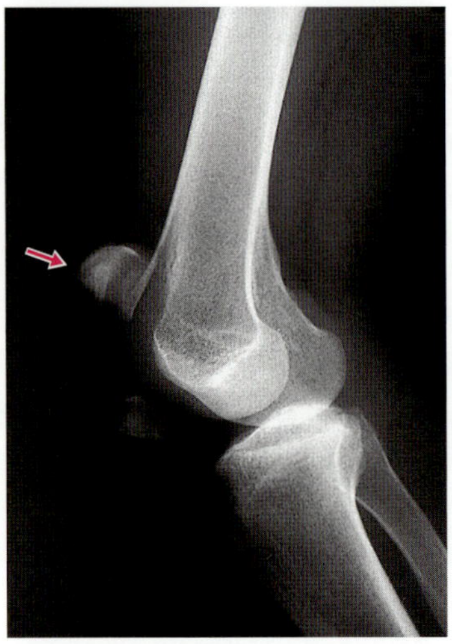

그림 3-222

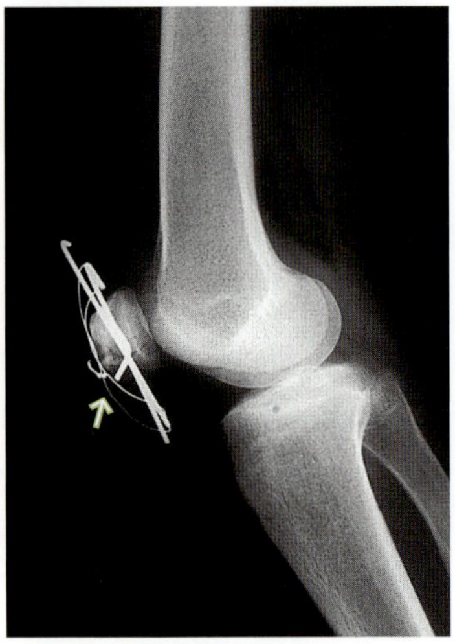

그림 3-223

그림 3-221 **슬관절 정면 엑스선영상** (무릎뼈 조각이 3개로 분리되어 있다[→])
그림 3-222 **슬관절 측방향 엑스선영상** (무릎뼈 조각은 네갈래근에 의해 넙다리뼈 앞쪽으로 어긋나 있다).
그림 3-223 **슬관절 측방향 엑스선영상(수술 후)** (무릎뼈 조각은 강선으로 꿰매어 고정하였다[⇒]).

◆ 진단 및 경과 ◆

영상소견에서 무릎뼈 골절로 진단하고 관혈적 골접합술을 시행하였고 이후 골융합은 양호하였다.

◆ 촬영 및 진단방법 ◆

Knee joint PA, lateral, tangential 등

◆ 영상관찰 목적 ◆

· 무릎뼈 골절은 거의 외력에 의해 발생한다.
· 분쇄골절, 복잡골절, 횡골절이 발생한다.
· 어긋남이 없는 귀열골절, 복잡골절은 진단이 어렵다.
· 축방향 촬영이 곤란한 경우 사방향으로 촬영한다.
· 수술 후 촬영은 골융합 상태를 보기 때문에 촬영조건을 높여서 촬영한다.
· 측면촬영에서 무릎뼈의 날개모서리(변연)가 과농도가 되지 않게 촬영조건을 낮추어 촬영한다.
· 본 증례에서는 무릎뼈의 분쇄골절로서 무릎뼈에 대해 직접 외력이 가해진 경우이다.

11) 슬개골 접선방향 촬영 (patella tangential projection) Settegast법

촬영목적 : 무릎뼈(슬개골)의 종축방향 골절, 변위(탈구, 아탈구), 뼈가시(골극)형성, 무릎넙다리관절(슬개대퇴관절)의 연골마모로 인한 협소화 등의 병변 유무를 관찰한다. 골절편 변위의 위험성 때문에 무릎뼈의 횡축골절이 아닐 때만 촬영한다.

촬영자세 : 환자는 엎드린자세나 바로누운자세로 한다. 엎드린자세가 무릎의 굽힘각도를 크게 할 수 있고 자세고정이 쉽기 때문에 많이 이용되고 있다. 환자는 엎드린자세에서 검사쪽 무릎관절을 IR면 위에 놓은 다음 IR면과 넙다리의 장축이 평행이 되게 한다. 가능한 무릎을 천천히 많이 구부릴수 있거나 무릎뼈가 IR 면에 수직이 될 때까지 굽힌다. 무릎의 통증을 야기하지 않도록 천천히 굽힌 다음 붕대 끈으로 발목부위를 감아 다리가 고정될 수 있도록 붕대 끝을 환자의 어깨위로 잡아당기게 한 다음 환자의 자세를 확인한다. 생식선 피폭을 방호하기 위해 조사면은 촬영부위의 크기로 제한하고, 또 골반위에 납 앞치마를 올려놓는다.

중 심 선 : 무릎뼈와 안쪽, 가쪽 관절융기 사이의 관절공간을 향해 수직으로 입사한다. 이때 CR각도는 무릎뼈의 경사도에 따라 조정한다.

촬영 point : 무릎뼈의 뼈밀도와 무릎넙다리관절이 선명하게 나타나야 한다. 무릎뼈가 반측면상으로 나타나고, 종축방향 골절(수직골절)을 나타나는데 촬영된다.

※ 이 촬영법을 sky line view 또는 sun rise view라고도 한다.

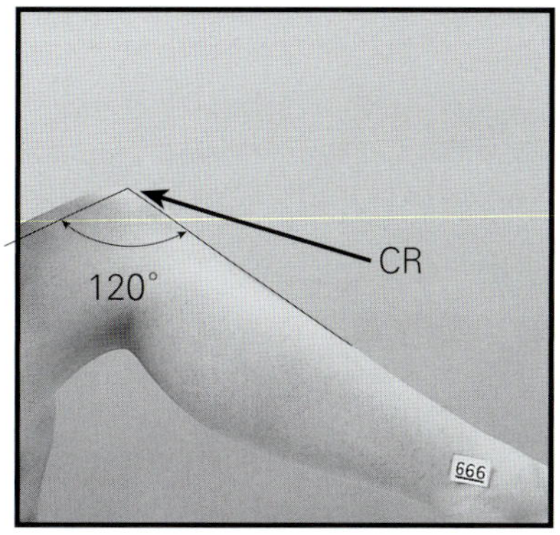

그림 3-224 슬개골 접선방향 촬영자세

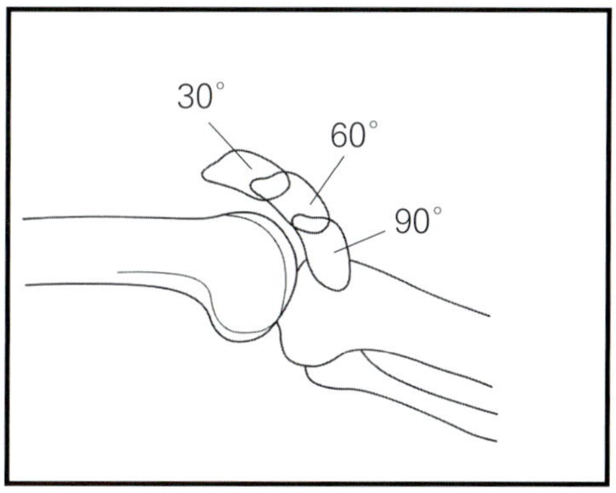

그림 3-225 무릎관절굴곡각에 의한 무릎뼈 이동위치 해부도

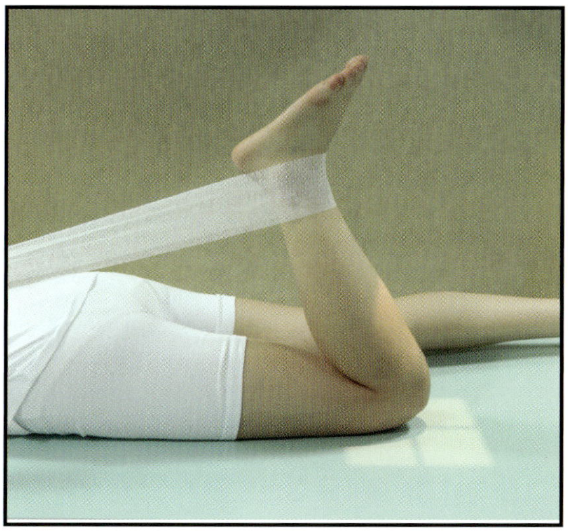

그림 3-226 슬개골 접선방향 촬영자세(Settegast법)

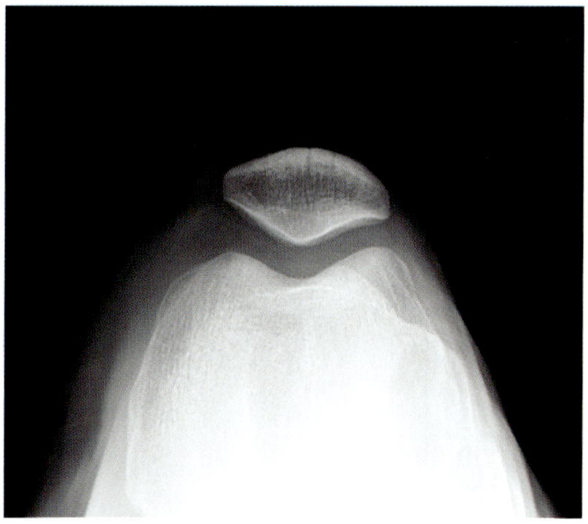

그림 3-227 슬개골 접선방향 엑스선영상 (Settegast법)

12) 슬개골 접선방향 촬영 (patella tangential projection) Hughston법

촬영목적 : 무릎뼈(슬개골)의 종축방향 골절, 변위(탈구, 아탈구), 뼈가시(골극)형성, 무릎넙다리관절(슬개대퇴관절)의 연골마모로 인한 협소화 등의 병변 유무를 관찰한다.

촬영자세 : 환자는 엎드린자세로 한다. 엎드린자세에서 검사쪽 무릎관절을 IR면 위에 놓는다. 무릎뼈를 IR면 중앙에 놓은 다음 IR면과 넙다리의 장축을 평행하게 한다. 콜리메이터를 45° 되게 설정을 하고 가능한 무릎을 천천히 구부려 발등을 콜리메이터에 기대어 놓거나 적절한 고정용구를 사용하여 환자의 자세를 조정한다. 다리는 수직으로부터 안쪽 또는 가쪽으로 회전되지 않도록 한다. 이때 무릎의 각도는 55° 정도 되게 구부린다. 생식선을 피폭으로부터 보호하기 위해 조사면은 촬영부위의 크기로 제한하고, 또 골반위에 납 앞치마를 올려놓는다.

중 심 선 : 무릎넙다리관절을 향해 머리쪽으로 45°로 입사한다.

촬영 point : 무릎뼈의 뼈밀도와 무릎넙다리관절이 선명하게 나타나야 한다. 무릎뼈의 부전탈구, 무릎뼈의 골절, 넙다리뼈의 안쪽, 가쪽 관절융기가 관찰되어야 한다. 무릎뼈는 반측면상으로 나타난다.

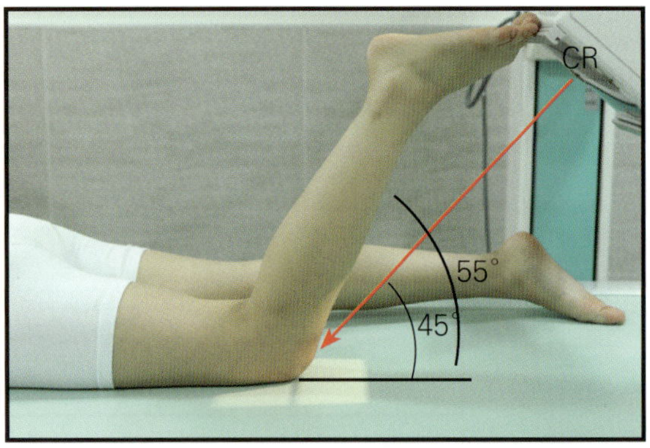

그림 3-228 슬개골 접선방향 촬영자세 (Hughston법)

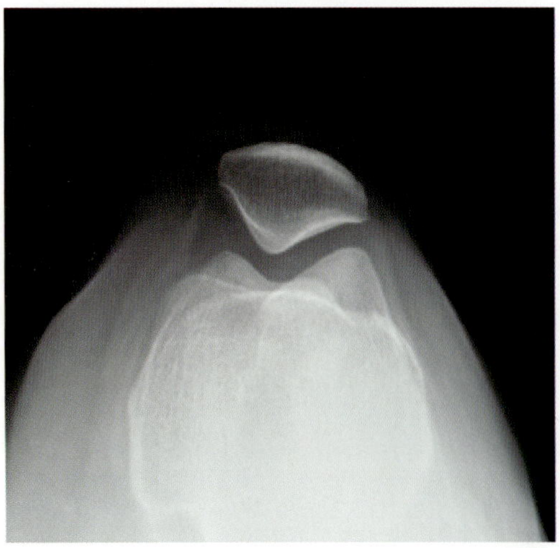

그림 3-229 슬개골 접선방향 엑스선영상 (Hughston법)

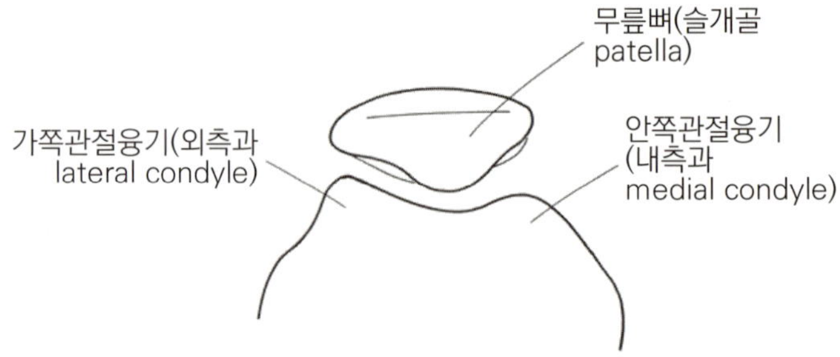

그림 3-230 슬개골 접선방향 엑스선영상해부도

13) 양쪽 슬개골 접선방향 촬영 (patella tangential projection) Merchant bilateral법

촬영목적 : 무릎뼈(슬개골)의 골절, 변위(탈구, 아탈구), 융기사이고랑의 각(both sulcus angle), 융기사이고랑과 무릎뼈와의 각의 일치여부(congruence angle), 무릎넙다리관절(슬개대퇴관절)의 공간 등의 병변 유무를 관찰한다.

촬영자세 : 환자는 누운자세로 한다. 무릎을 구부려 45° 각도로 다리를 지지할 수 있는 고정용구 지지체를 촬영대 끝에 붙여놓는다. 환자는 편안한 자세로 눕히고 촬영대 끝에 양 무릎관절의 놓이도록 하여 고정용구 위에 다리를 올려놓는다. 무릎아래 30 cm 지점에 정강뼈 와 수직이 되도록 IR를 세워 놓고 자세를 확인한다. 중심선은 수평면에서 다리쪽으로 30° 각도가 되도록 설정한다. 생식선을 피폭으로부터 보호하기 위해 조사면은 촬영부위의 크기로 제한하고, 또 골반위에 납 앞치마를 올려놓는다.

중 심 선 : 무릎넙다리관절을 향해 다리쪽으로 60°로 입사한다.

촬영 point : 무릎뼈의 뼈밀도와 무릎넙다리관절이 선명하게 나타나야 한다. 무릎뼈가 반측면상으로 나타난다. 무릎뼈의 부분탈구와 무릎넙다리관절의 비정상 상태를 관찰할 수 있다.

이 촬영법은 양쪽을 함께 촬영하거나 한쪽씩 촬영하기도 한다.

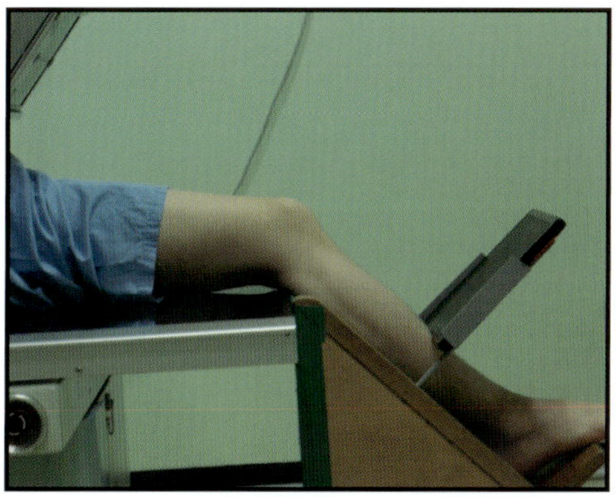

그림 3-231 양쪽 슬개골 접선방향 촬영자세 (Merchant bilateral, device)

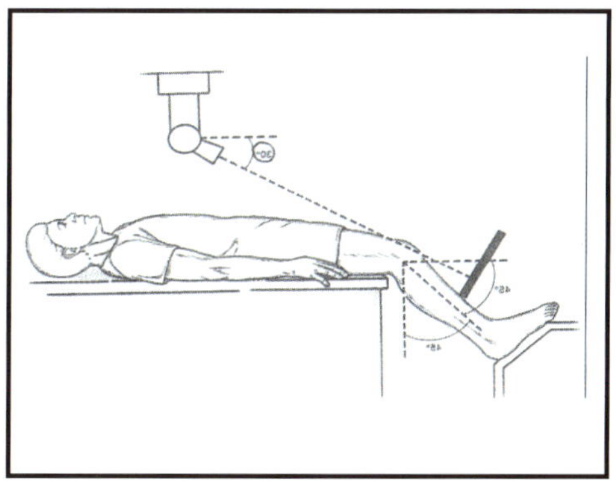

그림 3-232 슬개골 접선방향 촬영자세 (Merchant bilateral법)

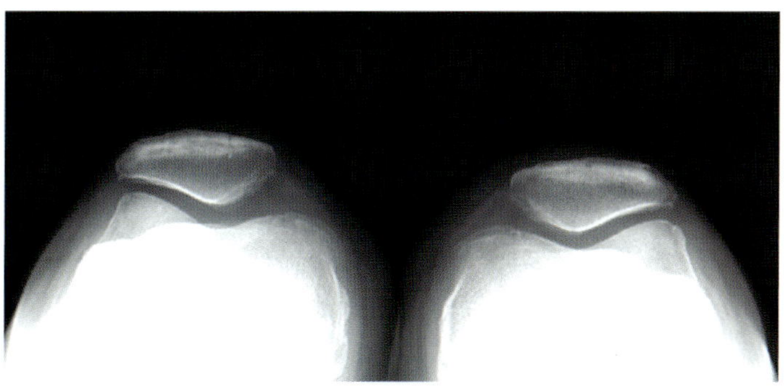

그림 3-233 양쪽 슬개골 접선방향 엑스선영상 (Merchant bilateral법)

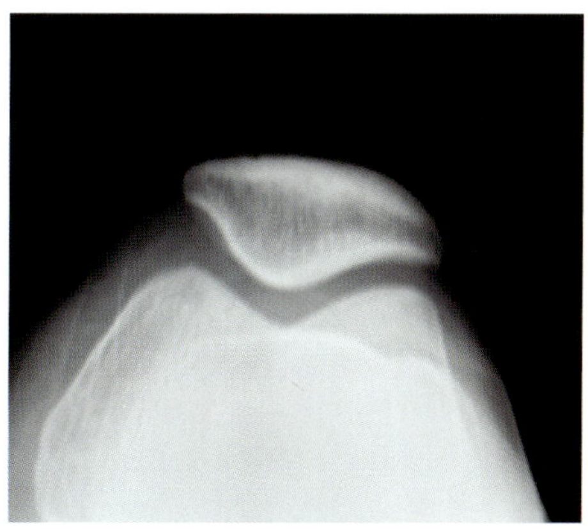

그림 3-234 슬개골 접선방향 엑스선영상 (Merchant법)

· 무릎뼈

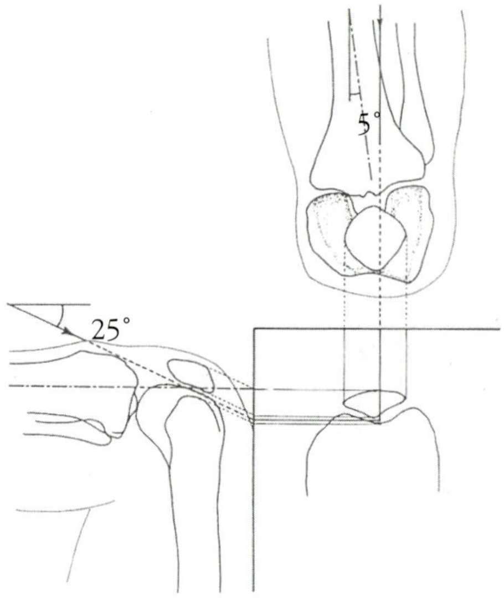

· 슬개골 접선방향 촬영상의 해부학적 관계

· 엑스선상의 평가기준

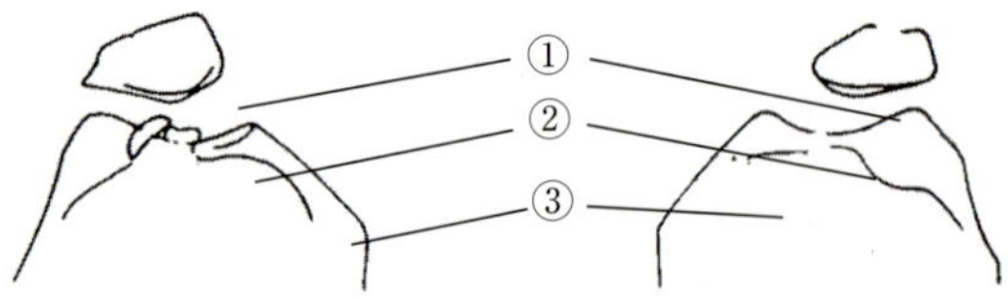

① 무릎뼈가 반옆면상으로 나타났는가?
② 넙다리무릎관절이 나타났는가?
③ 양 넙다리융기면이 나타나야 한다.
④ 넙다리무릎관절의 연부조직이 나타났는가?
⑤ 무릎뼈의 뼈 세부음영이 나타났는가?

14) 과간와 후전축방향 촬영 (intercondyloid fossa PA axial projection) Holmblad법

촬영목적 : 넙다리뼈(대퇴골) 융기사이오목(과간와)의 뒤쪽, 정강뼈(경골)관절면, 이단성 뼈연골염, 십자인대 기시부의 박리골절 등의 병변 유무를 관찰한다.

촬영자세 : 환자는 무릎을 꿇은 엎드린자세로 한다. 촬영대 위에 무릎을 꿇은 자세로 하여 검사쪽 무릎관절 앞면을 IR면 중앙에 놓는다. 검사쪽 넙다리부를 세워 넙다리뼈가 IR면에 대해 70°가 되도록 자세를 조절하고(넙다리뼈는 중심선에 대해 20°가 된다), 다리쪽 장축은 IR면에 평행이 되게 놓는다. 생식선을 피폭으로부터 보호하기 위해 조사면은 촬영부위의 크기로 제한하고, 또 골반위에 납 앞치마를 올려놓는다.

중 심 선 : 넙다리뼈 융기사이오목(과간와)을 향해 IR면에 대해 수직으로 입사한다.

촬영 point : 융기사이오목촬영을 tunnel view 라고도 한다. 넙다리뼈 관절융기, 융기사이결절과 무릎관절 공간 및 융기사이오목이 겹치지 않고 선명하게 나타나야 한다.

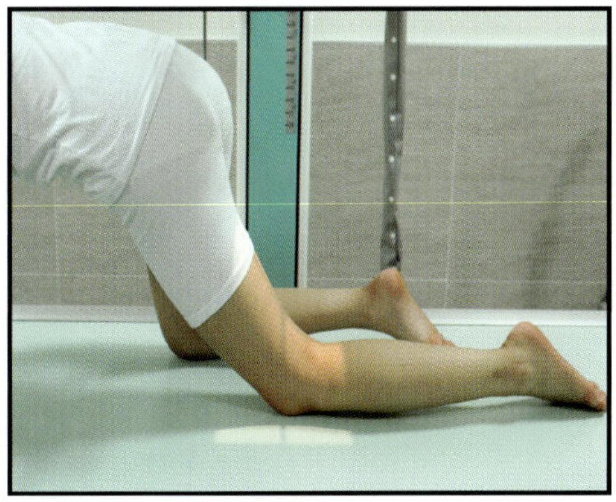

그림 3-235 과간와 후전축방향 촬영자세 (Holmblad법)

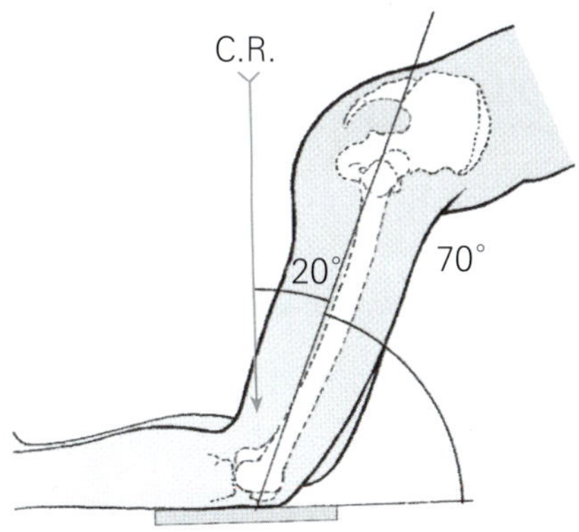

그림 3-236 Holmblad법 촬영자세

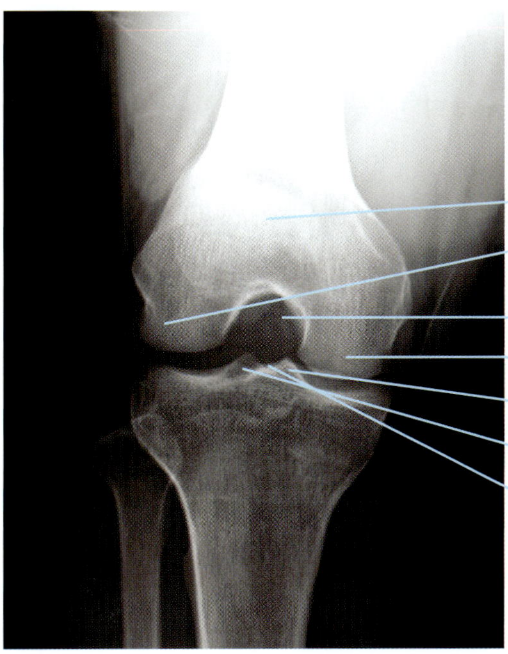

그림 3-237 과간와 후전축방향 엑스선영상 (Holmblad법)

15) 과간와 후전축방향 촬영 (intercondyloid fossa PA axial projection) Camp-Coventry법

촬영목적 : 넙다리뼈(대퇴골) 융기사이오목(과간와)의 뒤쪽, 정강뼈(경골)관절면, 이단성뼈연골염, 십자인대 시작부의 박리골절 등의 병변 유무를 관찰한다.

촬영자세 : 환자는 엎드린자세로 한다. 엎드린자세에서 검사쪽 무릎관절을 IR면 중앙에 놓이도록 하고 IR면과 넙다리의 장축이 평행하게 자세를 조절한다. 무릎을 구부려 다리쪽을 40° 또는 50° 되게 발등에 고정용구를 받쳐 올린다. 이때 각도기를 이용하여 정확하게 측정한다. 중심선은 수직면에서 다리쪽으로 40° 또는 50°가 되도록 설정한다. 생식선의 피폭방호를 위해 조사면은 촬영부위의 크기로 제한하고, 또 골반위에 납 앞치마를 올려놓는다.

중 심 선 : 다리의 장축에 수직이 되도록 중심선을 설정하고 다리쪽으로 무릎관절을 향해 입사한다. 무릎각도가 40°이면 중심선도 40°로 입사하고, 무릎각도가 50°이면 중심선도 50°로 입사한다.

촬영 point : 융기사이오목촬영을 tunnel view 라고도 한다. 넙다리뼈 관절융기, 융기사이결절과 무릎관절 공간 및 융기사이오목이 겹치지 않고 선명하게 나타나야 한다.

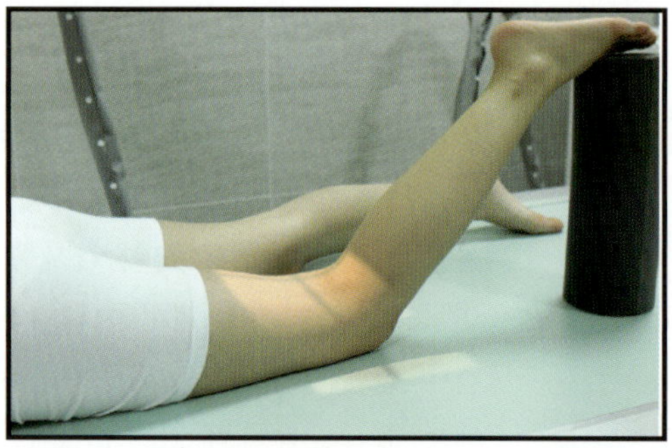

그림 3-238 과간와 후전축방향 촬영자세 (Camp-Coventry법)

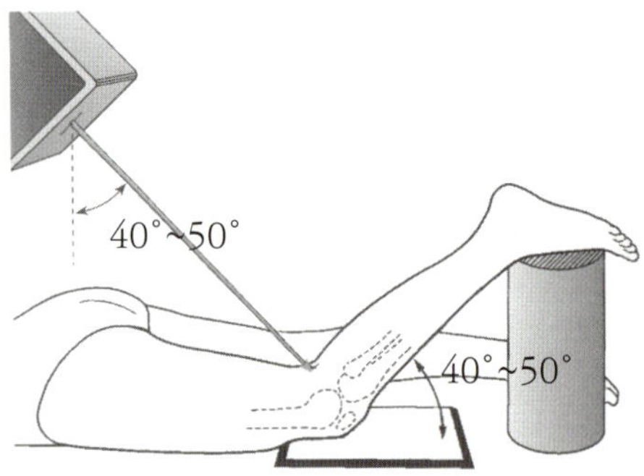

그림 3-239 Camp-Coventry법 촬영자세 (후전축방향 촬영자세)

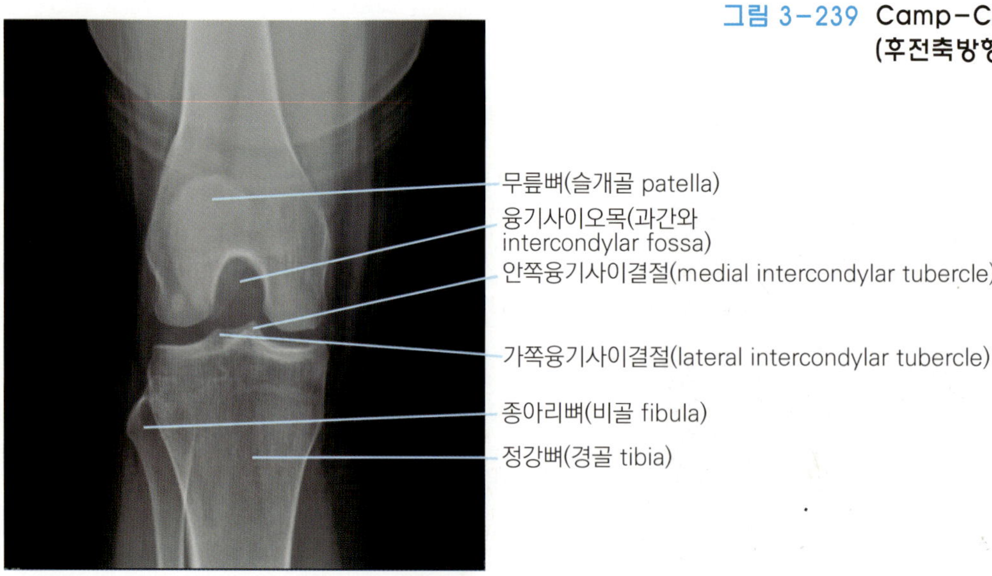

그림 3-240 과간와 후전축방향 엑스선영상 (Camp-Coventry법)

16) 과간와 전후축방향 촬영 (intercondyloid fossa AP axial projection) Beclere법

촬영목적 : 넙다리뼈(대퇴골) 융기사이오목(과간와)의 뒤쪽, 정강뼈(경골)관절면, 이단성 뼈연골염, 십자인대 시작점의 박리골절 등의 병변 유무를 관찰한다.

촬영자세 : 환자는 바로누운자세로 한다. 환자는 촬영대 위에 바로누운자세에서 검사쪽 무릎 밑에 고정용구을 놓아 넙다리뼈 장축에 대해 정강뼈가 40~45° 되게 무릎을 구부리고 움직이지 않도록 한다. 무릎관절이 중심이 되도록 무릎과 고정용구 사이에 평면 IR 또는 곡면 cassette를 놓고 환자의 자세를 확인한다. 생식선 피폭 방호를 위해 조사면은 촬영부위의 크기로 제한하고, 또 골반위에 납 앞치마를 올려놓는다.

중 심 선 : 머리쪽으로 무릎관절을 향해 정강뼈 장축에 수직으로 입사한다.

촬영 point : 융기사이오목촬영을 tunnel view 라고도 한다. 넙다리뼈 관절융기, 융기사이결절과 무릎관절 공간 및 융기사이오목이 겹치지 않고 선명하게 나타나야 한다.

※ 무릎통증이 심한 환자는 PA axial 보다 AP axial 자세인 Beclere법이 용이하다.

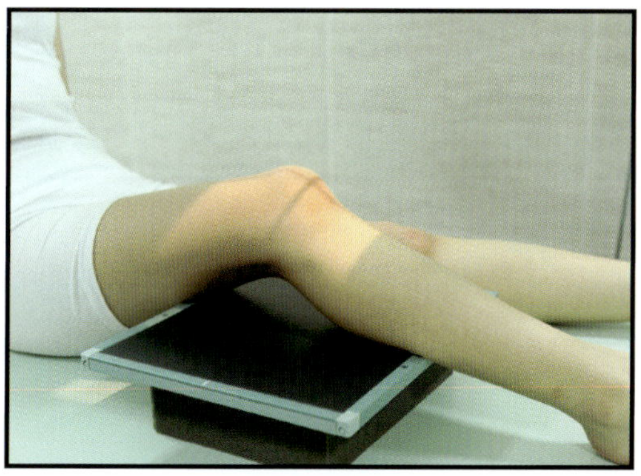

그림 3-241 과간와 전후축방향 촬영자세 (Beclere법)

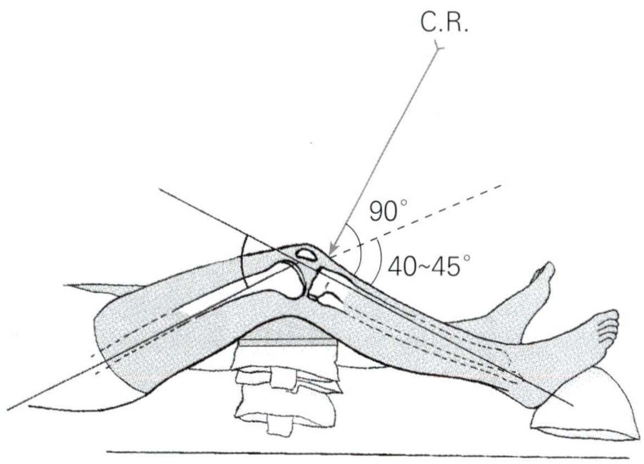

그림 3-242 Beclere법 촬영자세 (전후축방향 촬영자세)

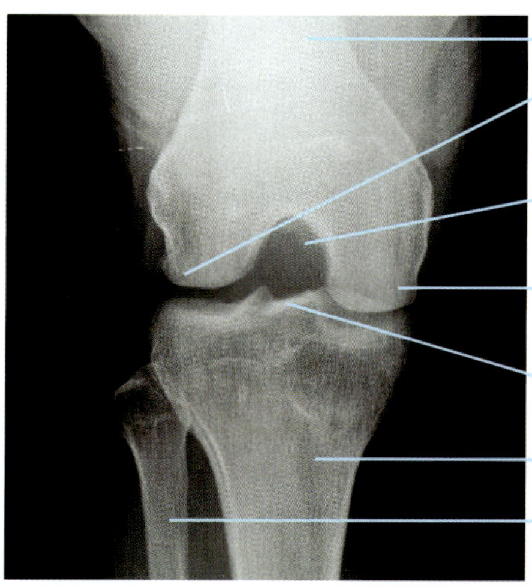

그림 3-243 과간와 전후축방향 엑스선영상(Beclere법)

3

· 엑스선상의 평가기준 (융기사이오목)

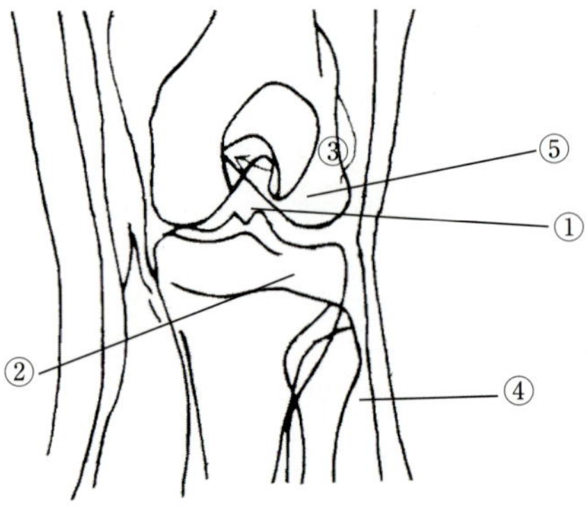

① 융기사이오목이 충분히 열려져 있는가?
② 정강뼈융기(tibial eminences)와 무릎관절이 나타났는가?
③ 무릎꼭지(슬개첨부)가 융기사이오목에 중복되어 나타나지는 않았는가?
④ 정강뼈와 종아리뼈가 약간 겹쳐지고 회전되지는 않았는가?
⑤ 융기사이오목 내의 연부조직과 관절강이 나타났는가?
⑥ 정강뼈융기, 먼쪽넙다리뼈(원위대퇴골), 몸쪽정강뼈(근위경골)의 세부음영이 나타났는가?

9. 넙다리뼈 (대퇴골 Femur)

1) 대퇴골 전후방향 촬영 (femur AP projection)

촬영목적 : 넙다리뼈(대퇴골)의 골절, 염증, 종양 등의 병변 유무를 관찰한다.

촬영자세 : 환자는 바로누운자세로 한다. 넙다리뼈 양쪽에 있는 엉덩관절과 무릎관절은 엑스선 흡수율 차이가 많으므로 heel effect를 고려하여 음극은 엉덩관절쪽, 양극은 무릎쪽에 놓이도록 환자의 자세를 설정한다. 검사쪽 골반, 무릎과 다리를 조절하여 바른 전후자세가 되도록 한다. IR면과 넙다리뼈 장축을 평행이 되게 하고 넙다리뼈의 목이 평행되게 하기 위하여 발을 15° 안쪽으로 돌린다.

넙다리뼈 검사는 한번에 양쪽관절(엉덩관절과 무릎관절)이 포함되도록 촬영되어야 하나 신체조건이 큰 사람은 한번에 양쪽을 포함시켜 촬영하기 어려운 경우와 병소부위를 잘 모를 때에는 양쪽 관절을 나눠 두번 촬영한다. 그러나 병소부위가 확인된 경우에는 병소에 가까운쪽 관절을 포함시켜 IR면에 위치를 조절하여 촬영한다. 생식선을 피폭으로부터 보호하기 위해 조사면은 촬영부위의 크기로 제한하고, 또 골반위에 납 앞치마를 올려놓는다.

중 심 선 : 넙다리뼈 중앙을 향하게 하고 IR면에 수직으로 입사한다.

촬영 point : 넙다리뼈 전체를 관찰할 수 있도록 촬영하고 그 위에 뼈밀도가 선명하게 나타나야 한다. 수술후의 넙다리뼈 촬영에 있어서는 인공 뼈머리와 뼈안쪽의 고정용구 등을 조사면안에 포함하여 주변의 뼈조직과의 관계를 관찰할 수 있는 조건에서 촬영되어야 한다.

또는 양쪽관절(엉덩관절과 무릎관절)이 포함되지 않을 경우에는 IR면 위에 넙다리를 대각선으로 놓아 양쪽관절을 포함시켜 촬영할 수 있다.

발을 15° 안쪽으로 돌리는 하는 이유는 넙다리뼈 목을 변형없이 최대한 넓게 관찰하기 위함이다.

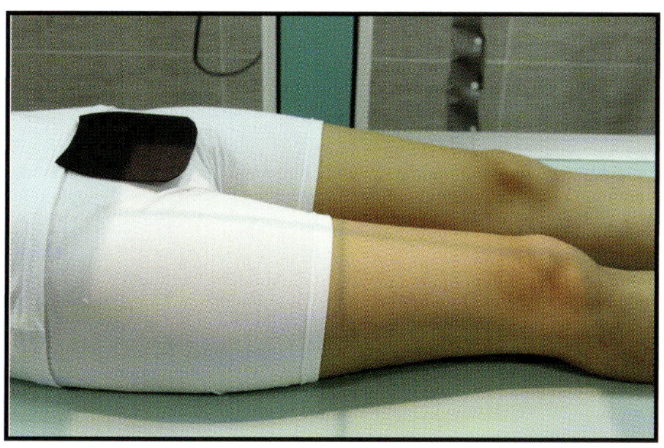

그림 3-244 대퇴골 전후방향 촬영자세

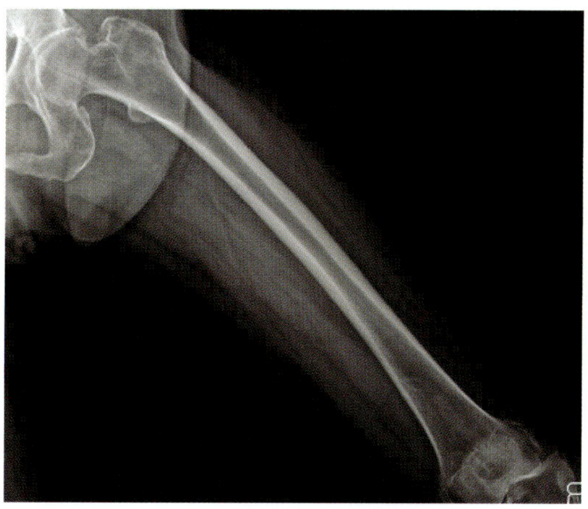

그림 3-245 대퇴골 전후방향 엑스선영상 (대각선, 양 관절포함)

3

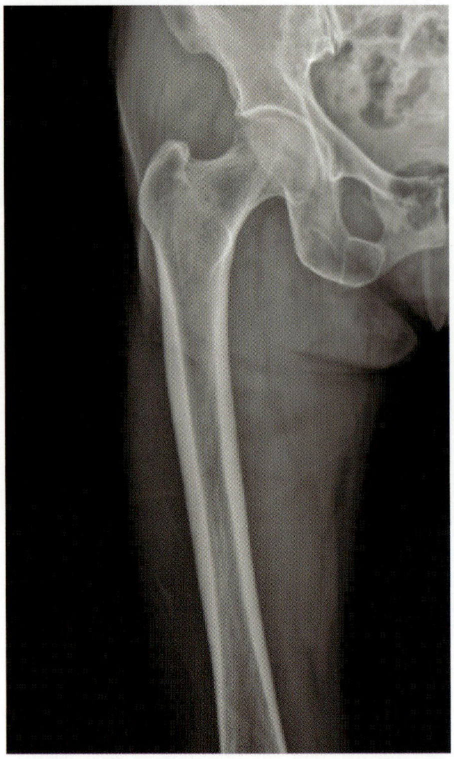

그림 3-246 **대퇴골 전후방향 엑스선영상(먼쪽 중심)**

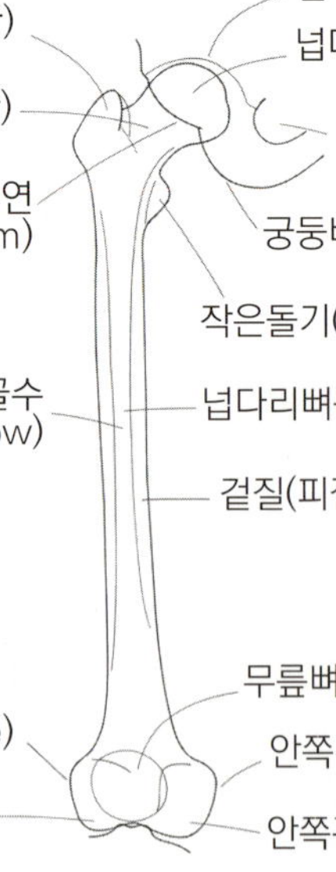

그림 3-247 **대퇴골 전후방향 엑스선영상해부도**

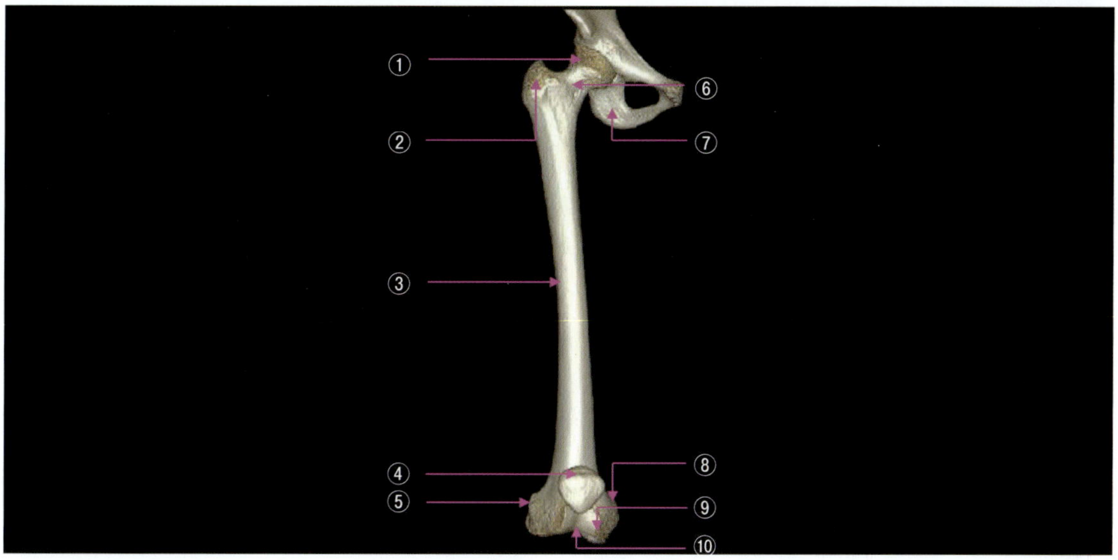

그림 3-248 **대퇴골 전후방향 자세(femur AP position) 3D 영상**

① 넙다리뼈머리(femoral head)
② 큰돌기(greater trochanter)
③ 넙다리뼈몸통(shaft of femur, body)
④ 무릎뼈(patella)
⑤ 가쪽위관절융기(lateral epicondyle)
⑥ 넙다리뼈목(femoral neck)
⑦ 궁둥뼈(ischium)
⑧ 안쪽위관절융기(medial epicondyle)
⑨ 안쪽관절융기(medial condyle)
⑩ 융기사이오목(intercondylar fossa)

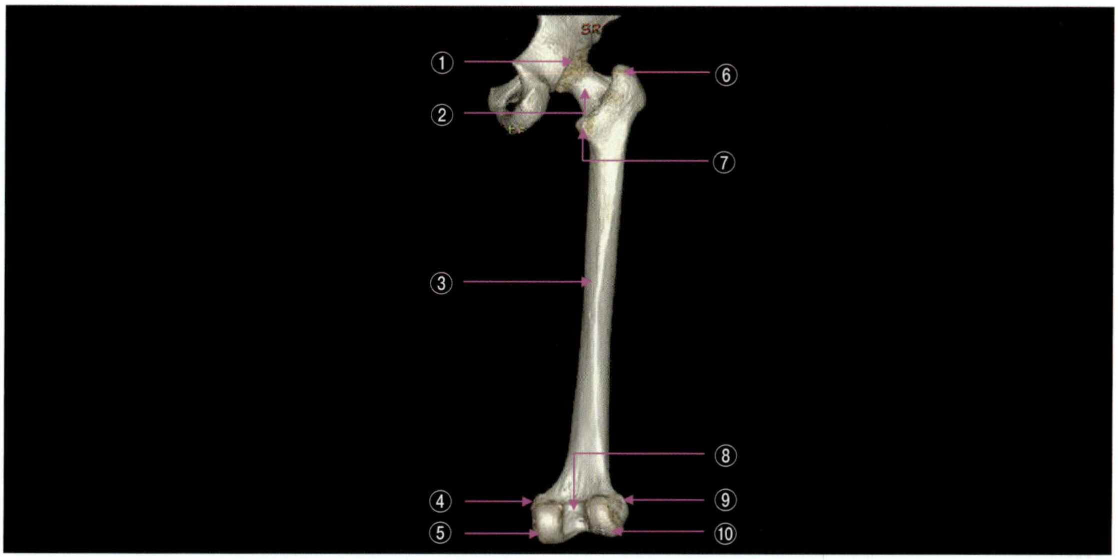

그림 3-249 **대퇴골 후전방향 자세(femur PA position) 3D 영상**

① 넙다리뼈머리(femoral head)
② 넙다리뼈목(femoral neck)
③ 넙다리뼈몸통(shaft of femur, body)
④ 안쪽위관절융기(medial epicondyle)
⑤ 안쪽관절융기(medial condyle)
⑥ 큰돌기(greater trochanter)
⑦ 작은돌기(lesser trochanter)
⑧ 융기사이오목(intercondylar fossa)
⑨ 가쪽위관절융기(lateral epicondyle)
⑩ 가쪽관절융기(lateral condyle)

병리학 예 18. 넙다리뼈 섬유성 골이형성증 (osteofibrous dysplasia of femur)

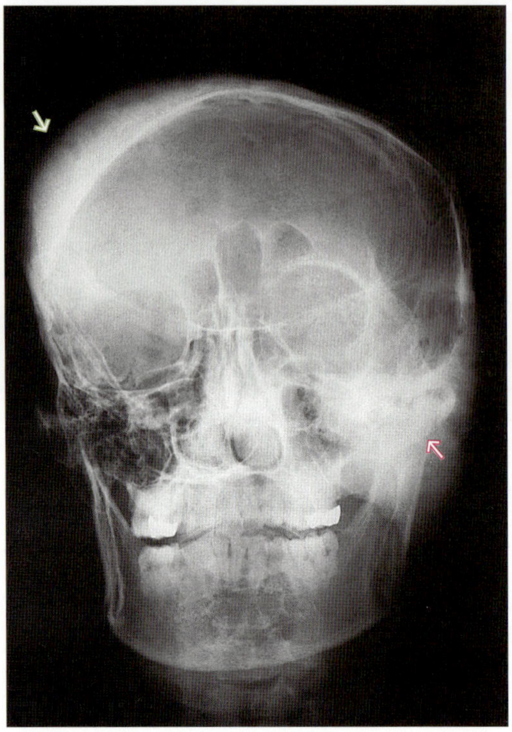

그림 3-250

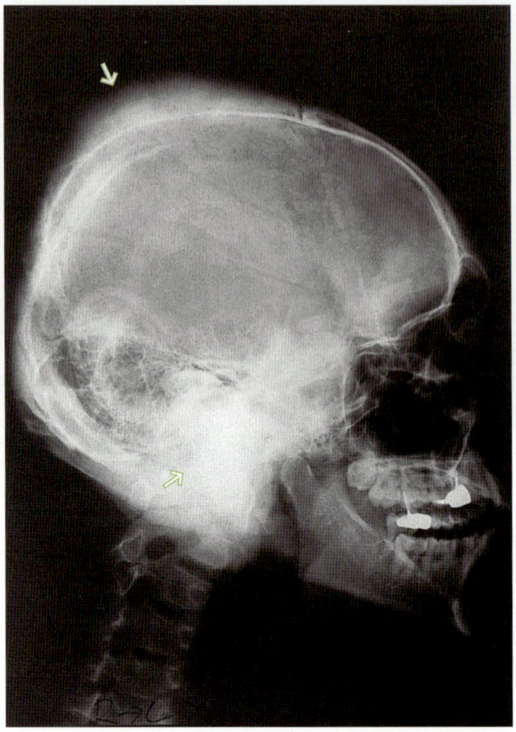

그림 3-251

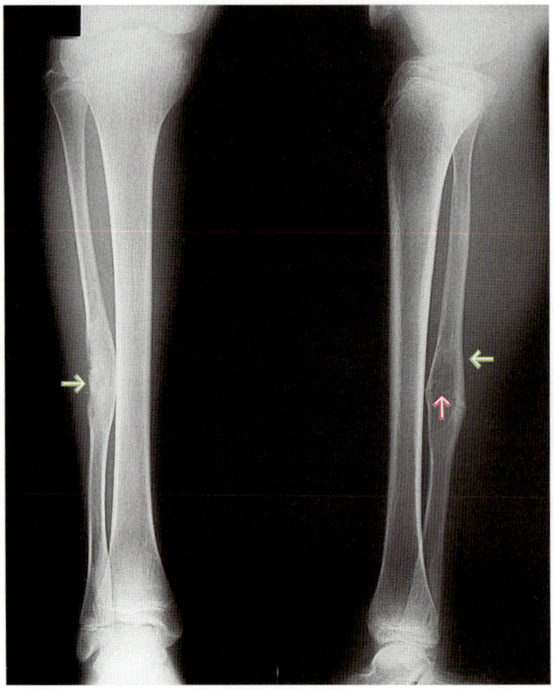

그림 3-252

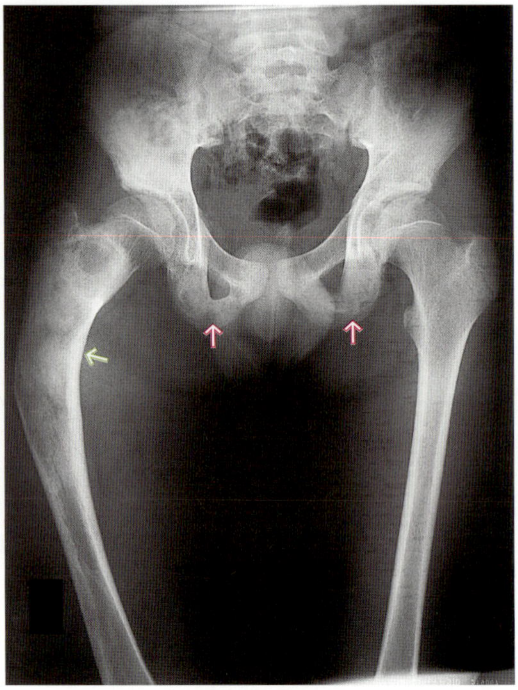

그림 3-253

그림 3-250 **두개부 정면 엑스선영상** (오른쪽 머리마루(우측 두정부)에서 관자부위(측두부)에 걸쳐 뼈경화상과 팽윤을 볼 수 있다[⇒]. 또한 왼쪽 광대부위(좌측 협부)에 뼈경화상을 볼 수 있다[⇒]).

그림 3-251 **두개부 측방향 엑스선영상** (머리마루부위(두정부)와 관자뼈(측두골) 아래로 뼈경화상과 팽윤을 볼 수 있다[⇒]).

그림 3-252 **우측 하퇴부 정면, 측방향 엑스선영상** (종아리뼈몸통에 팽윤과 변형이 보이며[⇒] 병변중앙에 골절을 볼 수 있다[⇒]).

그림 3-253 **양쪽 대퇴부 정면 엑스선영상** (넙다리뼈몸쪽부에서부터 뼈몸통에 걸쳐 변형을 수반한 불투명한 투량상과 가벼운 팽윤이 보인다[⇒]. 나아가 앞쪽 아래로 병적 골절이 보인다. 또한 양쪽궁둥뼈(좌골)에도 반투명의 유리모양 음영을 볼 수 있다[⇒]).

◆ 진단 및 경과 ◆

영상소견에서 다골성 골종양이 의심되어 정밀검사 후 섬유성 골이형성으로 진단하였다.

◆ 촬영 및 진단방법 ◆

Femur A-P, lateral, CT, MRI 등

◆ 영상관찰 목적 ◆

- 섬유성골이형성증은 젊은 사람에서 보이는 골종양 유사질환으로 단골성과 다골성이 있다.
- 다발성에서 색소침착, 성조숙 등 내분비 이상을 합병하는 질환을 Albright증후군으로 부른다.
- 조직학적으로 방추형 세포와 소성결합조직으로 이루어지는 간질의 가운데 미세하고 불규칙한 형태를 한 신생잔기둥(골량)을 여러 곳에서 볼 수 있다.
- 엑스선영상에서 내부는 반투명의 우윳빛 유리모양(ground glass appearance)이 보이고 골피질의 팽윤, 협소화를 수반한다.
- 본 증례는 머리뼈, 궁둥뼈, 넙다리뼈, 종아리뼈에서 많은 병소가 인지된다.

2) 대퇴골 측방향 촬영 (femur lateral projection)

촬영목적 : 넙다리뼈(대퇴골)의 골절, 염증, 종양 등의 병변 유무를 관찰한다.

촬영자세 : 환자는 검사쪽을 아래로 옆으로 누운자세로 한다. 검사쪽 넙다리를 IR면 중앙에 일치시킨다. 편안한 자세를 유지하기 위해 검사 반대쪽 손으로 촬영대 옆을 잡게 한다.
엉덩관절을 포함시킬 경우는 넙다리뼈와 겹치는 것을 방지하기 위해 골반을 뒤쪽으로 약간 돌린다. 이것은 측면자세에서 10~15° 정도 뒤쪽으로 회전시킨 자세이다. 검사쪽 무릎은 구부리고 IR면에 평행으로 놓은 다음 반대쪽 다리는 무릎을 구부리고 뒤쪽에 세워 자세를 안정시킨다.
무릎관절을 포함시킬 경우는 검사쪽 넙다리뼈를 IR면에 평행으로 놓기 위해 골반을 측면자세로 하고 무릎을 구부린다. 검사 반대쪽 팔과 다리를 앞쪽으로 놓이도록 하고 넙다리는 최대한 위로 끌어 올리도록 협조를 구한다. 검사쪽 무릎뼈가 IR면에 수직이 되도록 자세를 확인한다.
개방성 골절이 의심되는 경우 환자의 고통과 골절편이 어긋날 위험 때문에 환자를 바로누운자세에서 넙다리의 안쪽 또는 가쪽면을 따라 IR를 수직으로 세워놓고 중심선을 수평으로 입사한다.

중 심 선 : 넙다리뼈 중앙을 향해 IR면에 수직으로 입사한다.

촬영 point : 넙다리뼈의 전체를 관찰할 수 있도록 촬영하고 뼈밀도가 선명하게 나타나야 한다.
넙다리뼈 전체의 촬영이 곤란한 경우에는 병소에 가까운 관절을 포함하여 촬영한다.
수술후 촬영에 있어서는 인공뼈머리(인공골두)와 뼈안의 고정구 등이 조사면 안에 포함되어 주변의 뼈조직과의 관계를 관찰할 수 있는 촬영 조건에서 촬영되어야 한다.
또는 양쪽관절(엉덩관절과 무릎관절)이 포함되지 않을 경우에는 IR면 위에 넙다리를 대각선으로 놓아 양쪽관절을 포함되게 한다.

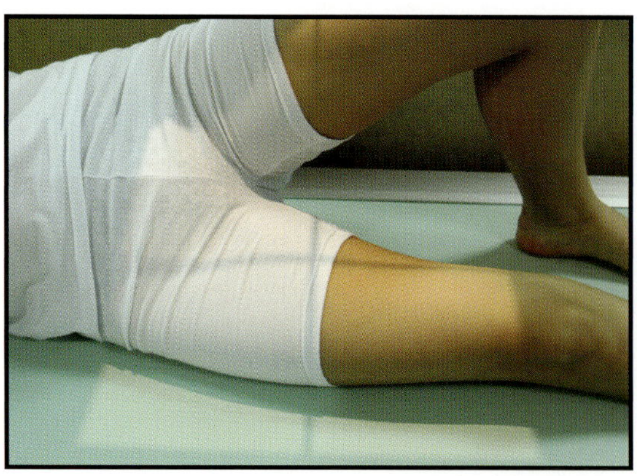

그림 3-254 **대퇴골 측방향 촬영자세 (엉덩관절 관심부위일때)**

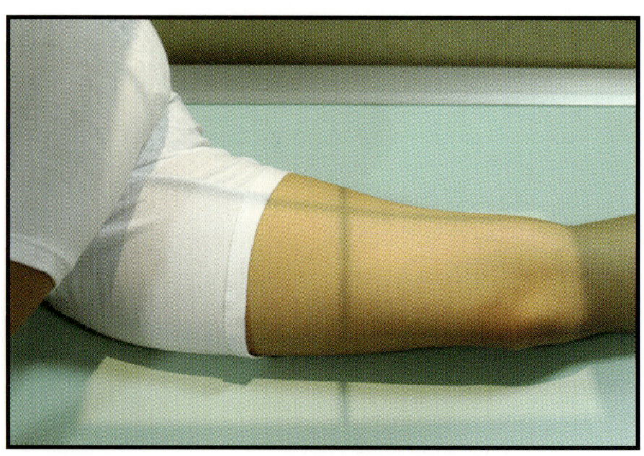

그림 3-255 **대퇴골 측방향 촬영자세 (무릎관절 관심부위일때)**

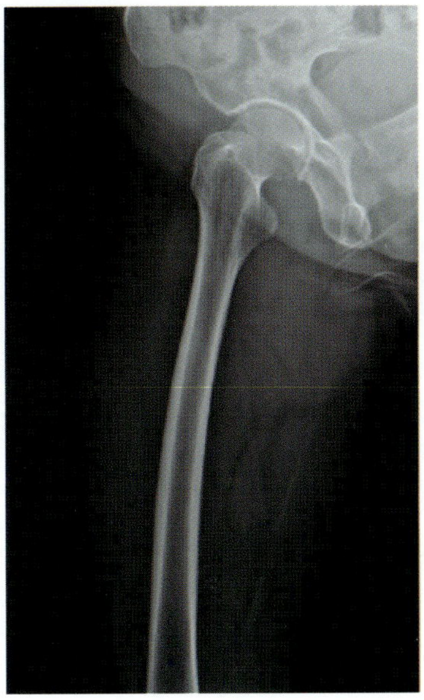

그림 3-256 **대퇴골 측방향 엑스선영상 (엉덩관절 관심 부위일 때)**

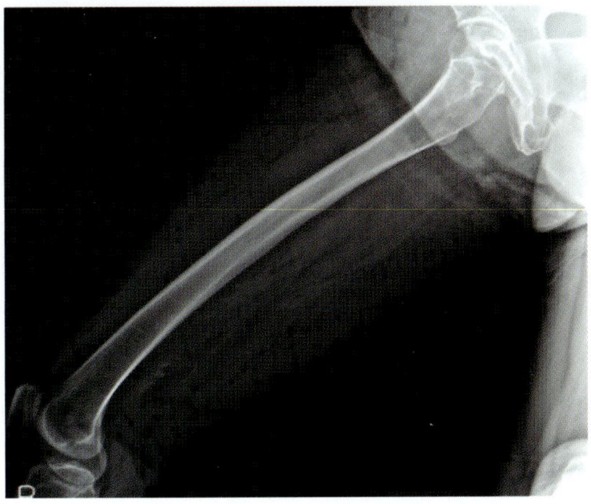

그림 3-257 **대퇴골 측방향 엑스선영상 (대각선-양쪽관절포함)**

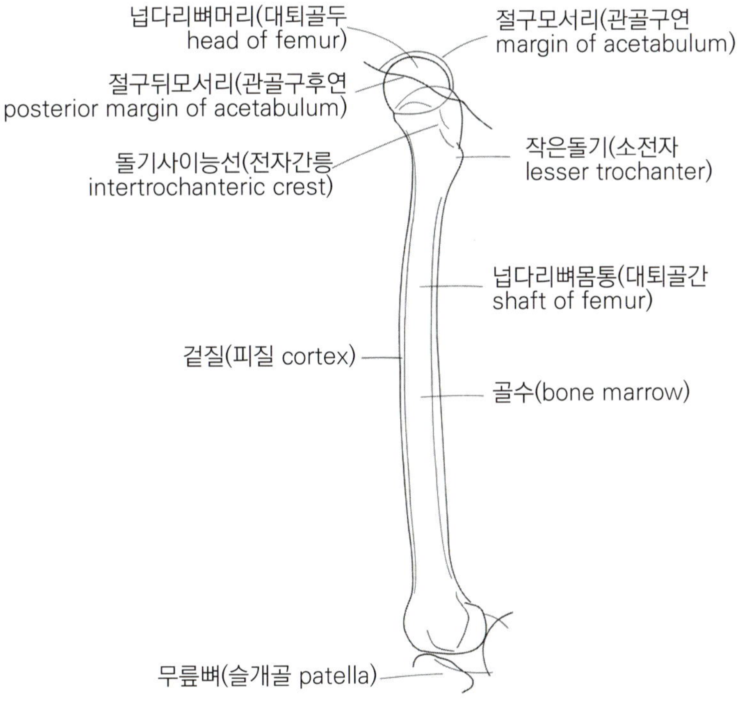

그림 3-258 **대퇴골 측방향 엑스선영상해부도**

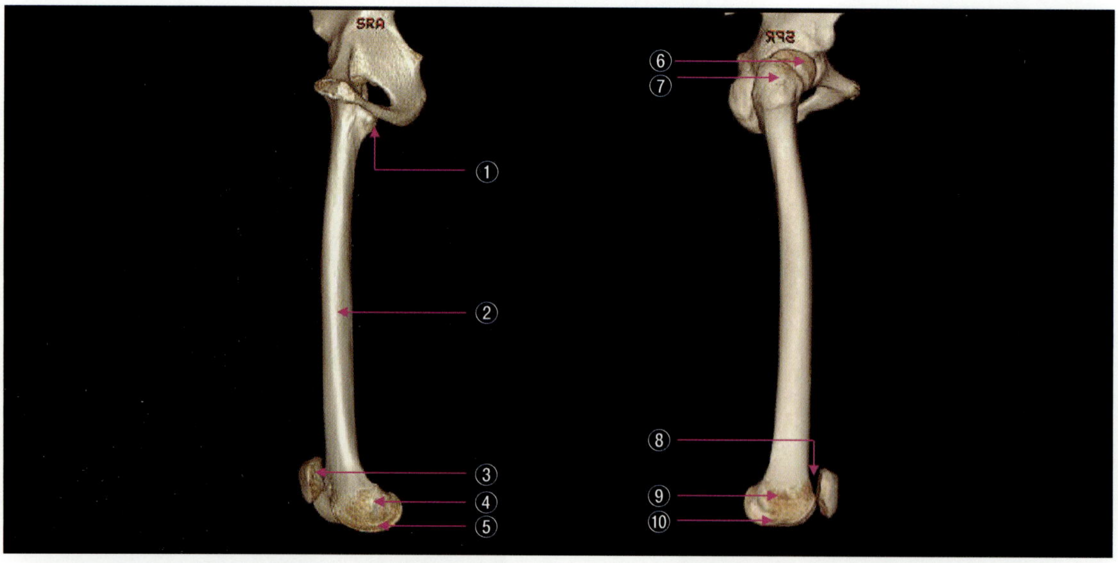

그림 3-259 **대퇴골 측방향 자세(femur lateral position) 3D 영상**

① 작은돌기(lesser trochanter)
② 넙다리뼈몸통(shaft of femur)
③ 무릎뼈(patella)
④ 안쪽위관절융기(lateral epicondyle)
⑤ 안쪽관절융기(lateral condyle)
⑥ 넙다리뼈머리(femoral head)
⑦ 큰돌기(greater trochanter)
⑧ 무릎넙다리관절(patellofemoral joint)
⑨ 가쪽위관절융기(medial epicondyle)
⑩ 가쪽관절융기(medial condyle)

· 엑스선상의 평가기준

대퇴골 전후방향 촬영상

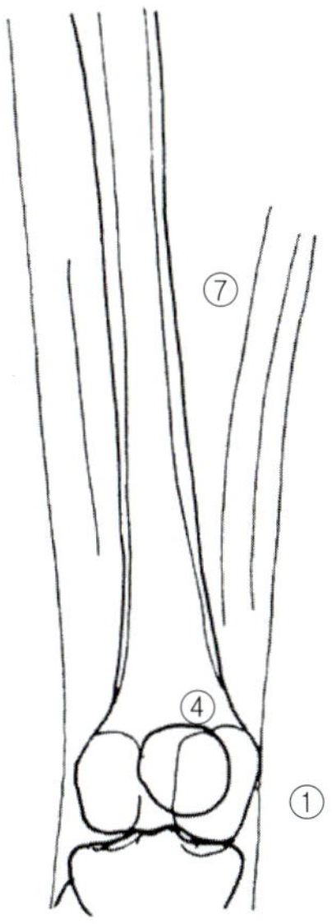

① 병소 또는 상처부위에서 가까운 쪽의 관절이 포함되었는가? (인접한 다른 관절을 검사하기 위해 두번째 촬영을 시행할 수도 있다.)
② 넙다리뼈목이 축소되어 나타나지 않았는가?
③ 작은돌기가 넙다리뼈의 안쪽모서리 밖으로 보이지 않거나 돌기의 매우 작은 부분이 보이고 있는가?
④ 무릎은 회전되지 않았는가?
⑤ 생식선 방어를 확실하게 하되, 넙다리뼈의 가까운 부위가 가려지지 않도록 하였는가?
⑥ 정형외과적 교정장치(orthopedic applience)가 있다면 전체가 포함되었는가?
⑦ 넙다리뼈몸통의 전체구조가 잘 관찰되고 있는가?

· 엑스선상의 평가기준

대퇴골 측방향 촬영상

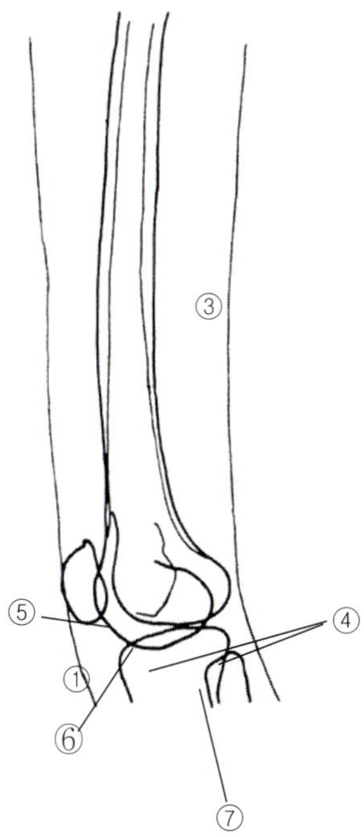

① 대부분의 넙다리뼈와 병소 또는 상처에서 가까운 쪽의 관절이 포함되어야 한다. 넙다리뼈의 다른 쪽 끝부분을 나타내기 위해 두번째 촬영을 시행할 수도 있다.
② 정형외과적 교정장치가 있을 때 전체가 포함되었는가?
③ 넙다리뼈몸통의 전체구조가 잘 관찰되고 있는가?

· 무릎관절을 포함할 때

④ 양쪽 넙다리융기의 앞면이 겹쳐있는가?
⑤ 무릎뼈가 측방향 촬영상으로 나타나 있는가?
⑥ 넙다리무릎관절강이 열려져 나타나 있는가?
⑦ 양쪽 넙다리융기의 밑면이 겹쳐져 나타나지는 않았는가?

· 엉덩관절을 포함할 때

⑧ 반대쪽 넙다리가 겹쳐 나타나지는 않았는가?
⑨ 큰돌기와 작은돌기가 심하게 돌출되지는 않았는가?

3

3) 대퇴골경 축측방향 촬영 (femoral neck infero-suprerior)

촬영목적 : 넙다리뼈목(대퇴골경)의 외상에 의한 골절, 그 외의 질환에 의한 병변의 유무를 관찰한다.

촬영자세 : 환자는 바로누운자세로 한다. 검사쪽 다리를 펴고 발을 15~20° 안쪽으로 돌린(내선)다. 골절이나 완치가 안된 질환는 환자의 주치의가 자세를 조정하도록 한다. 검사쪽 엉덩뼈 능선 높이 바로 위에 IR면이 닿도록 하여 촬영 보조용구를 사용하여 수직이 되게 하고 넙다리뼈 목과 평행될 때까지 몸에서 멀리 떨어지게 조정한다. 격자를 사용하여 IR면 앞에 밀착시켜 놓는다. 검사반대쪽 넙다리는 검사쪽 넙다리와 겹치지 않게 엉덩관절(고관절)과 무릎관절(슬관절)을 각각 직각으로 구부리고 적정한 높이로 지지할 수 있게 발을 고정용구 위에 놓는다.

중 심 선 : 검사쪽 넙다리뼈목(대퇴골경부)을 향해 IR면에 수평으로 입사한다.
넙다리뼈 목의 장축은 위앞엉덩뼈가시끝(상전장골극, ASIS)과 두덩뼈결합 윗모서리를 연결한 중앙에서 수직으로 가쪽아래 5cm 지점이다.

촬영 point : 넙다리뼈 목은 큰돌기(대전자)와 겹치지 않고 가능한 많은 부분이 선명하게 나타나야 한다.
엉덩관절과 절구가 포함되어 잘 나타나야 한다.
이 촬영법은 피사체가 두꺼운 근육조직, 절구(관골구), 넙다리뼈목 부위 등이 엑스선 흡수가 높은 조직으로 구성되어져 있기 때문에 매우 고출력(관전압 90㎸ 이상에서, 대전류, 장시간 촬영)이 필요하게 된다. 장시간 촬영에 의한 움직임을 방지하기 위해 호흡을 정지하여 촬영한다. 격자의 기울어짐에 의한 cut off가 나오지 않도록 격자를 중심선에 직각으로 유지하는 것이 중요하다.
넙다리뼈 목 촬영에는 넙다리뼈의 경체각(angle of declination;넙다리뼈목의 축과 넙다리뼈 축의 내각)을 알고 있어야 한다.

※ (넙다리뼈 목은 넙다리뼈 장축에 대해 120~130° 위로 돌출되어 있다) 또 넙다리뼈 목은 넙다리뼈 장축으로부터 15~20° 앞 으로 돌출되어 있다.

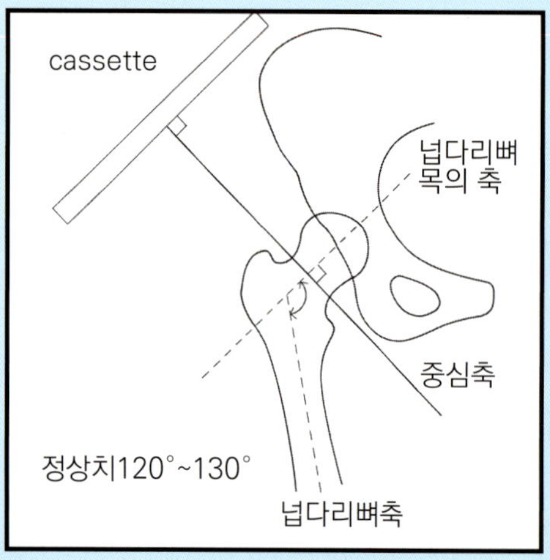

그림 3-260 넙다리뼈 목의 경체각 및 넙다리뼈 목 방향 촬영자세해부도

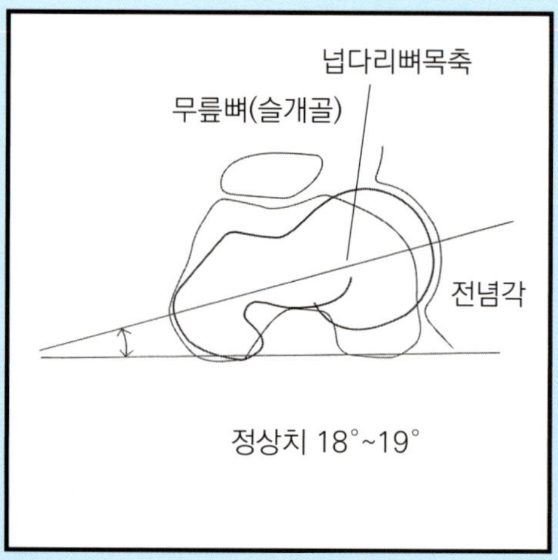

그림 3-261 넙다리뼈 목부위 전념각(anteversion angle) 해부도

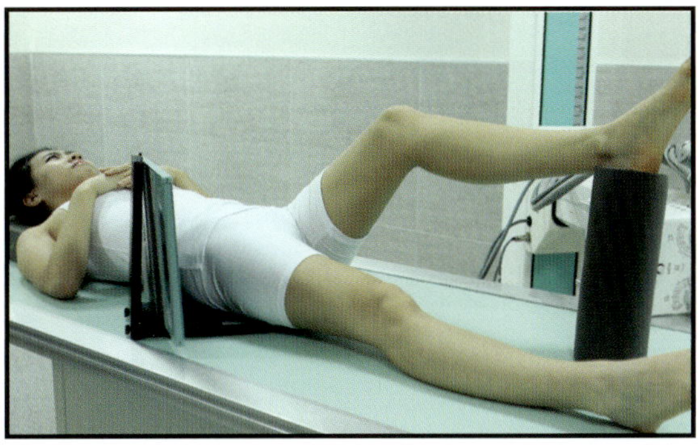

그림 3-262 **대퇴골경 축측방향 촬영자세**

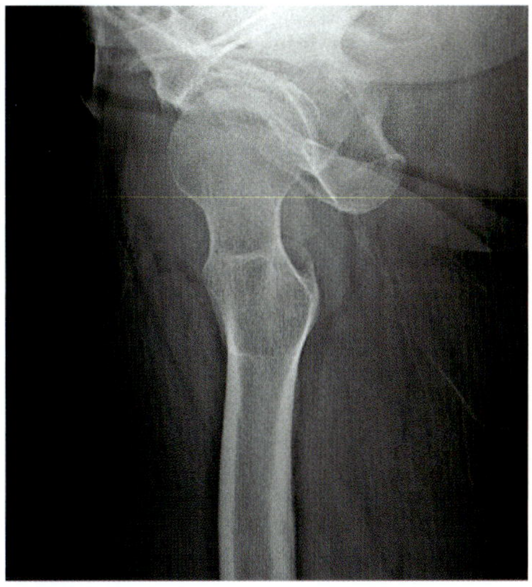

그림 3-263 **대퇴골경 축측방향 엑스선영상**

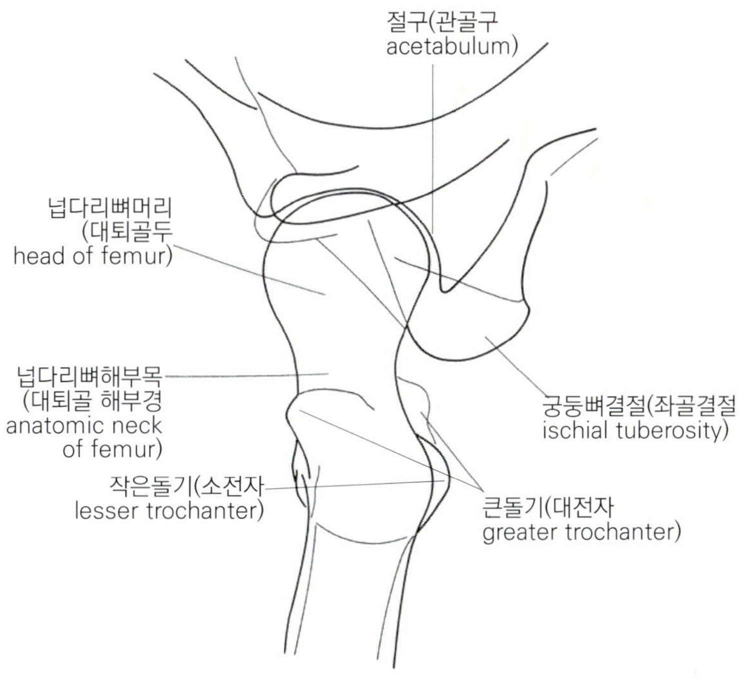

그림 3-264 **대퇴골경 축측방향 엑스선영상해부도**

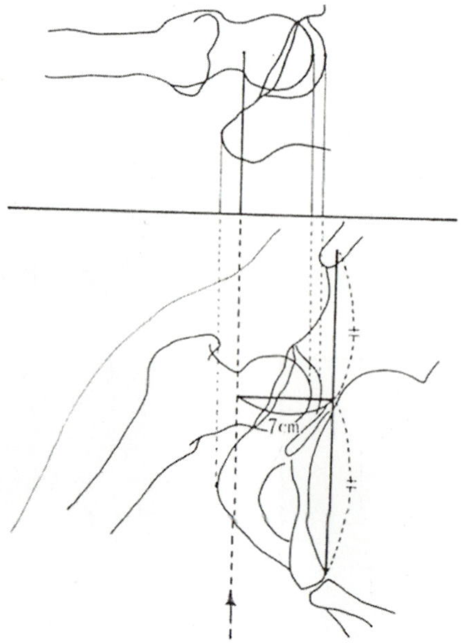

· 넙다리뼈머리 촬영상의 해부학적 관계

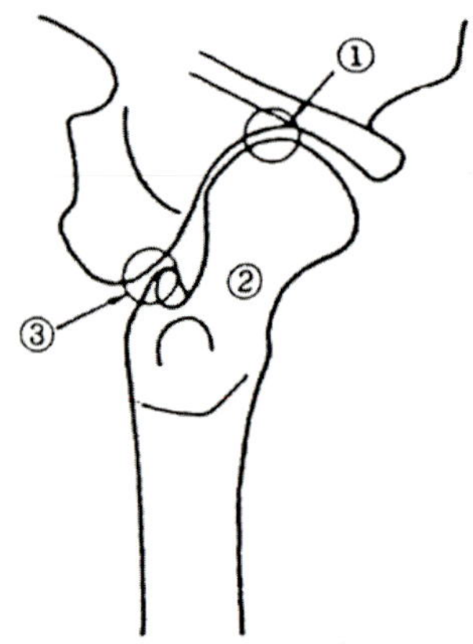

① 넙다리뼈머리와 볼기뼈의 관계가 잘 나타나 있는가?
② 넙다리뼈목부위가 길게 나타나 있는가?
③ 궁둥뼈와 작은돌기가 중복되지 않게 나타나 있는가?

Chapter 4

머리뼈(두개골 *Skull*)

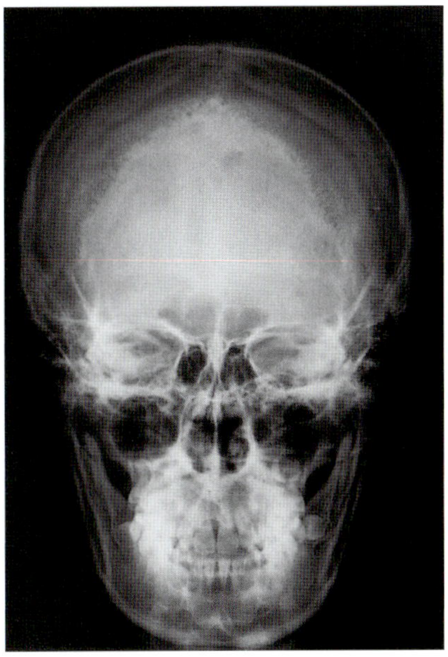

제4장 머리뼈(두개골) (Skull)

1. 해부

1) 머리뼈 (두개골 skull)

머리뼈는 뇌머리뼈(cranial bone), 얼굴뼈(facial bone) 및 목뿔뼈(hyoid bone)을 포함하여 15종 23개로 구성되어 있다.

즉, 뇌(brain)를 둘러싸고 있는 뇌머리뼈(뇌두개골 cranial bone) 6종 8개, 눈확, 코안, 입안의 기초가 되는 얼굴뼈(안면골 facial bone) 8종 14개 및 목뿔뼈(설골 hyoid bone) 1종 1개 등 합계 15종 23개이며 목뿔뼈와 아래턱뼈를 제외한 나머지 뼈는 모두 봉합(suture)으로 결합되어 있다(그림 4-1).

① 이마뼈(전두골 frontal bone)
② 마루뼈(두정골 parietal bone)
③ 뒤통수뼈(후두골 occipital bone)
④ 관자뼈(측두골 temporal bone)
⑤ 나비뼈(접형골 sphenoid bone)
⑥ 벌집뼈(사골 ethmoid bone)
⑦ 코뼈(비골 nasal bone)
⑧ 눈물뼈(누골 lacrimal bone)
⑨ 광대뼈(관골 zygomatic bone)
⑩ 위턱뼈(상악골 maxillary bone)
⑪ 아래코선반(하비갑개 inferior nasal conchae)
⑫ 아래턱뼈(하악골 mandible)

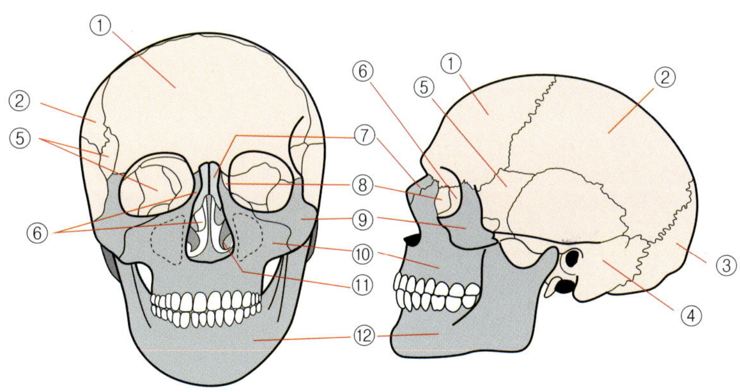

그림 4-1 뇌머리뼈와 얼굴뼈의 앞과 옆에서 본 모습

2) 뇌머리뼈 (cranial bone)

머리덮개뼈(두개관 calvaria)와 머리뼈바닥(두개저 floor)은 8개의 뼈로 이루어졌으며, 머리덮개뼈와 바닥은 각각 4개의 뼈로 구성되어 있다.

표 1. 뇌머리뼈(cranial bones)

머리덮개뼈(calvaria)
① 이마뼈(전두골 frontal bone) ② 뒤통수뼈(후두골 occipital bone) ③ 오른쪽 마루뼈(두정골 right parietal bone) ④ 왼쪽 마루뼈(두정골 left parietal bone)
머리뼈바닥(floor)
⑤ 벌집뼈(사골 ethmoid bone) ⑥ 나비뼈(접형골 sphenoid bone) ⑦ 오른쪽 관자뼈(측두골 right temporal bone) ⑧ 왼쪽 관자뼈(측두골 left temporal bone)

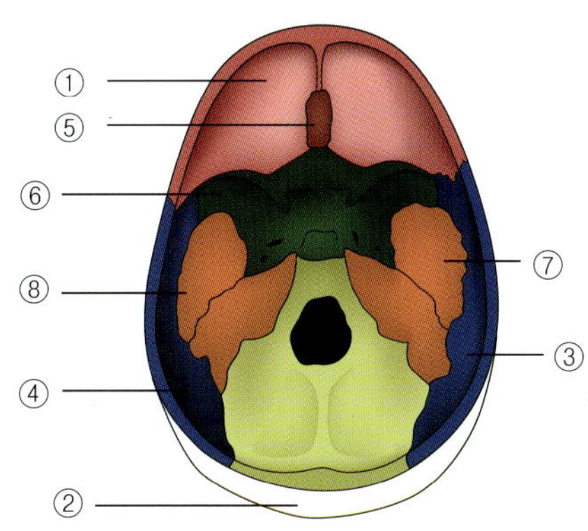

그림 4-2 뇌머리뼈 – 위쪽에서 본 모습

(1) 이마뼈 (전두골 frontal bone)

이마뼈는 이마부위(전두부 frontal region)의 형태를 이루는 납작뼈이며 이마뼈비늘, 눈확부위 및 코부위로 3분되며 이마와 눈확 및 코안의 위벽을 구성한다.

① 이마뼈비늘(전두린 frontal squama)은 이마를 형성하는 부위로 마루뼈와 관절한다.

② 눈확부위(안와부 orbital region)는 얇은 뼈판으로 뒤로 뻗어 있고 눈확의 위벽을 이룬다. 왼·오른 눈확부위 사이는 직사각형의 벌집패임(사골절흔 ethmoidal notch)이 있고 여기에 벌집뼈(사골)의 체판(사판 cribriform plate)이 들어 있다.

눈확위모서리(안와상연)에는 이마부위로 향하는 혈관과 신경의 통로가 되는 눈확위구멍(안와상공 supraorbital foramen)과 이마뼈패임(전두절흔 frontal notch)을 볼 수 있다. 미간(glabella) 부위에는 한쌍의 공기공간인 이마굴(전두동 frontal sinus)이 있으며 코안과 교통한다.

이마봉합(전두봉합 frontal suture)은 태생기에 한 쌍이 만들어지나 출생 후 1~2년이 지나면 봉합선이 없어지고 한개의 뼈로 된다. 이마뼈의 뼈되기점인 이마뼈융기(전두융기 frontal eminence)는 이마뼈 앞면 양쪽에 돌출되어 있다.

③ 코부위(비부 nasal region)는 양쪽 눈확부위 사이 좁은 부위로 그 아래모서리는 코뼈(비골 nasal bone)와 관절한다.

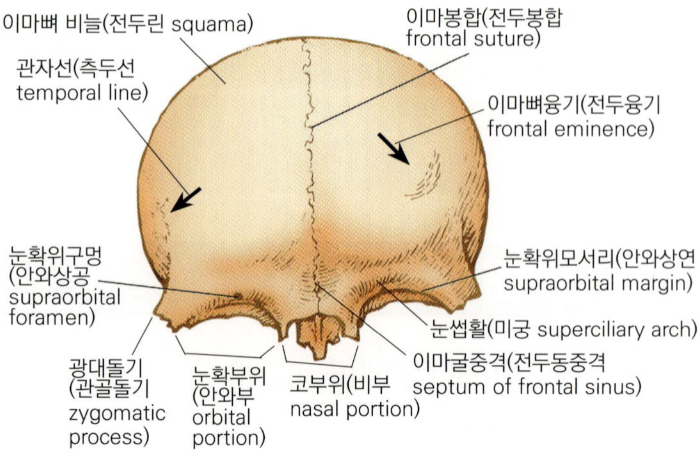

그림 4-3 이마뼈(전두골) – 앞쪽에서 본 모습

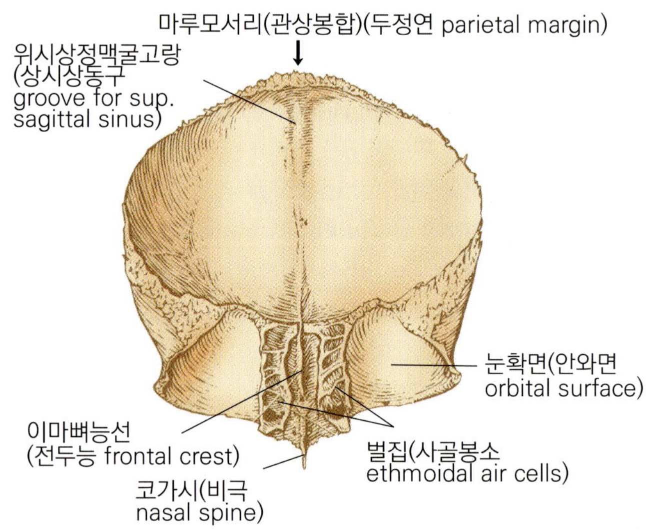

그림 4-4 이마뼈(전두골) – 안쪽에서 본 모습

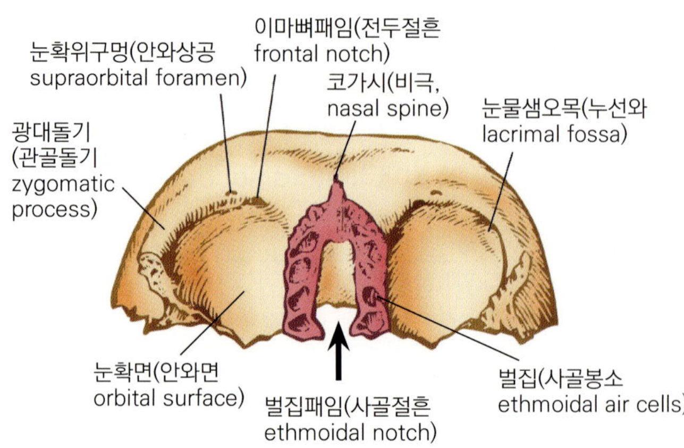

그림 4-5 이마뼈(전두골) – 아래쪽에서 본 모습

(2) 뒤통수뼈 (후두골 occipital bone)

머리뼈의 뒤부위와 바닥을 형성하는 뒤통수뼈는 앞면은 나비뼈(접형골), 가쪽은 관자뼈(측두골), 위쪽은 마루뼈(두정골)와 결합하는 마름모꼴의 뼈이다. 머리뼈공간과 척주관을 연결하는 큰구멍(대후두공 foramen magnum)을 중심으로 뒤통수뼈비늘, 가쪽부위, 바닥부위 등 3부로 구분된다.

① 뒤통수뼈비늘(후두린 occipital squama)은 큰구멍 뒤쪽 판모양으로 된 편평부로 뒤통수뼈부위를 형성한다. 가쪽면 중앙부에 바깥뒤통수뼈융기(외후두융기 external occipital protuberance)가 돌출되어 있고 융기점 왼·오른쪽으로 위목덜미선(상항선 superior nuchal line)이 있으며 바깥뒤통수뼈융기에서 큰구멍 사이에 뒤통수뼈능선(후두능 occipital crest)이 있다. 내면의 중앙에는 속뒤통수뼈융기(내후두융기 internal occipital protuberance)가 돌출되어 있으며 이를 중심으로 시상정맥굴고랑(시상동구 groove for sagittal sinus)과 가로정맥굴고랑(횡동구 groove for transverse sinus)이 만나 십자융기(cruciate eminence)를 형성하며 여기에는 가로정맥굴이 위치하는 뇌경질막의 부착부가 된다.

② 가쪽부분(외측부 lateral part)은 큰구멍 양쪽에 뒤통수뼈관절융기(후두과 occipital condyle)가 있으며 이것은 첫째목뼈(atlas)와 관절하는 관절머리가 된다. 뒤통수뼈관절융기의 뒤쪽에 작은 홈을 관절융기오목(과와 condylar fossa)이라고 하며 바닥부위에 있는 관절융기관(과관 condylar canal)은 이끌정맥(도출정맥)의 통로가 된다. 뒤통수뼈관절융기 바닥부위에는 혀밑신경이 지나가는 혀밑신경관(설하신경관, hypoglossal canal)이 있다.

③ 바닥부위(저부 basilar part)는 큰구멍의 앞부분이 되며 나비뼈와 관절하고 비스듬틀(사대 clivus)이 있어 다리뇌와 숨뇌가 위치한다.

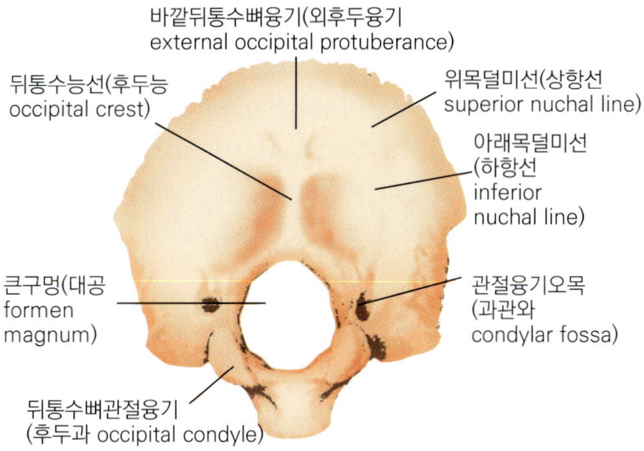

그림 4-6 뒤통수뼈(후두골) – 뒤아래쪽에서 본 모습

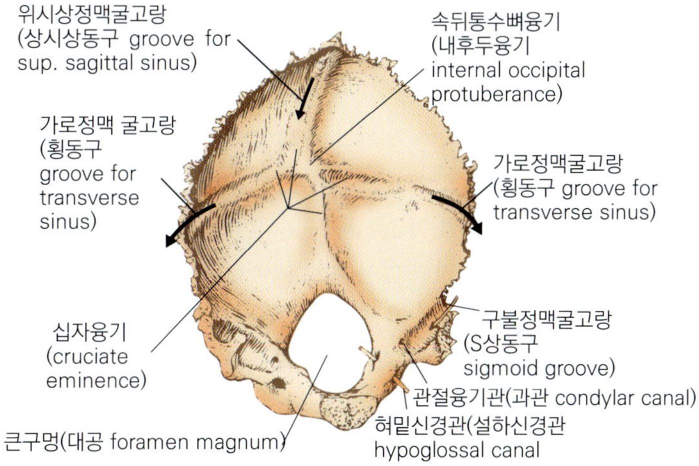

그림 4-7 뒤통수뼈(후두골) – 안쪽에서 본 모습

4

(3) 나비뼈 (접형골 sphenoid bone)

머리뼈바닥의 중앙에 나비모양을 한 뼈로서 나비뼈몸통, 큰날개, 작은날개 및 날개돌기 등 4부로 구분된다.

① 나비뼈몸통(접형골체 sphenoid body)은 등면에 말안장 모양의 홈, 즉 터키안(turkish saddle)이 있으며 중앙의 오목한 곳에는 뇌하수체를 수용하는 뇌하수체오목(하수체와 hypophyseal fossa)이 있다.
터키안의 뒤벽을 눈술잔(안배 dorsum sellae)이라 하며 뒤통수뼈와 결합하여 비스듬틀(사대 clivus)을 이루며 다리뇌의 위부분을 받치고 있다. 나비뼈몸통의 속에는 한쌍의 공기공간인 나비굴(접형골동 sphenoid sinus)이 있으며 코안으로 개구한다.

② 큰날개(대익 greater wing)는 나비뼈몸통에서 양쪽으로 뻗은 날개모양에 해당하는 부분으로 중간머리뼈우묵(중두개와 middle cranial fossa)의 바닥을 형성하고 눈확의 가쪽벽을 형성한다.
나비뼈몸통 왼·오른부위에는 위턱신경이 통과하는 원형구멍(정원공 foramen rotundum), 아래턱신경이 통과하는 타원구멍(난원공 foramen ovale)과 중간뇌막동맥이 통과하는 뇌막동맥구멍(극공 foramen spinosum)이 비스듬하게 배열되어 있다.

③ 작은날개(소익 lesser wing)는 나비뼈몸통 앞쪽에 작은 날개모양의 얇은 뼈로 이마뼈와 관절하며 뒤쪽에 시각신경관(시신경관 optic canal)이 개구하며 큰날개의 앞모서리와 작은날개의 뒤모서리 사이에 위눈확틈새(상안와열 superior orbital fissure)가 있어 눈확으로 향하는 혈관과 신경이 지나가는 통로가 된다.

④ 날개돌기(익상돌기 pterygoid process)는 나비뼈몸통에서 아래쪽으로 뻗은 두 개의 돌기로서 안쪽판(내측판 medial plate)과 가쪽판(외측판 lateral plate)으로 구성된다. 안쪽판은 뒤콧구멍의 가쪽벽을 구성하며 좁고 길지만 가쪽판은 넓고 짧으며 안쪽날개근과 가쪽날개근이 연결되어 있다. 날개관(익돌관 pterygoid canal) 구멍은 날개신경과 날개동·정맥이 지나가는 통로가 된다.

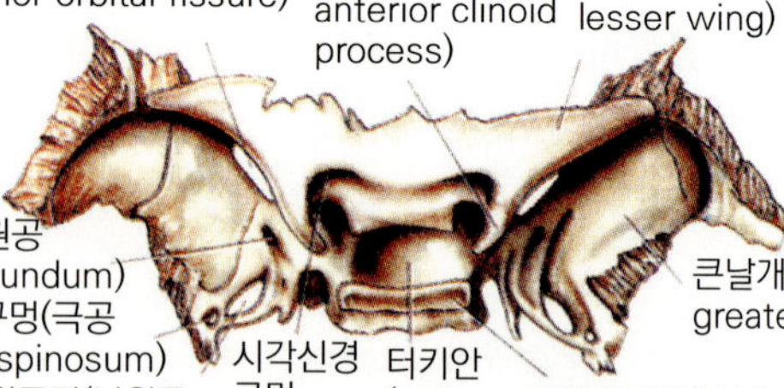

그림 4-8 나비뼈(접형골) - 윗쪽에서 본 모습

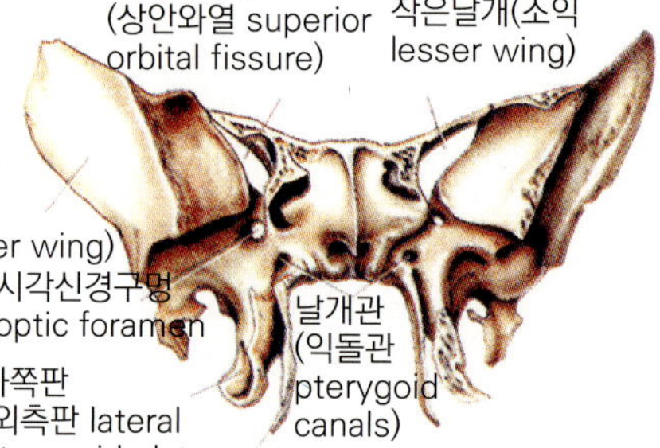

그림 4-9 나비뼈(접형골) - 앞쪽에서 본 모습

(4) 벌집뼈 (사골 ethmoid bone)

벌집뼈는 입방형의 스폰지와 같이 속이 비어 있는 가벼운 뼈로 체판(사판 cribriform plate), 수직판(perpendicular plate), 벌집뼈미로(사골미로 ethmoidal labyrinth)의 3 부분으로 되어 있다.

① 체판(사판 cribriform plate)은 벌집뼈의 맨위위 지붕을 형성하는 뼈판이며 후각신경의 통로로 15~20쌍의 작은 구멍이 있으며 중앙에 닭벼슬처럼 솟아 있는 볏돌기(계관 crista galli)가 있어 뇌경질막인 대뇌낫(대뇌겸, falx cerebri)이 부착한다.

② 수직판(perpendicular plate)은 벌집체판의 정중면에서 수직으로 돌출된 부분으로 아래모서리의 보습뼈(서골 vomer)와 함께 코중격을 형성한다.

③ 벌집뼈미로(사골미로 ethmoidal labyrinth)는 벌집뼈의 대부분을 이루며 많은 벌집뼈벌집(사골봉소 ethmoidal air cells) 혹은 벌집굴(ethmoidal sinus)이 있다. 미로의 가쪽벽은 눈확의 안쪽면을 형성하고 안쪽벽은 코안의 가쪽벽을 형성하면서 속으로 돌출한 위 및 중간코선반(상 및 중비갑개 superior and middle nasal conchae)이 있다.

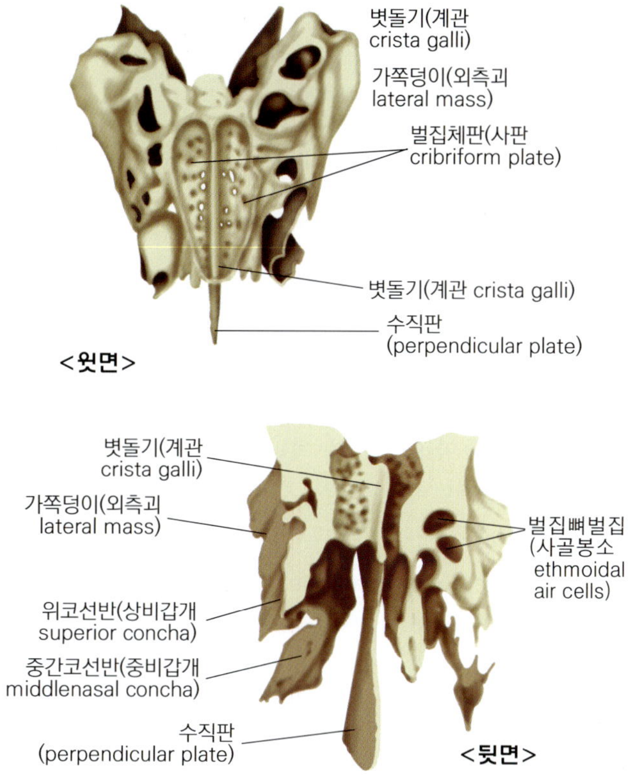

그림 4-10 벌집뼈(사골)

(5) 마루뼈 (두정골 parietal bone)

왼·오른 한쌍의 4각판상의 납작뼈로서 왼·오른마루뼈 사이는 시상봉합(sagittal suture)으로 결합되어 있다. 바깥면은 매끈하고 시상봉합의 뒤쪽 약 1/3 부위에 한 쌍의 마루뼈구멍(두정공 parietal foramen)은 이끌정맥의 통로가 된다.

왼·오른 각 마루뼈의 중앙 부근에는 뼈발생점을 나타내는 마루뼈융기(두정융기 parietal eminence)가 융기되어 있다. 내면에는 동맥고랑(동맥구 groove for arteries)이 뚜렷하며 시상봉합을 따라 위시상정맥굴고랑(상시상동구 groove for superior sagittal sinus)이 달리고 있다.

이마모서리(전두연 frontal margin)는 이마뼈와 관상봉합, 뒤통수모서리(후두연 occipital margin)는 뒤통수뼈와 인자봉합을 이룬다. 관자선(측두선 temporal line)은 마루뼈의 아래관자선과 이어지는 부분이다.

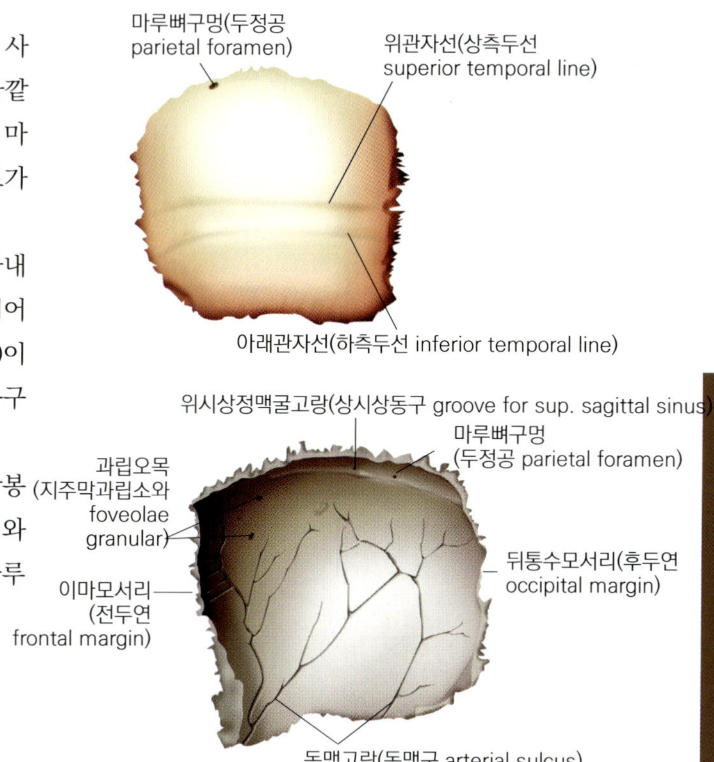

그림 4-11 마루뼈(두정골)

(6) 관자뼈 (측두골 temporal bone)

관자부위(측두부)와 머리뼈바닥(두개저)의 일부를 형성하는 불규칙한 한쌍의 뼈로서 비늘부분(인부), 꼭지부분(유돌부), 고실부분(고실부), 바위부분(암양부) 등 4부로 이루어진다.

비늘부분(인부 squamous portion)은 위로 솟은 조개껍질 모양의 뼈판으로 위로 마루뼈, 앞으로는 나비뼈와 관절한다. 가쪽 아래에는 광대돌기(관골돌기 zygomatic process)가 수평으로 뻗어나와 광대뼈의 관자돌기(측두돌기 temporal process)와 만나 광대활(협골궁 zygomatic arch)을 형성한다.

광대활 뒤쪽 아래끝에 있는 턱관절오목(하악와 mandibular fossa)은 아래턱뼈의 관절돌기와 관절하여 턱관절(악관절 mandibular joint)을 이룬다. 턱관절오목의 뒤쪽에 바깥귀길(외이도 external acoustic meatus)이 개구하고 있다.

꼭지부분(유돌부 mastoid portion)은 꼭지돌기(유양돌기 mastoid process)가 아랫쪽으로 돌출한 곳이며 내부는 벌집모양의 공기공간이 많이 있어 꼭지방(유돌동 mastoid antrum) 및 꼭지벌집(유돌봉소 mastoid cells)이라고 한다. 꼭지방은 꼭지벌집 위끝 앞에 있는 커다란 공간(강 cavity)이며 고실공간(중간귀)과 교통하고 있기 때문에 중이염이 있을 때 염증파급로로서 중요하다(꼭지돌기염). 꼭지돌기에는 목빗근이 부착한다.

목정맥오목(경정맥와 jugular fossa)의 뒤쪽에 가늘고 긴 붓돌기(경상돌기 styloid process)의 아래부위에는 혀와 관련있는 인대와 근육이 부착한다.

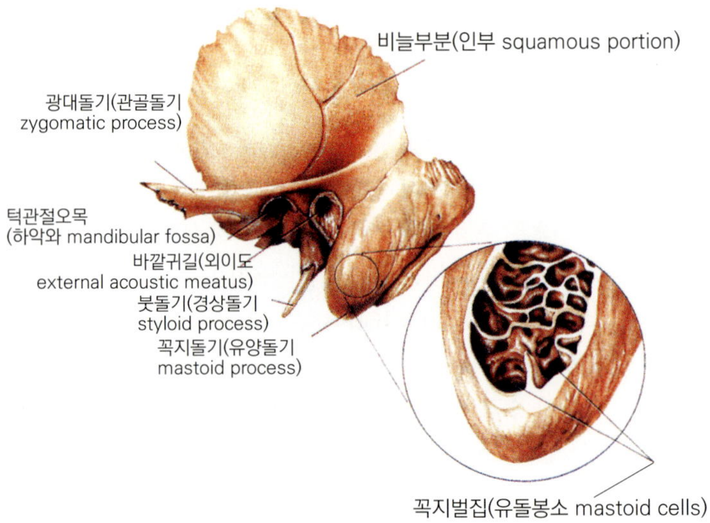

그림 4-12 관자뼈(측두골) - 옆에서 본 모습

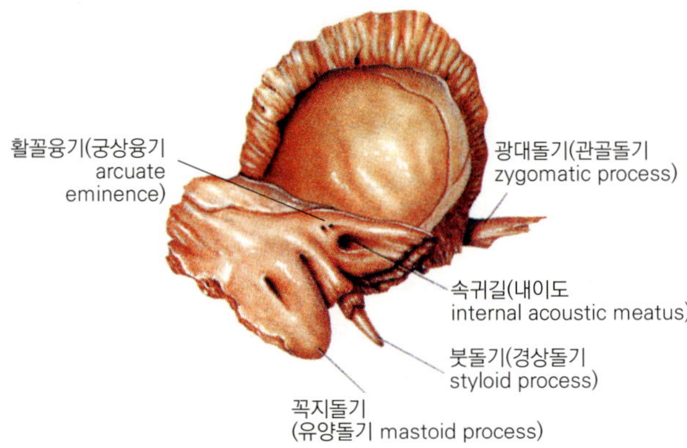

그림 4-13 관자뼈(측두골) - 안쪽에서 본 모습

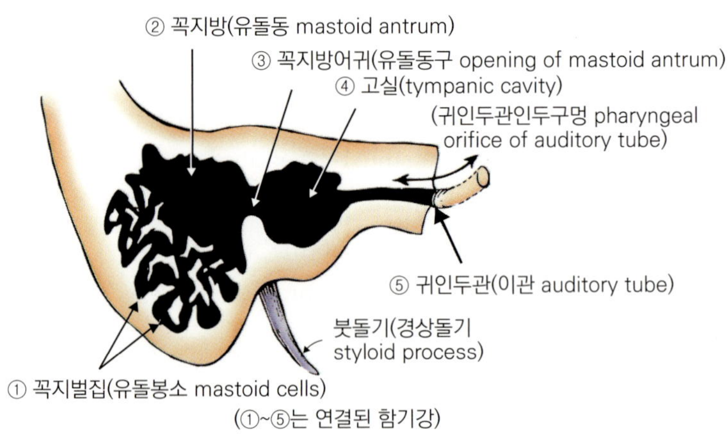

그림 4-14 관자뼈 꼭지벌집(공기공간의 연속을 표시)

(7) 봉합과 숫구멍(suture and fontanelle)

머리뼈 중 아래턱뼈와 목뿔뼈 이외의 뼈는 모두 봉합(suture)에 의해 부동적으로 연결되어 있다. 머리뼈에서 대표적인 것은 이마뼈와 왼쪽과 오른쪽 마루뼈 사이 관상봉합(coronal suture), 왼쪽과 오른쪽 마루뼈 사이 시상봉합(sagittal suture), 왼쪽과 오른쪽 마루뼈와 뒤통수뼈 사이 시옷봉합(lambdoid suture), 관자뼈와 마루뼈 사이 비늘봉합(인상봉합 squamous suture), 입천장 중앙에서 왼·오른 위턱뼈 사이와 입천장뼈 사이 정중입천장봉합(정중구개봉합, median palatine suture)을 들 수 있다.

신생아는 머리뼈의 뼈되기가 완성되지 않고 납작뼈의 주변에는 결합조직성의 연결부가 남아 있다. 이 부위를 숫구멍(천문 fontanelle)이라 한다. 출생시에는 보통 4종 6개의 숫구멍이 있다.

앞숫구멍(대천문 anterior fontanelle)은 관상봉합과 시상봉합이 만나는 곳, 즉 왼쪽과 오른쪽 이마뼈와 왼·오른 마루뼈 사이 마름모형의 숫구멍이며 출생후 18개월에서 24개월경에 폐쇄된다.

뒤숫구멍(소천문 posterior fontanelle)은 시상봉합과 시옷봉합이 만나는 곳. 즉 왼·오른 마루뼈와 뒤통수뼈사이 삼각형의 숫구멍이며 출생후 3개월경에 폐쇄된다.

앞가쪽숫구멍(전외측천문 sphenoidal fontanelle)은 관상봉합과 비늘봉합이 만나는 곳, 즉 이마뼈, 마루뼈, 관자뼈 및 나비뼈 사이 왼·오른 양쪽에 있는 사각형의 숫구멍이며 출생 후 6개월경에 폐쇄된다.

뒤가쪽숫구멍(후외측천문 mastoid fontanelle)은 시옷봉합과 비늘봉합이 만나는 곳. 즉 마루뼈, 관자뼈, 뒤통수뼈사이 왼쪽과 오른쪽 사이에 있는 숫구멍이며 출생후 1년에서 1.5년경에 폐쇄된다.

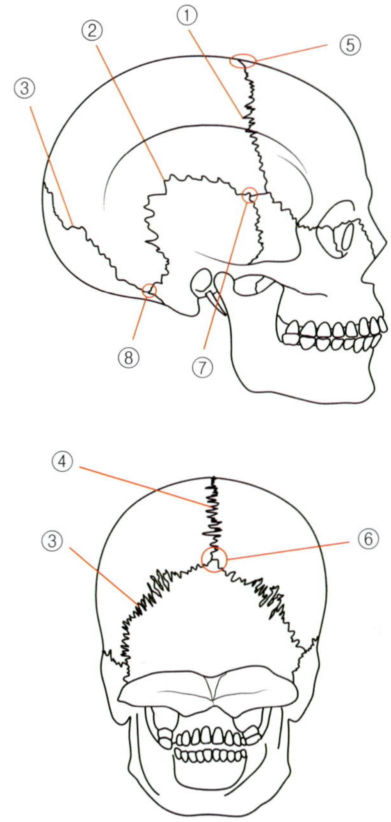

① 관상봉합(coronal s.)	⑦ 관자놀이점(pterion)
② 비늘봉합(squamosal s.)	⑧ 별점(asterion)
③ 시옷봉합(lambdoidal s.)	⑨ anterior(bregma)
④ 시상봉합(sagittal s.)	⑩ posterior(lambda)
⑤ 정수리점(bregma)	⑪ sphenoid(pterion)
⑥ 시옷점(lambda)	⑫ mastoid(asterion)

그림 4-15 성인머리뼈의 봉합(옆과 뒤에서 본 모습)

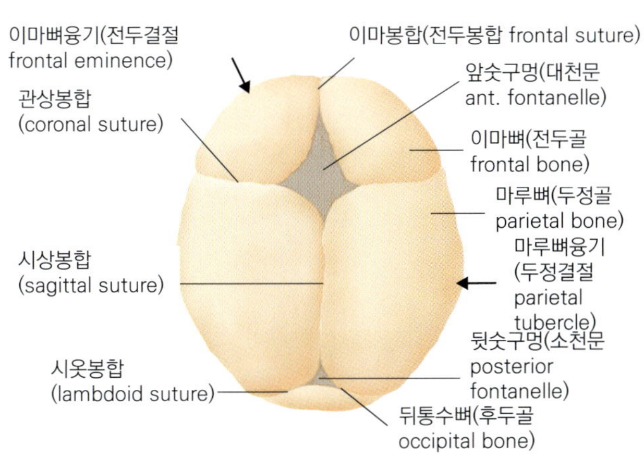

그림 4-16 신생아의 숫구멍 – 위에서 본 모습

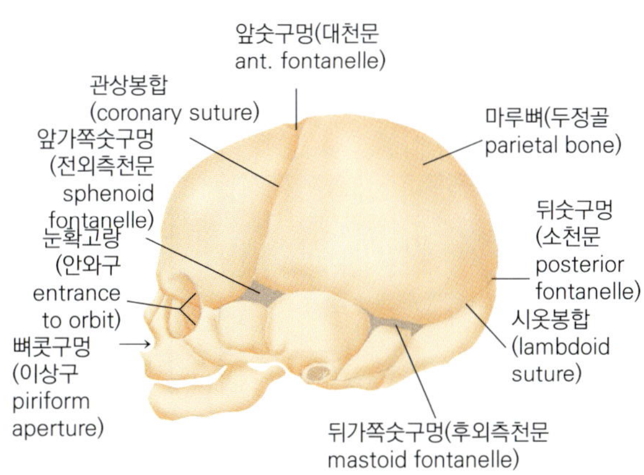

그림 4-17 신생아의 숫구멍 – 옆에서 본 모습

4

3) 머리뼈의 형태 (skull morphology)

방사선을 이용한 머리 촬영에서 사전에 고려해야 할 사항은 머리의 복잡한 뼈구조, 형태와 기능을 이해하는 것이다.

머리뼈는 전체적으로 둥근 형태로 되어있고, 중요한 기능을 하는 구조들이 복잡한 형태로 숨어있기 때문에 질병의 유형이나 관찰목적에 따라 다양한 여러 촬영법들이 개발되었다.

이같은 목적으로 개발된 촬영법들은 대부분 특유의 촬영 보조기구를 적용하거나, 다양한 입사각도로 촬영해야 하기 때문에 신중을 기하지 않으면 안된다. 특히 머리뼈 손상으로 인한 고통이 심해 자세 유지가 어려운 환자나 어린환자, 혼수상태 환자를 촬영할 때에는 환자를 안정시키거나 고정수단을 강구해야만 한다.

아주 작은 자세의 변화나 입사각도의 차이에 의해 목적 부위를 벗어난 영상이 되어 진단가치를 떨어뜨릴 수 있기 때문이다.

이같은 이유로 촬영과 관련한 많은 인자가 고려되어야 한다.

(1) 머리뼈의 기본 계측

① 계측 조건

a. 환자자세; 후전방향 촬영, 측방향 촬영

b. 중심선; 후전방향 촬영 - 눈썹활사이(glabella)

측방향 촬영 - EAM에서 앞으로 2.5 cm, 위로 2.5 cm

c. target-table 간 거리 - 91.4 cm(36 inch)

d. table-film 간 거리 - 5.6 cm

e. target-film 간 거리 - 97.8 cm(38 inch)

② 계측 부위

a. 후전 촬영상에서 양측 마루부 융기점간 거리; Br(breadth)

b. 측면 촬영상에서 눈썹활사이와 바깥뒤통수뼈융기간 거리; L(length)

c. 정수리에서 머리뼈 가장아래까지의 거리; H(height)

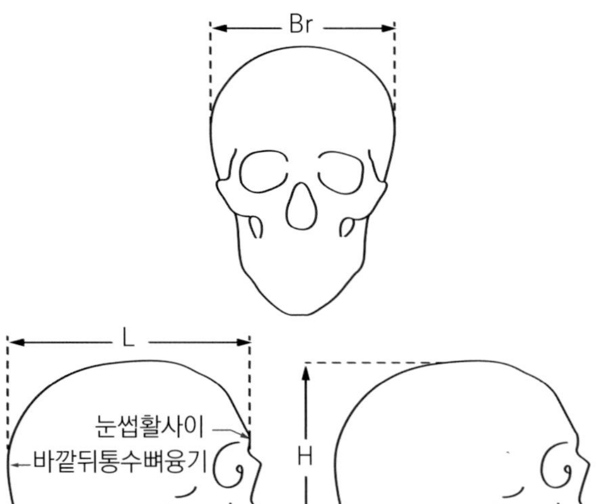

그림 4-18 머리뼈 계측을 위한 측정점 및 부위

③ 계산식

$$M(\text{modulus}) = \frac{L + H + Br}{3}$$

$$CI(\text{cephalic index}) = Br_{L} \times 100$$

(2) 계측결과

성인의 머리 형태는 폭(넓이)과 길이 및 높이를 계측하여 분류할 수 있다. 크기의 표준이 될 수 있는 머리 형태를 중간머리형이라 하고 전문용어로는 mesocephalic skull이라 한다. 중간머리형의 길이(L) 계측 평균값이 약 19 cm 전후인 것을 기준으로 했을 때 폭(Br)의 계측 평균값은 15 cm 전후이므로, 4 cm 정도 짧아 폭의 크기는 길이 계측 평균값보다 작은 70~80%이다.

정중시상면과 관자뼈바위(petrous pyramids) 사이각은 약 47°이다.

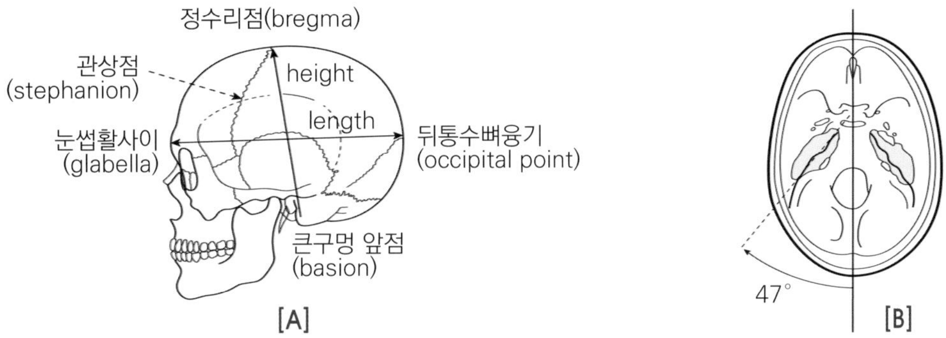

그림 4-19 중간머리형의 측면상(A)과 정중시상면과 관자뼈 바위(petrous pyramids)와의 각

짧은머리형과 긴머리형(brachycephalic and dolichocephalic skull)의 머리 중 짧은 머리형은 대체로 짧고 넓은 머리를 말하며 넓이(폭)는 길이의 80% 이상이 된다. 정중시상면과 관자뼈바위 사이각은 47°보다 크다(54°)

긴머리형은 길고 좁으며 폭은 길이의 75% 미만이다. 정중시상면과 관자뼈 사이각은 47°보다 작으며 40°정도이다.

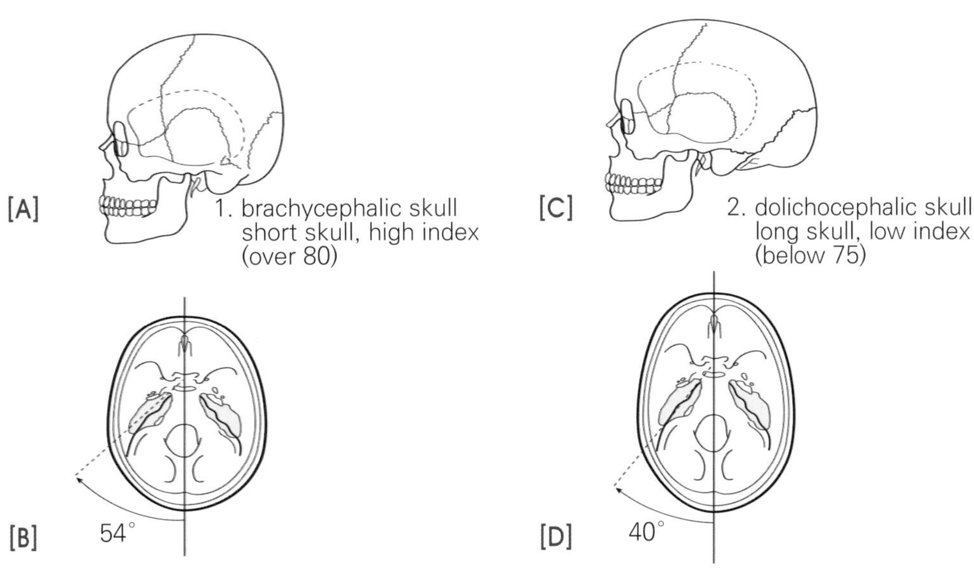

그림 4-20 짧은머리형(A, B)과 긴머리형(C. D)의 측면상과 정중시상면과 관자뼈와의 각도

4) 머리뼈의 기준점과 선

머리뼈의 정확한 촬영자세를 취하기 위해 촬영의 기준이 되는 점(point)과 선(line)을 이해하는 것은 매우 중요하다.

(1) 촬영기준선

교합선(lips-meatal line, occulusal line); LML
눈썹활귀구멍선(미간이공선 glabellomeatal line); GML
눈확귀구멍선(안와이공선 orbitomeatal line); OML
눈확사이선(동공간선 interpupillary line); IPL
눈확아래귀구멍선(안와하이공선 infraorbitomeatal line); IOML
눈확위고랑(안와상구 supraorbital groove); SOG
눈확위모서리선(안와상연선 supraorbital line); SOL
미간이틀선(미간치조선 glabelloalveolar line); GAL
바깥귀길(외이도 external acoustic meatus); EAM
아래턱바깥귀구멍선(아래턱뼈귀구멍선 mentomeatal line); MML
정중시상면(median sagittal plane); MSP
코끝귀구멍선(비극이공선 acanthiomeatal line); AML
턱관절(악관절 temporomandibular joint); TMJ)

(2) 촬영기준점

눈썹활사이(미간 glabella)
코뿌리점(비근점 nasion)
코끝점(비극점 acanthion)
턱끝점(하악점 mental point)
안쪽눈구석(내안각 inner canthus)
가쪽눈구석(외안각 outer canthus)
눈확아래(안와하연 infraorbital margin)
귀점(이점 auricular point)
바깥귀길(외이도 external auditory meatus)
바깥뒤통수융기(external occipital protuberance)
턱모서리점(하악각점 gonion)

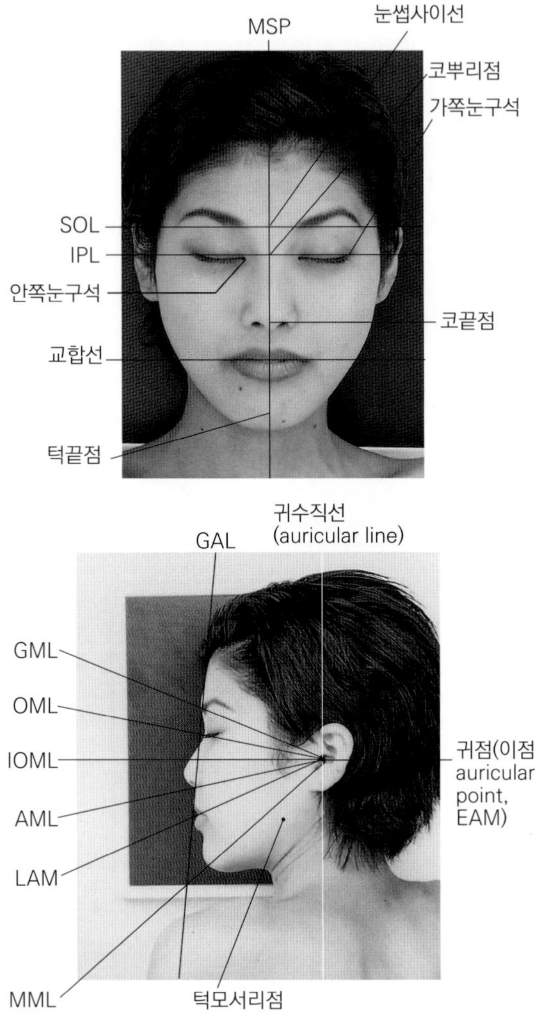

그림 4-21 **머리뼈 촬영의 점과 선**

<참고>

IOML은 Reid's base line 또는 인류학적 기준선 등으로 쓰이고 있으나 본 교재에서는 쓰지 않았다. 그 외에도 도이취 수평선이라고도 불려지고 있다. OML과 IOML 간격은 평균 7~8° 정도 벌어져 있다.

OML도 radiographic base line이나 orbitoauditory line 등으로도 쓰이고 있다.

그 외 계측을 위한 Chamberlain선, McRae선 및 McGregor선 등이 있다.

5) 촬영의 특징

(1) 머리뼈 촬영에 임하는 방사선사의 자세

머리뼈 촬영과 관련하여 방사선사에게 요구되는 사전준비와 촬영수행 중 필요한 내용과 촬영 후 취해야 할 것들이 있다. 먼저 환자를 맞이함에 있어 친절해야 하고 환자와의 소통과 적용해야 하는 서비스를 결정하는 것은 무엇보다도 중요하다.

머리뼈 손상과 질환은 어느 부위보다도 빠른 진단과 치료가 요구되기 때문에 진단 가치있는 촬영영상이 신속히 제공될 수 있도록, 기술력이 발휘되어야 한다.

최근 CT를 포함한 고진단, 고효율의 의료장비들이 보급됨에 따라 머리뼈의 단순촬영은 최종진단 수단이기보다는 본 진단을 하기전 스크리닝의 방편으로 촬영되고 있는 것 또한 현실이다.

그러함에도 머리뼈 일반촬영의 중요성이 강조되는 것은 일반촬영 영상이 질병치료 및 진단에 크게 기여하는 순기능적 요소가 많이 있기 때문이다. 그림 4-22는 이같은 요구에 부응하기 위해 환자 맞이함에 앞서 어떤 마음과 태도여야 하는지를 상징적으로 보여주고 있다.

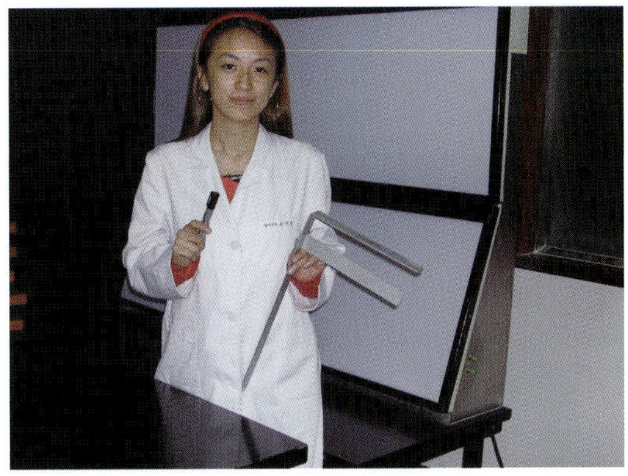

그림 4-22 머리뼈 촬영 전 방사선사가 갖추어야 할 자세

그림에서와 같이 방사선사의 한쪽 손에는 환자 촬영부위 두께를 측정하기 위해 caliper가 들려져 있고 또한 손에는 촬영 중심과 포인트를 표시할 수 있는 wax pen이 들려져 있다.

우리는 이 사진 속 방사선사에게서 두가지 의지를 읽을 수 있다.

첫 번째는 정확한 촬영을 하겠다는 의지이다.

「정확」을 뜻하는 영어 표현은 accuracy이다.

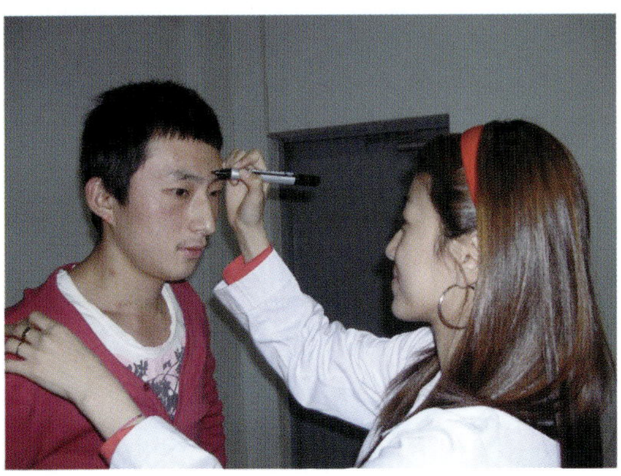

그림 4-23 엑스선 입사점 표시

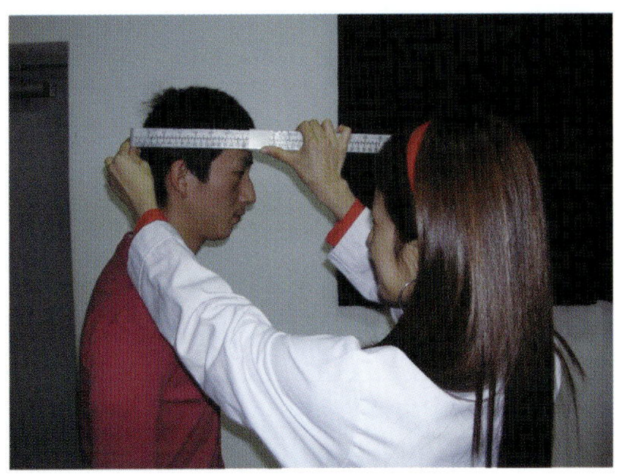

그림 4-24 머리촬영 전 두께측정

그림 4-23, 24는 머리뼈 촬영에 앞서 촬영 포인트를 wax pen으로 표시하고 해당부위의 두께를 계측하고 있는 모습이다.

4

「정확하게」라는 의미는

① 촬영부위를 정확히 알고 위치시킨다
② 해당촬영부위의 촬영목적을 사전에 잘 파악한다
③ 촬영해당부위의 해부·병리 정보를 잘 이해한다
④ 최적의 조건으로 촬영하겠다
⑤ 최고의 기술력으로 촬영하겠다
⑥ 계측 정보를 기록으로 남기겠다

는 무언의 환자와의 약속표현이다.

> 마음을 편안히 가지세요, 잘오셨습니다. 곧치료받고 회복될 수 있습니다.
> 불편하면 말씀하세요. 제가 도와드리겠습니다.

이것이 촬영실에서 방사선사와 환자간의 소통이고 환자를 배려하고 살피는 마음이다. 이것이 「attention」 바로 「주의력」이다.

방사선 촬영에서 「acuracy」와 「attention」은 방사선사의 사명이자 직업의 근간이 되어야 한다.

(2) 어떤 영상으로 촬영되는지를 알아야 한다.

머리뼈는 뇌머리뼈(clanial bone)와 얼굴뼈(facial bone)로 구성된 매우 복잡한 구조로 되어있다. 그러므로 머리뼈의 단순해부학적 지식만 가지고서는 머리뼈 방사선 영상을 이해할 수 없다.

복잡한 뼈 구조를 효과적으로 표현하기 위해서는 routine 촬영이 기본이라 할 수 있다.

표 1. 머리뼈(skull)의 routine 촬영

1. cranium(skull series)
① AP axial(Twone법)
② PA Haas법
③ Lateral
④ PA(0°) and PA(15 or 23°) Caldwell법
⑤ Submentobertex(SMV)
2. Trauma skull series
① Lateral
② AP(0°) , AP(15°) and AP Towne법
3. Trauma facial bone series
① Lateral
② reverse Waters and reverse modified Waters법

이와같이 부위나 관찰목적에 따라 권고되는 표준촬영은 여러 촬영 중에서도 우선해야 하며 최고의 정보능력을 갖춘 영상을 얻을 수 있도록 촬영되어야 한다. 머리뼈 촬영이 아닌 팔·다리 촬영에서도 정면과 측면 촬영, 또는 정면과 측면 및 사방향 촬영이 표준촬영이듯이 머리뼈 촬영에서도 정면과 측면 촬영을 기본촬영으로 하고 그 외 관찰목적에 따라 추가된 촬영법을 포함해 표준촬영으로 정하고 있다.

머리뼈는 일반적인 표준촬영 이외에도 뇌머리뼈(cranial bone)와 얼굴뼈(facial bone)의 외상에 따라 표준촬영의 기준을 따로 정하고 있다(표 1).

이 촬영의 기준은 보다 효과적인 진단을 위한 방안으로 고안된 것이다.

<용어정리>

Skull은 15종 23개로 구성된 머리뼈 전체를 통칭할 때 쓰이고 있다. 그러나 carnial bone도 용어사전에는 「머리뼈」로 표기되어 있으며 cranium도 마찬가지다. 그렇다고 skull, cranial bone, cranium을 모두 「머리뼈」로 표기하면 혼란하므로 본 교재에서는 skull 만을 「머리뼈」로 나머지는 뇌머리뼈로 구분하였다. 뇌머리뼈는 cerebral cranium이 정식용어임을 참조해 주기 바란다. 얼굴뼈(facial bone)도 얼굴머리뼈(facial cranium)로도 표기되나 얼굴뼈로 통일하였다.

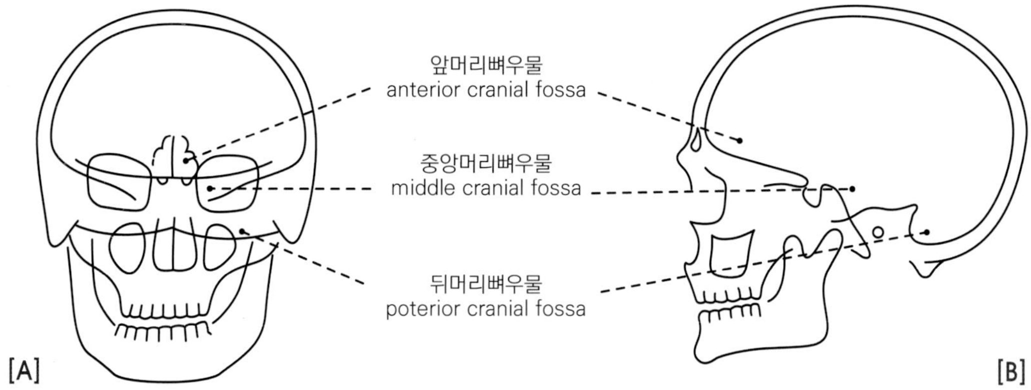

그림 4-25 머리뼈 routine 촬영 P-A, Lat 영상의 영상해부비교

그림 4-25는 머리뼈를 routine으로 촬영한 후전방향과 측방향 영상해부도이다. 서로 다른 자세에서 촬영했을 때 단일촬영에서 보지 못하는 영상을 볼 수 있고 병소의 위치나 형태를 정확히 파악할 수 있다.

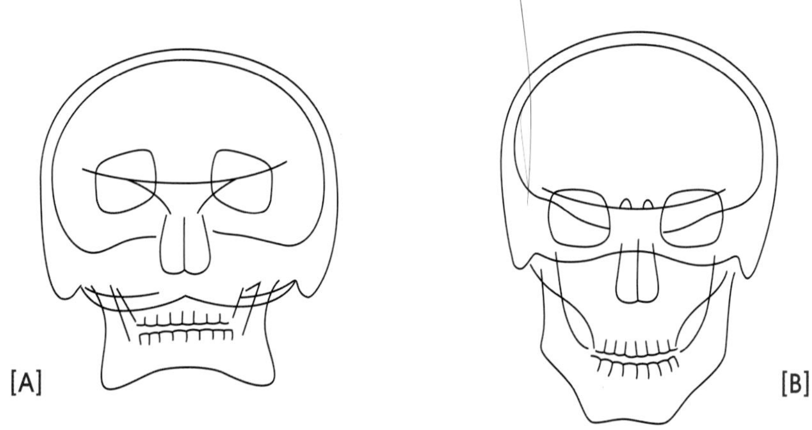

그림 4-26 머리뼈 촬영에서 머리를 들고 촬영(A) 할 때와 머리를 숙이고 촬영(B) 했을 때의 영상비교

표준 촬영은 진단 포인트를 여러 방향과 각도에서 관찰하고자 하는데 있으므로 정확한 자세와 촬영이 이루어져야 비교가 가능하기 때문에 자세와 촬영입사각도가 중요하다.

그림 4-26에서와 같이 머리뼈 후전방향 촬영에서 환자의 작은 자세변화로 방사선 해부학적 구조의 변화가 초래됨을 알 수 있다. 영상에서 나타난 미세한 변화는 정확한 질병진단에 영향을 주어 오진의 가능성을 높일 수 있다.

또한 머리뼈의 구조는 매우 복잡할 뿐 아니라 미세하고 식별이 어려운 음영이 많기 때문에 정상 조직의 위치와 봉합과 골절의 식별력 등 다양한 모습으로 나타나는 영상을 평가하는 능력을 요구하고 있다(그림 4-27).

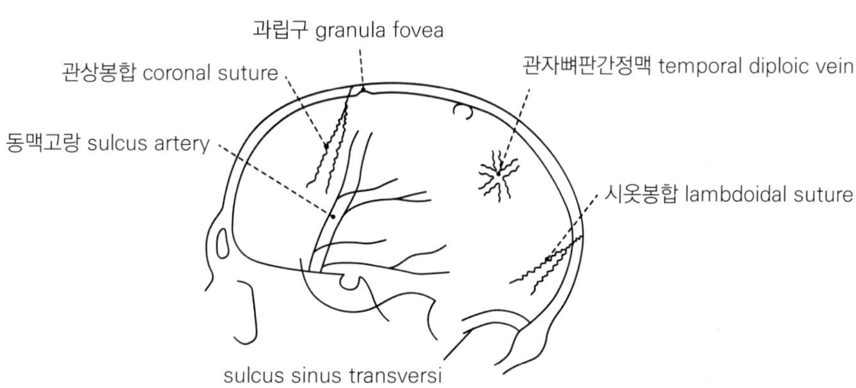

그림 4-27 머리덮개뼈에서 관찰되는 미세영상

4

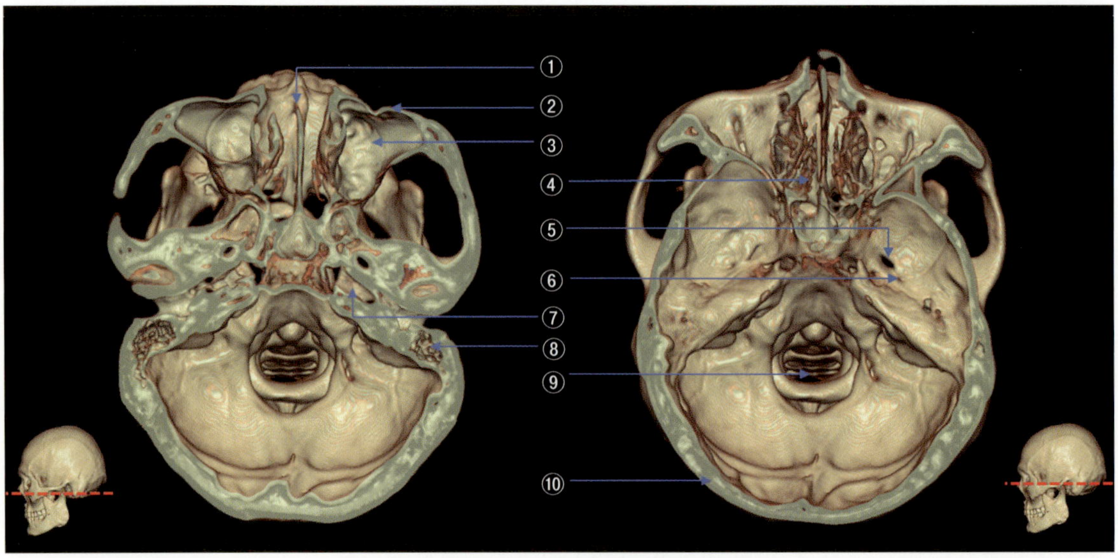

그림 4-28 **머리뼈 3차원 영상 : 수평면**

① 마루뼈(parietal bone)
② 관상봉합(coronal suture)
③ 눈확(orbit)
④ 갈고리돌기(coronoid process)
⑤ 나비뼈(sphenoid bone)
⑥ 바깥귀길(external auditory meatus)
⑦ 위턱굴(maxillary sinus)
⑧ 관절돌기(condyloid process)
⑨ 붓돌기(styloid process)
⑩ 턱뼈가지(ramus)

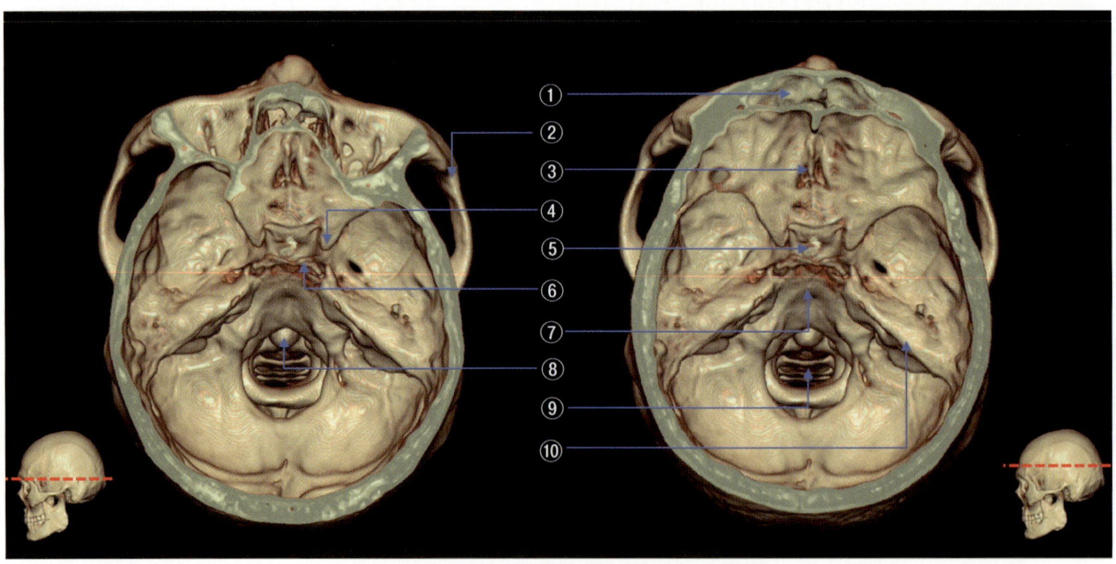

그림 4-29 **머리뼈 3차원 영상 : 수평면**

① 이마굴(frontal sinus)
② 광대활(zygomatic arch)
③ 볏돌기(crista galli)
④ 앞침대돌기(anterior clinoid process)
⑤ 안장(sella turcica)
⑥ 뒤침대돌기(posterior clinoid process)
⑦ 안장등(dorsum sellae)
⑧ 치아돌기(odontoid process)
⑨ 큰구멍(foramen magnum)
⑩ 바위능선(petrous ridge)

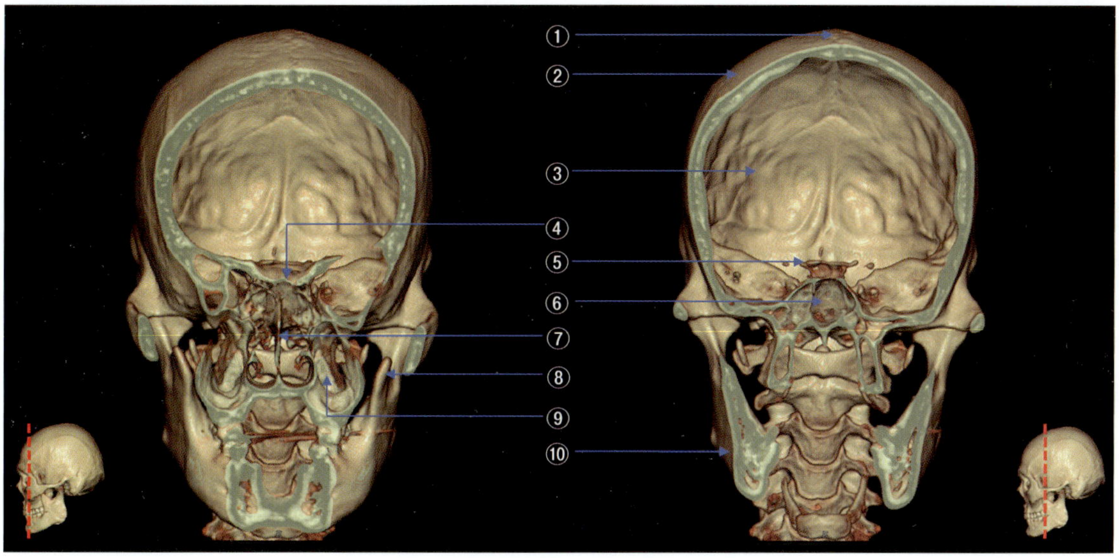

그림 4-30 **머리뼈 3차원 영상 : 이마면**

① 시상봉합(sagittal suture)
② 마루뼈(parietal bone)
③ 시옷자봉합(lambdoid suture)
④ 나비뼈(sphenoid bone)
⑤ 뒤침대돌기(posterior clinoid process)
⑥ 나비굴(sphenoid sinus)
⑦ 코중격(nasal septum)
⑧ 갈고리돌기(coronoid process)
⑨ 위턱굴(maxillary sinus)
⑩ 아래턱뼈(mandible)

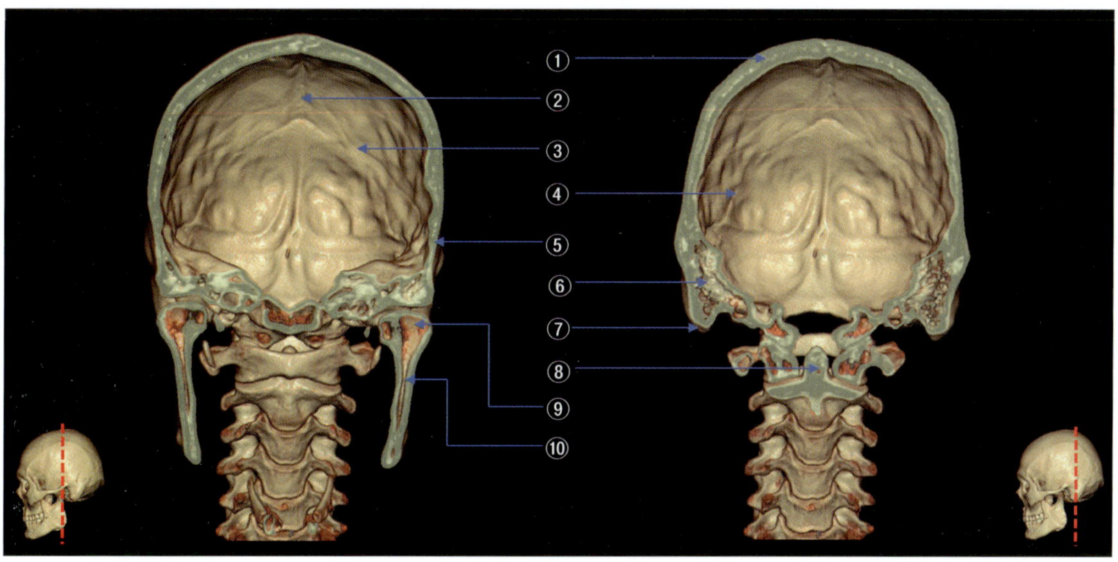

그림 4-31 **머리뼈 3차원 영상 : 이마면**

① 마루뼈(parietal bone)
② 시상봉합(sagittal suture)
③ 시옷자봉합(lambdoid suture)
④ 시옷자봉합(lambdoid suture)
⑤ 관자뼈(temporal bone)
⑥ 꼭지벌집(mastoid air cell)
⑦ 꼭지돌기(mastoid process)
⑧ 치아돌기(odontoid process)
⑨ 관절돌기(condyloid process)
⑩ 턱뼈가지(ramus)

4

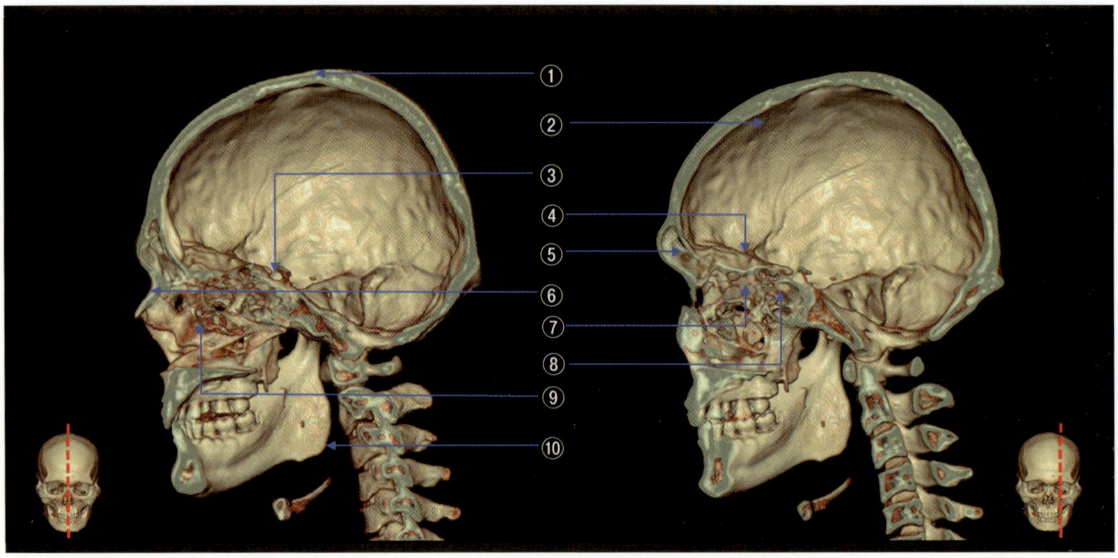

그림 4-32 **머리뼈 3차원 영상 : 시상면**

① 마루뼈(parietal bone)
② 관상봉합(coronal suture)
③ 안장(sella turcica)
④ 나비뼈(sphenoid bone)
⑤ 이마굴(frontal sinus)
⑥ 코뼈(nasal bone)
⑦ 벌집굴(ethmoid sinus)
⑧ 나비굴(sphenoid sinus)
⑨ 위턱굴(maxillary sinus)
⑩ 아래턱뼈각(angle of mandible)

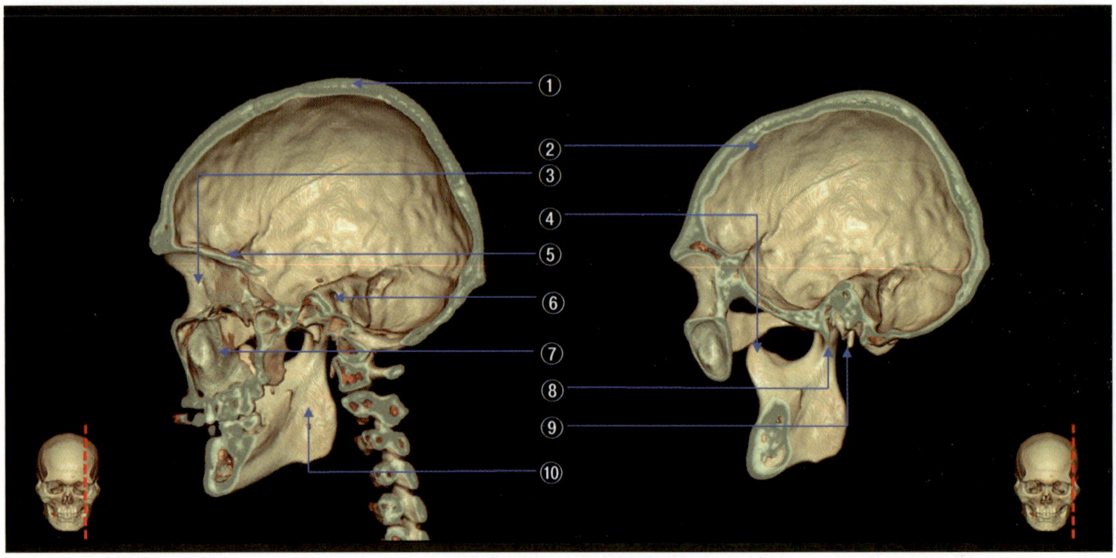

그림 4-33 **머리뼈 3차원 영상 : 시상면**

① 마루뼈(parietal bone)
② 관상봉합(coronal suture)
③ 눈확(orbit)
④ 갈고리돌기(coronoid process)
⑤ 나비뼈(sphenoid bone)
⑥ 바깥귀길(external auditory meatus)
⑦ 위턱굴(maxillary sinus)
⑧ 관절돌기(condyloid process)
⑨ 붓돌기(styloid process)
⑩ 턱뼈가지(ramus)

2. 머리뼈 (두개골 Bones of Skull)

1) 두개골 후전(축)방향 촬영 (skull PA projection)

촬영목적 : 외상에 의한 머리뼈나 얼굴뼈의 골절, 머리뼈덮개(두개관)의 전벽과 측벽, 관자와 코곁굴안의 액체저류의 유무, 볏돌기, 눈확의 상부 2/3와 눈확음영의 하부 1/3내에 투영되는 바위능선을 관찰한다.

촬영자세 : 환자는 엎드린자세나 앉은자세로 한다. 엎드려 촬영 할 때는 정중시상면(MSP)을 IR(image receptor)면 중심선과 일치시키고 코뿌리점(비근점 nasion)이 중앙이 되도록 한다. 환자의 양 팔을 구부려 어깨의 양 옆에 손을 놓는다. 머리의 정중시상면과 눈확귀구멍선(안와이공선 OML)이 IR면에 수직이 되도록 이마와 코를 촬영대에 대고 양 어깨가 동일한 횡단면에 놓이도록 환자의 자세를 조정한다. 머리를 고정하여 촬영하는 동안 호흡을 멈추게 한다.

중 심 선 : 이마뼈(전두골 frontal bone)검사가 목적인 경우에는 코뿌리점을 향해 IR면에 수직으로 입사한다. 머리뼈의 일반적인 검사 시 중심선은 발쪽으로 15°로 코뿌리점을 향해 입사한다.

촬영 point : 머리뼈가 좌우대칭으로 나타나야 하며, 수직 입사일 때는 눈확위모서리(안와상연)와 바위능선(추체상연)은 눈확 내에 겹쳐져 나타나야 한다.

※ 바위능선은 중심 엑스선 입사각도가 15°인 경우 눈확아래부분 1/3선에 위치해야 하고, 수직입사인 경우 눈확과 겹쳐보여야 한다. 원형구멍(정원공 rotundum foramen)을 나타내기 위해서는 발쪽으로 25~30°로 코뿌리점을 향해 입사한다.

모든 머리뼈 촬영은 촬영 전 환자의 머리에서 방사선 불투과성 물질(머리핀, 귀걸이, 고무줄 등)을 제거한다. 가슴 앞에 스펀지 등의 보조용구를 대면 턱을 당기기 쉬워지고 머리는 이마와 코를 고정하여 정확한 자세를 잡을 수 있다.

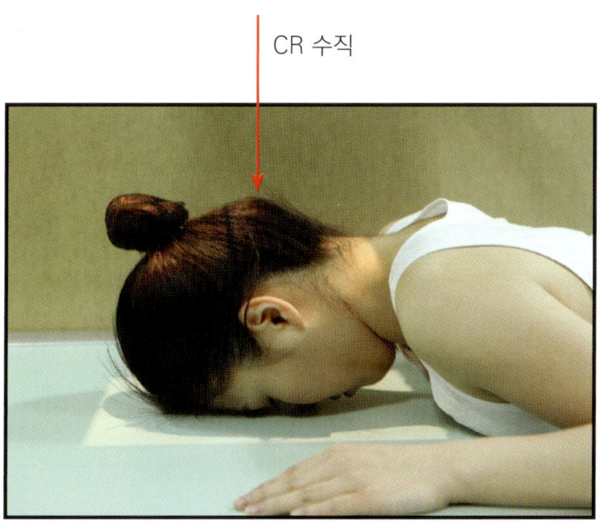

그림 4-34 두개골 후전방향 촬영자세(수직)

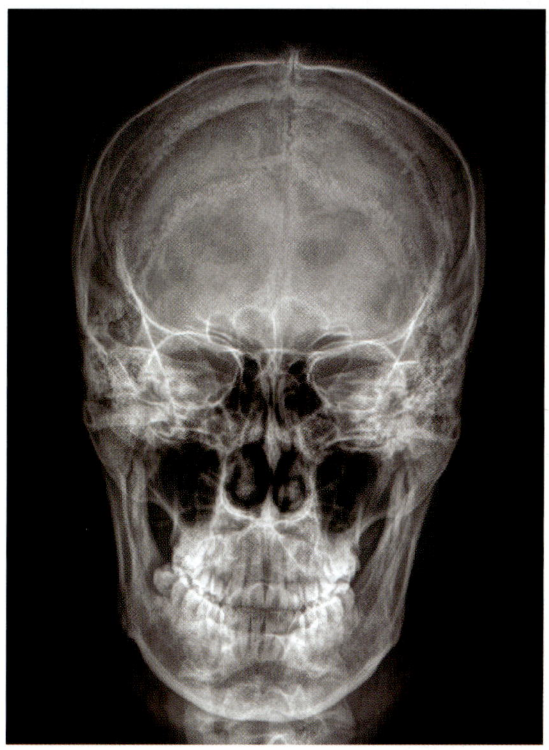

그림 4-35 두개골 후전방향 엑스선영상(수직)

4

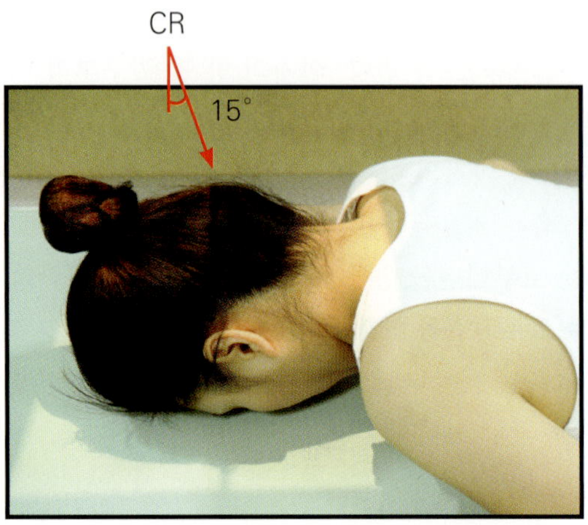

그림 4-36 두개골 후전방향 촬영자세(발쪽 15°)

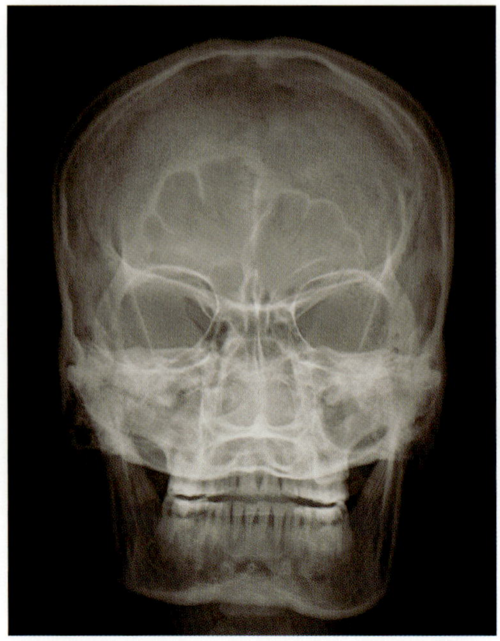

그림 4-37 두개골 후전방향 엑스선영상(발쪽 15°)

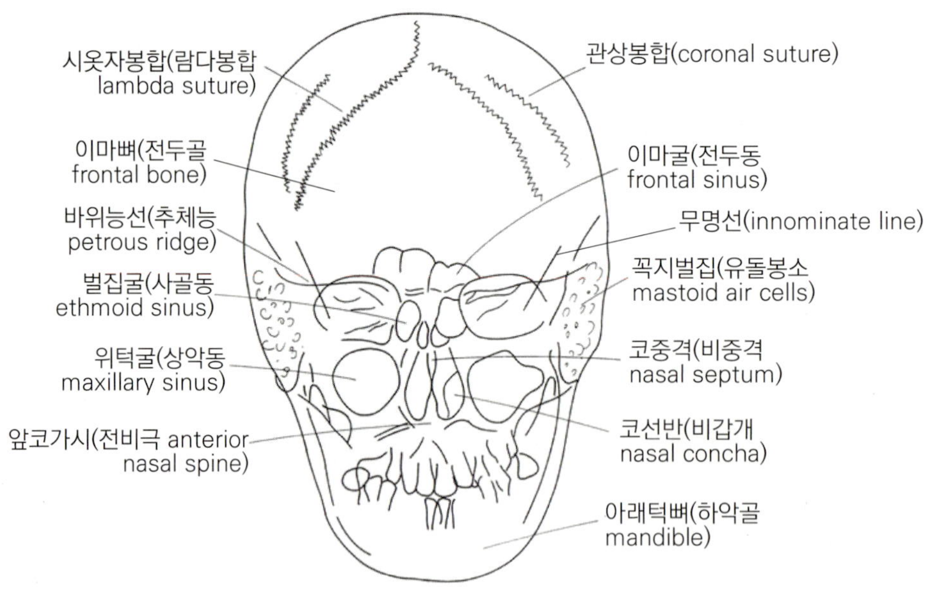

그림 4-38 두개골 후전방향 엑스선영상해부도

2) 두개골 전후방향 촬영(skull AP projection)

촬영목적 : 외상에 의한 머리뼈나 얼굴뼈의 골절, 머리뼈덮개(두개관)의 전벽과 측벽, 관자와 코곁굴안의 액체저류의 유무, 두개봉합의 분리 등 병변의 유무를 관찰한다.

촬영자세 : 환자는 바로누운자세나 앉은자세로 한다. 바로누운자세로 촬영하려면 정중시상면(MSP)을 IR면 중심선과 일치시키고 눈썹사이(미간 glabella)가 중심이 되도록 한다. 환자의 양팔은 편한 하게 내려 놓고 양 어깨가 동일한 횡단면에 놓이도록 한다. 머리의 정중시상면과 눈확귀구멍선(안와이공선 OML)이 IR면에 수직이 되도록 턱을 당기고 환자의 자세를 조정한다. 머리를 고정하여 촬영하는 동안 호흡을 멈추게 한다.

중 심 선 : 눈썹사이를 향해 IR면에 수직 또는 머리쪽으로 15°로 눈썹사이를 향해 입사한다.

촬영 point : 머리뼈가 좌우대칭으로 나타나야 하며 수직 입사일 때는 눈확위모서리(안와상연)와 바위능선(추체상연)은 눈확내에 겹쳐져 나타나야 한다. 바위능선은 중심 엑스선 입사각도가 15°인 경우 눈확 아래부분 1/3선에 위치 해야하고, 수직 입사인 경우 눈확과 겹쳐보여야 한다.

어린이의 머리뼈 영상에서는 봉합부의 분리, 탈석회화에 의한 지압흔의 증가, 안장의 파괴 및 변형, 앞침대 및 뒤침대돌기(전상 및 후상돌기)의 파괴 등을 관찰한다.

촬영 중에 움직임이 예상되는 환자는 머리가 고정될 수 있는 보조용구를 사용하면 좋다.

후전방향 촬영상과 비교하면 눈확이 확대되고 아래턱뼈가 크게 나타나며 관상봉합과 시옷자봉합의 간격이 넓게 촬영된다.

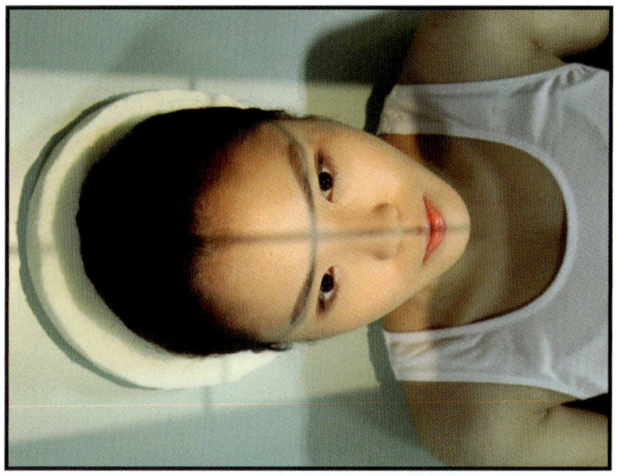

그림 4-39 두개골 전후방향 촬영자세

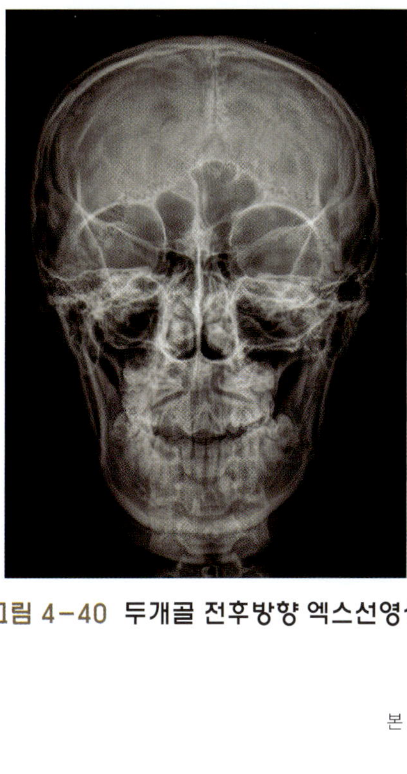

그림 4-40 두개골 전후방향 엑스선영상

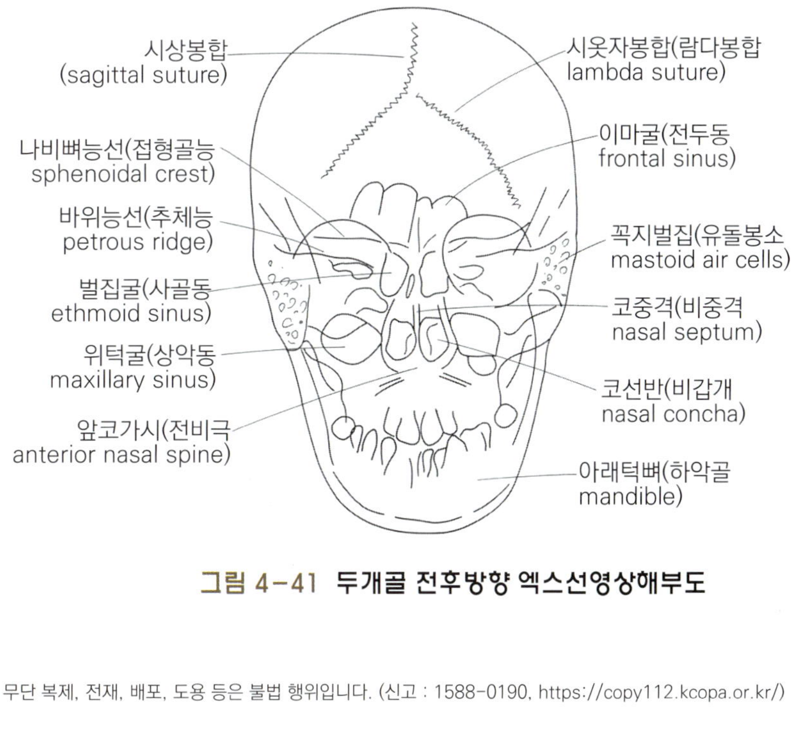

그림 4-41 두개골 전후방향 엑스선영상해부도

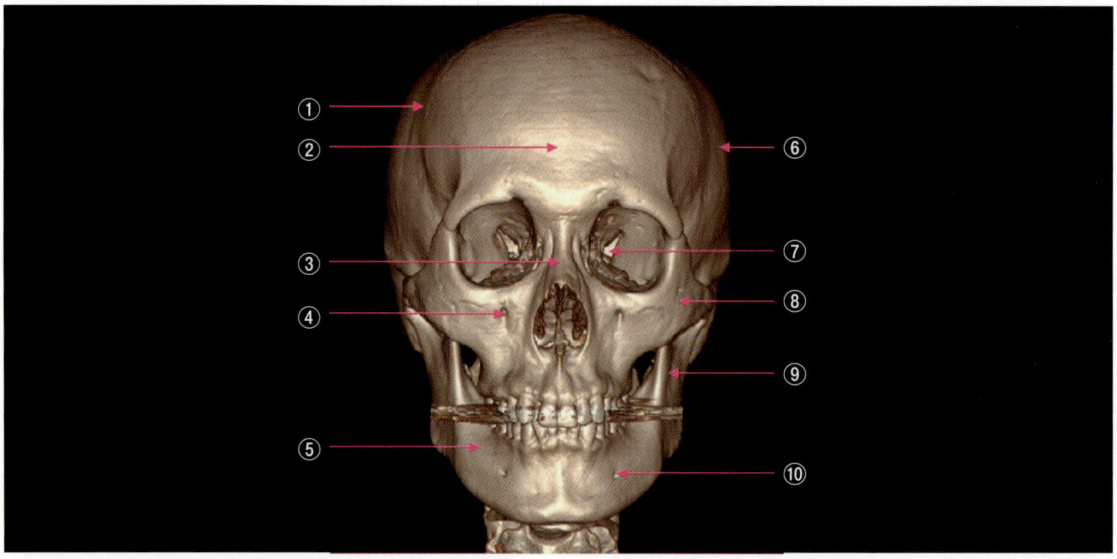

그림 4-42 두개골 전후방향 자세(skull AP position) 3D 영상

① 관상봉합(coronal suture)
② 이마뼈(frontal bone)
③ 코뼈(nasal bone)
④ 눈확아래구멍(infraorbital foramen)
⑤ 아래턱뼈(mandible)
⑥ 마루뼈(parietal bone)
⑦ 위눈확틈새(superior orbital fissure)
⑧ 광대뼈(zygomatic bone)
⑨ 턱뼈가지(ramus of mandible)
⑩ 턱끝구멍(mental foramen)

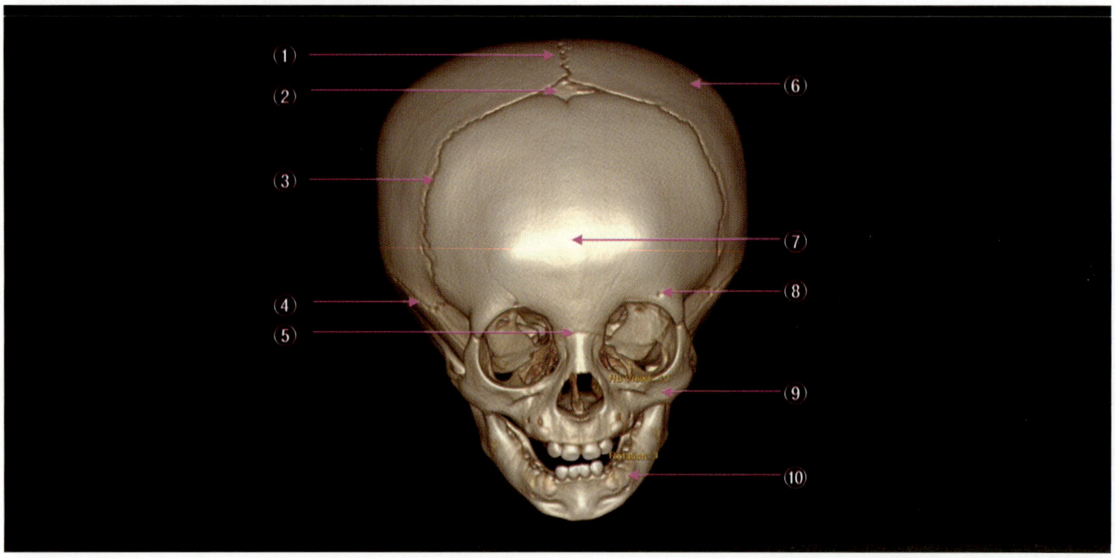

그림 4-43 소아-두개골 전후방향 자세(skull AP position) 3D 영상

① 시상봉합(sagittal suture)
② 앞숨구멍(anterior fontanel)
③ 관상봉합(coronal suture)
④ 비늘봉합(squamous suture)
⑤ 이마코뼈봉합(frontonasal suture)
⑥ 마루뼈(parietal bone)
⑦ 이마뼈(frontal bone)
⑧ 눈확위구멍(supraorbital foramen)
⑨ 광대뼈(zygomatic bone)
⑩ 아래턱뼈(mandible)

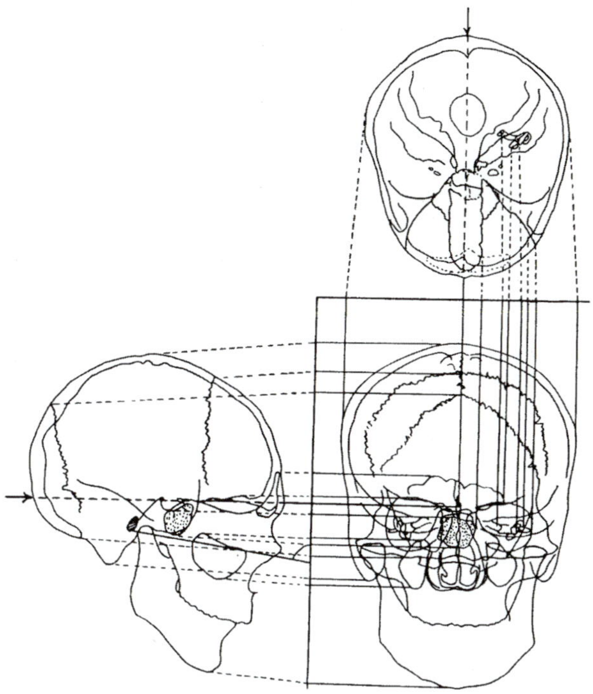

· 머리뼈바닥, 후전, 축방향 촬영상의 해부학적 위치관계

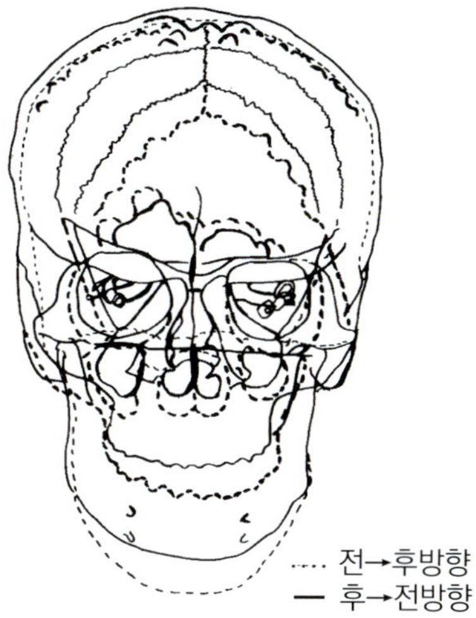

· 전후방향과 후전방향 촬영시의 위치관계

· 엑스선의 평가기준

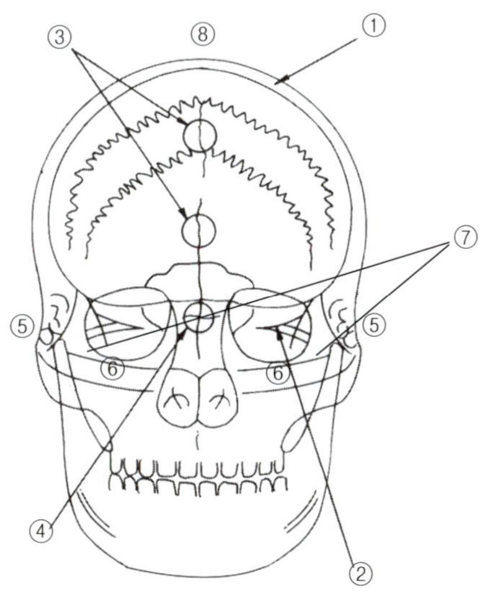

① 머리뼈 가쪽면이 선명하게 보이는가?

② 눈확 내에 속귀길이 위치하고, 식별이 가능한가?

③ 시상면상에 볏돌기(계관 crista galli) 및 시상봉합이 위치하고 있는가?

④ 안장의 바닥 음영이 식별 가능한가?

⑤ 눈확의 가쪽과 머리뼈 가쪽까지의 거리가 양측 모두 동일한가?

⑥ 바위능선(추체능 petrous ridge)은 대칭되어 있는가?

⑦ 바위능선은 다리쪽 15°로 입사한 촬영에서는 눈확아래 1/3, 수직으로 입사한 경우는 눈확내에 중복되어 있는가?

⑧ 머리마루점(두정부 vertex)이 반드시 포함되어 있는가?

병리학 예 1. 두개골(머리뼈) 함몰골절 (depressed fracture of skull)

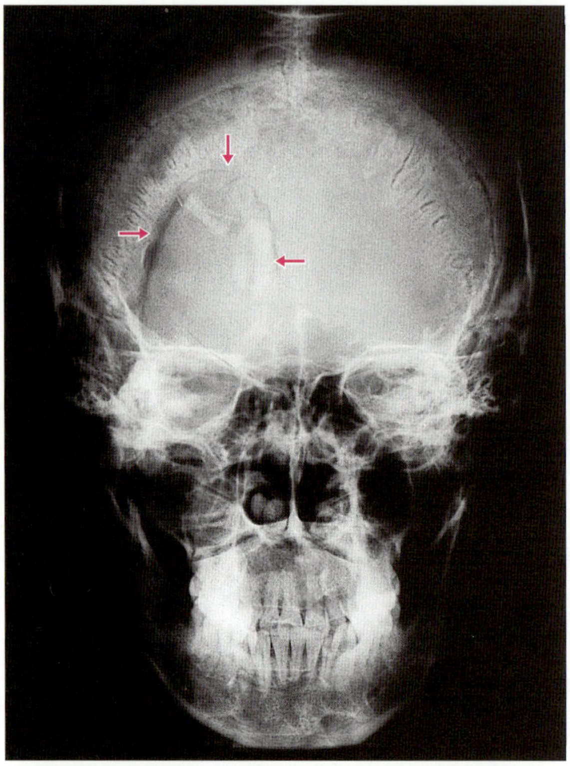

그림 4-44

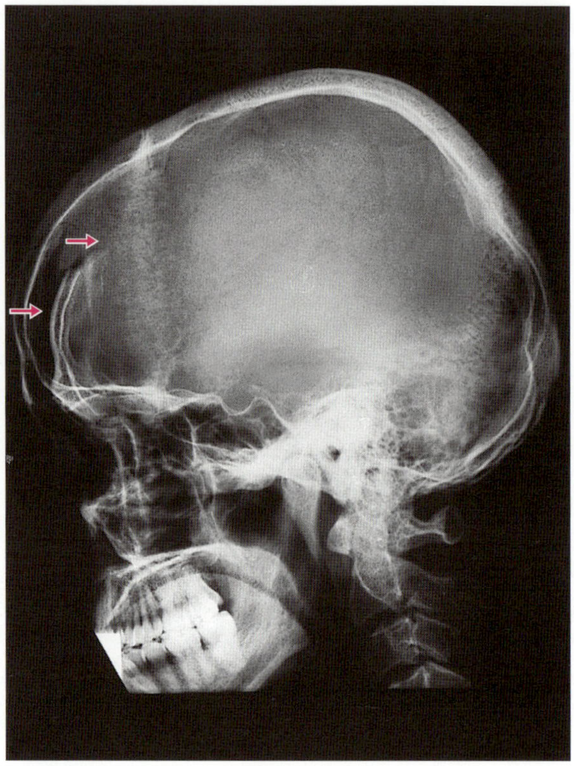

그림 4-45

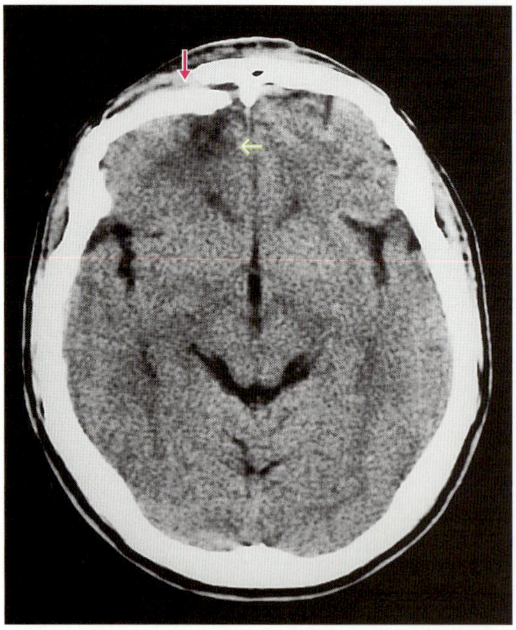

그림 4-46

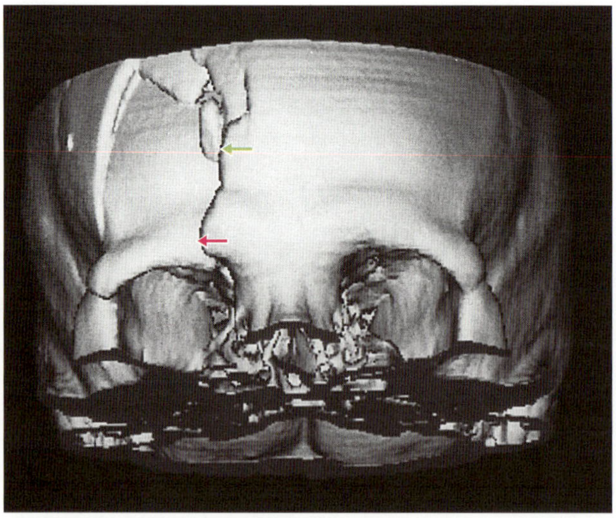

그림 4-47

그림 4-44 두개골 전후방향 엑스선영상 (오른쪽관자뼈에서 골절이 관찰된다[→]).

그림 4-45 두개골 측방향 엑스선영상 (오른쪽이마뼈의 골절과 머리뼈 내로의 함몰이 관찰된다[→]).

그림 4-46 두개부 CT영상 (함몰된 이마뼈에 의한 전두엽의 압박상[→]과, 거기에 따른 저흡수의 뇌진탕이 관찰된다[⇒]).

그림 4-47 두개부 CT영상(3D) (오른쪽눈확상연에서의 골절선[→]과 일부 분쇄조각뼈가 보인다[→]).

◆ 진단 및 경과 ◆

오른쪽 이마뼈 함몰 골절이 보이며 그로 인한 뇌타박상(cerebral contusion) 즉, 뇌진탕(cerebral concussion)으로 진단하였다.

2장의 plate에 의한 머리뼈 함몰골절에 정복술을 시행한 후 복시(double vision) 오른쪽 안구 장애가 있어 외래에서 경과관찰하기로 하였다.

◆ 촬영 및 진단방법 ◆

Skull AP or PA, lateral, Towne법, CT 등

◆ 영상관찰 및 특징 ◆

일부 분쇄골절이 있는 함몰골절로, 약 10 mm의 함몰이 있어 수술처방하게 된 증례이며, 또 봉합부위의 벌어짐은 성인에서 2 mm이상일 때 질환으로 간주한다. 인자봉합에서 많이 발생된다.

치료법은 보존적 치료법과 외과적 치료법이 있다. 함몰이 10 mm 이상의 경우에는 외과적 수술이 필요하다. 엑스선 영상이 정확히 탁구공을 찌그러 뜨린 것 같은 모습으로 보이므로 탁구공형 골절 또는 승마모자형 골절로도 불린다.

CT영상에서는 뼈 중심에서의 관찰이 필요하다. 때로 마루뼈가 광범위하게 떨어져 있는 경우가 있으며, 그 정도가 가벼울 때에는 보지 못하는 경우도 많다. 그 때문에 엑스선 영상, CT영상 모두 주의 깊게 좌우를 비교해서 관찰할 필요가 있다. 또 해당부위의 뼈 3D영상을 구성하면 함몰 정도 등을 파악하기가 매우 쉬워진다.

4

병리학 예 2. 두개골(머리뼈) 분쇄골절 (comminuted fracture of skull)

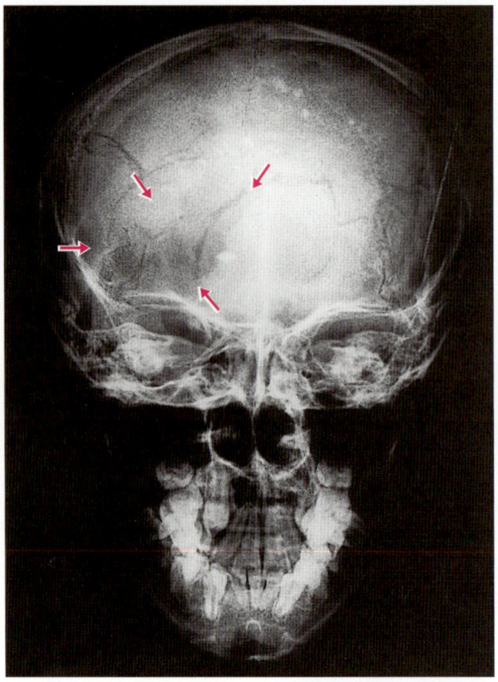

그림 4-48

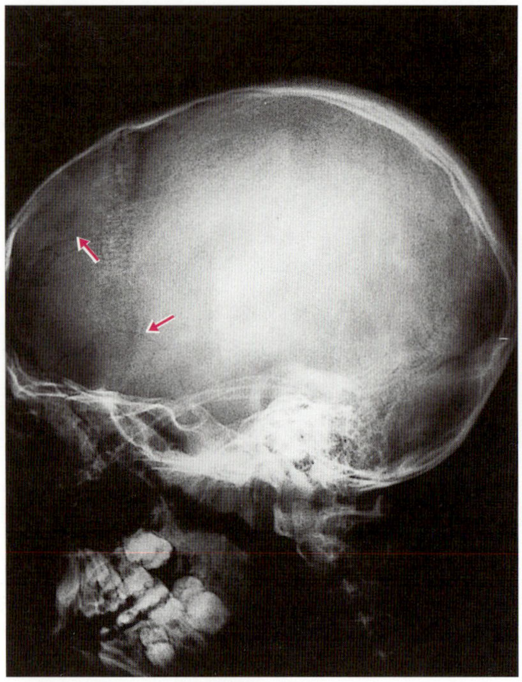

그림 4-49

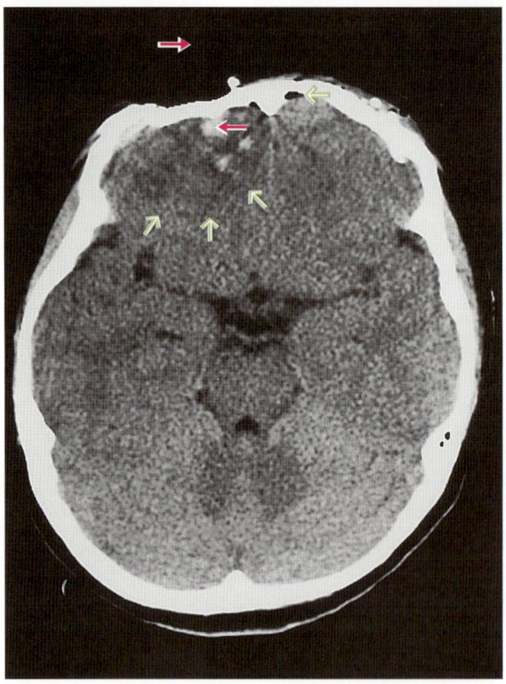

그림 4-50

그림 4-48 두개골 정면 엑스선영상 (오른쪽 앞이마 쪽의 일부 함몰한 조각뼈가 관찰된다[→]).

그림 4-49 두개골 측방향 엑스선영상 (이마뼈에 다수의 골절선이 관찰된다[→]).

그림 4-50 두개부 CT영상 (오른쪽앞이마 골절부 바로 아래에 혈종[→], 기종[⇨], 뇌진탕[→]이 관찰된다).

◆ 진단 및 경과 ◆

뇌탈출, 수액루, 뇌진탕을 수반하는 오른쪽 이마뼈의 개방성 분쇄골절로 진단. 그 외에도 외상성 거미막하 출혈, 왼쪽 넙다리뼈(대퇴골) 골절, 오른쪽 각막열상도 관찰된다.

분쇄조각뼈(골편)제거, 수액루폐쇄술, 혈종제거술, 감압술, 왼쪽넙다리뼈 골절정복술 등을 시행하고 머리뼈(두개골)를 제거 한채 두피를 봉합. 2주간 후 전신 상태가 회복되어 머리뼈 형성술 등을 시행하여 치료한다.

◆ 촬영 및 진단방법 ◆

Skull AP or PA, lateral, Towne법, CT 등

◆ 영상관찰 및 특징 ◆

개방성 손상과 수액루, 뇌탈출, 두개내 기종을 수반하는 증례이다.

머리뼈 분쇄골절은 유탄 또는 탄환과 같이 작은 물체가 비정상적 속도로 머리뼈에 부딪혔을 때에 충격부위에 집중적으로 뼈가 분쇄되어 많은 조각뼈가 뇌를 손상하거나 안으로 들어가기도 한다. 많은 경우 두피도 손상되어 개방성 뇌손상을 일으킨다. 뇌간(brain stem)에 손상이 클 때는 바로 의식장해가 나타나 상태가 급격히 악화되는 경향이 강하다.

머리뼈의 손상은 개방성과 폐쇄성으로 나뉘어진다. 또 머리내 손상으로 인해 휴우증이 많이 나타나며 개방성에서는 수액루, 뇌탈출, 두개내 기종이, 폐쇄성에서는 두개내 혈종이 문제가 된다. 그러나 머리뼈 외상이라고 해도 중요한 것은 뇌에 대한 손상과 그 정도이다. 뇌는 머리뼈라는 견고한 그릇 안에서 수액 중에 떠 있듯이 존재하고 있으므로 외부압력이 바로 전달될 뿐 아니라 반동에 의해 반대측에도 충격이 가해진다. 따라서 부상 부위의 반대측에 대해서도 주의 깊게 관찰해 둘 필요가 있다.

4

병리학 예 3. 기뇌증 (pneumocephalus)

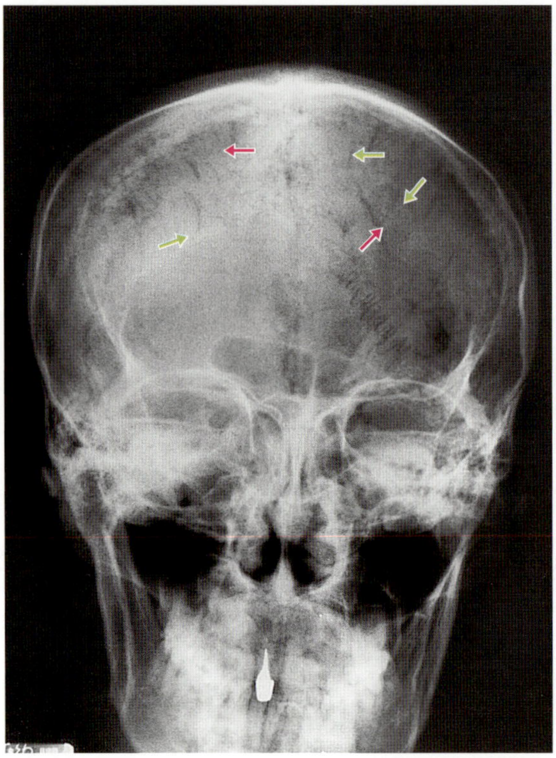

그림 4-51

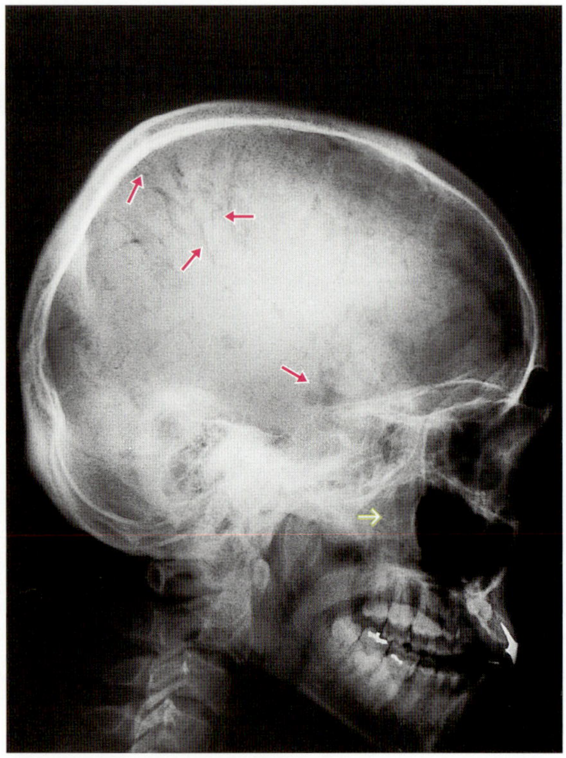

그림 4-52

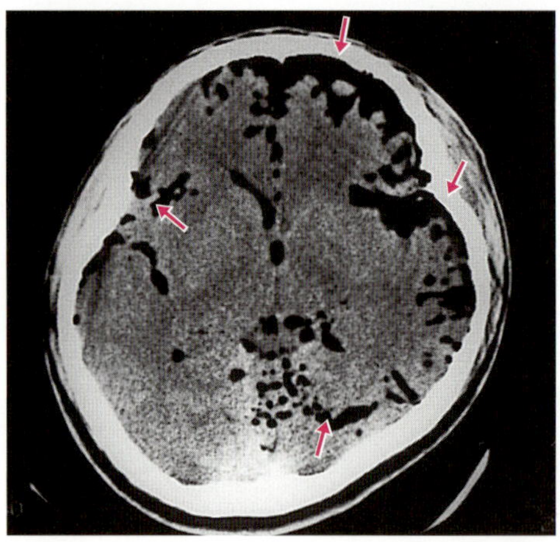

그림 4-53

그림 4-51 두개골 정면 엑스선영상 (왼쪽이마뼈골절[→]및 머리안에 많은 비정상적인 공기상[→]이 보인다).

그림 4-52 두개골 측방향 엑스선영상 (두개부측면상에 많은 이상한 공기상이 보인다[→]. 또 코곁굴 내에 수액층 (fluid level)이 관찰된다[⇒]).

그림 4-53 두개부 CT영상 (손상된 코곁굴을 매개로 들어온 공기상이 머리안 거미막밑공간에 많이 산재해 있다 [→]).

◆ 진단 및 경과 ◆

왼쪽이마뼈골절, 머리바닥골절 및 기뇌증으로 진단되었다. 항생물질을 투여하면서 보존적 치료를 했지만 자연 치유가 되지 않았다. 3주후에 경막형성술 및 수액루 비폐쇄술(鼻閉鎖術)을 시행하였다.

◆ 촬영 및 진단방법 ◆

Skull AP or PA, lateral, CT 등

◆ 영상관찰 및 특징 ◆

기뇌증은 개방성 머리뼈 골절과 머리바닥 골절에 의해 머리안에 공기가 침입하여 저류한 상태를 말한다. 코곁굴과 척추몸통뼈(추체골) 골절로 인해 많이 일어난다. 엑스선 촬영과 CT검사에서 뇌내와 거미막밑공간 안에 공기상이 확인되는 것으로 진단된다.

또 외상성 수액루(traumatic cerebrospinal fluid fistula)를 수반하는 일도 있다. 안정에 의해 자연 치유가 되는 경우도 있고 수술을 요하는 경우도 있다.

그 외에 머리뼈 외상으로 코출혈과 귀출혈이 있을 때는 머리바닥의 골절을 의심해야 한다. 머리 안에 공기상이 있을 경우에는 수액루를 의심할 수 있다.

본 증례는 머리 안에 많은 공기상이 보이고 수액루도 관찰되었다. 그 외 CT검사에서 왼쪽 머리골절 및 많은 얼굴뼈(안면골)골절이 보였다.

4

병리학 예 4. 유방암의 골전이 (metastatic bone cancer of breast)

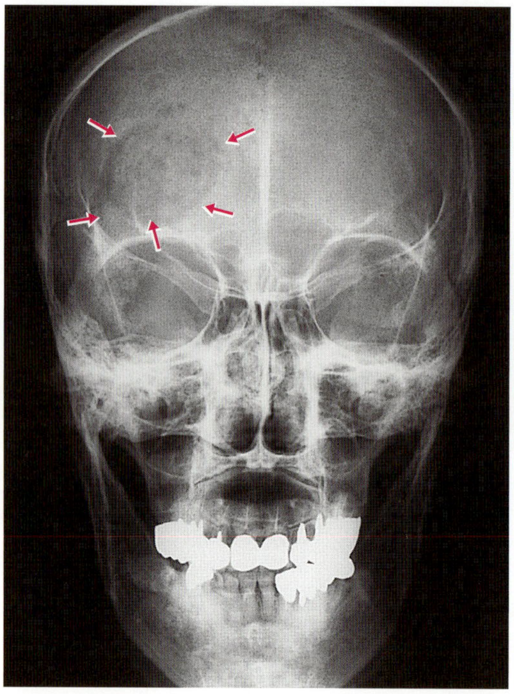

그림 4-54

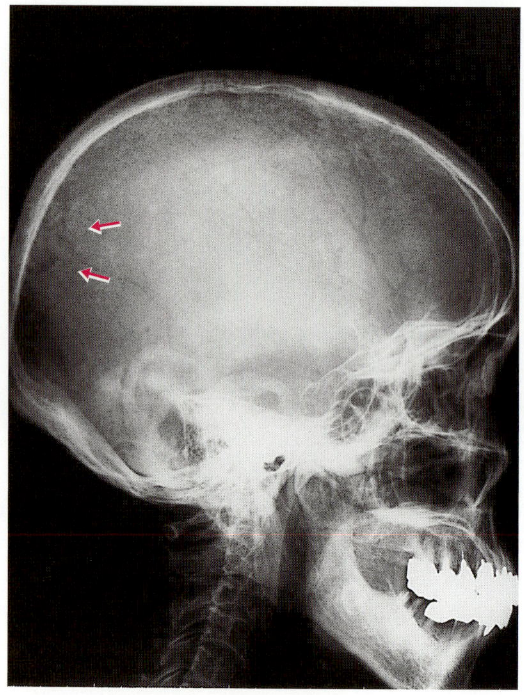

그림 4-55

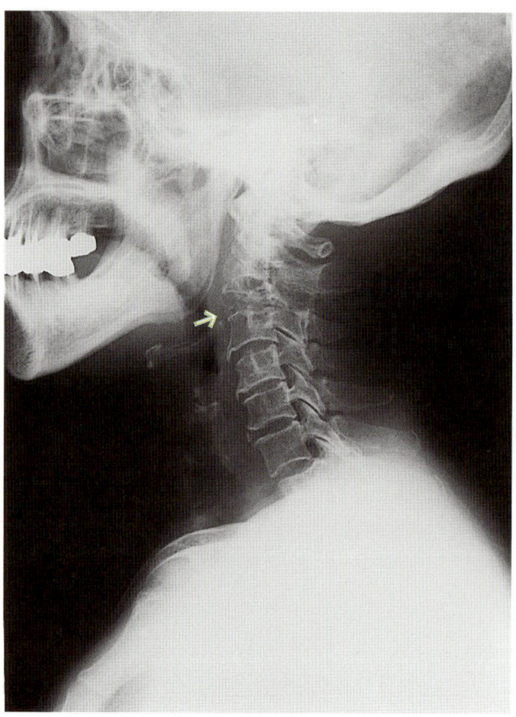

그림 4-56

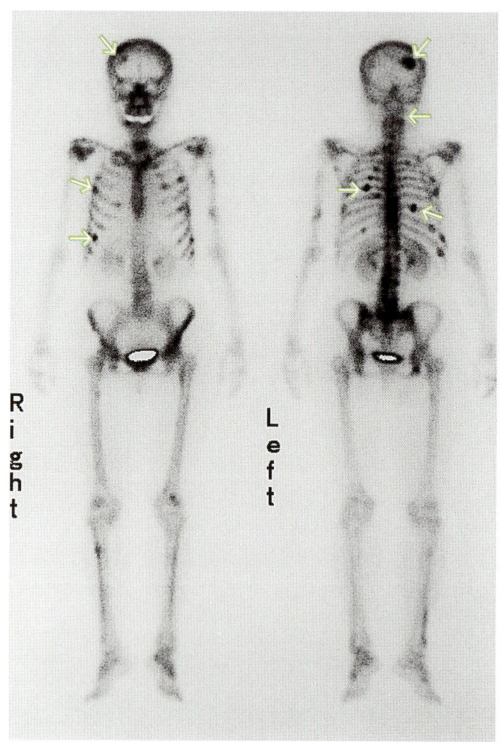

그림 4-57

그림 4-54 두개골 정면 엑스선영상 (오른쪽머리뼈에 약 40 mm의 원형방사선 투과 영상이 보인다[→]).
그림 4-55 두개골 측방향 엑스선영상 (뒤통수뼈에 방사선 투과 영상이 보인다[→]).
그림 4-56 경추 측방향 엑스선영상 (제3목척추뼈몸통에 골파괴상이 보인다[⇨]).
그림 4-57 전신뼈 scintigram (머리뼈, 목뼈, 갈비뼈를 중심으로 광범위한 RI의 이상 집적상이 관찰된다[⇨]).

◆ 진단 및 경과 ◆

유방암의 골전이로 진단하였다. 머리뼈와 그 외의 뼈병변에 대해서는 화학요법을 시행하였다.

◆ 촬영 및 진단방법 ◆

Skull AP or PA, lateral, C-spine lateral, 뼈 scintigram 등

◆ 영상관찰 및 특징 ◆

머리 및 양쪽 갈비뼈, 골반, 팔다리뼈에 다발성으로 원형 또는 타원형의 뚜렷한 방사선 투과영상으로 관찰되며 목뼈에 있어서는 척추뼈몸통의 골파괴 영상으로 관찰된다.

골전이암이 발생하면 유방암과 폐암발생 빈도가 높다. 다음으로 많은 것이 전립선암이고, 신장암, 자궁암, 위암, 간암, 대장암, 갑상샘암의 순이라고 알려져 있다. 암이 전이되면 동통은 거의 모든 증례에서 나타나고 또 심할 때가 많다. 엑스선 영상에서는 뼈를 녹이는 용골성(溶骨性)과 이와는 반대로 뼈를 형성하는 조골성(造骨性)으로 분류되는데 양자의 혼합도 적지 않다.

- 뼈 scintigram : 머리뼈, 목뼈, 등뼈(흉추), 허리뼈(요추), 양갈비뼈(늑골), 양어깨뼈(견갑골), 왼쪽 위팔뼈(상완골), 골반 및 오른쪽 정강뼈(경골) 등에 광범위한 RI의 이상 집적상이 관찰된다.

4

3) 두개골 측방향 촬영 (skull lateral projection)

촬영목적 : 외상에 의한 촬영측 관자뼈 골절, 두개봉합의 분리, 혈관구의 확대, 안장의 변화, 이상 석회화상 등 병변의 유무를 관찰한다.

촬영자세 : 환자는 반쯤 엎드린자세(semiprone position)나 앉은자세로 한다. 엎드린자세일 경우 머리를 검사반대쪽으로 돌려 바깥귀길(외이도 EAM)을 IR면의 중앙에 일치시킨다. 정중시상면이 IR면에 평행이 되게 하고, 눈확사이선(동공간선 IPL)이 수직이 되게 하며, 눈확아래귀구멍선(안와하이공선 IOML)이 IR의 윗면(횡축)에 평행일 때 바른 측면자세가 된다. 이때 검사쪽 팔을 펴서 몸 옆으로 내려놓고, 검사반대쪽 팔과 무릎을 구부려 들려진 쪽을 지지하여 편안한 자세가 되도록 조정한다.

이 자세가 곤란한 응급환자의 경우에는 환자를 바로누운자세로 하고 머리가 충분히 들려지도록 방사선 투과성 고정용구로 지지한다. 머리의 정중시상면이 촬영대에 수직이 되도록 하고 검사쪽을 IR면에 밀착시켜 중심선은 바깥귀길 위쪽 5 cm 지점을 향해 수평으로 입사한다. 머리를 고정하여 촬영하는 동안 호흡을 멈추게 한다.

중 심 선 : 일반적 검사 시 중심선은 바깥귀길 위쪽 5 cm점을 향해 수직으로 입사한다.

촬영 point : 안장은 회전되지 말아야 하며 안장(터어키안 sella trucica), 앞침대돌기(전상돌기 anterior clinoid process), 뒤침대돌기(후상돌기 posterior clinoid process), 안장등(안배 dorsum sellae) 및 나비뼈날개(접형골익 wing of sphenoid bone)가 잘 나타난다.

전체 머리뼈가 포함되어야 하며 턱뼈가지(하악지 mandibular rami), 눈확위벽(안와상벽 root of orbit), 꼭지돌기(유양돌기 mastoid process), 바깥귀길(외이도 external auditory meatus), 턱관절은 완전히 겹쳐야 한다.

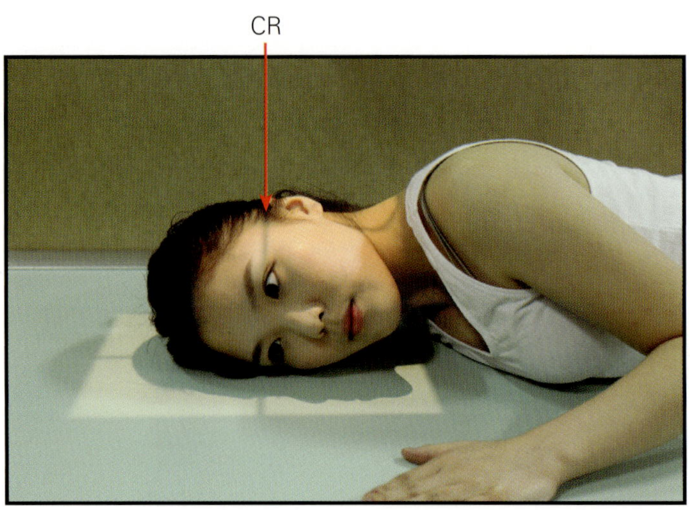

그림 4-58 두개골 측방향 촬영자세

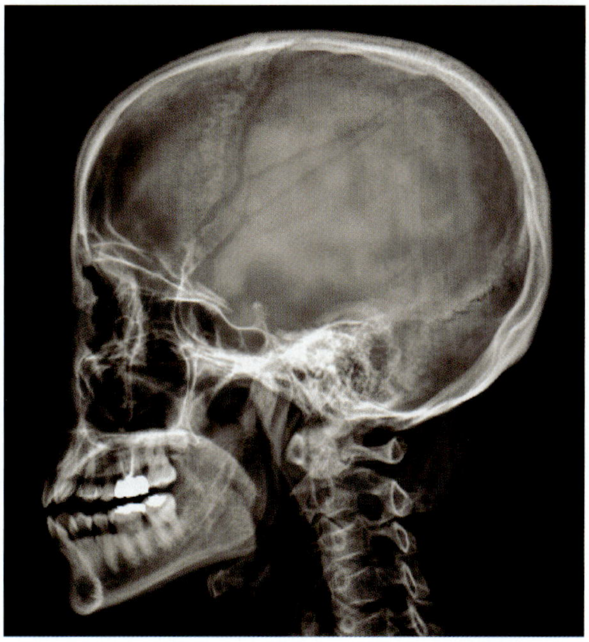

그림 4-59 두개골 측방향 엑스선영상

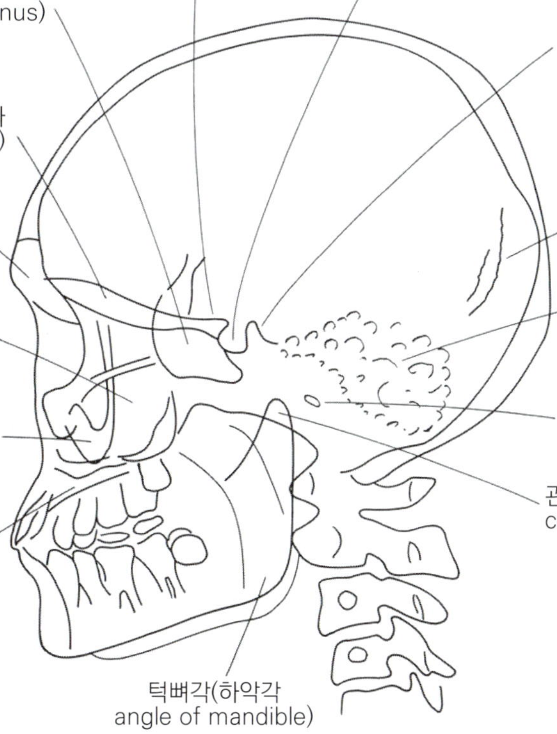

그림 4-60 두개골 측방향 엑스선영상해부도

4

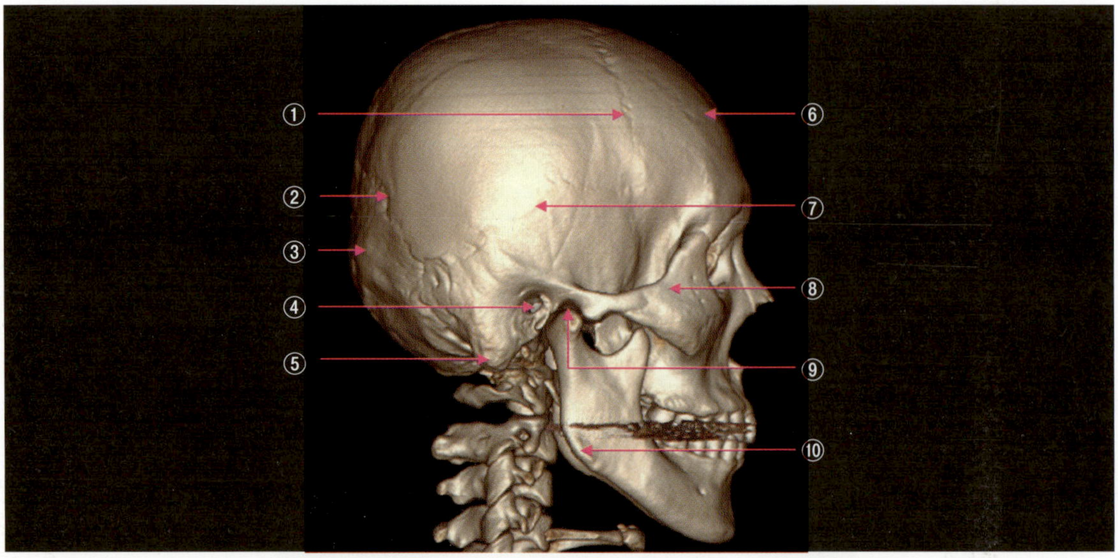

그림 4-61 두개골 측방향 자세(skull lateral position) 3D 영상

① 관상봉합(coronal suture)
② 시옷자봉합(lambda suture)
③ 뒤통수뼈(occipital bone)
④ 바깥귀길(external auditory meatus)
⑤ 꼭지돌기(mastoid process)
⑥ 이마뼈(frontal bone)
⑦ 비늘봉합(squamous suture)
⑧ 광대뼈(zygomatic bone)
⑨ 턱관절(temporomandibular joint)
⑩ 턱뼈각(angle of mandible)

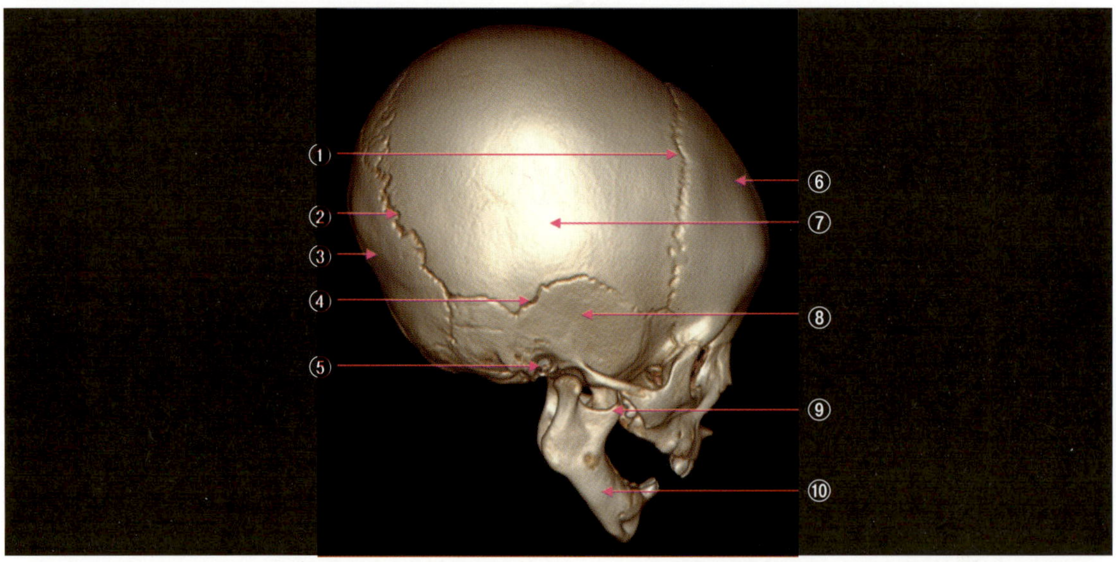

그림 4-62 소아- 두개골 측방향 자세(skull lateral position) 3D 영상

① 관상봉합(coronal suture)
② 시옷자봉합(lambda suture)
③ 뒤통수뼈(occipital bone)
④ 비늘봉합(squamous suture)
⑤ 바깥귀길(external auditory meatus)
⑥ 이마뼈(frontal bone)
⑦ 마루뼈(parietal bone)
⑧ 관자뼈(temporal bone)
⑨ 갈고리돌기(coronoid process)
⑩ 턱뼈몸통(mandibular body)

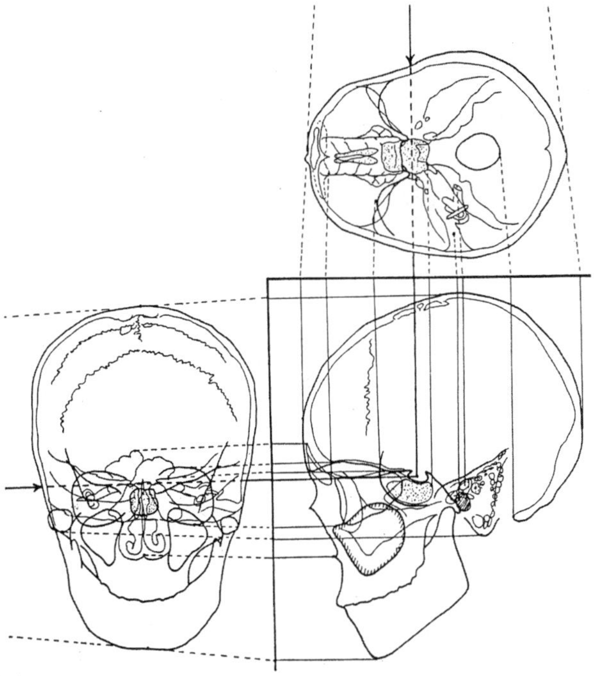

· 머리뼈 바닥, 후전, 측방향 촬영상의 해부학적 관계

· 엑스선상의 평가기준

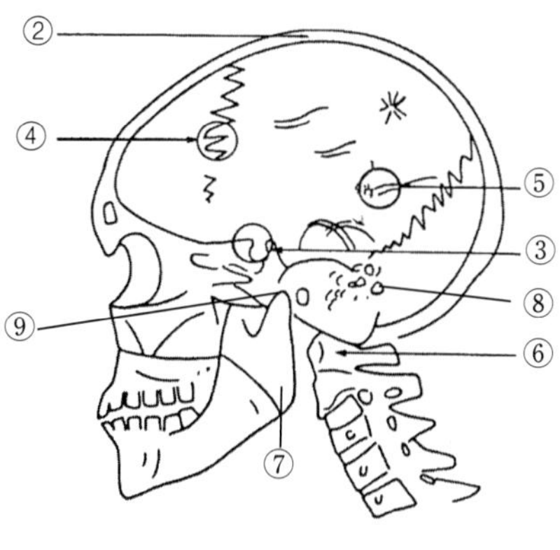

① IR면에 center는 적절한가?
② 머리뼈 가쪽면이 선명하게 보이는가?
③ 안장(터어키안)의 좌우 앞침대돌기(전상돌기)는 일치되어 있는가?
④ 전두봉합의 식별이 가능한가?
⑤ 맥관구조의 식별이 가능한가?
⑥ 위쪽 목뼈(경추)가 결손되어 있지 않은가?
⑦ 턱뼈가지(하악지 mandibular rami)는 중복되었는가?
⑧ 바깥귀길(외이도 EAM)는 중복되었는가?
⑨ 턱관절(TM joint)은 중복되었는가?

4

병리학 예 5. 두개골(머리뼈) 선상골절 (linear fracture of skull)

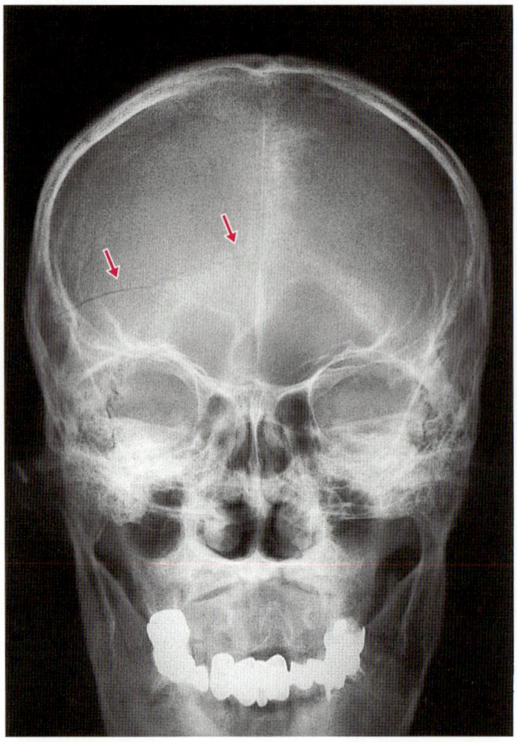

그림 4-63

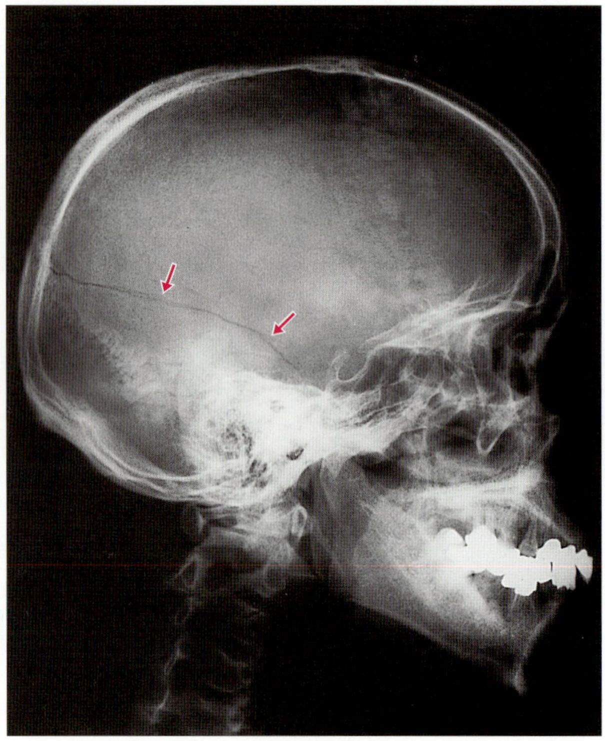

그림 4-64

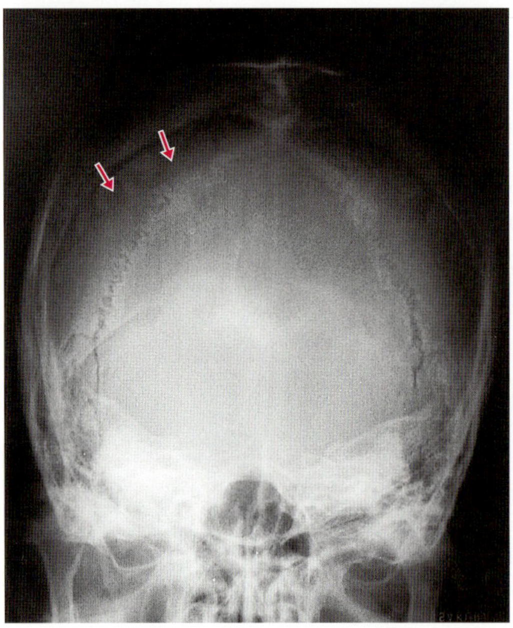

그림 4-65

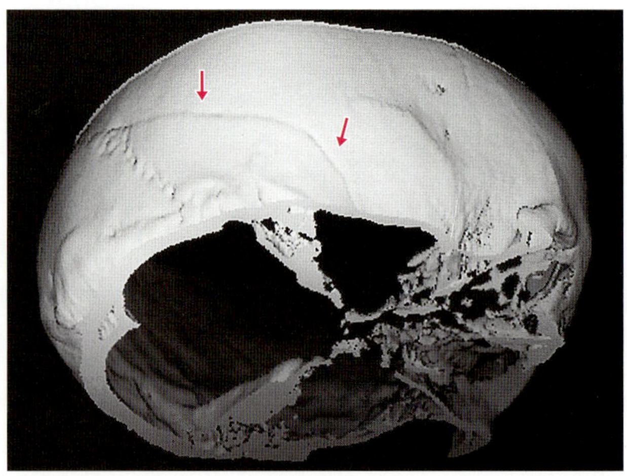

그림 4-66

그림 4-63 두개골 정면 엑스선영상 (오른쪽머리뼈에 선상골절이 보인다[→]).

그림 4-64 두개골 측방향 엑스선영상 (관자뼈에서 뒤통수에 걸쳐 선상골절이 보인다[→]).

그림 4-65 두개골 Towne법 엑스선영상 (우측머리뼈에서 후두부에 이어진 골절이 보인다[→]).

그림 4-66 두개부 CT영상(3D) (골절선을 선명하게 관찰할 수 있다. 그 외에 이상소견은 관찰되지 않는다[→]).

◆ 진단 및 경과 ◆

뒤통수에서 좌측머리뼈로 이어진 단순선상골절로 진단.

부상 이후의 신경학적 장애가 관찰되지 않았으므로 수 일간의 입원 후 결과를 관찰하기로 함.

◆ 촬영 및 진단방법 ◆

Skull AP or PA, lateral, Towne법, CT 등

◆ 영상관찰 및 특징 ◆

관자뼈의 얇은 부분에서 일어난 전형적인 단순성의 선상골절이다. 머리뼈 골절은 주로 머리를 강하게 부딪혔을 때 발생한다. 머리 단순촬영상에서는 머리뼈 골절의 유무, 두개내 손상의 유무, 외상의 정도에 관계없이 엑스선 영상에서 골절의 형태, 골절선의 부위와 범위를 충분히 관찰하기 위해 두개골 엑스선 단순촬영과 병행하여 CT검사를 하는 것이 필수이다.

머리뼈의 골절은 크게 단순골절과 복잡골절로 나누며, 골절의 모양에 따라 선상골절, 함몰골절로 나눈다.

선상골절은 부상부위에 선상의 가는 엑스선 투과 영상으로 관찰되며 혈관와 골복합선과의 구별이 중요하다.

4

병리학 예 6. 하수체 선종 (hypophyseal adenoma)

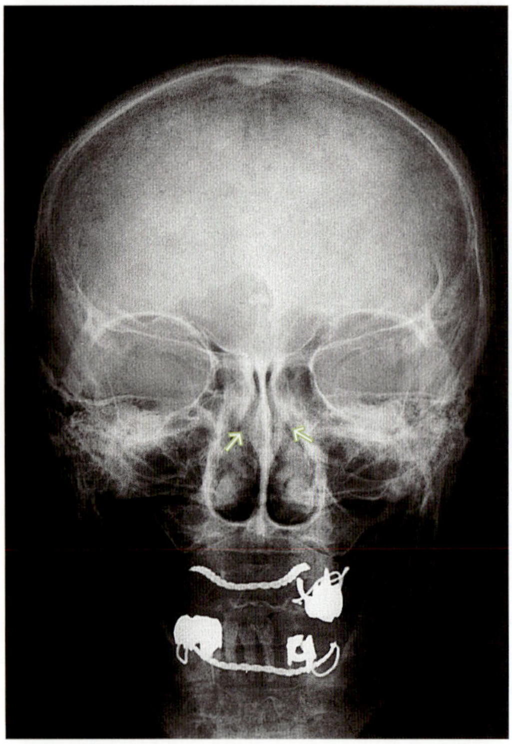

그림 4-67

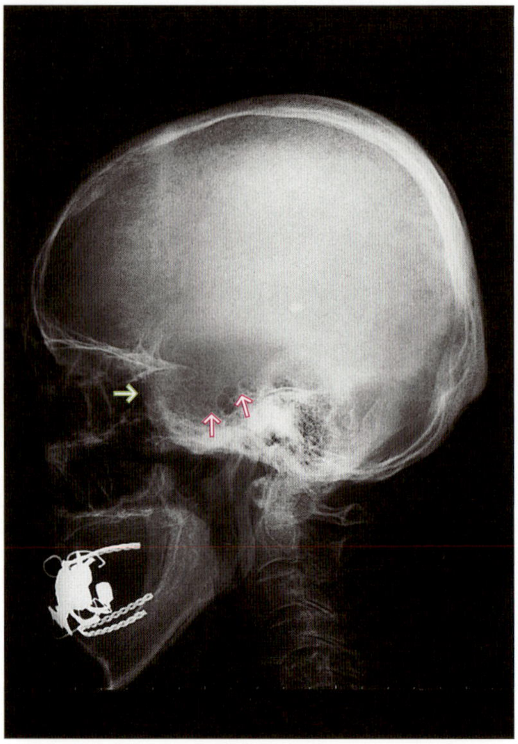

그림 4-68

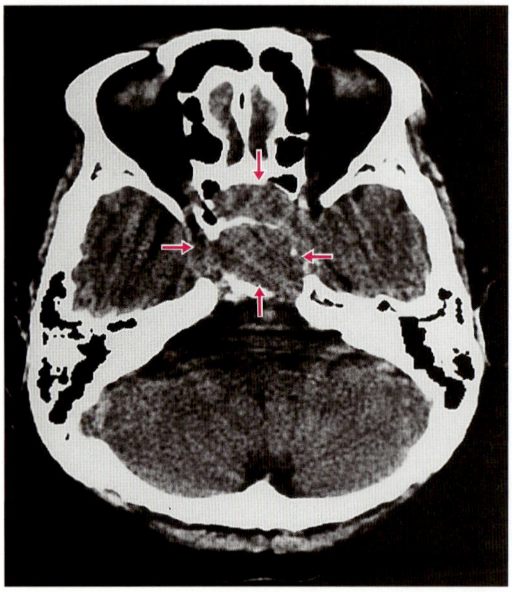

그림 4-69

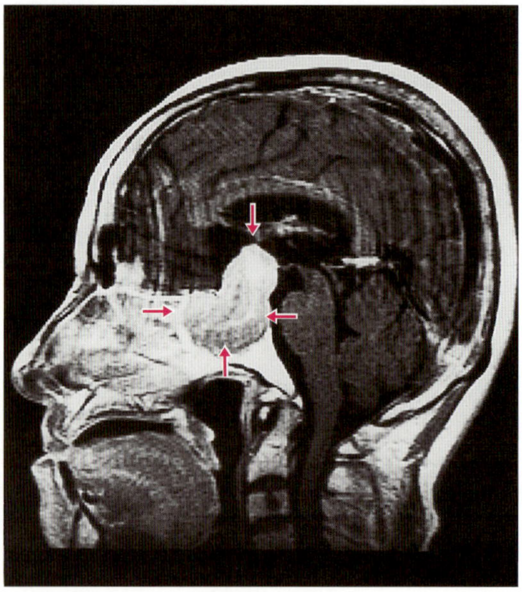

그림 4-70

그림 4-67 두개골 정면 엑스선영상 (안장이 확대되어 뚜렷이 보인다[⇨]).
그림 4-68 두개골 측방향 엑스선영상 (안장 전벽의 전방확대[⇨], 안장등과 나비굴의 골파괴가 있다[⇨]).
그림 4-69 두개부 CT영상 (터어키안부터 해면정맥동까지 침윤된 흡수~고흡수의 종양상이 관찰된다[→]).
그림 4-70 두개부 MR영상(T_1 강조영상) (터어키안에서 안장위(suprasellar)까지 확산된 조영제로 증강된 종양이 관찰된다[→]).

◆ 진단 및 경과 ◆

뇌하수체 종양(pituitary tumors)으로 진단하였다. 종양 모두를 제거하기 위해 나비굴 적출술을 하였지만 해면정맥동까지 전이되어 있고 종양 자체가 non functioning이었기 때문에 부분제거 수술만 하였다. 그 후 뇌하수체 호르몬 검사에서 자극반응 양호로 판단되어 경과 관찰하였다.

◆ 촬영 및 진단방법 ◆

Skull AP or PA, both lateral, Towne법, CT, MRI 등

◆ 영상관찰 및 특징 ◆

종양에 의해 뇌하수체가 직접 압박, 파괴, 침윤이 원인이 되어 뇌하수체기능 부전 및 선종 자체에 의한 내분비 기능항진 등의 내분비증상과 종양이 안장으로 증식하는 것에 의한 주변 조직으로의 압박, 침윤 등에 의한 신경학적 증상이 관찰된다.

뇌하수체 선종은 뇌하수체 전엽의 선세포에서 발생하고 30~50대가 호발연령이며 여성에게 많고 소아와 노인에게는 드문 종양이다. 치료 방법에는 수술요법, 방사선 요법 등이 있다.

CT영상에서는 대부분 불균등하고 희미한 고흡수 영상을 보이지만 드물게는 저흡수 영상도 보인다. 조영에 따른 증강 효과는 거의 모든 경우에서 보이며, 약간 불균등한 결절상으로 조영되는 경우가 많고 그 중에는 가장자리만 링 모양으로 조영되거나 균등하게 조영되는 경우도 있다.

MR영상에서 T1강조 영상은 등신호(等信號)가 위보다 약간 저신호의 종양상으로 관찰된다. Gd조영 T1강조영상에서는 중심부보다 주변이 더욱 증강된 영상을 보이는 경우가 많다.

4

4) 두개골 전후축방향 촬영(skull AP axial projection) Towne법

촬영목적 : 외상에 의한 머리뼈 골절이나 큰구멍(대후두공)안에 투영된 안장등(안배 dorsum sellae)과 뒤침대돌기(후상돌기 posterior clinoid process), 바위모뿔(추체 petrous pyramid)과 뒤통수뼈 등을 관찰한다.

촬영자세 : 환자는 바로누운자세나 앉은자세로 한다. 바로누운자세로 촬영 할 때는 정중시상면(MSP)을 IR면 중심선과 일치시킨다. 환자의 양팔은 편안한 위치에 놓고 양 어깨가 동일한 횡단면에 놓이도록 조정한다. 머리의 정중시상면과 눈확귀구멍선(안와이공선 OML)이 IR면에 수직이 되도록 턱을 당긴다. 턱을 충분히 당길 수 없는 환자는 눈확아래귀구멍선(안와하이공선 IOML)이 수직이 되도록 환자의 자세를 조정한다. 머리를 고정하여 촬영하는 동안 호흡을 멈추게 한다.

중 심 선 : 양쪽 바깥귀구멍 중심을 통하여 발쪽으로 눈확귀구멍선(OML)에 수직일 때는 30°, 눈확아래귀구멍선(IOML)에 수직일 때는 37°로 입사한다.

촬영 point : 머리뼈는 좌우가 대칭되게 하며 큰구멍의 중심에 안장등이 선명하게 촬영되도록 한다. 움직임이 예상되는 환자는 머리를 고정할 수 있는 보조용구를 사용하면 좋다.

※ 비만환자인 경우 바로누운자세가 어려울 때는 Hass법으로 촬영하면 동일한 결과를 얻을 수 있다. OML과 IOML의 각도는 7° 차이가 나기 때문에 환자에 따라 어떤 쪽을 IR면에 수직으로 하여도 같은 영상으로 관찰된다. 큰구멍과 목정맥구멍 전체를 보기 위해서는 발쪽으로 40~60°로 입사한다.

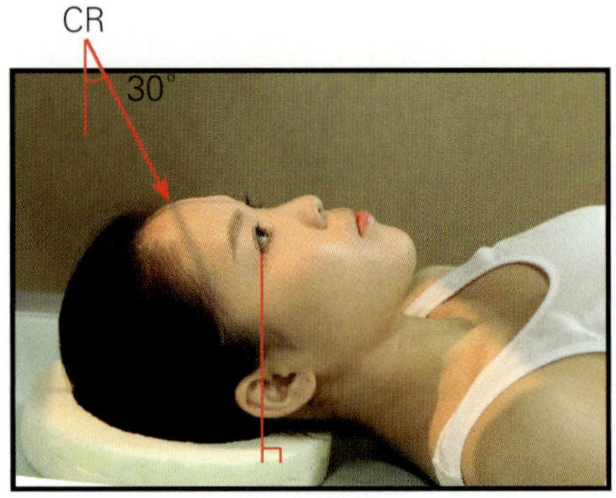

그림 4-71 두개골 전후축방향 촬영자세(1) (Towne법)

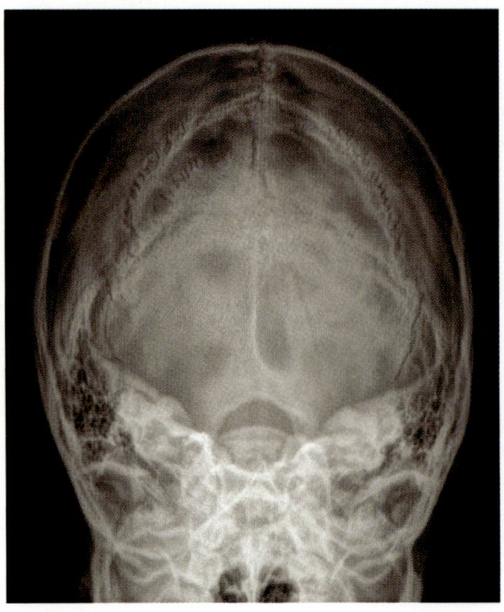

그림 4-72 두개골 전후축방향 엑스선영상 (Towne법)

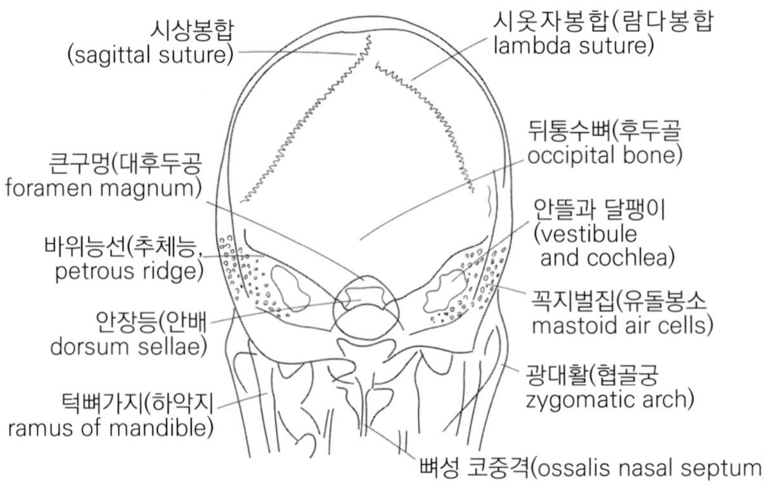

그림 4-73 두개골 전후축방향 엑스선영상해부도(Towne법)

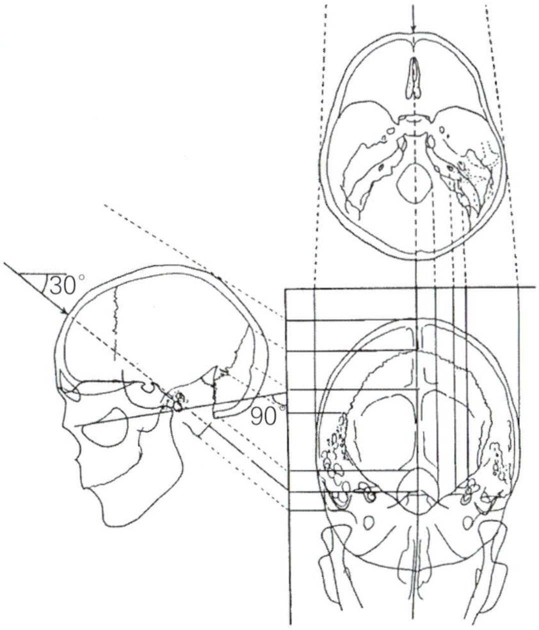

· 두개골, 축방향 촬영상의 해부학적 관계

· 엑스선상의 평가기준

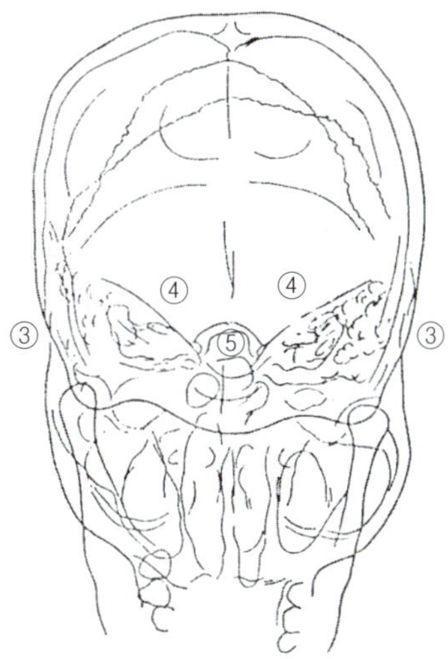

① 목적부위의 중심이 IR면의 중심에 와있는가?
② 피폭선량을 최소화할 수 있도록 강구되었는가?
③ 머리덮개뼈의 가쪽면과 큰구멍의 가쪽능선까지의 거리가 양측 모두 동일한가?
④ 바위모뿔이 대칭적으로 촬영되었는가?
⑤ 안장등 및 뒤침대돌기가 큰구멍 내에 나타났는가?
⑥ 머리뼈의 가쪽능선 농도가 적당하고, 뒤통수뼈의 농도 또한 적당한가?
⑦ 머리뼈 전체가 포함되어 있는가?

5) 두개골 후전축방향 촬영 (skull PA axial projection) Haas법

촬영목적 : 외상에 의한 머리뼈 골절이나 큰구멍(대후두공)안에 투영된 안장등(안배 dorsum sellae)과 뒤침대돌기(후상돌기), 바위모뿔(추체)의 대칭적 음영과 머리의 뒤통수뼈(후두골) 등을 관찰한다.

촬영자세 : 환자는 엎드린자세나 앉은자세로 한다. 엎드린자세로 촬영할 경우 정중시상면(MSP)을 IR면 중심선과 일치시키고 코뿌리점(비근점 nasion)에서 위로 4 cm 지점을 중앙이 되도록 한다. 환자의 양 팔을 구부려 어깨의 양 옆에 손을 놓는다. 머리의 정중시상면과 눈확귀구멍선(안와이공선 OML)이 IR면에 수직이 되도록 이마와 코를 촬영대에 대고 양 어깨가 동일한 횡단면에 놓이도록 환자의 자세를 조정한다. 머리를 고정하여 촬영하는 동안 호흡을 멈추게 한다

중 심 선 : 뒤통수점(외후두융기점 inion)에서 아래로 4 cm 점에서 코뿌리점(비근점) 위로 4 cm인 점을 통해 머리쪽으로 25°되게 입사한다.

촬영 point : 비만환자나 Towne법 촬영을 할 수 없는 환자의 경우 큰구멍 안에 투영되는 안장등과 뒤침대돌기의 영상을 얻기 위한 촬영법이다. 머리뼈의 좌우가 대칭되어야 하며 마루뼈(두정골) 위쪽이 잘리지 않도록 IR면을 충분히 위로 놓는다.

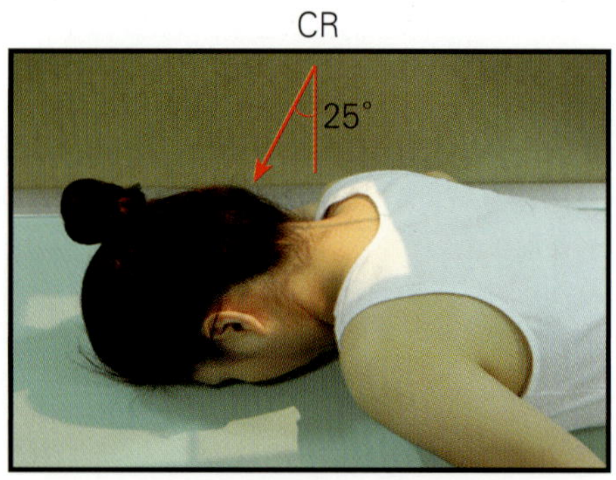

그림 4-74 두개골 후전축방향 촬영자세(Haas법)

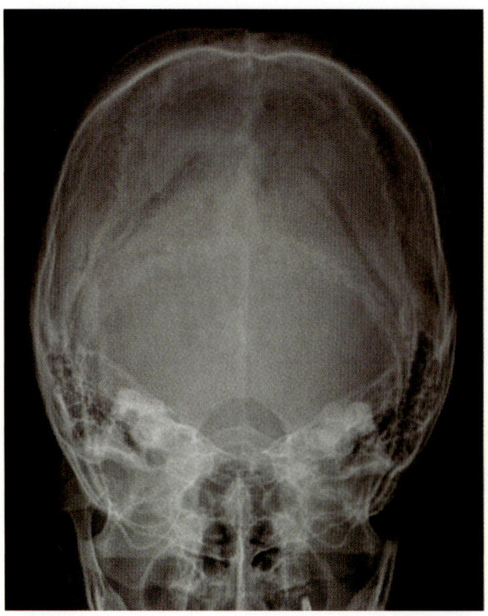

그림 4-75 두개골 후전축방향 엑스선영상(Haas법)

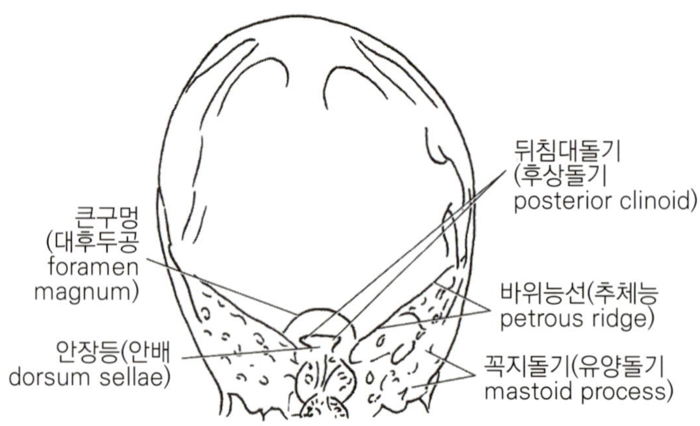

그림 4-76 후전축방향 엑스선영상해부도(Haas법)

6) 하악 두정방향 촬영 (skull submentovertical projection) Schüller법

촬영목적 : 바위모뿔(추체), 꼭지돌기, 귀관(이관 Eustachian tube)의 골성부, 타원구멍(난원공)과 가시구멍(극공), 나비굴(접형골동), 뒤벌집굴(사골동), 아래턱뼈(하악골), 중쇠뼈의 치아돌기와 외상성 질환, 종양에 의한 머리뼈 가장자리, 큰 구멍주변, 바위모뿔의 머리 내 병변의 유무를 관찰한다.

촬영자세 : 환자는 어떤 자세를 선택하여도 좋으나 앉은자세가 더 편안하다. 수직격자장치 앞에 앉은자세로 촬영할 때는 의자로 등을 지지할 수 있다면 편안한 자세에서 눈확아래귀구멍선(IOML)을 IR면에 평행이 되게 하고 정중시상면(MSP)이 수직이 되도록 한다. 목이 짧거나 비만환자의 경우 앉은 자세가 좋다.

바로누운자세의 경우 환자의 등 밑에 단단한 베개나 스티로폼을 넣어 거상시키고 목뼈를 젖힌 후 마루뼈를 촬영대에 댄다. 눈확아래귀구멍선(IOML)을 IR면에 평행이 되게 하고 정중시상면이 수직이 되도록 하여 가능한 빨리 촬영을 마치도록 한다.

중 심 선 : 눈확아래귀구멍선(IOML)에 대해 수직으로 안장을 통하여 입사하고 양쪽 턱뼈각(하악각) 사이의 정중면으로 입사하여 바깥귀길 앞쪽의 2 cm점을 통과하도록 한다.

촬영 point : 이 촬영법을 full basal projection라고도 한다. 머리뼈가 좌우대칭으로 촬영되고 바위부, 타원구멍과 가시구멍이 선명하게 나타나고 나비굴과 큰구멍을 식별할 수 있어야 한다. 촬영시 목뼈를 젖힌 후 시간이 흐름에 따라 변할 수 있기 때문에 자세를 정확하게 맞춘 후 가능한 빨리 촬영을 마치도록 한다. 목뼈 젖힘자세가 충분하지 못한 환자는 중심선만 IOML에 수직이 되도록 입사한다.

※ 하악 두정방향 촬영을 할 수 없을 때에는 두정 하악방향으로 촬영을 한다.

※ 외상 환자의 경우 목부 골절이나 아탈구(subluxation)는 이러한 촬영을 시행해서는 안된다.

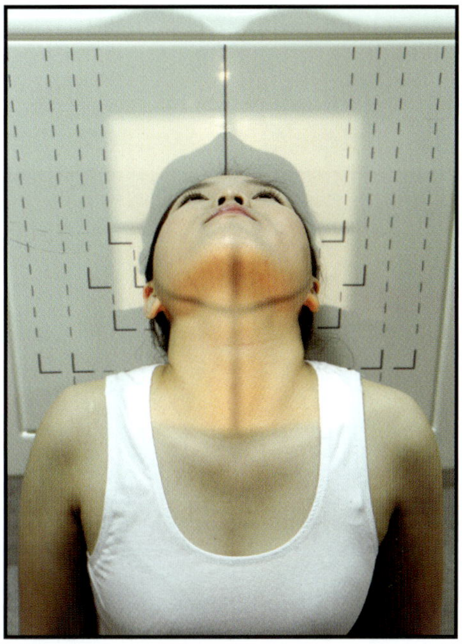

그림 4-77 하악 두정방향 촬영자세 (Schüller법, 앉은자세)

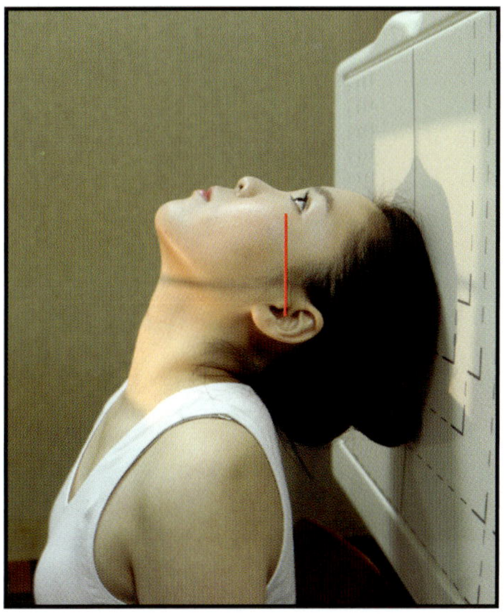

그림 4-78 하악 두정방향 촬영자세 (Schüller법, 앉은자세)

4

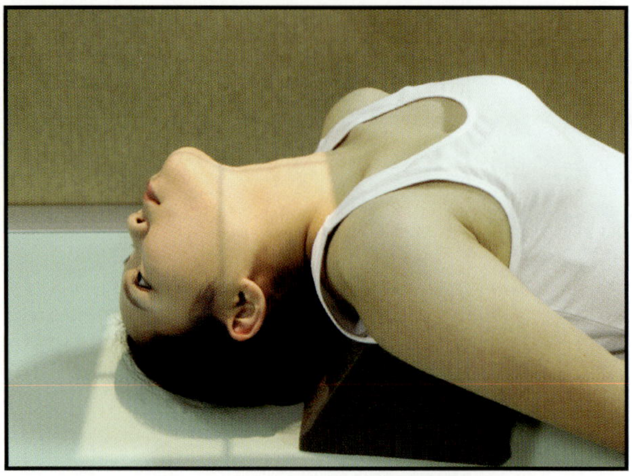

그림 4-79 **하악 두정방향 촬영자세 (Schüller법, 누운자세)**

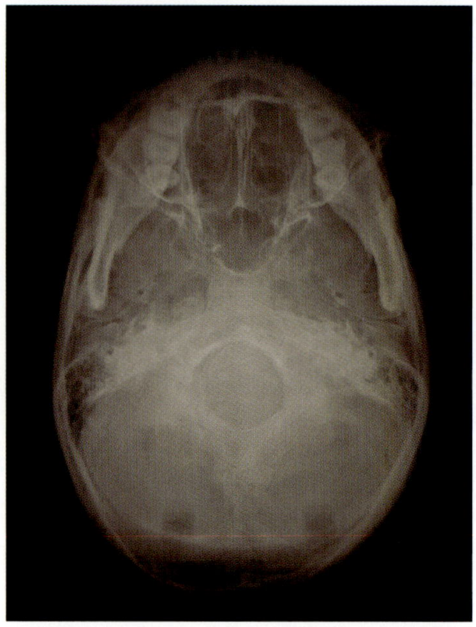

그림 4-80 **하악 두정방향 엑스선영상 (Schüller법)**

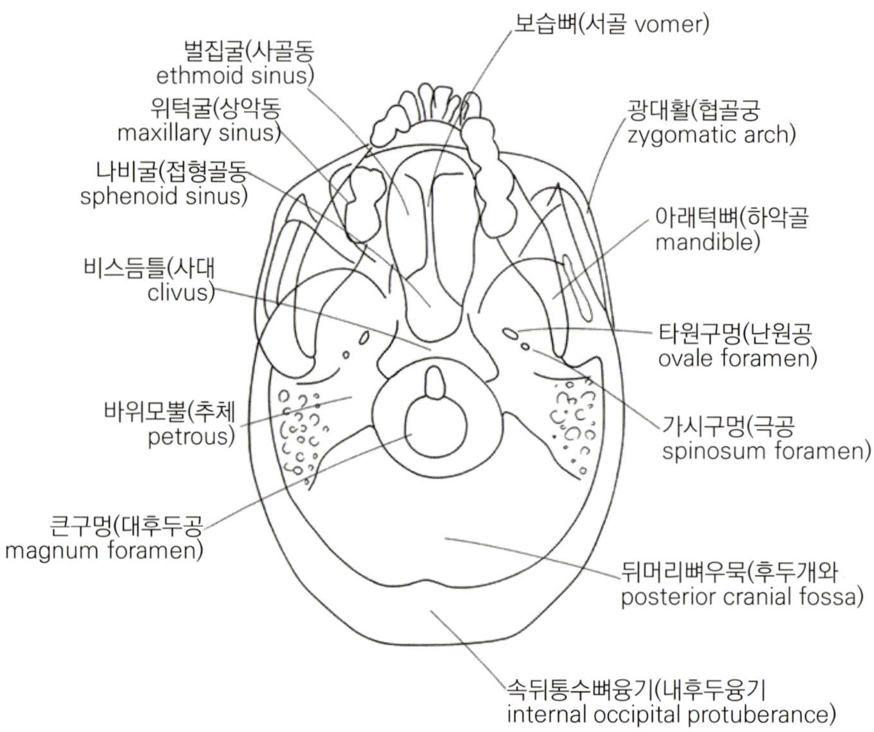

그림 4-81 **하악 두정방향 엑스선영상해부도**

3. 안장 (터어키안 Sella Turcica)

1) 터어키안 전후축방향 촬영 (sella turcica AP axial projection)

촬영목적 : 안장등(안배 dorsum sellae)과 앞·뒤침대돌기, 큰구멍, 뒤통수뼈가 잘 나타나고, 뇌하수체 및 시상외 종양, 뇌압항진, 안장(터어키안)의 계측, 안장의 석회화 등의 병변의 유무를 관찰한다.

촬영자세 : 환자는 바로누운자세나 앉은자세로 한다. 바로누운자세로 촬영한 때는 정중시상면을 IR면 중심선과 일치시키고, 교합면을 중심이 되도록 한다. 환자의 양팔은 편안하게 내려 놓고 양 어깨가 동일한 횡단면에 놓이도록 조정한다. 머리의 정중시상면과 눈확아래귀구멍선(안와하이공선 IOML)이 IR면에 수직이 되도록 한다. 머리를 고정하여 촬영하는 동안 호흡을 멈추게 한다

중 심 선 : 양쪽 바깥귀구멍 중심을 향하여 교합선(occlusal line) 바로 아래점을 따라 발쪽으로 30° 혹은 37°로 입사한다.

촬영 point : 바위능선이 대칭이 되어야 하며 큰구멍의 중심에 안장등이 선명하게 나타나야 한다.

※ 발쪽으로 30°는 큰구멍 바로 위에 뒤통수뼈를 통하여 안장등과 바위능선, 앞침대돌기가 관찰되고, 발쪽으로 37°는 큰구멍 음영 내에 안장등과 뒤침대돌기가 관찰된다.

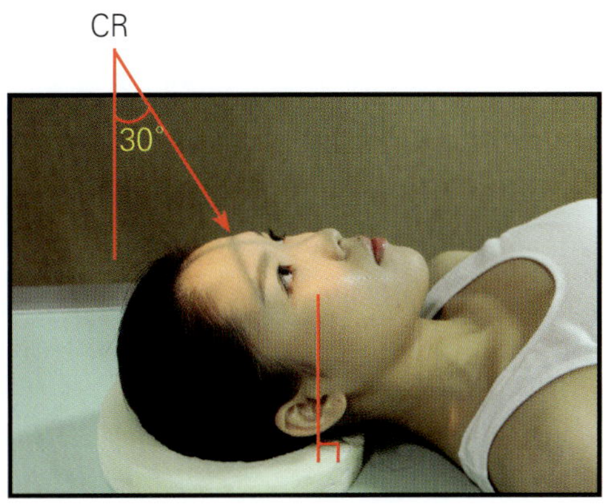

그림 4-82 터어키안 전후축방향 촬영자세(30°)

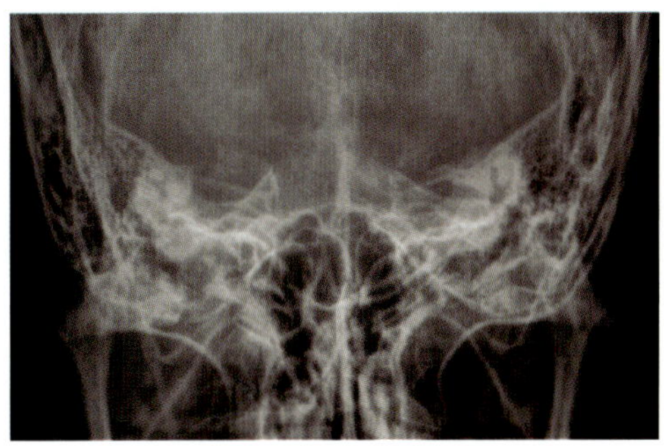

그림 4-83 터어키안 전후축방향 엑스선영상 (30°)

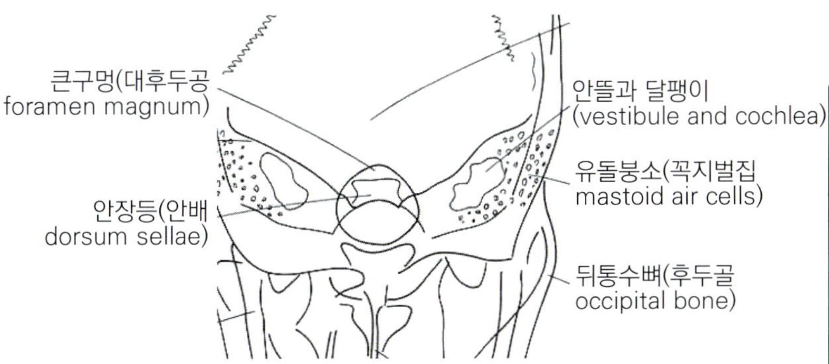

그림 4-85 터어키안 전후축방향 엑스선영상해부도

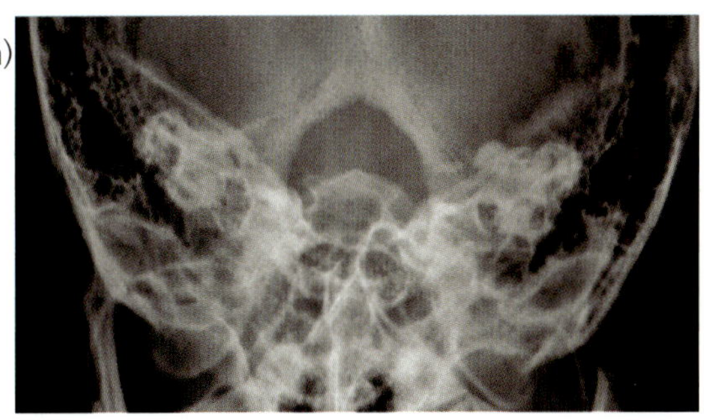

그림 4-84 터어키안 전후축방향 엑스선영상(37°)

4

2) 터어키안 측방향 촬영 (sella turcica lateral projection)

촬영목적 : 머리덮개뼈 속의 안장(터어키안), 앞침대돌기, 뒤침대돌기, 안장등(안배)의 영상을 측방향으로 관찰한다.

촬영자세 : 환자는 반쯤 엎드린자세나 앉은자세로 한다. 반쯤 엎드린자세에서 촬영할 때는 머리를 검사반대쪽으로 돌려 안장부위를 IR면의 중앙에 일치시킨다. 정중시상면(MSP)이 IR면에 평행이 되게 하고 눈확사이선(동공간선, IPL)이 수직이 되게 하며 눈확아래귀구멍선(안와하이공선, IOML)이 IR면의 윗면(횡축)에 평행일 때 바른 측면 자세가 된다. 이때 검사쪽 팔을 펴서 몸옆으로 내리고 검사반대쪽 팔과 무릎을 구부려 들려진 쪽을 지지하여 편안한 자세가 되도록 조정한다. 머리를 고정하여 촬영하는 동안 호흡을 멈추게 한다.

중 심 선 : 바깥귀길에서 위로 2 cm, 앞으로 2 cm되는 점을 향해 IR면에 수직으로 입사한다.

촬영 point : 안장(터어키안)은 바깥귀길에서 앞으로 2 cm, 위로 2 cm 지점이다. 안장은 회전되어서는 안되며 좌우 앞침대돌기(전상돌기)와 뒤침대돌기(후상돌기)가 중복되어 나타나야 한다. 안장 부위만 나타나도록 조사면을 제한하면 대조도가 향상된 선명한 영상을 얻을 수 있다.

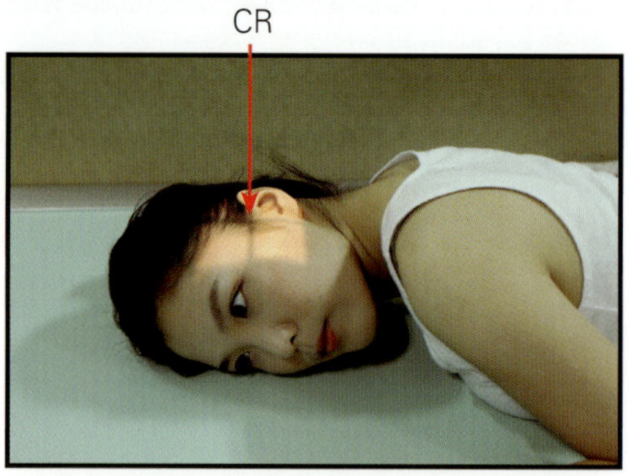

그림 4-86 터어키안 측방향 촬영자세

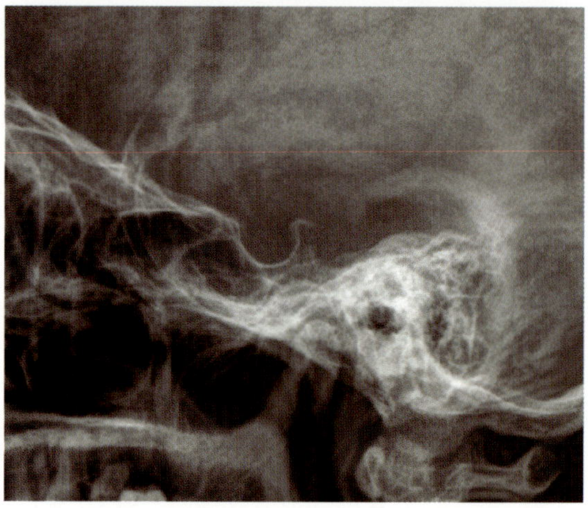

그림 4-87 터어키안 측방향 엑스선영상

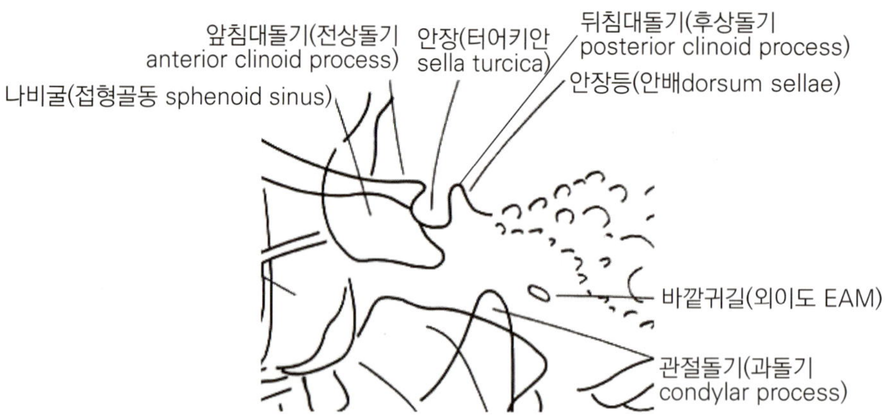

그림 4-88 터어키안 측방향 엑스선영상해부도

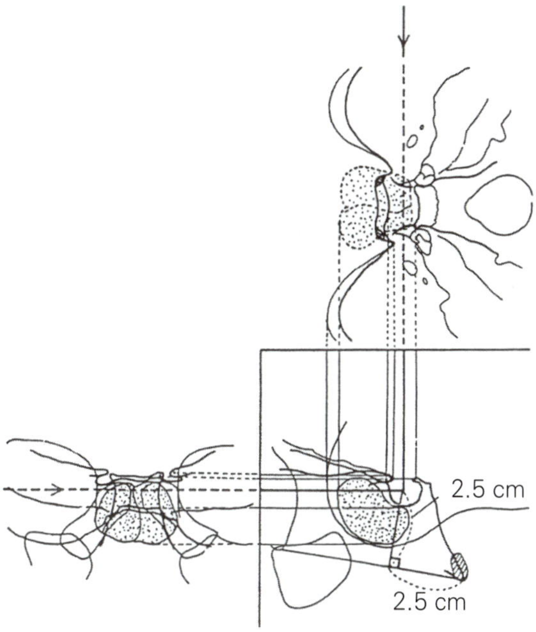

· 안장 전후, 축, 측방향에서 해부학적 관계

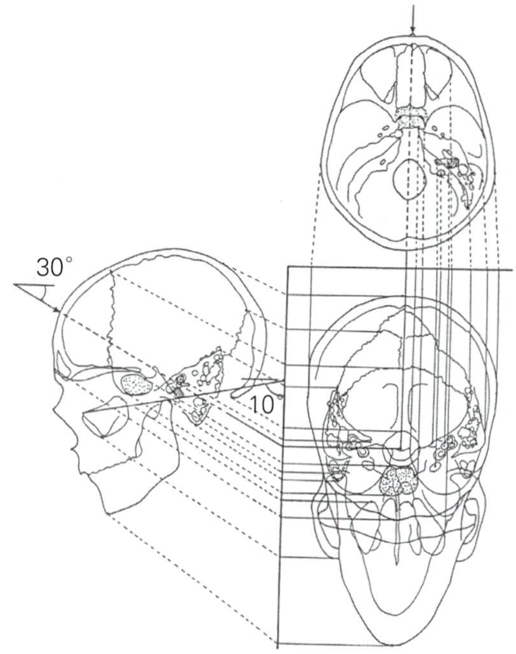

· 안장 측, 축, 전후축방향 촬영상의 해부학적 관계

· 엑스선상의 평가기준

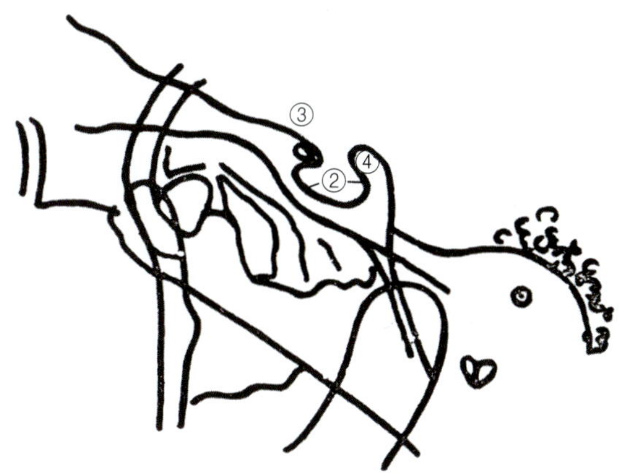

① IR면에 center는 적절한가?
② 안장(터어키안)이 회전되어 촬영되지는 않았는가?
③ 좌우 앞침대돌기는 중복되어 촬영되었는가?
④ 좌우 뒤침대돌기는 중복되어 촬영되었는가?
⑤ 안장(터어키안)부위로 조사면 범위가 제한되었는가?

4

4. 눈확 (안와 Orbit)

1) 안와 후전방향 촬영 (orbit PA projection)

촬영목적 : 외상성 질환에 의한 눈확영역의 골절, 이물질의 유무 외에 염증이나 종양 등에 의한 눈확주위, 위눈확틈새(상안와열), 이마굴(전두동), 위턱굴(상악동) 등의 병변의 유무를 관찰한다.

촬영자세 : 엎드린자세나 앉은자세로 한다. 엎드려 촬영할 경우 정중시상면(MSP)을 IR면 중심선과 일치시키고 코뿌리점(비근점 nasion)이 중앙이 되도록 한다. 환자의 양 팔을 구부려 어깨의 양 옆에 손을 놓는다. 머리를 뒤로 젖혀 정중시상면이 수직이 되게 하고 눈확귀구멍선(안와이공선 OML)이 IR면에 37°가 되도록 하여 턱으로 지지한 후 각도기를 사용하여 확인한다. 양 어깨가 동일한 횡단면에 놓이도록 환자의 자세를 조정한다. 머리를 고정하여 촬영하는 동안 호흡을 멈추게 한다.

중 심 선 : 양 가쪽 눈구석 중앙으로 코뿌리점(acanthion)을 향해 IR면에 수직으로 입사한다.

촬영 point : 눈확아래모서리와 바위모뿔 위모서리가 중복되지 않고 눈확이 선명하게 나타나야 한다. 출혈을 동반하는 경우나 엎드린자세가 곤란한 경우에는 누운자세도 가능하다. 또한 이 촬영법의 변형법으로 이마와 코끝을 IR면에 붙여 중심선을 발쪽으로 23° 기울여 촬영하는 Caldwell법으로 촬영해도 좋다.

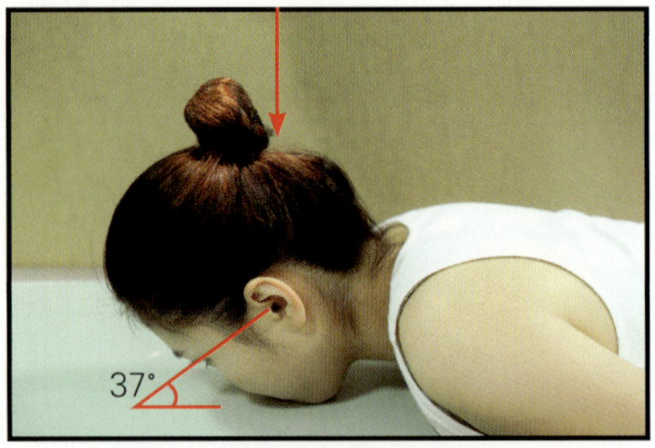

그림 4-89 안와 후전방향 촬영자세

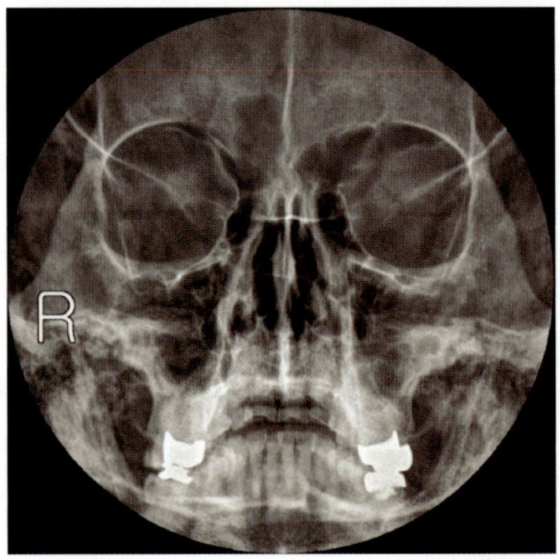

그림 4-90 안와 후전방향 엑스선영상

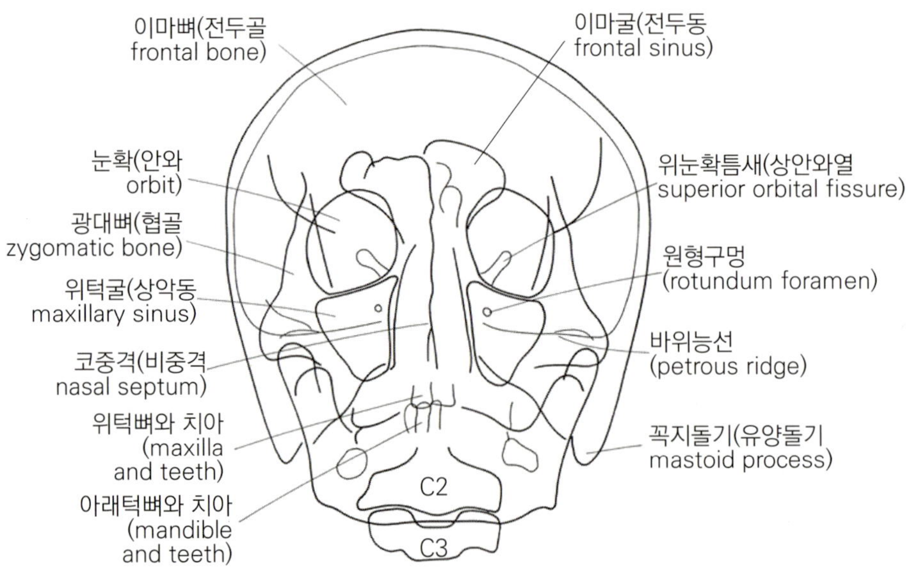

그림 4-91 안와후전방향 엑스선영상해부도

2) 안와 측방향 촬영 (orbit lateral projection)

촬영목적 : 외상성 질환에 의한 눈확영역의 골절, 이물질의 유무, 이마굴, 위턱굴 등의 병변 유무를 관찰한다.

촬영자세 : 환자는 반쯤 엎드린자세나 앉은자세로 한다. 반쯤 엎드린자세촬영에서는 머리를 검사반대쪽으로 돌려 가쪽눈구석를 IR면의 중앙에 일치시킨다. 정중시상면(MSP)이 IR면에 평행이 되게 하고 눈확사이선(동공간선 IPL)이 수직이 되게 하며 눈확아래귀구멍선(안와하이공선 IOML)이 IR면의 윗면(횡축)에 평행일 때 바른 측면자세가 된다. 이때 검사쪽 팔을 펴서 몸옆으로 내리고 검사반대쪽 팔과 무릎을 구부려 들려진 쪽을 지지하여 편안한 자세가 되도록 조정한다. 머리를 고정하여 촬영하는 동안 호흡을 멈추게 한다.

중 심 선 : 검사 반대쪽의 가쪽눈구석(외안각)으로 IR면에 대해 수직으로 입사한다.

촬영 point : 눈확위·아래모서리(안와상·하연)가 선명하게 촬영되어야 한다. 머리 측방향 촬영보다 낮은 촬영조건이 바람직하다.

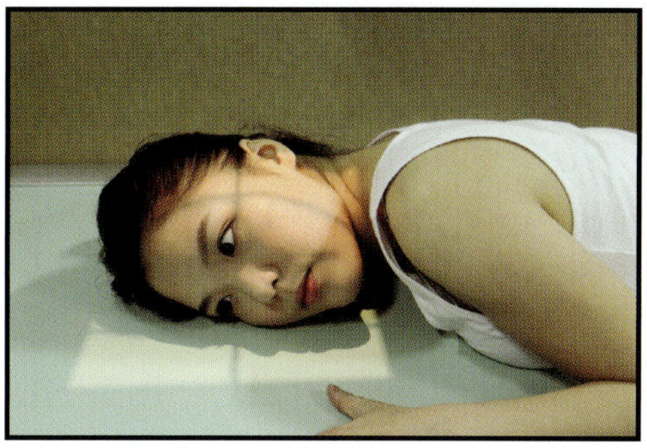

그림 4-92 안와 측방향 촬영자세

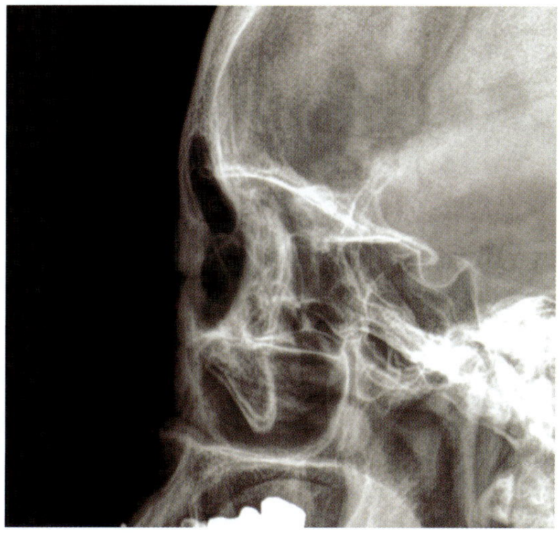

그림 4-93 안와 측방향 엑스선영상

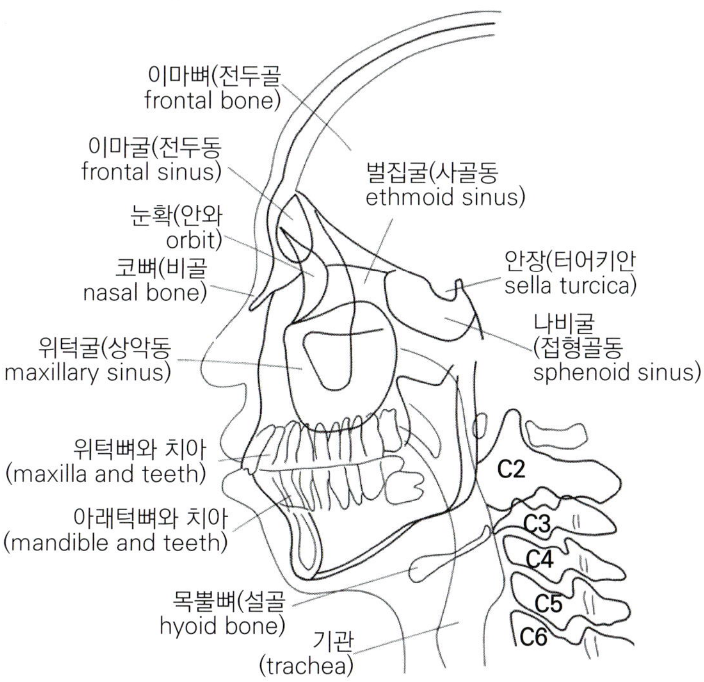

그림 4-94 안와 측방향 엑스선영상해부도

4

3) 시신경공 두정안와 사방향 촬영 (optic foramen parieto-orbital oblique projection) Rhese법

촬영목적 : 외상성 질환, 종양 등에 의한 시신경구멍의 병변의 유무를 관찰한다.

촬영자세 : 환자는 엎드린자세나 앉은자세로 한다. 엎드려 촬영할 경우 양 팔을 구부려 어깨의 양 옆에 손을 놓는다. 머리의 정중시상면(MSP)을 검사쪽으로 돌린 후 IR면에 대해 53°되게 한다. 광대뼈, 코, 턱을 IR면에 붙이고 검사쪽 눈확이 중앙이 되도록 한다. 코끝귀구멍선(AML)은 IR면에 수직이 되게 자세를 조정한다. 머리를 고정하여 촬영하는 동안 호흡을 멈추게 한다.

중 심 선 : 검사쪽 눈확 중앙을 향해 IR면에 대해 수직으로 입사한다.

촬영 point : 시신경구멍은 둥글고 선명하게 촬영되어야 한다. 시신경구멍의 측방변위가 보이면 머리의 회전각이, 종측변위가 보이면 코끝귀구멍선의 조정이 잘못된 것이다. 위축되면 시신경구멍 가쪽모서리의 축소상이 보일 수도 있다. 어린이에 많은 시각장애를 일으키는 시신경아교종(optic nerve glioma)에서는 시신경구멍의 확대상이 관찰된다. 또 극히 드문 종양인 3차신경초종(trigeminal neurile mmoma)에서는 시신경구멍가쪽모서리의 일부 소실상(erosion)이 가끔씩 관찰된다.

※ 엎드린자세가 곤란할 경우에는 바로누운자세에서 촬영하는 Rhese법을 사용하면 된다. 이때 정중면이 IR면에 대해 검사 반대쪽으로 53°가 되도록 머리를 조정한다. 시신경구멍은 눈확(안와)을 사등분한 외측하단에 나타나야 한다. 비교하기 위하여 일반적으로 양쪽을 함께 촬영한다.

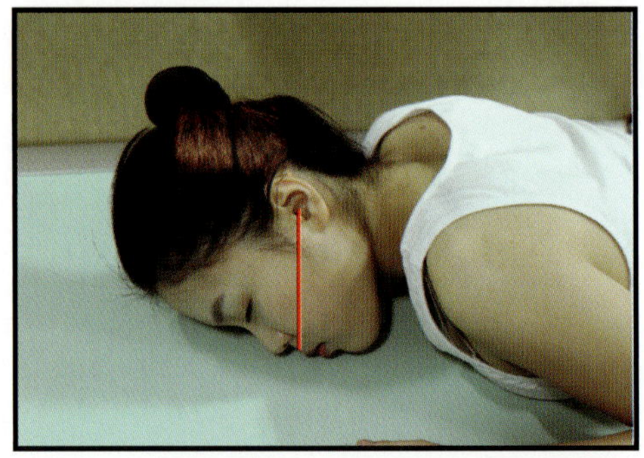

그림 4-95 시신경공 두정안와 사방향 촬영자세 (Rhese법)

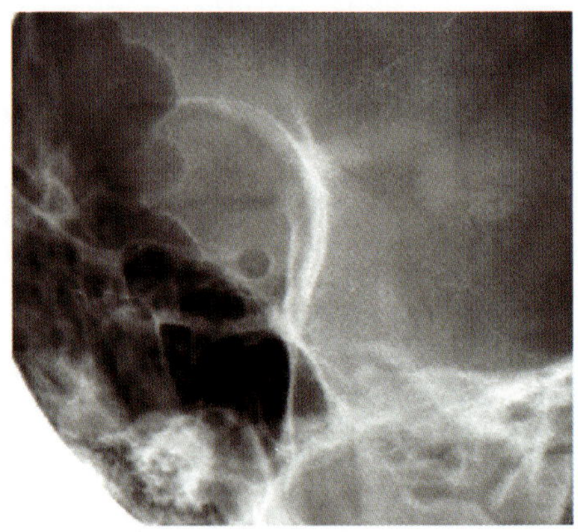

그림 4-96 시신경공 두정안와 사방향 엑스선영상 (Rhese법: Parietoorbital)

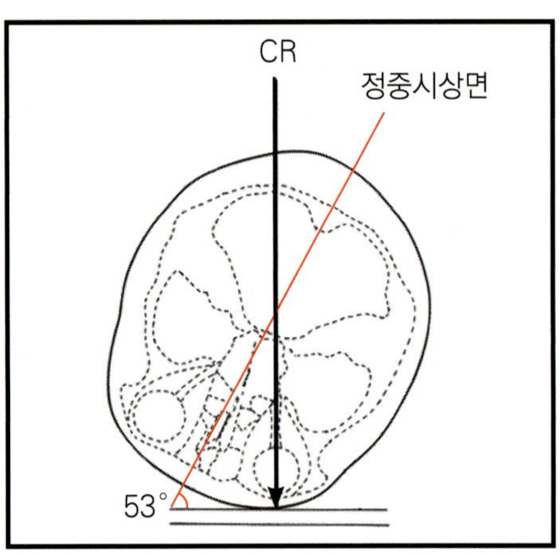

그림 4-97 시신경공 두정안와 사방향 촬영

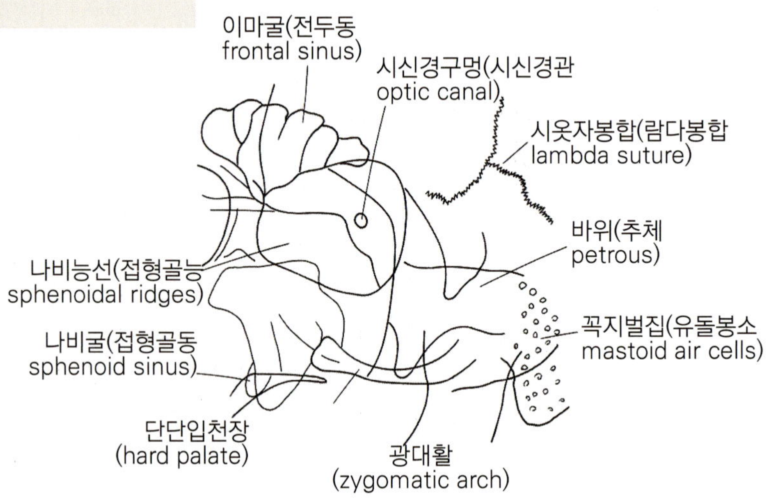

그림 4-98 시신경공 두정안와 사방향 엑스선영상해부도

4) 시신경공 안와두정 사방향 촬영 (optic foramen orbitoparietal oblique projection) Rhese법

촬영목적 : 외상성 질환, 종양 등에 의한 시신경구멍의 병변의 유무를 관찰한다.

촬영자세 : 환자는 바로누운자세나 앉은자세로 한다. 누워서 촬영할 경우 환자의 양 팔은 평안하게 내리고 머리의 정중시상면을 검사 반대쪽으로 돌려 IR면에 대해 53° 되게 한다. 검사쪽 눈확을 중앙에 놓이도록 하고 코끝귀구멍선(AML)은 IR면에 수직이 되게 자세를 조정한다. 머리를 고정하여 촬영하는 동안 호흡을 멈추게 한다 .

중 심 선 : 검사쪽 눈확 중앙을 향해 IR면에 대해 수직으로 입사한다.

촬영 point : 시신경구멍은 눈확을 사등분한 외측하단에 나타나야 하고 나비능선(접형골연)의 끝에서 정면으로 보여야 한다. 두정안와방향 촬영자세의 반대자세이며 엎드린자세를 취할 수 없는 환자에게 시행하는 검사법이다. 시신경공이 확대되어 관찰되나 수정체 피폭선량 증가의 우려가 있기 때문에 가능한 두정안와방향 촬영자세를 취하는 것이 좋다. 비교하기 위하여 양측을 함께 촬영하는 것이 기본이다. 확대 방지를 위해 기본 촬영거리보다 15 cm 증가시킨다.

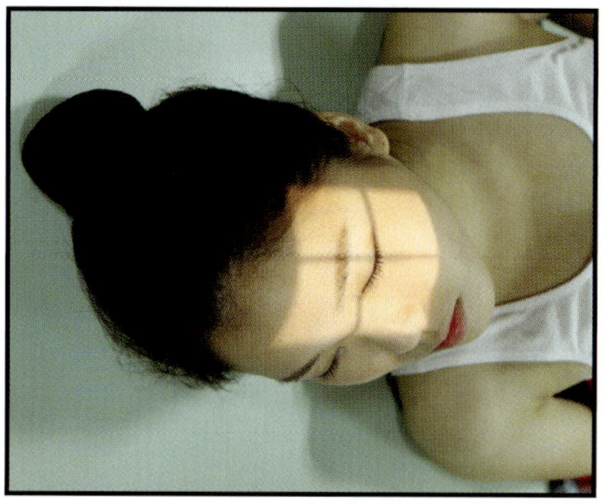

그림 4-99 시신경공 안와두정 사방향 촬영자세(Rhese법)

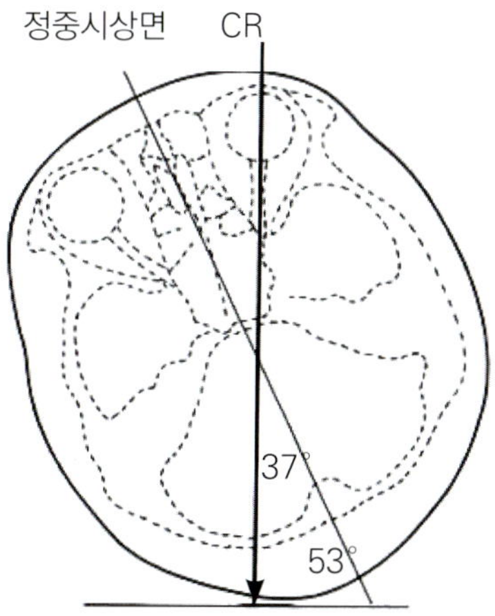

그림 4-100 시신경공 안와두정 사방향 촬영자세 모식도

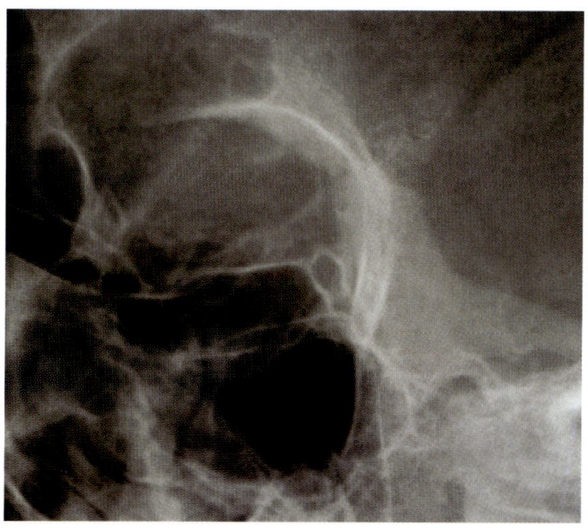

그림 4-101 시신경공 안와두정 사방향 엑스선영상 (Rhese법: orbitoparietal)

4

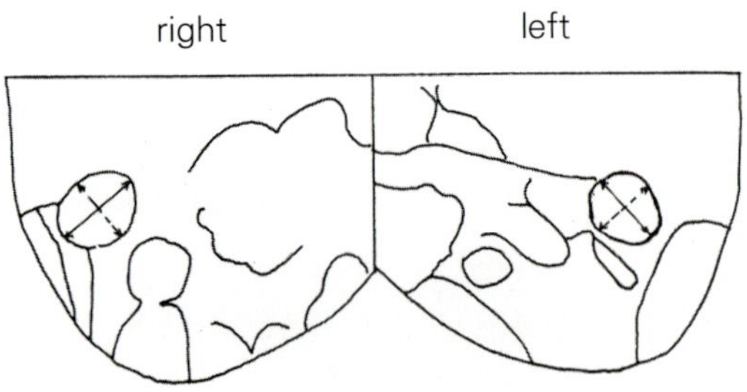

$$x=d-\frac{b}{a}(d+f)$$

x=optic foramen 실물의 diameter

d=film상의 optic foramen의 diameter

a=F. F. D. film에서 focus까지의 distance

f=초점의 크기

b=OFD

· 시신경관 계측법

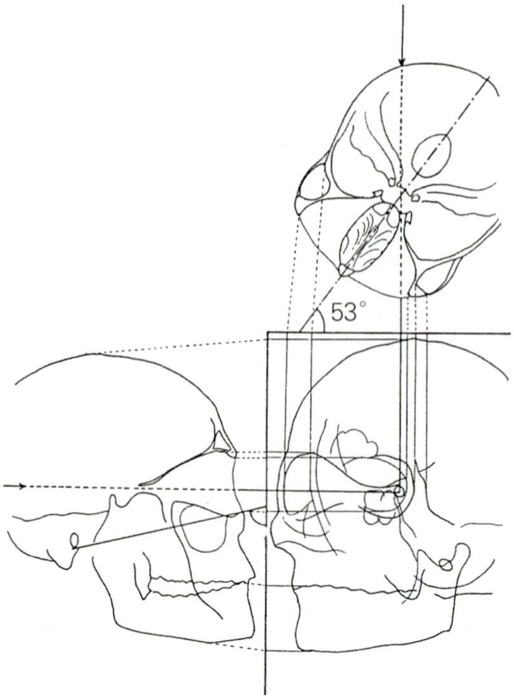

· Rhese법에 의한 시신경관과 축측방향 촬영상에서의 해부학적 관계

· 엑스선상의 평가기준

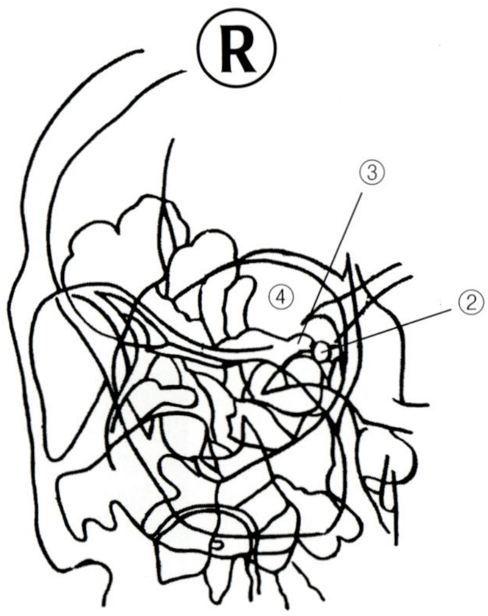

① center는 적절한가?

② 시신경 구멍은 눈확을 사등분한 외측하단에 나타났는가?

③ 나비능선(접형골연 sphenoidal ridge)의 끝부분에서 시신경 구멍의 음영을 관찰할 수 있는가?

④ 전체 눈확음영이 나타났는가?

⑤ 눈확부분만의 조사면 제한이 이루어졌는가?

⑥ 양측 비교 촬영시 좌우대칭으로 촬영되었는가?

5. 얼굴뼈 (안면골 Facial Bones)

뇌머리뼈(cranial bone) 8개와 얼굴뼈(안면골 facial bone) 14개를 합쳐 머리뼈를 형성한다.

얼굴뼈는 총 9종 15개로 구성되어 있으며, 대부분 정중시상면을 중심으로 대칭을 이루고 있어 두 개씩이고 아래턱뼈, 보습뼈 및 목뿔뼈는 1개씩이다.

얼굴뼈 facial bone(9종 15개)	
코뼈(비골 nasal bone)	2개
눈물뼈(누골 lacrimal bone)	2개
위턱뼈(상악골 maxilla)	2개
광대뼈(관골 zygomatic bone)	2개
입천장뼈(구개골 palatine bone)	2개
아래코선반(하비갑개 inferior nasal concha)	2개
어래턱뼈(하악골 mandible)	1개
보습뼈(서골 vomer)	1개
목뿔뼈(설골 hyoid bone)	1개

① 코뼈(비골 nasal bone)

왼·오른 한 쌍의 코뼈(비골 nasal bone)는 코안 앞위벽의 일부를 이루며 코뿌리부분과 코등부분의 기초를 이루는 직사각형의 얇고 작은뼈이다. 아래쪽에는 코연골이 연속되고 코(외비 external nose)의 형태를 결정하게 된다. 한편 이마뼈의 코부분, 벌집뼈의 수평판, 위턱뼈의 이마돌기와 각각 관절한다.

② 눈물뼈(누골 lacrimal bone)

눈확 안쪽벽 앞쪽에 있는 한 쌍의 장방형의 얇은 뼈로서 눈확의 안쪽벽에서 벌집뼈(사골), 위턱뼈(상악골), 이마뼈(전두골)와 결합하고 있다. 눈확면에는 눈물고랑(누낭구 lacrimal groove)이 있어서 위턱뼈와 함께 눈물샘오목(누낭와 lacrimal fossa)을 이루고 여기에 눈물주머니(누낭 lacrimal sac)가 있으며 아래끝에는 눈물이 아래콧길에 이르는 코눈물뼈관(비루관 nasolacrimal canal)이 시작된다.

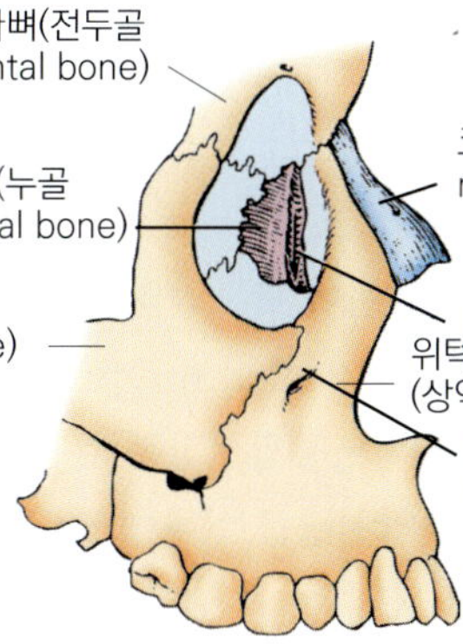

그림 4-102 코뼈, 눈물뼈(위치, 외형)촬영자세

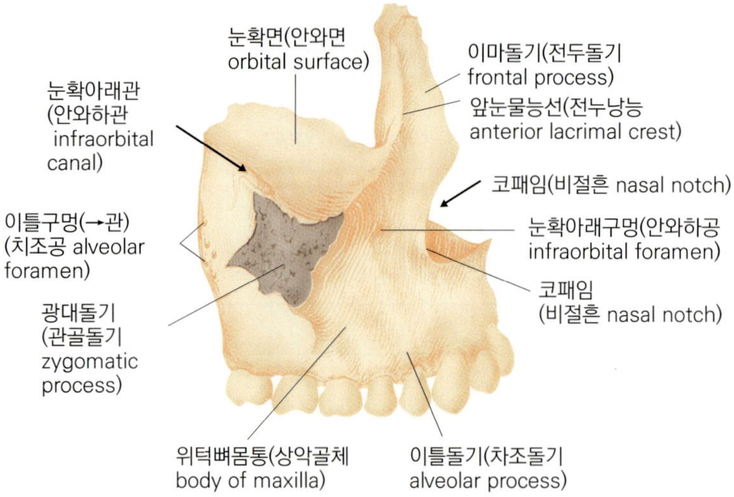

그림 4-103 위턱뼈(상악골(오른쪽))

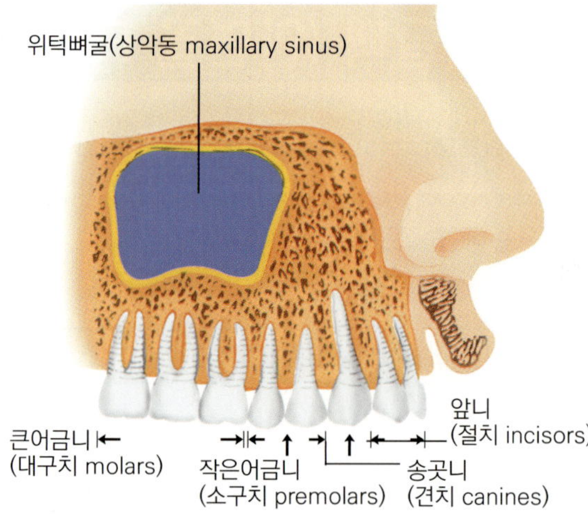

그림 4-104 위턱뼈(상악골)의 위턱뼈굴(상악동)

③ 위턱뼈(상악골 maxilla)

얼굴의 중앙에 있으며 왼·오른 한 쌍이 합쳐서 위턱을 형성하고 위턱뼈몸통, 이마돌기, 광대뼈돌기, 이틀돌기 및 입천장돌기로 구분된다.

위턱뼈몸통(상악골체 maxilla body)은 피라밋모양이고 눈확의 아래벽과 코안의 바깥쪽벽을 형성하고 있으며 그 속에는 중간콧길 개구하는 위턱굴(상악동 maxillary sinus)이 있다. 앞면의 눈확모서리(안와연)에서 1cm 아래쪽에 눈확아래구멍(안와하공 infraorbital foramen)은 눈확아래신경과 혈관의 통로이다.

이마돌기(전두돌기 frontal process)는 상방으로 뻗어 코뼈와 눈물뼈 사이에서 이마뼈의 코부위와 관절한다.

광대돌기(관골돌기 zygomatic process)는 위가쪽으로 뻗어 광대뼈와 관절하며 이틀돌기(차조돌기 alveolar process)는 밑으로 뻗어 활모양의 이틀활(치조궁 alveolar arch)을 형성하여 윗니를 수용하고 있다.

입천장돌기(구개돌기 palatine process)는 위턱뼈몸통으로부터 수평으로 뻗어있는 판모양의 돌기로서 정중부에서 왼·오른쪽이 만나서 정중입천장봉합(정중구개봉합 median palatine suture)을 이루어 단단입천장(경구개)의 대부분을 형성하며, 단단입천장을 이루어 입안과 코안의 경계를 짓게 한다.

④ 입천장뼈(구개골 palatine bone)

위턱뼈와 나비뼈 사이에 있으며 L자 모양의 한 쌍의 작은뼈로서 수직판(perpendicular plate)과 수평판(horizontal plate)으로 구분된다. 수직판은 코안 가쪽벽의 뒤부위가 되고 수평판은 왼·오른쪽이 서로 맞닿아서 단단입천장 뒤쪽에 이어진다. 이 결합부가 가로입천장봉합(횡구개봉합, transverse palatine suture)이 된다.

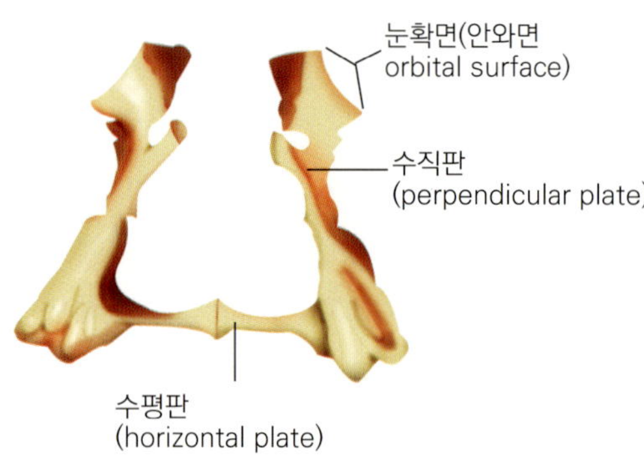

그림 4-105 입천장뼈(구개골(뒷면 모습))

⑤ 아래코선반(하비갑개 inferior nasal concha)

코안 가쪽벽을 이루는 위턱뼈와 입천장뼈에 결합되어 있고 조개껍질 모양의 한 쌍의 독립된 작은 뼈이며 위면이 코안 가쪽벽에 부착되고 코안 속으로 돌출하고 있다. 이 뼈는 위턱뼈(상악골), 입천장뼈(구개골), 눈물뼈(누골), 벌집뼈(사골) 등과 결합하며 중간콧길(중비도)과 아랫콧길(하비도)의 경계가 된다.

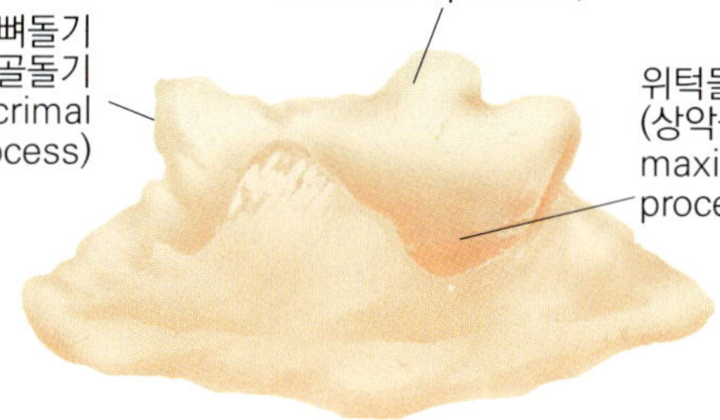

그림 4-106 오른쪽 아래코선반(하비갑개(바깥면))

⑥ 광대뼈(관골 zygomatic bone)

광대뼈는 3개의 면에 3개의 구멍 그리고 3개의 돌기로 구성되어 있다.

눈확면(안와면 orbital surface)은 눈확의 아래벽을 구성하는 부분으로서 광대뼈신경이 통과하는 광대눈확구멍(관골안와공 zygomaticoorbital foramen)이 있다. 광대뼈 가쪽면(외측면 lateral surface)은 얼굴부분을 형성하는 부분으로서 여기에는 같은 이름의 신경이 통과하는 광대얼굴구멍(관골안면공 zygomaticofacial foramen)이 있으며 관자오목을 향하는 관자면(측두면 temporal)에는 같은 이름의 신경이 통과하는 광대관자구멍(관골측두공 zygomaticotemporal foramen)이 있다.

돌기는 이마뼈와 관절하는 이마돌기(전두돌기 frontal process)와 위턱뼈와 관절하는 위턱돌기(상악돌기 maxillary process) 및 관자뼈의 광대돌기(관골돌기 zygomatic process)와 관절하는 관자돌기(측두돌기 temporal process)가 있다. 한편 광대뼈의 관자돌기와 관자뼈의 광대돌기가 관절하여 광대활(협골궁 zygomatic arch)을 형성한다.

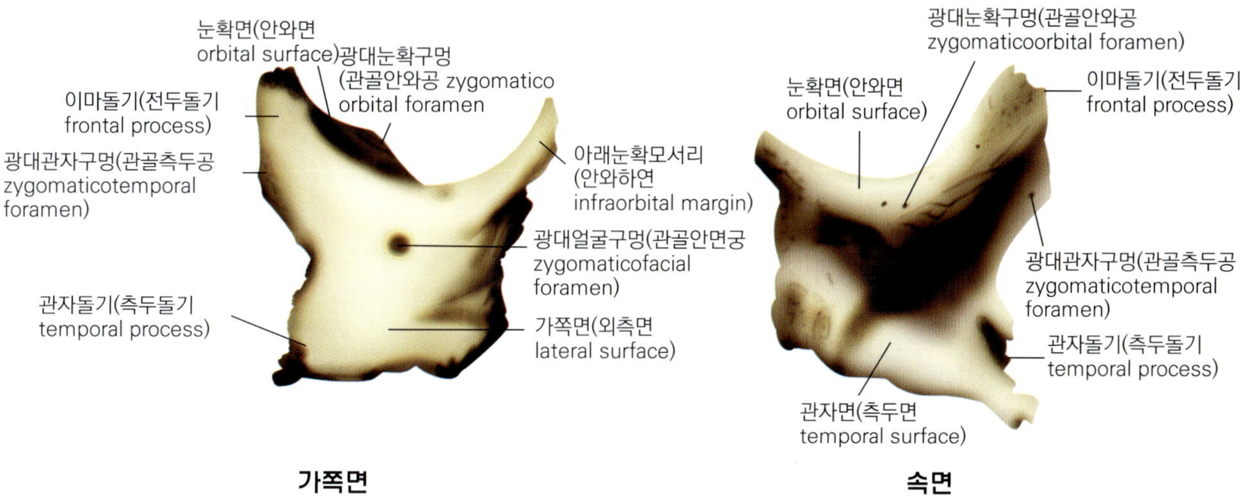

그림 4-107 광대뼈(관골)

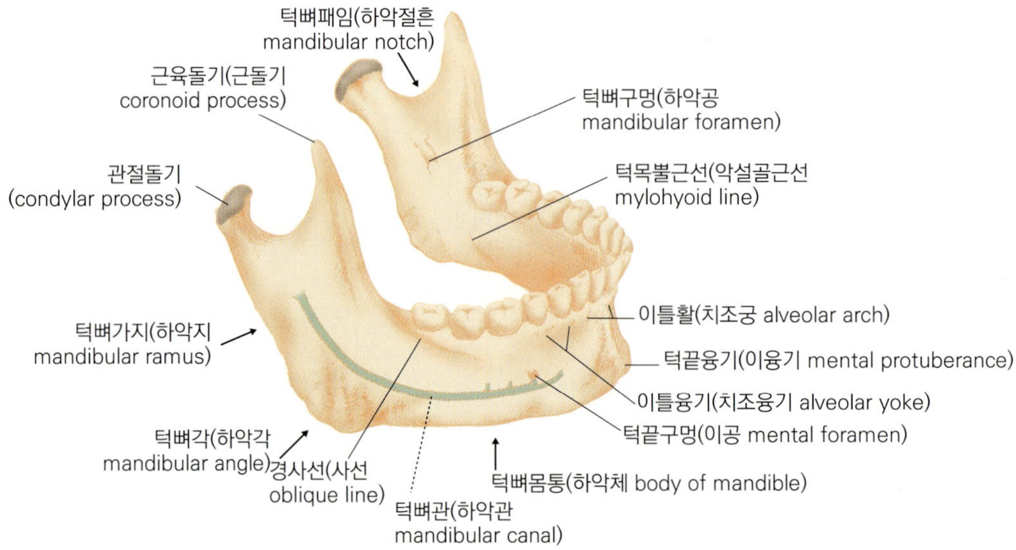

그림 4-108 아래턱뼈(오른쪽 윗면)

⑦ 아래턱 뼈(하악골 mandible)

얼굴머리뼈 중에서 가장 강대한 뼈로 턱뼈의 주체를 이루며 전체적으로 볼 때 말발굽 모양이다. 이 뼈는 턱뼈몸통(하악체 body)과 턱뼈가지(하악지 ramus)로 이분된다. 턱뼈몸통은 중앙에 수평부를 이루고, 그 가장자리는 이틀활(치조궁 alveolar arch)이며 성인의 경우 16개의 치아(teeth)가 있다. 전면 정중선에 있는 융기를 턱끝융기(이융기 mental protuberance)라 하며 이 융기가 치아열보다 앞쪽으로 돌출한 것이 사람의 특징 중 하나이다.

턱뼈가지(ramus)는 턱뼈몸통 양쪽에서 거의 수직에 가까운 각도로 위쪽으로 뻗어 있으며 턱뼈몸통과의 이행부를 턱뼈각(하악각 mandibular canal)이라고 한다.

위끝은 앞뒤 두 부분으로 갈라지며 앞의 것은 근육돌기(coronoid process)로서 씹기근육이 부착하며 뒤의 것은 관절돌기(condylar process)로서 관자뼈의 턱관절오목과 관절하여 턱관절(temporomandibular joint), 일명 악관절(mandibular joint)을 만든다.

턱뼈가지의 속면 중앙에는 턱뼈구멍(하악공 mandibular foramen)이 있으며 이로부터 턱뼈관(하악관 mandibular canal)이 뚫려 있고 그 끝은 턱뼈몸통 앞면의 턱끝구멍(이공 mental foramen)에 개구한다. 이 관은 턱뼈 치아에 분포하는 아래이틀신경(하치조신경 inferior alveolar nerve)과 혈관의 통로가 된다.

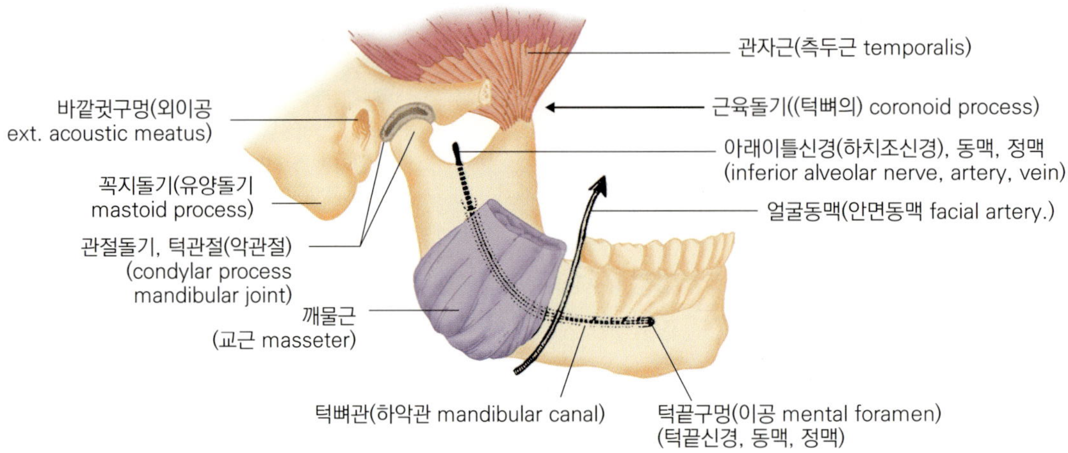

그림 4-109 아래턱뼈(하악골(턱관절, 턱뼈관, 저작근을 표시))

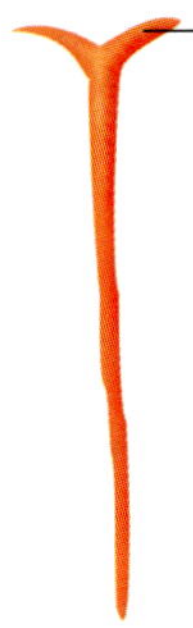

그림 4-110 보습뼈(서골)

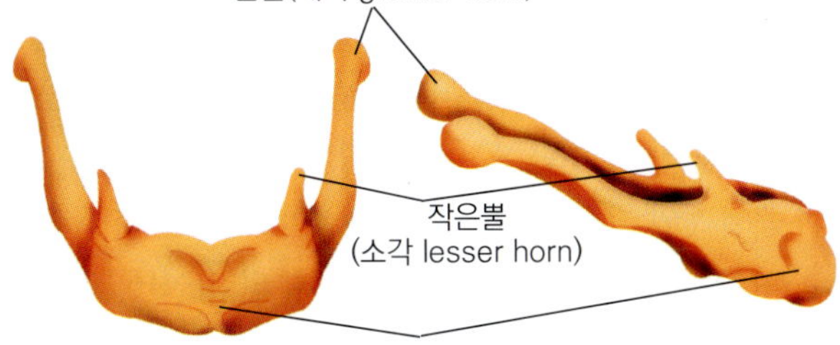

그림 4-111 목뿔뼈(설골)

⑧ 보습뼈(서골 vomer)

코중격 아래쪽을 이루는 쟁기 모양의 뼈로 위는 벌집뼈 연직판, 아래는 위턱뼈의 입천장돌기와 관절하고 뒤면은 양쪽 뒤콧구멍의 경계가 된다. 날개 모양의 보습뼈날개(서골익 wing of vomer)는 나비뼈와 입천장뼈가 연결된다.

⑨ 목뿔뼈(설골 hyoid bone)

혀의 밑 후두의 위쪽 혀근아래부위에 말발굽 모양의 가늘고 작은 뼈로서 중앙에 목뿔뼈몸통(설골체 body)의 양끝의 큰뿔(대각 greater horn)이 있으며 목뿔뼈몸통의 앞가쪽에 작은뿔(소각 lesser horn)이 있다.

목뿔뼈는 다른 뼈와 관절하지 않고 관자뼈의 붓돌기에 붓목뿔뼈인대(경돌설골인대 stylohyoid ligament)에 의해 매달려 있다.

⑩ 눈확(안와 orbit)

눈확(안와 orbit)은 안구(eyeball)와 그 부속기관들이 들어있는 사각추상체의 공간으로서 7개의 뼈로 구성된다. 눈확의 위벽은 이마뼈(전두골)와 나비뼈(접형골)의 작은날개로, 아래벽은 위턱뼈(상악골), 광대뼈(관골) 및 입천장뼈(구개골)로, 가쪽벽은 광대뼈와 나비뼈의 큰날개로, 안쪽벽은 벌집뼈(사골)와 눈물뼈(누골)로 구성된다. 아래벽에는 눈확아래고랑이 아래눈확틈새 앞에서 눈확아래관이 되어 눈확면으로 나온다.

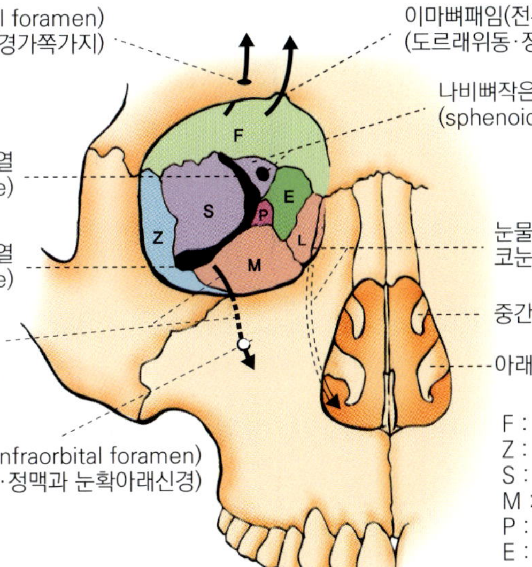

그림 4-112 눈확(안와(오른쪽 : 뼈벽과 그 주변))

4

안쪽의 아래부위에는 눈물샘오목(누낭와 lacrimal fossa)이 있으며 코눈물관에 계속되어 아래콧길에 개구한다. 눈확 앞은 넓은 눈확고랑(안와구 aditus orbita)으로 얼굴에 개구하고 뒤는 좁은 눈확끝(안와첨 apex of orbit)을 이루며 시각신경관(시신경관 optic canal)을 통하여 머리뼈공간으로 교통한다.

가쪽에는 L자상의 위(상) 및 아래눈확틈새(하안와열 superior and inferior orbital fissures)가 있어 위눈확틈새는 나비뼈의 큰날개와 작은날개 사이에 있으며, 여기에 눈돌림·도르래·갓돌림신경 및 눈신경과 위눈정맥이 지나고 아래눈확틈새는 나비뼈의 큰날개와 위턱뼈 눈확부위 사이에 있으며, 광대신경 및 눈확아래신경이 눈확아래동·정맥이 지나간다. 눈확위모서리에 눈확위구멍(안와상공 supraorbital foramen)(눈확위신경의 가쪽가지, 눈확위동정맥의 통로)이 있으며 눈확아래모서리에 눈확아래구멍(안와하공 infraorbital foramen)(눈확아래신경, 혈관통로)이 있다.

⑪ 코안(비강 nasal cavity)

얼굴 중앙에 위치한 코안(비강 nasal cavity)은 입구에 뼈콧구멍(이상구 piriform aperture)이 있으며 뒤쪽에 뒷콧구멍(후비공 choanae)이 있어 인두로 통하고 벌집뼈의 수직판과 보습뼈 및 코중격연골로 구성된 코중격(비중격 nasal septum)에 의하여 왼·오른쪽으로 나뉘어진다. 뒤콧구멍의 주위는 입천장뼈와 나비뼈(날개돌기)로 구성된다. 위벽은 벌집뼈의 벌집체판에 의해 머리뼈공간과 경계짓고 아래벽은 위턱뼈의 입천장돌기 및 입천장뼈에 의해 입안과 경계짓고 있다. 가쪽벽은 3개의 격벽 즉 위, 중간(상, 중) 및 아래코선반(하비갑개 superior, middle and inferior nasal conchae)이 있다. 안쪽으로 돌출하고 그 아래쪽에 콧길 즉 위, 중간 및 아래콧길(하비도 superior, middle and inferior nasal meatus)이 있다.

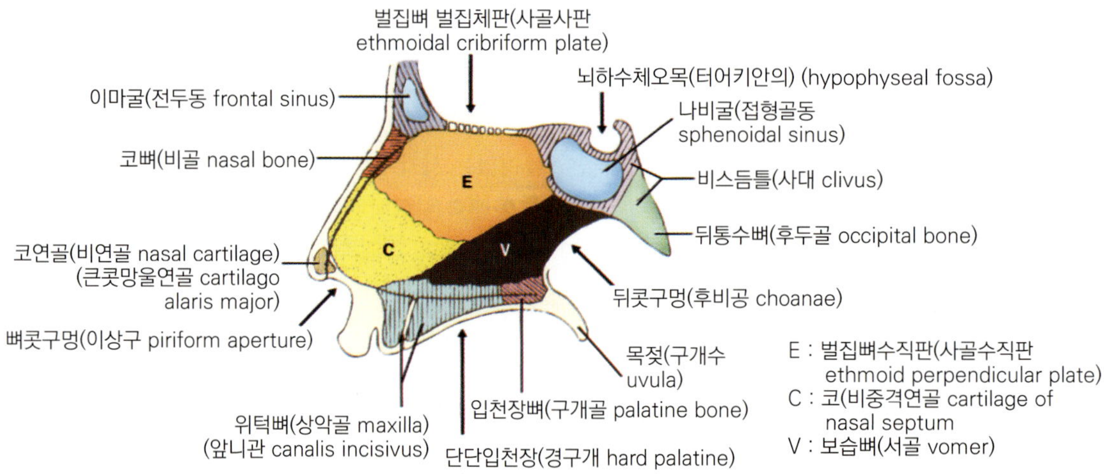

그림 4-113 코중격(비중격)

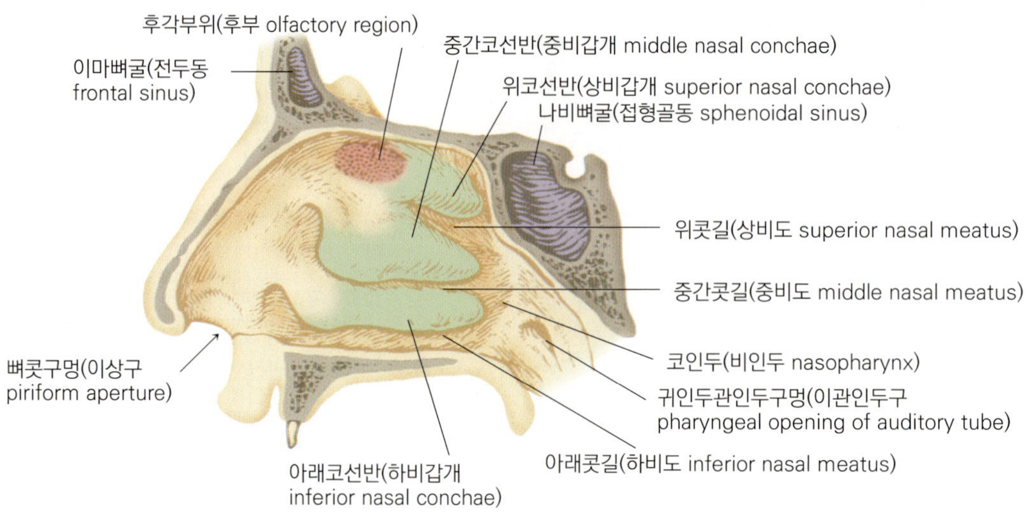

그림 4-114 코안 가쪽벽(비강 외측벽)

1) 안면골 측방향 촬영 (facial bone lateral projection)

촬영목적 : 외상성 골절(blow out, tripod, Le Fort), 나비뼈큰날개, 광대뼈, 아래턱뼈, 염증, 종양에 의한 얼굴뼈 등의 병변 유무를 관찰한다.

촬영자세 : 환자는 반쯤 엎드린자세나 앉은자세로 한다. 엎드린자세일 경우 머리를 검사반대쪽으로 돌려 광대뼈가 IR면의 중앙선에 일치시킨다. 정중시상면(MSP)이 IR면에 평행이 되게 하고 눈확사이선(동공간선 IPL)이 수직이 되게 하며, 눈확아래귀구멍선(안와하이공선 IOML)이 IR면의 횡축에 평행일 때 바른 측면자세가 된다. 이때 검사쪽 팔은 펴서 몸옆으로 내려놓고 검사반대쪽 팔과 무릎을 구부려 들려진 쪽을 지지하여 편안한 자세가 되도록 조정한다. 머리를 고정하여 촬영하는 동안 호흡을 멈추게 한다.

중 심 선 : 촬영반대쪽 광대뼈 중심을 향해 수직으로 입사한다. 입사점은 가쪽눈구석과 바깥귀길을 잇는 가상선의 중앙에 맞춘다.

촬영 point : 광대뼈를 중심으로 모든 얼굴뼈가 포함되어야 하고 양측 턱뼈가지(하악지)와 양측 눈확위벽(안와상벽 root of orbit)이 중복되어야 한다. 또한 안장은 회전되지 않고 완전히 중복되어 나타나야 한다.

※ 외상성 골절의 종류
① blow out fracture – 안와외향골절
② tripod fracture – 광배뼈삼각골절
③ Le Fort fracture – 위턱뼈를 포함하는 안면부위 골절

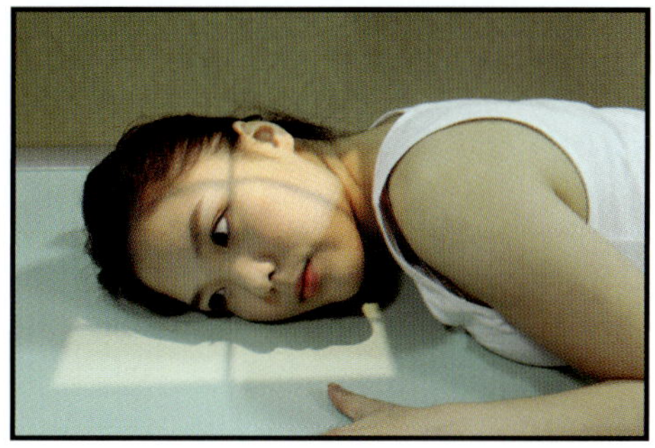

그림 4-115 안면골 측방향 촬영자세

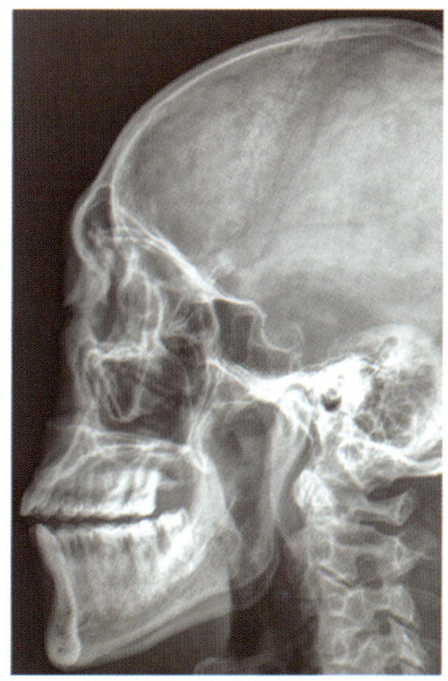

그림 4-116 안면골 측방향 엑스선영상

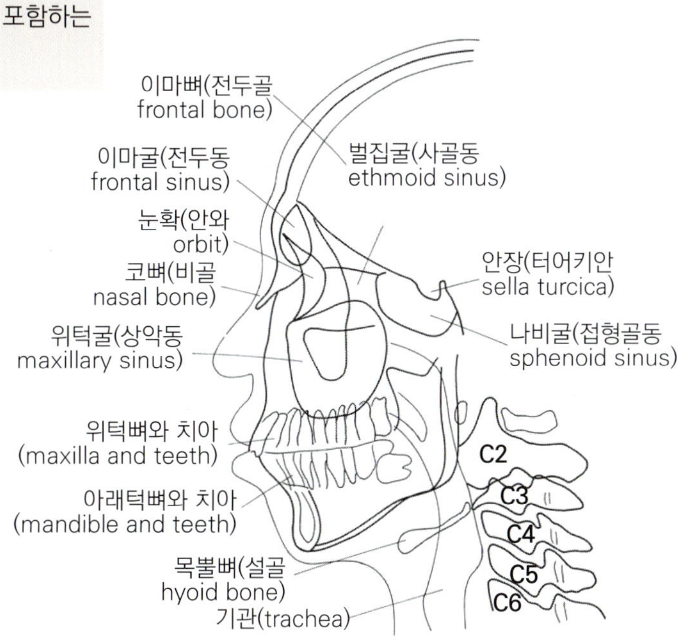

그림 4-117 안면골 측방향 엑스선영상해부도

2) 안면골 두정비극방향 촬영 (facial bone parietoacanthial projection) Waters법

촬영목적 : 외상성 골절(blow out, tripod, Le Fort), 눈확아래 가장자리, 광대활, 코중격, 염증, 종양에 의한 얼굴뼈 등의 병변의 유무를 관찰한다.

촬영자세 : 환자는 엎드린자세나 앉은자세로 한다. 엎드려 촬영할 경우에는 정중시상면(MSP)을 IR면 중심선과 일치시키고 코끝점(비극점 acanthion)이 중앙이 되도록 한다. 환자의 양 팔을 구부려 어깨의 양 옆에 손을 놓는다. 머리를 뒤로 젖혀 정중시상면이 수직이 되게 하고 눈확귀구멍선(안와이공선 OML)이 IR면에 37°가 되도록 하여 턱으로 지지한 후 각도기를 사용하여 정확한 각을 측정한다. 양 어깨가 동일한 횡단면에 놓이도록 환자의 자세를 조정한다. 머리를 고정하여 촬영하는 동안 호흡을 멈추게 한다.

중 심 선 : 코끝점(비극점 acanthion)를 향해 IR면에 수직으로 입사한다.

촬영 point : 머리뼈의 좌우가 대칭으로 나타나야 하고 양쪽 눈확, 위턱뼈, 광대뼈가 선명하게 잘 나타나야 한다. 머리뼈 바깥부분과 아래턱뼈까지 모두 포함되도록 촬영되어야 한다. 바위능선이 위턱굴 바로 아래에 나타나야 한다.

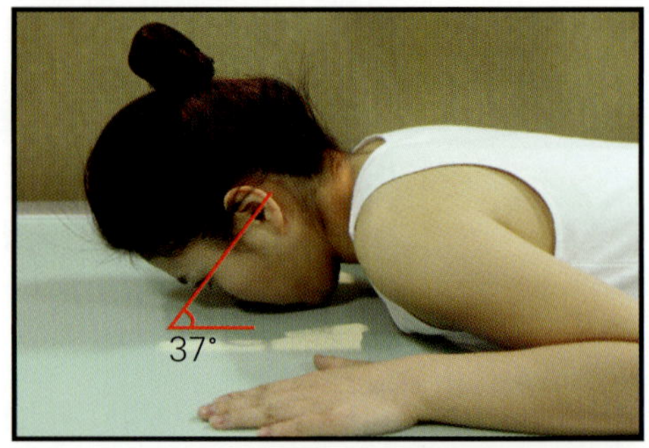

그림 4-118 안면골 두정비극방향 촬영자세

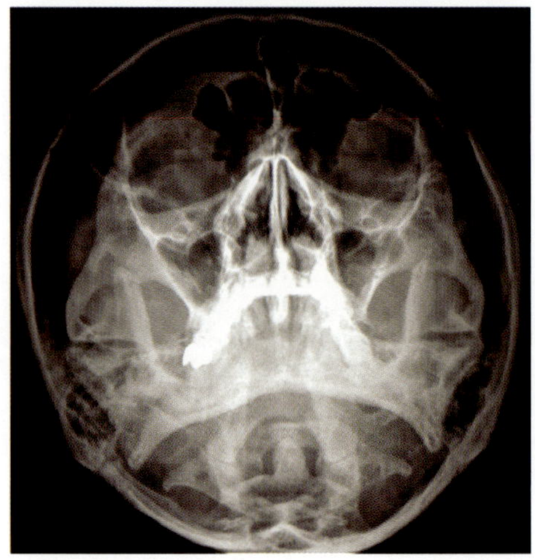

그림 4-119 안면골 두정비극방향 엑스선영상

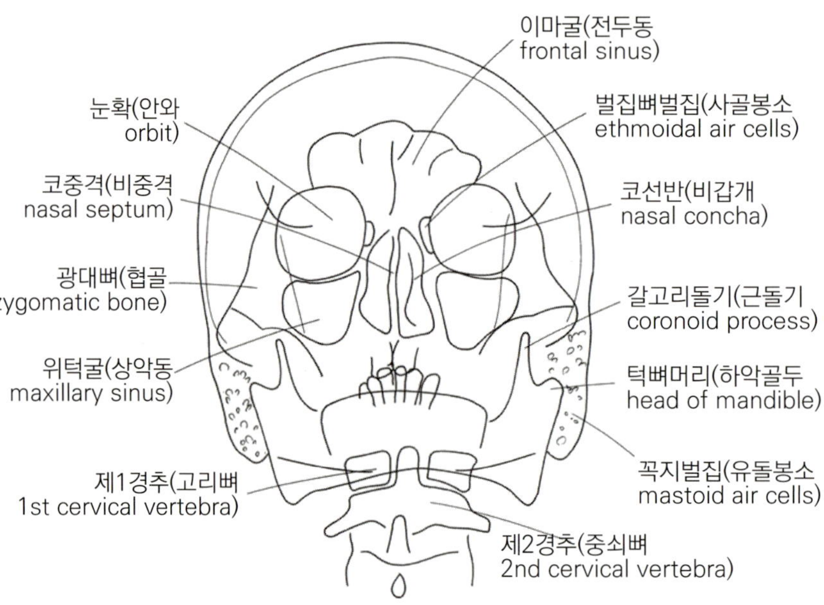

그림 4-120 Waters법 엑스선영상해부도

3) 안면골 후전축방향 촬영 (facial bone PA axial projection) Caldwell법

촬영목적 : 외상성 골절(blow out, tripod, Le Fort), 눈확가장자리, 코중격, 광대뼈, 앞코뼈가시 등 얼굴뼈 병변의 유무를 관찰한다.

촬영자세 : 환자는 엎드린자세나 앉은자세로 한다. 엎드려 촬영할 경우에는 정중시상면(MSP)을 IR면 중심선과 일치시키고 코뿌리점(비근점 nasion)이 중앙이 되도록 한다. 환자의 양 팔을 구부려 어깨의 양 옆에 손을 놓는다. 머리의 정중시상면과 눈확귀구멍선(안와이공선 OML)이 IR면에 수직이 되도록 이마와 코를 촬영대에 대고 양 어깨가 동일한 횡단면에 놓이도록 환자의 자세를 조정한다. 머리를 고정하여 촬영하는 동안 호흡을 멈추게 한다.

중 심 선 : 전체 안면골 검사시는 발쪽으로 15°로 코뿌리점(nasion)을 향해 입사하고, 눈확바닥을 보고자할 때는 발쪽으로 30°로 코뿌리점을 향해 입사한다.

촬영 point : 머리뼈의 회전이 없어야 하며 바깥 눈확가장자리까지 나타나야 한다. 발쪽으로 15°로 촬영하면 눈확음영의 아래 1/3선에서 바위능선이 나타난다. 위턱뼈와 눈확바닥이 잘 보이도록 적정 노출조건으로 촬영해야 한다.

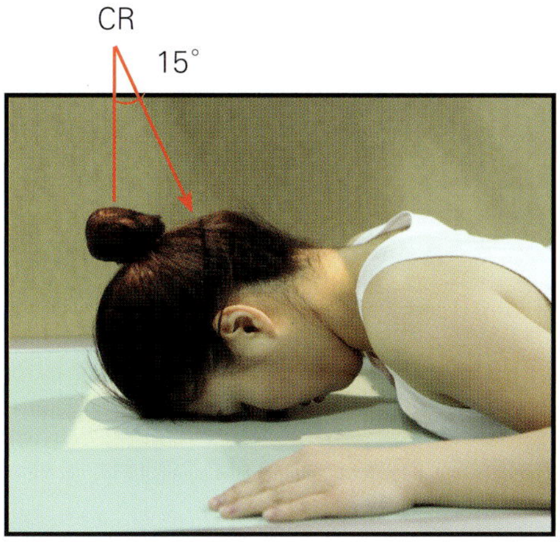

그림 4-121 안면골 후전축방향 촬영자세

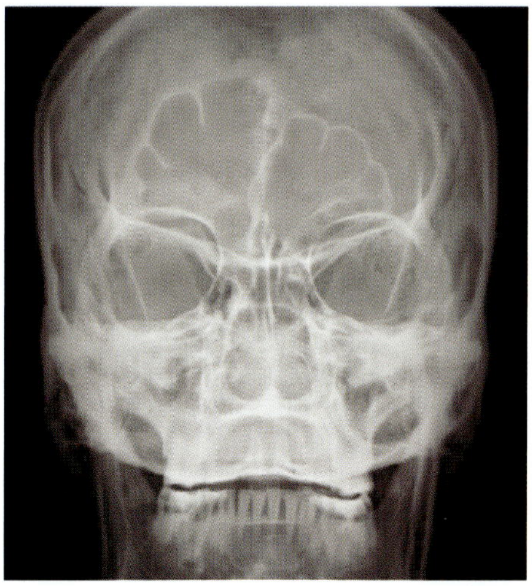

그림 4-122 안면골 후전축방향 엑스선영상(발쪽 15°)

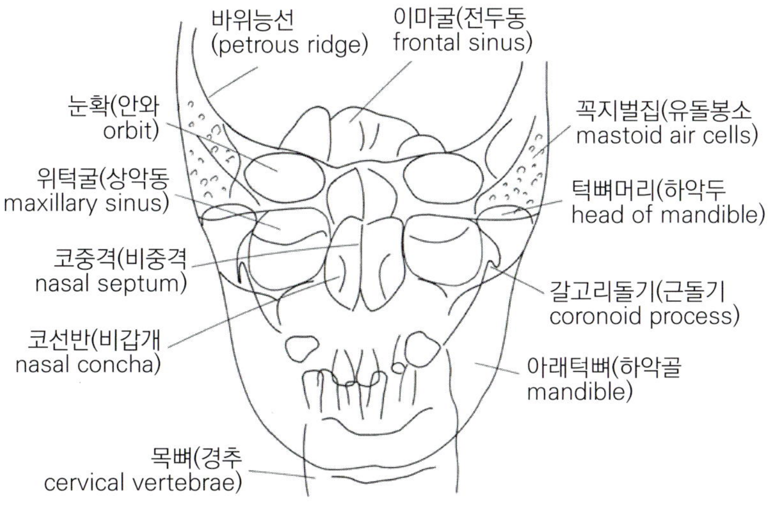

그림 4-123 안면골 후전축방향 엑스선영상해부도

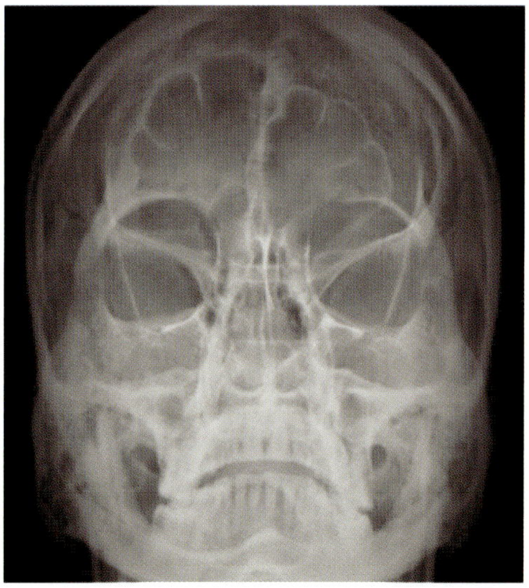

그림 4-124 안면골 후전축방향 엑스선영상(발쪽 30°)

4

6. 코뼈 (비골 Nasal bone)

1) 비골 측방향 촬영 (nasal bone lateral projection)

촬영목적 : 외상성 질환에 의한 코뼈(비골) 골절의 유무를 관찰한다.

촬영자세 : 환자는 반쯤 엎드린자세나 앉은자세로 한다. 엎드려 촬영할 경우에는 머리를 검사반대쪽으로 돌려 관자뼈(측두골)를 IR면에 붙인다. 정중시상면(MSP)이 IR면에 평행이 되게 하고 눈확사이선(동공간선 IPL)은 수직이 되게 하며 눈확아래귀구멍선(안와하이공선 IOML)이 IR의 위쪽면(횡축)에 평행일 때 바른 측면자세가 된다. 이때 검사쪽 팔을 펴서 몸옆으로 내려놓고 검사반대쪽 팔과 무릎을 구부려 들려진 쪽을 지지하여 편안한 자세가 되도록 조정한다.

머리를 고정하여 촬영하는 동안 호흡을 멈추게 한다.

중 심 선 : 코뿌리점(비근점 nasion)에서 아래로 약 1 cm점을 향해 IR면에 대해 수직으로 입사한다.

촬영 point : 눈썹활사이에서 코끝점(비극점)까지 나타나며 코뼈와 연부조직은 선명하게 촬영되어야 한다. 격자를 사용하지 않고, 낮은 관전압에서 촬영하는 것이 바람직하다. 조사면을 줄여 코뼈 가장자리에서 5 cm 범위가 되도록 한다. 비교하기 위하여 일반적으로 양쪽을 촬영한다.

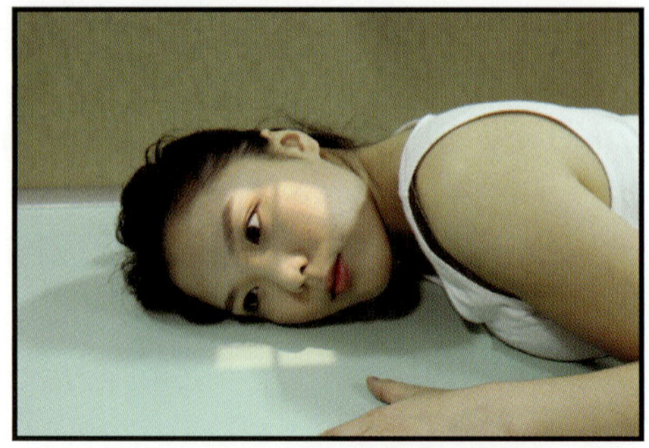

그림 4-125 비골 측방향 촬영자세

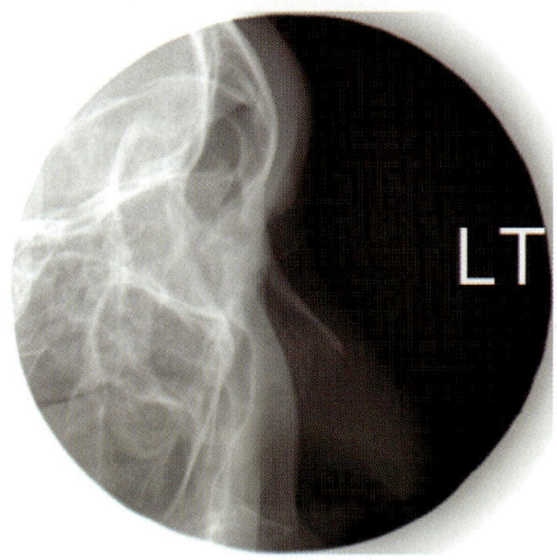

그림 4-126 비골 측방향 엑스선영상(왼쪽)

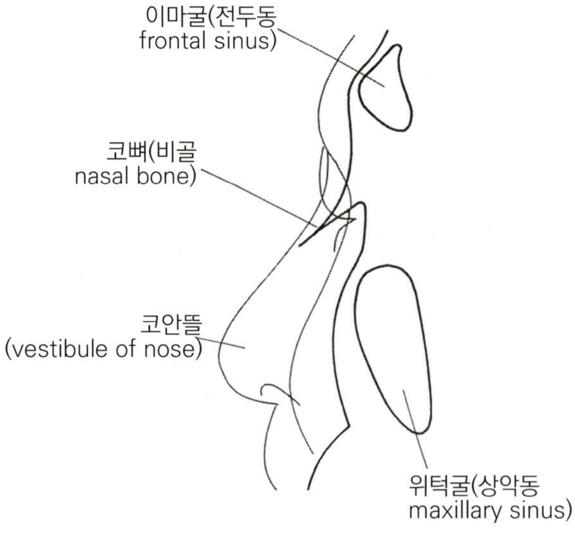

그림 4-127 비골 측방향 엑스선영상해부도

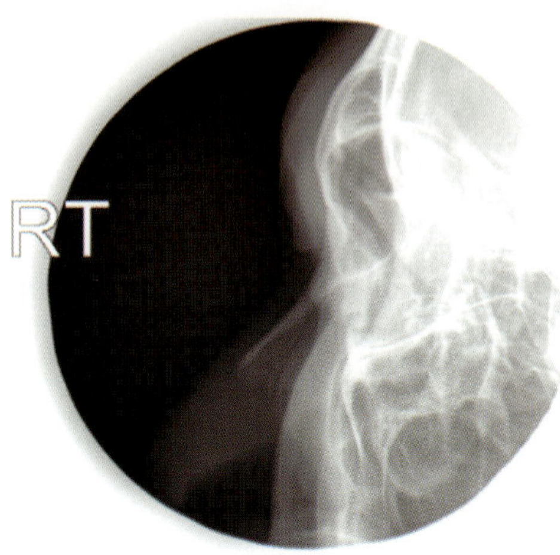

그림 4-128 비골 측방향 엑스선영상(오른쪽)

2) 비골 접선방향 촬영 (nasal bone tangential projection)

촬영목적 : 외상성에 의한 코뼈(비골)의 골절일 때 가쪽과 안쪽이 어긋났는지 관찰한다.

촬영자세 : 환자는 촬영대 가쪽에 놓인 의자에 앉도록 한다. 촬영대 위에 고정용구를 놓아 IR면을 환자쪽으로 들어올려 경사지게 놓는다. 환자는 턱을 앞으로 내밀게 하여 미간이틀선(미간치조선 glabelloalveolar line)이 IR면에 수직이 되도록 IR면의 경사를 조정한다. 머리의 정중시상면(MSP)이 IR면에 수직 및 중심이 되도록 환자의 자세를 조정한다. 머리를 고정하여 촬영하는 동안 호흡을 멈추게 한다.

중 심 선 : 미간이틀선으로 IR면을 향해 수직으로 입사한다.

촬영 point : 코뼈와 연부조직이 선명하게 촬영되어야 한다. 이 촬영은 미간이틀선이 IR면에 수직으로 위치할 수 있어야 하고 중심선도 수직입사가 가능해야만 된다. 코가 낮은 사람은 이마와 앞니 돌출로 인하여 겹치기 때문에 촬영하기가 어렵다.

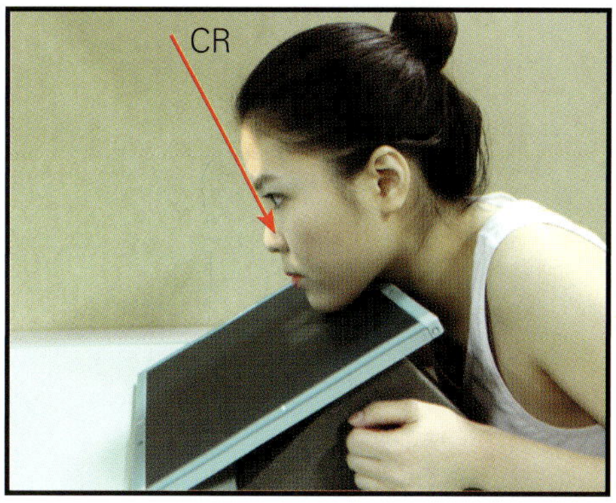

그림 4-129 비골 접선방향 촬영자세

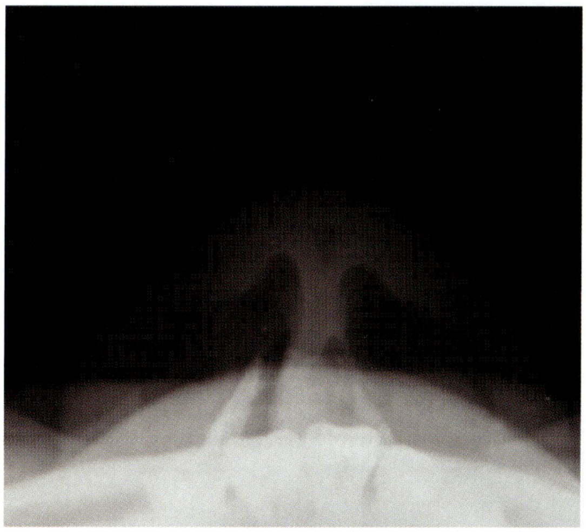
그림 4-130 비골 접선방향 엑스선영상

4

3) 비골 후두비골방향 촬영 (nasal bone occipitonasal projection)

촬영목적 : 주로 외상성 질환에 의한 코중격(nasal septum)의 변위와 코뼈 골절 및 가쪽과 안쪽의 변위 유무를 관찰한다.

촬영자세 : 환자는 엎드린자세나 앉은자세로 한다. 엎드린자세로 촬영할 경우에는 양 팔을 구부려 어깨의 양 옆에 손을 놓는다. 정중시상면(MSP)은 IR면 중심선과 일치시키고 코뿌리점(비근점 nasion)이 중앙이 되도록 한다. 머리를 뒤로 젖혀 정중시상면과 콧등이 수직이 되도록 턱으로 지지하고 양 어깨가 동일한 횡단면에 놓이도록 환자의 자세를 조정한다. 머리를 고정하여 촬영하는 동안 호흡을 멈추게 한다.

중 심 선 : 코뿌리점(비근점 nasion)을 향해 IR면에 대해 수직으로 입사한다.

촬영 point : 코중격이 정중시상면상에 선명하게 나타나야 한다. 코뼈가 가쪽 또는 안쪽으로 어긋났는지를 관찰할 수 있다.

※ 코뼈의 촬영조건은 Waters법 조건과 같아도 된다. 이마를 충분히 들어올리지 못할 경우는 중심 엑스선이 콧등과 평행이 될 때까지 발쪽으로 기울여서 입사하면 된다. 이 방법은 콧등이 낮아 접선방향 촬영이 불가능할 경우에 이용되고 있다.

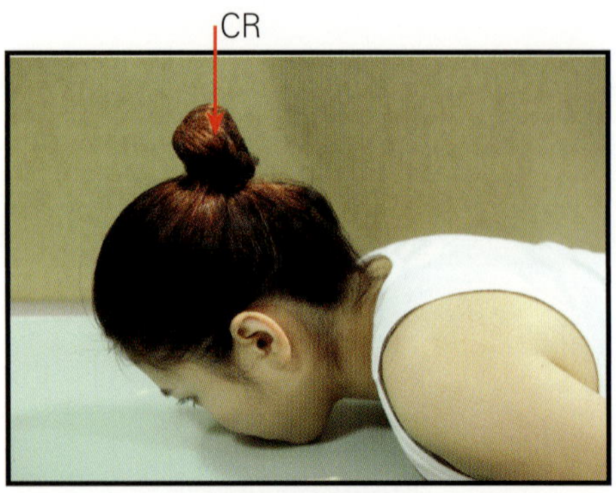

그림 4-131 비골 후두비골방향 촬영자세

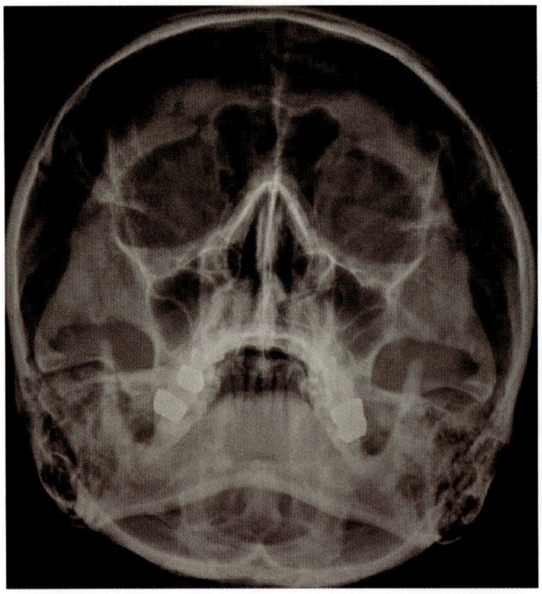

그림 4-132 비골 후두비골방향 엑스선영상

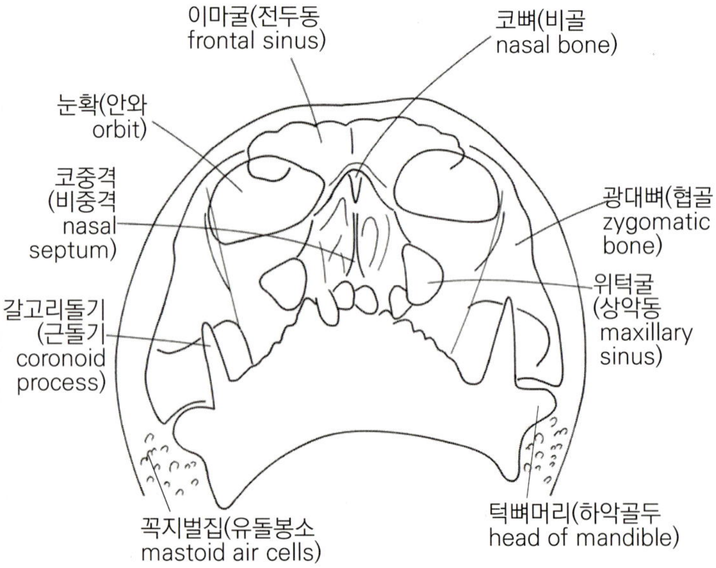

그림 4-133 비골 후두비골방향 촬영자세

병리학 7. 코뼈골절 (fracture of nasal bone)

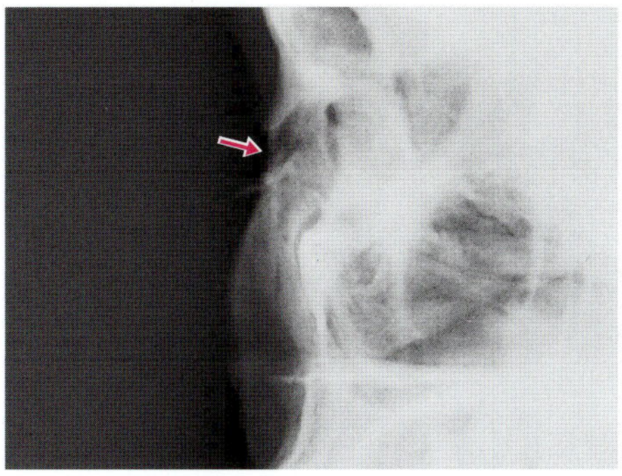

그림 4-134

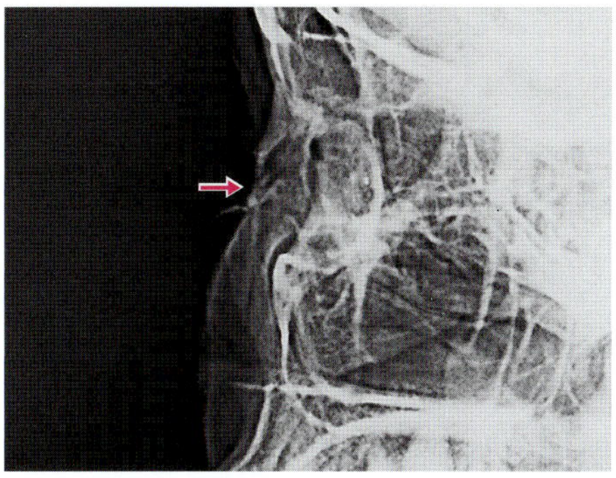

그림 4-135

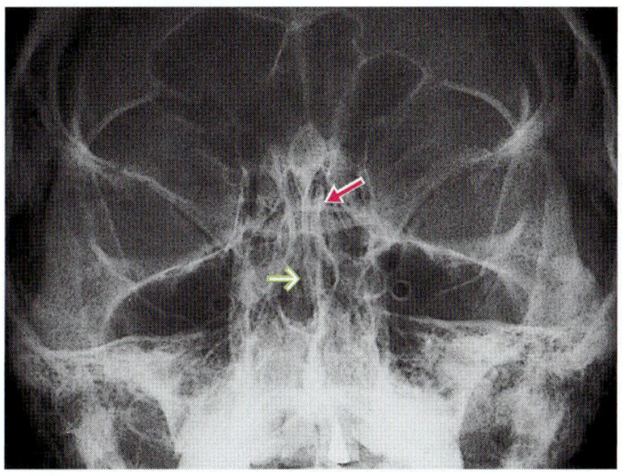

그림 4-136

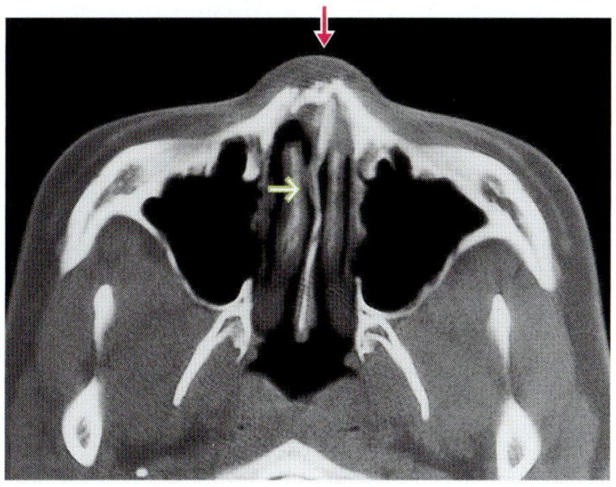

그림 4-137

그림 4-134 비골 측방향 엑스선영상 (코뼈골절이 관찰된다[→]).
그림 4-135 비골 측방향 CR주파수강조영상 (보다 선명한 코뼈골절이 보인다[→]).
그림 4-136 비골 정면 엑스선영상 (코뼈골절[→] 및 비중격이 치우쳐 보인다[⇨]).
그림 4-137 비골 CT영상 (외력에 의해 눌려 찌그러진 코뼈[→]와 그로 인한 비중격 만곡이 보인다[⇨]).

◆ 진단 및 경과 ◆

코뼈골절(일부 박리골절을 수반)로 진단하고 코뼈정형술을 시행하였다.

◆ 촬영 및 진단방법 ◆

Nasal bone lateral, Waters법, CT 등

◆ 영상관찰 및 특징 ◆

코뼈에 정면으로 외력이 가해져 코뼈 골절비중격의 만곡이 관찰된다. 치료법은 조각뼈를 정형하여 원형을 되찾게 하며 피검자가 여성일 경우는 미용 성형의 대상이 되는 일도 있다.

코뼈 골절은 비뚤어지거나 주저앉는 골절로 나눈다. 주저앉는 골절은 정면에서 코뼈를 눌러 찌그러뜨린 것 같은 외력이 가해져 일어나는 골절로 코뼈가 분쇄되는 일이 많고 비중격에 이르는 경우도 많다. 조각뼈의 모양이 알기 어려워 정형이 곤란할 경우와 비중격 골절이 의심되는 경우에는 CT검사를 추가한다.

4

7. 광대뼈 (협골 Zygomatic bone) · 광대활 (협골궁 Zygomatic arch)

1) 협골궁 하악두정방향 촬영 (zygomatic arch submentovertical projection)

촬영목적 : 외상성 질환에 의한 광대활의 골절의 유무를 관찰한다.

촬영자세 : 환자는 앉은자세나 바로누운자세로 한다. 환자는 어떤 자세를 선택하여도 좋으나 앉은자세가 더 편안하다. 수직격자장치 앞에 앉은 자세로 촬영할 경우에는 의자에 등을 지지할 수 있다면 편안한 자세에서 눈확아래귀구멍선(IOML)을 IR면에 평행이 되게 하고 정중시상면(MSP)이 수직이 되도록 하여 가능한 빨리 촬영을 마치도록 한다. 목이 짧거나 비만환자의 경우 앉은자세가 좋다. 머리를 고정하여 촬영하는 동안 호흡을 멈추게 한다.

중 심 선 : 양측 광대활 사이 중앙을 향해 IOML에 대해 수직으로 입사한다. 입사점은 턱뼈결합아래 4 cm인 점에서 턱뼈각사이 중앙을 지나도록 한다.

촬영 point : 가장 많이 사용하는 촬영법이며 광대활이 좌우대칭으로 촬영되어야 한다. 아래턱을 충분히 들어 올리지 못하는 환자인 경우에는 중심선만 IOML에 수직으로 입사한다. 광대활이 위턱뼈 등으로부터 분리되어 보이도록 촬영해야 한다.

※ 과농도가 되지 않게 주의해야 하며 머리뼈바닥 촬영(Schüller법)보다 촬영 조건을 감소시켜야 잘 보인다. 광대활의 함몰골절이나 편평한 뺨을 가진 환자는 한쪽씩 촬영이 가능하다. 한쪽씩 촬영할 경우는 똑같은 자세에서 검사하고자 하는 방향으로 머리를 15° 돌리고, 턱도 촬영대상 쪽으로 15° 젖힌후 중심선을 촬영부위 쪽으로 이동시켜 촬영한다.

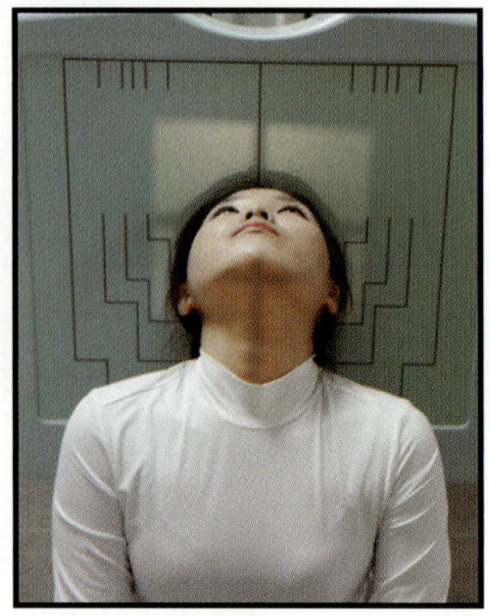

그림 4-138 협골궁 하악두정방향 촬영자세

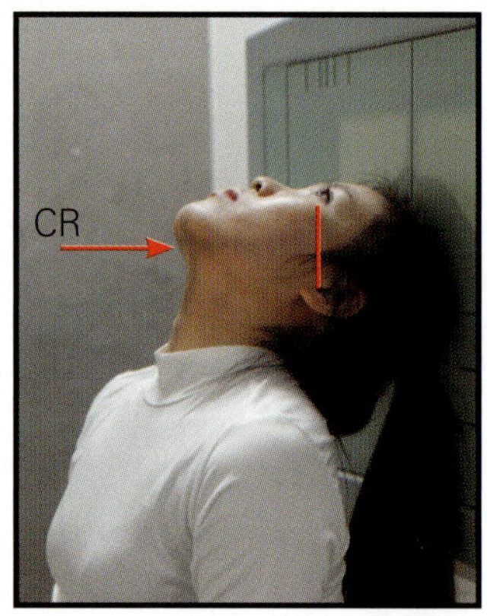

그림 4-139 협골궁 하악두정방향 촬영자세

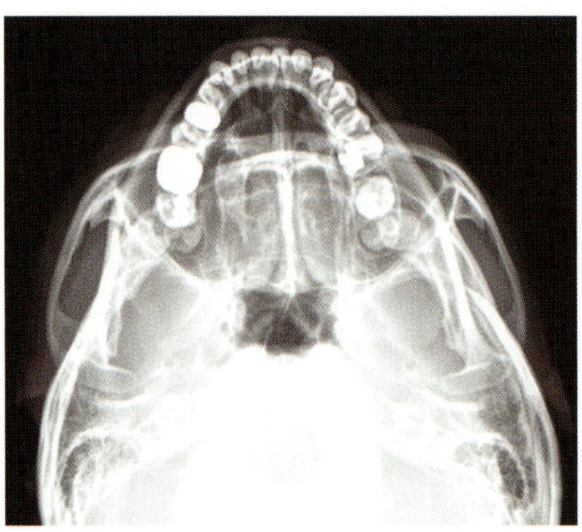

그림 4-140 협골궁 하악두정방향 엑스선영상

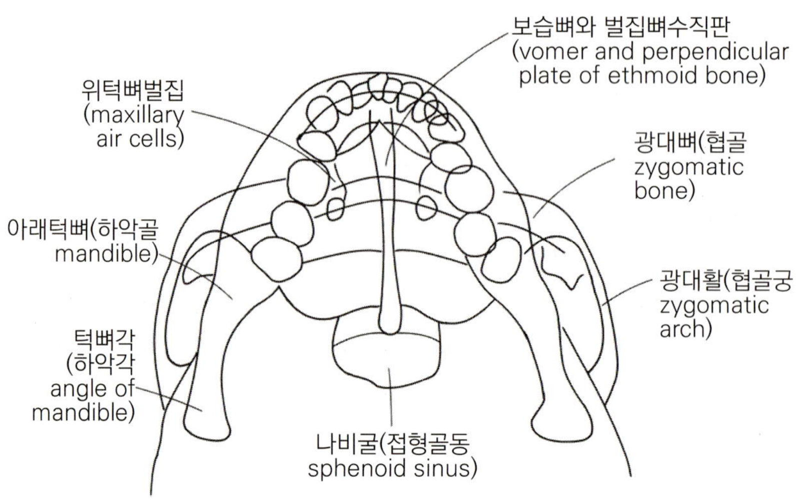

그림 4-141 협골궁 하악두정방향 엑스선영상해부도

병리학 예 8. 협골궁 골절 (fracture of zygomatic arch)

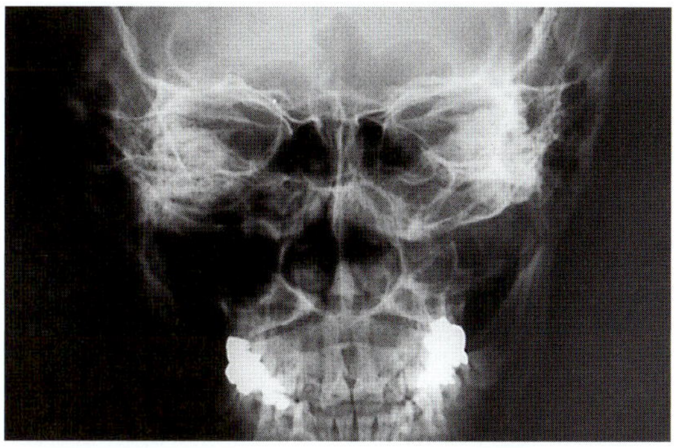

그림 4-142

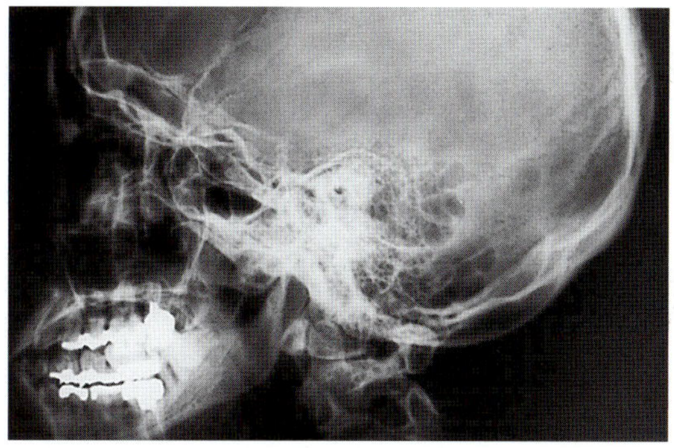

그림 4-143

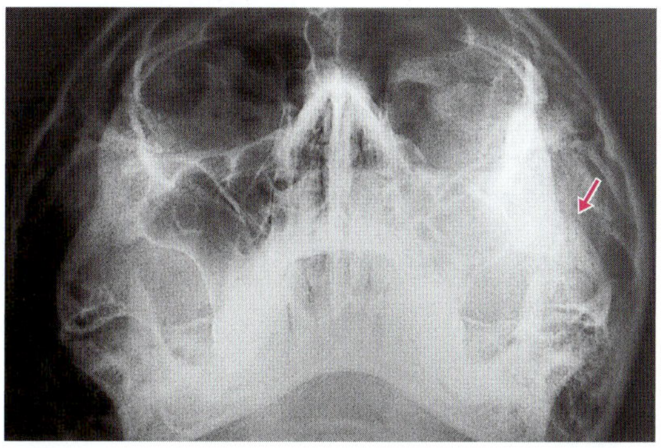

그림 4-144

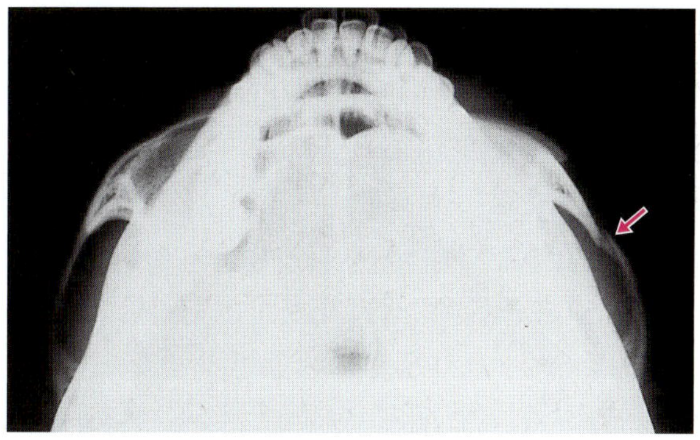

그림 4-145

그림 4-142 **두개골 정면 엑스선영상** (확실한 골절상은 관찰되지 않는다).
그림 4-143 **두개골 측방향 엑스선영상** (확실한 골절상은 관찰되지 않는다).
그림 4-144 **Waters법 엑스선영상** (왼 광대뼈영상에 골절이 관찰된다[→]).
그림 4-145 **협골 축방향 엑스선영상** (광대활은 M자형으로 함몰되어 있다[→]).

◆ 진단 및 경과 ◆

왼쪽 광대뼈 골절로 진단하였다. 입벌림 장애가 있었기 때문에 수술을 시행하였다.

◆ 촬영 및 진단방법 ◆

Skull PA, lateral, Waters법, Schuller법 등

◆ 영상관찰 및 특징 ◆

왼쪽얼굴 광대활의 골절이 관찰된다. 치료법으로는 보존적치료가 원칙이지만 입벌림 장애, 안면의 변형 등이 있을 경우는 수술을 시행한다.

두개골 정면상이나 측면상에서의 진단은 어렵지만 Waters법, 광대활 접선방향상에서 골절이 관찰되었다. 또 부상 직후였기 때문에 경피적으로 광대활 아래에 고정기구를 삽입하여 수술하였다.

4

2) 협골궁 전후축방향 촬영(zygomatic arch AP axial projection) 변형 Towne법

촬영목적 : 외상성 질환에 의한 광대활 골절의 유무를 관찰한다.

촬영자세 : 환자는 바로누운자세나 앉은자세로 한다. 누워서 촬영할 경우에는 정중시상면(MSP)을 IR면 중심선과 일치시키고 턱뼈각을 가운데 위치한다. 환자의 양팔은 편안하게 내려 놓고 양 어깨가 동일한 횡단면에 놓이도록 조정한다. 머리의 정중시상면과 눈확귀구멍선(안와이공선 OML)이 IR면에 수직이 되도록 턱을 당겨 환자의 자세를 조정한다. 머리를 고정하여 촬영하는 동안 호흡을 멈추게 한다.

중 심 선 : 미간을 통하여 발쪽으로 OML에 대해 30°로 입사한다(또는 IOML이 수직일 때는 37°로 입사한다).

촬영 point : 광대활이 좌우대칭으로 촬영되어야 한다. 아래턱을 충분히 당기지 못하는 환자인 경우는 앉은자세에서 촬영하는 것이 바람직하다. 과농도가 되지 않게 주의해야 하며 머리뼈축방향 촬영(Towne법)보다 촬영 조건을 감소시켜 촬영해야 잘 보인다.

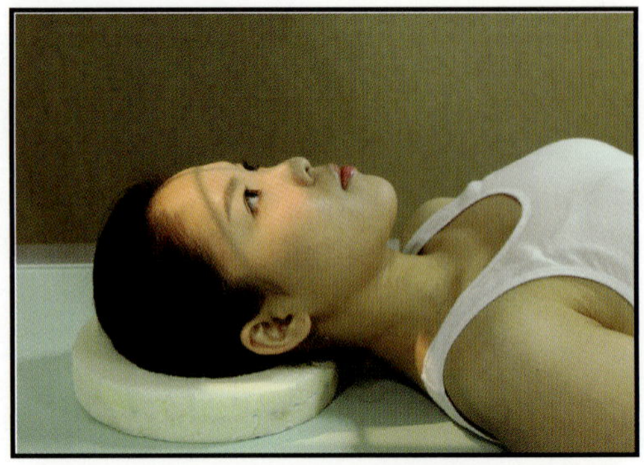

그림 4-146 협골궁 전후축방향 촬영자세

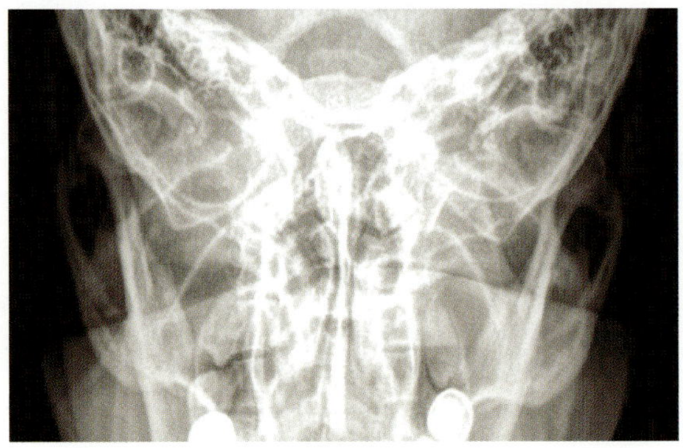

그림 4-147 협골궁 전후축방향 엑스선영상

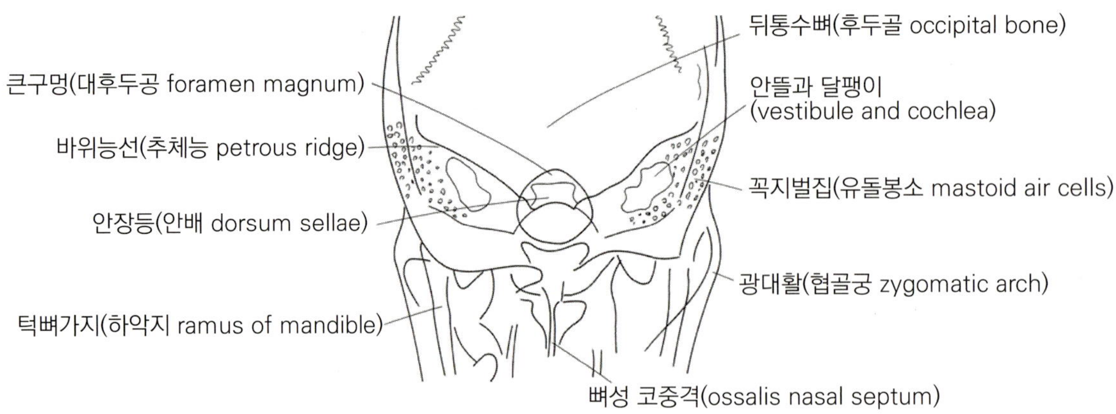

그림 4-148 협골궁 전후축방향 엑스선영상해부도

3) 협골궁 축방향 촬영 (zygomatic arch axial projection) Titterington변형법

촬영목적 : 외상성 질환에 의한 광대뼈 골절의 유무를 관찰한다.

촬영자세 : 환자는 엎드린자세나 앉은자세로 한다. 엎드려 촬영할 경우에는 양 팔을 구부려 어깨의 양 옆에 손을 놓는다. 정중시상면(MSP)은 IR면 중심선과 일치시키고 턱으로 머리를 고정하고 턱을 IR면의 중앙에 놓이도록 한다. 정중시상면이 수직이 되도록 하고 눈확귀구멍선(안와이공선 OML)이 IR면에 37°가 되게 조정한다. 어깨가 동일한 횡단면에 놓이도록 환자의 자세를 조정한다. 머리를 고정하여 촬영하는 동안 호흡을 멈추게 한다.

중 심 선 : 양쪽 광대활 사이 중앙을 통하여 발쪽으로 30° 입사한다.

촬영 point : 광대활의 구조와, 윤곽이 대칭적으로 촬영되어야 한다. 또 관자광대뼈봉합까지 충분히 관찰할 수 있도록 바위모뿔(추체부)과 중복되지 않는 바른자세를 취해야 한다. 눈확아래벽 골절이 의심될 경우에 유효한 촬영법이다. 광대활의 함몰골절이나 편평한 뺨을 가진 환자에게 유용하다.

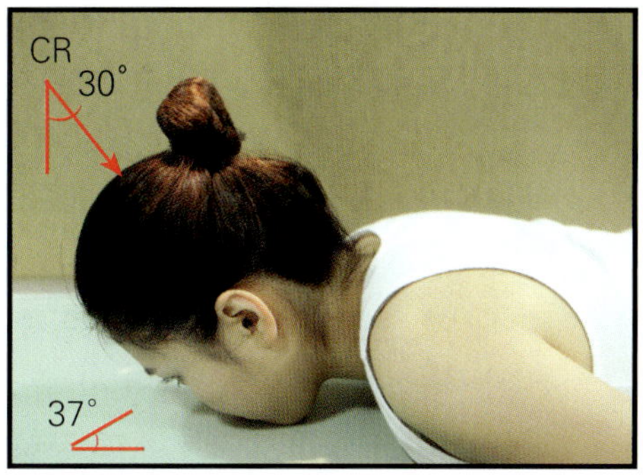

그림 4-149 협골궁 축방향 촬영자세 (Titterington변형법)

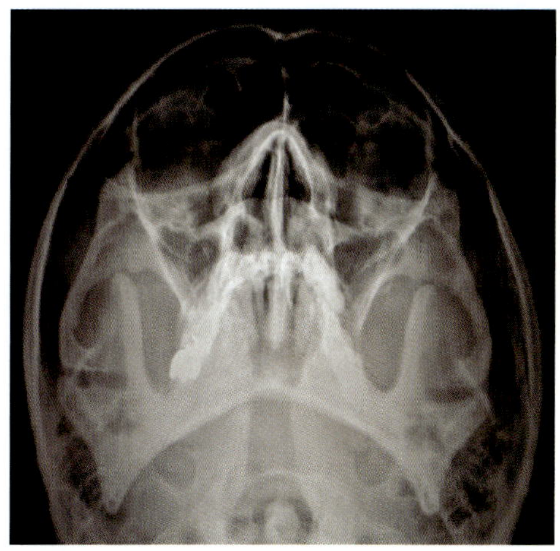

그림 4-150 협골궁 축방향 엑스선영상

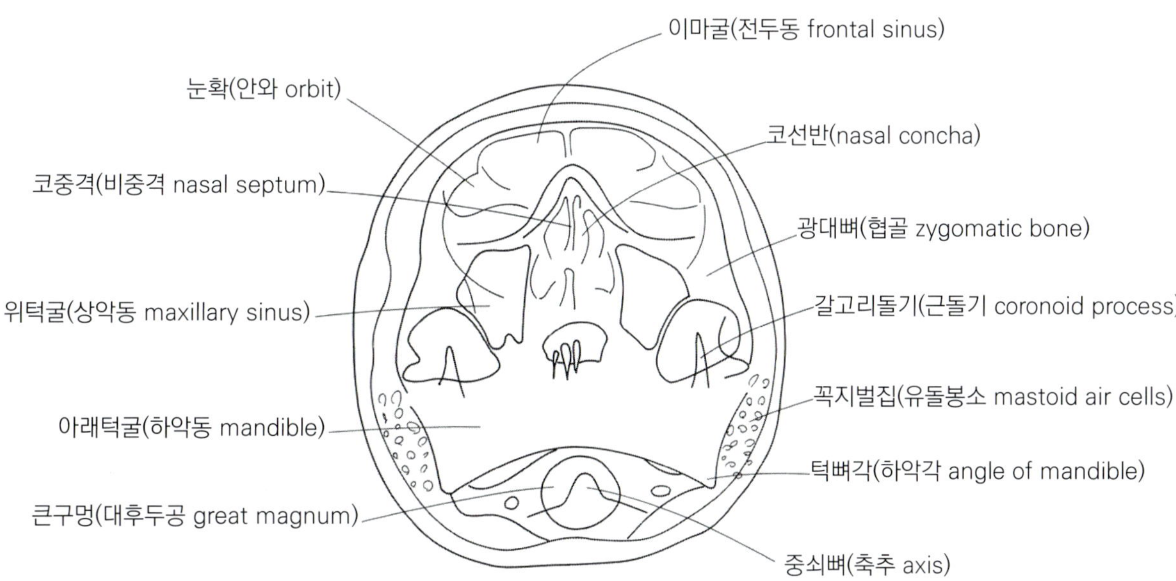

그림 4-151 협골궁 축방향 엑스선영상해부도

8. 아래턱뼈 (하악골 mandible)

1) 하악골 후전 또는 후전축방향 촬영 (mandible PA and PA axial projection)

촬영목적 : 턱뼈가지(하악지 mandible rami), 턱뼈몸통(하악체 mandible body), 관절돌기(condylar process)의 골절과 병변의 유무를 관찰할 수 있다.

촬영자세 : 환자는 엎드린자세나 앉은자세로 한다. 엎드려 촬영할 경우에는 양 팔을 구부려 어깨의 양 옆에 손을 놓는다. 정중시상면(MSP)은 IR면 중심선과 일치시키고 코와 턱으로 머리를 고정하고 턱뼈몸통을 촬영할 때는 입술을, 그리고 턱뼈가지와 턱관절 촬영을 위해서는 코끝이 IR면의 중앙에 놓이도록 한다. 정중시상면이 수직이 되도록 하고 코끝귀구멍선(AML)이 IR에 수직되게 한다. 양 어깨가 동일한 횡단면에 놓이도록 환자의 자세를 조정한다. 머리를 고정하여 촬영하는 동안 호흡을 멈추게 한다.

중 심 선 : 턱뼈몸통(하악체)을 보기위해서는 IR면 중앙(입술)에 수직으로 입사한다.

턱뼈가지(rami)와 턱관절을 보기위해서는 머리쪽으로 30°되게 양쪽 턱관절사이의 중간점으로 입사한다.

촬영 point : 아래턱뼈(하악골)의 턱뼈가지와 턱뼈몸통(하악체) 및 턱관절이 좌우대칭으로 촬영되어 나타나야 한다. 중심각도에 따라 수직일 때는 턱뼈몸통, 머리쪽으로 30°일 때는 턱뼈가지(rami), 턱관절돌기(condylar process)와 턱관절이 잘 나타나야 한다.

※ Zanelli는 턱관절 주변으로 좋은 대조도 영상을 얻기 위해 입에 공기를 머금고 촬영할 것을 권고하고 있다.

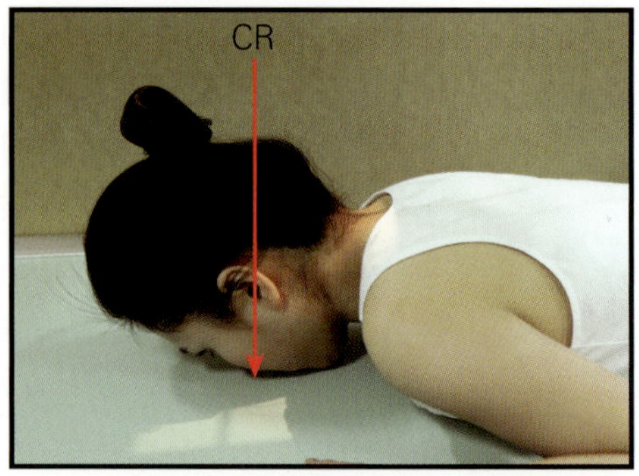

그림 4-152 하악골 후전방향 촬영자세

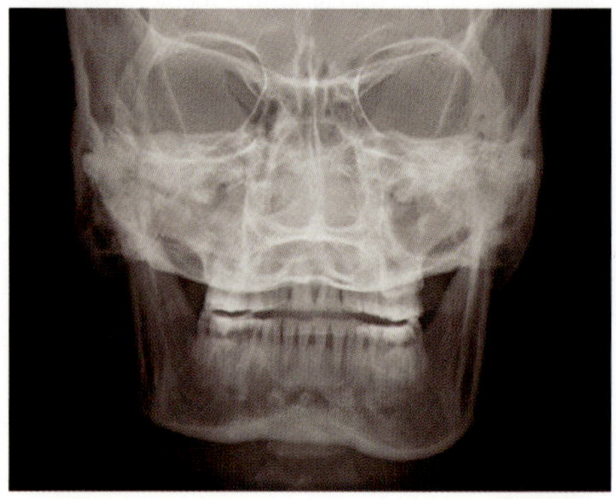

그림 4-153 하악골 후전방향 엑스선영상(수직)

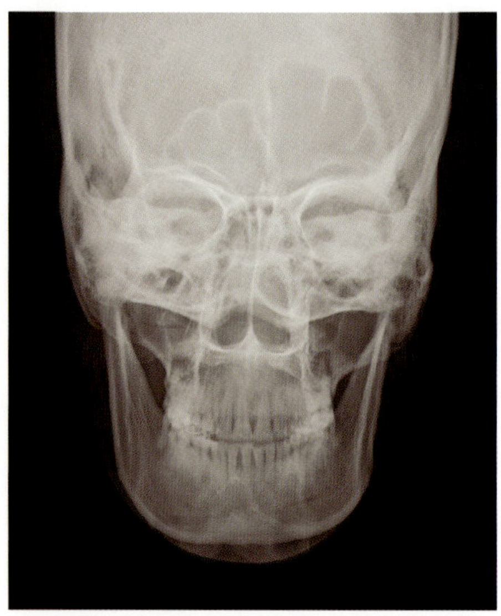

그림 4-154 하악골 후전 축방향 엑스선영상 (머리쪽 30°)

2) 하악골 후전축측방향 촬영 (mandible PA axiolateral projection)

촬영목적 : 턱뼈몸통과 턱뼈가지(하악지)의 축측방향으로 촬영된 영상을 관찰할 수 있다.

촬영자세 : 환자는 엎드린자세나 앉은자세로 한다. 엎드린자세로 촬영할 때는 머리를 검사 반대쪽으로 돌려 턱뼈몸통(하악체)의 넓은 면이 IR면에 밀착되도록 조정한다. 이때 검사반대쪽 팔과 다리를 사용하여 환자의 자세를 조절하고 머리를 젖혀 턱뼈몸통과 IR면 횡축이 평행되게 하여 제1대구치가 중앙이 되도록 한다. 턱뼈가지와 목뼈가 겹치지 않도록 주의하고 머리를 고정하여 촬영하는 동안 호흡을 멈추게 한다.

중 심 선 : 검사쪽 턱뼈몸통의 중앙점을 향해 머리쪽으로 20~25° 로 입사한다.

촬영 point : 턱뼈가지, 턱뼈각, 턱뼈몸통이 검사 반대쪽 아래턱뼈와 목뼈에 중복되지 않고 선명하게 나타나야 한다. 턱뼈몸통과 아래턱뼈 결합을 보기 위해서는 머리를 젖혀서 턱뼈몸통과 IR면 장축에 평행이 되게 한다. 턱뼈가지를 보기 위해서는 바깥귀길(외이도)에서 앞으로 1.3 cm, 아래로 2.5 cm 지점을 IR면 중앙에 위치시킨다. 코끝귀구멍선(AML)이 IR면의 횡축과 평행이 되게 하면 턱뼈가지가 목뼈 앞에 놓여 겹쳐지지 않게 된다.

턱뼈가지를 보기 위해서는 정측면자세를 취하고, 턱뼈몸통을 보기 위해서는 환자머리를 IR쪽으로 30° 회전시킨다. 또한 턱뼈결합을 보기 위해서는 환자머리를 IR쪽으로 45° 회전시킨다.

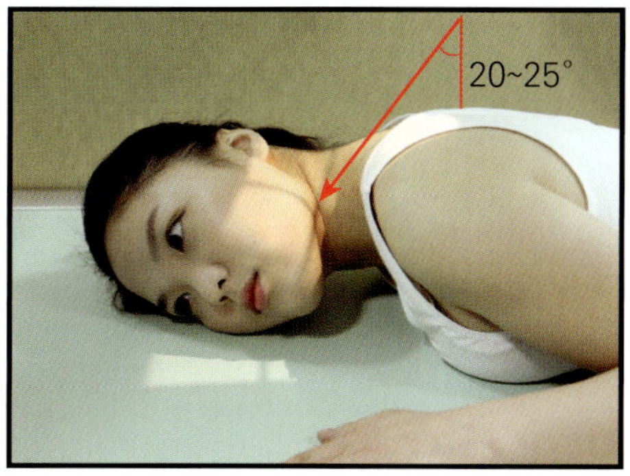

그림 4-155 하악골 후전축측방향 촬영자세

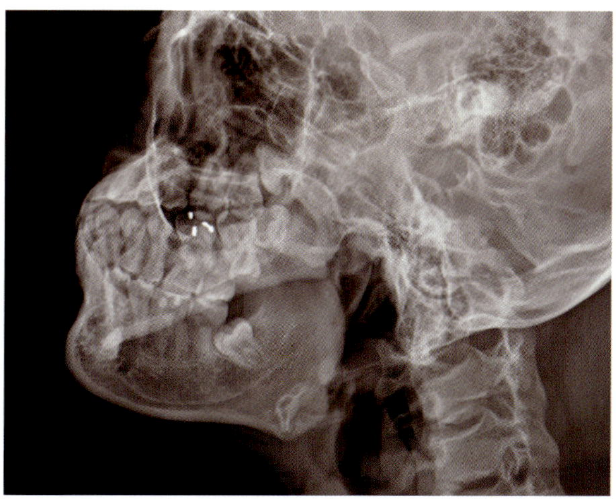

그림 4-156 하악골 후전축측방향 엑스선영상

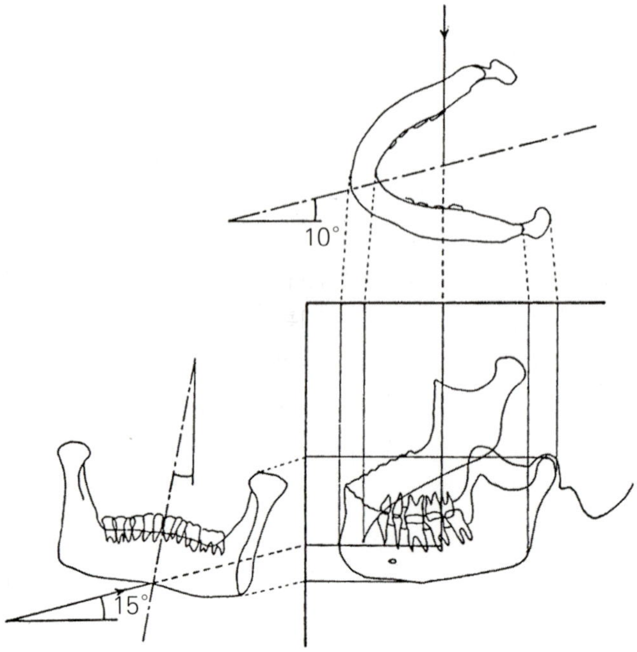

· 하악골 축, 후전축방향 촬영상의 해부학적 관계

· **엑스선상의 평가기준**

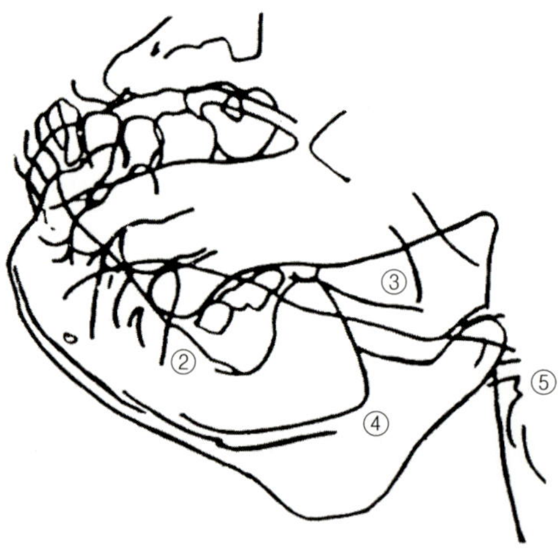

① IR면에 center는 적절한가?
② 턱뼈몸통에서 견치부까지 나타났는가?
③ 반대측 아래턱뼈는 턱뼈몸통과 중복되었는가?
④ 턱뼈가지(mandibular ramus)는 왜곡 연장(elongate) 또는 단축(foreshortening)현상이 발생하지 않았는가?
⑤ 목뼈는 턱뼈가지와 분리되었는가?

3) 하악골 전후축측사방향 촬영 (mandible AP axiolateral oblique projection)

촬영목적 : 턱뼈몸통과 턱뼈가지(하악지)의 축측방향으로 촬영된 영상을 관찰할 수 있다.

촬영자세 : 환자는 반쯤 누운자세로 한다. 머리를 검사쪽으로 돌리면 아래턱뼈가 들려지므로 턱뼈몸통(하악체)이 IR면에 밀착되도록 고정용구를 사용하여 IR면 경사도를 조정한다. 이때 검사반대쪽 어깨와 엉덩이가 들려져있기 때문에 그 밑에 고정용구를 받쳐주어 편안한 자세가 되게 한다. 머리를 젖혀 턱뼈몸통과 IR면 장축과 평행이 되게 하고 턱뼈가지와 목뼈가 겹치지 않도록 한다. 머리를 고정하여 촬영하는 동안 호흡을 멈추게 한다.

중 심 선 : 검사쪽 턱뼈몸통의 중앙점을 향해 머리쪽으로 20~25° 로 입사한다.

촬영 point : 턱뼈가지, 턱뼈각, 턱뼈몸통이 검사반대측 아래턱뼈와 목뼈에 중복되지 않고 선명하게 나타나야 한다. 턱뼈몸통과 아래턱뼈 결합을 보기 위해서는 머리를 젖혀서 턱뼈몸통과 IR면 장축에 평행이 되게 한다. 턱뼈가지를 보기 위해서는 바깥귀길(외이도)에서 앞으로 1.3 cm 점에서 다시 아래로 2.5 cm 지점을 IR면 중앙이 되게 한다. 코끝귀구멍선(AML)이 IR면의 횡축과 평행이 되게 하면 턱뼈가지가 목뼈 앞에 놓여 겹쳐지지 않게 된다.

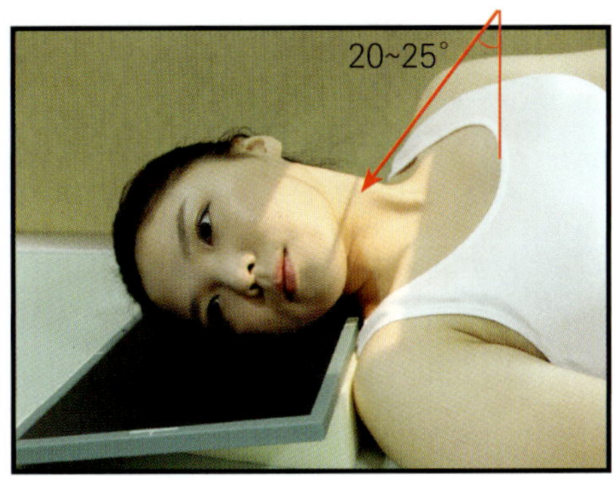

그림 4-157 하악골 전후축측사방향 촬영자세

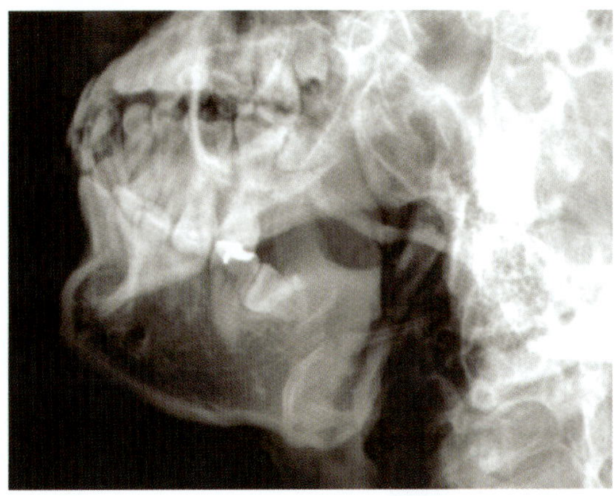

그림 4-158 하악골 전후축측사방향 엑스선영상

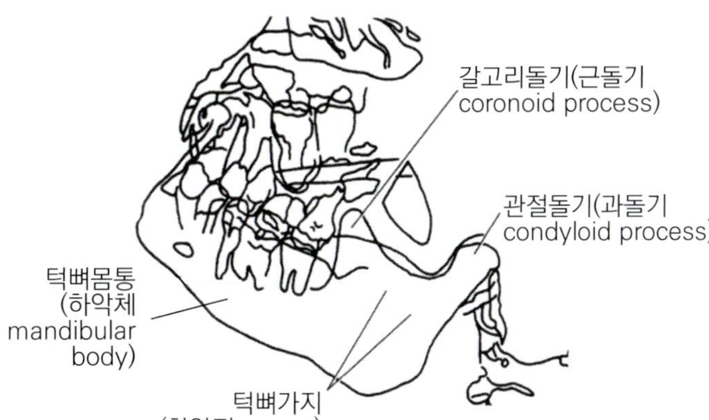

그림 4-159 하악골 전후축측사방향 엑스선영상해부도

4) 하악골 하악두정방향 촬영 (mandible submentovertical projection)

촬영목적 : 턱뼈가지의 근육돌기(근돌기 coronoid process)와 관절돌기(과돌기 condyloid process)를 관찰한다.

촬영자세 : 환자는 앉은자세나 바로누운자세로 한다. 환자는 어떤 자세를 선택하여도 좋으나 앉은자세가 더 편안하다. 수직격자장치 앞에 앉은자세에서 의자에 등을 지지하면 편안한 자세가 된다. 그리고 눈확아래귀구멍선(IOML)을 IR면에 평행이 되게 하고, 정중시상면이 수직이 되도록 하여 가능한 빨리 촬영을 마치도록 한다. 머리를 고정하여 촬영하는 동안 호흡을 멈추게 한다.

중 심 선 : 양 턱뼈각 사이 중간지점을 향해 눈확아래귀구멍선(IOML)에 수직으로 입사한다,

촬영 point : 머리뼈가 좌우대칭으로 촬영되어 머리뼈의 가쪽면과 아래턱뼈와의 거리가 양쪽 모두 같아야 하고 양쪽의 턱관절돌기(하악과)가 양쪽의 바위능선(pars petrosa) 앞에 나타나야 한다. 아래턱 결합부위가 얼굴의 거의 앞쪽에 나타나야 하고 아래턱뼈가 축소되지 않아야 한다. 아래턱뼈를 충분히 들어올리지 못하는 환자는 중심선만 IOML에 수직이 되도록 하여 입사한다.

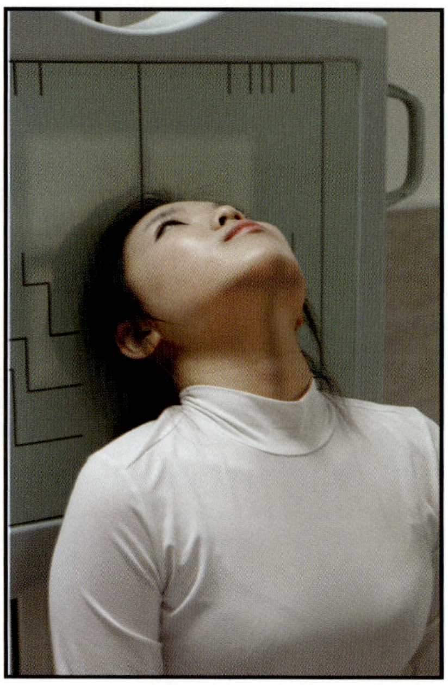

그림 4-160 하악골 하악두정방향 앉은촬영자세

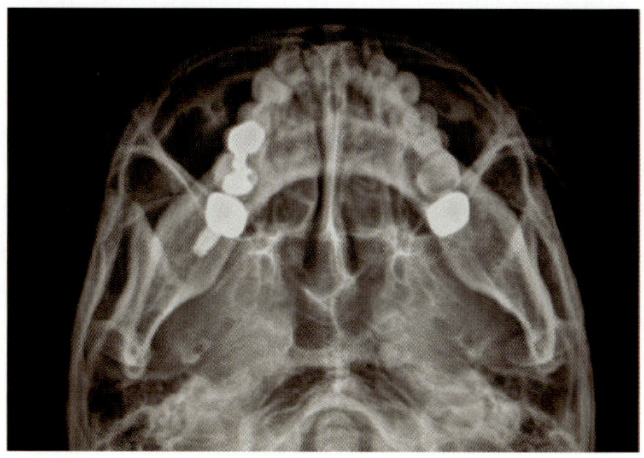

그림 4-161 하악골 하악두정방향 엑스선영상

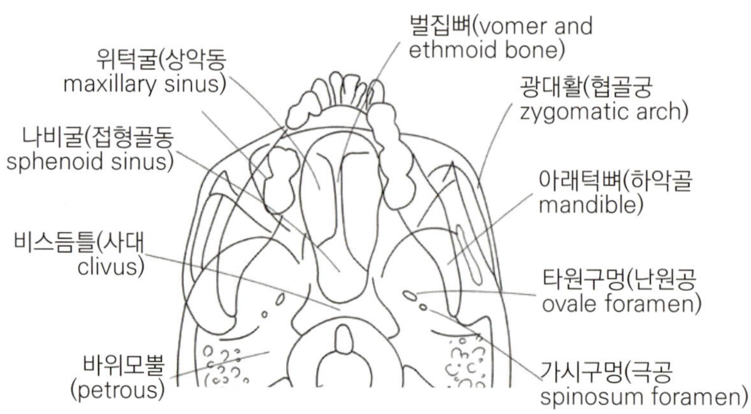

그림 4-162 하악골 하악두정방향 엑스선영상해부도

9. 턱관절 (악관절 temporomandibular joint)

1) 악관절 전후축방향 촬영 (temporomandibular joint(T-M joint) AP axial projection)

촬영목적 : 턱관절돌기와 턱관절오목 사이의 골절과 비정상적인 관계를 보기 위하여 입을 다문 상태(closed mouth)와 입을 벌린 상태(open mouth)로 촬영하여 턱관절의 기능을 관찰한다.

촬영자세 : 환자는 바로누운자세나 앉은자세로 한다. 바로누운자세로 촬영할 경우 정중시상면을 IR면 중심선과 일치시키고 교합면이 가운데 오게한다. 환자의 양팔은 편한하게 내려 놓고 양 어깨가 동일한 횡단면에 놓이도록 조정한다. 머리의 정중시상면과 눈확귀구멍선(안와이공선 OML)이 IR면에 수직이 되도록 턱을 당긴다. 머리를 고정하여 촬영하는 동안 호흡을 멈추게 한다.

중 심 선 : 턱관절 사이 중간지점을 향해 OML에 대해 발쪽으로 35°되게 입사한다. IOML에 대해서는 42°로 입사한다. 입사점은 코뿌리점(비근점 nasion) 위 7.5 cm 지점이 된다. 한번은 입을 다물고 촬영하고 특별한 사항이 없으면 한번 더 입을 벌린 상태에서 촬영한다.

촬영 point : 턱뼈와 턱뼈가지(하악지), 턱관절이 좌우 대칭으로 선명하게 잘 나타나야 한다. 턱관절(TM joint) 촬영은 입을 다문 상태에서 먼저 촬영하고 환자가 움직이지 않은 상태에서 입을 벌리고 한번더 촬영해야 한다. 입을 벌린 자세로 촬영할 때에는 아래턱뼈(하악골)를 최대한 크게 벌려야 하고 입을 다문 상태일 때는 어금니를 반드시 다물어야 한다.

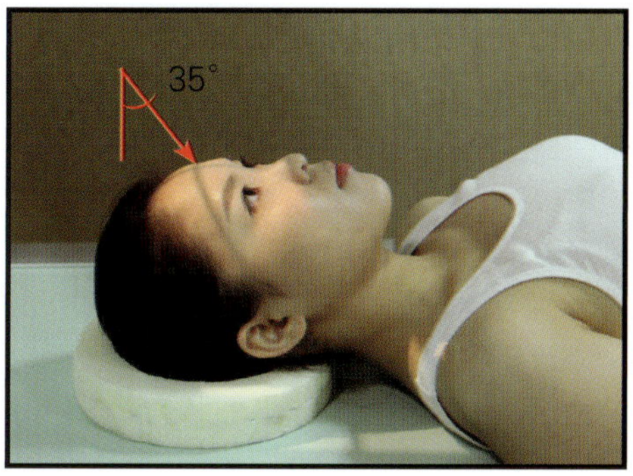

그림 4-163 악관절 전후축방향 촬영자세 (closed mouth)

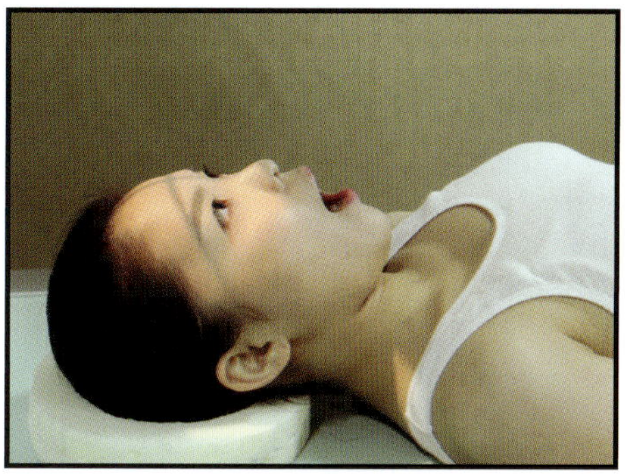

그림 4-164 악관절 전후축방향 촬영자세 (open mouth)

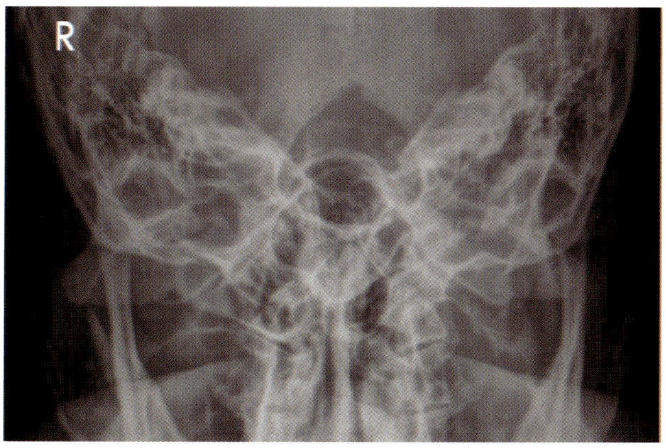

그림 4-165 악관절 전후축방향 엑스선영상 (closed mouth)

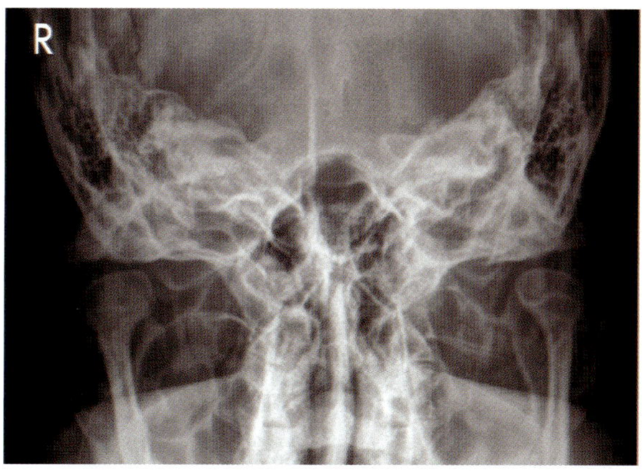

그림 4-166 악관절 전후축방향 엑스선영상 (open mouth)

4

2) 악관절 축측방향 촬영 (temporomandibular joint(T-M joint) axiolateral projection) Schüller법

촬영목적 : 턱관절돌기와 턱관절오목 사이의 비정상적인 관계와 움직임의 범위를 관찰하기 위하여 입을 다문 상태(closed mouth)와 입을 벌린 상태(open mouth)로 촬영하여 턱관절의 기능을 관찰한다.

촬영자세 : 환자는 반쯤 엎드린자세나 앉은자세로 한다. 엎드린자세로 촬영할 때는 머리를 검사반대쪽으로 돌리고, 검사쪽 바깥귀길(외이도 EAM)에서 앞으로 1.3 cm, 아래로 2.5 cm 지점을 IR면의 중앙에 일치시킨다. 정중시상면(MSP)이 IR면에 평행이 되게 하고, 눈확사이선(동공간선 IPL)이 수직이 되게 하며 눈확아래귀구멍선(안와하이공선 IOML)이 IR 면의 윗쪽면 횡축에 평행일 때 바른 측면자세가 된다. 이때 검사쪽 팔을 펴서 몸옆으로 내려놓고 검사반대쪽 팔과 무릎을 구부려 들려진 쪽을 지지하여 편안한 자세가 되도록 조정한다. 머리를 고정하여 촬영하는 동안 호흡을 멈추게 한다.

중 심 선 : 검사쪽 턱관절을 향해 발쪽으로 25~30°로 입사한다.

촬영 point : 검사쪽 턱관절과 검사 반대쪽 턱관절이 중복되지 않고 높은 대조도로 촬영되어야 한다. 턱관절(TM joint) 촬영은 입을 다문 상태에서 먼저 촬영하고 환자가 움직이지 않은 상태에서 입을 벌리고 촬영하여 모두 두번 촬영해야 한다. 바깥귀길(EAM) 앞쪽에서 턱관절(TMJ)이 관찰되어야 한다. 비교하기 위하여 일반적으로 양쪽 모두 촬영한다.

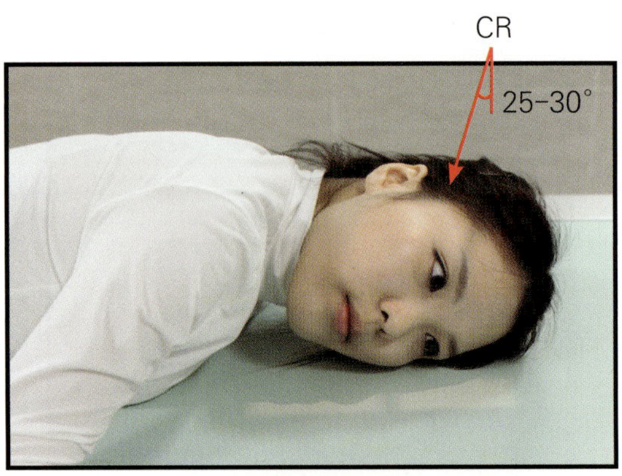

그림 4-167 악관절 축측방향 촬영자세 (closed mouth)

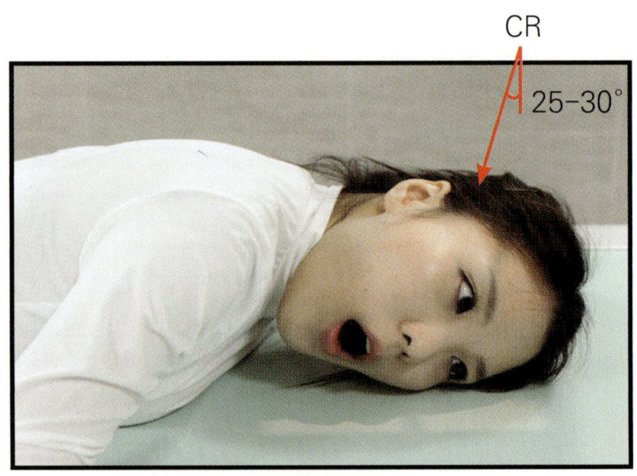

그림 4-168 악관절 축측방향 촬영자세 (open mouth)

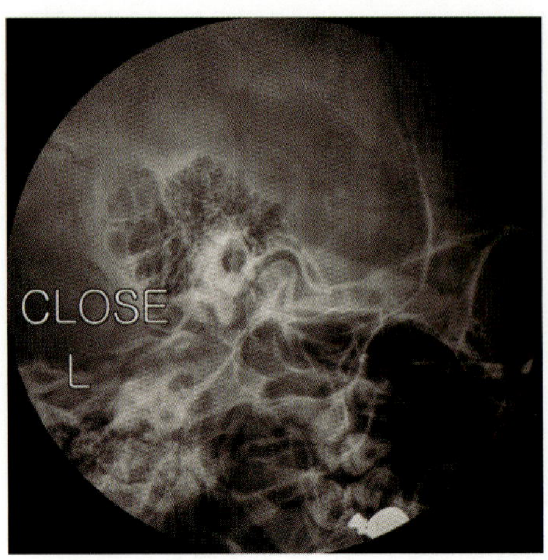

그림 4-169 악관절 축측방향 엑스선영상(closed mouth)

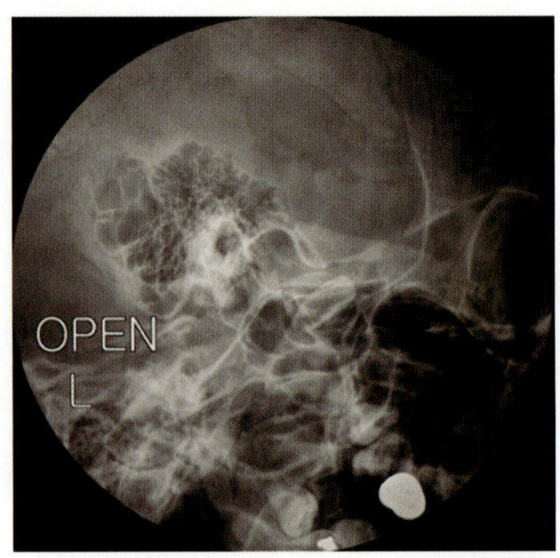

그림 4-170 악관절 축측방향 엑스선영상(open mouth)

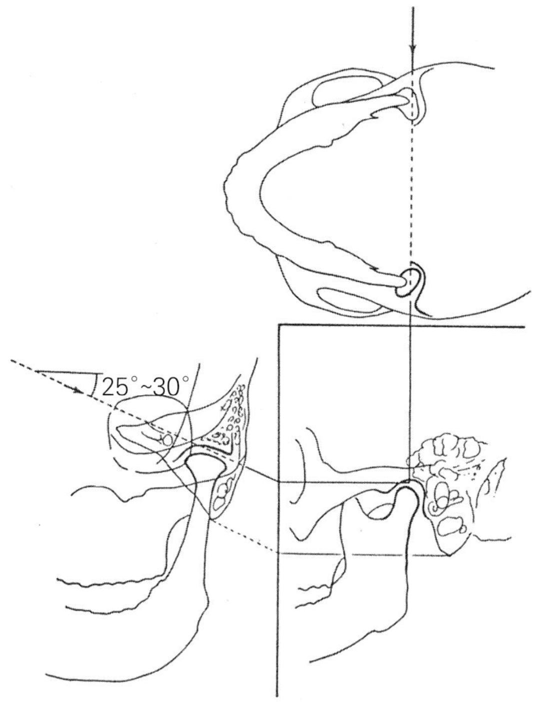

· 악관절 축, 전후축방향 촬영상에서의 해부학적 관계

· 엑스선상의 평가기준

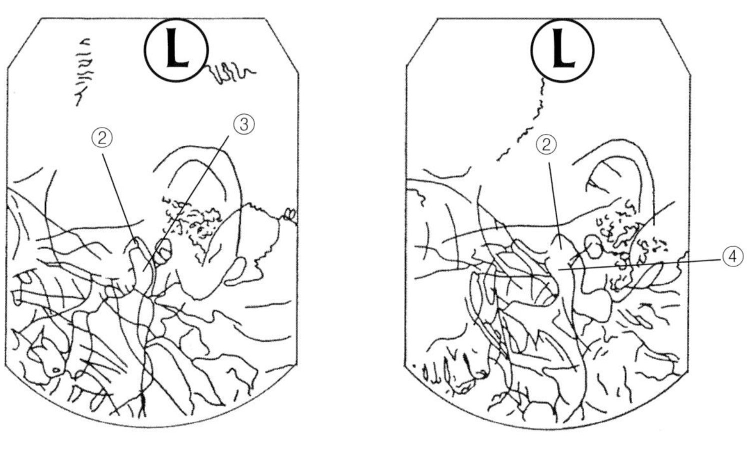

① IR면의 center는 적절한가?

② 턱관절은 바깥귀길 앞에 선명하게 촬영되었는가?

③ 입을 다문 자세(closed-mouth position)에서 턱관절돌기(하악과)가 턱관절오목(mandibular fossa) 내에 있는가?

④ 입을 벌린 자세(open-mouth position)에서 턱관절돌기(하악과)가 관절결절(articular tubercle) 아래에 나타나 있는가?

⑤ 입을 벌린 자세에서 환자는 충분히 입을 벌렸는가?

4

3) 악관절 축측사방향 촬영 (temporomandibular joint(T-M joint) axiolateral oblique projection) 변형 Law법

촬영목적 : 입을 벌린 상태에서 촬영하면 관절돌기(과돌기)와 턱관절오목(하악와)과의 관계를 볼 수 있고 입을 다문 상태에서는 턱뼈목(하악경)과 관절돌기 골절 등의 병변의 유무를 볼 수 있다.

촬영자세 : 환자는 반쯤 엎드린자세나 앉은자세로 한다. 엎드린자세인 경우 머리를 앞쪽으로 돌려 검사측 바깥귀길(외이도 EAM)에서 앞으로 1.3 cm 지점을 IR면의 중앙에 일치시킨다. 바른 측면자세에서 정중시상면을 앞쪽 IR면 방향으로 15° 돌리고 눈확사이선(동공간선 IPL)이 수직이 되게 하며 눈확아래귀구멍선(안와하이공선 IOML)이 IR 면의 윗쪽면 횡축에 평행이 되도록 한다. 머리를 고정하여 촬영하는 동안 호흡을 멈추게 한다.

중 심 선 : 검사쪽 바깥귀길을 향해 15° 발쪽으로 입사한다. 입사점은 검사 반대쪽 바깥귀길 위 4 cm지점이다.

촬영 point : 검사쪽 턱관절과 검사 반대쪽 턱관절이 중복되지 않고 높은 대조도로 촬영되어야 한다. 턱관절(TM joint) 촬영은 입을 다문 상태에서 먼저 촬영하고 환자가 움직이지 않은 상태에서 입을 벌리고 촬영하여 모두 두번 촬영해야 한다. 입을 다문 검사에서 턱관절돌기는 턱관절오목(mandibular fossa) 내에 있어야 한다. 또 양쪽을 비교하기 위해 모두 같은 자세에서 촬영해야 한다.

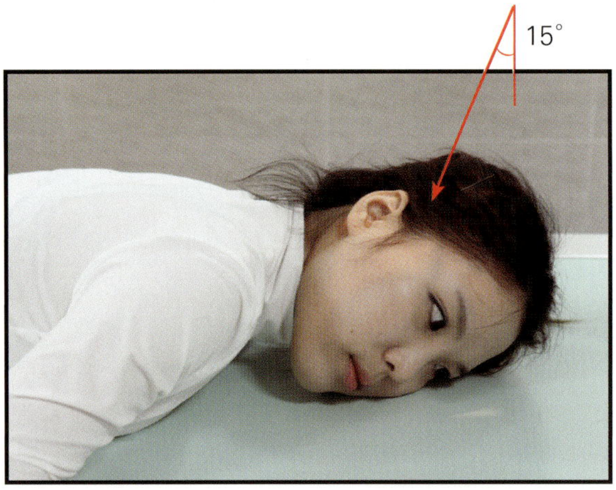

그림 4-171 악관절 축측사방향 촬영자세 (closed mouth)

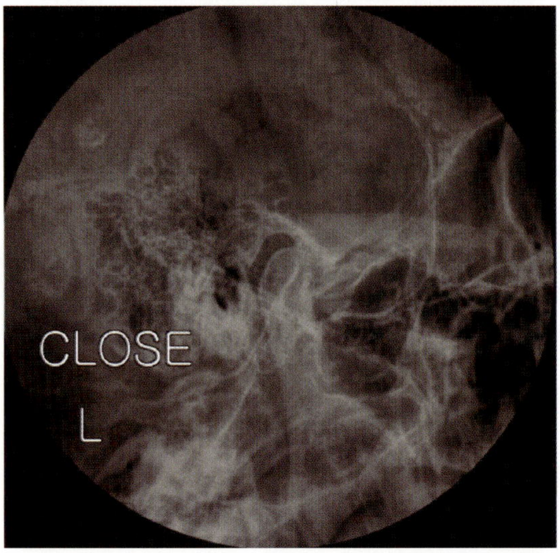

그림 4-172 악관절 축측사방향 엑스선영상(closed mouth)

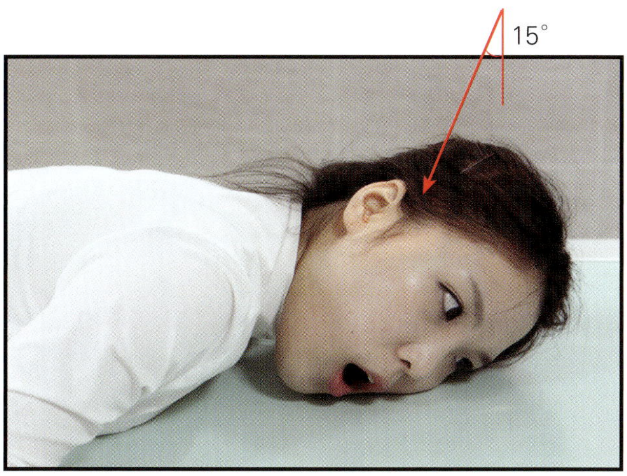

그림 4-173 **악관절 축측사방향 촬영자세 (open mouth)**

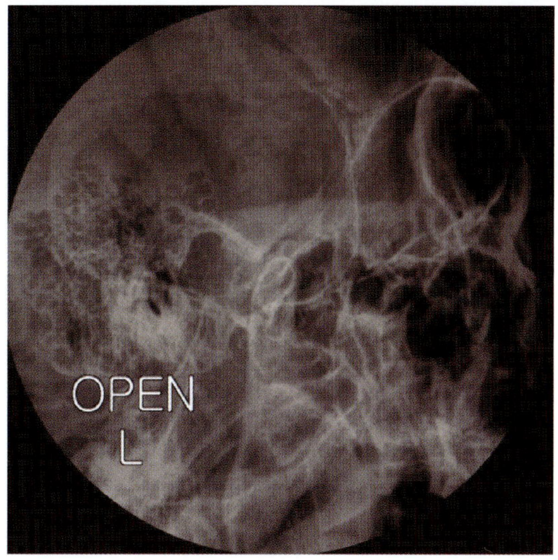

그림 4-174 **악관절 축측사방향 엑스선영상(open mouth)**

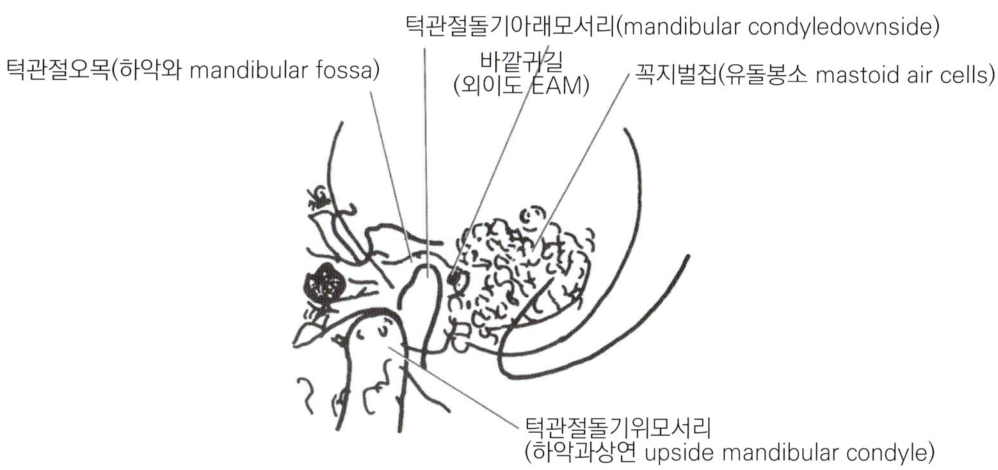

그림 4-175 **악관절 축측사방향 엑스선영상해부도(open mouth)**

4

10. 코곁굴 (부비강 Paranasal Sinus)

1) 부비강 측방향 촬영(paranasal sinuses lateral projection)

촬영목적 : 이마굴(전두동), 위턱굴(상악동), 벌집굴(사골동), 나비굴(접형골동 sphenoid sinus) 등의 코곁굴의 측면 상에서 염증성 상태나 코곁굴 용종 등의 병변유무를 관찰한다.

촬영자세 : 환자는 앉은자세나 엎드린자세로 한다. 환자는 수직격자장치 앞에 앉은자세로 촬영할 때는 머리를 바른 측면자세로 하기위해 정중시상면(MSP)이 IR면에 평행이 되게 하고, 눈확사이선(동공간선 IPL)이 수직이 되게 하며 눈확아래귀구멍선(안와하이공선 IOML)이 IR면의 윗면횡축에 평행이 되도록 한다. 가쪽눈구석(외안각 outer canthus)에서 뒤로 약 2 cm 지점이 IR면 중앙에 오도록 자세를 조정한다. 머리를 고정하여 촬영하는 동안 호흡을 멈추게 한다.

중 심 선 : 검사 반대쪽 가쪽눈구석에서 뒤로 약 2 cm 지점을 향해 수직으로 입사한다.

촬영 point : 이마굴, 위턱굴, 벌집굴, 나비굴 등 코곁굴이 바른 측면상으로 나타나야 하고 또한 나비굴이 선명하게 촬영되어야 한다. 코곁굴의 전후상하 크기, 주변구조물과의 관계, 이마굴 외판의 두께를 관찰할 수 있도록 촬영되어야 한다. 코곁굴 속에 액체(fluid)는 젤라틴 같은 성분으로 코곁굴 면에 달라붙어 있어 선자세에서 약 5분정도 있다가 촬영해야 한다. Air-fluid level을 관찰하기 위하여 선자세 촬영이 바람직하다. Caldwell법, Waters법, 측방향 촬영의 3가지 촬영법에 의해 전체 코곁굴의 형태를 관찰할 수 있다.

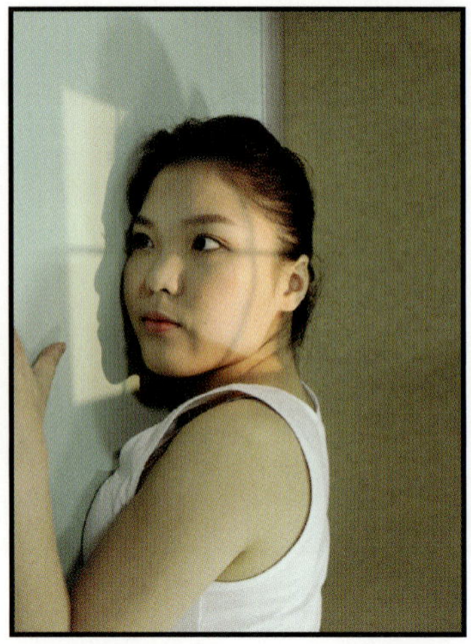

그림 4-176 부비강 측방향 촬영자세

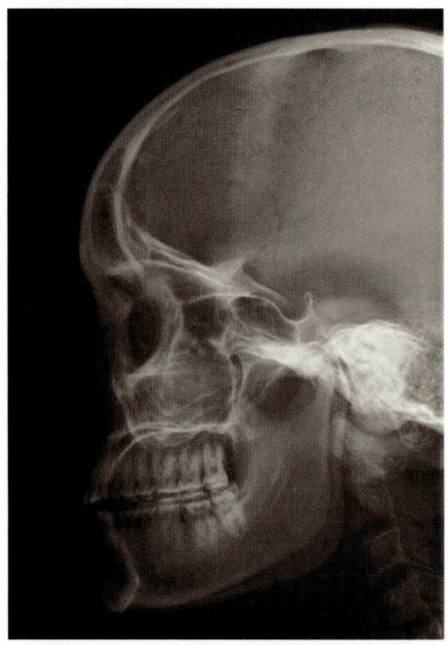

그림 4-177 부비강 측방향 엑스선영상

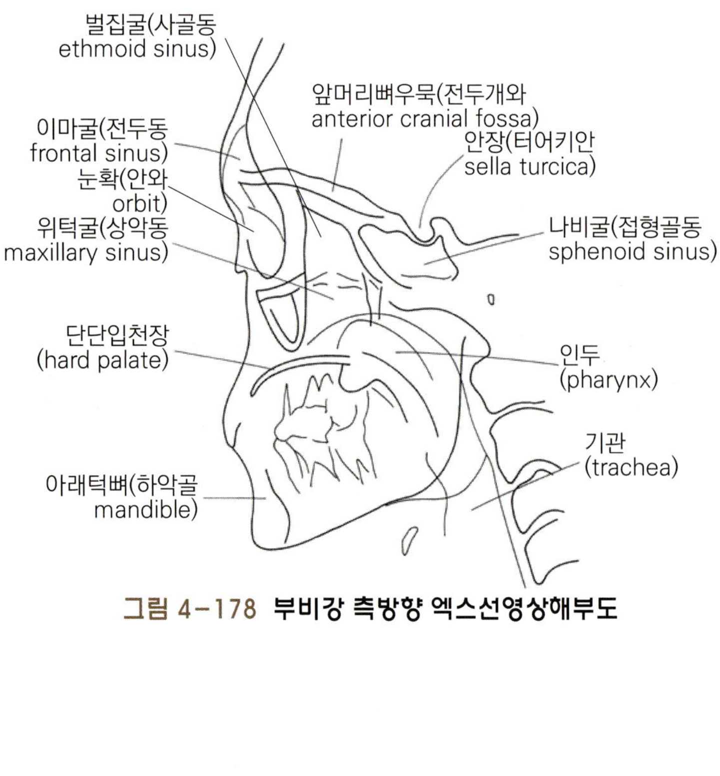

그림 4-178 부비강 측방향 엑스선영상해부도

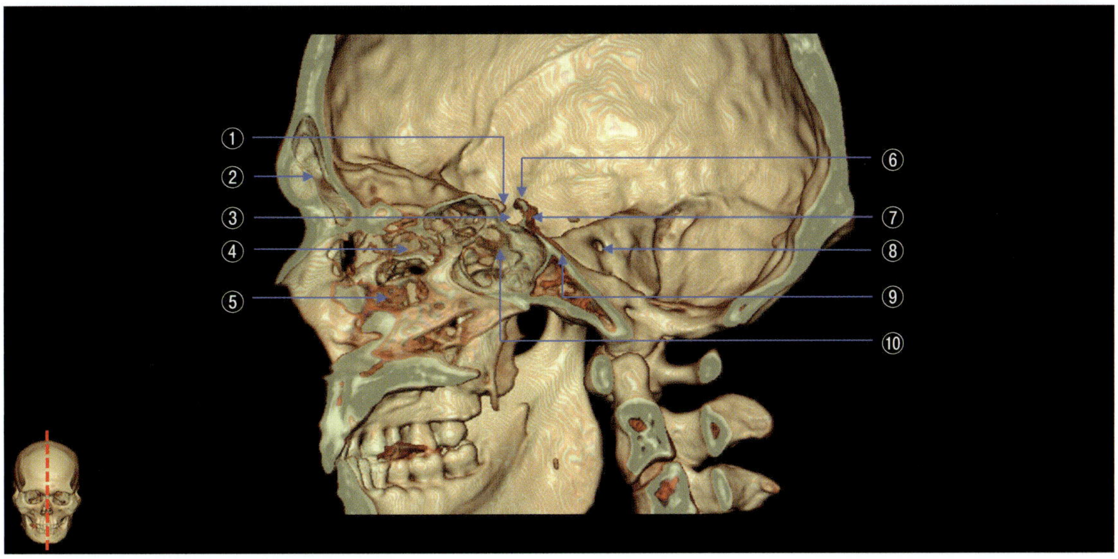

그림 4-179 **부비강 측방향 자세(Paranasal sinuses lateral position) 3D 영상**

① 앞침대돌기(anterior clinoid process)
② 이마굴(frontal sinus)
③ 안장(sella turcica)
④ 벌집굴(ethmoid sinus)
⑤ 위턱굴(maxillary sinus)
⑥ 뒤침대돌기(posterior clinoid process)
⑦ 안장등(dorsum sellae)
⑧ 바깥귀길(external auditory meatus)
⑨ 비스듬틀(clivus)
⑩ 나비굴(sphenoid sinus)

2) 부비강 두정비극방향 촬영 (paranasal sinuses parietoacanthial projection) Waters법

촬영목적 : 바위모뿔 위에 위턱굴(상악동) 바닥, 위턱굴 안에 액체 등의 병변의 유무를 관찰한다.

촬영자세 : 환자는 앉은자세나 선자세로 한다. 환자는 수직격자장치 앞에 앉은자세로 촬영할 때는 정중시상면(MSP)을 IR면 중심선과 일치시키고 코끝점(비극점 acanthion)이 중앙이 되도록 한다.

머리를 뒤로 젖혀 정중시상면이 수직이 되도록 하고 눈확귀구멍선(안와이공선 OML)이 IR면에 37°가 되도록 하여 턱으로 지지한다. 각도기를 사용하여 정확하게 각도여부를 측정한다. 또는 각도기가 없는 경우는 얼굴 모양에 따라 다르지만 코끝이 IR면에서 1~1.5 cm 떨어지게 자세를 조정하여 촬영한다. 머리를 고정하여 촬영하는 동안 호흡을 멈추게 한다.

중 심 선 : 코끝점(acanthion)를 향해 IR면에 수평으로 입사한다.

촬영 point : 적절한 조사야가 이루어져야 하며 위턱굴 바닥의 아래쪽에 바위능선이 위치해야 한다.

머리뼈의 가쪽 경계에서 눈확의 가쪽경계까지 양측의 거리가 동일해야 한다. 눈확과 위턱굴이 대칭이어야 하며 적절한 노출량으로 공기-액체층이 있다면 명확히 관찰되어야 한다.

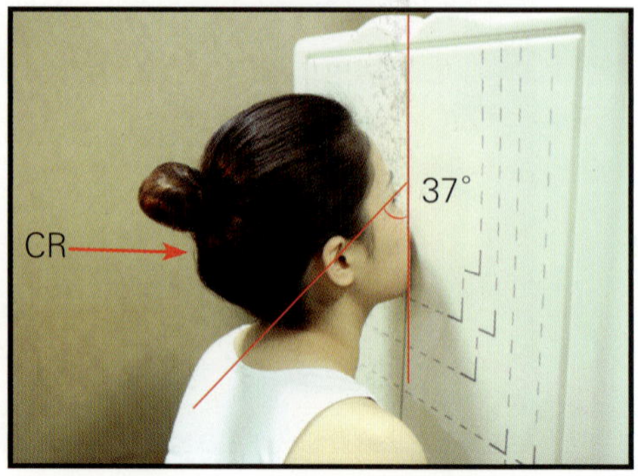

그림 4-180 부비강 두정비극방향 촬영자세 (Waters)

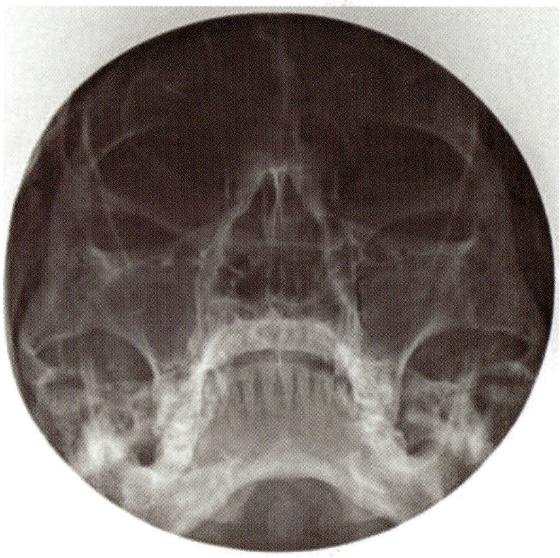

그림 4-181 부비강 두정비극방향 엑스선영상 (Waters)

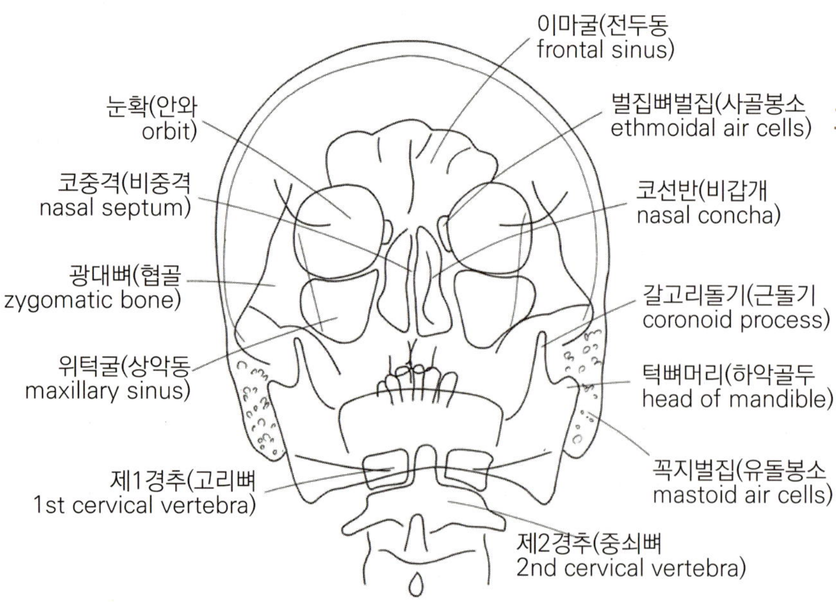

그림 4-182 Waters법 엑스선영상해부도

Open-mouth Waters법

: Open-mouth Waters법으로 촬영하게 되면 입을 벌린 공간에서 나비굴(접형골동)을 관찰할 수 있다. 원형구멍(정원공 rotundum foramen)도 나타나는데 눈확바닥 바로 아래의 내측, 그리고 위턱굴 위 중간 지점에 나타난다.
머리를 뒤로 적게 젖히면 바위모뿔상이 위턱굴 아래부분과 중복되어 어떤 병리적 상태인지 알 수 없고 또 너무 뒤로 젖히면 위턱굴이 축소되어 나타난다.

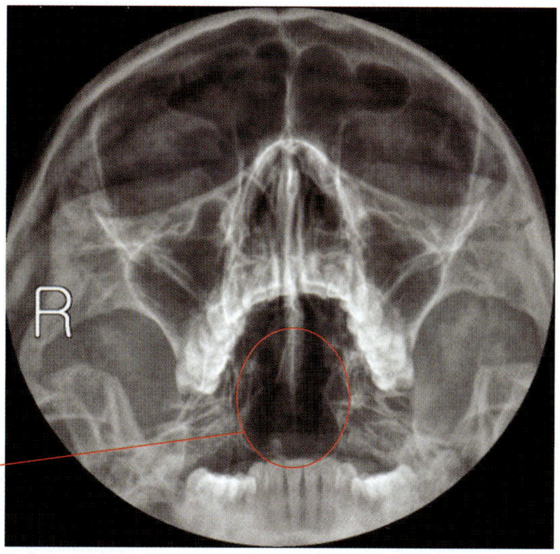

그림 4-183 Waters법 엑스선영상 (open mouth, 나비굴 관찰)

· **엑스선상의 평가기준**

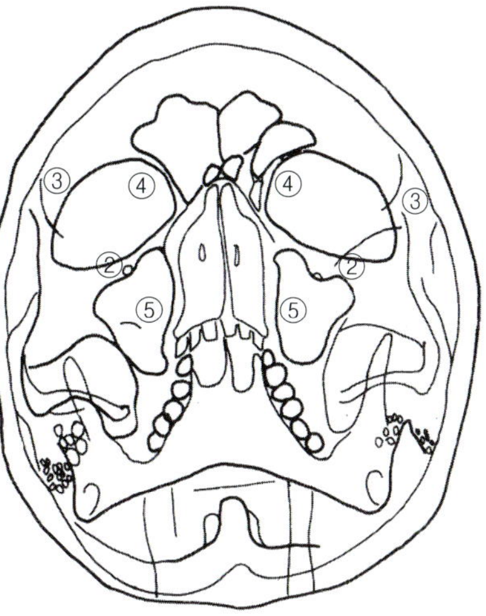

① IR면에 center는 적절한가?
② 바위모뿔(petrous)는 위턱돌기의 하벽(floor) 바로 밑에 나타났는가?
③ 머리뼈의 외측면과 눈확(orbit) 가쪽 면간 거리는 양측 모두 동일한가?
④ 눈확과 위턱굴(상악동 maxillary sinus)의 양측은 대칭으로 나타났는가?
⑤ 위턱굴(상악동 maxillary sinus)이 선명하게 나타났는가?
⑥ 조사범위는 코곁굴만으로 제한되었는가?

4

병리학 예 9. 위턱뼈(상악골) 골절 (fracture of maxilla)

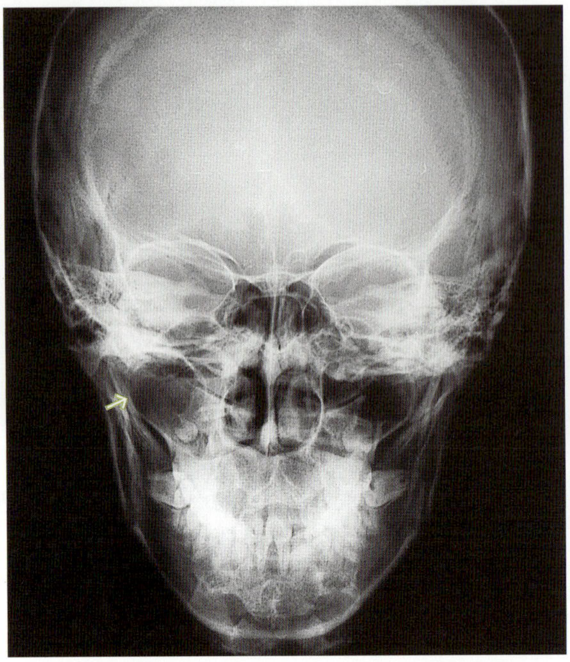

그림 4-184

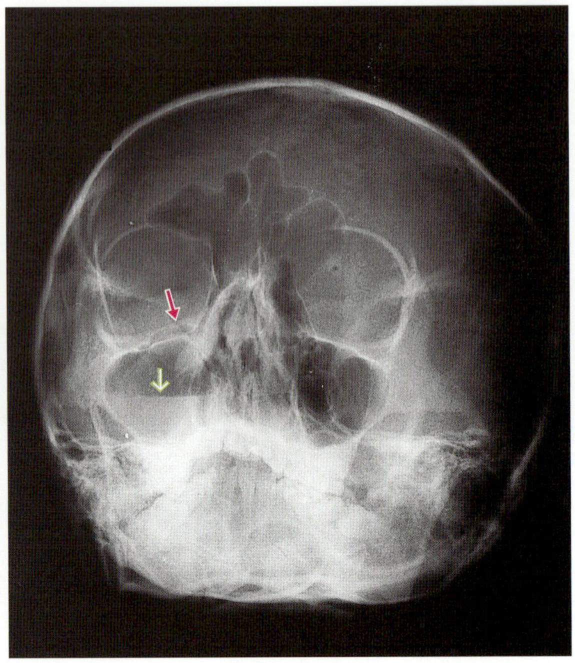

그림 4-185

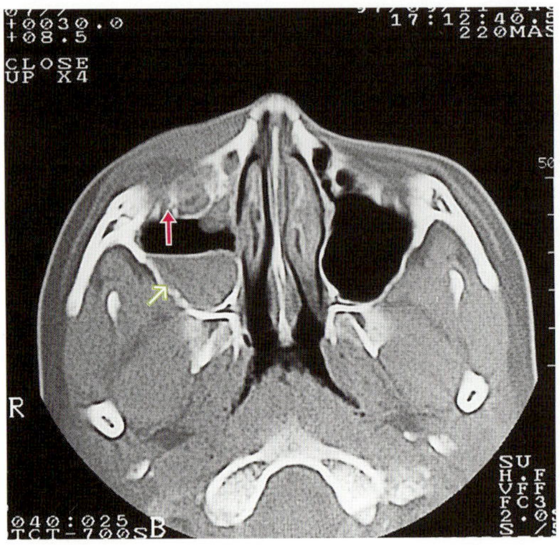

그림 4-186

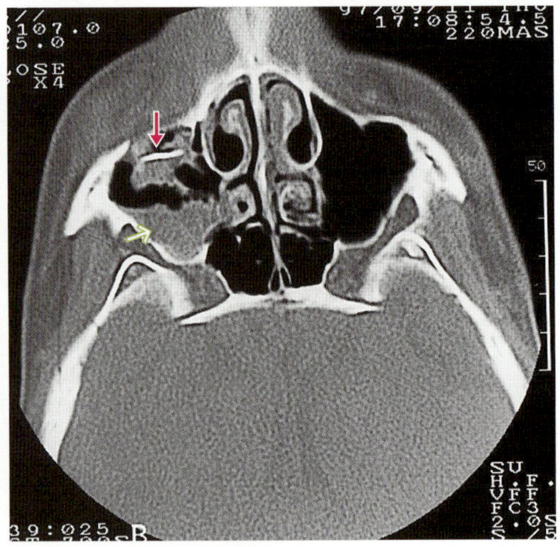

그림 4-187

그림 4-184 부비강 정면 엑스선영상 (오른쪽 위턱굴 내에 출혈에 의한 액체저류가 보인다[⇒]).

그림 4-185 Waters법 엑스선영상 (위턱굴 내에서 출혈에 의한 액체저류가 보인다[⇒]. 골절에 의한 유리된 뼈가 보인다[→]).

그림 4-186 부비강 CT영상(횡단상) (오른쪽 위턱굴전벽의 골절[→]과 오른쪽 위턱굴 내에 혈종이 보인다[⇒]).

그림 4-187 부비강 CT영상(관상단층상) (오른쪽 위턱굴 내에 조각뼈[→]와 혈종이 보인다[⇒]).

◆ 진단 및 경과 ◆

오른쪽 위턱굴 전벽골절로 진단하고 관혈적(invasive)으로 시술하였다.

◆ 촬영 및 진단방법 ◆

Caldwell법, Waters법, CT 등

◆ 영상관찰 및 특징 ◆

위턱굴 전벽이 골절되어 유리골이 위턱굴 내에 떨어져 있으며 골절에 의한 출혈이 보인다. 인접하는 머리뼈바닥의 골절 등은 관찰되지 않았다.

위턱뼈 골절은 일반적으로 아래턱뼈(하악골) 골절보다 유발율이 적고 충돌, 타박, 추락 등에 의한 외력이 위턱뼈에 가해진 경우에 나타난다. 위턱뼈 골절은 골절선에서 치조골절과 골체골절(骨體骨折)로 나뉘어진다.

처치법은 기도 확보와 지혈 조작 후 정복과 고정을 한다. 위턱뼈의 단독 골절인 경우 아래턱(하악)에 접합시켜 정복하고 그 위에 위·아래턱뼈(상·하악골) 전체를 머리에 정복, 고정한다. 무혈적으로 행하는 것을 원칙으로 하지만 전위가 현저하거나 고정기 지원이 없는 증례에서는 관혈적으로 행한다.

CT검사에서는 눈확(안와), 코안(비강), 코곁굴, 구강의 손상이나 인접한 두개바닥의 골절과 머리안 손상의 합병, 위턱굴 내의 출혈 등을 진단하는데 유용하다.

4

병리학 예 10. 만성 부비강염 (chronic paranasal sinusitis)

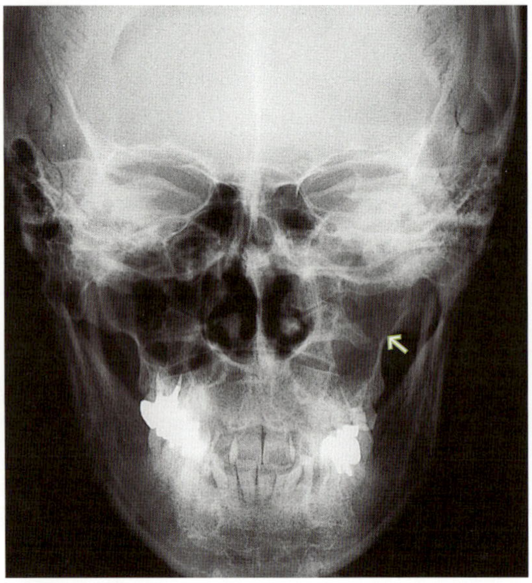

그림 4-188

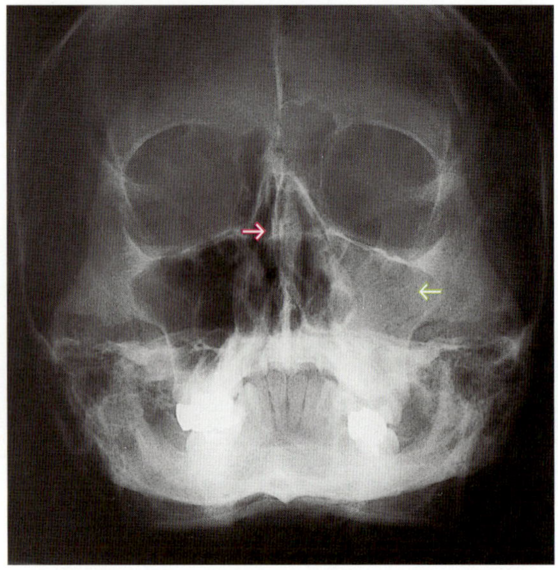

그림 4-189

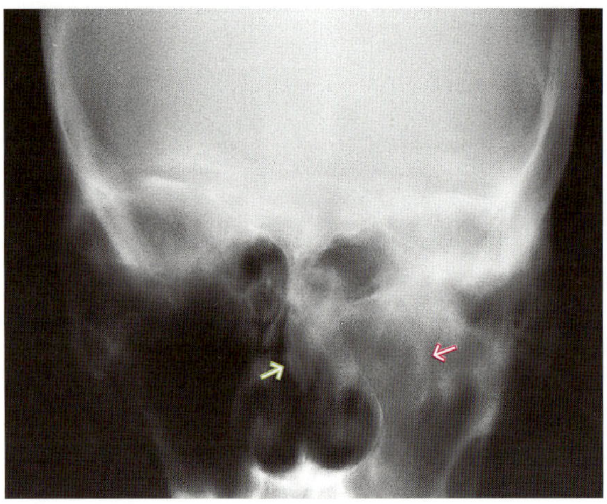

그림 4-190

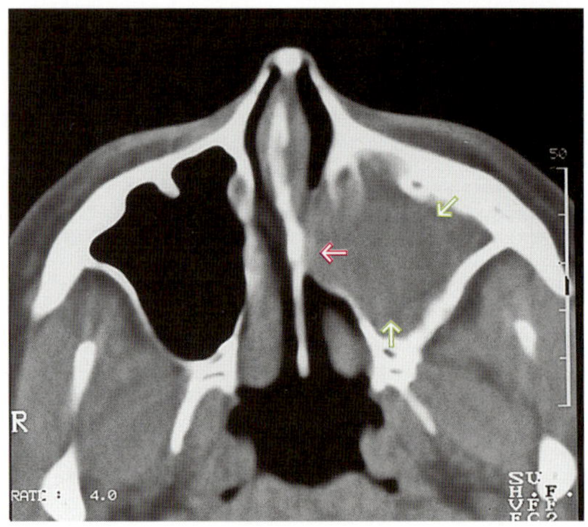

그림 4-191

그림 4-188 Caldwell법 엑스선영상 (왼쪽 위턱굴 내의 공기량이 적어 보인다[⇒]).

그림 4-189 Waters법 엑스선영상 (왼쪽 위턱굴 내에 액체저류[⇒], 코사이막에 점막비후가 관찰된다[⇒]).

그림 4-190 부비강 단층엑스선영상 (코사이막 nasal septum의 점막비후 및 가운데 코길의 폐쇄[⇒], 왼쪽 위턱굴 내의 액체저류가 관찰된다[⇒]).

그림 4-191 부비강 CT영상 왼쪽 (위턱굴 내에 농즙[⇒]과 가운데 코길의 폐쇄가 관찰된다[⇒]).

◆ 진단 및 경과 ◆

만성 부비강염으로 진단되었다. 코안(비강)폐쇄가 관찰되어 수술하였다. 병리조직진단에서는 점막부종, 호산구의 삼출이 현저한 알레르기성 비염의 상태를 보이고 있고 벌집굴(사골동) 점막에도 중증도의 알레르기성 비염증성 변화를 보였지만 악성 변화는 없어 경과 관찰 중이다.

◆ 촬영 및 진단방법 ◆

Caldwell법, Waters법, CT, MRI 등

◆ 영상관찰 및 특징 ◆

이마굴은 발육불량이 보이고 왼쪽 벌집굴과 코사이막에 점막비후가 보인다. 왼쪽 위턱굴 음영은 만성 고도 점막비후로 인해 가운데 코길의 폐쇄도 관찰된다.

만성부비강염은 대부분 체질과 관계가 있고 알레르기성 질환으로도 여겨진다. 증상은 두통, 신경장애, 농성 악취가 있는 콧물을 호소한다. 조직학적 소견에서는 림프 여포의 형성을 나타내는 경우가 있고 악성 변화의 유무, 치주염 등으로 인해 생겼는지의 여부를 감별할 필요가 있다. 치료방법에는 근치수술, 항생제 또는 항히스타민제를 사용하고 있다.

CT, MRI 검사에서는 염증에 의한 점막의 변화, 코곁굴 내의 농즙 등의 저류, 그에 따른 공기양의 감소 상태를 관찰하는데 유용하다.

4

병리학 예 11. 상악동암 (cancer of the maxillary sinus)

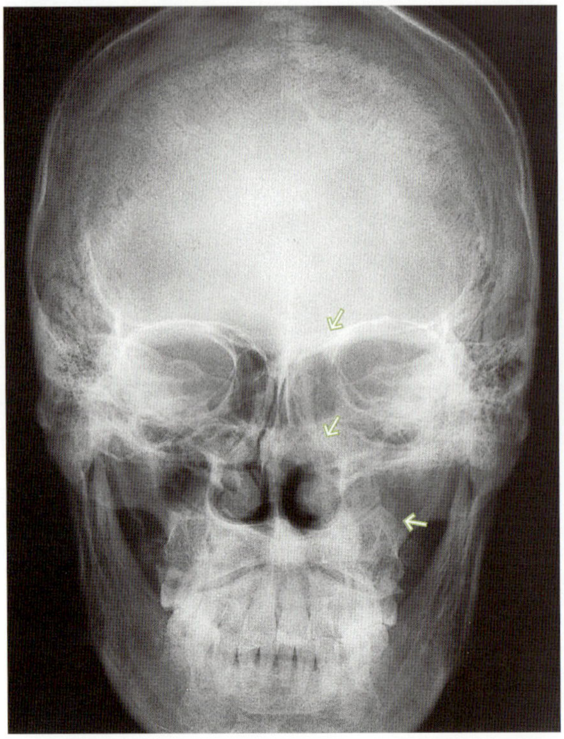

그림 4-192

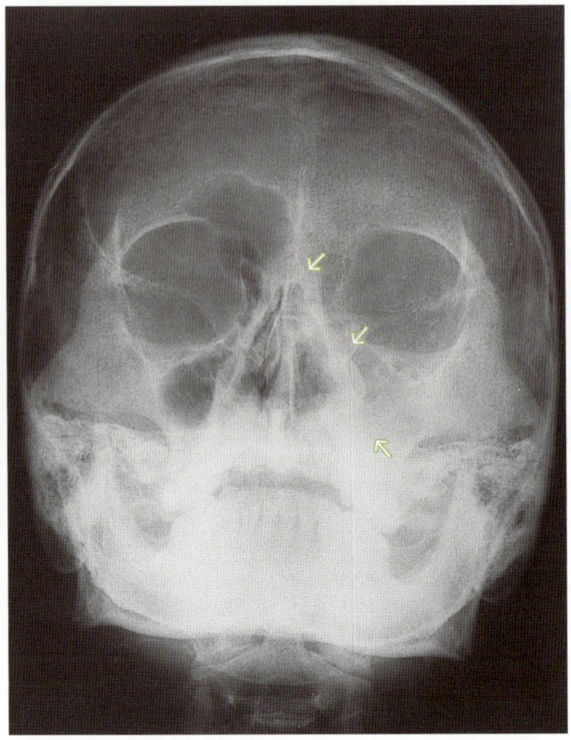

그림 4-193

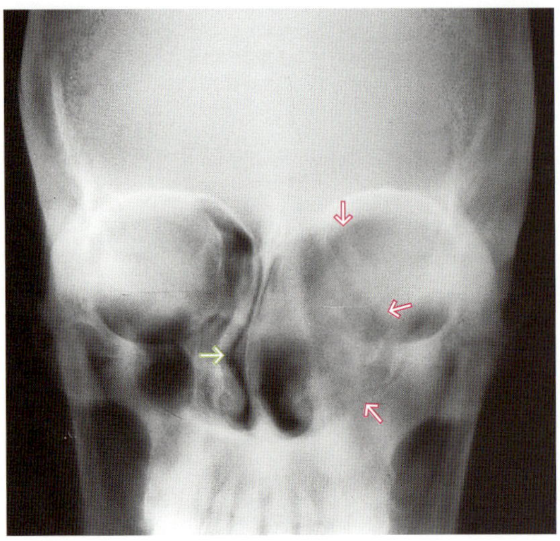

그림 4-194

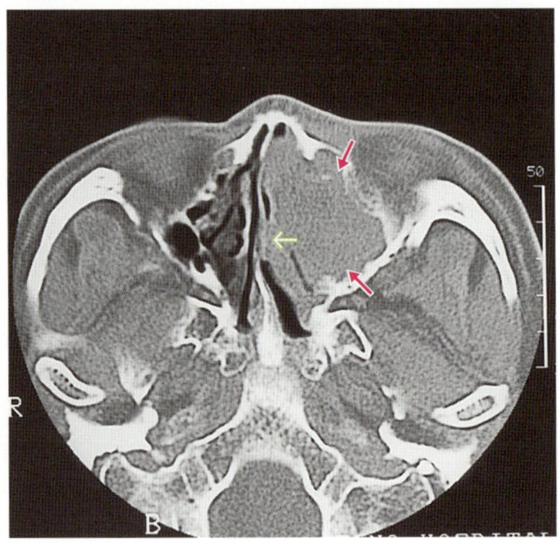

그림 4-195

그림 4-192 Caldwell법 엑스선영상 (왼쪽 이마굴, 벌집뼈굴, 위턱굴에 종양음영이 보인다[⇒]).

그림 4-193 Waters법 엑스선영상 (왼쪽 이마굴, 벌집뼈굴, 위턱굴의 공기층은 모두 관찰되지 않는다[⇒]).

그림 4-194 부비강 단층 엑스선영상 (비중격이 오른쪽으로 기울어지고[⇒] 왼쪽 안구를 압박하는 종양음영을 볼 수 있다[⇒]).

그림 4-195 부비강 CT영상 왼쪽 (위턱굴에 충만한 종양상을 보인다[→]. 코사이막 압박과 골파괴가 관찰된다[⇒]).

◆ 진단 및 경과 ◆

왼쪽 상악동암인 것으로 진단되었고 생검을 시행했다. 병리조직 진단에서는 중간분화형 편평상피암으로 진단하였다.

◆ 촬영 및 진단방법 ◆

Caldwell법, Waters법, CT, MRI 등

◆ 영상관찰 및 특징 ◆

코사이막이 검사반대쪽으로 만곡되어 코안은 폐쇄된다. 검사측의 위턱굴 내에는 진한음영이 있고 눈확바닥은 소실된다. 치료법은 일차 치료로써 방사선 치료, 국소화학요법 및 수술이 있으며 세가지 방법을 병용할 수도 있다. 필요에 따라 위턱관절 적출술과 경부 소파술 등이 행해지며 면역요법도 추가된다.

상악동암은 위턱굴 점막에 주로 발생하는 암으로 50~70대에 호발하며 여성보다도 남성에서 많다. 코곁굴의 악성종양은 편평상피암이 가장 많고 기저세포암이나 선암도 소수이지만 관찰된다.

CT검사에서는 뼈의 파괴, 그 부위와 접하는 연부조직으로의 침윤을 관찰하는 것도 중요하지만 종양과 농양을 구별하기 위해 조영촬영을 적극적으로 행하는 것이 중요하다.

또, MRI검사에서는 종양과 염증성 변화와의 감별이 가능하며 종양은 균질하고 세포밀도가 높기 때문에 T2 강조영상에서는 저신호에서 등신호를 나타낸다. 따라서 엑스선촬영, CT검사, MRI검사를 병용하면 진단에 정확을 기할 수 있다.

본 증례는 엑스선 촬영으로 코안이 검사반대측으로 만곡된 모습과 위턱굴의 종양음영을 관찰할 수 있는 좋은 경우이다.

3) 부비강 후전(축)방향 촬영(paranasal sinuses PA and PA axial projection) Caldwell법

촬영목적 : 이마굴(전두동), 앞벌집굴(전사골동) 등의 병변의 유무를 관찰한다.

촬영자세 : 환자는 앉은자세나 선자세로 한다. 수직격자장치 앞에서 앉은자세로 촬영할 때는 정중시상면을 IR면 중심선과 일치시키고 코뿌리점(비근점)이 중앙이 되도록 한다. 머리의 정중시상면(MSP)과 눈확귀구멍선(안와이공선 OML)이 IR면에 수직이 되도록 이마와 코를 촬영대에 대고 양 어깨가 동일한 횡단면에 놓이도록 환자의 자세를 조정한다. 머리를 고정하여 촬영하는 동안 호흡을 멈추게 한다.

중 심 선 : 이마굴과 앞벌집굴을 보기 위해서는 코뿌리점을 향해 OML의 수직일 때는 15°(GML 수직일 때 23°)를 발쪽 방향으로 입사한다. Bucky가 15° 젖혀진다면 중심선은 수평으로 입사한다(air-fluid level을 관찰하기 위함).

촬영 point : 이마굴(전두동)과 앞벌집굴(전사골동)이 잘 나타나야 하며 눈확음영의 아래 1/3부근에 바위능선이 나타난다. 염증 등을 관찰하기 위해서는 앉은자세나 선자세에서 촬영해야 하며 머리뼈 후전방향에 비해 촬영조건을 낮게 설정할 필요가 있다.

※ OML과 GML의 각도는 8° 차이가 나기 때문에 환자에 따라 어떤 선을 IR면에 수직으로 하여도 거의 같은 영상으로 관찰된다.

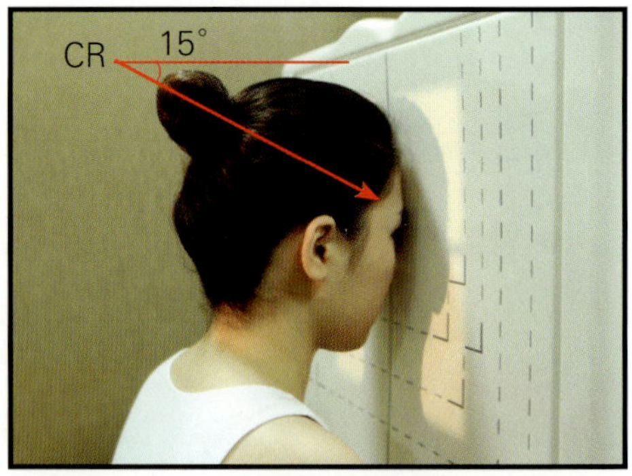

그림 4-196 부비강 후전축방향 촬영자세 (Caldwell법)

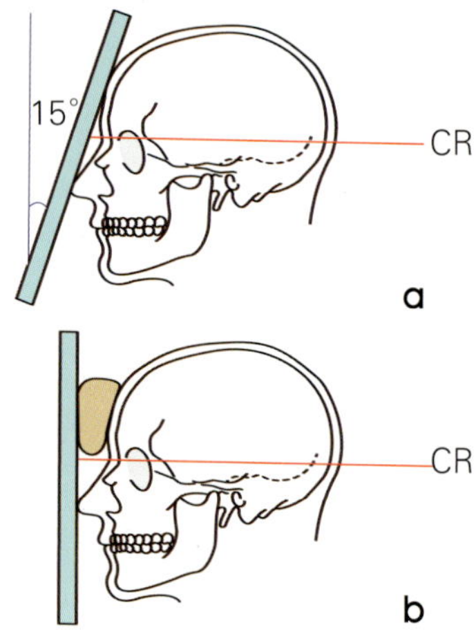

그림 4-197 부비강 후전방향 촬영
a. 15° 기울인 영상수용체
b. 수직으로 세운 영상수용체

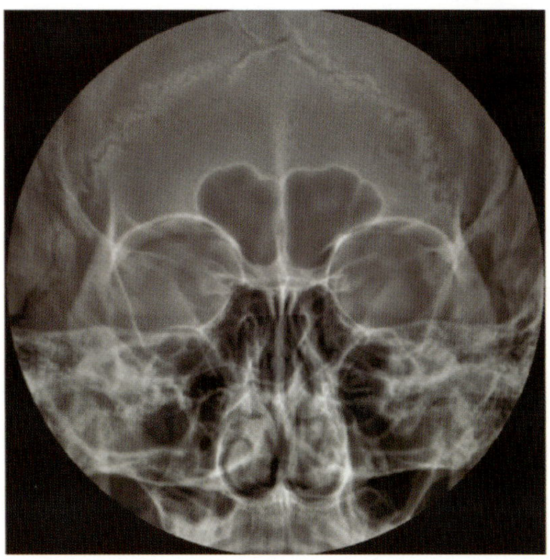

그림 4-198 부비강 후전축방향 엑스선영상(Caldwell법) (OML의 수직일 때 15°)

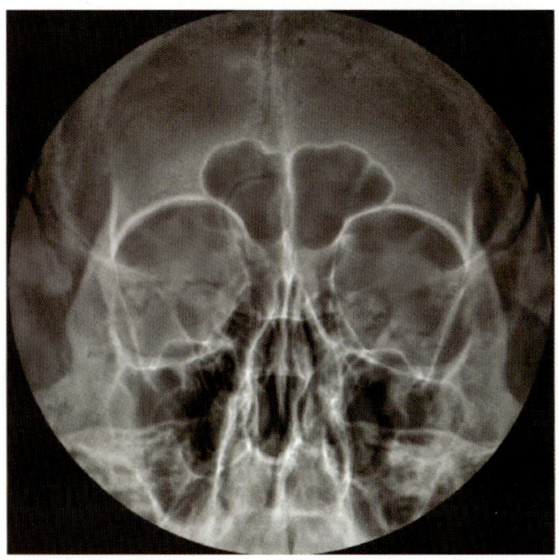

그림 4-199 부비강 후전축방향 엑스선영상(Caldwell법) (GML의 수직일 때 23°)

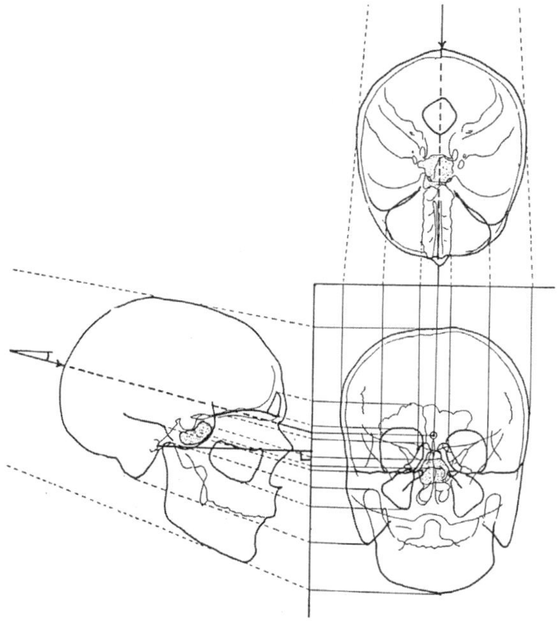

· 이마굴, 벌집굴의 축, 후전, 측방향 촬영상의 해부학적 관계

· 엑스선상의 평가기준

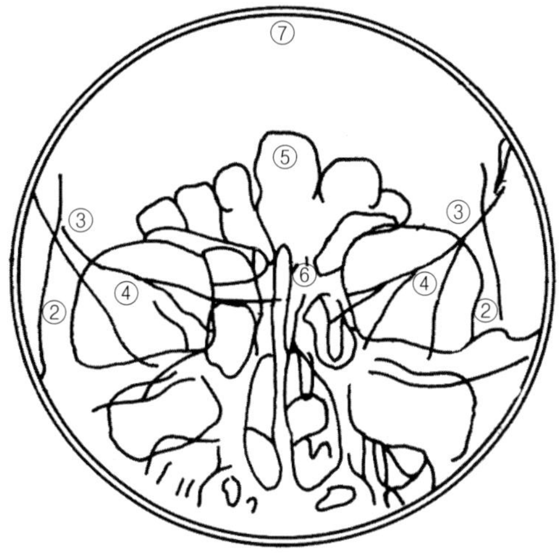

① IR면에 center는 적절한가?
② 머리뼈 가쪽면과 눈확 가쪽면 사이의 거리가 양측 모두 동일한가?
③ 바위능선(pyramidal ridge)은 양측이 대칭적인가?
④ 바위능선은 눈확의 아래 1/3 정도에 투영되었는가?
⑤ 이마굴은 이마봉합 위에 나타나고 앞벌집굴은 바위능선 위에 투영되었는가?
⑥ 이마굴과 앞벌집굴이 선명하게 투영되었는가?
⑦ 코곁굴(부비동) 부분만의 조사면 제한이 이루어졌는가?

4) 부비강 하악두정방향 촬영 (paranasal sinuses submentovertical projection) Schüller법

촬영목적 : 나비굴(접형골동), 벌집굴(사골동), 위턱굴(상악동)의 병변의 유무를 관찰한다.

촬영자세 : 환자는 앉은자세나 바로누운자세로 한다. 수직격자장치 앞에서 앉은자세로 촬영할 때는 의자로 등을 지지할 수 있다면 편안한 자세에서 눈확아래귀구멍선(IOML)을 IR면에 평행이 되게 하고 정중시상면이 수직이 되도록 하여 가능한 빨리 촬영을 마치도록 한다. 머리를 고정하여 촬영하는 동안 호흡을 멈추게 한다.

중 심 선 : 눈확아래귀구멍선(IOML)에 대해 수직으로 양쪽 턱뼈각(하악각) 사이의 정중면으로 수평 입사한다.

촬영 point : 머리뼈가 좌우대칭으로 촬영되고 나비굴이 선명하게 나타나야 하며 턱 바로 아래에 뒤벌집굴(후사골동), 위턱굴, 코중격도 나타나야 한다. 또한 아래턱뼈 관절돌기는 바위부능선 앞에 나타나야 한다.

※ 목뼈를 충분히 젖히지 못하는 환자는 중심선만 IOML에 수직이 되도록 입사한다. 하악두정방향 촬영을 할 수 없을 때에는 두정하악방향으로 촬영을 한다.

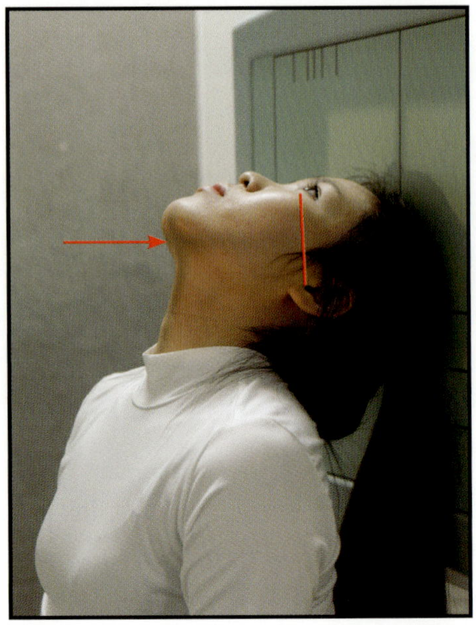

그림 4-200 부비강 하악두정방향 촬영자세

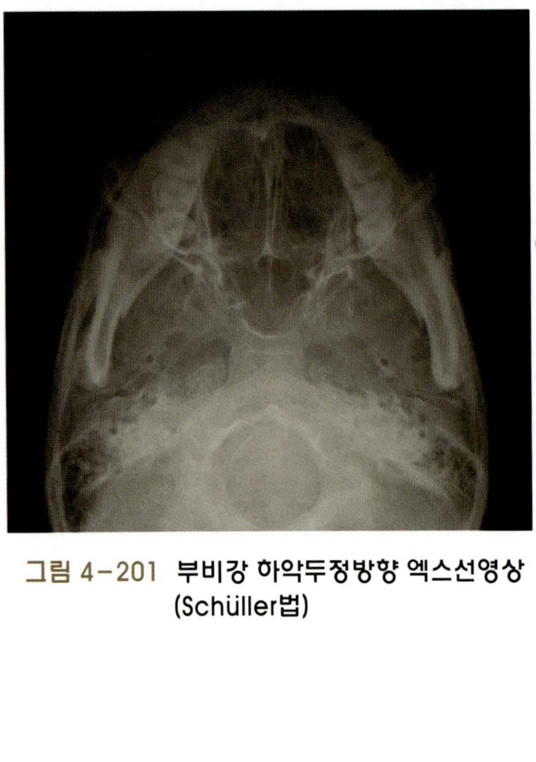

그림 4-201 부비강 하악두정방향 엑스선영상 (Schüller법)

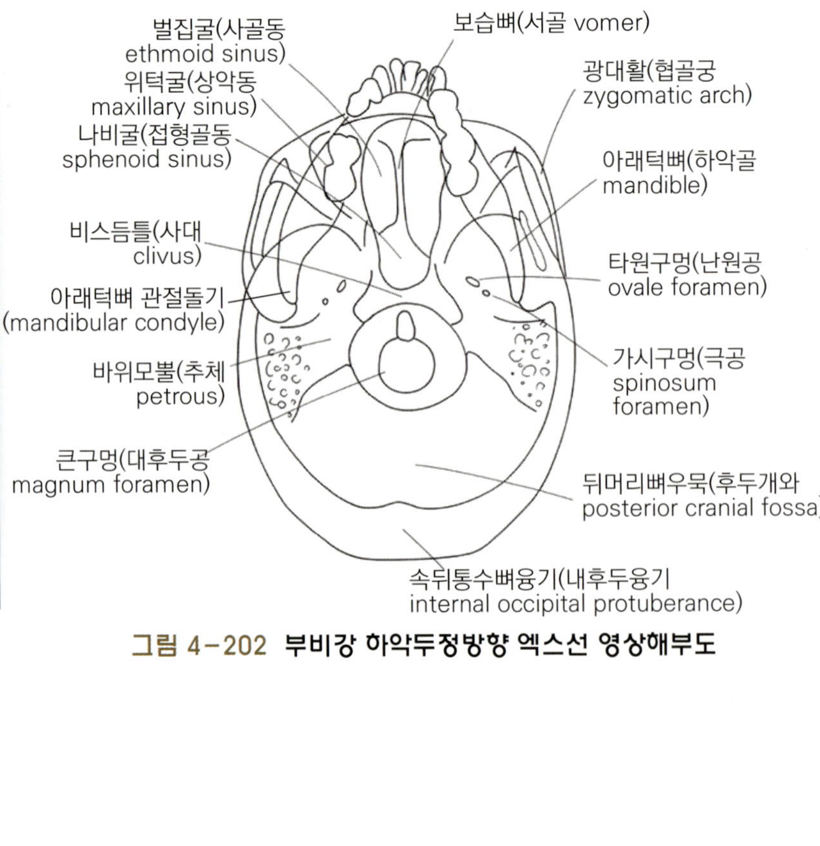

그림 4-202 부비강 하악두정방향 엑스선 영상해부도

11. 꼭지돌기(유양돌기)와 바위부(추체부) (Mastoid Process and Petrous portions)

머리뼈 촬영시 전후방향 및 측방향으로 촬영하면 양쪽에 있는 꼭지돌기와 바위뼈가 서로 겹치게 된다. 특히 꼭지돌기의 측면상이 겹치지 않게 하려면 촬영시 머리를 약간 회전하든지 또는 중심선의 각도를 주면 된다. 이때 검사쪽 부위가 겹치지 않게 하려면 단일각도법, 이중각도법 및 머리회전방법 등 다양하게 환자의 자세와 중심선의 각도를 주어 촬영을 한다. 꼭지돌기 촬영은 양쪽을 비교해야 하므로 검사시 환자의 자세와 촬영조건이 항상 일정하게 유지되어야 한다. 촬영시 먼저 환자의 머리를 고정시킨 다음 각도기와 보조기구로 환자의 자세를 점검함으로써 가능한 오차를 줄일 수 있도록 한다.

촬영시 귀바퀴 음영이 나타나기 때문에 테이프로 귀바퀴를 앞으로 접어 붙이면 귀의 연골이 꼭지벌집과 겹치는 것을 방지할 수 있다. 그러나 테이프가 꼭지벌집과 겹치지 않게 하려면 테이프 끝이 귀바퀴 뒷면을 넘지 않게 해야 한다.

바위(추체)의 해부학적 구조는 그림 4-203와 같다. 바위축은 머리뼈가 시상면에 대해 45°의 각도를 이루고 있다. 이것에 대해 양쪽 뒤반고리관(후반규관)은 평행이고, 양쪽 앞반고리관은 이것에 대해 수직이다. 이 양쪽귀관에 대해 수직으로 중심선에 입사하기 위해 머리의 정중시상면을 IR 면에 대해 45° 기울인다.

무명선이라는 것은 나비뼈큰날개(접형골대익)가 관자우묵(측두와)을 형성하는 면이 선상으로 나타난 것이며 입사 엑스선을 머리쪽으로 12° 기울이면 삼반고리관과 속귀길(내이도)의 중복을 피할 수 있다.

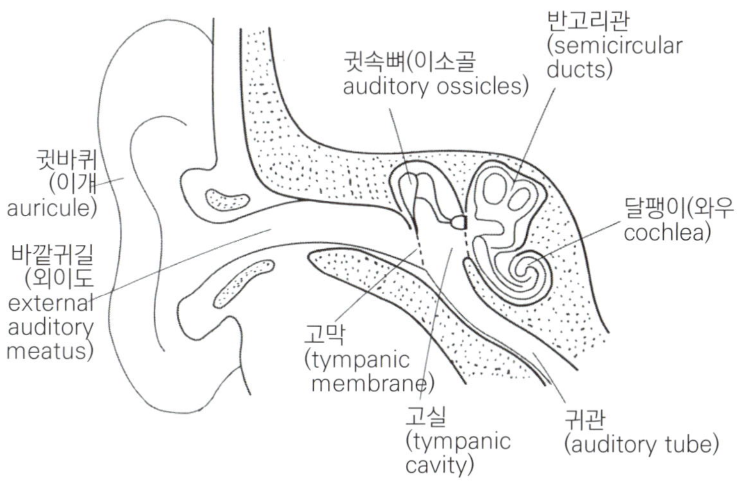

그림 4-203 청각기

1) 유양돌기 축측사방향 촬영 (mastoid process axiolateral oblique projection) Law법

촬영목적 : 염증 및 종양 등에 의한 바깥귀길, 고실천장, 꼭지벌집, 턱관절 등의 병변의 유무를 관찰한다.

촬영자세 : 환자는 엎드린자세나 앉은자세로 한다. 귀바퀴가 꼭지돌기와 겹치지 않게 테이프로 귀바퀴를 앞으로 접어 붙인다. 엎드린자세로 촬영할 때는 검사하고자 하는 부분을 IR에 가깝게 하고, 바깥귀길(외이도 EAM) 바로 뒤 귀바퀴와 머리의 접합부를 IR면의 중앙에 일치시킨다. 바른 측면자세에서 정중시상면(MSP)을 앞쪽 IR면 방향으로 15° 돌리고, 눈확사이선(동공간선 IPL)이 수직이 되게 하며, 눈확아래귀구멍선(안와하이공선 IOML)이 IR 윗면의 횡축에 평행이 되도록 한다. 머리를 고정하여 촬영하는 동안 호흡을 멈추게 한다.

중 심 선 : 검사쪽 꼭지돌기를 향해 발쪽으로 15°기울여 입사한다. 입사점은 검사 반대쪽 바깥귀길에서 뒤로 5 cm, 위로 5 cm 지점이 된다.

촬영 point : 검사쪽과 검사 반대쪽의 꼭지벌집의 머리부분이 중복되지 않고 충분한 대조도로 촬영되어야 한다. Law법에는 엑스선관의 단일각도법, 이중각도법, 머리 회전촬영법 등이 있으나 촬영목적, 관찰부위, 입사부위는 모두 똑같고 다만 머리의 자세에 따라 중심선이 다르게 된다.

※ 단일각도법에서는 머리를 앞쪽으로 15° 회전하고 중심선을 발쪽으로 15°로 입사하며 이중각도법에서는 머리는 정측면 자세가 되게 하고 중심선속을 발쪽으로 15°, 앞쪽으로 15°되게 이중각도로 입사한다. 또 다른 방법으로 머리를 돌려 촬영한다면 머리를 앞으로 15°, 발쪽으로 15° 돌리게 하여 수직으로 입사한다. 비교하기 위하여 일반적으로 양쪽 모두 촬영한다.

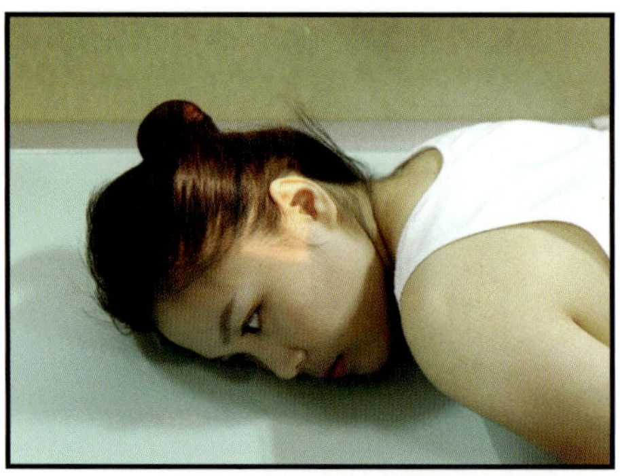

그림 4-204 유양돌기 축측사방향 촬영자세(Law법)

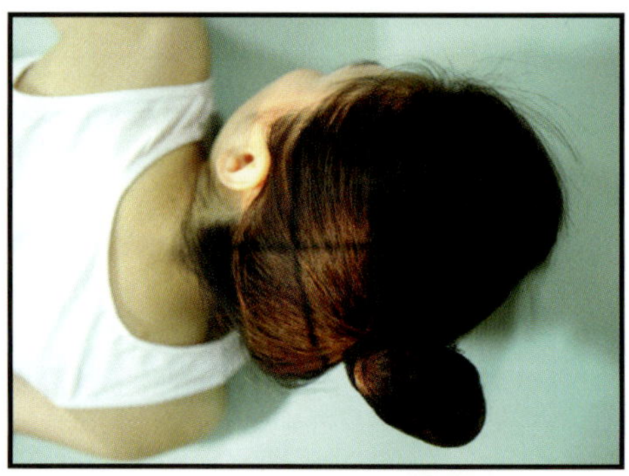

그림 4-205 유양돌기 축측사방향 촬영자세(Law법)

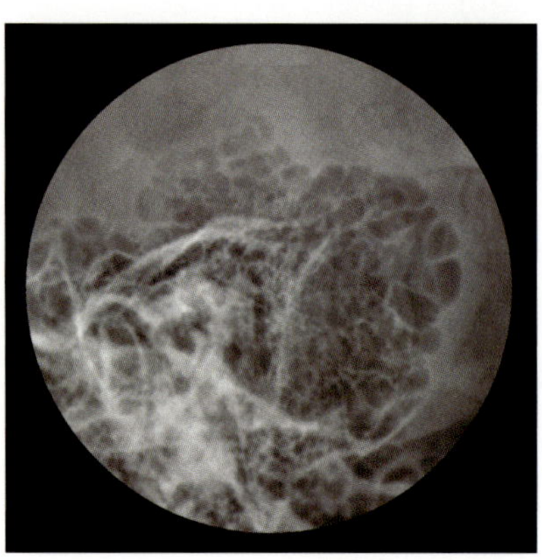

그림 4-206 유양돌기 축측사방향 엑스선영상(Law법)

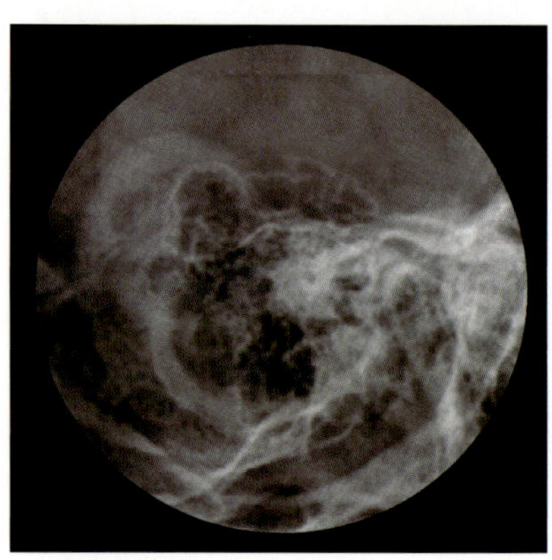

그림 4-207 유양돌기 축측사방향 엑스선영상(Law법)

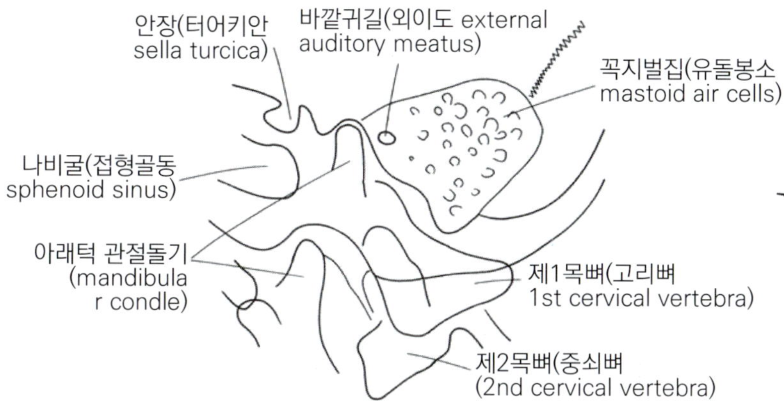

그림4-208 Law법 엑스선영상해부도

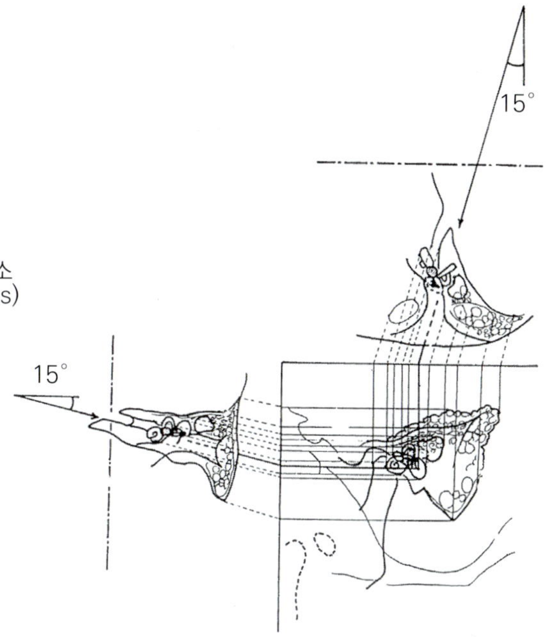

· 유양돌기 축, 측방향 촬영상과 Law법에 의한 해부학적 관계

· 엑스선상의 평가기준

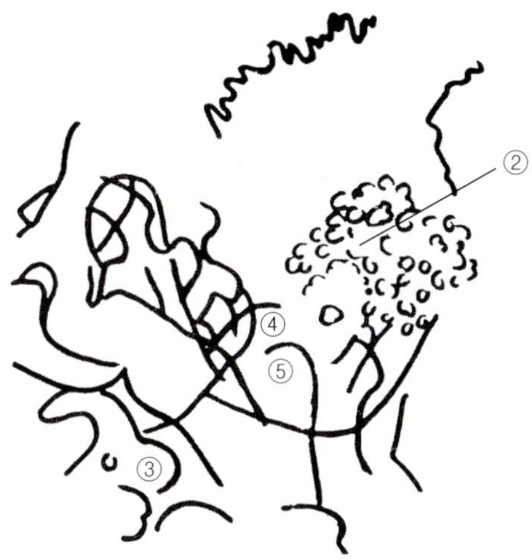

① IR면에 center는 적절한가?
② 검사측 꼭지돌기의 벌집(air cells)이 포함됨은 물론 IR면의 중심에 촬영되었는가?
③ 반대측 꼭지돌기는 검사측 꼭지 음영의 앞쪽아래에 투영되면서 서로 중복되지는 않았는가?
④ 안·바깥귀길은 중복되어 촬영되지는 않았는가?
⑤ 턱관절이 꼭지돌기 앞에 촬영되었는가?
⑥ 꼭지돌기 부분만의 조사면 제한이 되었는가?

4

병리학 예 12. 만성중이염 (chronic otitis media)

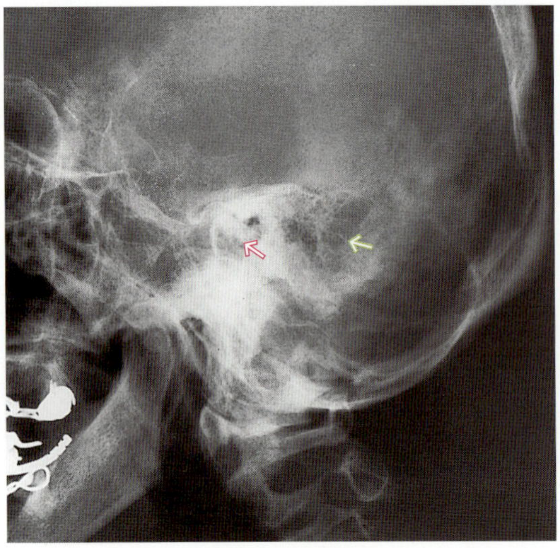

그림 4-209

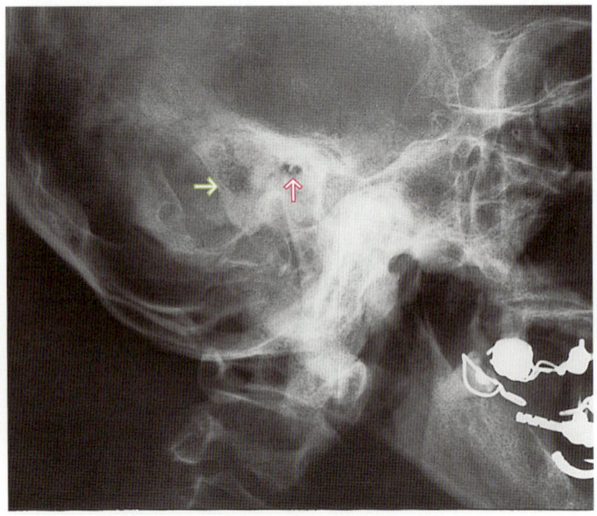

그림 4-210

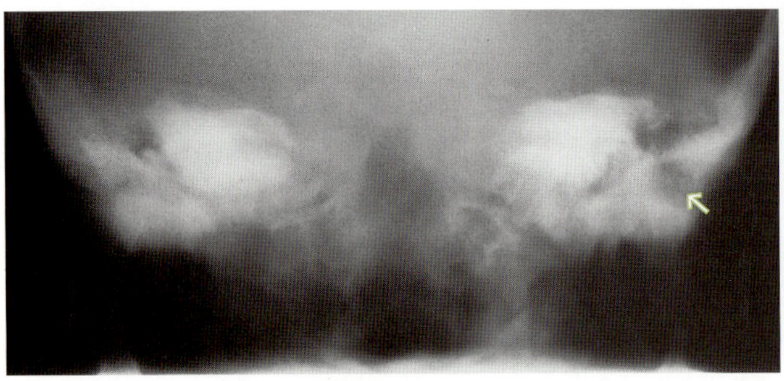

그림 4-211

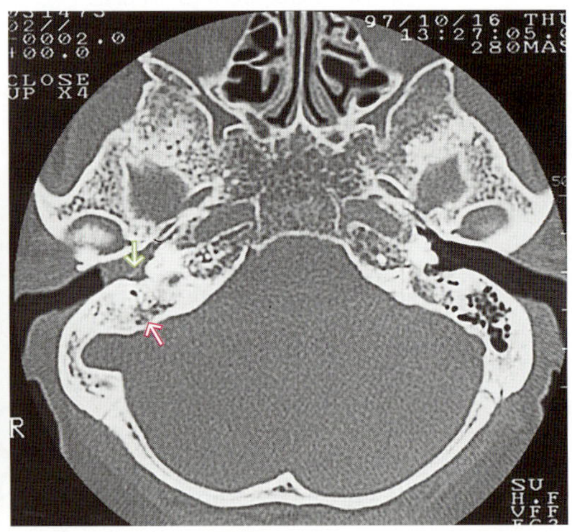

그림 4-212

그림 4-209 왼쪽 Law법 엑스선영상 (꼭지벌집의 발육이 불량하다[⇒]. 고실에 골경화상이 보인다[⇒]).

그림 4-210 오른쪽 Law법 엑스선영상 (꼭지벌집의 발육이 전혀 보이지 않는다[⇒]. 고실뼈의 경화상이 보인다[⇒]).

그림 4-211 내이 단층엑스선영상 (꼭지벌집의 발육이 나쁘고 고실에 천공이 관찰된다[⇒]).

그림 4-212 관자뼈 CT영상 (오른쪽 고실에 삼출액이 보인다[⇒]. 특히 오른쪽 꼭지벌집의 발육은 전혀 관찰되지 않는다[⇒]).

진단 및 경과 : 오른쪽 만성 중이염으로 진단. 통원치료.

촬영 및 진단방법 : Law법, 내이 단층엑스선법, CT 등

영상관찰 및 특징 : 내이 엑스선 영상에서 꼭지벌집의 공기분포가 나쁘고 뼈의 경화상이 관찰된다. 치료는 이루(otorrhea)가 있을 경우는 항생물질을 투여하여 가운데 귀길을 건조시키고 또 재발을 생각하여 보존적 근치 수술과 고막 천공폐쇄술을 시행한다.

중이염은 고실, 꼭지벌집의 염증으로 꼭지돌기염, 추체염증을 포함한 급성 또는 만성 염증이다. 만성중이염은 임상적으로 양성과 악성으로 대별되는데, 전자는 단순성(화농성)중이염을 후자는 진주종성(cholesteatosis) 중이염을 의미한다. 지속성 또는 단속성의 이루, 난청, 고막 천공, 이명 등을 주증상으로 하고 악성의 경우는 악취가 나는 이루를 호소한다. 진주종성 중이염은 두개내 합병증을 일으킬 위험이 있으므로 수술치료를 필요로 한다.

4

2) 유양돌기 축측사방향 촬영 (mastoid process axiolateral oblique projection) Stenvers법

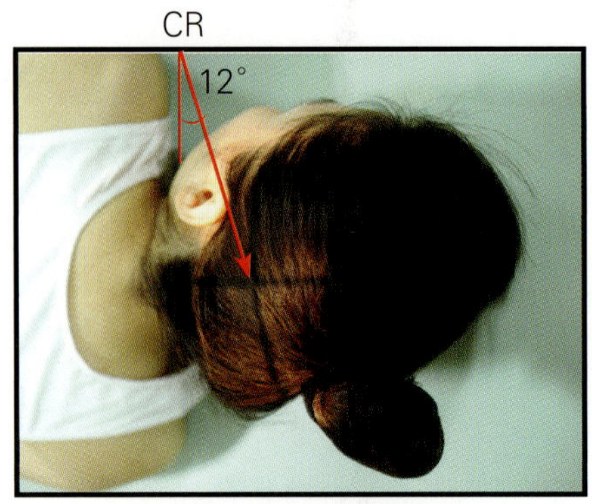

그림 4-213 유양돌기 축측사방향 촬영자세 (Stenvers법)

촬영목적 : 바위능선(pyramidal ridge), 꼭지돌기(유양돌기)의 벌집, 고실부위, 속귀길(내이도)과 바위모뿔을 볼 수 있고 염증 또는 종양 등에 의한 고실천장, 바위모뿔의 병변의 유무를 관찰한다.

촬영자세 : 환자는 엎드린자세나 앉은자세로 한다. 엎드린자세는 후전자세에서 양 팔을 구부려 어깨의 양 옆에 손을 놓는다. 머리의 정중시상면(MSP)을 검사쪽으로 45° 돌리고 이마, 코, 광대뼈를 IR면에 붙이고 검사쪽 바깥귀길(외이도 EAM)에서 앞으로 2.5 cm 지점을 중앙이 되도록 한다. 눈확아래귀구멍선(IOML)은 IR면에 수직이 되게 자세를 조정한다. 머리를 고정하여 촬영하는 동안 호흡을 멈추게 한다.

중 심 선 : IR면의 중앙점을 향해 머리쪽으로 12°기울여 입사한다.

촬영 point : 바위모뿔 및 미로가 반측면상으로 일그러짐 없이 나타나고 바위모뿔 위아래모서리, 바위모뿔끝, 꼭지벌집, 미로, 속귀길(내이도)이 선명하게 촬영되어야 한다. 비교하기 위하여 일반적으로 양쪽 모두 촬영한다.

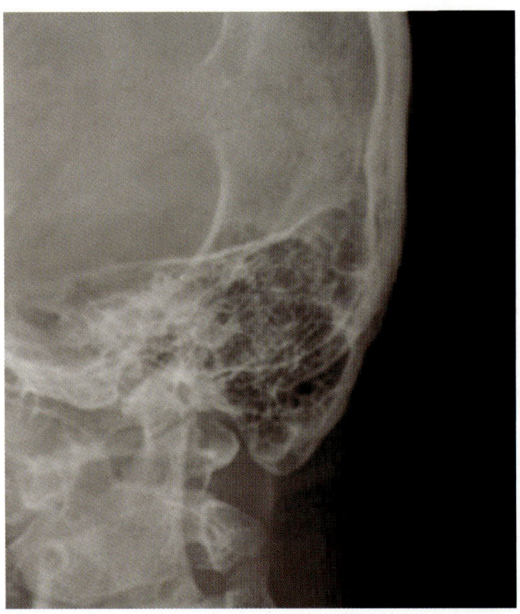
그림 4-214 유양돌기 축측사방향 엑스선영상 (Stenvers법)

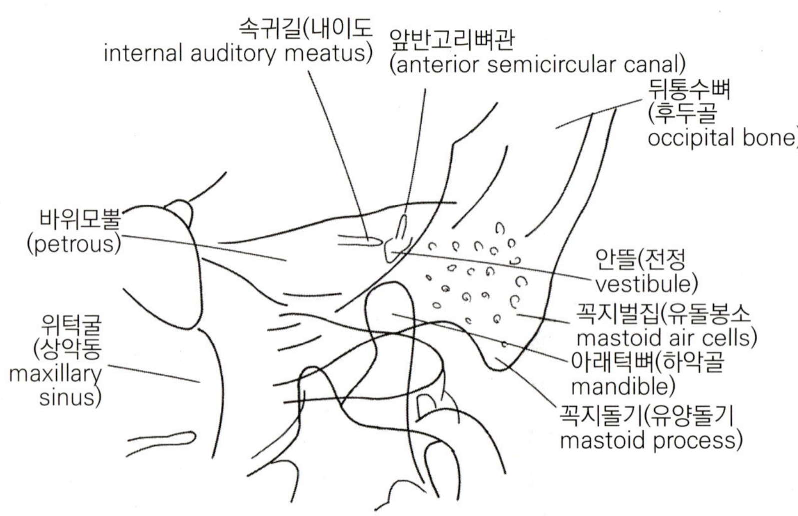

그림 4-215 Stenvers법 엑스선영상해부도

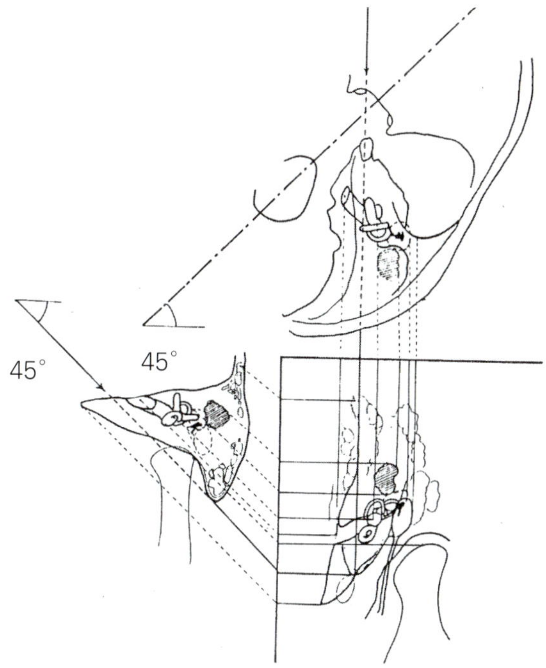

· 유양돌기 축, 측방향 촬영상의 해부학적 관계

· 엑스선상의 평가기준

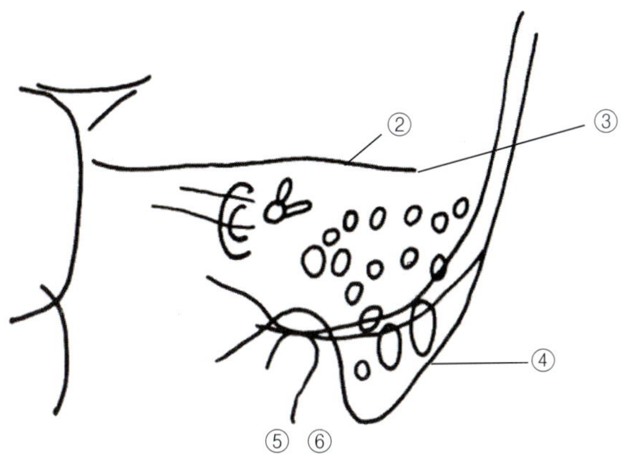

① IR면에 center는 적절한가?
② 바위모뿔과 바위능선은 반측면상으로 나타났는가?
③ 바위능선은 눈확바깥(안와외연)에서 뒤로 약 2/3 지점까지 이어졌는가?
④ 꼭지돌기는 머리뼈 바로 밑에서 반측면상으로 나타났는가?
⑤ 턱뼈가지의 뒷면은 목뼈와 겹쳐있는가?
⑥ 아래턱뼈는 제1목뼈와 겹치고 바위부 가까운 곳에서 보이는가?
⑦ 바위부와 꼭지돌기만을 위해 조사면 축소가 되었는가?

4

3) 유양돌기 축측사방향 촬영 (mastoid process axiolateral oblique projection) Arcelin법(reverse Stenvers법)

촬영목적 : 바위능선(pyramidal ridge), 꼭지돌기(유양돌기)의 벌집, 고실부위, 속귀길(내이도)과 바위모뿔을 볼 수 있고, 염증 또는 종양 등에 의한 고실천장, 바위모뿔부의 병변의 유무를 관찰한다.

촬영자세 : 환자는 바로누운자세나 앉은자세로 한다. 바로누운자세는 전후자세에서 머리의 정중시상면(MSP)을 검사반대쪽으로 45° 회전하여, 검사쪽 바깥귀길(외이도, EAM)에서 앞으로 2.5 cm 지점을 중앙이 되도록 한다. 눈확아래귀구멍선(IOML)은 IR면에 수직이 되게 하고 양 어깨가 동일한 횡단면에 놓이도록 환자의 자세를 조정한다. 머리를 고정하여 촬영하는 동안 호흡을 멈추게 한다.

중 심 선 : 검사쪽 바깥귀길에서 앞으로 2.5 cm, 위로 2 cm 지점을 향해 발쪽으로 10°되게 입사한다.

촬영 point : 이검사법을 reverse Stenvers법이라고도 하며 엎드린자세로 촬영할 수 없는 환자를 위한 검사법이다. 바위모뿔 및 미로가 반측면상으로 일그러짐 없이 나타나고 바위모뿔 위아래모서리, 바위모뿔끝, 꼭지벌집, 미로, 속귀길(내이도)가 선명하게 촬영되어야 한다. 비교하기 위하여 일반적으로 양쪽 모두 촬영한다.

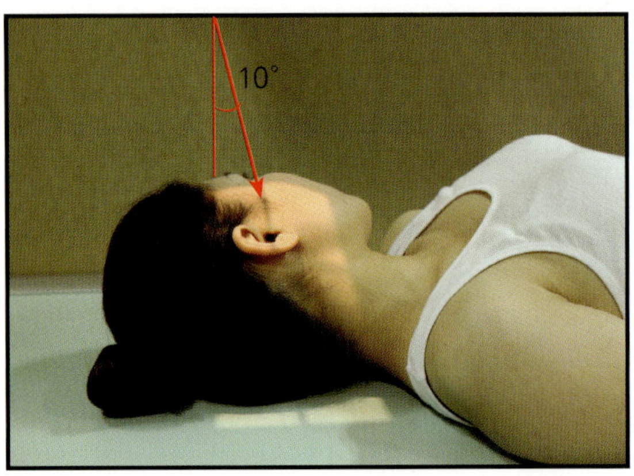

그림 4-216 유양돌기 축측사방향 촬영자세 (Arcelin법)

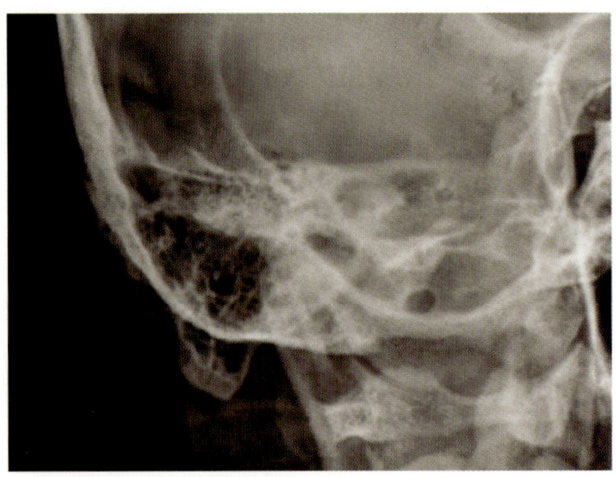

그림 4-217 유양돌기 축측사방향 엑스선영상 (Arcelin법)

4) 유양돌기 축측방향 촬영 (mastoid process axiolateral projection) Henschen법, Schüller법, Lysholm법

촬영목적 : 염증 및 종양 등에 의한 바깥귀길, 고실천장, 꼭지벌집, 턱관절(악관절) 등의 병변의 유무를 관찰한다.

촬영자세 : 환자는 반쯤 엎드린자세나 앉은자세로 한다. 꼭지벌집을 관찰하고자 할 때 테이프로 귀바퀴를 앞으로 접어 붙인다. 엎드린자세는 머리를 검사 반대쪽으로 돌려 바깥귀길(외이도 EAM) 바로 뒤 귀바퀴와 머리의 겹쳐진 부위를 IR면의 중앙에 일치시킨다. 정중시상면(MSP)이 IR 면에 평행이 되게 하고 눈확사이선(동공간선 IPL)이 수직이 되게 하며 눈확아래귀구멍선(안와하이공선 IOML)이 IR 면의 횡축에 평행일 때 바른 측면자세가 된다. 이때 검사쪽 팔을 펴서 몸옆으로 내려놓고 검사반대쪽 팔과 무릎을 구부려 들려진 쪽을 지지하여 편안한 자세가 되도록 조정한다. 머리를 고정하여 촬영하는 동안 호흡을 멈추게 한다.

중 심 선 : 검사쪽 바깥귀길를 향해 발쪽으로 Henschen법은 15°, Schüller법은 25°, Lysholm법은 35°로 입사한다.

촬영 point : 검사쪽의 측두개나 꼭지돌기 등의 측면상이 검사 반대쪽과 중복되지 않고 높은 대조도로 촬영되어야 한다. Henschen법은 꼭지벌집, 꼭지돌기방, 속·바깥귀길, 고실천장 및 청각신경의 종양(acoustic nerve) 등을 관찰할 수 있다. Schüller법은 꼭지돌기의 함기부, 꼭지돌기방, 고실천장, 속·바깥귀길 및 꼭지도관정맥 등을 관찰할 수 있다. Lysholm법은 꼭지벌집, 꼭지돌기방, 속·바깥귀길, 고실천장, 미로부 및 경동맥관(carotid canal) 등을 관찰할 수 있다. 비교하기 위하여 일반적으로 양쪽 모두 촬영한다. 꼭지벌집 발육에는 개인차가 있고 같은 사람이라도 좌우가 항상 같은 것은 아니기 때문이다. 그 원인은 선천적 또는 후천적인 염증의 결과라고 추측되는 경우가 있다.

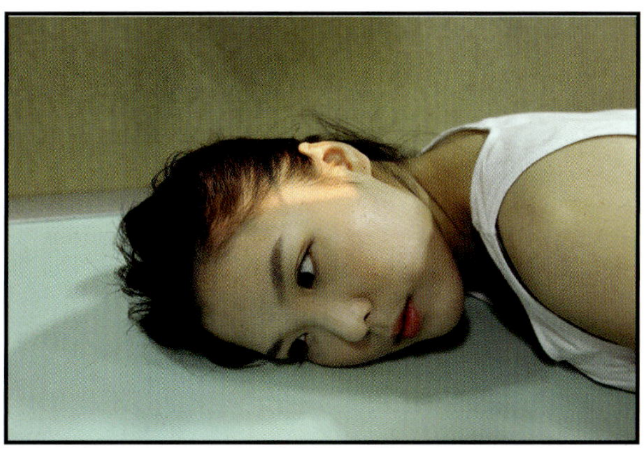

그림 4-218 유양돌기 축측방향 촬영자세

4

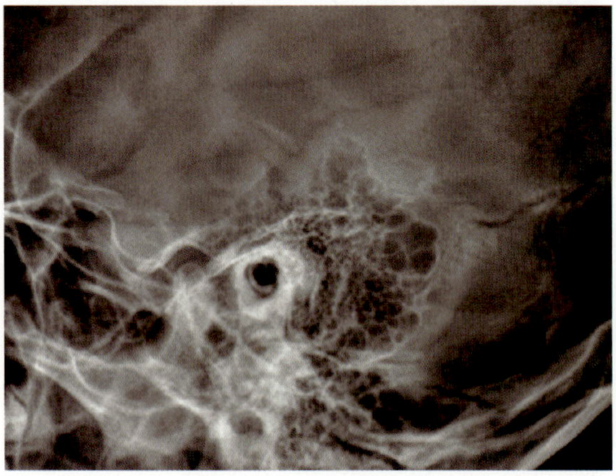

그림 4-219 유양돌기 축측사방향 엑스선영상 (Henschen법)

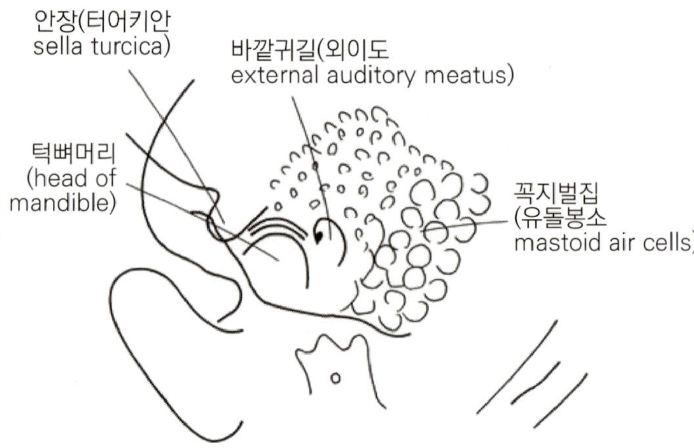

그림 4-220 Schüller법 엑스선영상해부도

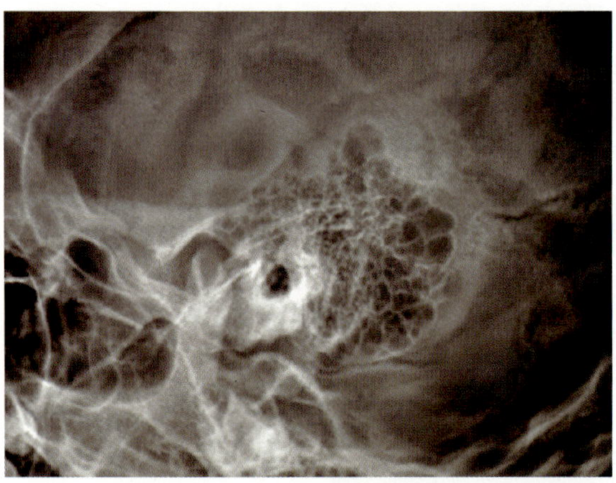

그림 4-221 유양돌기 축측사방향 엑스선영상 (Schüller법)

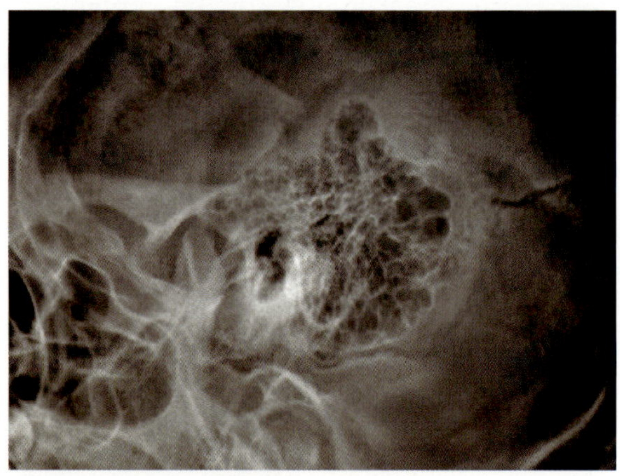

그림 4-222 유양돌기 축측사방향 엑스선영상 (Lysholm법)

5) 유양돌기 축측사방향 촬영 (mastoid process axiolateral oblique projection) Mayer법

촬영목적 : 염증 및 종양 등에 의한 바깥귀길(외이도), 고실천장, 꼭지벌집, 꼭지돌기, 골미로(labyrinth) 등의 병변 유무를 관찰한다.

촬영자세 : 환자는 바로누운자세나 앉은자세로 한다. 바깥귀길 바로 뒤에 표시하고 꼭지돌기가 겹치지 않게 테이프로 귀바퀴를 앞으로 접어 붙인다. 바로누운자세는 머리를 검사쪽으로 45° 돌리고 귀 뒤에 표시한 지점을 IR면 중앙에 놓이도록 한다. 눈확아래귀구멍선(IOML)이 IR면에 횡축과 평행이 되게 하고 수직이 되도록 한다. 각도기를 사용해서 정중시상면(MSP)이 45°가 되었는지를 확인한 후 머리를 고정하고 촬영하는 동안 호흡을 멈추게 한다.

중 심 선 : 검사쪽 바깥귀길를 향해 발쪽으로 45°로 입사한다. 들어올려진쪽 눈썹위 약 7.5 cm 점에 입사하여 검사측 바깥귀길 앞 2.5 cm지점을 통과하여 IR 중앙에 입사한다.

촬영 point : 바깥귀길, 고실, 귓속뼈(이소골), 고실위오목(상고실함요 epitympanic recess), 입구(aditus)와 꼭지돌기 등이 나타나야 한다. 조사면 안에 꼭지벌집의 관심영역이 위치하도록 하고 바위부는 꼭지벌집 아래에 나타나야 한다. 비교하기 위하여 일반적으로 양쪽 모두 촬영한다.

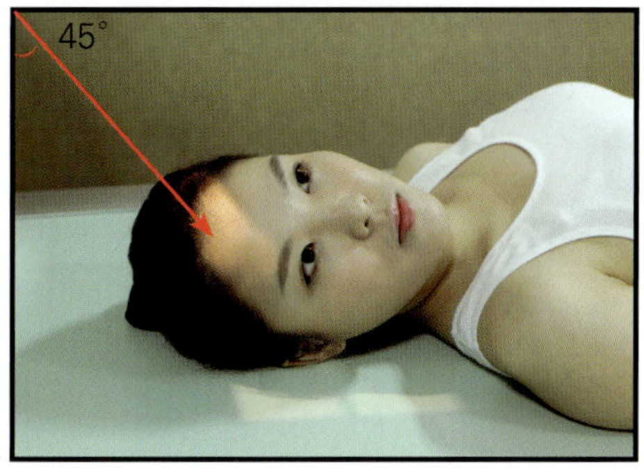

그림 4-223 유양돌기 축측사방향 촬영자세 (Mayer법)

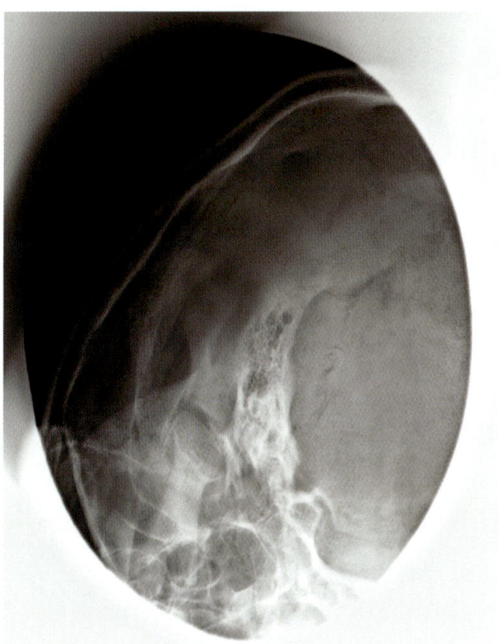

그림 4-224 유양돌기 축측사방향 엑스선영상 (Mayer법)

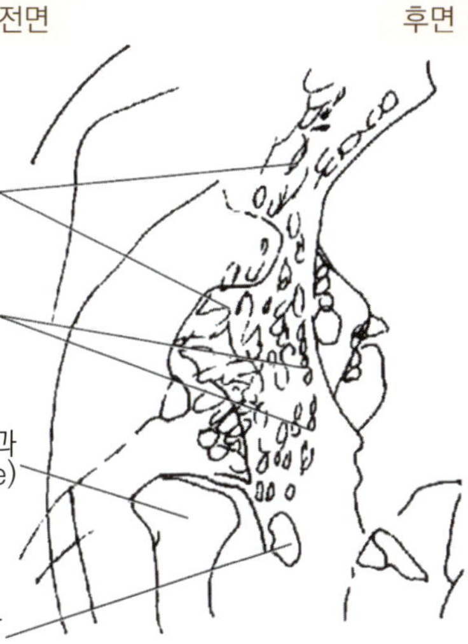

그림 4-225 Mayer법 영상해부도

4

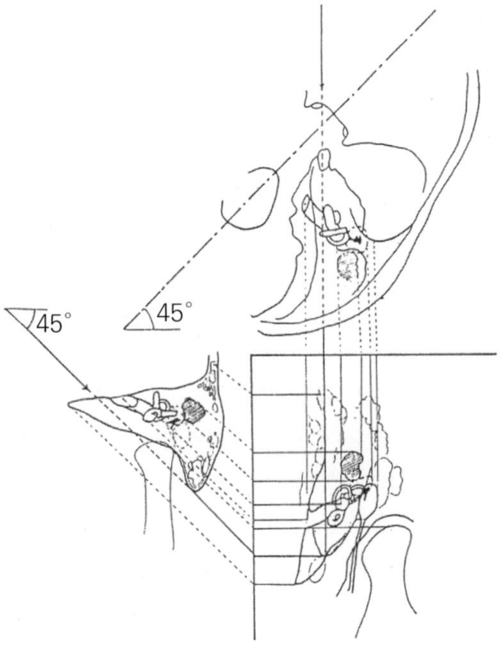

· 유양돌기 축, 측사방향 촬영(Mayer법)의 해부학적 관계

· **엑스선상의 평가기준**

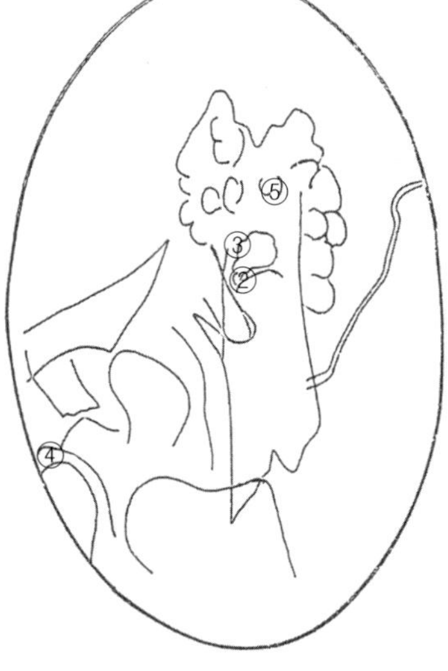

① IR면에 center는 적절한가?
② 바위모뿔은 꼭지벌집(mastoid air cells) 아래에 나타났는가?
③ 바깥귀길은 바위모뿔전면 주위에서 관찰할 수 있는가?
④ 턱관절을 바깥귀길 앞에서 관찰할 수 있는가?
⑤ 귀의 귓바퀴(auricle)는 바위모뿔 또는 꼭지벌집과 중복되어 있지 않은가?
⑥ 바위모뿔만의 조사면 제한이 되어 있는가?

6) 유양돌기 축측사방향 촬영 (mastoid process axiolateral oblique projection) 변형 Hickey법

촬영목적 : 바위능선(petrous ridge), 꼭지돌기(유양돌기)의 벌집, 고실부위, 속귀길(내이도)과 바위모뿔의 병변의 유무를 관찰한다.

촬영자세 : 환자는 바로누운자세나 앉은자세로 한다. 바깥귀길 바로 뒤에 중심점을 표시하고 꼭지돌기가 겹치지 않게 테이프로 귀바퀴를 앞으로 접어 붙인다. 바로누운자세로 촬영할 때는 머리의 정중시상면(MSP)을 검사반대쪽으로 회전하여 IR면에 대해 55°되게 한다. IR면의 중앙에 표시 지점이 놓이도록 하고 눈확아래귀구멍선(IOML)은 수직이 되게 환자의 자세를 조정한다. 머리를 고정하여 촬영하는 동안 호흡을 멈추게 한다.

중 심 선 : 검사쪽 바깥귀길 바로 뒤에 표시지점을 향해 발쪽으로 15°로 입사한다.

촬영 point : 바위모뿔 및 미로가 반측면상으로 일그러짐 없이 나타나고 꼭지돌기가 뒤통수뼈 음영의 아래에 나타나야 한다. 꼭지벌집이 선명하고 귀바퀴와 겹치지 않아야 한다. 비교하기 위하여 일반적으로 양쪽 모두 촬영한다.

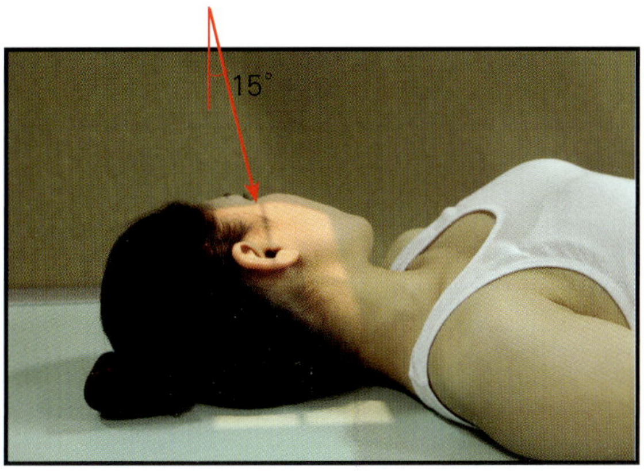

그림 4-226 유양돌기 축측사방향 촬영자세 (변형 Hickey법)

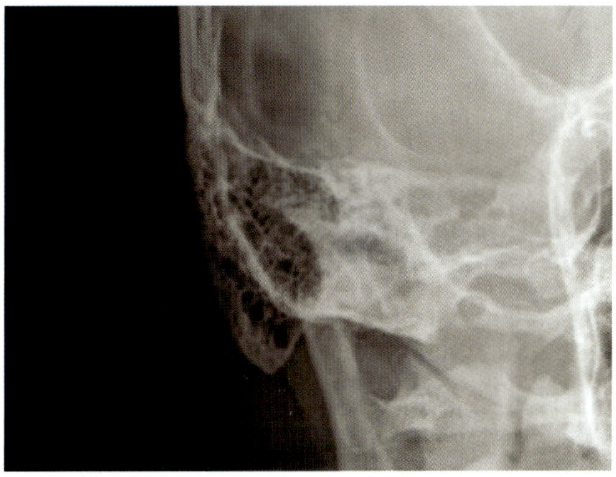

그림 4-227 유양돌기 축측사방향 엑스선영상 (변형 Hickey법)

4

7) 추체부 후전방향 촬영(petrous portions PA projection)
Transorbital method(눈확을 통한 촬영법)

촬영목적 : 머리뼈의 앞뒤로 볼 때 중앙 위치에서 속귀길(내이도)의 상벽과 하벽 사이 간격에 나타나는 바위부의 병변 유무를 관찰한다.

촬영자세 : 환자는 엎드린자세나 앉은자세로 한다. 엎드린자세인 경우 정중시상면(MSP)을 IR면 중심선과 일치시키고 코뿌리점(비근점 nasion)이 중앙이 되도록 한다. 환자의 양 팔을 구부려 어깨의 양 옆에 손을 놓는다. 머리의 정중시상면과 눈확귀구멍선(안와이공선 OML)이 IR면에 수직이 되도록 이마와 코를 촬영대에 대고 양 어깨가 동일한 횡단면에 놓이도록 환자의 자세를 조정한다. 머리를 고정하여 촬영하는 동안 호흡을 멈추게 한다.

중 심 선 : 코뿌리점을 향해 IR면에 수직으로 입사한다. 환자의 머리뼈의 모양에 따라 중심선을 발쪽으로 5° 또는 머리쪽으로 5°되게 입사한다.

촬영 point : 양쪽 눈확음영은 대칭으로 회전이 없어야 하고 눈확음영을 통해 속귀길이 선명하게 나타나야 한다. 속귀길을 잘 볼 수 있게 조사면을 줄여 대조도가 높게 나타나도록 한다. 속귀길 상벽과 하벽 사이 간격이 약 2 mm로 균등해야 하는데 그 이상일 경우는 속귀신경집종(acoustic neuroma)과 같은 병리적 상태를 의심할 수 있다.

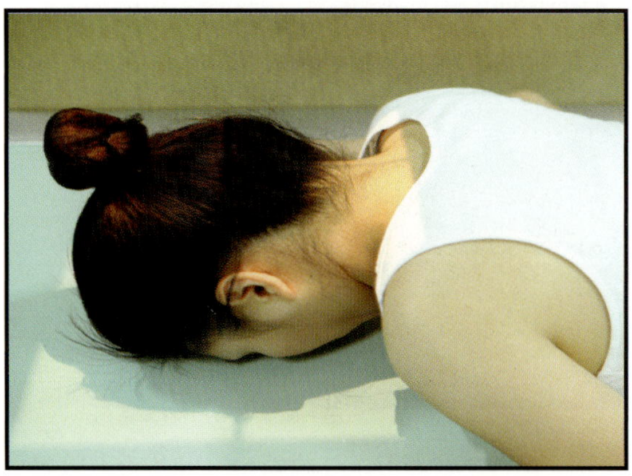

그림 4-228 추체부 후전방향 촬영자세

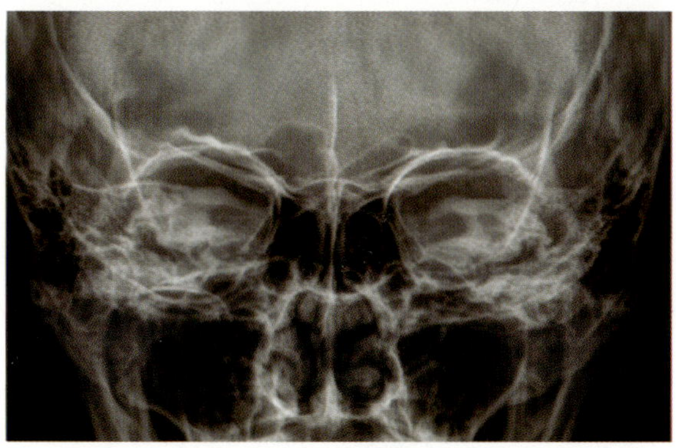

그림 4-229 추체부 후전방향 엑스선영상

병리학 예 13. 속귀신경집종(청신경초종, acoustic neurinoma)

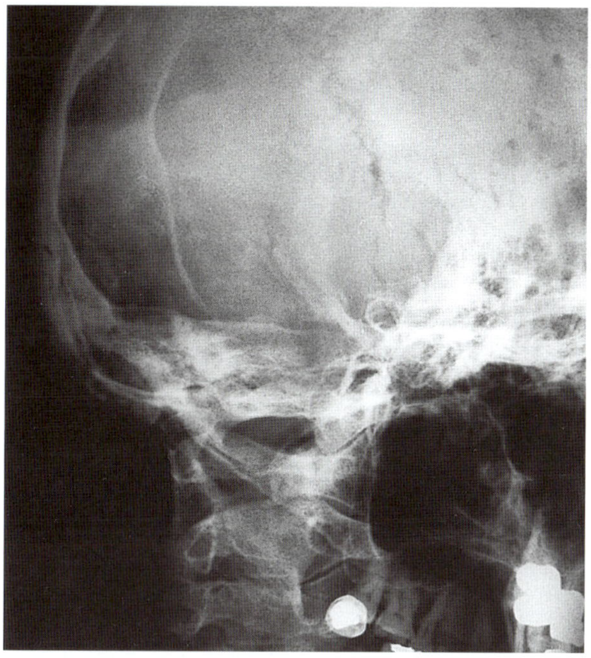
그림 4-230

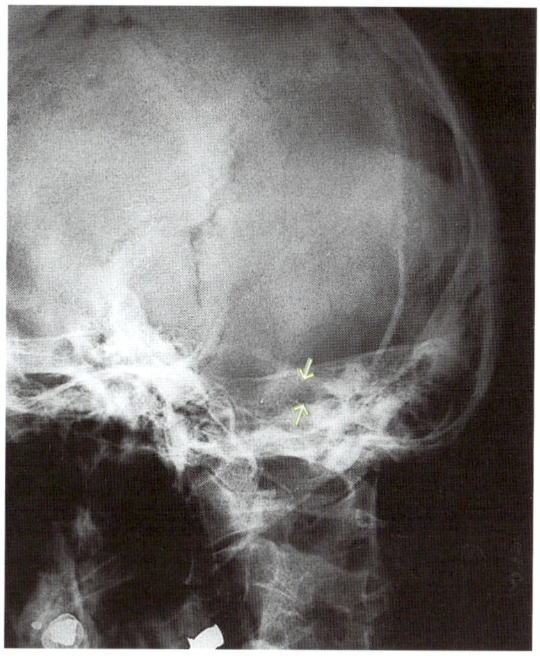
그림 4-231

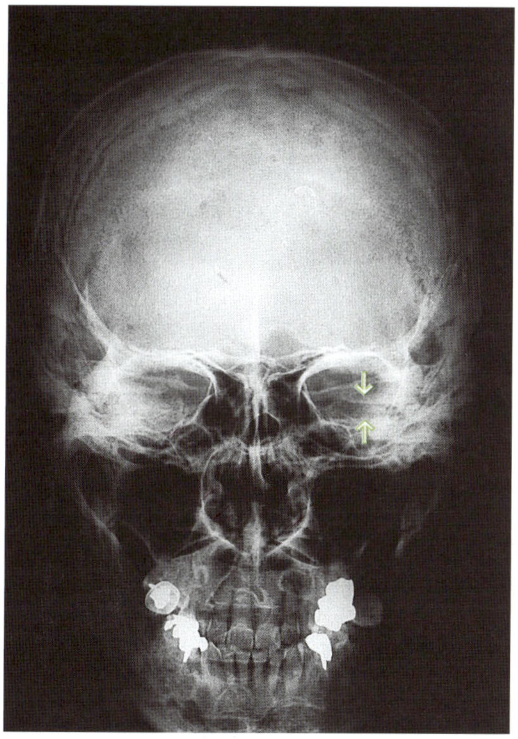
그림 4-232

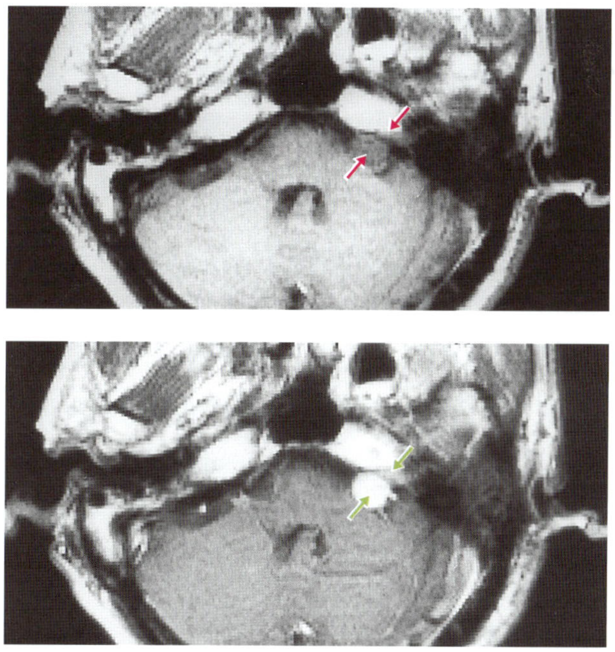
그림 4-233

그림 4-230 오른쪽 Stenvers법 엑스선영상 (특이 이상소견이 없다).
그림 4-231 왼쪽 Stenvers법 엑스선영상 (왼쪽속귀길의 확대가 관찰된다[⇨]).
그림 4-232 두개골 정면 엑스선영상 (왼쪽속귀길의 확대가 보인다[⇨]).
그림 4-233 두개부 MRI 횡단상 (위(T1강조영상): 왼쪽작은뇌교각부에 타원형의 저신호 종양영상이 보인다[→]. 아래(조영T1강조영상): 내부가 거의 균일하게 조영증강된 종양영상이 보인다[→]).

◆ 진단 및 경과 ◆

좌청신경초종으로 진단하였다. 그 후 크기가 변하지 않았기 때문에 경과 관찰했지만 증상이 악화되어 감마나이프로 방사선 치료를 했으며 그 후 증상은 호전되었다.

◆ 촬영 및 진단방법 ◆

Skull PA, Stenvers법, MRI 등

◆ 영상관찰 및 특징 ◆

엑스선 영상에서 왼쪽속귀길의 확대가 보이고 오른쪽 과의 차이가 4 mm 정도 있어 이상이 있음을 알 수 있다. MRI 영상에서는 속귀길 입구에 T1강조 영상에서 저신호, Gd조영 T1강조 영상에서 내부가 거의 균일하게 조영효과를 나타내는 병변이 관찰되었다. 치료법은 일반적으로 모두 들어내는 거지만 방사선 치료와 색전술도 유용하다.

신경초종은 속귀에 가장 많이 발생하는 양성종양으로 여성에 많고(남성의 약1.6배) 30~60대에 많다. 초기 증상은 청력 장애, 특히 타인의 말을 알아듣기 어렵게 되고 그 후 안면의 저린 느낌, 감각 이상을 호소하는 일이 많다. 속귀길의 확대(속귀길의 어떤 부분에서도 검사측, 비검사측과의 차가 2 mm 이상, 또는 속귀길이 8 mm 이상 있을 때) 등을 관찰할 수 있다.

찾아보기

[ㄴ]

[ㄷ]

[ㄹ]

[ㅁ]

[ㅂ]

[ㅅ]

[ㅇ]

[ㅋ]

[ㅌ]

[ㅍ]

[ㅎ]

[기타]

INDEX

[C]

[J]

[K]

[L]

[M]

[N]

[O]

[P]

[T]

집필진(가나다 순)

강세식(前부산가톨릭대학교)	강영한(대구보건대학교)	강은보(동의과학대학교)	고인호(제주한라대학교)
곽병준(호산대학교)	구재흥(마산대학교)	구효근(마산대학교)	권달관(前신한대학교)
권순무(대구보건대학교)	김경근(수성대학교)	김교원(대구보건대학교)	김기홍(춘해보건대학교)
김낙상(송호대학교)	김문찬(동남보건대학교)	김민태(제주한라대학교)	김부순(前대구보건대학교)
김상현(신한대학교)	김성후(마산대학교)	김순근(백석문화대학교)	김영산(목포과학대학교)
김창수(부산가톨릭대학교)	김태형(강원대학교)	김현주(동남보건대학교)	김현진(가야대학교)
김흥태(前신한대학교)	나길주(목포과학대학교)	천해경(백석문화대학교)	박병섭(前김천대학교)
박영순(前서해대학교)	박영준(제주한라대학교)	박종배(충북보건과학대학교)	박창희(대구보건대학교)
박철수(한림성심대학교)	박형후(한국국제대학교)	배석환(건양대학교)	백철하(강원대학교)
손순룡(원광보건대학교)	송월수(대전보건대학교)	신영순(前대전보건대학교)	신운재(동의과학대학교)
신정섭(선린대학교)	안병주(남부대학교)	안봉선(前대전보건대학교)	양오남(목포과학대학교)
여진동(서라벌대학교)	유병규(원광보건대학교)	윤요상(前한려대학교)	이건우(광양보건대학교)
이경성(前제주한라대학교)	이덕규(前마산대학교)	이상호(前선문대학교)	이선엽(前한림성심대학교)
이송재(전주비전대학교)	이영진(가천대학교)	이현용(부산가톨릭대학교)	이후민(동남보건대학교)
임인철(동의대학교)	임재동(대원대학교)	임종천(동남보건대학교)	임창선(건양대학교)
임청환(한서대학교)	장영일(前광양보건대학교)	장현철(수성대학교)	전민철(대전보건대학교)
정봉재(한국국제대학교)	정익상(광양보건대학교)	정재은(대구보건대학교)	정형진(한국국제대학교)
정홍량(한서대학교)	조광호(백석문화대학교)	조무성(호산대학교)	조재환(안산대학교)
조평곤(대구가톨릭대학교)	지연상(광주보건대학교)	지태정(가야대학교)	최남길(동신대학교)
최성관(광주보건대학교)	최준구(극동대학교)	최지원(전주대학교)	한동현(前서해대학교)
한만석(강원대학교)	한재복(동신대학교)	홍성일(광양보건대학교)	홍주완(을지대학교)

TEXTBOOK OF
Radiographic Positioning AND
Clinical Diagnosis(volume Ⅰ)
-6th Edition-

2002년 2월 15일 초판발행
2004년 2월 25일 2판발행
2008년 3월 10일 3판발행
2013년 3월 15일 4판발행
2017년 9월 10일 5판발행
2019년 2월 20일 6판발행
2020년 9월 20일 6판2쇄발행
2022년 9월 20일 6판3쇄발행
2024년 8월 20일 6판4쇄발행

지은이 · 대한의료영상기술연구회
펴낸이 · 이상태
펴낸곳 · 청구문화사
주 소 · (03706) 서울특별시 서대문구 성산로11길 15
전 화 · 02)332-0541(代) FAX : 02)337-9577
등 록 · 1990년 11월 2일 제9-247호

가격 50,000원

ISBN 978-89-5616-789-3 93510(Ⅰ)
978-89-5616-790-9 93510(Ⅱ)